临床教学论

U0237329

主　审　孙宝志

主　编　张　学　于凯江　张奉春

副主编　薄　红　赵　光　郭劲松

编　委（以姓氏笔画为序）

于凯江（哈尔滨医科大学附属第一医院）　　周　红（贵州医科大学附属医院）

艾　戎（贵州医科大学附属医院）　　冼利青（中山大学）

朱　丹（重庆医科大学）　　宗晓琴（重庆医科大学）

孙宝志（中国医科大学）　　赵　光（哈尔滨医科大学）

杜尔滨（牡丹江医学院附属红旗医院）　　赵玉虹（中国医科大学附属盛京医院）

李姗姗（长春中医药大学）　　钱风华（吉林大学中日联谊医院）

李新芝（石河子大学医学院）　　徐忠信（吉林大学中日联谊医院）

吴　江（哈尔滨医科大学附属第四医院）　　郭艺红（郑州大学第一附属医院）

吴亚军（哈尔滨医科大学附属第二医院）　　郭劲松（哈尔滨医科大学附属第一医院）

宋东奎（郑州大学第一附属医院）　　黄　蕾（同济大学附属同济医院）

张　学（哈尔滨医科大学）　　覃　凯（山西医科大学）

张丽莉（上海交通大学医学院）　　訾秀娟（宁夏医科大学）

张奉春（北京协和医院）　　鲍红光（齐齐哈尔医学院附属第二医院）

张清媛（哈尔滨医科大学附属第三医院）　　谭宏涛（哈尔滨医科大学附属第一医院）

陈　勤（西南医科大学）　　潘小炎（广西医科大学第一附属医院）

陈志桥（武汉大学中南医院）　　薄　红（哈尔滨医科大学附属第一医院）

武　艳（首都医科大学）

人民卫生出版社

·北京·

图书在版编目（CIP）数据

临床教学论 / 张学，于凯江，张奉春主编 . —北京：
人民卫生出版社，2022.7（2024.7 重印）
ISBN 978-7-117-33337-5

Ⅰ.①临…　Ⅱ.①张…②于…③张…　Ⅲ.①临床医
学 —教学研究　Ⅳ.①R4-42

中国版本图书馆 CIP 数据核字（2022）第 126588 号

人卫智网	www.ipmph.com	医学教育、学术、考试、健康， 购书智慧智能综合服务平台
人卫官网	www.pmph.com	人卫官方资讯发布平台

临床教学论
Linchuang Jiaoxuelun

主　　编：张　学　于凯江　张奉春
出版发行：人民卫生出版社（中继线 010-59780011）
地　　址：北京市朝阳区潘家园南里 19 号
邮　　编：100021
E - mail：pmph @ pmph.com
购书热线：010-59787592　010-59787584　010-65264830
印　　刷：北京铭成印刷有限公司
经　　销：新华书店
开　　本：850×1168　1/16　印张：34
字　　数：1006 千字
版　　次：2022 年 7 月第 1 版
印　　次：2024 年 7 月第 2 次印刷
标准书号：ISBN 978-7-117-33337-5
定　　价：128.00 元

打击盗版举报电话：010-59787491　E-mail：WQ @ pmph.com
质量问题联系电话：010-59787234　E-mail：zhiliang @ pmph.com
数字融合服务电话：4001118166　E-mail：zengzhi @ pmph.com

编 者

（以姓氏笔画为序）

于　宏（中国医科大学）

马　星（哈尔滨医科大学）

王　虹（山东第一医科大学）

王亚军（首都医科大学宣武医院）

王馨悦（牡丹江医学院）

尹蕾蕾（哈尔滨医科大学附属第一医院）

石　君（宁夏医科大学第二附属医院）

叶　琳（重庆医科大学附属第一医院）

田　蕾（中国医科大学）

付　玉（哈尔滨医科大学附属第二医院）

朱立群（哈尔滨医科大学附属第一医院）

刘行宇（哈尔滨医科大学附属第二医院）

刘思远（哈尔滨医科大学附属第一医院）

刘琦芳（中国医科大学附属盛京医院）

许云帆（哈尔滨医科大学附属第一医院）

孙佳丽（哈尔滨医科大学附属第一医院）

李　玥（北京协和医院）

李　琦（郑州大学第一附属医院）

吴　东（北京协和医院）

吴　宁（重庆医科大学附属第一医院）

宋函憶（中国医科大学附属盛京医院）

张　旭（同济大学附属同济医院）

张　磊（哈尔滨医科大学附属第三医院）

张永利（牡丹江医学院）

张妍馨（哈尔滨医科大学附属第一医院）

张欣多（哈尔滨医科大学附属第四医院）

陈　戈（重庆医科大学）

陈　健（哈尔滨医科大学附属第一医院）

陈丽芬（首都医科大学宣武医院）

郝佳彤（哈尔滨医科大学）

胡圆圆（上海交通大学医学院）

柳　亮（广西医科大学）

胥　娇（哈尔滨医科大学附属第一医院）

耿建强（哈尔滨医科大学附属第一医院）

聂　蕾（贵州医科大学附属医院）

徐春鹏（吉林大学中日联谊医院）

高　健（哈尔滨医科大学附属第一医院）

郭庆峰（哈尔滨医科大学附属第一医院）

郭明子（吉林大学中日联谊医院）

黄　星（广西医科大学）

黄　涔（重庆医科大学附属第一医院）

崔　莹（哈尔滨医科大学附属第一医院）

崔海松（同济大学附属同济医院）

梁　娟（中山大学孙逸仙纪念医院）

董靖竹（哈尔滨医科大学附属第一医院）

韩　冰（哈尔滨医科大学附属第二医院）

焦　洋（北京协和医院）

游佳琳（上海交通大学医学院）

靳令经（同济大学附属养志康复医院）

赫英娟（牡丹江医学院）

蔡书翰（武汉大学中南医院）

霍正浩（宁夏医科大学）

编写秘书　孙佳丽（哈尔滨医科大学附属第一医院）

医学教育是卫生健康事业发展的重要基石。中华人民共和国成立以来,我国医学教育历经七十余年发展变革,取得了令人瞩目的辉煌成就。党的十九大以来,以习近平新时代中国特色社会主义思想为指导,按照党中央、国务院决策部署,落实立德树人根本任务,把医学教育摆在关系教育和卫生健康事业优先发展的重要地位,医学教育发展进入新时代。哈尔滨医科大学附属第一医院传承学校的红色基因、科学基因和开放基因,厚植重视教育教学的优良传统,不断更新教育理念,持续深化临床教学改革,取得了一系列教学成果。阶段研究成果《创建教学地位巩固、管理严格规范、环境条件优越的临床教学基地》获得国家级教学成果一等奖,《临床医学七年制临床教学模式的研究与实践》《完善本科临床教学质量保障体系,创建五星级优秀示范临床教学基地》《适应新形势,创建器官系统整合式临床教学模式的研究与实践》先后获得国家级教学成果二等奖。

百年大计,教育为本;教育大计,教师为本。为深入贯彻落实全国教育大会精神,造就一支高素质专业化创新型专家型临床教师队伍,哈尔滨医科大学附属第一医院针对临床教学全过程、全方位,组织16个临床教学研究团队持续开展了一系列专项研究活动,邀请中国医科大学原副校长、国际医学教育研究院孙宝志教授担任研究指导。在研究过程中发现诸多困扰临床教学、值得深入思考的现象:全国各地临床教学基地的教学发展不均衡,临床师资普遍缺乏教育教学方面的理论知识和方法的培训,对临床教学基本规律和过程缺乏系统、完整认识,对现代教学范式、教学方法、教学评价、教学研究和发展理念等方面知识掌握得不全面、不准确。通过文献检索,国内尚无关于临床教学和师资培养的专著或教材。在总结多年临床教师教学能力培训经验的基础上,决定编写《临床教学论》,希望能够填补该领域空白,为我国临床一线教师和教学管理者提供一本有益的参考资料,为全面提高临床教学质量贡献力量。

临床教学是医学教育中最重要的环节,是培养救死扶伤、护佑生命的临床医生的重要过程,事关广大人民群众的健康利益和健康中国的战略目标。临床教师在临床教学中必须秉承"授人以渔"的教育教学理念,通过"身教、言教"激发见习医生、实习医生、住院医生、进修医生等不同层次学员的学习热情,树立团队工作精神,培养医生的职业操守。可以说,临床教学的挑战性和困难极大,也非常具有探索和创新的空间。但临床教师和临床教学管理人员普遍缺乏教育理论的支撑,通常都只是按照习惯或学校要求,完成基本的授课和教学管理任务,很少有人系统地研究教育理论及发展规律,其临床教学水平都是在教学实践中自我探索、逐步提高的,仍普遍具有很大的提升空间。近年来,各医学院校针对这一问题,相继实施了新教师岗前培训和临床教师教学能力培训,但与打造高素质专业化创新型专家型临床教师队伍的迫切需要还存在很大差距,在一定程度上影响了临床教学高质量发展。鉴于此,为了切实促进临床教学的发展,在引导教师潜心治学、苦练内功、提高教书育人能力的基础上,应鼓励教师积极开展临床教学研究。我们不仅要把"临床教学"作为一项工作,还要把"临床教学论"作为一个学科、一门学问来研究。研究得越深入、越有成效,才能更好地促进临床教学的改革和创新,才能建设具有自身特色的临床教育体系。

教学论是研究教学一般原理和规律的科学,既是理论学科,又是应用学科,也是教育学的一门重要分支学科。临床教学论所研究的内容是临床教学的一般原理和规律,紧密围绕教与学这两个中心,为临床教学实际工作提供理论指导。临床教学论是以教育学和心理学的重要理论为指导,汲取当代医学教育发展的最新成果,在多所学校的教学成果研究与实践基础上,以临床教学存在的关键问题为靶点,对构成临床教学全系统中的各项要素进行探索解析,力求为广大临床教师和教学管理干部提供有利的工具,以及必要的技巧、策略和知识,达到掌握基本教育理论、转变教育思想、指导临床教学实际工作、切实推动临床教育教学改革的目标,同时帮助临床教师构筑通往自我完善的桥梁,并在临床教学工作中获得成就感。

本书共有十四章,包括临床教学论概览、临床教学目标、临床教学主体、临床教学管理、现代临床职业精神与素养、临床医学课程体系、临床教学过程、现代临床教学范式、临床教学途径、现代临床教学的学生考核评价、临床教师评价、临床教学研究、毕业后医学教育、临床教学论发展。在编撰过程中,邀请了国内部分医学院校和附属医院的专家参与编写,在具有较强的科学性和实用性的基础上,力求内容新颖、涵盖面广,与国家重要文件精神、重大教学改革计划和临床教学的中心工作等相契合,体现与现代信息技术、思政教育和创新教育的融合趋势,对各类临床教学基地都有一定指导意义,同时具有一定的前瞻性。

感谢所有编者和哈尔滨医科大学附属第一医院教学团队为本书编写做出的努力和贡献。

限于我们的水平,疏漏与错误在所难免,敬请批评、交流和指正。

张 学 于凯江 张奉春
2021 年 9 月

第一章 临床教学论概览

第一章

临床教学论概览

医学教育作为高等教育的组成部分,是新时期高等教育普及化阶段质量提升的重要指征,也是人民群众健康福祉的前提与保障。临床教学作为医生岗位胜任力培养的关键阶段,对医学生培养质量有着直接影响。临床教师既需要秉承高等教育的一般性规律,也要积极探索医学人才成长的特殊规律,不断提高育人质量。临床教学论概览既从历史视角梳理了临床教学的发展历程,也从教育学、医学教育的学科立场阐述了临床教学的理论基础,最后依据医学教育发展的前瞻性需要,探讨了临床教学未来改革发展的方向。

第一节　临床教学发展

医学教育作为高等教育的重要组成部分,是院校教育、毕业后教育和继续教育三阶段的连续统一体。医学教育具有知识繁杂性、学科交叉性、学术创新性、理实结合性、服务社会性等属性,是对医学生进行多主体协同参与、全过程规划布局、全方位合力育人的一种活动。医学教学对于临床医生培养质量有着关键性的影响,明晰现代临床教学的发展,有利于深入了解医学教育发展和医学人才培养的规律,为临床教学提供理论参考与经验借鉴。

一、现代临床教学的发展历程

随着医学技术的日新月异,对人类的生命观、健康观和疾病观带来了潜移默化的影响,医学模式也在发生着翻天覆地的转变。从"神灵主义医学模式"到以生物医学为基础的理性医学模式即"生物医学模式"的转变,标志着医学模式科学化的开端。到了近代,医学模式逐渐趋于成熟,发展为"生物-心理-社会医学模式"的大健康观和大卫生观。随着医疗实践的逐渐深入,已有学者提出了"生物-心理-社会-环境医学模式"。医学模式的转变,给医学教育带来了深远的影响,医学教育的人才培养理念也逐渐由以疾病治疗为中心向以促进健康发展为中心迁移。医学教育顺应时代发展新要求,于变局中开新局并不断深化改革进程,推动了现代临床教学的发展。

在现代临床教学的百年发展过程中,共历经三代医学教育改革。

第一代医学教育改革以弗莱克斯纳(Flexner)报告为标志,其典型特征是以教师为中心、科学为基础,按学科建设统领课程设置,并首次将医学教育课程分为基础医学课程和临床医学课程,是基于科学的医学教育(science based medical education),解决的是知识和专家型的医学,为现代临床教学发展奠定了基础。

第二代医学教育改革标志是基于问题（problem based learning，PBL）的学习模式的出现和以器官系统为基础的课程整合体系建设，其典型特征是以学生为中心、器官为系统。此外，在第二代医学教育的改革过程中，也出现了模拟病人、早期临床、客观结构化临床考试、重视医患沟通、人文精神培育等标志性事件。其发展阶段是 20 世纪 60 年代到 20 世纪末，解决的是能力 / 临床实践性的医学。

第三代医学教育改革以系统为基础、以胜任能力为导向，强调以胜任力为导向的课程安排和以团队为基础的跨专业教育，着重建立医教协同的卫生服务系统，重视卫生系统与教育系统间的效益、效率及公平问题，培养的是综合素养下的公共服务型医学人才。

二、我国现代临床教学的发展历程

自中华人民共和国成立以来，我国的医药卫生事业历经七十余年的发展变革，至今已取得令人瞩目的辉煌成果。这与党和国家领导的高度重视以及一代代医学教育工作者呕心沥血密不可分。根据社会发展、科技创新和教育变革等因素，我国的临床教学发展历程可分为以下四个阶段。

（一）中华人民共和国·重塑教育主权（1949 年—1977 年）

1949 年，中华人民共和国刚刚成立，百废待兴。我国社会基础薄弱，高等教育发展水平较低。中华人民共和国开始逐步对高等院校进行接管、接办和整顿。1949 年 12 月，中华人民共和国第一次全国教育工作会议召开，会议明确了保留原有经验、吸纳先进思想的教育方针。1950 年，召开第一次全国高等教育会议，对高等教育指导方针和建设方向进行了讨论，并于次年颁布《关于改革学制的决定》。于是，中华人民共和国医学教育事业开始了教育体系改革，并对其进行宏观管理布局。自 1951 年起，国家开始了高等学校的院校调整工作，在教育制度与方针、专业设置、培养目标、教学计划、教材安排以及教学方法等各方面进行模仿移植，对中国教育体制进行改革重构。自此，医学院从综合性大学中分离开来，成为了独立的医学院校。1966 年开始的"文化大革命"对国家的高等教育事业造成了严重损害，医学院校全面停止招生长达四年之久，直接导致临床教学在 1966 年—1976 年间发展陷入停滞。

（二）新时期·完善教育制度（1978 年—1999 年）

1978 年—1999 年，临床教学的发展进入了新时期，走上了教育制度逐步完善的道路。自 1978 年开始，国内高校恢复高等教育招生，医学教育领域也陆续开始试行学分制，同时也对宏观管理体制和专业目录设置进行调整。1978 年，医学八年制招生得到恢复。1985 年，国家医学考试中心成立，是国内最早建立的全国性专业考试机构之一。到了 1988 年，国家教育委员会开始了七年制临床医学专业的试办，部分医学院校开始修订教学计划并在课程中增加了选修课程；1997 年，临床医学专业学位得到国务院学位委员会的批准实施；次年，教育部和国务院学位委员会将七年制临床医学专业人才培养目标重新定位于临床医学硕士专业学位。医学教育学制在不断的改革深化中，至 1998 年发展为八大类计十六个专业，学制分为三年制、四年制、五年制、六年制、七年制与八年制。除以上这些举措外，在此期间，各医学院校在国家有关政策的指引下，开始编译出版外国教材工具书，并积极进行住院医师培训和继续医学教育的探索。

（三）新世纪·确立质量标准（2000 年—2017 年）

2000 年—2017 年，医学教育走上了质量标准确立的道路，开启了现代临床教学发展的新纪元。为进一步加强对继续医学教育的工作领导，国家卫生部与人事部于 2000 年成立全国继续医学教育委员会。同时，教育部逐渐开始依照计划对本科教学进行评估。2003 年，世界医学教育联合会发布《本科医学教育全球标准》,为各国医学教育的发展指明了方向。为加强毕业后教育质量,国家逐步建立了专科医师培训制度,2005年成立了毕业后医学教育委员会。2008年,教育部与卫生部联合颁布《本科医学教育标准——临床医学专业(试行)》,并成立教育部医学教育认证专家委员会和教育部临床医学专业认证工作委员会,推动了中国临床专业认证和医学教育发展的步伐。且自2008年起,中央财政逐步加大对中央部委所属高校医学本科生的生均拨款标准。2016年,对《本科医学教育标准——临床医学专业(试行)》进行了修订,为现代临床教学发展质量标准的完善提供经验与借鉴。在此期间,现代临床教学发展的质量标准得以逐步确立。

(四)新时代·探索教育质量新模式(2018年至今)

2017年7月,《国务院办公厅关于深化医教协同进一步推进医学教育改革与发展的意见》,为我国医学教育改革与发展进入新时代奠定了坚实基础。意见中提出,坚持以人民为中心的发展思想,遵循医学教育发展和医学人才成长规律,加强紧缺人才培养,建立健全医学人才培养制度,并完善医学人才使用激励机制,更好服务于健康中国建设。2018年10月,教育部、国家卫生健康委员会、国家中医药管理局联合发布《关于加强医教协同实施卓越医生教育培养计划2.0的意见》,意见中提出要树立"大健康"理念,深化医教协同,加强卓越医生培养,推进以胜任力为导向的教育教学改革,优化服务生命全周期、健康全过程的医学专业结构,培养医学生预防、医疗、保健、康复和养生等能力素养,强化医学生基本理论、基本知识、基本技能("三基")的培养。2019年4月,教育部办公厅发布《关于实施一流本科专业建设"双万计划"的通知》,提出要推动新工科、新医科、新农科、新文科的建设,坚持"以本为本",推进"四个回归"的发展理念,全面振兴本科教育,实现高等教育的内涵式发展。2020年9月,国务院办公厅印发了《关于加快医学教育创新发展的指导意见》,意见指出要坚持立德树人的根本任务,以服务需求为导向,以新理念、新定位、新内涵、新医科为工作指引,推进体制机制创新,全面提高人才培养质量。时至今日,医学教育的改革在持续深化,临床教学发展的质量新模式仍处于不断探索和完善中。

三、我国现代临床教学发展的问题与定位

(一)我国现代临床教学发展中存在的问题

我国临床教学工作经过了不断的改革与发展,取得了一系列值得肯定的丰硕成果。但同时,部分医学院校在临床教学发展中仍面临着阻碍。从医学教育的角度来看,存在以下方面问题。

1. 理论授课与临床实践脱节　部分医学院校在临床教学中,仍沿用过去的发展经验,在课程整合中出现知识的重复、分离与遗漏等问题,对医学生理论知识与实践经验的联合培养中有脱节。

2. 临床思维与实践能力培养重视不够　在临床教学的工作实践中,部分医学教育工作者教学理念陈旧,对学生临床思维与实践能力的培养缺乏关注。

3. 医学人文精神与创新能力培养薄弱　随着现代临床教学中模式、方法、技术及考核等内容的发展,更加呼唤医学生人文精神及创新能力的培育,但实际中却相对不足。

(二)我国现代临床教学发展中存在问题的原因剖析

医学教育培养目标和医学模式转变缓慢,不少院校仍然沿袭着传统治疗型和生物医学模式。教育理念"三多三少"现象仍较突出,即传授知识多、培养能力少,理论教学多、实践环节少,讲课时间多、自习时间少。教学内容陈旧,学科小而全,学科间横向联系不足、内容重叠、盲区并存,以器官/系统为基础的课程整合没有普遍推广,国家卫生工作方针和医疗预防保健一体化、生物-心理-社会医学模式、现代教育技术等举措并未真正触动原来的体系。临床教师缺少系统的教学能力培训,学生

考核形式单一且以终结性考核为主。本科生参与科研活动和社会实践较少,教学方法多以传统课堂讲授为主且单一死板。在校医学教育、毕业后医学教育和继续职业发展这一医学教育连续统一体尚未有机融合,缺少大教育观的教育理念,不利于卓越医师的培养。在临床教学基地的建设过程中,缺少具有指导性和评价性的第三方认证指标体系,存在"以学生为中心"的现代教育理念不足等诸多问题。

临床教学中客观存在的这些问题,原因是复杂且多方面的,国家和广大医学教育工作者对这些问题有的已经引起重视,有的尚在克服之中,有的甚至还要延续一段时间,待条件成熟方能彻底解决。

(三)我国现代临床教学的发展定位

随着科学技术的发展和医学教育改革的深入,临床教学的理念也在不断更新。在以往的临床教学中,教师注重对学生知识的灌输和临床技能的培养。医生职业素养和其他胜任能力培养不足的弊端,也在实际中逐渐显现。在目前的临床教学理念中,学生的知识和能力受到了同等重视,医德教育也被放在学生培养工作的首位。同时,在医学人才培养过程中,不仅增加了对其临床思维能力和沟通表达能力的重视,也更加关注其自主学习能力和人文精神的培养。医学教育工作者们秉持立德树人的教育理念,紧紧围绕医生胜任力,高度重视医学生课程思政和创新精神的培育,把全面提升医学生综合素养作为工作的最终目标。此外,医学教育工作者紧跟改革步伐,全面贯彻大健康观、大卫生观的教育理念,不断探索现代信息技术与医学教育的深度融合,在实践中持续加强智能医学教育新形态的建设,促使医学生未来执业中更好地服务于患者健康全过程、生命全周期。

随着医学教育改革的深化,我国现代临床教学在发展中应遵循以下定位:

1. 医学教育的终身化　即明确了医学教育是由院校医学教育、毕业后医学教育和继续医学教育或继续职业发展三部分组成连续统一体。

2. 医学教育功能的社会化　即随着互联网技术的发展,医学知识逐渐大众化,医学教育所培养的医学人才也为社会发展不断输送新鲜血液,医学与社会间的关系越来越密切。

3. 医学课程的综合化、系统化　即医学课程整合改革的推进,使得知识繁复、多学科交叉的医学课程更加综合与系统。

4. 教学方法的多样化　即教学方法和教学场所的变化,随着互联网信息技术的不断发展,医学教育领域涌现了多种适应社会发展和教育变革的教学方法,教学场所也新增了许多现代化的教学设备,教学方法和场所更加灵活多样。

5. 教学技术的现代化　即从以前简单的模拟教学,逐渐发展至基于互联网的虚拟现实、人工智能等多种教学技术。

6. 医学教育质量的标准化　即随着医药卫生事业的发展,世界医学教育联合会在实践中不断修订和完善本科医学教育的全球标准。各国医学院校遵照医学教育全球标准的要求,不断促进医学教育质量的标准化。

四、临床教学的守正出新与继承发展

在经历了早期教育技术到视听媒体技术,再到信息化教育技术的发展,现代教育技术已经被广泛应用于临床教学实践中。在未来,临床教学课堂将呈现出教育环境智慧化、教学模式多样化和教学资源集约化的特征;临床教学实践中体现为临床技能训练平台、临床思维训练系统的开发与应用以及基础医学实验教学设备的信息化;在教学评价方面,建立以"评价反馈、持续改进"为目标的信息化多维评价体系;在教学管理方面,注重构建基于实证导向,集教学相关数据收集、分析、评价和反馈制度为一体的信息化管理体系。同时,大数据、云计算、人工智能等现代信息技术将赋予医学教育新的发展理念与内涵。医学模拟教育、智慧医学、教学资源库与云平台等,将成为未来临床教学发展的主要趋势。

值得强调的是,医学教育的创新发展需牢牢把握国家有关文件中的政策精神。例如:《国务院办公厅关于深化医教协同进一步推进医学教育改革与发展的意见》(国办发〔2017〕63号)文件,教育部《关于加快建设高水平本科教育全面提高人才培养能力的意见》(教高〔2018〕2号)文件,教育部、国家卫生健康委员会、国家中医药管理局《关于加强医教协同实施卓越医生教育培养计划2.0的意见》(教高〔2018〕4号)文件,国务院办公厅《关于加快医学教育创新发展的指导意见》(国办发〔2020〕34号)文件等。在临床教学实践中,医学教育工作者们应坚持以习近平新时代中国特色社会主义思想为理论指引,深入贯彻全国教育大会和新时代全国高校本科教育工作会议的精神,坚决落实国家有关的政策方针。一是贯彻落实习近平总书记关于教育的重要论述和全国教育大会的重要举措。党的十八大来,习近平总书记就高等教育改革发展做出批示指示,强调高等学校必须坚持以立德树人作为根本任务,把立德树人的成效作为检验学校一切工作的根本标准,努力构建德智体美劳全面培养的教育体系,形成更高水平的人才培养体系,为新时代高等教育改革发展指明了方向,提供了根本价值遵循。二是全面振兴本科教育的迫切要求。新时代全国高等学校本科教育工作会议召开以来,高等教育战线坚持以本为本、推进"四个回归",出台"新时代高教四十条"、启动"六卓越一拔尖"计划2.0,推进新工科、新医科、新农科、新文科建设,迫切要求持续深化医学教育教学制度改革,为提高临床医学人才培养质量提供保障。三是落实学生忙起来、教师强起来、管理严起来、效果实起来的系统部署。

医学教育在发展中面临着重大机遇与挑战,医学教育需要有定力,做好守正创新。在医学教育的改革发展中,应始终坚持以学生为中心的教育发展理念,以师资培训为发展突破点,以医学生胜任能力培育为价值指引,以改革促发展、以资源做保障,促进医教协同发展,从而实现临床教育教学模式的创新发展与医学人才培养质量的持续提升。医学教育体系必须以现代化科技发展为支撑,适应医学学科发展模式的转变,进一步夯实当前医学教育基础,促进"新医科"建设,构建未来医学教育新体系。但是,现阶段我国医学界以及相关学者对高等医学研究的关注度相对偏低,导致高等医学教育研究及医学实践相对落后。可见,我国教育工作者、研究人员应更加关注高等医学教育,促使其在医学实践中发挥应有的推动作用,不断发展、逐步完善医学教育新体系,聚焦"新医科"建设,顺应科技进步、产业变革以及中国高等教育的战略改革,促使医学教育实现质的飞越,以培养更多高层次医学人才,服务临床实践,确保人民健康,助力健康中国战略的实施。

(于凯江)

第二节　教学论理论基础

任何一门学科都有其自身的历史,教学论在两千多年的变化、发展过程中,不断丰富。作为临床教师,系统性地理解教学论的研究对象与研究任务、教学论的发展基础、临床教学与教学论的关系,有助于我们超越个人的经验主义,对教学进行理性的分析与概括,从而形成关于教学的科学认知。

一、教学论的内涵与研究对象

(一) 教学论的内涵

教学论是教育学的一个重要分支,它既是一门理论科学又是一门应用科学。它是由教学在整个教育活动中的地位作用、教学目的与任务、教学过程的本质与规律、教学原则、教学内容、教学方法、教学组织形式、教学手段、教学评价等内容组成的。教学论是研究教学问题的专门学科与领域,它的主要任务是揭示教学的一般规律,探究教学价值,不断提高优化教学艺术。

教学论是关于教学的事理之学,其主要任务是探索、论证教学的合理性。所谓教学的合理性是指合目的性、合规律性与有效性的统一。合目的性要求教学论对教学的目的、意义的正当性进行证明;合规律性要求教学论研究要探索教学的规律;有效性要求教学论研究要创造有效的教学方式、方法。作为教学事理之学的教学论必须研究教学价值、教学事实和教学行为。

(二)关于教学论的研究对象

科学以探索和研究世界为己任,不同的学科有不同的研究对象。教学论是研究什么的? 古往今来,由于人们的研究视野不同,对教学论的研究对象的认识也不同。

1. 教学论的研究对象是教学规律　教学论是研究与探讨教学的规律的学科。学者认为教学论必须研究教学的一般规律,反对把教学论的内容与条例、指示混为一谈,以保证教学论的客观性和规律性。这种观点在学界广为认同。德国教育家克拉克(Leonard H. Clark Clark)认为教学论主要是研究教学过程中德育与智育统一的规律。南斯拉夫教育家鲍良克(V. Povak)认为教学论只是研究教养的一般规律。也有一些学者对这种观点提出异议,认为教学论的研究对象界定为教学规律太过笼统,还应对教学规律作出具体的阐述。

2. 教学论的研究对象是教学各种教学变量或者教学要素　西方的教学论研究者多持有这种观点。如邓金(M. Dunkin)和比德尔(B. Biddle)在他们合著的《教学研究》(The Study of Teaching)一书中提出,教学论的研究对象是先在变量(指教师的个人特点)、过程变量(教学行为及其改变)、情境变量(教学环境状况)和结果变量(学习结果)这几种教学变量。瑞典学者胡森(T. Husen)和德国学者波斯尔斯韦特(T. Postlethwaite)主编的《国际教育百科全书》(The International Encylopedia of Education)中的"教学研究的发展"(evolution of research on teaching)词条下,介绍了教学研究的十种类型的变量,并研究了各种变量之间的关系。

3. 教学论的研究对象是教与学的活动　教育领域中教与学的活动是教学论的研究对象,具体包括教与学的关系、条件和操作等三个方面。把教学论的研究对象界定为教与学的活动,更关注到了教学论的实践性与应用性,防止教学论研究的过度理论性,以及与实践脱离的发展倾向。

关于教学论研究对象的不同观点,既要看到它们的差异,更要注重内在关联性。随着时代的发展,教学论的研究对象也必将随着理论研究的深入,实践改革的多元不断演变。一般来说,主张教学论研究教学活动、教学变量、教学规律都有其道理。一方面,教学活动、教学变量和教学规律之间具有不可割裂的内在联系。教学变量是教学活动的关系性体现,教学变量之间的联系正是教学规律性的具体体现。另一方面,在学术研究中,从现象到本质,从活动、变量到规律正是科学研究的过程。此外,需要特别指出的是,虽然在关于教学论的研究对象问题上有规律论、变量论、活动论等不同的理论表述,但是,各种观点都不是只抓住一点不顾其他,而是力图兼顾教学活动、教学变量和教学规律之间的内在联系,具有较大的包容性。

4. 教学论的研究对象是教学问题　国内外学者们围绕教学论的研究对象阐述了各自的观点,虽然每种观点都存在优点与局限,但多元化时代,不同层面与维度的研究引发了教学论新的生长点,推动并深化了教学论的研究。

科学研究是发现问题与解决问题的过程,问题贯穿了科学研究的始终,是科学研究的直接对象。因此,我们认为教学论的研究对象是教学问题。"教学论实质上是以教学问题为研究对象","若没有教学问题,教学(论)研究就失去了作用的对象而不能进行和发展"。问题作为科学研究讨论并加以解决的矛盾或困难,从不同层面理解可以有不同类型的划分。从涉及范围,分为大问题和小问题;从研究深度,分为表象问题和实质问题;从研究价值,分为常识问题和未知问题。这些问题的分类对于了解教学问题的类型,具有启发性。为了更好地理解教学问题的本质,从问题的哲学属性来看,把教学问题分为事实性问题、价值性问题和策略方法性问题(表1-1)。

表 1-1　教学问题的分类

类型	含义	举例
事实性问题	指教学的性质、状态、关系、发展过程等客观问题	①教学起源问题；②教学的发展历程与特征；③教学的构成要素；④教学的基本特征与功能
价值性问题	指教学的目的设定、意义判断和各种教学目标实现的途径选择问题	①教学改革效率优先还是公平优先；②教学目的是社会取向还是个人取向；③教学是注重实用知识传授还是能力素质培养，是专业人才培养还是通识人才培养
策略方法性问题	指有关教学的实现形式、活动程序和操作方法问题	①如何提高学生的学习效率；②教学程序、步骤如何实现最优化；③如何发挥促进信息技术与教学的融合

　　在教学实践中，教学问题的存在形式是多样与流变的，需要进行专门的探索与研究，它们共同构成了教学论研究的基本问题和教学论的研究对象。在理论层面，可以依据不同的时代背景、教学存在和研究视角对教学问题进行分类，但在实际工作中，事实性问题、价值性问题和策略方法性问题并不是截然分开的，它们经常是交织在一起。教学问题本身是一个复合体，事实、价值与策略方法具有设计，必须全面、联系地加以研究和解决。

二、教学论的发展基础

　　现代教学论学科发展和理论建构必须建立在坚实的理论基础之上，教学论产生和发展的历史表明，理论基础是现代教学理论得以产生的土壤和催化剂，是教学理论流派多元共存的内在依据，是教学论适应实践需要改革发展的生长点和外部推动力。教学论的发展总是与哲学、心理学等学科的进展紧密联系在一起的。哲学、心理学以及其他学科领域的每一次变化，必然要推动教学论的变革与发展。

（一）教学论的哲学基础

　　从教学论发展的历史来看，教学论一直是随着哲学理论的发展而发展的。在每一种教学理论与实践的背后，都有某种哲学理论作支撑。正是由于教学研究者哲学观念的不同，才导致了教学理论与实践的千差万别。因此，探讨现代教学的哲学基础，将有助于揭示哲学在教学研究中的基础作用，从而加深对现代教学论领域深层问题的认识。教学与哲学自古以来就存在着非常密切的关系。中外教育史上，各个时期的教学理论和实践都是当时主要哲学思潮的反映，并且随着这些哲学思潮的嬗变而不断变化和发展。在古代，教学问题尚未成为一个独立的研究课题，探讨教学乃至教育问题的人主要是一些哲学家、政治家和思想家。他们从自己的哲学思想和政治观点出发，在各自的哲学、政治学和伦理学等著作中，对教学的性质、特点、功能、过程和方式方法分别予以阐释。教学思想往往孕育在他们的哲学思想之中，是他们的哲学思想在教育领域的延伸。

　　哲学是教育的最一般方面的理论。哲学对教学论的影响主要体现在三个方面：一是影响教育目的。教育目的是对未来人才培养的总体设想，持有不同哲学信仰的人会有不同教学内容、不同教学目的。二是影响教学价值观。人是价值的存在，人的全部生活也是由价值所构建的。教学本身就具有一定的意向性和价值理性，这种意向性和价值理性是以哲学为基础的。不同的流派、不同的人持有的哲学价值观念不同，就会形成不同的教学价值观。从历史上看，教育对人的发展价值与教育对社会的发展价值之间的争论就是哲学价值观在教学中的体现。三是影响教学内容体系。知识是构成教学内容的主体，离开了知识，教学也就成了无源之水和无本之木。在哲学视野下，知识论属于认识论的范畴，不同的哲学流派对知识性质界定，往往会影响教学内容的选择，人们认为，现代知识的性质是中立的、普遍的、客观的，体现在教学上就是科学知识具至高无上的地位，学科教学占据主导地位，教学的主要任务是传递知识。而在后现代视野下,知识具有文化性、境遇性和价值性,在教学强调人文知识教学,强调教学内容的本性。概而言之,哲学的作用在于:解决人们已经能够认识清楚并且提炼出来的各种问题。

(二) 教学论的心理学基础

教学论与心理学有着天然的血脉相连的关系。教学论在逐步科学化的发展道路上,与心理学建立起联系。心理学的原理及研究成果,常常被用来作为各种教学理论和实践的依据。在教学思想发展史上,首先将心理学引入教学领域的是柏拉图,他最早提出理智、情感、意志、心灵等心理学问题,并与教学密切联系起来。亚里士多德、夸美纽斯、卢梭等提出了按儿童年龄特征分期教学的主张,并且初步注意到教学中的心理活动,为教学理论的发展做出了贡献。裴斯泰洛齐则明确提出了在教学中要充分注意不同年龄阶段儿童的心理特点,以及应从心理学的角度论证和阐述教学问题的观点,并将这种思想付诸教学实践,取得了令人瞩目的成就。赫尔巴特在继承和发展前人成就的基础上,明确地把其教学论建立在心理学的基础上。根据其"统觉"心理学思想提出了"明了、联想、系统和方法"四段教学法,使班级授课制既有心理学依据,又有可遵循的操作规则,大大提高了班级集体教学的效果。

20世纪初,由于自然科学的方法渗透到心理学领域,心理学研究开始了科学化的追求。科学心理学之父冯特(Wundt W. M.)开创的实验心理学对实验教育学产生了很大的影响。德国学者梅伊曼(Meumann E.)和拉伊(Lay W. A.)把实验心理学的理论广泛地与教育和教学理论相结合。美国心理学家桑代克(Thorndike E.)发表的《教育心理学》一书,是最早的教育心理学专著。他代表的行为主义学派把学习看作习惯的形成,教学被看作加强预期连接的形成。这种观念反映在教学中,就是要求教师通过强化以建立的刺激 - 反应之间的联系,学生通过不断地重复强化,进而实现教学目标。教育的功能是帮助学生学习通过教材反映的现实世界,教师的作用就是将教材解释给学生听。学习者被告知这个世界是什么样的,并要求在其思维中复制这个世界的内容和结构。由此导致的结果是,教学必然具有控制的性质,是一个传递固定、程序化的客观真理的过程,学生的心智是教学过程的塑造对象,必须忠实地接受、反映、复制各门学科所体现的真理知识,因而只能处于一种被动状态。行为主义使教学过程遵循一定的顺序与步骤,一定程度上能够提高获得知识的速度。但是行为主义把人的学习简单化、机械化,忽视了人的主观能动性。

20世纪50年代美国兴起了人本主义心理学(humanistic psychology)。他们从行为者,而不同于行为主义观察者角度来解释和理解人的行为。他们所关注的是个人的感情、知觉、信念和意图——这些使一个人不同于另一个人的内部行为。在他们看来,如果学习内容对学生没有什么个人意义,学习就不大可能发生。他们感兴趣的是自我概念的发展、人际关系的训练,以及其他情感方面的因素。认知心理学是当代心理学发展的一个潮流,侧重研究人的认知过程的学派。他们把学习看作知识建构的过程,所谓的学习需要对信息做出解释,而不是记录信息。这种建构主义的学习观与传统知识传递的学习观是截然不同的。在建构主义者看来,学习不是简单外界灌输的结果,它是学生主动建构的过程,理解与意义的形成是学习者个体建构的结果,教学被看作促进这种意义建构而设计的学习环境。认知主义者关注的是学习者内部心智的研究,以及如何促进心智的发展。任何一种心理学理论都对教学理论的发展有影响作用。教学理论在不同学习理论的推动下,日益走向科学化。

(三) 教学论的社会学基础

教学作为社会系统中的一个子系统,它与社会的方方面面有着千丝万缕的联系。社会政治、经济、科技和文化,都会从各个方面渗透到教学中来,影响教学的目标、内容、方法、手段、管理和评价,因而现代教学有着广泛的社会学基础。

1. 教学的政治基础 政治是一种社会现象,教学常常以一定的方式与之发生联系。一方面政治对教学目标的影响。教学目标是教育目的在教学领域中的体现和具体化。教育目的体现着社会的意志和要求，是国家根据社会政治、经济的要求及人自身发展的需要确定的培养人的总目标和教育工作的总方向。它规定着把受教育者培养成为什么样人的根本性问题，是一切教学的出发点和归宿。另一方面政治对教学内容及其选择的影响。教学内容的选择从本质上讲是一种意识形态的抉择，是一种政治控制的过程。美国教育社会学家阿普尔（Apple M.）认为，学校知识体系接纳或排斥某些内容，通常服务于意识形态的目的，因而正式的学校知识体系能成为一种社会和经济控制的形式，因为它们保存和分配了被知觉为"合法的知识"。

2. 教学的经济基础　教学的经济基础，也是教学社会学基础的重要组成部分，是基础中的基础。一是生产力发展水平制约教学目的中人才培养的规格。生产力的不断发展引起社会对各级各类人才的需求结构的变化，引起人才素质结构的变化。二是生产力发展水平制约课程设置和教学内容。课程设置和某些教学内容与社会生产力发展、社会需求有着密切的联系。农业社会、大工业时代、现代社会的教学内容有着结构性、比例性的变化，反映着不同社会发展条件下教学内容的变革。三是生产力发展水平制约教学组织形式、教学方法和教学设备。教学组织形式和教学方法，不仅同教学内容有一定的联系，而且与社会生产力的状况有着更为密切的关系，直接或间接地受生产力发展水平的制约。在生产力水平低下的古代社会，教学组织形式是个别教学，到了现代，由于社会化大生产的出现和科学技术的发展，促进了教育事业的发展，个别教学已经不能满足需要，班级授课制的教学组织形式应运而生，出现了讲授、演示、实验、实习等多种教学方法。同时，由于生产力的高度发展和科学技术的进步，极大地促进了教学设备的丰富和多样化，如幻灯、电影、录音、电视、电子计算机等被广泛引进教学领域。

3. 教学的文化基础　文化，作为一种亘古绵长的社会现象，它与教育相伴而生，相随而长，在漫长的历史长河中，互为前提，互相砥砺。教学作为保存、传递、创造以及更新文化的实践活动，自然同文化有着密切的关系。文化传统影响着教学价值取向。每个民族都有自己的文化传统，因而表现出自己民族所特有的思维方式、行为方式、生活方式和价值观念等，对教学目的、教学内容和教学方法产生着潜移默化的影响。西方文化关注个体，注重个性发展，是个人本位的教育教学价值取向，强调理性知识的教学内容。而我国传统社会中学校教育是一种道德型教育，它将社会的道德规范作为教学内容中最根本的东西。中西方的差异恰恰与传统文化的特性密切相关。

三、临床教学与教学论

教学论是分析教学现象、解决教学问题、研究教学规律的学科。随着教学论学科的发展与成熟，教学论正在经历着综合和分化。一方面，教学论综合的趋势日益显现。它与社会学、心理学、伦理学、文化学等学科的关系越来越密切，出现了交叉与综合，生成一系列的综合性的教学论问题，如教学社会学、教学心理学、教学伦理学、教学经济学、教学文化学、教学卫生学、教学病理学、教学生态学、教学环境论、教学动力论等。另一方面，教学论分化的趋势日趋明显，分化为分段教学论和分科教学论。分段教学论再分化为学前教学论、小学教学论、中学教学论、大学教学论、成人教学论和老年教学论；分科教学论再分化为语文教学论、数学教学论、外语教学论等。临床教学具有分科教学论的属性，就是运用教学论的理论与规律指导临床教学。教学论与临床教学的结合，既拓展了教学论的学科发展边界，丰富了教学论的理论研究，加大了教学论实践运用的领域，同时以教学论指导临床教学，有效提升了临床教学的科学性、规范化，有助于揭示临床教学规律、树立正确的临床教学价值观和优化临床教学艺术。

1. 揭示临床教学规律　认识教学运动、变化和发展的客观规律，是教学论研究的重要任务。中外教学的发展、教学论学科的成熟，人类对教学规律的认识，已经日益摆脱个人经验的局限，逐步上升为理性的整体把握，并相对掌握了一些教学规律。由于规律的客观存在性，临床教学具备了一般性的教学要素、教学过程等,因此,教学规律可以运用在临床教学中,更好地指导临床教学活动和实践。

2. 树立正确的临床教学价值观　教学史是一部教学价值观的发展史。教学活动充满着价值纷争,离不开价值观的指引。当前,我国教学体系正在进行深刻的变革,面临着各种各样价值诉求的冲突,教学论通过独立而系统的学术研究,建立一种具有科学依据、符合时代精神和教学本性的教学价值观。总体来说,现代教学的基本价值观是追求和促进个人全面发展。按照这一价值取向,现代临床教学当前应继续坚持教学论这一根本价值取向,并结合高等教育教学规律和学科特点,加以丰富和发展,培养德智体美劳全面发展的临床医学专业人才。

3. 提升临床教学艺术　教育学的奠基人夸美纽斯曾说过"教学就是把一切知识传给一切人的艺术"。教学工作是一种技巧性很强的社会活动,有一整套的专业技能和活动模式。要搞好教学工作,教师必须掌握教学设计、管理、组织、实施和评价等专门技术。同时,教学作为一种创造性活动,思想智慧的启迪、情感价值的沟通、教学语言的优美等,都使教学兼具了艺术性。当前,教学论开展了大量教学模式、教学方法、教学手段、教学组织形式、教学评价等方面的实验研究,改进了原有的教学体系,增强了教学功能。创造了各种各样的教学新样式,使得教学的整体艺术得到了极大丰富。临床教学可积极吸纳当代教学论的教学改革模式,优化教学艺术,推动临床教学改革,提升教学效率。

(李姗姗)

第三节　临床教学论理论基础

在日常的经验层面,临床教师大都知道什么是教学,因为我们每个人都经历过许许多多的教学活动。但在教师专业发展层面,我们重新审视临床教学,探寻临床教学的理论基础,获得关于临床教学工作的专业知识、技能与信念,有助于提升临床教学质量,提高人才培养水平。

一、教育心理学基础

临床教学的心理学基础帮助临床教师理解什么是学习,解释和说明在教与学相互作用后个体行为的变化或经验获得的心理过程,了解学习过程的心理机制、影响因素和发生条件,从而更好地指导临床教学。

(一) 行为主义教学理论

行为主义心理学(behavioral psychology)是一门以人类行为为研究对象的自然科学,它与生理学的关系密切,是美国现代心理学的主要流派之一。1913—1930 年是早期行为主义时期,由美国心理学家华生创立,他主张心理学应该摒弃意识、意象等太多主观的东西,只研究所观察到的并能客观地加以测量的刺激和反应。1930 年起出现了新行为主义理论,指出在个体所受刺激与行为反应之间存在着中间变量,这个中间变量是指个体当时的生理和心理状态,它们是行为的实际决定因子。行为主义流派学习理论的主要代表人物是桑代克、巴甫洛夫和斯金纳。

1. 教学目标　行为主义把行为作为基本的研究对象,并把重点放在对行为的实验分析上。斯金纳(Burrhus Frederic Skinner)认为,"学习"即反应概率的变化;"理论"是对所观察到的事实的解释;"学习理论"所要做的,是指出引起反应概率变化的条件。他还认为人类与动物的行为,可能取决于前提性事件(antecedent events),也可能取决于结果性事件(consequent events),所以我们可以安排各种各样的反应结果,以决定和预测有机体的行为。根据行为主义原理,教学的目的就是提供特定的刺激,以便引起学生特定的反应,所以教学目标越具体、越精确越好。因此,在临床教学中,要明确学生学习的起点行为和终点行为。前者指在学习前要评估学生已有的知识和技能,以保证提供的刺激切实、准确;后者指经过学习后学生能学习到的知识和技能,并据此制定教学目标,且教学目标越具体、越精确越好。

2. 教学过程　斯金纳认为,学生的行为是受行为结果的影响的,若要学生作出合乎需要行为反应,必须形成某种相依关系,即在行为后有一种强化性的后果;倘若这种行为得不到强化,它就会消失。根据这一原理,形成了一种强化 - 刺激相联系的教学过程,这种教学过程对学习环境的设置、课程材料的设计和学生行为的管理做出了系统的安排。主要包括以下五个阶段:

(1)确定并明确目标行为,具体说明想要得到的行为结果,制定测量和记录行为的计划。

(2)观察并记录行为的频率,如有必要,记录行为的性质和当时的情境。

(3)作出有关环境安排的决定,选择强化物和强化安排方式,确定最后的塑造行为的计划。

(4)安排环境并告知学生具体要求,维持强化和塑造行为的强化安排方式。

(5)测量所想得到的行为反应,重现原有条件,测量新的行为。

教学过程的设计需要按照教材内部的逻辑程序,即为了保证学生在学习中把错误率减少到最低限度;同时,又要合理地设计教材,使每个问题(即每一小步)都能体现教材的逻辑价值。斯金纳设计的一种教学程序,其流程(图 1-1)如下:

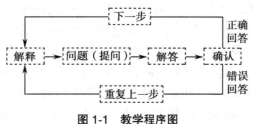

图 1-1　教学程序图

3. 教学方法　斯金纳认为学习过程的有效进行有赖于三个条件:小步骤呈现学习材料;对学习者的任何反应立即予以反馈;学习者自定步调学习。他提出的程序教学法是根据强化作用理论而来的。斯金纳设计了两种促使有机体行为变化所采用的技术:塑造和渐退。塑造(shaping)是指通过安排特定的强化相倚关系使有机体做出其行为库中原先不曾有过的复杂动作。渐退(fading)是指通过有差别的强化,缓慢地减少两种(或两种以上)刺激的特征,从而使有机体最终能对两种只有很小差异的刺激作出有辨别的反应。

斯金纳对程序学习的处理有两种形式,一种是"直线式",包括以下特征:

(1)小步骤进行即给学习者少量的信息,并从信息中的某一条目或某项,依次进入另一条目或另一项,每位学生均须按照相同的顺序学习。

(2)呈现明显的反应即学生的反应能为他人所观察到,如是正确的反应,才能得到强化;不正确的反应,则可获得改正。

(3)及时反馈学生反应之后,立即告知其反应是否正确,如果答案是正确,反馈就是一种增强物;如果答案错误,反馈就是一种更正的方法。

(4)自定步调学习即学生按自己定的步调,进行程序学习。

另一种程序学习的形式是分支式,它较直线式复杂,但弹性较大,通常包括一种多重选择的格式,学生在被呈现若干信息之后,即要面临多重选择的问题,如果回答正确,便进入下一个信息系统,如果回答不正确,则给予补充信息。

程序教学的材料除了以书本形式,还可用教学仪器或计算机呈现,称为"计算机辅助教学(CAI)"。计算机辅助教学包括练习、实习、教课、人机对话等模式。它的种类很多,若按功能来分,有问题解答型、人工智能型、会议型和网络型等。它能提供及时反馈,具有丰富的视觉效果以及游戏般的气氛,能激发学生的学习动机,具有传统教学所没有的优点。

(二)认知主义教学理论

认知主义心理学(cognitive psychology)理论形成于 20 世纪 60 至 70 年代。认知主义理论是通过研究人的认知过程来探索学习规律的学习理论,该理论认为学习的基础是学习者心理结构的形成或改组,而不是刺激 - 反应联结的形成或行为习惯的加强或改变。因此,认知心理学派对学习的研究侧重研究介于刺激与反应之间的心理过程,借外显的行为改变来推测导致这种变化的内在机制或过程。主要代表人物有皮亚杰、布鲁纳和奥苏伯尔等,其中布鲁纳的认知结构教学理论影响最大。

1. **教学目标**　认知主义产生于科技发达、社会急剧变化的时代,个人和国家要想有更好的机会,有赖于年轻一代智力的充分发展,因此,发展学生的智力就成了教学的主要目的。布鲁纳(J. S. Bruner)在《教育过程》中开宗明义地指出,必须要强调教育的质量和理智的目标,也就是说,教育不仅要培养成绩优异的学生,而且还要帮助每个学生获得最好的理智发展。教育教学主要是培养学生操作技能、观察技能、想象技能以及符号运演技能。

2. **教学原则**　认知主义认为学生的心智发展,虽然有些受环境的影响,也同时影响他的环境,但主要是独自遵循他自己特有的认识程序。教学的目的就是要帮助和形成学生智慧和认知的发展。因此,教育工作者的任务,是要把知识转化为一种适应正在发展着的学生的形式。对于教学提出了四条原则。一是动机原则,学习取决于学生对学习的准备状态和心理倾向。学生对学习都具有天然的好奇心和学习的愿望,问题在于教师如何利用学生的这些自然倾向,激发学生参与探究活动,从而促进学生智慧的发展。二是结构原则,即要选择适当的知识结构,并选择适合于学生认知结构的方式,才能促进学习。这意味着,教师应该认识到教学内容与学生已有知识之间的关系,知识结构应与学生的认知结构相匹配。三是序列原则,即要按最佳顺序呈现教学内容。由于学生的发展水平、动机状态、知识背景都可能会影响教学序列的作用,因此,如果发现教学效果不理想的话,教师需要随时准备修正或改变教学序列。四是强化原则,即要让学生适时知道自己学习的结果。但需要注意的是教师不应提供太多的强化,以免学生过于依赖教师的指点。另外,要逐渐从强调外部奖励转向内部奖励。

3. **教学内容**　布鲁纳强调教学内容要让学生掌握学科知识的基本结构。知识结构是指某一知识领域内事实、概念、观念、公理、定理、定律等的组合方式。他认为,学习基本结构有四个好处。

(1)如果学生知道了一门学科的基本结构或它的逻辑组织,学生就能理解这门学科。

(2)如果学生了解了基本概念和基本原理,有助于学生把学习内容迁移到其他情境中去。

(3)如果把教材组织成结构的形式,有助于学生记忆具体细节的知识。

(4)如果给予学生适当的学习经验和对结构的合适的陈述,即便是年幼儿童也能学习高级的知识,从而缩小高级知识与初级知识之间的差距。

4. **教学方法**　认知主义认为学生不是被动的知识接受者,而是积极的信息加工者。教师的角色在于创设可让学生自己学习的情境,而不是提供预先准备齐全的知识。因此,布鲁纳极力提倡使用发现法。发现法有以下特征:

一是强调学习过程。在教学过程中,学生是一个积极的探究者。教师教一门学科,不是要建造一个活着的小型藏书室,而是要让学生自己去思考,参与知识获得的过程。

二是强调直觉思维。直觉思维与分析思维不同,它不是根据仔细规定好了的步骤,而是采取跃进、越级和走捷径的方式来思维的。直觉思维的本质是映象性或图像性的,它的形成过程一般不是靠言语信息,尤其不靠教师指示性的语言文字。所以,教师在学生的探究活动中要帮助学生形成丰富的想象,让学生自己试着做,边做边想。

三是强调内在动机。重视形成学生的内部动机,或把外部动机转化成内部动机。而发现活动有利于激发学生的好奇心。学生容易受好奇心的驱使,对探究未知的结果表现出兴趣。布鲁纳认为,与其让学生把同学之间的竞争作为主要动机,还不如让学生向自己的能力提出挑战。所以,他提出要形成学生的胜任动机(competence motivation),通过激励学生提高自己才能的欲求,从而提高学习的效率。

四是强调信息提取。认知主义认为人类记忆的首要问题不是贮存,而是提取。提取信息的关键在于如何组织信息,知道信息贮存在哪里和怎样才能提取信息。所以,学生如何组织信息,对提取信息有很大影响。学生亲自参与发现事物的活动,必然会用某种方式对它们加以组织,从而对记忆有较好的效果。

(三)人本主义教学理论

20 世纪 60 年代以来,人本主义心理学(humanistic psychology)作为心理学的第三势力崛起。它既反对行为主义把人等同于动物,只研究人的行为,不理解人的内在本性,又指出认知心理学的不足在于把人当作"冷血动物",即没有感情的人。人本主义心理学主张心理学要真正成为关于人的科学,应该探讨完整的人,而不是把人分割成行为、认知等从属方面。人本主义心理学家认为,研究人的心理的真正方式不是从第三人称的角度来考察人的行为,而是通过一个人自己来考察自己。行为与学习都是知觉的产物,一个人大多数的行为都是他对自己的看法的结果。真正的学习涉及整个人,而不仅仅是为学习者提供事实。真正的学习经验能够使学习者发现他自己独特的品质,发现自己作为一个人的特征。从这个意义上说,学习即成为(becoming),教学即促进,促进学生成为一个完善的人。美国人本主义心理学家罗杰斯的非指导性教学就是这一流派的代表。

1. 教学目标 人本主义在教学目标上注重学生的自我实现。所谓"自我实现",实际上就是指人的创造能力以及与此息息相关的应变能力的形成。罗杰斯(Carl Ransom Rogers)指出,在我们业已置身其中的世界里,教育的目标务必是培养对变化开放的、灵活的和适应的人,学会怎样学习并且因而能不断学习的人。只有这样的人,才能建设性地处理某个领域的复杂问题。罗杰斯在《患者为中心的治疗》中就提出:学校要培养的人就是能从事自发的活动,并对这些活动负责的人;能理智地选择和自定方向的人;是批判性的学习者,能评价他人所作贡献的人;获得有关解决问题知识的人;更重要的,能灵活地和理智地适应新的问题情境的人;在自由地和创造性地运用所有有关经验时,灵活地处理问题的方式的人;能在各种活动中有效地与他人合作的人;不是为了他人的赞许,而是按照他们自己的社会化目标而工作的人。

2. 教学阶段 罗杰斯把心理咨询的方法移植到教学中来,为形成促进学生学习的环境构建了一种非指导性的教学模式。罗杰斯认为,在教学过程中,教师起一个促进者的作用。教师通过与学生建立起融洽的个人关系,促进学生的成长。这种教学过程以解决学生的情感问题为目标,通常包括以下五个阶段:

(1)确定帮助的情境,即教师要鼓励学生自由地表达自己的感情。

(2)探索问题,即鼓励学生自己来界定问题,教师要接受学生的感情,必要时加以澄清。

(3)形成见识,即让学生讨论问题,自由地发表看法,教师给学生提供帮助。

(4)计划和抉择,即由学生计划初步的决定,教师帮助学生澄清这些决定。

(5)整合,即学生获得较深刻的见识,并作出较为积极的行动,教师对此要予以支持。

3. 教学方法 罗杰斯按照某种意义的连续,把学习分成无意义学习和意义学习。无意义的学习(如记忆无意义的音节)只与心(mind)有关,它是发生在"颈部以上"的学习,没有情感或个人的意义参与,它与全人无关。意义学习不是那种仅仅涉及事实累积的学习,而是一种使个体的行为、态度、个性以及在未来选择行动方式时发生重大变化的学习。这不仅仅是一种增长知识的学习,而且是一种与每个人各部分经验都融合在一起的学习。这种意义学习主要包括四个要素:第一,学习具有个人参与(personal involvement)的性质,即整个人(包括情感和认知两方面)都投入学习活动;第二,学习是自我发起(self-initiated)的,即使在推动力或刺激来自外界时,但要求发现、获得、掌握和领会的感觉是来自内部的;第三,学习是渗透性(pervasive)的,也就是说,它会使学生的行为、态度乃至个性都会发生变化;第四,学习是由学生自我评价(evaluated by the learner)的。

4. **师生关系** 罗杰斯从"患者中心疗法"推演出"促进者"一词,以区别传统意义上的"教师"。促进者在教学过程中的作用表现为四个方面:

(1)帮助学生澄清自己想要学习什么。

(2)帮助学生安排适宜的学习活动与材料。

(3)帮助学生发现他们所学东西的个人意义。

(4)维持着某种滋育学习过程的心理气氛。

罗杰斯认为,要发挥促进者的作用,关键不在课程设置,不在教师知识水平及视听教具,而在"促进者和学习者之间的人际关系的某些态度品质",这种态度品质包括三个方面:真诚、接受、理解。罗杰斯认为,真诚是第一要素,是基本的,所谓真诚,就是要求教师与学生坦诚相见,畅所欲言,不要有任何的做作和虚伪,喜怒哀乐要完全溢于言表。所谓接受,有时也称信任、奖赏,要求教师能够完全接受学生碰到某一问题时表露出来的畏惧和犹豫,并且接受学生达到目的时的那种惬意。所谓理解,罗杰斯常用"移情性的理解"一词,它是指教师要设身处地站在学生的立场上考察或认识学生的所思、所言、所为。

(四)建构主义教学理论

建构主义(constructivism)是认知结构学习理论在当代的发展,它强调学生的巨大潜能,认为教学要把学生现有的知识经验作为新知识的生长点,引导他们从原有的知识经验中"生长"出新的知识经验。它认为学习是获取知识的过程,但知识不是通过教师得到,而是学习者在一定的情境即社会文化背景下,借助其他人(包括教师和学习伙伴)的帮助,利用必要的学习资料,通过意义建构的方式而获得。

1. **建构主义知识观** 建构主义者一般强调,知识并不是对现实的准确表征,它只是一种解释、一种假设,它并不是问题的最终答案。相反,它会随着人类的进步而不断地被"革命"掉,并随之出现新的假设。而且,知识并不能精确地概括世界的法则,在具体问题中,我们并不是拿来就用、一用就灵,而是需要针对具体情境进行再创造。另外,建构主义认为,知识不可能以实体的形式存在于具体个体之外,尽管我们通过语言符号赋予了知识一定的外在形式,甚至这些命题还得到了比较普遍的认可,但这并不意味着学习者会对这些命题有同样的理解,这些理解只能由个体基于自己的经验背景而建构起来,它取决于特定情境下的学习历程。

建构主义的这种知识观尽管不免过于激进,但它向传统的教学和课程提出了巨大挑战。按照这种观点,课本知识只是一种关于各种现象的较为可靠的假设,而不是解释现实的"模板"。科学知识包含真理性,但不是绝对正确的最终答案,它只是对现实的一种更可能正确的解释。而且,更重要的是,这些知识在被个体接受之前,它对个体来说是毫无权威可言的,不能把知识作为预先决定了的东西教给学生,不要用我们对知识正确性的强调作为让个体接受它的理由,不能用科学家、教师、课本的权威来压服学生。学生对知识的"接受"只能靠他自己的建构来完成,以他们自己的经验、信念为背景来分析知识的合理性。学生的学习不仅是对新知识的理解,而且是对新知识的分析、检验和批判。

2. **建构主义学习观** 建构主义认为,学习不是知识由教师向学生的传递,而是学生建构自己的知识的过程,学生不是被动的信息吸收者,而是信息意义的主动建构者,这种建构不可能由其他人代替。建构主义认为,知识不是通过教师传授得到,而是学习者在一定的情境即社会文化背景下,借助其他人(包括教师和学习伙伴)的帮助,利用必要的学习资料,通过意义建构的方式而获得。由于学习是在一定的情境即社会文化背景下,借助其他人的帮助即通过人际间的协作活动而实现的意义建构过程,因此建构主义学习理论认为"情境""协作""会话"和"意义建构"是教学环境中的四大要素或四大属性。

教学环境中的情境必须有利于学生对所学内容的意义建构,要考虑有利于学生建构意义的情境的创设;协作对学习资料的搜集与分析、假设的提出与验证、学习成果的评价直至意义的最终建构均有重要作用;会话是协作过程中的不可缺少的环节,学习小组成员之间必须通过会话商讨如何完成规定的学习任务的计划;在学习过程中,帮助学生意义建构就是帮助学生对当前学习内容所反映的事物的性质、规律以及该事物与其他事物之间的内在联系达到较深刻的理解。这种理解在大脑中的长期存储形式就是前面提到的"图式",也就是关于当前所学内容的认知结构。

3. 建构主义学生观　建构主义者强调,学生并不是空着脑袋走进教室的。在日常生活中,在以往的学习中,他们已经形成了丰富的经验,当问题呈现在面前时,他们往往也可以基于相关的经验,依靠他们的认知能力(理智),形成对问题的某种解释。并且这种解释并不都是胡乱猜测,而是从他们的经验背景出发而推出的合乎逻辑的假设。

所以,教学不能无视学生的这些经验,而是要把现有的知识经验作为新知识的生长点,引导学生从原有的知识经验中"生长"出新的知识经验。教学不是知识的传递,而是知识的处理和转换。教师不是简单的知识的呈现者,他应该重视学生自己对各种现象的理解,倾听他们的看法,洞察他们这些想法的由来,以此为根据,引导学生丰富或调整自己的理解。这不是简单的"告诉"就能奏效的,而是需要与学生共同针对某些问题进行探索,并在此过程中相互交流和质疑,了解彼此的想法,彼此作出某些调整。

4. 教学观　今天建构主义在教学中的应用直接带来了一场学习的革命。建构主义教学不是简化环境,而是要学习者能够在复杂的环境中学习并工作,要求把所有的学习任务抛锚在较大的任务或问题中,重视学习者发展对整个问题或任务的自主权。建构主义认为,教师应该在课堂教学中使用真实的任务和学习领域内的一些日常活动或实践。教师应设计支持并激发学习者思维的学习环境,鼓励学习者根据可替代的观点和背景去检测自己的观点,提供机会并支持学习者对所学内容与学习过程的反思。

(五) 教育心理学的发展趋势

1. 从行为范式、认知范式向情境范式转变　情境观将知识与学习看成是同现实活动和情境紧密联系的,而不是只存在于学习者头脑内部的过去情境化的实体。随着情境观的兴起,教育心理学越来越关注影响教育的社会因素,展开了对于文化背景、社会环境对教学的影响。研究社会合作、师生之间或同伴之间的互动对认知与情感的影响。实际情境对于学习的影响,例如探讨实际问题情境性和真实性任务对学习的作用、知识的情境化性质、基于问题的学习,以及结构不良领域的问题解决等;深入研究不同学科的学习和教学问题,以及学校以外的各种情境中的学习问题(成人学习、基于工作的学习、终身学习等)。延伸至学习环境设计和教学模式设计,例如研究发现和探索学习、合作学习、建模、支架式教学,以及跨学科项目研究的制作等。

2. 学习者的主体性和主观能动性　研究学习者的主体性、能动性,突出学习过程中的主动加工,高级思维和探索性活动,越来越重视学习者的社会文化互动。比如探讨学生如何进行知识建构,如何促进学生自身的认知发展,探讨学生如何在学习过程中进行反思、自我监控、调节和管理、学生如何进行自我激励。如何为学生构建学习支架以帮助其自主学习,如何营造出以学习者为中心的学习环境,研究学生在多元智力、学习风格等方面存在的个体差异。

3. 系统化和整体化　将人看作一个整体,以完整的人来研究心理现象。教学心理与学习心理并重,认知研究与非认知研究并举。在学科体系上,教育心理学各派学者对其他派别的理论不是一味地批判,为自己学派的理论辩护,而是采取友好的态度互相融合,兼收并蓄,整体表现出整合趋势。

4. 跨学科和整体化　教育心理学越来越多地吸收了神经科学、人类学、信息科学、系统科学等学科领域的思想和方法。认知与学习机制的研究与脑科学研究结合,成为基础研究的新方向;随着学科交叉的加深,国际学术界出现了一个新的研究学习与教学的跨学科领域——学习科学(learning science)。它涉及认知科学、教育心理学、计算机科学、人类学、社会学、信息科学、神经科学、教育、设计研究、教学设计等领域或学科。这些领域或学科的研究者们在多种多样的情境中,从不同的学科视角,研究学习的内在过程和机制,研究真实社会文化情境中复杂的认知、学习、和人际互动过程,研究新信息技术环境下不同学科的学习和教学问题,如何支持和促进人在整个生命历程中的学习活动,以及研究学校以外的各种情境中的学习问题(不仅包括在学校课堂中的正式学习,也包括在家庭、工作中和同伴中发生的非正式学习)。旨在理解有效学习的认知与社会过程,并且将这些知识应用于学习环境的再设计中,从而提高学习者的学习效率。

5. 国际化与本土化　一方面,各国学者之间在研究方法、研究内容上的交流、合作日益加深;另一方面,又更加强调研究的本土化,从各国教育的实际需求出发确定研究选题,更为强调自己的创新和文化特色。

6. 研究方法多元化　研究方法上呈现出注重分析与综合、量性与质性、现代化与生态化、人文精神与科学精神的结合的趋势。吸取现代科学思维方式,对过程和方法论的研究;强调用综合、动态、交互的非线性研究观点研究教育心理现象。

二、临床教学基本规律

(一)教学规律的内涵

所谓规律,是指客观事物发展过程中的本质的必然联系,具有普遍性的形式。也就是说规律具有客观性、必然性和普遍性。只有同时具备这三种属性,才能确定事物和现象之间的这种联系具有规律性的意义,是规律性的联系。当教学中的某种联系具有必然性和稳定性时,才可称为教学规律。教学规律是教师在教学过程中应当把握的客观原则,遵循教学规律对教学实践具有十分重要的意义。

(二)教学规律的特点

对教学规律的探索,是教学论研究的科学精神的集中体现。受后现代主义思潮影响,教学规律曾受到弱化、边缘化乃至否定化。教学活动是教学研究的对象领域,从表象上看,教学活动是变动不居的情境性、直觉性存在,但是这种变化之中包含着不变的东西,教学理论的"理性精神"不允许否定"科学"知识,也不能将教学演变为叙事或小说。

1. 教学规律具有客观性　对人们的教学活动具有客观制约性。可以说教学活动是一种人为活动,是一种建构性活动,但教学活动必然受到教学规律的制约。这是坚持马克思主义辩证历史决定论的必然认识。

2. 教学规律主要是一种"统计性规律",而不是"动力学规律"或"确定性规律"　在统计性规律中,必然性表现为由大量偶然性事件所体现出的必然性,是偶然性与必然性相统一的规律观。反映随机性现象规律性的统计规律与反映确定性现象规律性的动力学规律有性质的不同,二者不能互相取代或互相归结。

3. 教学规律具有条件性　无论自然科学规律还是社会科学规律都是有条件的,都有其条件适应性,适合于宏观和抽象层面的规律不一定适合于微观和具体层面,教学规律也不例外。当规律发挥作用的条件存在时,规律就必然起作用;反之,规律就不起作用。

一切形态的教学规律都是对无限的教学客观规律的有限认识。由于教学的复杂性以及在一定历史条件下人的认识能力的有限性,人们对教学规律的认识的科学性(即正确性)具有暂时性和相对性。因此,对教学规律的研究和认识是一个长期而艰巨的任务,不能奢望一劳永逸。

(三)临床教学规律的来源

规律是一种客观存在,只能认识和把握。临床教学规律也并非创造出来的,是教师在教学实践活动中总结出来的。它是临床教师选择教育理想,制定教学目标的客观基础和理论依据。同时,临床教学规律作为教学的科学理论,它也是创造、研发临床教学方法的理论依据。一方面临床教学规律来源于临床教师自身的教学实践与反思,也就是直接经验。临床教师在教学过程中敢于实践,把实践的心得和体会以自身已有的教育理论为载体加以反思,在反思的基础上,提升自身对临床教学规律的基本认识。另一方面临床教学规律来源于临床教师教学经验的科学总结与提炼,也就是间接经验。临床教学规律的认识与把握需要长时间的积累,以及几代医学教育工作者的不懈努力。

(四) 临床教学基本规律

1. 间接经验与直接经验相统一的规律 "经验常指客观世界在人的头脑中留下的印象或形成的知识",其有直接经验和间接经验之分。直接经验是通过在现实生活中亲身参与而获得的感性知识,间接经验是人凭借书本等各种文字记载所获得的知识。二者既有区别又有联系,相辅相成,直接经验为间接经验的获得提供支撑和生长点,而间接经验又为直接经验提供事实和价值的解释。

直接经验与间接经验相结合的规律,反映了学校的社会职能与教学过程的根本特点。在教学中,学生认识客观世界的过程,其特点是以学习间接经验为主。人类在漫长的历史过程中积累了大量的经验和系统的知识,学生要在有限的时间内掌握一定数量的文化知识,唯有通过教育和教学活动,把它们传授给学生。学习间接知识是学生缩短自己的认识水平和人类现有认识成果差距的一条最有效的捷径。但如果教学从书本到书本,从概念到概念完全与实际脱节,学生获得的只是一种片面的、不完全的知识。一方面人的认知发展进程是从个体的直接经验向人类经验(即间接经验)逐步扩展的过程。个体的直接经验在个体认知发展的起点上具有奠定性的意义。正如奥苏贝尔有意义学习理论,学生学习书本知识的过程并不是径直地、一开始就从识别和理解书本知识开始,而是需要以一定的直接经验作为同化与迁移的基础。另一方面人作为实践活动主体,其认知水平、技能能力、情感价值观等需要以一定的实践活动和直接经验实现优化与完善。在直接经验获取中,主体为了实现预期的实践目的,必然会根据实践的特性及活动过程的运行规律,能动地对自身已有的心理结构(包括已有的认知结构、技能和能力、情感和意志等)进行调整、改造和丰富,实现对客体的主观性、主动性建构,完善丰富主体自我。因此,临床教学必须注重间接经验与直接经验的统一,以间接经验丰富完善学生已有的认知结构、知识水平、智力基础,以直接经验获得间接经验的个体内化与提升,在间接经验和直接经验的相互联系、相互作用中提高学生的学习质量,实现临床教学理论与实践的有机融合。

2. 掌握知识和发展智力相统一的规律 在教育发展史中,关于知识与智力发展的首要性问题争论已久,形成所谓"形式教育论"和"实质教育论"之争。前者是18世纪教育学的一种主张,认为教学的任务主要是发展学生的智力,而不是传授知识,认为智力可以通过专门的训练而充分发展,至于使学生获得多少知识不是他们追求的目标。随着18世纪末至19世纪初工业化水平的提升,形式教育不能培养社会需要的具有实用知识的人才,为了大机器生产的需要,产生了"实质教育论"。这一派认为,教学的主要任务是使学生掌握实用知识,掌握了知识,智力就会自然而然地得到发展。两种对立的教育流派思想,随着对教育教学规律性认识的加深,"现在很难找到一位自称是形式教育论者或实质教育论者的教育学家或教育家",教学过程是向学生传授系统的文化科学知识的过程,又是发展学生智能的过程,两者有着本质上的联系。掌握知识和发展智力相互依存、相互促进。掌握知识是发展智力的基础,发展智力又是掌握知识的必要条件,两者相互联系,辩证统一。但需要特别指出,对于"在掌握知识的基础上培养能力"的教学认知上,如果认为掌握知识与培养能力有先后与高低之分,那么这个判断是不确切的,甚至是不正确的。现代心理学认为,知识具有狭义与广义之分。我国教育理论界传统上把知识定义为"客观事物的属性与联系的反应"。这是一种狭义的知识概念。它与现代认知心理学中的陈述性知识相当。广义的知识可分两大类和三亚类,两大类即上述陈述性知识和程序性知识的划分。三亚类指除把陈述性知识作为第一类知识之外,在程序性知识之中再划分划出一类特殊的,用于支配和调节人们自身的学习、记忆和思维等认知过程的程序性知识,即策略性知识。因此,学生掌握知识的过程就是智力活动和能力培养的过程,学生是在掌握知识的过程中发展能力的,它是一个动态过程,是一个螺旋上升过程。临床教学中,通过知识与智力统一的原则,要防止单纯抓知识或片面发展智力的教学倾向,特别是对于医学生,不仅要具有专业的医学知识,更要有精湛的医术、高超的医道,临床教师要将知识、能力与素质全面发展的教学目的贯穿于人才成长的全过程。

3. 传授知识与思想教育相统一的规律　传授知识与思想教育相统一的规律也是教学的教育性规律,指教学过程既是传授和学习系统的文化科学知识的过程,又是学生在掌握知识的基础上接受思想品德教育的过程。词源学上"教育"一词来源于拉丁文 educare,本意为"引出"或"发挥",即引导儿童自我发展与完善。在《说文解字》中"教"为"上所施,下所效也""育为养子使作善也",说明了教育存有的道德教育之意。著名教育学家赫尔巴特在《普通教育学》中将"教育性教学"作为教育的基本原则,他认为教学工作的最高目的在于养成德行,教学必须帮助学生树立正确的道德品质和道德观念,道德与教学不能分割,"不存在'无教学的教育'这个概念,正如反过来,我不承认有任何'无教育的教学'一样"。教育的目的在于德行培养,通过教育培养"道德性格的力量"。

一是教学内容具有教育性。科学知识体系不仅是人类智慧的结晶,而且凝聚了人们的思想感情和精神力量。自然科学反映的是各种客观事物发展运动的规律,社会科学反映的则是社会发展规律,这些知识有着来自本身含有的丰富的思想道德教育的元素。2016 年 12 月,习近平总书记在全国高校思想政治工作会议上指出,"要用好课堂教学这个主渠道,思想政治理论课要坚持在改进中加强,提升思想政治教育亲和力和针对性,满足学生成长发展需求和期待,其他各门课都要守好一段渠、种好责任田,使各类课程与思想政治理论课同向同行,形成协同效应。"所有课程都具有育人元素,发挥育人功能。二是教学过程具有教育性。教学活动是按照一定社会或阶级的要求来开展的,受社会意识形态的制约,并服务于一定社会的政治制度,教学方法、教学原则、教学体制、教学组织形式等都具有教育因素。三是在教育活动实践中,教师言传身教最具有教育性。教师的言行包括立场、动机、兴趣、观点、情感、个性特征等都会对学生产生潜移默化的影响,学生会把教师作为效仿的楷模。正如习近平总书记所指出的,"教师是人类灵魂的工程师,承担着神圣使命。传道者自己首先要明道、信道。高校教师要坚持教育者先受教育,努力成为先进思想文化的传播者、党执政的坚定支持者,更好地担起学生健康成长指导者和引路人的责任。要加强师德师风建设,坚持教书和育人相统一,坚持言传和身教相统一,坚持潜心问道和关注社会相统一,坚持学术自由和学术规范相统一,引导广大教师以德立身、以德立学、以德施教"。临床教学教师在教学过程中应自觉地运用教学的教育性规律,把知识教学与思想政治教育有机结合起来,积极开展课程思政教学改革,道术、学术、技术、艺术和仁术有机融入教育教学过程。作为新时期学生成长的引路人,临床教师不仅要有深厚的专业理论基础,更要有高尚的道德品质,能够身先垂范,以扎实的思想政治素养挖掘学科育人元素,以高超的教学艺术润物无声,实现育时代新人、担教育强国的责任使命。

4. 教师主导作用和学生主体地位相结合的规律　教与学是教学过程中的两个基本要素。教是指教师及其"教"的系统活动,学是指学生及其"学"的系统活动。在教学过程中,教与学相互依存、对立统一。教学要正确处理教和学的关系,充分发挥师生双方的积极性,把教师的主导作用和学生的主体地位结合起来。

教师是同时代先进科学、文化的承载者。教师遵循既定的教育目的,通过教学任务的制定,教学内容的安排,教学方法的选择,教学组织形式的确定和教学活动的组织对前人积累起来的文化财富进行整理、总结、概括,用最简约化的方法直接传授给学生,引导学生进行新的探索。学校对年轻一代的培养教育,主要依靠教师来进行,教师在教学过程中必然要发挥主导作用。一般来说,教师都受过专门的训练和培养,"术业有专攻",也完全可能发挥主导作用。学生是教育的对象,处于受教育的地位,受教师的指导。但同时学生是学习的主人,他们在进行着自己的学习活动。学生在教师的指导下进行的学习,并不是一种消极被动的过程,教师的作用对学生来说是外因,教师的影响只能通过学生的内因即学生的主观能动性的积极发挥才能实现。教师要根据学生的身心发展规律和特点去组织教学活动,去传授间接知识。而学生对知识、技能的领会与掌握必须靠自己独立学习。所以,学生是学习的主人,必须发挥自己的主观能动性(即学习的积极主动性)才能学习好。

在教学过程中,临床教师代表"已知",青年学生属于"未知",已知与未知是对立的。通过教学活动,把学生的"未知"转化为"已知",由对立转化为统一。临床教师的主导作用就是推动这个转化,即推动教学过程不断向前发展。所以,在临床教学中,教师的主导作用与学生的积极主动作用必须结合。教师的主导作用发挥越好,学生的学习主动性、积极性就越高;学生的学习主动性、积极性越高,又能进一步促进教师主导作用的发挥,二者是辩证统一的。

三、临床教学基本原则

(一) 教学原则的概念

原则是指人们说话或做事所依据的法则或标准。教学原则是根据教育、教学目的、反映教学规律而制定的指导教学工作的基本要求。它包含四方面的含义:第一,教学原则是为教育目的实现而服务的;第二,教学原则对教学内容、教学手段起着指导作用;第三,人们对教学规律的认识是教学原则确定的基础;第四,教学原则从属于教学目的,是为实现教学目的服务的。

教学原则不同于教学规律。它们之间既有区别又有联系。教学规律是不以人们的意志为转移的客观存在,是教学过程中固有存在的、本质的、必然的联系。人们只能发现、掌握、利用规律,而不能取消、改造和制造规律。教学原则不同,它是由人们制定的,是属于主观意识形态的东西。教学规律是制定教学原则的客观依据和基础,科学的教学原则是教学规律的体现和反映。所以,正确地认识二者的关系有利于教师科学地实施教学活动。

(二) 临床教学原则体系

在教学论发展史上,随着人们教学实践的深化、教学理论的发展,教学原则也在不断革新。20世纪50年代,直观性、自觉性、巩固性、系统性和量力性是主要教学原则,60年代,主要教学原则又补充了思想性和科学性统一的原则、理论联系实际的原则、因材施教的原则等等。教学原则随着教学目的的要求发生着变化。根据高等学校教学过程的特点,临床教学原则既具有高等学校教学原则的一般性,又需要体现医学临床教学原则的特殊性。

1. 统一要求和因材施教相结合的原则　统一要求与因材施教相结合的原则是我国社会主义教育目的所决定的,是由教学过程的本质特点及其规律性所决定的,它反映了学生的年龄特征及个性特征的发展规律。

高等教育以培养德智体美劳全面发展的社会主义建设者和接班人为己任。在国家教育方针指导下,临床医学有着明确的人才培养基本规格和各科教学的基本要求。因材施教是我国古代教育家孔子创立的一条重要原则,指临床教学要考虑学生的身心特点、知识水平和一般接受能力等方面的个别差异。有的放矢地进行有差别的教学,使每个学生都能扬长避短,获得最佳的发展。临床教学要根据国家统一规定的教学目的和既定的教学计划进行,同时必须从学生实际出发,承认个别差异,因材施教。这两方面是相辅相成、辩证统一的关系。国家规定的统一要求要在每个学生身上实现,就必须从他们的个别实际出发。另外,国家所规定的统一要求,又反映了青年学生发展的共同规律。因此,统一要求是因材施教的目的和任务,因材施教则是实现统一要求的途径与方法,因材施教必须在统一临床教学中,贯彻统一要求与因材施教相结合的原则应注意做到:一是坚持统一要求,各阶段临床教学都要坚持按课程标准,面向大多数学生,使临床教学的深度、进度符合大多数学生接受能力。根据大多数学生的情况,正确处理好教学中难与易、快与慢、多与少的关系。二是了解学生,从实际出发进行教学。学生的个别差异是客观存在的,不同的知识背景、智能结构、认识兴趣、能力倾向必然导致不同发展道路,个人在水平上的差异也必然使教育具有多样的水平要求。因此,在共性要求的前提下,临床教师既要了解全班学生的一般特点,如知识水平、接受能力、学习风气等,更要了解每个学生的具体情况,如学习的兴趣、爱好、注意力、记忆力等,在此基础上采取不同的方法,有针对性地进行教学。三是正确对待个别差异,有的放矢开展层次性、差别化教学。对于学业困难与学业挑战度的两端性学生给予差别化教学。对学业困难者,善于发掘他们身上的积极因素,因势利导,帮助他们分析学习困难的原因,做到"长善救失",把他们培养成合格的医学人才。对能够完成学业挑战度者要精心培植,对他们提出更高的要求,发挥潜力,使他们尽快成才。

2. 科学性、思想性和艺术性相统一的原则 科学性、思想性和艺术性相统一的原则反映了教学具有教育性的规律,体现了临床教学的根本方向和特点。科学性是指临床教学向学生传授的知识必须是正确、科学的知识,反映当代最先进的科学思想。思想性是指无论是教材内容的安排,还是教师讲授过程都应注意对学生进行马克思主义理论、社会主义核心价值观等思想政治教育,使学生形成科学的世界观和高尚的职业道德品质。艺术性是指教师要提高教学技术,提升教学感染力,实现润物无声。教学的科学性、思想性和艺术性三者之中,科学性是根本,思想性渗透在科学性的教学之中,艺术性是科学性、思想性达到最优效果的途径与方法。

在临床教学中贯彻科学性、思想性、艺术性相结合原则的基本要求是:一是保证临床教学的科学性。教师要以马克思主义观点和方法分析教材,选择和补充教学内容。引导学生掌握的知识必须是正确的、系统的、定论的,是反映现代临床学科发展水平和研究成果的知识。概念的表达要精确,原理的论证要严密,资料的引用要可靠,技能的演示要规范。二是开展课程思政教学。根据学科的性质和特点,树立学科育人元素,挖掘教学内容内在的思想性,发挥教师以身作则的垂范作用,实现专业教育与思政教育的融合,提高思想境界、品德修养与政治觉悟,培养仁心仁术的临床医学人才。三是研究教学艺术,提高教学效率的教学艺术是受制于个性风格,具有美学价值和创造性运用各种教学方法的个人才华,是教师在教学经验基础上形成的教学技能发展的高级阶段。临床教师要刻苦钻研教育理论和教学技能,不断提高自己的教学艺术。

3. 理论与实际相结合的原则 理论与实际相结合的原则是辩证唯物主义认识论的基本原则,是根据教学过程中间接经验与直接经验这对关系而提出的。

理论与实际相结合的原则是指在临床教学中要重视和加强学科基础理论知识和基本技能的训练,同时密切结合临床实践活动,使学生具有分析问题、解决问题的能力。临床教学中贯彻理论和实际相结合的原则,要求做到:一方面以理论为主导,联系实际进行教学。联系实际,首先强基础,重视理论教学。按照教学要求,把理论知识教授给学生,保证学生掌握必要的知识和技能,学生的发展离不开知识积累,它是实践应用的基础,任何脱离理论知识盲目实践的教学都是违背教学规律的。加强理论的教学,把理论知识教透、使学生能够具有扎实的理论基础。另一方面要用"活",促进理论与实践统一。通过实践性教学环节,加强基础知识教学和基本技能训练。临床教师要充分认识实践性教学环节,如实验、实习作业等在人才培养中的重要地位和作用。根据临床教学特点,安排和引导学生积极参加各种实践活动。使学生能够在不同背景和条件下,灵活地运用理论知识,对具体问题进行具体分析,并创造性地决实际问题。

4. 专业性与综合性相结合的原则 专业性与综合性相结合的原则是根据我国的教育目的和临床专业人才培养目标而提出的,明确的专业方向性是医学院校教学过程的基本特点。一切教学活动都是围绕实现临床专业培养目标而组织展开的,以便使学生在毕业前就获得基本的临床专业知识、技能和专业思想准备。但是,当代科学展的基本特征是高度分化与高度综合,这就要求任何专业人才都需要有广博宽厚的知识和融会贯通的能力,才能适应科学技术发展。医学是一门治病救人的科学,它的对象并不是单纯地客体性存在,而是主体实践的人。这决定了医者不仅要掌握关于人的自然科学知识,还必须了解涉及人的社会、人文科学知识,才能适应现代医学事业发展的需要。因此,不应把专业目的性或职业倾向性理解得过于狭隘,而应坚持明确的专业性与必要的综合性相结合。

在临床教学中贯彻专业性与综合性相结合的原则,要求做到:一方面建立合理的知识结构和能力结构。正如《全球医学教育最基本要求》中所明确的,临床教学要使学生在医学知识、技能、职业态度、行为和价值观等方面获得全面发展。特别是交流与沟通技巧、批判性思维、临床决策能力、实践动手能力、自我发展能力等。另一方面以整体化观点指导各种教学活动。临床专业的各门课程、各种教学活动是有机组合的整体,共同发挥着培养临床人才的作用。因此,在教学中要注意加强各门课程、各种形式教学活动的联系与协调,以形成合力,发挥最佳的教学效果。

5. 教学与科研相结合的原则　教学与科研相结合的原则是根据学生身心发展的特点和规律而提出的,是指将科学研究引入教学过程,使学生在学习临床知识的同时,掌握科学研究的基本方法,养成科学精神与科学态度,发展从事临床科学研究的能力。

在临床教学中贯彻教学与科研相结合的原则,要求做到:一是使学生掌握本学科科学研究的信息。在教学过程中,临床教师应有目的、有计划地指导学生通过上课、自学、文献检索、参加学术交流、课外实践等活动掌握本学科科学研究的动态趋势和新的成果。二是结合教学,进行科学精神、科学态度和科学道德的教育。科学精神指坚持真理、敢于创新、勇攀科学高峰的精神与意志。科学态度是指实事求是、严谨踏实的作风。科学道德是指科学工作者的行为规范。在临床教学中要注意选择科学史中敢于创新,做出重大突破的典型事例教育学生。要严格要求学生实事求是地开展学习研究活动,既要努力获取成功,也要敢于承认失败。要教育学生老老实实做学问,克服浅尝辄止、不求甚解的浮夸作风,杜绝弄虚作假、抄袭剽窃的不道德行为,要相互尊重,谦虚谨慎,养成团结协助的科研作风。三是对学生进行科学思维方法的训练。临床教师要通过教学过程,训练学生的科学思维方法,学会运用比较、分析、综合、归纳、推理等逻辑方法,运用辩证法、系统观研究问题。并可通过文献检索、收集整理资料、学习调查等活动,使学生得到科学思维及方法的运用训练。

6. 评价反馈与持续改进相结合原则　这一原则是指在临床教学过程中,教师与学生从教与学的活动中及时获得反馈信息,了解教与学的情况,不断调节教学活动,提升教学质量。这一原则是教学活动中教与学相互作用与影响规律的反映。

教学是教师与学生信息交流的过程,教学中的信息反馈能使师生了解自己教学互动中的有关信息,了解到教与学互动结果和预期目的之间的偏离信息,然后积极进行修正与改进,达到教学目的的要求。运用这一原则,一是要求临床教师要善于通过多种渠道,及时获得学生学习中的各种反馈信息。其中最主要的是面对面的教学活动,它是教学中的信息反馈的重要来源。通过学生的表情、肢体语言等,要善于及时观察和分析,并对教学过程、教学方法做出调整。此外,还可以通过日常的师生交流、学生座谈、作业测验等了解教学情况,调整教学进度与难度。二是临床教师对获得的反馈信息要及时评价,促进教与学活动不断改进。临床教师要及时地对学生学业学习结果作出评价,反馈给学生,使学生调节、纠正或强化自己的活动。从教师的角度看,教师要根据从学生获得的反馈信息作出评价和判断,找到影响教学质量的问题"症结",然后根据教学目的和任务,进行相应的、恰当的调节,使教学更符合学生实际。三是培养学生自我反馈调节能力,提高其学习主动性。在临床教学活动中,教师要给学生提供更多的机会和情境,让他们通过对自己的了解、剖析、反省进行自我批评,从而不断完善自己。

7. 教师的主导性与学生的主体性相结合的原则　这一原则是指教学过程要在教师的指导下充分发挥学生的主动性和积极性,使之能相对独立地进行探索和学习,这一原则也是新时期民主合作型师生关系建设的重要基础。青年学生已经掌握了一定的科学文化基础知识,形成了进一步学习所必需的基本技能,具备了一定的科学世界观与方法论素养,因此,高校的教学中,学生的自主性发展是一个极其重要的方面,教师的主导作用主要表现为引导与点拨。

贯彻这条原则,第一,要使学生理解学习的过程,掌握正确的学习方法。临床教师在整个的教学过程中要重视对学生进行学习方法的训练,使之明确学习的总目标、每门课程的具体目标,不断探索达到这些目标的方法。一旦掌握了这些方法,学生就能够充分发挥自己的主体作用,教师的主导作用也表现得越有力。第二,运用启发式的教学方法,激发学生的学习兴趣,鼓励他们积极主动地探索。学生的主体作用的发挥离不开教师的主导作用,但教师的主导作用绝不是包办代替,让学生掌握现成的结论,而在于引起学生的兴趣,在学生解决问题的思维过程中进行方向性的引导,即《学记》中所说的,"导而弗牵,强而弗抑,开而弗达"。第三,要在尊重学生的基础上对学生严格要求。发挥学生主体作用并不是放任自流,特别是以学生为中心理念的确立,并不是要削弱教师权威、放弃教学主动权,而是围绕学生发展创设科学的成长环境,最大限度发挥学生主体作用。临床教学的实践操作具有严格的规范性、流程性,必须经过严格的学习、严苛的锤炼才能成长为合格的临床医生。

以上列举了7条教学原则,这些原则彼此间是相互联系、相互制约、相互促进的。在教学过程中往往很难说某项教学活动只需贯彻某条教学原则,某项教学成绩只是实现某条教学原则的结果。因此,在临床教学过程中不能孤立地看待或实践某条教学原则,而应当全面地理解和实践各条教学原则,不断地把临床教学工作推向前进。

(李珊珊)

第四节　临床教学理念

随着生物医学模式向"生物 - 心理 - 社会"医学模式的转变,人们的健康观、疾病观、治疗观、预防观等都相应获得新的理解。这些医学观念的变化,对医学教育思想的更新又产生了重要的作用,已经深远地影响到临床医学人才培养改革。

一、临床医学教育理念的确立

与国外先进医学教育相比,我国的医学人才培养存在不少问题,比如当前的生物医学教育模式、以教师为中心的灌输式教学方法、以学科为基础的课程设置,这些均导致医学教育中理论学习和能力培养的倒挂。因此,医学教育需要确立科学的临床医学教育理念,更好地指导现代临床教学质量提升。

(一) 国家政策方针的指导

国务院办公厅、教育部、国家卫生健康委员会联合颁布了有关高等教育和医学教育改革的系列文件,指出要坚持立德树人的根本任务,以服务需求为导向,以新理念、新定位、新内涵、新医科为工作指引,推进体制机制创新,全面提高人才培养质量。广大临床教师和管理者应紧跟国家医学教育改革步伐,认真学习国家政策精神,全面贯彻大健康观、大卫生观的教育理念,不断探索现代信息技术与医学教育的深度融合,在临床教学实践中持续加强智能医学教育新形态的建设,促使医学生未来执业中更好地服务于患者健康全过程、生命全周期。

1. 教育部、国家卫生健康委员会、国家中医药管理局联合制订的《关于加强医教协同实施卓越医生教育培养计划 2.0 的意见》中与临床医学教育发展相关的主要内容。

(1)总体思路:紧紧围绕健康中国战略实施,树立"大健康"理念,深化医教协同,推进以胜任力为导向的教育教学改革,优化服务生命全周期、健康全过程的医学专业结构,促进信息技术与医学教育深度融合,建设中国特色、世界水平的一流医学专业,培养一流医学人才,服务健康中国建设。

(2)全面加强德医双修的素质能力培养:把德育作为医学人才培养的首要内容,将思想政治教育和职业素养教育贯穿教育教学全过程,进一步加强以医学职业道德、职业态度和职业价值观为基本内容的职业素质教育,着力培养学生"珍爱生命、大医精诚"的救死扶伤精神,引导学生将预防疾病、解除病痛和维护群众健康权益作为从医的神圣职责。实现素质教育与专业教育的有机结合,增加学生所学知识的深度和广度,激发学生创新思维。加强学生交流沟通能力的培养,提升学生团队合作能力;加强学生职业能力培养,提升学生促进健康和解决临床实际问题的能力、批判性思维能力、信息管理能力以及终身学习能力。

(3)更新人才培养理念,加快医学教育由"以疾病治疗为中心"向"以促进健康为中心"转变,根据专业人才培养目标推进课程体系改革,培养医学生预防、诊疗、养生保健、康复等服务健康全过程的知识能力素质,强化医学生基本理论、基本知识、基本技能的培养。

(4)及时将"互联网+健康医疗""人工智能+健康医疗"等医学领域最新知识、最新技术、最新方法更新到教学内容中,让学生紧跟医学最新发展。深入推进以学生自主学习为导向的教学方式方法改革,开展基于器官/系统的整合式教学和基于问题导向的小组讨论式教学,完善以能力为导向的形成性与终结性相结合的评价体系。把加快推进现代信息技术与医学教育教学的深度融合作为改革的战略选择,推进"互联网+医学教育",用新技术共建共享优质医学教育资源,分区域建设国家医学教学案例共享资源库,广泛开展混合式教学和在线教育,实现教育教学质量的变轨超车。

(5)深化拔尖创新医学人才培养改革,深入推进八年制医学教育改革,夯实医学生全面发展的宽厚基础,提升医学生临床综合能力,培育医学生临床科研潜质,拓展医学生国际视野,培养少而精、高层次、高水平、国际化的医学未来领军人才;主动应对国际医学竞争,瞄准医学科技发展前沿,对接精准医学、转化医学、智能医学新理念,大力促进学科交叉融通,开展"医学+X"复合型高层次医学人才培养改革试点,培养多学科背景的复合型高层次医学人才。

(6)全维度打造医德高能力强的教师队伍:把师资队伍建设作为医学院校最为重要的基础工程,加强师德、医德建设,充分发挥教师特别是临床教师在教书育人、提升医学生职业素养中的主导作用。

2. 教育部"关于深化本科教育教学改革全面提高人才培养质量的意见"中与临床医学教育发展相关的主要内容。

(1)把思想政治教育贯穿人才培养全过程。

(2)实施国家级和省级一流课程建设,着力打造一大批具有高阶性、创新性和挑战度的线下、线上、线上线下混合、虚拟仿真和社会实践"金课"。积极发展"互联网+教育"、探索智能教育新形态,推动课堂教学革命。

(3)优化实习过程管理,强化实习导师职责,提升实习效果:加大对学生实习工作支持力度,鼓励高校为学生投保实习活动全过程责任保险,支持建设一批共享型实习基地。

(4)深化创新创业教育改革:以创新创业教育作为突破口推动教育教学改革。形成以推进素质教育为主题、以提高人才培养质量为核心、以创新人才培养机制为重点、以完善条件和政策保障为支撑的生态体系,培养专业知识基础扎实、富有创新精神、敢于社会担当、勇于实践的创新创业人才队伍。

(5)推动科研反哺教学:强化科研育人功能,推动高校及时把最新科研成果转化为教学内容,激发学生专业学习兴趣。支持学生早进课题、早进实验室、早进团队,以高水平科学研究提高学生创新和实践能力。

(6)完善过程性考核与结果性考核有机结合的学业考评制度:综合应用笔试、口试、非标准答案考试等多种形式,科学确定课堂问答、学术论文、调研报告、作业测评、阶段性测试等过程考核比重。

(7)完善高校内部教学质量评价体系:建立以本科教学质量报告、学院本科教学评价、专业评价、课程评价、教师评价、学生评价为主体的全链条多维度高校教学质量评价与保障体系。

(8)完善高校教师评聘制度:出台高校教师职称制度改革的指导意见,推行高校教师职务聘任制改革,加强聘期考核,准聘与长聘相结合,做到能上能下、能进能出。高校教师经所在单位批准,可开展多点教学并获得报酬。

(9)完善教师培训与激励体系:推动教师培训常态化,探索实行学分管理,将培训学分作为教师考核和职务聘任的重要依据。

(10)健全教师考核评价制度:加强师德师风建设,将师德考核贯穿于教育教学全过程。突出教育教学业绩在绩效分配、职务职称评聘、岗位晋级考核中的比重,明确各类教师承担本科生课程的教学课时要求。把教授为本科生的授课学时纳入学校教学评估指标体系。教师日常指导学生学习、创新创业、社会实践、各类竞赛展演以及开展"传帮带"等工作,计入教育教学工作量,纳入年度考核内容。

3. "国务院办公厅关于加快医学教育创新发展的指导意见"中与临床医学教育发展相关的主要内容。

(1)以新理念谋划医学发展:将医学发展理念从疾病诊疗提升拓展为预防、诊疗和康养,加快以疾病治疗为中心向以健康促进为中心转变,服务生命全周期、健康全过程。体现"大健康"理念。

(2)以新内涵强化医学生培养:加强救死扶伤的道术、心中有爱的仁术、知识扎实的学术、本领过硬的技术、方法科学的艺术的教育,培养医德高尚、医术精湛的人民健康守护者。

(3)培养仁心仁术的医学人才:深化本科医学教育教学内容、课程体系和教学方法改革。强化医学生职业素养教育,加强医学伦理、科研诚信教育,发挥课程思政作用,着力培养医学生救死扶伤精神。

(4)推进医学教育课堂教学改革,着力提高教学水平:强化对医学生的公共卫生与预防医学、传染病防控知识等教育;强化现代信息技术与医学教育教学的深度融合,探索智能医学教育新形态,建设国家级医学虚拟仿真实验教学一流课程,推出国家级医学线上线下精品课程;建设国家临床医学教学案例共享资源库。

(5)加快基于器官系统的基础与临床整合式教学改革:研究建立医学生临床实践保障政策机制,强化临床实习过程管理,加快以能力为导向的学生考试评价改革。建设国家及区域院校医学教育发展基地,带动院校医学教育水平整体提升。

(6)医学院校在临床医学类专业学位硕士研究生考试招生中,进一步加强对考生职业素质和临床实践技能的考查。研究发布研究生核心课程指南,不断完善临床医学专业学位研究生教育与住院医师规范化培训的有机衔接。

(7)夯实高校附属医院医学人才培养主阵地:教育、卫生健康、中医药部门要医教协同加强和规范高校附属医院管理;抓紧制定完善高校附属医院等临床教学基地标准,将人才培养质量纳入临床教学基地绩效考核和卫生专业技术人员医疗卫生职称晋升评价的重要内容。高校附属医院要健全临床教学组织机构、稳定教学管理队伍,围绕人才培养整合优化临床科室设置,设立专门的教学门诊和教学病床,着力推进医学生早临床、多临床、反复临床。

4. 国家有关医学教育改革系列文件出台的重要意义　一是贯彻落实习近平总书记关于教育的重要论述和全国教育大会的重要举措。党的十八大以来,习近平总书记就高等教育改革发展做出批示指示,强调高等学校必须坚持把立德树人作为根本任务,把立德树人的成效作为检验学校一切工作的根本标准,努力构建德智体美劳全面培养的教育体系,形成更高水平的人才培养体系,为新时代高等教育改革发展指明了方向,提供了根本遵循。二是全面振兴本科教育的迫切要求。新时代全国高等学校本科教育工作会议召开以来,高等教育战线坚持以本为本、推进"四个回归",出台"新时代高教四十条"、启动"六卓越一拔尖"计划2.0,推进新工科、新医科、新农科、新文科建设,迫切要求持续深化医学教育教学制度改革,为提高临床医学人才培养质量提供保障。三是落实学生忙起来、教师强起来、管理严起来、效果实起来的系统部署。

(二)医学教育规律的遵循

1. 高等医学教育是精英教育　无论从社会的要求及医生的职业性质和特点,还是从医学教育人才培养的规律看,高等医学教育从本质上讲是精英教育,也必须是精英教育。这主要是由医学学科基本特性和医学人才自身特点所决定的。因为:第一,社会对高等医学教育的要求非常高。高等医学教育培养的医学人才将来主要从事医疗服务,面对的是人的生命和健康,受到社会的高度关注和重视。

而医疗服务特点决定了高等医学教育培养的将来从事医疗服务的人必须是精英人才,必须具有高素质和精深的专业理论和专业技能。第二,新时代医学科学的竞争是精英人才的竞争。医学科学是生命科学的重要组成部分,是21世纪科学技术发展的领头羊,医学科学要取得长足的进步和快速的发展,必然要求从事这门科学的人是精英人才。第三,高等医学教育的本质特点是医、教、研三者紧密结合的教育。相对于其他学科教育,高等医学教育的实践性很强,医、教、研必须紧密结合才能培养出精英医学人才以及提供良好的医疗服务。因此,医学人才的培养质量高于一切、质量重于一切。

高等医学教育作为精英教育,在医学教育过程中,要求医学生生源质量好、起点高;培养过程严格,规模小、周期长,实践要求高,教育投资大,优质教育资源比重高,学科综合强,国际合作紧密,教育过程复杂;人才培养结果好,毕业生质量高、综合素质强。因此,不管是教学管理还是教学过程,高等医学人才培养的每一个环节都要精心组织、精致培养,并强调专业教育与人文教育相结合。

2. 高等医学教育是医学教育连续统一体的最重要组成部分 根据世界医学教育界的共识,医学教育是一个贯穿终身的连续统一体。这个连续统一体是由三个性质、目的、内容与方式各不相同而又互相连接的教育阶段所组成,即医学院校基本教育、毕业后医学教育和继续医学教育。高等医学教育是医学教育连续统一体的最重要组成部分,医学本科教育是连续统一体的第一阶段教育,是基础、是关键,教育大会反复强调"以本为本""本科不牢,地动山摇",积极推动卓越医师培养计划。我国现在已经初步建立起以"5+3"(5年临床医学本科教育 + 3年住院医师规范化培训或3年临床医学硕士专业学位研究生教育)为主体的临床医学人才培养体系,五年制临床医学本科教育是医学生成长为医生的重要阶段。学生必须掌握医学、自然科学、社会科学的基本知识和临床技能,培养知识、能力、态度,自主学习、终身学习能力、创新创业素养等全面综合素质,为今后从事临床、教学、科研工作奠定理论知识、技术能力、职业素养、批判性思维、自主学习、终身学习能力、创新创业能力基础。同时也为医学教育连续统一体的第二阶段教育"研究生教育和住院医师培训"、第三阶段教育"终身知识更新医学教育"奠定坚实的专业基础和发展潜力。

3. 高等医学教育是复杂的多学科人才成长教育 医学是涉及自然科学、技术科学、人文科学和社会科学的综合性学科,学科体系庞大,知识量巨大。高等医学教育作为医学学科的高等教育,与其他类型高等教育相比,医学教育过程更为复杂,医学教育过程是在大学的自然科学教育和人文科学教育基础上的专业教育和训练,它要求从事医学职业的人员具有卓越的知识、技能和优秀的人文素养。尤其强调以人为本,对职业素养、职业能力的要求特别高。而医学职业素养、职业能力的培养是一个全过程培养,必须贯穿于医学人才培养的全过程。

高等医学教育在医学人才成长过程中大致要经历掌握医学以及相关学科的基础理论知识、把握临床科学方法和形成临床思维能力、不断总结临床实践和积累临床经验以及开展科学研究创造性解决临床疑难问题等几个重要环节。在这些环节和过程中,高等医学教育尤其强调以下几方面:一是基础与临床的结合。虽然高等医学教育中大多数学校医学基础教育与临床教育是分段进行的,但医学基础与临床的结合是贯穿于整个人才培养过程的。因为医学是构建在临床情境基础上的,这就要求培养医学人才要尽早让学生接触临床、进入临床,这也是我们进行课程整合,提倡早临床、多临床、反复临床的基础。二是理论与实践的结合。医学教育是以实践为主的教育,医学生职业素养、职业能力的培养都是在职业情境的实践中进行的,这些在纯粹的课堂教育中是很难培养的。因此医学教育强调临床情境,强调理论与实践的结合。三是科学与人文的结合。医学教育除了培养精深的专业理论和专业技能外,尤其强调职业素养、职业能力的培养,"德不近佛者不可以为医,才不近仙者不可以为医"说的就是这个道理。四是校内校外的结合。医学除了其自然属性外,还具有社会属性。医学的服务对象是人,是为人群服务的。这就要求医学人才培养时校内校外的结合要比较紧、比较早。医学的职业情境不仅体现在校内实习基地,更多体现在校外,因此强调要尽早接触,尽早校内校外结合。这就必须借助于社会资源,借助于校外实习实践基地,让学生尽快进入服务情境中去为人群服务。五是医教协同。高等医学教育主要为医疗卫生行业输送医学专门人才,具有教育的特殊性。高等医学教育质量,事关医疗卫生队伍的整体素质水平,这不仅是专业的需求,而且是国家战略,医学教育一肩担两义,一手连着民族昌盛和国家富强的健康中国,一手连着中华民族伟大复兴基础工程的教育强国。办好人民满意的医学教育和发展卫生健康事业,就要求我们进一步健全医教协同机制,立足基本国情,借鉴国际经验,以需求为导向,以基层为重点,以提高质量为核心,建立健全适应行业特点的医学人才使用激励机制和医学人才培养制度。

4. 高等医学教育加强"三个回归" 任何事物的发展变化都要遵循规律、利用规律,而不能违反、改变规律。全面充分地认识、遵循高等医学教育自身的特殊规律,有助于医学教育工作者更加自觉地用以指导高等医学教育深化改革的实践,进一步推进高等医学教育的回归人文、回归"三基"、回归临床。

回归人文。就是要回归高等医学教育理念之源,更加强调"立德树人"、回归医学初心,更加重视人文精神培养。医学是最具人文精神,关怀人的生存和发展的学科,高等医学教育相比其他教育应更加注重立德树人、重视人文精神培养。党的十九大强调"落实立德树人的根本任务,培养德智体美全面发展的社会主义建设者和接班人"。习近平总书记在多次讲话中明确指示:"办好中国特色社会主义大学,要坚持立德树人,把培育和践行社会主义核心价值观融入教书育人全过程。"在全国教育大会上他又进一步强调:"要把立德树人融入思想道德教育、文化知识教育、社会实践教育各环节,贯穿基础教育、职业教育、高等教育各领域,学科体系、教学体系、教材体系、管理体系要围绕这个目标来设计,教师要围绕这个目标来教,学生要围绕这个目标来学。"医学科学本身蕴含着丰富的人文精神;医学教育必须以人为本,彰显人性化、人本化、人文化。

目前,医学生和临床医生缺乏的不只是医学专业知识和医疗技术能力,最缺乏的是医学人文精神,这是因为我国现有的医学教育方式和社会就业、竞争压力乃至晋职、晋级的政策所导致。医疗机构对医护人员重学历、重职称、轻人文素质;高等医学院校重医学知识教育,轻德育教育和人文素质教育。基于此导向,大多数医护人员无时间关注"医学与人文"的话题,更谈不上深层次的探讨和领悟,人文精神缺失。在院校教育和毕业后教育过程中,有意无意地忽略了医学人文精神的教育,自然也很难做到在传播医学科学知识的同时,自觉地渗透医学人文精神的内容。因此,高等医学教育在人才培养方案和课程设置中落实课程思政教育,加强社会主义核心价值观教育、加强医学职业道德、伦理心理、法律法规等人文素质教育,提高职业素养,增强人文医学执业技能,用自己的言行诠释"医乃仁术"的理念,践行"德高医粹"的医学价值观,强化生命意识,丰富生命情感,诠释生命价值,强调医学特色的生命文化理论浸润和核心胜任力培养,充分调动教职工教书育人的热情,激发学生潜心向学的动力,推动医学本科人才培养质量的持续提升。

回归"三基"。就是要回归高等医学教育治学之本,促进学生掌握"基础理论、基本知识和基本技能"。1961 年,著名的医学教育家黄家驷教授总结了协和多年的办学经验提出"三基"概念,随后几十年来,其成为我国医学教育的重要思想,是我国医学教育的治学之本。按照这一治学原则,我国医学高校培养和造就了一大批具有坚实的理论基础、严谨的科学作风和高尚的医疗道德的优秀医务工作者。实践证明:坚持"三基"治学之本,不仅是提高医务人员业务素质的基本途径,更是现代高等医学教育培养高素质医学人才的唯一有效途径。

在当前全面深化医学教育改革和医疗卫生体制改革的新时代大背景下,高等医学教育的发展不可避免地面临着一系列新情况和新问题:由于高校扩招和院校合并,高等医学教育质量有所下降。部分医学生不努力学习,缺乏上进心和事业心,对患者缺乏同情心和责任感。学习、实习马马虎虎,敷衍塞责。对待"三基"不屑一顾,追求技术的高精尖、诊疗的高大上;书写病历不认真、不规范;对待患者态度生硬、言语冷淡;病史问不清楚、体格检查手法生疏。这一切都远远地背离了"三基"的原则。而当前进入新时代,我国社会主要矛盾已经转化为人民日益增长的美好生活需要和不平衡不充分的发展之间的矛盾,人民群众对健康的追求和对医学人才培养质量的要求更高,高等医学教育面临的挑战更加突出。因此,要解决医学教育与人民日益增长的健康需求之间的矛盾,实现健康中国的目标,高等医学教育必须回归"三基",强化医学专业基础理论、基本知识、基本技能教育,在医学知识点、标准、要求不变的基础上,强调教学内容的综合化和结构化,注重知识和知识获取方法的有机结合,注重文、理、医的相互渗透。以国家执业医师考试为导向,以《中国本科医学教育标准——临床医学专业(2016版)》为标准,调整、修改和补充"三基"教学目标和内容,改进教学和考核方法,增加主干学科与交叉学科、边缘学科的相互联系,重视职业行为、临床思维、人文医学、医患沟通以及医疗法律法规知识的学习。真正做到"与时俱进,不断完善,不断补充",促进医学生打下坚实牢固的基础,将来才能更好地为患者全方位全过程服务。

回归临床。就是要回归高等医学教育教学之髓,将临床教育贯穿于医学教育全过程。高等医学教育的最终目的是培养合格的医务工作者,临床教育在整个医学教育过程中至关重要。虽然高等医学教育中大多数学校医学基础教育与临床教育是分段进行的,但临床教育是贯穿于整个医学人才培养全过程的。因为医学是构建在临床情境基础之上的,这就要求培养医学人才要基础与临床全程结合,尽早让学生接触临床、认识临床、进入临床,提倡早临床、多临床、反复临床。同时医学教育是以实践为主的教育,除了培养精深的专业理论和专业技能外,尤其强调职业素养、职业道德的培养。而医学职业素养、职业能力的培养都是在医疗职业情境的实践中进行的,很难在纯粹的课堂教育中培养。所以医学教育特别强调临床情境,强调理论与实践的结合。但目前我国高等医学教育中临床教学存在教学资源不足,患者维权意识增强,医学生临床实践训练机会少;临床带教标准欠规范,带教水平参差不齐;临床教学过程管理不到位,考核评价体系不规范,受考研、就业招聘等的影响,学生临床实习受到冲击,影响临床实习质量,进而影响医学生从理论到实践的完整训练,降低了医学毕业生的质量。

正基于此,高等医学教育必须"回归临床",高度重视临床教育,特别重视临床实习这一高等医学教育的最后阶段,重点抓好师资队伍建设和学生实习管理。建立临床教师教学准入制度,加强临床教师的"标准化"培训,培训考核合格者才能获得相应临床带教资格。加强临床教师"医学教育新思想、新理念、新方法"培训,同时组织专家开展教学观摩、单病种教学查房、教学病例讨论、临床情境模拟等示范性教学,促进临床教师教学水平的提高。严格临床实习过程管理,确保临床实习时间,学生实习到岗到位,坚持入科教育、出科考试制度,坚持定期实习小讲课、教学查房、病例讨论等制度。强化临床技能培训,确保临床教学质量。实习结束后,组织医学毕业生临床技能综合考试,保证考核的公平性和临床教学的同质化。

二、临床教学改革发展思路

根据高等教育规律、医学教育基本规律和发现规律的方法,结合近年来的国家系列关于医学教育改革的相关文件精神,为顺应国际医学教育标准统一化的新形势,对医学院校的专业设置、课程体系、培养模式、师资队伍、临床基地、教育技术与教育评价等都提出了更高的标准与要求。临床教学改革首先要明确医学人才培养改革的理论支撑及现实依据,要密切结合各高等医学院校的具体校情,针对临床教学中急需改革的问题,如医学生的实践动手能力、教师的教学能力提升、全校上下的现代医学教育理念的树立、教育管理机制创新等方面,结合医学教育规律和社会经济发展需要等多因素,逐步明确未来教育改革的思路。

1. 教书与育人相结合 以学生为本,切实加强医学生的医德培育。真正做到把"立德树人"的思想放在首位,及时更新教育理念,综合提升全员育人意识和能力,实现全程育人,实现课内外、校内外、线上和线下的覆盖各个环节的全方位育人。组织教师通过深入学习课程思政的建设内涵,将其恰当体现在专业课教学中。组织编写课程思政案例库,让每一位授课教师都明晰临床课程思政的具体方法,让课程思政贯穿理论课、见习课、技能课和毕业实习等临床教学全过程,切实提高课程思政教育的实效性与实践性。

2. 发展以器官系统为基础的课程整合　传统教学模式以学科为基础,致使课程门数过多,内容往往重复,学生负担过重;各学科界限分明,基础课与临床课截然分开,不利于医学生早期接触医学、早期接触患者,且内容重复、知识遗忘、学习不连贯问题等普遍存在。国内部分院校已经实施了以器官系统为基础的横向整合课程,对医学基础课程、临床课程进行了优化、整合教学内容、进行教学模块改革,打破原有学科的框框,甚至打破基础和临床的界限,将有关学科的知识联系起来,或加以合并,或重新综合。目前,一些院校正通过拔尖人才试验班,进一步研究完善基础 - 临床纵向课程整合的实施方案,在教学实践中不断总结经验、逐步推广基础 - 临床纵向课程整合的研究与改革成果,通过"以点带面"的思路逐步达到全面提高临床人才培养质量的目标。

3. 推进以学生为主体的临床教学方法改革　近年来,医学教育工作者围绕以学生为中心的教育理念,注重学生学习过程中主观能动性的发挥,在临床教学中倡导学生的自主学习和探究式学习。真正做到"以学生为中心"的教育理念转变,关注学生个体差异、关注"学生"这一学习主体,关注学生的学习成效、以学生的学习成效衡量学校的人才培养质量。在教学方法上,以往的临床教学中多采用以知识传授或灌输为中心的方法,忽视学生主体地位。随着现代教育理念的更新及人才培养要求的提高,教学方法改革在功能上由教给知识转变为教会学习、在指导思想上推行启发式教学、在结构上重视临床实践教学。在临床教学中相继出现了以问题为基础的教学方法(PBL)、以病例为基础的教学方法(CBL)、"三明治"教学法(理论 - 实践 - 理论)以及翻转课堂、线上线下混合式教学等新型教学方法。同时,在临床教学的发展过程中,早期接触临床(早临床、多临床、反复临床)、临床情境模拟教学、叙事医学以及单病种教学查房等也得到医学教育工作者的高度重视,并逐渐推广至临床教学方法的探索与实践中。

4. 贯彻"大健康观"临床教学改革　围绕生命全周期健康全过程,开展相对应的"临床大健康观教育"教学改革。积极探索临床专业课教学与基础理论、基础课知识、预防医学、康复以及养生保健知识的融合,建立临床大健康观教学模式。加强全科医学社区实习活动,在实践活动中,将临床专业课、预防保健、康复医学及社区医学知识结合起来。加强临床专业课教学与优生优育、老年性疾病诊疗特点、健康养生等教学内容的融合,发挥中医学保健养生优势。

5. 全方位推进医教协同育人　医学教育的特殊性决定了理想的医学教育必须与医疗体系相互依存,因此,我们必须打破教育系统和卫生系统各自为政的现状,从医学教育和卫生系统各自独立的机构、从只关注医院内部运作转变为构建医学教育系统与卫生系统的和谐统一的系统、联盟、协作网。通过医教协同,更好地强化医学实践教学的开展,保障和提高医学生的实训质量。将建议并努力促成教育、卫生系统共同研究制定各类临床教学基地标准,进一步完善、落实各类临床教学基地的评估和认可制度,建设一批高水平的临床教学基地和社区教学基地。逐步规范临床实践教学行为,在保障患者合法权益的前提下,保证临床实践教学活动的开展。

6. 推进信息技术应用与临床教学有机融合　所谓"信息技术应用与临床教学有机融合"可以通俗地理解为把现代信息技术中的各种技术手段比较完美、较理想地融合到临床课程之中,把计算机和网络当作教学工具之一,真正地服务于课程,应用于教学,进而增强学生的学习效果,培养学生自主学习和科学研究的能力。而信息技术在课程中的整合就体现在"以学生为中心"上,在教学模式上,它充分具有"实践性"的特点,真正体现了"教师主导,学生主体"。数字化校园的产生,可以为学生、教师、教学管理工作者、社会关心教育的人们提供一个平台,使教育信息可以互通,信息交流更加快捷,方便地实现学校的教育、教研、管理、服务等活动的全部过程,构建了"互联网 + 临床教学新形态",从而进一步提高临床教学质量和管理水平。

7. 多元化的临床教学考核　随着现代临床教学理念的不断革新,临床教学的模式、方法和技术也在发生着深刻变化,"试卷 + 平时出勤 + 平时考核"的过程性考核方式被运用到临床教学实践中,并不断发展完善。增加了不计入分数的形成性评价,如课上手机测试、临床思维软件自测、虚拟仿真操作自动反馈分数、试题分析课前测试、迷你临床演练评估(Mini-CEX)、临床操作观察评估(DOPS)等。

虽然这种考核表面上不计入医学生的学习成绩,但通过及时的评价与反馈,有利于促进学生学习的自主性和效果性。随着临床教学改革的不断深化,多站式考试或客观结构化临床考试(OSCE)也得到发展和完善,即根据教学目标设计或胜任力培养要求,对学生的问诊、查体、书写病历、技能操作、医患沟通、病例分析等综合能力进行全面考核。

8. 深化拔尖创新医学人才培养改革　深入推进拔尖创新人才教育改革,积极探索临床教学改革新途径。夯实医学生全面发展的宽厚基础,提升医学生临床综合能力,培育医学生临床科研潜质,拓展医学生国际视野,培养少而精、高层次、高水平、国际化的医学未来领军人才;深入推进"医学+"复合型高层次医学人才培养改革,主动应对国际医学竞争,瞄准医学科技发展前沿,对接精准医学、转化医学、智能医学新理念,大力促进医学与理科、工科等多学科交叉融通,开展"医学+X"复合型高层次医学人才培养改革试点,培养多学科背景的复合型高层次医学人才。

9. 推动科研反哺教学　医院要做好教师科研与教学工作的协调、管理工作,我们要以"科教相长"的思路促进教师发展,既要突出科学研究,更要突出教师的教学主旋律地位。为教师的科研、教学发展创设良好的环境,健全教师发展机制。在教师科研方面,鼓励、指导教师参与科研,形成科研创新、带动教学的管理机制;在教师教学方面,更新教师教学理念,提高教师教学能力,满足教师个性化发展需要。同时要强化科研育人功能,推动高校及时把最新科研成果转化为教学内容,激发学生专业学习兴趣。支持学生早进课题、早进实验室、早进团队,以高水平科学研究提高学生创新和实践能力。引导学生理性参加科技竞赛,达到以赛促教、以赛促学效果。

10. 基于医生岗位胜任力培养的临床教学实践　医学院校可以根据临床医生岗位胜任力模型,进行临床教学改革顶层设计,更新临床教育教学理念,更有针对性地实施临床教学改革,从而培养出一批具有较强临床实践能力、创新能力和独立科研能力的高层次高素质的复合型优秀临床医学人才。医学生胜任力培养教学改革成效的取得,既要依靠教学管理部门的顶层设计,更需要临床教师积极参与的主动意识和执行力,以及学生自我管理、主动学习的行动力,只有管、教、学三方共同努力,才能最终达成医学生胜任力培养的改革目标。

总之,临床教学工作要以习近平新时代中国特色社会主义思想为指引,深入贯彻全国教育大会精神和新时代全国高校本科教育工作会议精神,落实《关于加快医学教育创新发展的指导意见》(国办发〔2020〕34号)文件精神。不忘初心、牢记使命,不断更新教育理念,坚持以学生为中心,以本为本,推进"四个回归",贯彻"四新五术"新要求,持续深化改革,创新教学模式,提高教学质量,将临床教学工作做得更扎实、更有成效,培养德智体美劳全面发展的社会主义医学事业建设者和接班人!

三、临床教学理念的应用成果

经过多年的实践,在现代临床教学理念的指导下,高等医学教育教学质量取得了很大的进步,获得了多项国家级的教学成果,现将其临床教学改革实践成果进行总结归纳如下,希望对今后的临床教学给予启发。

(一) 形成了"三整合、三转变、一贯穿"的临床教学新理念

一整合:学科之间课程整合。打破原有学科界限,拆分内科学、外科学、妇产科学、儿科学、神经病学、急诊急救医学等课程内容,整合建立器官系统授课十大模块,包括呼吸系统疾病、循环系统疾病、消化系统疾病、运动系统疾病、风湿系统疾病、泌尿系统疾病、神经系统疾病、血液系统疾病、内分泌系统疾病、女性生殖系统疾病等。

二整合:系统模块课程整合。每一系统授课都包括系统理论授课、临床技能课、病例讨论课、试题分析课、系统临床见习、系统临床技能实训、多元化考试等教学环节。

三整合:毕业实习系统整合。在理论授课与临床见习整合的基础上,实现了毕业实习的全方位、

全过程、系统性的器官系统整合式实习模式。

三转变：将传统教学模式以教师为中心转变为以学生为中心，以教材为中心转变为以临床案例为中心，以课堂为中心转变为以临床场景为中心。

一贯穿：在临床教学过程中全程贯穿课程思政、医学人文教育和创新精神培养。

（二）建立了器官系统课程整合临床教学新模式

1. 以综合素质为导向的立德树人、课程思政、医学人文教育与创新精神培养全程贯穿。

（1）全程强化立德树人和医学人文教育：贯彻"以人为本、以德为先"的人才培养理念，构建理论与实践、课内与课外、必修与选修、专业课与医学人文教育相结合的系统性医学人文教育课程体系，开设医患沟通学、思想道德修养、人文与医学、医学生自我管理与成长、大学生心理健康教育等课程，长期开展社会实践与志愿者活动，把立德树人和医学人文教育贯穿于临床教学全过程。

（2）注重培养学生创新精神与创新能力：重视创新精神培养，在课程中挖掘疾病发生、发展、诊疗等全过程中的创新元素，建立创新精神培养案例库，在每一堂课的潜移默化中加强创新精神养成教育，以创新精神推进创新能力的提升。同时在医学生科研素养教育的基础上，建立大学生创新创业训练计划项目管理平台，通过开展创新创业训练项目，有效提升了学生的创新精神与创新能力。

（3）开展学生早课前十分钟"大家讲堂"：2011年起，创新性地开展学生早课前十分钟"大家讲堂"活动，为全体学生搭建了提高语言表达能力、写作能力、文献综合能力和逻辑思维能力等多方面能力的实践平台，营造了良好学风，杜绝了迟到现象，提升了医学生整体综合素质。

（4）加强国际交流，拓宽国际视野：2014年中俄医科大学联盟成立以来，通过两国学生间的互换实习、短期培训、夏令营、学生论坛、技能竞赛、科研协作等活动，累计校级互访二百余人次，有效拓宽学生国际视野，增进了友谊。

2. 建立以育人为导向的教师教学能力培养评价体系。

（1）建立长效运行机制，推动师德建设常态化：建立师德师风考核实施办法，加强对教师思想政治素质、师德师风的教育监督，强化考评。以人为本，尊师重教，宣传楷模，弘扬精神。

（2）加强制度政策保障，规范行为健全激励：严格执行临床教学管理条例，长管长严不放松。择优选拔授课教师，提倡教授上讲台，高职教师任课率逐年提升；认真执行课前三级提醒制度，保证良好教学秩序；实行"督导－管理者－同行－学生"的"四位一体综合测评"，采取末位淘汰制和教学一票否决权制；严格执行奖优罚劣，实行"四挂钩政策"，将教学表现与提职晋升、深造学习、评优选模、绩效考核相挂钩。

（3）搭建教师发展平台，提高临床教学能力：通过内培外送，分层分类培养的方式，定期开展针对教学理论与制度、医德与师德、教学能力与方法、信息与网络技术、研究与实践等方面的培训；举办教学团队集体备课、示教、试讲、教学基本功竞赛、精品资源共享课与在线课程建设等系列活动，提高教师综合素质与能力，保障临床教学质量。

3. 实施以岗位胜任力为导向的临床课程整合。

（1）基于器官系统以病例为基础的理论与实践相融合模式

1）建立基于器官系统的临床课程整合模式。将临床课程进行按器官系统的重新整合，形成包括呼吸系统疾病、循环系统疾病、消化系统疾病、运动系统疾病、风湿系统疾病、泌尿系统疾病、神经系统疾病、血液系统疾病、内分泌系统疾病、女性生殖系统疾病等十大模块。

2）实施以病例为基础的小组讨论式临床见习模式。开展真实临床情境教学，以3~5人为一组在病床旁进行采集病史、查体和完成小病历；在示教室进行集中的汇报、分析、补充和讨论；教师引导总结点评。该模式教学减少患者负担、学生充分参与、理论与实践融合，同时兼有PBL教学和"三明治"教学的优点，已在全国推广。

3）将特色课程融入器官系统临床课程整合模式。在系统课程中增设三门特色课程：临床技能课、临床思维课(临床病例讨论课)、试题分析课。全面提高学生临床思维与创新能力、分析问题与解决问题能力、临床实践能力。此三门特色课程在国内率先开展。

(2)基于器官系统整合式毕业实习模式

1)整合毕业实习内容,实行系统轮科计划。配合系统课程整合,制定毕业实习轮科计划,例如把消化内科实习和普外科实习放在一个轮次内进行。在学生临床实习和三级查房的基础上,每周进行小讲课、病例讨论和单病种教学查房,提高学生毕业实习质量。

2)加强社区医学教学和基地建设。强化基础与临床融合、临床与预防融合、进行大健康观、大卫生观的教育,不断加强社区医学教学和基地建设。

4. 实施以自主学习为导向的临床教学方法改革。

(1)PBL 和 TBL 教学方法改革:在长学制本科阶段实施 PBL 教学的基础上,将 PBL 教育思想充分应用于临床教学全过程,在临床五年制实施了 TBL 教学。

(2)实行以病例为基础的课堂教学模式:在理论授课中,教师引导学生通过分析 3~5 个小病例、课堂讨论、归纳总结,得出与教材对应的知识结构内容,使理论和实践有机结合,此种理论课教学模式完全颠覆了传统的遵循教材的讲授式教学模式,更有利于临床思维与创新能力的培养。

(3)实施以病例为基础的小组讨论式临床见习模式:以病例为基础的小组讨论式临床见习充分体现真实临床情境教学,改变传统的"一段式"见习教学为"三段式"见习教学,同时兼有 PBL 教学和"三明治"教学的优点,见习教学质量得到有效提高。

5. 实施以临床技能提升为导向的实践教学改革。

树立医教协同教学理念,加强临床基本技能和临床思维培养。在以病例为基础的课堂教学、临床思维课、临床技能课的基础上,建立了临床技能三阶段培训体系,主要包括临床基本技能见习模块、毕业实习岗前培训模块和毕业前技能强化模块。

6. 建立以能力为导向形成性与终结性相结合评价体系建立。

实行从终结性考试向形成性考核模式转变。建立形成性评价体系,主要包括随堂测试与反馈,网络自测与反馈,试题分析课前测试,临床情境模拟教学,应用 Mini-CEX、DOPS 评价,临床实习手册评价等。完成终结性评价的多元化考试改革,内容包括:诊断学增加基本操作考试、学生自我评价、病历书写与标准化病人(SP)评价(含人文医患沟通);医学影像学增加临床资料判读;手术学实行"理论 + 模拟操作 + 动物实验的考试形式";系统课程考试包括"理论试卷 + 病例分析 + 技能操作";毕业实习实行岗前技能考核、床边考试和出科多站考试;毕业考试实行客观结构化考试(OSCE)16 站。

通过落实国家政策精神、转变临床教学理念,实施系列临床教学改革,学生的综合素质与实践能力得到有效提升,教师综合素质与教学能力得到了显著提高,获得了多项国家教学成果奖,2011 年以来受邀在中国高等教育学会医学教育专业委员会及各分会、中华医学会医学教育分会和兄弟院校教学大会中进行报告与经验介绍 48 次,接待考察交流 800 余人,部分成果已在兄弟单位推广应用,取得了良好的效果。

（郭劲松）

第二章

临床教学目标

2

　　教学活动是按照教学目标的引导逐步开展的,而教学目标是整个教学活动的出发点和归宿,教学目标既对整个教学过程起导向作用,又是评价教学结果的主要依据之一。全球第三代医学教育改革提出了"以胜任力/能力为导向的医学教育改革",将临床医生应具备的能力作为医学教育的目标。一所高等医学院校的人才培养目标是根据学校办学定位和学科专业发展趋势,在现代教育理念导向下,确立的不同层次、类型、规格的人才培养具体标准和要求。临床医学是一门具有科学知识体系和实践活动的双重特征的学科,临床教学目标要与社会发展和教育方针相适应,与临床医生的胜任力相匹配,加强救死扶伤的道术、心中有爱的仁术、知识扎实的学术、本领过硬的技术、方法科学的艺术的教育,培养医德高尚、医术精湛的人民健康守护者。

第一节　教学目标定义与相关理论

　　教学目标是课堂教学的核心和灵魂,是一切教学活动的出发点和归宿,它是教师在教学活动进行以前对教学将产生的效果,也就是对学生学习结果的预测和推断。教学目标具有导向、激励和评测的功能,设计课堂教学目标是教师进行教学设计的首要环节,也是教学设计的关键环节。正如布卢姆(Benjamin Bloom,1913—1999)所说:"有效的教学始于准确地知道希望达到的目标。"因此,科学合理的教学目标的确立关乎整个教学活动的成败。

一、教学目标概述

(一) 教学目标的概念

　　教学目标的概念。所谓教学目标就是指在教学活动进行之前,教师和学生对教学活动所要达到的学习结果的预期或估计。

　　要想准确理解教学目标的含义,必须注意以下两点。

　　1. 教学目标的行为主体为学生,而非教师　学生是学习的主体,教学活动的最终目的是促进学生的身心健康发展。而教师在教学过程中的角色是引导者、促进者,起着主导的作用,因此在设计教学目标时描述的不应该是教师做了什么,而应该是学生能做什么。

　　2. 教学目标的内容主体为学习结果,而非学习过程　在教学目标中教师设计的应该是学生在教学活动结束时学会了什么或学会了做什么,而不应该是学生在教学的过程中将要做些什么。比如有些教师将教学目标设计为:学生将学习肌萎缩侧索硬化的定义、临床表现、诊断标准和治疗原则,这就是从教学过程的角度设计的教学目标,混淆了教学设计和教学目标设计的区别,而作为教学目标,就应从学生学习结果的角度去设计其表示为:学生能掌握肌萎缩侧索硬化的定义、临床表现、诊断标准和治疗原则。

(二) 教学目标的特征

教学目标是教学的起点,也是教学的终点,引导和支配着教学的全过程。分析其特点,将有助于我们深入理解教学目标的含义。

1. 整体性　人是一个完整的统一体,旨在规定人的发展的标准和要求的教学目标就必须具有整体性。教学目标是由若干具体目标组成的一个完整的教学目标体系,构成教学目标整体的具体目标之间不是孤立存在的,而是一个有机联系的系统。在研究教学目标时,无论是国内或国外的学者,都是将教学目标作为一个整体来探讨的。布卢姆将教学目标分为认知领域、情感领域和动作技能领域;加涅(Robert Mills Gagne,1916—2002)把教学目标分为言语信息、认知策略、动作技能、智力技能和态度五个方面;新一轮课程改革把教学目标看成是知识与技能、过程与方法、态度情感价值观组成的有机系统。不管以怎样的框架去分析教学目标,都要将教学目标作为一个整体来研究,否则教学目标就会变得支离破碎,也就失去了它应有的作用。

2. 预期性　从对教学目标概念的分析可以知道,教学目标是教学活动预期达到的结果。也就是说,在教学活动之前,即预见到教学活动可能促使学生身心所发生的变化。教学目标是课堂教学的基本要求,它立足于教学现状,又指向于这个发展现状的超越。但是预期的目标也不是僵化的、固定的,而是开放的、动态的,是可以在教学过程中不断地调整生成的。教学目标只是一个基于学生最近发展区和学科内容的框架构建,最终实现的课堂教学目标是在教学过程中,通过师生的互动交流生成的。预期要达到的教学目标是否合理、科学、明确,会直接影响教学活动的效果。

3. 层次性　教学目标体系中的各具体目标并不是都处在一个层面上,而是处于不同的层次。各具体目标之间层级分明、连续递增。较低层次的教学目标是较高层次教学目标的分解或具体化,较高层次教学目标的实现以较低层次教学目标的实现为基础。各项教学目标的实现,都要遵循从简到繁,逐级递进向上发展。当教学达到了某一目标时,便为实现高一级的目标打下了基础,并逐步实现最高层次的教学目标。

4. 灵活性　教学目标虽然是教学主体预先确定的,但是在教学实践中教师可以因校、因课、因学生层次而制宜,根据具体教学实际编制,内容水平可以有一定的灵活性。由于学生之间存在着个体差异,就需要教学目标有一定的弹性,以便学生灵活掌握,获得最佳成效。教学目标的灵活性是由教学活动的复杂性决定的,同时它又为教师创造性地开展教学工作提供了机会。具有灵活性的教学目标,对于更好地适应学生的学习特点,使其通过教学目标的实现而获得相应的身心方面的发展也有着不容忽视的重要意义。

(三) 教学目标的功能

明确的教学目标是教学活动成败的关键,它对教学活动的作用主要表现在以下几个方面。

1. 导向功能　教学目标的导向功能主要表现在"三导"。一是指导着教师的教学方向;二是指导着学生的学习方向;三是指导着学习结果的测量与评价的方向。

确定教学目标可以明确课堂上教与学的方向,能避免教师教的随意性,克服学生学的盲目性,符合"要明里探求,不暗中摸索"的教学指导思想。教学目标的明确也使学生形成了持久的动力,可以调动学生学习的主动性和积极性,使学生能积极自主地去思考和学习,想尽一切办法去实现自己的目标,比起不知所措地跟着教师的指挥棒走,教学效果要好得多。学习结果的测量和评价也应与教学活动开始时所设定的教学目标相吻合,这样能使学生对教学过程或者说学习过程有一个明确的审视,从而查缺补漏,为以后的学习奠定坚实的基础。

2. 激励功能   目标是引发个体行为的一个外部诱因,它能给个体带来为实现某个目标全神贯注、克服困难、抵制诱惑的力量,给人们带来巨大的精神动力。教学目标实质上是一种预想的学习结果,学生会对能够满足其自身价值的、使其感到有意义的学习行为产生兴趣和需要。我们都知道"兴趣是最好的老师",一旦有了兴趣,学生的学习就会富有自觉性、积极性和持久性。与此同时,学生的持续学习所获得的学习结果将实现预想的学习目标,这又强化了学生学习的兴趣,这样教学就形成了良性的循环,达到教学目标就不再是难事了。

3. 评测功能   教学目标一旦确定,它的达成与否就成了评测教学效果的重要尺度。一些教师在评测一堂课、一个教学课题或一个教学单元的时候,往往仅从课堂气氛是否热烈、学生思维活跃与否、学生参与活动的多少等方面来评价其优劣。这种评价标准是表面的、形式化的。科学正确地评价一堂课的成败优劣,应从学生在教师预先设定的知识与技能、过程与方法、情感态度与价值观等方面是否真正达到了目标或达标的程度来作判断。这样教学目标才能落到实处,产生实效,教学质量才会真正得到提高。

二、当代教学目标分类理论

教学目标是教学中师生预期达到的学习结果和标准。它的作用贯穿于教学过程的始终,直接影响着教学过程的成败。为了更有效地落实教学目标在教学过程中的作用,就必须将教学目标具体化、序列化,使之成为一套可测定的、可操作的、看得见、摸得着、便于理解和运用的目标体系,从而使教学目标的各项功能真正地落到实处。

教学目标分类的思路是:运用分类学的理论把各项具体教学目标按由简单到复杂、由低级到高级连续递增的分类形式进行有序的排列和组合,构成明确、具体、有序、可测的教学目标分类体系。以下为当代教育界颇有影响力的一些教学目标分类理论。

(一) 布卢姆的教学目标分类理论

1956 年,美国著名的教育心理学家布卢姆出版了《教育目标分类学》一书,第 1 次提出用分类学方法分析学生在课堂中发生的各种学习,布卢姆等人认为教学目标可分为三大领域,即认知领域,情感领域和动作技能领域,每个领域从低级到高级又可分为若干个不同的层次和水平。

1. 认知领域的教学目标   认知领域的教学目标主要是使学生掌握大量的科学文化知识,并且在掌握知识的过程中,训练学生的思维,形成分析问题、解决问题的能力。布卢姆将认知领域的教学目标按由低到高、由简到繁的顺序,划分为知道、领会、运用、分析、评价和创新六个层次。这六个层次,对知识的理解和把握的程度是逐步加深的,往往前一个水平是后一个水平的基础,后一个水平是前一个水平的加深。在布卢姆的分类系统中,第一层次是"知道",主要涉及言语信息的简单记忆,不需要对语言输入的信息做多大改组或加工。而以后的五个层次与"知道"的不同之处在于:他们是加工知识的方式,需要学习者在心理上对知识进行组织或重新组织。这个分类系统为我们确定教学目标提供了一个很好的思考框架。

2. 情感领域的教学目标   情感教育关注教育过程中学生的态度、情绪、情感以及信念,以促进学生的个体发展和整个社会的健康发展,它是教育的重要组成部分,并且随着社会的发展已经成为世界教育的发展趋势。然而由于情感领域目标研究的困难以及学校的不予重视,直至布卢姆的教育目标分类学出版后 9 年,即 1965 年,由克拉斯沃尔(Krathwohl)负责完成的《教育目标分类学·第二分册·情感领域的目标》才公之于世。克拉斯沃尔根据价值内化的程度,将情感领域的教学目标分为由低到高的五个层次,即接受(或注意)、反映、评价、组织以及价值体系的个性化。克拉斯沃尔等人的分类告诉我们,情感教学是一个价值标准内化的过程。外部的价值标准必须经历学习者的接受、反应、评价、组织等内化过程,才能将他们转化为自己信奉的内在价值,另外情感教学不应该只是思想政治和医学人文课程的任务,各门学科都应对学生进行情感、态度和价值观的教育,因为无论是知识的获得、技能的形成,还是行为习惯的养成都离不开价值观念的指导。

3. 动作技能领域的教学目标　对动作技能领域的教学目标的分类出现的最晚,而且出现了多家之言。这里主要介绍哈罗(A. J. Harrow)于1972年提出的分类系统。他把动作技能由低级到高级分为反射动作、基础性动作、感知能力、体力、技能动作、有意交流。由于反射动作和基础性动作是随着身体发育而自然形成的,不是习得的技能,所以教学中不设定这两方面的低层次的学习目标,其他四类较高层次的动作技能就是感知能力、体力、技能动作和有意交流。

布卢姆等人提出的教育目标分类学并非尽善尽美,但有助于从多角度、多水平、多层次去考虑学校的教育教学目标问题,能提醒我们每一位教师,使学生获取知识或者对所教内容的简单回忆,永远不是教学所要达到的最终目标,必须努力帮助学生达到更高水平的认知目标。教师不仅要考虑认知领域的目标的实现,还要考虑情感领域和动作技能领域的目标的实现。有效的教学要促进学生态度和情感的发展,使学生能够以积极肯定的态度参与各科学习。除了发展学生的认知和情感,教师还要鼓励发展学生健康的体魄及各种身体运动技能。

(二) 加涅的教学目标分类理论

美国当代著名教育心理学家加涅是继布卢姆之后又一位对教学目标理论有重大影响的心理学家。西方教育心理学界认为,布卢姆的教育目标分类系统和加涅的学习结果分类系统都是指导学习目标设计的很有价值的学说,加涅在《学习的条件》一书中,将教学可能产生的结果及学生的学习结果或教学目标分为五类,即言语信息、智力技能、认知策略、动作技能和态度。

(三) 基础教育新课程三维目标分类

教育部2001年6月在《基础教育课程改革纲要(试行)》中提出的三维目标,将教学目标分为三个层次:知识与技能、过程与方法、情感态度与价值观。

其中"过程与方法"从表面上看是与"教学目标的内容主体为学习结果,而非学习过程"有些矛盾,但这里过程与方法是指让低年级学生在获得基础知识和基本技能的过程中学会学习的方法,强调让学生"学会学习",通过应答性学习环境和交往、体验,学会如合作学习、自主学习、探究学习等基本的学习方式以及小组式学习、交往式学习、发现式学习等具体的学习方式。

三维的课程目标是一个整体,知识与技能、过程与方法、情感态度与价值观三个方面相互影响,统一于一体,体现了学生的全面发展、个性发展和终身发展的基本规律,体现了学生各种素质在学科课程培养中的有机联系,体现了时代对基础性学习能力、发展性学习能力和创新性学习能力培养的整体要求。

在以上三种分类中,布卢姆的目标分类侧重于学生的发展水平,旨在使教育工作者认识到,应该让学生掌握不同水平的技能。布卢姆的分类虽好,但不好操作。比如,领会技能如何教、综合技能如何教,不十分明确。加涅的分类相对具体,适用于各个学科的教学,也便于操作,但说法不符合我们的习惯。新课程的三维目标吸收了二者的优势,是在它们的基础上建立的。

我们临床教学中教学目标的设计,多数还是遵循传统教学大纲的编制模式,教学目标设为掌握、熟悉和了解。随着时代发展,部分学校将其调整为掌握、了解,或再加上思想教育内容。近年有学者提出来,要借鉴上述三种分类方法,进一步确定高等学校尤其是高等医学院校的教学目标分类原则,部分学者更倾向于参考基础教育的三维目标分类方法;也有学者提出更简单适用的教学目标分类方法,即包括知识学习目标、能力培养目标和情感价值目标。

三、教学目标系统

教学目标作为一个整体,是由学校教学总目标、课程目标、单元目标和课时目标组成的具有递进关系的系统。

(一) 教学总目标

教学总目标即教学目的,是教学活动中最一般意义的目标、是期望教学达到的最终结果。它居于整个教学目标系统的最顶端,对下面各个层次的具体教学目标具有指导意义。它是由实质性目标、教育性目标、发展性目标三种分项目标构成的。所谓实质性目标,是指通过教学使学生掌握一定的知识和技能技巧;所谓教育性目标,是指通过教学使学生受到思想政治教育,形成正确的世界观;所谓发展性目标,是指通过教学使学生的身心得到健康的发展,以上三个方面的分项目标是相辅相成、统一实现的。

(二) 课程目标

课程目标是由各门学科目标组成的目标系统。而每门学科教学在所达成的目标上,也会因各自学科特点和性质的不同而有所不同。课程目标是学校教学目标在具体学科教学中的体现,学校教学目标的最终实现有赖于所有课程目标的连续达成。各门课程的教学目标具有相互区别的学科特点,应注意加强学科课程教学目标之间的相互关联,使所有课程目标形成一个有机的整体,为全面实现学校教学目标提供保障。

(三) 单元目标

单元是指各门课程中相对完整的划分单位,例如"第三篇　循环系统",它反映着课程编制者或教师对一门课程或概念体系结构总的看法以及在此基础上对这种结构按照教育科学的要求所进行的分解和逻辑安排。单元教学目标在教学实践中是对该单元教学的具体要求。单元目标对专业指导教师的教学具有重要意义。

(四) 课时目标

课时是教学活动的基本单位。一个单元的教学目标往往需要由连续的若干课时来完成。而每一课时的教学目标既是课时目标,又是对单元教学目标的进一步具体化。课时目标一般由教师参照教学大纲和教学参考书,并结合学生的学习实际而自行编订的。课时目标是非常具体、明确而富有成效的,是整个教学目标系统的逐层落实的基础。

四、教学目标的编制与实施

在教学目标系统中,课时目标是教学目标的基本形式,也是每一位教师在教学中最需要首先明确的。

(一) 教学目标的编制

1. 教学目标编制要素　课时教学目标的编制是由教师根据有关教学文件及教学具体实际进行的,这是一项技术性很强的工作。马杰(Robert F. Mager)1962 年指出,规范的行为目标必须是具体的、明显的行为目标,包括四个要素:谁(即学习者);做什么(即要求的行为);做到什么程度(即要求的行为的水平,也就是可接受的行为的标准);在什么条件下(即特定的、限制的、影响可接受行为的条件)。加涅总结了马杰等人著作中所描述的高度的特定性,把教学目标的表述分解为四种基本成分:①表述包含了指明引起作业的刺激情境的词汇;②有一个指明可观察的行为的行动词语或动词;③有一个术语指明行动指向的对象(有时只是暗指);④有一组短语指出作业的特征,用以判断作业的正确性。克拉克·斯塔尔(Irring S. Starr)1976年指出,编写教学目标时应注意:①写明每一项一般的行为目标,用一般的术语描述所要求的行为,诸如理解、明白、知道、鉴赏等;②一定要把每项行为目标,无论是一般的还是具体的,描述成学生的行为而不是教师的行为;③一定要把每项行为目标,无论是一般的还是具体的,描述成学生的最终行为,而不要写成教材、学习过程或教学程序;④一定要把每项行为目标的水平规定得恰如其分;⑤一定要以描述最终行为的具体行为目标的实例来规定每一项一般的行为目标,而最终行为将说明什么时候目标已经达到;⑥一定要有一个关于具体行为目标的充分的抽样来说明每项比较一般的目标是否已经达到;⑦一定要使行为目标包括复杂的、高级的认知和情感目标,因为这些目标写起来困难,所以往往被省略掉;⑧一定要使每一项行为目标只包含一项学习成果,而不是几项学习成果的组合。戴玻(Dembo)1981年指出,教学目标的编写应包含下列三要素:行为动词、情境或条件、表现水平或标准,并应考虑下列各原则:①适合性——适用所教之范围;②代表性——以逻辑顺序代表所教之范围;③可行性——学生能力可及;④一致性——与学校教育目标相符;⑤符合学习原理原则。以上研究观点,对于教师掌握教学目标编制技术提供了有益的启示。

2. 教学目标编制基本要求

(1)整体系统:教学目标是包括各种层次的具体目标在内的整体系统,编制教学目标就应注意系统把握、整体协调。不仅要编制各层各类具体教学目标,而且要使各层各类具体教学目标纵贯横联,形成一个完整和谐的系统,能较好地体现教学目标的系统性、层次性、递进性和联系性特点,使编制的具体教学目标不致孤立片面,而是教学目标整体系统中的一个有机组成部分。教学的各项一般性教学目标和具体化教学目标,应当呈现出互相联系、互相支持、互为因果的关系。

(2)细目分解:教学的一般目标要分解成具体的操作目标,才可使教学目标的要求落到实处。具体教学目标的编写一般分两步进行:第一步是母目标的界定和编写;第二步则是依据母目标界定来编写子目标。子目标乃是衡量母目标达成与否的具体指标。

(3)表述确切:为了使编制的教学目标能够直接指导教学,不致产生歧解,且便于检测评估,就必须将教学目标作确切表述,尽可能地把可随意臆推论的动词,转换成对学生的行动须作直接观察的行为动词。

(4)难度适中:教学目标编制要难度适中,难度适中的教学目标有利于发挥其激励功能。所谓难度适中,是指所编制的教学目标在学生"最近发展区",学生经过努力可以达到的程度。要兼顾基础好、能力强和基础差、能力弱的学生。教师在确定教学目标时,应深入细致地了解学生的学习实际,实事求是地而不是主观臆测地编制教学目标。难易适度的教学目标可以激发学生强烈的学习动机,调动学生的学习积极性,一旦达成目标可使学生体验到成功愉悦感,发展其各种能力。教学目标编制难度的恰当掌握,有时需要预测手段和反馈技术的帮助,使之纳入科学研究的范围,才能获得令人满意的结果。

(二) 教学目标的实施

教学目标的实施流程一般包括以下几个环节或步骤:定标导向、诊断补偿、指导转化、反馈矫正、达标整合、总结评价。

1. 定标导向 定标导向环节意在使师生共同认定、明确具体的教学目标,使师生的教与学按照教学目标的指向并紧紧围绕教学目标的达成来进行,以有效减少和控制教学过程中的干扰因素和无效劳动。心理学实验证明,有明确的目标较之无明确的目标,可以节约60%的时间而获得相同的学习效果。良好的定标导向,还有助于学生在学习之前形成正确的学习定势,激发学生对新学习任务的期待。正像布卢姆所说："教学之前向学生展示教学目标,还可以起到先行组织者的作用,帮助学生对比较松散的材料进行组合。"教学目标既是教师教的目标,也是学生学的目标,通过明确教学要达到的目标,师生也就明确了教与学的方向,而紧紧围绕教学目标的达成开展教学活动,就能提高教学的质量和效率。

2. 诊断补偿　诊断补偿就是在教授新知识之前,通过诊断性评价找出学生所必需的旧知识、应具备的能力以及情绪、态度等情感特性方面存在的缺陷,并进行有针对性的补救。布卢姆曾明确指出,学生的认知前提能力和情感前提特征对学生学习达成度的影响分别为 50% 和 25%。可见学前诊断补偿是至关重要的。诊断补偿环节可以为学生的新知识学习扫除"障碍",铺路搭桥,提高其认知前提能力;可以调整学生的心理状态,激发学生的学习动机,帮助学生树立学习信心,从而改善学生的情感前提特征;还可以指导教师根据学生的初始行为,进行科学的教学设计,增强教学的针对性和适应性。

3. 指导转化　教学目标只有转化为学生的学习目标,才能真正为学生所掌握。教学目标向学习目标的转化是通过教师指导学生学习一系列的课题而逐步实现的,因此教师要在指导学生学习课题方面多做工作,促使教学目标内化成学生的学习要求。首先,教师要最大限度地调动学生的学习积极性,让学生主动地参与教学活动,使之成为学习的真正主人;其次,根据不同的教学目标采用不同的教学策略,灵活地、创造性地开展教学活动,使教学更适合学生的特点与需要;三是注意因材施教,进行分类指导,教给学生学习方法,使之学会学习,发展其学习能力并提高学习的效率;四是在逐步实现教学目标的过程中,帮助学生获得成功并体验成功所带来的愉悦,使之以学为乐,欲罢不能。

4. 反馈矫正　教学目标实施过程中,利用形成性评价及时获得有关反馈信息,并据此改进教学,矫正缺陷,给予学生"第二次学习机会",使教师教学减少一些误差。通过教学反馈及时发现教学中存在的问题,矫正失误,弥补不足,这对教学活动是否顺利达成预期目标具有调节和控制作用;可以更好地协调学生的学习实际与教学目标达成之间的矛盾,把教学同学生的需要和特征联系起来,取得更好的协同效应;既要重视学对教的反馈,又要重视教对学的反馈,既要鼓励生与生之间的横向反馈,又要提倡师与生之间的纵向反馈,师生应努力共建多向教学信息交流网络,才能保证反馈矫正的准确、充分与及时。

5. 达标整合　达标整合旨在经过师生共同努力,实现教学的全员达标和全面达标,并使达标所获新知与旧知重组整合,形成新的知识结构。布鲁纳在其《教育过程》中曾经指出:"获得的知识如果没有完整的结构把它连在一起,那是一种多半会遗忘的知识。一连串不连贯的知识在记忆中仅有短得可怜的寿命。"教学目标的达成不是以个别学生为标准的,而是以全体学生为标准的;不是指教学目标某一方面的达成,而是指教学目标的所有方面的达成。这就要求教师在教学中面向全体学生、心中装着全面的教学目标,进行全方位的运筹设计,以确保教学目标的达成度。教学目标达成后的学生认知结构的重组与整合,是在教师指导下完成的,教师对此亦应做积极有效的工作。

6. 总结评价　教学目标成为评价标准,被用来反观整个目标实施过程,对教学目标的达成程度、教学目标本身的合理程度、整个目标实施进程中存在的问题、师生在教学活动中互动情况等作出全面的总结性评价。总结评价可采取多种方式结合的形式进行,使所获得的结果尽可能做到客观、准确、全面,以作为进一步改进目标教学的重要参考依据,使得下一个教学目标的实施流程更富有成效。总结评价最好由师生教学双方合作完成,既使教师获得改进"教"的经验,也让学生获得改进"学"的策略。

（薄　红　郭劲松）

第二节 本科临床医学专业毕业生 应达到的基本要求

医学教育的根本目的是为社会提供优质的医药卫生人力资源。加强医学教育质量保证工作,是培养高质量人才、为人民提供更好的卫生保健服务和构建以人为本的和谐社会的需要。中国临床医学专业本科毕业生应树立正确的世界观、人生观、价值观,热爱祖国,忠于人民,遵纪守法,愿为祖国卫生事业的发展和人类身心健康奋斗终生。

一、2008年版本科临床医学专业毕业生应达到的基本要求

(一)《本科医学教育标准——临床医学专业(试行)》出版背景

1998年,经世界卫生组织和世界医学协会批准,世界医学教育联合会建立了"医学教育国际标准"项目。2001年6月,世界医学教育联合会执行委员会通过并发布了《本科医学教育全球标准》。在这个标准的基础上,世界卫生组织西太平洋地区办事处制订的区域性医学教育标准《本科医学教育质量保证指南》也于2001年7月出版。

2002年,教育部召开医学教育标准国际研讨会,研究国际医学教育标准,部署国际标准"本土化"的研究工作。会后,教育部、卫生部设立专门项目,委托中国高等教育学会医学教育专业委员会组建了"中国医学教育质量保证体系研究课题组"。课题组以《中华人民共和国高等教育法》《中华人民共和国执业医师法》为依据,在总结我国医学教育合格评估、优秀评估、教学工作水平评估和七年制医学教育教学与学位授予工作评估经验的基础上,经教育部、卫生部批准,提出了本科临床医学专业都必须达到的各项教育要求,制定了《本科医学教育标准——临床医学专业(试行)》(教高〔2008〕9号)。

该标准的第一部分"本科临床医学专业毕业生应达到的基本要求"摘录如下:

本标准以修业五年为基本学制的本科临床医学专业教育为适用对象,只对该专业教育工作的基本方面提出最基本要求。本科医学教育是整个医学教育连续体中的第一个阶段,其根本任务是为卫生保健机构培养完成医学基本训练,具有初步临床能力、终身学习能力和良好职业素质的医学毕业生;为学生毕业后继续深造和在各类卫生保健系统执业奠定必要的基础。医学毕业生胜任临床工作的专业能力要依靠毕业后医学教育、继续职业发展和持续的医疗实践才能逐渐形成与提高。本标准全国通用,但承认不同地区和各学校之间的差异,尊重各学校自主办学的权利。本标准转变指导方式,不提出具体的教学计划、核心课程、教学方法等方面的强制性规定,为各学校的个性发展及办学特色留下充分的改革与发展的空间。本标准反映了我国医学教育面对的国际趋势、国内环境和社会期待,是制订教育计划的依据和规范教学管理的参照系,各医学院校都应据此制订自己的教育目标和教育计划,建立自身教育评估体系和教育质量保障机制。本标准用于中国医学教育的认证工作,一般情况下该过程包括学校自评、评估组现场考察、提出认证建议和发布认证结论等实施步骤,不适用于医学院校的排序。

"中国医学教育质量保证体系研究课题组"在研究拟订《本科医学教育标准——临床医学专业(试行)》的过程中,以教育部有关医学教育政策为依据,借鉴了1994年以来各项教育评估的指标体系。同时,为促进我国医学教育能与世界医学教育协调发展,课题组以世界医学教育联合会2003年版的《本科医学教育全球标准》、世界卫生组织西太平洋地区《本科医学教育质量保障指南》

和国际医学教育组织《全球医学教育最低基本要求》为参照,并参考了有关国家的医学教育的标准与要求。

(二)本科临床医学专业毕业生应达到的基本要求(2008版)

医学毕业生的质量是衡量医学院校教育质量的最终标准。本科临床医学专业教育的目标是培养具备初步临床能力、终身学习能力和良好职业素质的医学毕业生。毕业生作为一名医学从业人员,必须有能力从事医疗卫生服务工作,必须能够在日新月异的医学进步环境中保持其医学业务水平的持续更新,这取决于医学生在校期间获得的教育培训和科学方法的掌握。

1. 思想道德与职业素质目标

(1)遵纪守法,树立科学的世界观、人生观、价值观和社会主义荣辱观,热爱祖国,忠于人民,愿为祖国卫生事业的发展和人类身心健康奋斗终生。

(2)珍视生命,关爱患者,具有人道主义精神;将预防疾病、驱除病痛作为自己的终身责任;将提供临终关怀作为自己的道德责任;将维护民众的健康利益作为自己的职业责任。

(3)树立终身学习观念,认识到持续自我完善的重要性,不断追求卓越。

(4)具有与患者及其家属进行交流的意识,使他们充分参与和配合治疗计划。

(5)在职业活动中重视医疗的伦理问题,尊重患者的隐私和人格。

(6)尊重患者个人信仰,理解他人的人文背景及文化价值。

(7)实事求是,对于自己不能胜任和安全处理的医疗问题,应该主动寻求其他医师的帮助。

(8)尊重同事和其他卫生保健专业人员,有集体主义精神和团队合作开展卫生服务工作的观念。

(9)树立依法行医的法律观念,学会用法律保护患者和自身的权益。

(10)在应用各种可能的技术去追求准确的诊断或改变疾病的进程时,应考虑到患者及其家属的利益,并注意发挥可用卫生资源的最大效益。

(11)具有科学态度、创新和分析批判精神。

(12)履行维护医德的义务。

2. 知识目标

(1)掌握与医学相关的数学、物理学、化学、生命科学、行为科学和社会科学等基础知识和科学方法,并能用于指导未来的学习和医学实践。

(2)掌握生命各阶段的人体的正常结构和功能,正常的心理状态。

(3)掌握生命各阶段各种常见病、多发病的发病原因,认识到环境因素、社会因素及行为心理因素对疾病形成与发展的影响,认识到预防疾病的重要性。

(4)掌握生命各阶段各种常见病、多发病的发病机制、临床表现、诊断及防治原则。

(5)掌握基本的药理知识及临床合理用药原则。

(6)掌握正常的妊娠和分娩、产科常见急症、产前及产后的保健原则,以及计划生育的医学知识。

(7)掌握全科医学基本知识,掌握健康教育、疾病预防和筛查的原则,掌握缓解与改善疾患和残障、康复以及临终关怀的有关知识。

(8)掌握临床流行病学的有关知识与方法,理解科学实验在医学研究中的重要作用。

(9)掌握中国中医学(民族医学)的基本特点,了解中医学(民族医学)诊疗基本原则。

(10)掌握传染病的发生、发展以及传播的基本规律,掌握常见传染病的防治原则。

3. 技能目标

(1)全面、系统、正确地采集病史的能力。

(2)系统、规范地进行体格及精神检查的能力,规范书写病历的能力。

(3)较强的临床思维和表达能力。

(4)内、外、妇、儿各类学科常见病、多发病的诊断、处理能力。

（5）一般急症的诊断、急救及处理能力。

（6）根据具体情况选择使用合适的临床技术，选择最适合、最经济的诊断、治疗手段的能力。

（7）运用循证医学的原理，针对临床问题进行查证、用证的初步能力。

（8）从事社区卫生服务的基本能力。

（9）具有与患者及其家属进行有效交流的能力。

（10）具有与医生、护士及其他医疗卫生从业人员交流的能力。

（11）结合临床实际，能够独立利用图书资料和现代信息技术研究医学问题及获取新知识与相关信息，能用一门外语阅读医学文献。

（12）能够对患者和公众进行有关健康生活方式、疾病预防等方面知识的宣传教育。

（13）具有自主学习和终身学习的能力。

二、2016 年版本科临床医学专业毕业生应达到的基本要求

（一）《中国本科医学教育标准——临床医学专业（2016 版）》出版背景

自 2008 年教育部和卫生部颁布《本科医学教育标准——临床医学专业（试行）》以来，我国的本科临床医学教育认证工作逐步开展，成立了教育部医学教育认证专家委员会和教育部临床医学专业认证工作委员会，颁布了《临床医学专业认证指南（试行）》，初步建立了中国临床医学专业认证制度。在临床医学专业认证工作委员会与国际权威医学教育认证机构广泛交流与合作中，中国临床医学专业认证工作得到国际同行的关注与支持。

根据 2012 年《教育部　卫生部关于实施临床医学教育综合改革的若干意见》，我国将在 2020 年前"建立起具有中国特色与国际医学教育实质等效的医学专业认证制度"。为实现这一目标，进一步完善我国医学教育标准，教育部医学教育研究基地于 2014 年成立了"中国临床医学专业认证实施战略研究"课题组（简称"课题组"）。课题组根据国际医学教育发展趋势，并结合十年来积累的认证经验，对中国《本科医学教育标准——临床医学专业（试行）》（2008 版）进行全面修订。此次标准的修订，主要依据世界医学教育联合会（World Federation for Medical Education，WFME）2012 年修订的《本科医学教育质量改进全球标准》（*Basic Medical Education：WFME Global Standards for Quality Improvement*），保留了中国《本科医学教育标准——临床医学专业（试行）》（2008 版）中适用的内容，并参照了澳大利亚医学理事会（Australian Medical Council，AMC）《本科临床医学专业评估与认证标准》（2012 版）（*Standards for Assessment and Accreditation of Primary Medical Programs by the Australian Medical Council 2012*）、英国医学总会（General Medical Council，GMC）2009 版《明日医生》（*Tomorrow's Doctors*）和美国医学教育联络委员会（the Liaison Committee on Medical Education，LCME）2013 版《医学院校的职能与结构——临床医学专业认证标准》（*Functions and Structure of A Medical School*）等资料。课题组经过广泛的调研、专家咨询，历时两年，完成了《中国本科医学教育标准——临床医学专业（2016 版）》的修订工作。

与 2008 版标准相比，本版标准分为基本标准和发展标准。基本标准为医学院校必须达到的标准，用"必须"来表达。发展标准为国际所倡导的本科临床医学教育高标准，体现了医学教育发展的方向，用"应当"来表达，达成情况因各医学院校的不同发展阶段、资源状况和教育政策而有所不同。2016 版标准的主领域仍为 10 个，亚领域由原来的 44 个调整为 40 个。条目包括 113 条基本标准和 80 条发展标准。为增加可读性，新标准采用了数字索引方式，同时为便于理解和操作，注释内容增加至 92 条。

本标准适用于临床医学专业本科教育阶段，是教育部临床医学专业认证的依据。本科医学教育是医学教育连续体中的第一阶段，其根本任务是为卫生保健机构培养完成医学基本训练，具有初步

临床能力、终身学习能力和良好职业素质的医学毕业生。本科医学教育为学生毕业后继续深造和在各类卫生保健机构执业奠定必要的基础。医学毕业生胜任临床工作的专业能力需要在毕业后医学教育、继续职业发展和持续医疗实践中逐渐形成与提高。

本标准反映医学教育的国际趋势、国内现状和社会期待，是制订教育计划和规范教学管理的依据，各医学院校应参照此标准确立自身的办学定位，制订专业教育目标和教育计划，建立教育评价体系和质量保障机制。

本标准承认不同地区和学校之间的差异，尊重学校办学自主权。在遵循医学教育基本规律的前提下，除必要的要求外，不对教学计划提出过多具体的、强制性的规定，为各校的发展及办学留下充分的空间。

应该着重强调的是，本标准以社会主义核心价值观（富强、民主、文明、和谐、自由、平等、公正、法治、爱国、敬业、诚信、友善）为基本准则，指导中国医学教育办学的全过程。

《中国本科医学教育标准——临床医学专业（2016版）》目前已经在第二轮临床医学专业认证中普遍应用，本文主要摘录其第一部分"临床医学专业本科毕业生应达到的基本要求"。

（二）临床医学专业本科毕业生应达到的基本要求（2016版）

中国临床医学本科专业毕业生应达到的基本要求分为四个领域：科学和学术、临床能力、健康与社会、职业素养。每所院校可根据自己的情况，对毕业生的预期结果提出更具体的要求。

医学教育是一个包括在校教育、毕业后教育和继续职业发展的连续过程。本科毕业生具备了一定的从业基础，为毕业后进一步发展做好充分的准备。但是医学生毕业时尚不具备丰富的临床经验，这就要求他们在日新月异的医学进步环境中保持其医学业务水平的持续更新，毕业生在校期间获得的教育培训以及掌握的科学方法将为他们终身学习与发展提供支撑。

毕业生结果也会在毕业后早期培训以及整个医学职业生涯中有进一步的体现。

1. 科学和学术领域

（1）具备自然科学、人文社会科学与行为科学、生物医学、公共卫生、临床医学等学科的基础知识和掌握科学方法，并能用于指导未来的学习和医学实践。

（2）能够应用医学等科学知识处理个体、群体和卫生系统中的问题。

（3）能够描述生命各阶段疾病的病因、发病机制、自然病程、临床表现、诊断、治疗以及预后。

（4）能够获取、甄别、理解并应用医学等科学文献中的证据。

（5）掌握中国传统医学的基本特点和诊疗基本原则。

（6）能够应用常用的科学方法，提出相应的科学问题并进行探讨。

2. 临床能力领域

（1）具有良好的交流沟通能力，能够与患者、家属、医生和其他卫生专业人员等进行有效的交流。

（2）能够全面、系统、正确地采集病史。

（3）能够系统、规范地进行体格检查及精神状态评价，规范地书写病历。

（4）能够依据病史和体格检查中的发现，形成初步判断，并进行鉴别诊断，提出合理的治疗原则。

（5）能够根据患者的病情、安全和成本效益等因素，选择适宜的临床检查方法并能说明其合理性，对检查结果能做出判断和解释。

（6）能够选择并安全地实施各种常见的临床基本操作。

（7）能够根据不断获取的证据做出临床判断和决策，在上级医生指导下确定进一步的诊疗方案并说明其合理性。

（8）能够了解患者的问题、意见、关注点和偏好，使患者及家属充分理解病情；努力同患者及家属共同制定诊疗计划，并就诊疗方案的风险和益处进行沟通，促进良好的医患关系。

（9）能够及时向患者和家属/监护人提供相关信息，使他们在充分知情的前提下选择诊断和治疗方案。

（10）能够将疾病预防、早期发现、卫生保健和慢性疾病管理等知识和理念结合到临床实践中。

（11）能够依据客观证据，提出安全、有效、经济的治疗方案。

（12）能够发现并评价病情程度及变化，对需要紧急处理的患者进行急救处理。

（13）能够掌握临终患者的治疗原则，沟通家属或监护人，避免不必要的检查或治疗。用对症、心理支持等方法来达到人道主义的目的，提高舒适度并使患者获得应有的尊严。

（14）能够在临床数据系统中有效地检索、解读和记录信息。

3. 健康与社会领域

（1）具有保护并促进个体和人群健康的责任意识。

（2）了解影响人群健康、疾病和有效治疗的因素，包括健康不公平和不平等的相关问题，文化、精神和社会价值观的多样化，以及社会经济、心理状态和自然环境因素。

（3）能够以不同的角色进行有效沟通，如开展健康教育等。

（4）解释和评估人群的健康检查和预防措施，包括人群健康状况的监测、患者随访、用药、康复治疗等方面的指导等。

（5）了解医院医疗质量保障和医疗安全管理体系，明确自己的业务能力与权限，重视患者安全，及时识别对患者不利的危险因素。

（6）能够了解我国医疗卫生系统的结构和功能，以及各组成部门的职能和相互关系，理解合理分配有限资源的原则，以满足个人、群体和国家的健康需求。

（7）能够理解全球健康问题以及健康和疾病的决定因素。

4. 职业素养领域

（1）能够根据《中国医师道德准则》为所有患者提供人道主义的医疗服务。

（2）能够了解医疗卫生领域职业精神的内涵，在工作中养成同理心、尊重患者和提供优质服务等行为，树立真诚、正直、团队合作和领导力等素养。

（3）能够掌握医学伦理学的主要原理，并将其应用于医疗服务中。能够与患者、家属和同行等有效地沟通伦理问题。

（4）知晓影响医生健康的因素，如疲劳、压力和交叉感染等，并注意在医疗服务中有意识地控制这些因素。同时知晓自身健康对患者可能构成的风险。

（5）能够了解并遵守医疗行业的基本法律法规和职业道德。

（6）能够意识到自己专业知识的局限性，尊重其他卫生从业人员，并注重相互合作和学习。

（7）树立自主学习、终身学习的观念，认识到持续自我完善的重要性，不断追求卓越。

三、本科临床医学专业毕业生应达到的基本要求的发展与思考

本科临床医学专业毕业生应达到的基本要求是国家教育方针在临床医学专业的具体体现，反映了医学教育的国际趋势、国内现状和社会期待，是各医学院校制订教育计划和规范教学管理的依据，是临床教师授课的理论依据，各医学院校应参照此标准确立自身的办学定位，制订专业教育目标和教育计划，建立教育评价体系和质量保障机制。本标准用于中国医学教育的认证工作。

（一）本科临床医学专业毕业生应达到的基本要求的比较

2008 版的基本要求分为三个方面的目标，一是思想道德与职业素质目标，二是知识目标，三是技能目标。2016 版的基本要求分为四个领域，一是科学和学术领域，二是临床能力领域，三是健康与社会领域，四是职业素养领域。从中可以看出社会发展和医学模式的转变对医学教育带来的巨大影响。随着国家的发展富强，以及医学模式从生物医学模式到生物 - 心理 - 社会医学模式的转变，医学教育

目的发生了重大的变化,表现在基本要求中增加了一个重要领域,即健康与社会领域。当然,随着医学教育整体的发展进步,其他三个领域的内涵也发生了显著变化。

1. 2008 版基本要求的新理念 本标准转变指导方式,不提出具体的教学计划、核心课程、教学方法等方面的强制性规定,为各学校的个性发展及办学特色留下充分的改革与发展的空间。

在思想道德与职业素质目标中,强调以下几个方面的内容,主要有树立终身学习观念;具有与患者及其家属进行交流的意识;重视医疗的伦理问题,尊重患者的隐私和人格;尊重患者个人信仰,理解他人的人文背景及文化价值;团队合作开展卫生服务工作的观念;树立依法行医的法律观念;具有科学态度、创新和分析批判精神。

在知识目标中,强调了以下几个方面,主要有认识到环境因素、社会因素及行为心理因素对疾病形成与发展的影响,认识到预防疾病的重要性;掌握全科医学基本知识,掌握健康教育、疾病预防和筛查的原则,掌握缓解与改善疾患和残障、康复以及临终关怀的有关知识;理解科学实验在医学研究中的重要作用;掌握传染病的发生、发展以及传播的基本规律,掌握常见传染病的防治原则。

在技能目标中,强调了以下几个方面,主要有系统、规范地进行体格及精神检查的能力;较强的临床思维和表达能力;运用循证医学的原理,针对临床问题进行查证、用证的初步能力;从事社区卫生服务的基本能力;与患者及其家属进行有效交流的能力;能够对患者和公众进行有关健康生活方式、疾病预防等方面知识的宣传教育;具有自主学习和终身学习的能力。

2. 2016 版基本要求的新发展 修订完成的 2016 版医学教育标准适应医学教育发展趋势,引入医学教育新理念、新技术和新方法,对我国医学教育的改革与发展有引导作用。

在科学和学术领域中,强调了以下几个方面,主要有掌握科学方法,并能用于指导未来的学习和医学实践;能够应用医学等科学知识处理个体、群体和卫生系统中的问题;能够获取、甄别、理解并应用医学等科学文献中的证据;能够应用常用的科学方法,提出相应的科学问题并进行探讨。

在临床能力领域中,强调了以下几个方面,主要有能够选择并安全地实施各种常见的临床基本操作;能够根据不断获取的证据做出临床判断和决策;努力同患者及家属共同制定诊疗计划,并就诊疗方案的风险和益处进行沟通,促进良好的医患关系;能够将疾病预防、早期发现、卫生保健和慢性疾病管理等知识和理念结合到临床实践中;用对症、心理支持等方法来达到人道主义的目的,提高舒适度并使患者获得应有的尊严;能够在临床数据系统中有效地检索、解读和记录信息。

在健康与社会领域中,强调了以下几个方面,主要有具有保护并促进个体和人群健康的责任意识;了解影响人群健康、疾病和有效治疗的因素;能够以不同的角色进行有效沟通,如开展健康教育等;解释和评估人群的健康检查和预防措施;了解医院医疗质量保障和医疗安全管理体系;理解合理分配有限资源的原则,以满足个人、群体和国家的健康需求;能够理解全球健康问题以及健康和疾病的决定因素。

在职业素养领域中,强调了以下几个方面,主要有能够根据《中国医师道德准则》为所有患者提供人道主义的医疗服务;在工作中养成同理心、尊重患者和提供优质服务等行为,树立真诚、正直、团队合作和领导力等素养;知晓影响医生健康的因素,在医疗服务中有意识地控制这些因素;了解遵守医疗行业的基本法律法规和职业道德;认识到持续自我完善的重要性,不断追求卓越。

(二) 本科临床医学专业毕业生应达到的基本要求的进一步思考

2016 年后的五年间,国家相继颁发了关于高等教育和医学教育的重要文件,主要包括教育部、国家卫生健康委员会、国家中医药管理局《关于加强医教协同实施卓越医生教育培养计划 2.0 的意见》,教育部《关于深化本科教育教学改革全面提高人才培养质量的意见》,国务院办公厅《关于加快医学教育创新发展的指导意见》《普通高等学校本科教育教学审核评估实施方案(2021—2025 年)》等,文件强调坚持以习近平新时代中国特色社会主义思想为指导,全面贯彻落实党的教育方针,坚持教育为人民服务、为中国共产党治国理政服务、为巩固和发展中国特色社会主义制度服务、为改革开放和社会主义现代化建设服务。全面落实立德树人根本任务,坚决破除"五唯"顽瘴痼疾,扭转不科学教育评价导向,确保人才培养中心地位和本科教育教学核心地位。推动高校积极构建自觉、自省、自律、自查、自纠的大学质量文化,建立健全中国特色、世界水平的本科教育教学质量保障体系,引导高校内涵发展、特色发展、创新发展,培养德智体美劳全面发展的社会主义建设者和接班人。

针对本科临床医学专业毕业生应达到的基本要求中涉及的领域,把较为重要的新理念和新内容简要归纳如下。

1. 培养医学职业精神　能够全面了解医疗卫生领域职业精神的内涵,培养"珍爱生命、大医精诚"的救死扶伤精神,将预防疾病、解除病痛和维护群众健康权益作为从医的神圣职责。

2. 树立"大健康"理念　以解决公共卫生问题和健康问题为目的,将预防医学课程与临床医学课程有机结合,培养学生树立"大健康"理念,理解全方位全周期维护群众健康的内涵,掌握分析、评价、判断公众健康问题的方法,具备初步解决公共卫生事件的能力以及对患者和公众进行有效的健康教育的能力。

3. 增强服务健康全过程的能力　培养学生临床思维和预防、诊疗、养生保健、康复等服务健康全过程的知识能力素质。

4. 强化医学生职业素养　加强救死扶伤的道术、心中有爱的仁术、知识扎实的学术、本领过硬的技术、方法科学的艺术的教育,培养医德高尚、医术精湛的人民健康守护者。

5. 加强创新能力培养　开设科研与创新训练课程模块,培养学生科研思维能力,查阅文献获取医学领域最新知识、最新技术、最新方法的能力,让学生紧跟医学最新发展,培养学生创新精神,激发学生创新思维,为终身学习和职业发展打下坚实的基础。开展创新创业竞赛、加强创新创业社团建设等措施,培养学生的创新创业能力。

6. 提高在线学习能力　及时将"互联网＋健康医疗""人工智能＋健康医疗"等医学领域最新知识、最新技术、最新方法更新到教学内容中,让学生紧跟医学最新发展。提高医学生运用现代教育技术学习的能力,建立"互联网＋医学学习",发挥在线教育优势,完善终身学习体系,建设学习型社会。

（郭劲松）

第三节　医生胜任力导向的教学目标

全球第三代医学教育改革提出了"以胜任力／能力为导向的医学教育改革",将临床医生应具备的能力作为医学教育的目标,倒推分析医学人才的教育培养过程、课程设计、教学目标、教学评价的方式,并进行了一系列的重新设计、内容补充和计划改进。这一理念的意义在于为确立了临床医生所应具备能力的综合性特点,以及在培养过程中,需要帮助学生,全面、整合式地受到专业技术和综合能力的训练。经典的布卢姆的教学目标分为认知目标、情感目标和动作技能。胜任力为导向的教学目标是一种基于学习成果的教学目标,其特征就体现在它的简洁、综合、灵活以及以学生为中心的理念里。

一、胜任力

胜任力(competency)也常被翻译做"胜任特征""胜任素质""资质""才能""能力"。胜任力的研究与应用最早可追溯到管理学之父泰勒(Frederick Winslow Taylor)在 1911 年的"时间 - 动作研究"。泰勒建议管理者用时间和动作分析方法,界定工人的工作的构成成分,同时采用系统的培训来提高工人的生产能力,从而提高组织效能。因为提出了这一理论,泰勒成为最早运用分析方法系统地研究胜任力的学者。1973 年,美国哈佛大学心理学家戴维·麦克利兰(David C. McClelland)发表了文章《测试胜任力而非智力》,他在文章中给出了胜任力的定义:胜任力是指与工作或工作绩效或生活中其他重要成果直接相似或相联系的知识、技能、能力、特质或动机。并进一步用冰山模型解释胜任力的概念:胜任力由知识、技能、社会角色、自我形象、个性特点、动机构成。知识和技能在冰山的顶部,比较容易看到也比较容易测量。社会角色、自我形象、个性特点、动机这些难于被发现却对表面的行为有很大的直接影响的任胜利是水平线下的胜任力。

自胜任力概念提出以来,有代表性的定义有:"指对优秀成果的产生具有重要影响的能力""一个人所拥有的导致在一个工作岗位上取得出色业绩的潜在特征(可能是动机、特质、技能、自我形象、社会角色或他所使用的知识实体等)""能将绩效优秀者与一般者区分开来的,能够通过可信的方式度量出来的动机、特征、自我概念、态度、价值观、知识、可识别的行为节能和个人特质""一个人成功完成组织目标时所需求的知识、技能和态度"。在时下人力资源管理学最新的理念中,胜任力是指:在既定的岗位、角色、组织和文化中,驱动一个人产生优秀工作绩效的各种个性特征的集合。胜任力决定了一个人能否胜任或者很好地完成工作任务。胜任力的特征可以概括为:能够预测未来的工作业绩,能区分优秀业绩者和普通业绩者;与工作岗位和工作情境相关联,具有动态性;是相关的知识、技能、个性、动机、价值观等的综合特质。胜任力模型是:为了完成某项工作,达成某一绩效目标,要求任职者具备的一系列不同素质的组合。胜任力模型可以成为指导员工改进绩效的重要依据,同时,员工自身也可以进行自我反思,比较自己的状态与要求之间的差距,从而明确自身努力的目标和方向。由这些定义看出,胜任力的重要意义是能够成功完成目标、获得理想的成果或结果。

二、体现"学习成果"的医学教育目标

胜任力是从任务成果导向出发的。"教学目标"和"学习成果"这两个术语都用于描述教育目的或结果。教学目标中"认知""情感""动作"相对独立,往往被视为理想状态下的预期成就。学习成果则是一种定义广泛的复杂的能力,通常是已被证明能够被观察到的、已经存在、可以实现的结果。学习成果中涵盖了必要能力的范围,并强调医学实践中不同能力整合的方式。所以说,学习成果要包含的内容比教育目标更多且复杂。

由于医学能力是知识、技能、态度在同一时刻的并行体现的整合的能力,越复杂的任务中体现的越为明显。作为医学生或医生,精通单独的目标并不一定意味着将能够将其与其他能力整合,来处理、执行更复杂的任务。尤其是对于一些技术来说,如果不能被综合地运用,就无法发挥其效用,因此也就不能认为操作者能够熟练掌握这些技术。对此的解释,有学者给了这样一个例子:即使在简单的任务(测量患者的血压)中,学生的动作中也隐含了一系列知识,例如,在哪里放置袖带以及在听诊脉搏时应该听些什么,放置技巧等。

基于能力的医学教育的任务就是使学生从"仅仅精通知识""掌握许多项技术"的局面发展至"把所有东西放在一起,以达到较高的专业水平",成为具有能力的成熟医生。所以,"教育目标"这种分类的形式忽略了医学实践的复杂性以及认知——情感和精神运动领域的重要相互作用。仅仅使用"教学目标"不足以预测医学专业学习的复杂性,因此"学习成果"可能更为合适。学习成果具有以下优势。

1. 学习成果的呈现形式通常非常直观和简单,与日常教学实践和经验累积密切相关。强调采用自下而上的方法对详细的标准进行概括,突出强调学习的关键节点和内容,老师负责提出成果,学生需要对自己的学习承担更多责任。

2. 学习成果的形式比较灵活,定义也比较宽泛,可以适应不同文化背景和环境。

3. 学习成果是将知识、技能和态度综合起来,构成能力进行定义,与医学实践的基本特征更贴近。

4. 学习成果不仅是"目标",也是评价的关键组成部分。能够用于识别和评价学生已经掌握的能力,这样以学习的结果为评价导向,使老师和学生必须都从源头进行思考,专注于所取得的学习进展和获得的能力,反映出以学生为中心的理念。

教师对构成知识和能力的内容的思考可以加深他们对与自身知识领域的教学理解,通过构建考试和评估、改变教学活动,将重点不仅放在知识的传播上,也更多地放在促进学习过程上。实践以目标为基础的教育有助于拓宽教师对设计学习复杂的综合知识,技能和态度的看法。

三、基于胜任力的医学教育和临床医生的胜任力的研究

临床医学是一门具有科学知识体系和实践活动的双重特征的科学。相对于其他的知识型人力资源,临床医生成才的周期更长。2002 年,Epstein 和 Hundert 给出的对于临床医生的胜任力的定义是"胜任能力是在日常医疗服务中熟练精准地运用交流沟通技能、学术知识、技术手段、临床思维、情感表达、价值取向和个人体会,以求所服务的个人和群体受益"。

McGaghie 的团队在 20 世纪 70 年代首先引入了基于能力的医学教育理念,并在 1978 年以报告的形式向世界卫生组织进行了介绍。世界卫生组织根据该报告,首次对基于能力的医学教育(competency-based medical education)理念进行了推广,提出医学教育的目标:"培养具备一定技术水平,并能够满足当地卫生服务需求的卫生专业人士。"基于能力的医学教育是一种纵向整合的、以学生为中心的方法,重点在于获得多种能力,基于结果而不是基于过程。它围绕由社会和患者需求分析得出的医师需具备的能力,以医生临床实践作为目标,设定学生毕业时的应具备的能力,确保每位毕业生为实践做好准备。基于能力的医学教育往往不在意培训持续的时长,而更重视责任、灵活度以及以学生为中心。基于能力的医学教育提出了新的能力形式,对教育成果产出的新的共识,对评估和发展里程碑的新关注,促进了医学教育真正连续发展的机制以及促进以学习者为中心的课程的方法。

为培养 21 世纪医生,探索以能力为基础的医学教育模式,1999 年,美国毕业后医学教育认证委员会(ACGME)和美国医学专业委员会(ABMS)共同制定了六项核心能力(six core competencies):患者照顾和程序化的技能、医学知识、基于实践的学习和改进(在实践中学习和提高的能力)、人际沟通技巧、职业精神、基于系统的实践(医疗系统中的训练)。加拿大皇家内外科医生学会(RCPSC)在《2005 年加拿大医生胜任力架构》(CanMEDS 2005 physician competency framework)中提出医学专家的角色应集沟通者、合作者、管理者、健康促进者、学者、高尚道德者 6 个角色于一身,是以上角色的综合体。2010 年,全球医学教育第三代改革提出"以卫生体系为中心,系统为基础,以胜任能力为导向"的理念。引导医学教育逐步由以知识结构和过程为基础的模式向以能力为基础、以胜任力为基础的方向进行演变。将"胜任力"的概念引入了新一代的临床医生培养目标当中。基于全球医学教育第三代改革所提出的胜任力理念,2012 年至 2014 年期间中国医科大学曾联合国内 32 所医学院校通过定量和质性研究相结合的方式,构建了中国临床医师的岗位胜任力模型。模型共由 8 项要素构成:临床技能和医疗服务、疾病预防与健康促进、信息与管理能力、医学知识与终身学习能力、人际沟通能力、团队合作能力、科学研究能力、核心价值观与医生职业素养。

四、胜任力导向的教学目标设计——里程碑

作为对六项核心能力进行的具体化和细致化,美国毕业后医学教育认证委员会(ACGME)和美

国医学专业委员会（ABMS）进一步发展了里程碑（milestone），解释在住院医师规范化培训过程中，住院医师专业能力进阶的各个重要阶段、关键节点。

里程碑是指"住院医生从入学到毕业进入专科开展医疗实践的过程中所逐步展示的，基于能力的发展结果（例如：知识、技能、态度和表现）"。每一个里程碑都是一项能力形成和进展的重点内容以及其中的重要节点，是对住院医师从进入训练到完成培训的每一个步骤和过程提出的具体的目标和要求。

对于住院医生来说，里程碑的作用在于，提供培训的描述性路径、更清晰地展示绩效要求、鼓励住院医师进行自我评估和自我指导学习、获得更好的反馈意见、并且鼓励住院医生进行通过比对，进行自我导向的反馈行为。

里程碑共分为"五个层次"（level 1~level 5）。第 1 级（level 1）是医学生水平，第 4 级是可以结束住院医生培训的标准（非强制性要求），第 5 级（level 5）是理想的住院医生在完成培训后应达到的状态。5 个等级又以"每半级"为一个刻度，分为 9 个阶段。其中最重要节点是第 4 级。第 4 级通常是指住院医生已经具备大多数但不是全部的专业能力，描述了毕业时住院医生应该具备的知识、技能或态度的程度。里程碑 5 个层次的发展，描述了从一开始的学习者到成为一个理想的执业医生的各阶段要求的水平，建立了一套"推荐毕业目标"，展示了可观察行为和其他影响住院医生职业发展因素。

2015 年，"里程碑"这种形式进入美国所有临床专科对住院医生发展的指导培训过程中。通过使用里程碑，毕业后医学教育认证体系的理念从"完成整个过程"转变为"关注教育和临床产出。"通过指导和评价工作的推进，也在持续对里程碑的设计进行监测和质量改进。

也是从 2015 年起，在国家医学考试中心的资助下，中国医科大学联合 10 所医学院校的 30 余名专家作为主要成员，借鉴美国毕业后医学教育认证委员会推行的医学专科"里程碑"评价标准的经验，开展了对中国"5+3"模式临床医学人才培养胜任力阶梯标准的研究。该研究在中国临床医生岗位胜任力模型的研究成果基础上，参考了"里程碑"的模式，对中国"5+3"模式临床医学人才培养胜任力阶梯标准进行了设计，即临床医学专业学生大学四年级末、五年级毕业时毕业，住院医师规范化培训一年末，二年末，三年末，每一个阶梯所应该能够展现的行为、态度和所应具备的能力要求，并于2018 年集结研究成果出版了《"5+3"模式培养临床医学人才胜任力阶梯标准及医学考试方法研究》一书。

（田　蕾　孙宝志）

第四节　社会发展和学校定位对临床医学专业人才培养目标的影响

人才培养是教育的基本功能，是高等院校核心价值的目标追求和社会效益的集中体现。高等教育人才培养目标体现了高校对其培养的人才在知识、能力、态度等方面的规格要求，是高等教育人才培养的方向和先导，影响着高校办学以及高等教育发展方向。

一、人才培养目标

（一）人才培养目标的内涵

目标指的是射击、攻击或寻求的对象，也指想要达到的境地或标准。在管理学中，目标一般指工作或计划中拟定要达到的标准。

在教育学中,培养目标是指根据各级各类学校任务确定的对所培养的人的特殊要求。培养目标反映了学校对人才培养质量的预期和追求,它是各级各类学校根据国家总的教育目的和不同类型教育的性质任务以及自身情况的确定,把教育对象(学生)培养成什么样的人的设想和对受教育者身心发展所提出的具体标准和要求。通俗地说,人才培养目标就是学校希望将学生培养成一个什么样的人。

在高等教育中,人才培养目标(educational objectives)就是指高等学校按照办学定位和学科专业发展趋势,在现代教育理念导向下,确立不同层次、类型、规格的人才培养具体标准和要求,并组织实施一系列教学科研等活动,使受教育者在既定的培养规格下达到理想的培养要求。

一般来说,我国高等教育人才培养目标的表述通常包含"人才素质、人才层次、人才类型、人才功能"四个部分。人才素质指人的内在素质构成;人才层次一般指专科、本科、研究生之间的层次区分;人才类型通常根据专业技术不同划分为学术型人才、应用型人才、技能型人才等;人才功能指培养的人对社会和行业的作用。但是多数高等院校使用相似培养目标的表述方式,也凸显了我国高等院校人才培养目标的区分性不高、个性化不强的问题。

高等教育培养目标与普通学校教育不同,有层次之分,更有科类和专业之别,所以在总的培养目标下,又要有不同层次、不同科类、不同专业的培养目标。因此,"教育目的 - 高等教育培养目标 - 不同层次和不同科类培养目标 - 专业培养目标"构成了高等教育的培养目标体系。

(二) 人才培养目标分类

1. 分层次的培养目标 2017 年,《国务院办公厅关于深化医教协同进一步推进医学教育改革与发展的意见》中,提出深化医教协同,提升医学人才培养质量,优化医学教育结构,将医学教育体系明确为"5+3"(5 年临床医学本科教育 + 3 年住院医师规范化培训或 3 年临床医学硕士专业学位研究生教育)为主体、"3+2"(3 年临床医学专科教育 + 2 年助理全科医生培训)为补充的层次结构。不同层次结构的人才培养目标也不相同。

医学博士研究生教育:培养掌握本门学科坚实宽广的基础理论和系统深入的专门知识,具有独立从事医学科学研究工作能力,在医学科学或专门技术上作出创造性成果的高级卫生技术人才。

医学硕士研究生教育:培养掌握本门学科坚实的基础理论和系统的专门知识,具有从事医学科学研究工作或独立担负专门技术工作能力的高级卫生技术人才。

高等本科医学教育:培养适应我国社会主义建设实际需要的,德、智、体全面发展的,具有从事医药科学技术或管理工作理论知识和实际能力的高级医药专门人才。

高等专科医学教育:培养具有实际工作能力的,面向基层医院的高级卫生技术人才。

2. 分专业的培养目标 人才培养目标是高等院校人才培养的总纲,在人才培养工作中起统领作用。学校应根据人才培养总目标,对每一个专业制定专业培养目标。专业培养目标是该专业构建知识结构、形成课程体系和开展教学活动的基本依据。

目前我国高等学校的专业设置基本依据教育部《普通高等学校本科专业目录》(2020 年版),是在《普通高等学校本科专业目录(2012 年)》基础上,增补近几年批准增设的目录外新专业而形成,其中医学本科共有 58 个专业。教育部颁布的《学位授予和人才培养学科目录(2018 年)》适用于硕士、博士的学位授予、招生和培养。目录中授予学位的学科门类 13 个,即哲学、经济学、法学、教育学、文学、历史学、理学、工学、农学、医学、军事学、管理学、艺术学。医学门类中,共有 11 个一级学科,二级学科由高校自主设置和调整。

由于不同类别的学科知识具有各自不同的特性,因此,不同学科类的人才培养目标也应当有所不同。首先,医学是与社会发展、人民群众健康紧密联系的学科,在人才培养目标的设定上,与其他学科相比,在强调专业基础理论知识的同时,应更加注重临床实践能力的培养,在职业道德上,更要求具有救死扶伤的人道主义精神以及同情、同理的人文素养。而在医学门类下不同的专业,人才培养目标侧重的方向也有所不同。如基础医学类,培养的是具备自然科学、生命科学和医学科学基本理论知识和实验技能,能够在高等医学院校和医学科研机构等部门从事基础医学各学科的教学、科学研究及基础与临床相结合的医学实验研究工作的医学高级专门人才;临床医学类,培养的是具备基础医学、临床医学的基本理论和医疗预防的基本技能,能在医疗卫生单位、医学科研等部门从事医疗及预防、医学科研等方面工作的医学高级专门人才等。

3. 分学校的培养目标 高等学校是具体实施高等教育的机构,各高校由于在办学条件、师资结构和水平、服务面向、生源等方面存在差异,决定了它们的培养目标也各不相同。如学术型的医学院校以培养高质量、高层次的复合型医学人才为目标,要求培养的人才要具有较强的临床工作能力、科研能力和国际视野等,而应用型的院校则以培养能够适应医药卫生事业发展需要,具有初步临床工作能力的高素质应用型专业人才为目标。

(三)人才培养目标的作用

人才培养工作的依据是人才培养目标,它体现了教育思想和社会的要求。人才培养目标在人才培养工作中的主要作用,有如下几点。

第一是定向作用。培养目标是整个教育活动的指向,决定了教育活动的发展方向,为管理者提供协调教育行为的方向。二是调控作用。培养目标是教育活动的基本依据,对高校教育活动的开展具有宏观调控的作用,一切教育活动需以人才培养目标为导向。三是评价作用。培养目标不仅仅是教育管理者制定决策方案的出发点,更是衡量教育实施效果和检验人才培养质量的根本依据,只有确立明确的培养目标,对教育行为和人才质量的评价才具备客观标准。四是激励作用。人才培养目标需具备一定的挑战性,充分发挥目标的激励作用,能够引导教学管理者、教师和学生共同为实现人才培养目标而付出努力。

(四)人才培养目标确立的原则

培养目标不仅仅是教育行为的预期结果,更是教育思想的体现,培养目标中应体现科学的教育理念、办学理念以及育人理念。确立人才培养目标时,应注意以下几个原则。

1. 人才培养目标须与高校办学目标定位相一致 人才培养目标的设定,应与学校的办学水平、办学层次、办学类型相一致,不能一味追求理想化,而对培养目标进行非理性的设计。不同的培养目标需要配备不同的师资力量、课程体系和教育制度,要充分考虑学校的发展战略和办学资源等条件,确立科学合理、符合学校办学实际的培养目标。

2. 高等学校人才培养总目标应适应国家和区域社会发展的需要 高校确定人才培养目标,应充分与国家及区域社会发展规划相契合,结合国际及区域政策导向,"兼顾现在、面向未来",切实考虑社会的需求和预期发展,找准人才培养供给与产业需求结构的契合点,合理设定人才培养目标。

3. 人才培养目标的设定应遵循学科专业的发展规律 只有将人才培养目标与学科发展规划、专业建设目标相结合,综合分析人才培养与专业结构的契合性,适应不断变化的学科专业结构布局,才能实现人才培养质量的稳步提升,才能补足实现学科专业建设目标的强大后劲。

4. 人本主义教育观是确立人才培养目标的根本 培养学生的最终目的不仅仅是为了让学生获取知识,更是帮助学生实现自我成长,由于医学教育的特殊性,更要求人才培养目标必须坚持以人为本的教育理念,即要始终坚持立德树人、德育为先、能力为重,全面发展的教育教学理念。

5. 人才培养目标应个性化、具有挑战性 每一所高等学校应具备不同的精神和文化,人才培养目标应成为大学精神的载体,在人才培养中找准定位、差异化发展,体现出大学的个性化、多样化特征,不必整齐划一。同时,培养目标想要发挥其激励作用,必须具有一定挑战性。如办学水平较高的大学,应在学校实际条件基础上,适当提高人才培养标准,体现出人才培养的高层次和精英性。

二、社会发展对培养目标的影响

(一) 社会发展特点

1. 时代特点　当代社会发展的主要特征是全球化、市场化以及信息化。随着社会生产力的不断进步,人工智能、大数据、云计算等科技的发展开启了智能时代。时代的发展带来社会、经济、文化等多方面的影响,我国的教育事业也呈现出从生存性教育向发展性教育转变的特点。

2. 医疗卫生事业发展特点　随着国民经济的发展,我国社会民众对高质量的卫生保健需求正在不断增长,健康和医疗卫生保健越来越受到重视,而医疗卫生服务出现区域性的差异,同时,新的流行病、环境风险、行为风险的出现,使医疗卫生体系受到严峻考验。面对日益复杂的卫生挑战和人民群众日益增长的医疗卫生服务的需求,医疗专业人才培养模式改革、建立可持续的医药卫生人才保障机制成为摆在医学院校面前亟待解决的问题。

3. 新冠肺炎疫情带来新任务、新挑战　2019 年 12 月由新型冠状病毒引发的疫情在武汉暴发,2020 年 1 月 31 日,世界卫生组织(WHO)宣布新冠肺炎属于“国际紧急公共卫生事件”。新冠肺炎具有传染性强、人群普遍易感、潜伏期长、临床表现多样的特点。疫情给各行各业都带来巨大冲击和影响,医疗行业首当其冲。面对严峻的疫情,无数医务人员主动请缨、奔赴一线、彰显大医精神。新冠疫情的暴发为全国乃至世界敲响一记警钟,医疗卫生事业是保障人民健康的生命线,同时,疫情也暴露出医务人员的数量不足、应对突发公共卫生事件能力不足等短板。医学教育作为输送医疗卫生人才的源头,面临着更为严峻的挑战。

(二) 社会发展对医学教育的影响

教育是一种社会活动。教育的基本规律包括内部规律和外部关系规律,内部规律指的是教育和人的发展关系,外部关系规律也可以称为教育的社会关系规律,是指教育与经济、政治、文化的关系,简而言之,即教育受到社会发展的制约,同时必须与社会发展相适应。教育不能离开社会的发展定出自己发展方向,高等教育的结构必须主动与现代经济、社会的人才结构相适应。

1. 社会发展促进医学教育的发展　在传统医学中,医学教育更多依赖于民间家传及师徒相授,学习的方法往往是“一读二背三临症”,诵读、背诵医书,跟随长辈或师傅临症见习,直至独立行医,学习内容局限、教学效率低下,但是在生产力较低、人口数量较少、医疗卫生需求不高的社会阶段,这种方式为我国传统中医中药学的传承和发展起到重要作用。但随着社会的发展,师带徒式的教育渐渐无法满足人民的医疗需求。

20 世纪,西方医学在我国广泛传播和发展,洋务运动开办的医学堂开启了我国的近代医学教育。近代高等医学教育是与民族独立、民族复兴同步发展的,医学教育与中国医疗卫生事业的发展是推动民族独立的动力,诸多留学归国的医学生,投身民族革命,并成为中国近代医学教育的改革先锋。但由于战乱频繁、缺少发展条件,这一时期的医学教育处于困境之中,艰难图存。

中华人民共和国成立,尤其是改革开放以来,医学院校数量大幅增加、医学新型学科兴起、专业分科精准化,在多层次、多形式、多渠道办学基础上,我国医学教育积极探索教育思想、教学模式、教学内容和教学方法改革,不断加强临床教学基地建设、教材建设,探索毕业后教育途径,扩大高校自主权。新时期的社会发展为我国医学教育事业带来了改头换面式的改革,不仅为国家培养了大批高素质的医疗卫生人才,基本满足了人民群众的医疗卫生需求,更推动了部分领域的医药卫生科研水平达到世界前列。

同时,由于我国现代医学教育发展时间还较短,与发达国家仍存在较大差距,大班授课的传统教学方式仍然占据主流,医学人才培养仍存在自主学习能力不足、创新思维能力欠缺、临床综合思维能力和实践能力存在短板等问题。尤其是现代医学科技的发展,材料学、分子生物学、大数据等新技术、新理念的充分融合,医疗科技水平迎来前所未有的发展,对适应新技术时代的复合型高级医学专门人才的需求极为迫切。现代医疗科技的发展要求医学教育资源的充分开发与利用,一方面改变教学形式,改变传统的教育方式,充分利用现代信息技术,另一方面丰富学生医学科技知识,教学中要将先进的医学科技知识与技术传授给学生。

社会的发展决定了高等医学教育的发展,医学教育须坚持"以提高服务社会本领为核心的人才培养观",不断改变医学教育模式,改变人才培养标准,加强对医学教育模式的创新,根据社会发展的需求,不断改变传统医学教育中的教育理念。

2. 社会发展决定医学教育人才培养目标   医学教育是按照社会的需求,有目的、有计划、有组织地培养医药卫生人才的教育活动。高等医学教育是培养高级医药专门人才的教育活动,作为高等教育的一部分,其与社会和人的关系更为密切,医学教育人才直接服务于社会发展及人民健康,必然要受到社会政治、经济的制约,并且直接受到卫生和教育事业发展水平的影响。

传统医学只需掌握"望闻问切",能够独立行医即可称之为合格的"郎中"。而这样的标准,显然不适应现代社会的需求。如今,知识、能力、素质成为培养医学人才的三要素,是实现医学人才培养目标的核心内容。现代医学人才的知识结构要具备人文社会科学知识、自然科学知识和医学专业知识,这是理论知识的基础。而现代科技革命尤其是医学科学技术的飞速发展,新知识、新技术手段激励医学教育,要更加注重学生分析问题和解决问题的能力、实践能力、自主学习能力、创新能力、沟通能力、团队协作能力、批判性思维能力和信息获取能力等方面的培养。人民群众对高质量医疗卫生服务的迫切需求,对医学人才的思想道德素质、文化素质、业务素质和身心素质等也提出更高的要求。

随着医学的发展和社会的进步,医学人才的知识、能力、素质结构的要求还会逐渐发生变化,以不断适应新技术、应对新变化的需要。因此,人才培养目标需要适时调整,从而适应社会对医学人才的不断变化的需求。

(三) 人才培养目标与社会发展需求相适应

教育产生于社会需要,与一定社会的现实及其发展有着密切联系,要更好地服务于社会,就必须依据社会现实和发展需要来选择和确立教育目的。因此,高等学校的培养目标必须从我国的社会实际出发,适应社会主义社会现阶段发展需要,反映我国国民经济、生产技术结构以及社会方方面面不同层次、不同类型、不同规格的要求。

十九大报告提出"实施健康中国战略",进一步明确了我国现阶段的社会医疗卫生服务的需求。因此,我国的医学教育必须坚持以服务社会为导向,将人才培养目标主动与地方经济社会发展相适应,才能更好地为经济社会发展服务,实现教育对社会的反哺,才能担当起为中国特色社会主义医学事业的发展提供"人才支撑""智力支撑""创新支撑"的时代使命,才能够让全体人民在"健康中国"的发展中拥有更多获得感。

值得注意的是,由于高等教育的人才培养具有较长周期的特性,高等教育还需要发挥引领社会发展的职能。学校在确立人才培养目标的过程中,在充分的市场调研与论证基础上,明确人才培养的规格与质量,避免盲目跟风,还应具有前瞻性,不仅保证短期内人才供给,还应考虑社会长远发展对人才的需求。

三、学校定位对培养目标的影响

(一) 学校定位的确定及作用

学校定位是学校根据自身条件、客观环境、社会需求、发展趋势等因素,合理地确定学校发展的基调、特色和策略的过程,是对学校的办学规模、办学层次、办学特色、办学类型等做出的方向性选择。

学校定位应以全面贯彻党的教育方针为总纲领,以现代教育理念为指导,做到科学定位、实事求是、量力而行,要符合经济和社会发展的需要,符合学校自身发展的实际,并充分体现学校所在区域或行业的优势及趋势。

学校定位首先要明确学校的性质,详尽分析学校在区域社会发展中所承担的职能和作用,明确学校的类型和层次定位,确定学校发展中主导性和支配性的职能;其次确定学校的发展方向,包括学校的发展方针、目标定位、服务面向定位、战略模式等;最后确定学校的特质,即确定学校特色化、个性化的特征。

学校的办学定位是对发展方向做出的顶层设计,不仅直接体现学校的办学形态,更将指引和统领学校的各方面工作,是学校教育事业发展规划、学科专业建设规划、师资队伍建设规划和校园建设规划等各项任务的基础,对学校的建设和发展具有十分重要的意义。

(二) 学校定位对人才培养目标的影响

学校的定位是确立人才培养目标的基准。不同层次、不同类型高校的人才培养规格、质量、方向的不同,直接决定了人才培养质量和类型的差异。

1. 明确人才培养服务领域定位　明确人才培养服务领域定位即解决"为谁培养人"的问题。高等教育的特定任务就是为国家培养高级专门人才,并通过输送德才兼备的人才,为国家建设和社会发展起促进和推动作用。不同类型的高校在确定人才培养目标时,须立足于学校的定位,结合区域的经济社会发展需求,依照服务面向原则、办学层次原则、自身优势原则和未来需求原则,实现人才培养和区域人才需求的匹配。

2. 明确人才培养类型和规格定位　明确人才培养类型和规格定位即解决"培养什么人"的问题。人才培养目标应充分考虑到本校的办学实际,科学合理地确定人才培养的类型和规格,明确学生知识、能力和素质等标准。

3. 明确人才培养模式定位　明确人才培养模式定位即解决"怎样培养人"的问题。人才培养模式是实现学校办学定位的途径,是人才培养的根本,它不仅仅是"教学"的过程,更是整个"教育"的过程。因此,要在科学的教育思想指导下,按照学校的培养目标和人才规格,基于学校实际办学定位和条件,设定相应的教学内容、课程体系、管理制度以及评估方式,以此实现人才培养目标。

人才培养是高等学校的根本任务,学校的办学定位最终阐释的是人才培养供给侧的定位点,指导高校在人才供给的体系中找准位置、体现特色,解决"培养什么人、怎样培养人、为谁培养人"的核心问题,只有这样才能准确地找到适合本校发展的路线和方向,并最终体现在该校的人才培养目标上,为专业培养方案的制定打下坚实的基础。

(赵 光 马 星)

第三章

临床教学主体

3

临床教学主体是指在临床教学中承担"双边"的"教"与"学"活动的临床教师和医学生。临床教师在教学中的主体地位很重要，医学生作为临床教学的重要参与者，同样重要。

临床教师的主体地位，来自临床教师本身传道授业解惑的职业特点和其长期的教学经验，还来自在教学实践中临床教师如何看待学生的教学地位。教师应转变思路，将医学生纳入教学活动的主体中来，实现"教学双主体"。在临床教学实践中更新观念，更新知识，转变角色，改变课程过于注重知识传授的倾向，倡导学生主动参与，在教学中尊重学生，凸显学生的主体地位。医学生作为教学主体会激发其无限的思考力和求知欲，还会展现出前所未有的责任感和使命感。当教师和学生都作为教学活动的主体的时候，知识就是客体。临床教师和医学生会对知识的来源和发展进行独立、联合的思考和探讨。因此，临床教师和医学生不再是教学的对立面，而是教学的统一体，彼此会相互影响、相互促进，实现临床教学良性循环。

第一节 医 学 生

大学生作为一个社会群体，是受教育者成长中的一个阶段，有其内在的本质特征。高等学校应重视培养大学生的专业知识和专业技能，实现其全面素质提升。医学是一门实践性很强的应用科学，医学教育必须把培养学生的创新能力和开放思维放在重要的位置，医学科学事业的可持续发展需要培养富有创新精神和实践能力的人才。全面推进医学生素质教育，需要不断更新教育理念，从实际出发，加快推进医学教育改革，制定出符合中国国情的医学教育发展战略。医学教育一方面必须跟踪现代医学发展的趋势和人类日益增长的对健康的需求，改变传统的生物医学模式，树立大医学、大卫生观；另一方面必须始终贯穿以人为本的素质教育，才能培养出富有创造精神、团队意识、个性全面发展的高素质医学人才。

一、大学生的本质特征

本质是指事物本身所具有的，对事物性质、面貌和发展具有决定性作用的特征和属性。《教育大辞典》将大学生定义为在普通高等学校学习的学生。可见，大学生的内涵包括两个方面，一是指大学生是特定机构的群体，不同于其他社会群体；二是指大学生是受教育者，是教育的对象，要接受教师教导。大学生作为一个社会群体，是受教育者成长中的一个阶段，有其内在的本质特征。

(一) 大学生是完整的人

大学生处于人生发展中的一个特定阶段,虽然以学习为主要任务,但并非单纯的抽象的学习者,而是有着丰富个性的完整的人。大学生不仅需要生理上的成熟、体魄上的健康,也需要心理和人格上的健全;不仅需要不断地发展自我,增强生存与谋生的本领,也需要认识社会、服务社会、贡献社会。2018年5月2日,习近平总书记在北京大学师生座谈会上讲话时就强调,"大学是立德树人、培养人才的地方,是青年人学习知识、增长才干、放飞梦想的地方。"大学办得好不好,不是比它的规模大小、学生数量多少,关键要看培养出什么样的人,是不是德才兼备、全面发展的人,是不是能够肩负起中华民族伟大复兴历史使命的社会主义建设者和接班人。对"德"与"才"的强调正是对于"大学生是完整的人"这一本质特征的体现。

因此,高等教育者要正确看待大学生"完整性"的本质特征,要把大学生作为完整的人来看待,反对那种割裂人的完整性的做法,把学生作为鲜活的生命体,丰富学生的精神生活。高等学校应从德、智、体、美、劳五方面入手,重视培养大学生的专业知识和专业技能,培养大学生的道德情感和行为习惯,实现其全面素质提升,最终达到"成才""成人"的教育目的。

(二) 大学生是具有独特性的人

从身心发展规律来看,大学生生理和心理较之其他阶段都具有独特性。从生理来看,大学生身高、体重、胸围、内脏器官与功能基本成熟,运动能力显著增强,基本处于生长稳定期。此阶段学校应提供合理的膳食营养,加强大学生的体育锻炼与生理卫生的保健指导,引导大学生有规律地开展学习生活。从心理来看,大学生处于认知心理发展的最佳状态,在感知、观察、注意、记忆和思维能力等方面的发展上,都处于较好的发展水平。感知能力的发展,使大学生可以很好地观察周围社会现象与客观事物,有利于他们透过现象看本质。大学生注意力更稳定,有更持久的集中注意,有利于取得良好的学习效果。大学生的记忆以逻辑记忆为主,记忆更准确和持久,有利于他们将所记忆的知识纳入理论系统,更有效解决问题。大学生的抽象思维能力尤其是辩证思维能力得到高度发展,能较全面分析问题,有自己独到的见解,敢于创新。此阶段,大学生的自我意识明显增强,个性心理发展基本稳定。大学生身心发展的独特性,要求大学教育应注意适时引导,注重加强学生心理的调节作用,促进大学生身心和谐发展。

大学生的独特性还表现在他们具有自我的个性。虽同为大学生,但学生与学生之间是有差异的。其一,各类高校办学性质不同,培养目标不同;其二,各类高校所处地域不同,政治、经济、文化发展水平不同;其三,大学生所处学段不同;其四,大学生受到不同家庭、环境、个人经历和早期教育的影响。因此,每个大学生都是独特的,学生之间的差异是客观存在的。教育者应该正视学生所具有的独特性,尊重差异,承认差异,研究差异,利用差异,把差异作为重要教育资源予以开发,避免按照统一标准和尺度去衡量学生,追求完全趋同、整齐划一的弊病,根据学生各个方面的情况因材施教,才能促进每一个大学生的发展。

(三) 大学生是正在发展中的人

学生的发展是指学生在遗传、环境和学校教育等外部要素与自我内部矛盾运动的相互作用下身体和心理两方面所发生的变化,主要表现在量、质等方面。相比较中小学阶段,虽然大学生身心各方面发展更趋于稳定,但也存在发展性,主要体现在生理和心理发展水平处于生理基本成熟而心理尚未真正成熟的阶段。根据大学生心理发展的因素和主要矛盾,大学阶段学生的发展可以分为三个阶段:一是大学一年级的心理适应阶段,二是从大学二年级到三年级的全面发展阶段,三是大学四年级的职业定向阶段。不同的阶段有着不同的发展任务,但都遵循了大学生心理发展的规律,具备阶段性、顺序性等特点。

作为正在发展中的人,大学生具有发展的潜在可能性,教育者要坚信每个学生都可以积极成长,对每个学生充满信心,要通过教育不断培育学生身上的"成长点",把潜在可能性转变为现实性。作为正在发展中的人,也意味着大学生是一个正在成长的人,总是存在矛盾与问题,存在不完善。大学教育者应正确对待大学生的这种发展性,理解大学生身上出现的问题与不足,用发展的眼光看待学生,最终促进大学生的成长。

(四) 大学生是具有独立性的人

大学生是认识活动的主体,在高等教育教学过程中是具有独立意义的人。大学生有自己的知识体系结构,有自己的思想和行为特点,有自己的性格习惯,他们是具有独立性的生命体。大学生通过抽象思维的发展,形成了较稳定的个人世界观,思维更具有独立性。大学生的独立性更具体地表现在学习的个体独立性上,他们在教育教学过程中能够独立思考,能对课业知识提出问题和争论,不再轻易全盘接受他人观点,对教师、父母不再盲目崇拜和迷信。因此,在高等教育活动中,应把大学生作为教育教学的主体,充分发挥大学生的学习主动性和能动性,激发学生的自主意识,引发学生独立思考。大学生具有独立性的本质特征特别强调教师不能把自己的思想、意志强加在学生身上。

大学生在学习过程中,不同人接受能力不同,学习效果也不同,这正是独立性的表现。教师要正确认识学生的这种个体独立性,尊重学生的独立性,变被动接受知识为主动探究知识,最终促进学生更独立学习、思考、解决问题、获得发展。

作为独立性的大学生也是责权的主体,既享有一定的法律权利也承担一定的法律责任,高校应保护学生的合法权利,在尊重学生学习主体性的前提下,引导大学生对自己负责,对他人、对社会负责。

二、医学生素质要求与培养

(一) 医学生素质的内涵与要求

素质是指在先天生理的基础上,受后天环境、教育的影响,通过个体自身的认识和社会实践,养成的比较稳定的身心发展的基本品质。素质分为内在素质和外在素质。内在素质主要是人对世界、环境、人生的看法和意义,即人的世界观、人生观、价值观、道德观等;外在素质就是一个人具有的能力、行为、所取得的成就等。

经历了古代医学、近代医学及现代医学的几千年发展,医学已经取得了巨大的进步与飞跃,伴随着人们对健康的无止境追求,大众对医务工作者的要求也在不断提高。那么,当代医学教育究竟应该培养什么样的医学生呢? 具有什么素质的医学生才能成长为一名好医生呢? 20 世纪末以来,不少国际性或区域性医学教育组织对此进行了研究和探讨。

20 世纪 90 年代初期,英国爱丁堡世界医学教育高峰会议提出 21 世纪的医学人才应该是:交流专家,有判断力的思想家,主动的终身学习者,信息专家,经济学、社会学、人类学、流行病学和行为医学的应用者,卫生事业的管理者,社会的支持者和初级卫生保健的提供者。1995 年 WHO 把培养五星级医学人才作为全球性策略,指出未来的医学人才应该是保健的提供者、决策者、健康教育者、社区领导者、服务管理者。2001 年 6 月,致力于推动医学教育全球化的国际医学教育专门委员会(Institute for International Medical Education, IIME) 提出了"全球医学教育最低基本要求"(global minimum essential requirements in medical education, GMER) 受到广泛认可,被称为 IIME "标准"。IIME "标准"对医学本科毕业生应该具备的核心能力进行了界定,并对医生执业所要求的各基本要素作了全面和详尽的规定。"标准"提出了医学生毕业时必须达到的 7 大领域 60 条标准。包括职业价值、态度、行为和伦理、医学基础知识、临床技能、交流技能、群体健康和卫生系统、信息管理、批判性思维和研究等方面的具体要求。

在进入 21 世纪以来的二十几年中,中国高等医学教育经历着一场更为深刻的变革,医学教育界针对医学生素质的内涵开展了丰富的研究。通过对人才培养目标、课程体系、教学方法、管理与评价机制等方面的改革与实践,提出了以医学生未来发展为目标的"三导向"人才培养理念,即以"职业精神"为导向的人文素质教育,以"执业能力"为导向的专业素质培养,以"社会适应"为导向的身心素质养成,该"三导向"的理念得到了普遍认可。概括起来,无论哪一层次的医学人才,其素质必须是医学人文素质、医学理论知识、临床实践能力、终身学习、身心健康、医学审美修养的综合。

1. 人文素质　是各类素质的核心,人文素质教育是一切素质教育的基础,其内涵小处可见人的思想、修养、品德、行为,大处则表现了价值观、人生观、世界观,既体现了人的行为规范,又反映出立场、观点。医乃仁术,医学生的人文素质是指全心全意为人民服务,恪守医德、精益求精、救死扶伤、勇于奉献,职业精神、职业责任、职业情感是其核心构成。唐代名医孙思邈写道:"人命至重,有贵千金""一方济之,德愈于此",足见从医者的人文素质的重要性。

2. 医学理论知识　是指现代医学人才必备的科学文化素质,随着科学技术的发展、医学模式的转变,公共卫生事业亟须具备良好人文素养、自然科学知识充沛、知识结构合理的医学人才。医学是一门理论与实践相结合的应用科学,临床医学基础理论知识的掌握,是合格临床医师的基本要求,也是接受新知识、新理论的基础。临床医师必须具有扎实丰富的基础理论与基础知识,并具备专业学科的基本功,同时要求能针对某个疾病,将其所掌握的医学理论知识与临床实践结合起来,在实践中运用自如,为做一名医术精湛的医生做好准备。

3. 临床实践能力(clinical skills)　指顺利完成医疗保健活动所必需的一种特殊能力。世界医学教育联合会提出的《本科医学全球教育标准》中临床技能包括病史采集、体格检查、沟通技能、医疗操作、临床检验、急诊、制定处方和治疗措施。我国普遍认为临床实践能力包含以医德医风、沟通能力、人文关怀为核心要素的职业素质能力,以病史采集、体格检查、实验室及辅助检查、诊断能力、处置能力为核心要素的临床执业能力,以及以基本技能、专科技能、综合技能为核心要素的技能操作能力。2014 年,教育部等六部门《关于医教协同深化临床医学人才培养改革的意见》指出要加强医学人文教育和职业素质培养,推进医学基础与临床课程整合,完善以能力为导向的评价体系,严格临床实习实训管理,强化临床实践教学环节,提升医学生临床思维和临床实践能力。

4. 终身学习　是指为适应社会发展和实现个体发展需要,贯穿于人的一生的、持续的学习过程。医学教育由院校教育、毕业后教育、继续教育三个性质不同但又相互联结的阶段组成。一方面,医学作为庞大的知识体系纷繁复杂;另一方面,新的医学模式、新技术手段不断出现,人对疾病的认识总是渐进发展的。医者必须通过终身的自主学习、持续学习去了解医学科技发展的趋势和学科前沿,积极努力地更新优化自身知识、能力和素质结构,只有具备了终身学习能力,才能使医生的专业化、全面化和可持续发展成为可能。

5. 身心健康　包括健康的身体素质、心理素质和精神素质,一般认为主要包括体育能力、自我反思能力、人格完善能力、情绪管理能力和人际协调能力五个方面的能力。良好的身心素质是个体赖以生存和发展的条件基础,是人创造物质文明和精神文明的前提。医学生作为大学生中的一个特殊群体,肩负着"救死扶伤,治病救人"的责任和使命,同时临床工作强度大、人际关系复杂,特别是医患关系的复杂性,要求医者必须具有健康的身体素质和心理素质。因此,医学生的身心素质不仅影响着自身的成长与发展,同时也是保证未来医疗工作质量的关键。

6. 医学审美修养　医学审美修养是指医务人员在医疗保健中的审美能力和审美观,拥有良好医学审美修养的医务人员应具备较高的理解美、鉴赏美、创造美的能力,能将医学美学理论融入医疗实践、医学科研及医学管理中。"医学的艺术是一切艺术中最为卓越的艺术",在临床医学中,医务人员不但要救治人的生命,维护人的生存,还要力求达到健康意义上的人体美的维护,这是医学美的重要内涵。临床中的审美要求包括诊断正确、操作规范、合理用药、选择最佳诊疗方案、组织创伤最小化、必要的心理干预等;医学科研中的审美要求包括科研思维清晰、科研假设理性、论文语言准确、图片清晰等;医学管理中的审美要求包括营造和谐的医患、医护关系,建设美的医疗环境等。

(二) 医学生素质的培养路径

全面推进医学生素质教育,需要不断更新教育理念,从实际出发,加快推进医学教育改革,制定出符合中国国情的医学教育发展战略。这种新的教育理念应充分体现现代教育既促进社会的发展,又促进人的发展的两大功能。这两大功能要求医学教育一方面必须跟踪现代医学发展的趋势和人类日益增长的对健康的需求,改变传统的生物医学模式,树立大医学、大卫生观;另一方面必须始终贯穿以人为本的素质教育,才能培养出富有创造精神、团队意识、个性全面发展的高素质医学人才。

1. 创新医学人才培养模式,发挥主观能动性,培养具备"终身学习"能力的学习型人才　教学是一个相互作用的过程,通过教师"教"、学生"学"来完成。医学院校一是要更新教学理念,完善课程体系,创新教育教学方法,形成临床医学院校教育、毕业后教育、继续教育各阶段有机衔接的医教协同的人才培养体系。要在"大健康"理念指导下,围绕全生命周期、全健康过程,调整优化学科专业结构和布局,制定倾斜政策,加大资源投入。二是要进一步完善医学教育多主体协同育人机制,促进医教融合、科教融合以及医疗教育卫生体制的融合,不断开发创新型医学实践基地,建立医学仿真模拟实训实验室和引入虚拟仿真、线上线下融合的先进教育手段,强化医学学科教学的整体性、系统性、创新性。三是牢固树立"大医学"教育理念,优化各阶段的教学管理、课程设置、培养方式,确保医学教育一体化管理、各阶段贯通和同质等效。夯实高校附属医院医学人才培养主阵地,强化附属医院临床教学主体职能,制定完善高校附属医院等临床教学基地标准,健全附属医院临床教学组织机构。四是创新以知识探究为驱动的医学教学新方法,推进"以学生为中心"的教学理念。首先,开展注重核心能力培养的转化式学习,培养医学生推动医学变革的领导能力。其次,推动授课方式从"我要教"到"学生要学"转变,编写以问题为导向、激发学生内在驱动的高质量教案,依托教育信息化手段革新现代教育技术,推进"互联网+"医学课程建设,提供医学生多样化学习平台。最后,增加互动性学习。尝试实施小班教学,综合运用以案例为基础、以问题为基础、以任务为基础、以能力为基础的学习方式,增加师生互动,促进知识互构。结合"探究为基础"(research based learning,RBL)的教学方法,以探究未知问题为基础、设计性综合性实验为载体,通过小组病例讨论等方式,提高学生发现问题、分析问题和解决问题的能力,提升探索意识和科研创新能力,培养具有终身学习能力的新时代医学人才。

2. 构建以人格塑造为目标的卓越医学人文新体系,强化以职业需求为导向的卓越医学人才新内涵　一是发挥课程思政作用,开展有灵魂的思想政治教育。在通识教育中增设医学人文课程,实现思政教育与医学人文教育相融合。临床教学阶段强化专业课程,实现思政教育与专业知识、专业技能相结合。见习实习阶段注重把职业理想、职业道德等引入临床教学课堂。二是发挥体验式情境教育作用,开展有温度的职业素养教育。利用早期接触临床等形式,坚持"浸入式体验"的教学理念,在问诊、体检、病历书写等环节注入医学人文因素;在社会实践中融入体验为主的教学理念,将带教活动由"第一课堂"延伸至"第二课堂",利用假期社会实践等形式开展"有传承"的医疗服务;利用"抗疫精神"等时事教育,引导医学生在医学文化与生命体验中坚定医学志向,打造"传承大医精诚"医学仪式品牌。三是发挥"大医精诚"榜样示范作用,开展有情怀的医学伦理教育。聚焦抗击疫情、灾情等重大突发公共卫生事件,大力弘扬生命至上、举国同心、舍生忘死、尊重科学、命运与共的家国情怀和伟大抗疫精神。

3. 构建以医学生"岗位胜任能力"为导向的实践能力培养模式　一是构建以医学生综合能力提升为核心的"PRICE"教学模式。不断完善以问题为基础的教学、以探究为基础的科研训练、以培养目标为导向的前后期多学科整合课程(integrative course)、以临床实践能力提升为目的的临床案例教学(case based learning,CBL)、以形成性评价为主体与多样化考核和以价值观为导向相结合的综合评价(evaluation)。抓好实验课、临床实习这一提高学生动手能力的主渠道。实验课教学中教师要加强指导,准确示范、讲练结合,临床见习课时带教老师要理论联系实际,对每步操作都要进行详细深入的讲解,如果有条件可以让学生实际动手去操作,让学生不但知道怎么做,更要知道如何做;二是落实"三前移""三结合""三贯通"战略。推进接触临床前移、医学问题前移、科研训练前移,人文通识教育与医学教育结合、临床与基础医学教育结合、科研训练与医学实践结合,基础医学教育贯通、临床医学教育贯通、职业态度与人文教育贯通、科研训练与创新能力培养贯通。三是落实早临床、多临床、反复临床。建立健全的临床教学管理体系与规范的临床教学活动,培养医学生临床思维能力和临床实践综合能力。要深入医院、基层开展对疾病、健康、卫生、环境的社会实践活动,通过早期接触患者,培养人文精神和医生道德感,激发对专业的热爱,为今后的职业生涯奠定分析问题、解决问题的能力。其次,参与社会实践活动能够锻炼学生动手能力,使其感性认识、理性认识得到升华,将学校学到的理论知识应用于实践,是提高实践能力的基本要求。通过临床技能学课程开展医患沟通、心肺复苏等训练,加强医学生临床思维培训和临床问题探索。临床见习阶段,通过系统整合课程见习和临床课程见习,让医学生深入病房接触实际和临床观摩,对医学生问诊、体格检查等技能进行系统规范的培训,培养专业实践和临床分析能力、职业道德规范和职业习惯养成。

4. 打破学科壁垒,加强医学理论知识教育中的整合　医学院校要推进医文、医理、医工交叉融合。促进学科交叉融合,将多学科基因注入医学。以互联网、大数据、人工智能、信息科学为代表的新一轮科技革命加速发展的背景下,综合性大学要打破院系和学科壁垒,培育富有领导力、创新精神和实践能力,学科基础宽厚的"医学+X"创新拔尖人才。在多学科交叉融合环境中培养基础理论扎实,熟悉医学、工程学、分子生物学等相关知识的综合医学人才。

5. 提升师资队伍水平,培养专业的医学教育人才,加强师资队伍建设　邓小平同志指出:"一个学校能不能为社会主义建设培养合格人才,培养德、智、体全面发展,有社会主义觉悟、有文化的劳动者,关键在教师。"高素质的教师是培养出高素质学生的基本,医学生的知识、能力及实践方式的优劣,直接反映出教育者的水平。医学院校首先要注重青年教师培养,造就一支思维活跃、有创新能力的高水平教师队伍,引进竞争机制,鼓励优秀人才,让教师成为学生成长的引路人。其次,需要深化教师管理体制机制改革,完善分类评价考核和激励机制,搭建平台,提升教师国际视野、教学素养、学术品位和创新能力,全方位提高教师育人能力。打造符合新时代要求的高素质师资队伍。

三、医学生认知特点与能力要求

(一) 医学生的认知特点

认知,是指人们获得知识或应用知识的过程,或信息加工的过程,这是人的最基本的心理过程,它包括感觉、知觉、记忆、思维、想象和语言等。人脑接收外界输入的信息,经过头脑的加工处理,转换成内在的心理活动,进而支配人的行为,这个过程就是信息加工的过程,也就是认知过程。总的说来,医学生的认知具有以下特点。

1. 认知活动从机械记忆向理解记忆转变　记忆分为机械记忆和理解记忆。大学生的反应速度很快,既有较强的机械记忆能力,又积累了一定的学习和生活经验,可借助于联想能力和理解能力,在把握主题、勾勒重点和写出提纲的基础上,把已有知识和新的知识结合起来,加深对知识的理解和认识,从而使记忆保持稳定。相对于其他专业来说,医学专业的课程多,知识量大,对于需要学习海量医学知识的医学生来说,理解记忆显得尤为重要。因此,在医学的教学活动中,教师要采用多种教学方法,并且要开展相应的实践教学活动来强化医学生对枯燥的医学知识的认识和理解。比如在基础医学理论教学后,教师需要开展相应的比较经典的人体大体形态学实验、人体显微形态学实验和人体功能学实验,研究人体正常和异常的组织结构和功能、疾病发生发展过程以及药物和机体相互作用规律和原理,来加深医学生对基础医学理论的认识和理解;在临床医学理论课程的教学后,教师还需要选择常见的、多发的、症状和体征比较典型的具体病例,安排医学生到医院进行临床见习教学和临床实习教学,开展教学查房、病例讨论和临床小讲座等临床教学活动,诱导和启发学生将医学理论知识与临床实践密切结合起来,引导学生主动思考,主动提问,开展病例讨论,对学生的临床思维和临床能力进行反复训练。这样可以促进医学理论知识与临床实践相结合,使学生对疾病的认识、分析和处理等问题留下深刻的印象,并把理论知识看懂吃透,产生从感性认识到理性认识的飞跃,从而加深了对医学知识的理解,对医学知识的记忆也更长久。

2. 认知活动目的从就业渐渐向升学转变　近几年来,每年毕业的大学生数量增长较快。据统计,从2011年到2020年的10年间,全国大学生毕业人数从608万提高到874万,增加了266万,大学生的就业形势非常严峻。特别是新冠肺炎疫情发生以来,不少用人单位效益下降,不得不通过精简人员减少支出,引进毕业生的需求也有所降低,给大学生就业带来了非常大的挑战,只有心理素质非常好的学生才能从容应对这样严峻的就业形势。因此,很多学医学生的学习活动有着非常强的目的性,即从就业渐渐向升学转变。对于医学生来说,医学院校的就业管理部门也会经常性地开展学生就业创业指导,及时发布医疗行业招聘信息。医学生完全可以自主选择这些信息,并按照自己的需求来学习相应的知识,以期能够找到尽快适应未来的医疗职业生涯。

随着大城市的医院对医学人才的需求逐渐减缓,对医学人才的学历学位要求也越来越高,特别是很多的大型三甲医院,人才引进的要求已经为博士研究生。因此,绝大多数医学生已经把升学读研作为自己的首选目标甚至唯一目标,在第一年没考上的情况下,很多已经选择不直接就业,而是选择来年继续考研。在这种情况下,医学生会选择性地认真学习对将来升学有着密切关系的部分课程,对教师的教学内容也会进行选择性的学习。

3. 认知活动受医学院校的教学模式影响　当医学生入校时,他们对医学的了解其实是比较浅显的,大多数是浮于表面的,或者说是不够深入的。刚入校的医学生,其实就是一张白纸,而医学院校就在学生这张白纸上作画,通过几年的学习,学生就被打上了学校的深深烙印。因此,医学生对医学的认知受医学院校本身的教学模式的影响很大。目前国内的医学院校,绝大部分实施的都是传统的以学科为中心的“三段式”教学模式,即“公共基础课程——基础医学课程——临床医学课程”的三段式教学模式;而且,目前国内绝大部分医院的临床科室也是按照传统的以学科为中心的方式来设置的,这就导致了大部分的医学生在学习和工作的过程中,不断地受到传统的以学科为中心的医学教育模式的影响和强化,在未来医学生本人成为临床医生和临床教师后仍然深受其影响,即使在后续的医学教育模式改革时,仍然很难转变对医学的传统的以学科为中心的认知惯性。

20世纪,美国西余大学医学院首先开展了课程整合模式,打破了基础教学与临床教学脱节现象,按照器官系统、形态与功能、正常与病变等内容进行重新整合,加强基础与临床、学科和学科的联系。20世纪60年代以来,欧美部分医学院校相继开展了以器官系统为基础的多学科综合性的教学改革。20世纪90年代,国内多所医学院校相继开展了医学教育改革探索,采取了不同形式进行课程整合的研究。探索适应整合医学发展和深化医教协同时代要求的临床医学人才培养模式改革已经成为目前医学教育教学改革的重要内容。目前国内多所医学院校器官系统教学改革大体上可以归纳为两大类,即基于基础医学的整合和基于临床医学的整合,但其都是横向整合,即“双循环”整合。2010年,重庆医科大学在国内率先启动了“以器官系统为主线、以疾病为中心、以临床诊疗路径为导向、基础与临床全线贯通”的整合医学教育改革,打破了基础医学和临床医学的学科界限,进行横向及纵向贯通整合,推动了基础与临床、医学与人文的有机整合,促进学生前后融会贯通地学习,即“单循环”整合。国内医学院校不同类型的整合医学教育模式的实施,使得接受这些教学模式的学生对医学的认知也从以往传统的以学科为中心的方式直接转变为基于器官系统的整合医学教育模式。整合医学教学模式改革的实施,改变了医学生对医学的认知,也提升了医学生的临床思维和临床实践能力。

(二)医学生的能力要求

2003年,美国毕业后医学教育认证委员会(ACGME)设立基于岗位胜任力的医学教育结果计划

(competency-based residency education-goals of the outcome project),明确提出医学教育需要培养的六大核心能力为医学知识、病患照顾、基于实践的学习和提高、基于系统的实践、职业素养、人际交往及沟通技巧。2015 年,我国著名医学教育专家孙宝志提出了中国临床医生岗位胜任力的通用模型,明确了岗位胜任力通用模型的基本要素:①临床医学技能与医疗服务能力;②健康促进与疾病预防;③信息与管理能力;④终身学习能力;⑤人际沟通能力;⑥团队合作能力;⑦学术能力;⑧核心价值观与职业素养。《中国本科医学教育标准——临床医学专业(2016 版)》明确了临床医学专业本科毕业生在科学和学术领域、临床能力领域、健康与社会领域、职业素养领域应达到的基本要求。教育部《普通高等学校本科专业类教学质量国家标准》也详细界定了医学类各专业学生毕业时在思想道德与职业素质目标、知识目标和技能目标等方面应达到的基本要求。本书着重提出医学生应具备的几种能力。

1. 抵抗挫折的能力　医学专业学制较长,学业繁重,加之社会竞争越来越激烈,有很多不可预测性的情况,因此医学生容易产生心理问题。调查显示,医学生普遍缺乏面对挫折和困难的心理准备,在学习动力、求职择业、环境适应、自我发展、人际关系等方面的存在较多的问题,社会适应能力和心理承受能力较差,面对挫折和困难时容易走向极端。因此,国家对大学生心理健康教育教学体系的建设作出了明确的规定,要求在高等学校中必须加强对大学生的心理健康教育,要开设《大学生心理健康教育》必修课,并明确了具体的学时和学分要求。对于从事繁重的医疗工作的医务工作者来说,必须具备抵抗挫折的能力。因此,要培养合格的医学生,就必须要注重医学生的心理健康教育。医学院校可以采取思想教育、课程教育、心理咨询等多种方式对医学生开展心理健康教育,提高他们的心理素质,帮助他们培养坚韧的意志和良好的性格。

2. 医患沟通的能力　医患沟通,就是医患双方为了治疗患者的疾病,满足患者的健康需求,在诊治疾病过程中进行的一种交流。现代医学已经步入"生物 - 心理 - 社会"医学模式。随着人们生命质量意识的增强,对医疗服务的质量要求也越来越高,因此患者在就诊时,心理既敏感又脆弱,特别希望能够得到医护人员的关爱,更为在意医护人员的语言、表情和行为。这就要求在临床医疗工作中,医护人员必须具备良好的医患沟通能力,必须站在患者的立场上思考和处理问题,不仅能医治患者生理上的疾病,还能够诊治患者心理上的疾患,采取心理疏导、情绪抚慰等措施来增强患者的信心,构建良好和谐的医患关系,从而达到理想的治疗效果,即美国医生特鲁多所说的"有时是治愈,常常是帮助,总是去安慰"。缺乏医患沟通能力的医生,既不能从内心深处给予患者抚慰之情,也不能对患者的不良情绪做有效的调整,更不能同患者做深层次的精神沟通,严重时会影响治疗效果、贻误病情乃至出现医疗纠纷甚至是医疗事故。因此,医患沟通能力的培养要贯穿于医学教育和实践的始终。

3. 终身学习的能力　现代科学技术发展速度非常快,学科之间相互交叉渗透,产生了很多的边缘学科、交叉学科和新兴学科。科学技术的发展趋势充分说明,学习不再是一劳永逸的事,需要不断学习,终身学习。据调查,大学本科生在校期间所学的知识,仅占一生所需要知识的 10% 左右,而其余90% 的知识都要在工作中不断学习和获得。随着医学知识的快速更新和时间的推移,医学生在校期间所学的医学知识和医学技术,在几年后很多已经陈旧甚至是过时了,很难适应日新月异的医学科学发展需求。因此,医学生必须牢固树立终身学习的理念,在大学期间经过不断的训练,掌握有效的学习方法,养成良好的学习习惯,决不能满足于已经学到的医学知识和医学技术,才能为以后的终身学习奠定坚实的基础,才能适应医学的不断发展和进步。

4. 科学研究的能力　在本科医学教育阶段,有极少数特别优秀的学生有机会参与医学科研实验项目,也有少数考取研究生的学生能够获得专门和规范的科研培训。大部分的医学生在从事医疗工作以后,很少有机会得到规范的科研训练,也很少开展科学研究,也缺乏科研兴趣,再加上繁重的临床医疗工作,很少会撰写医学相关的科研论文,临床科学研究更是无从谈起。科研意识不强,阻碍了医学生毕业后的个人发展,导致其没有创新意识,既无法通过科学方法来系统地研究或评价临床问题,并通过科学研究改进临床工作,提高治疗效果,也无法通过科学研究围绕人类身心健康,对尚未研究或尚未深入研究的事物进行探讨。因此,医学院校可以通过开展"挑战杯"、学术报告、创新实验项目、

"互联网+"创新创业大赛、科研兴趣小组活动等方式,引导医学生在大学学习期间尽早参与医学科学研究活动,锻炼实践能力,提高创新意识,全面培养医学生的科研能力,从而提高医学人才培养质量。

5. 创新的能力　21世纪是创新驱动经济发展的时代,国家和社会迫切需要具有创新精神和创新能力的人才,创新教育已成为我国高等教育的重要组成部分,高等教育也越来越注重培养学生的岗位胜任力、实践动手能力和创新意识。医学是一门实践性很强的学科,医学生面对的是错综复杂的人际关系和社会环境。医学科学事业的进步和发展,需要培养既有实践能力又有创新素质的人才,因此医学院校必须把培养学生的创新素质放在非常重要的位置,要从培养创新精神入手,以提高创新能力为核心,促进学生综合素质全面发展。

虽然在人类历史上,个别极具创新素质和创新意识的医学科学家最终发现和发明了伟大的医学创新成果,但只有依靠医学教育,才能培养和提高医学人才整体的创新素质。在医学教育活动中,教师应鼓励学生主动提问,鼓励学生发表不同见解,摒弃只提供教师讲、学生听的"满堂灌"的教学模式。在这样的教学活动中,师生之间能够平等对话、自由探讨,学生敢于提出问题、敢于质疑师长,学生的个性得到全面发展。因此,医学院校要竭尽全力实施以创新素质为核心的医学教育教学改革,为医学科学事业的创新实践提供源源不断的医学人才。

四、医学生学习习惯与内在规律

(一) 医学生学习习惯

学习习惯,是在学习过程中经过反复练习形成并发展,成为一种个体需要的自动化学习行为方式。良好的学习习惯,有利于激发学生学习的积极性和主动性;有利于形成学习策略,提高学生的学习效率;有利于培养学生的自主学习能力;有利于培养学生的创新精神和创造能力,使学生终身受益。调查显示,目前我国医学生自主学习能力较低,大多数学生在中学时总是被灌输"高中拼命学,等上了大学就好了"的错误思想,在进入大学之后就处于几乎完全放松的状态,根本不愿意再静下心来主动学习,部分学生在大学第一学期出现考试不及格的情况,甚至不及格门数太多而导致退学。很多学生即使意识到自主学习的重要性,但由于从小学开始一直处于教师和家长督促中,在突然进入大学后,没有了教师和家长的时刻监督提醒,就很难克服惰性,改掉不良的习惯,无法在短期内养成良好的学习习惯,实现自主学习的目标。

良好的学习习惯可以提高医学生自主学习的能力,包括明确学习目标、制定学习计划、保持良好的学习态度和较高的课堂效率等。

1. 树立明确的学习目标　学习目标是学习中学习者预期达到的学习结果和标准。国内外的学习实践都证明,学习目标具有导向、启动、激励、凝聚、调控、制约等心理作用。如果学习目标不明确,对学生的学习计划和学业成绩都会产生不良的影响,无法让学生保持持久的学习动力。医学院校可以通过邀请医疗行业的专家、历届毕业生校友等来校开展医学相关的讲座,可以通过举办"医学生誓言"宣誓活动、学习目标讨论等主题活动,树立学生"救死扶伤,实行革命的人道主义"的伟大理想,强化学生的专业思想教育,让医学生学习专家和校友在医学课程学习和医疗卫生工作中的经验与体会,让学生明确自己的学习目标,为学生未来从事医疗卫生事业指明方向。

2. 制定合理的学习计划　相对于其他专业来说,医学专业学制长,课程多,每门课程的教材厚、内容多、学时多,学生需要消化的医学知识量特别大,只有找到适合学生自己的学习方法,制定合理的学习计划,才能达到良好的学习效果。德国心理学家艾宾浩斯(H. Ebbinghaus)发现的遗忘曲线表明,遗忘在学习之后立即开始,而且遗忘的进程并不是均匀的,人们可以从遗忘曲线中掌握遗忘规律并加以利用,从而提升自我记忆能力。因此,学生在制定学习计划时一定要注意及时复习。医学生每个学期的课程较多,需要掌握的知识点繁多,所以及时的复习必不可少。学生从每学期开始就要根据开课情况制定学习计划,合理安排时间,利用课余时间来整理和复习当天所学知识。及时有效的复习,既能让强化对所学医学知识的记忆,又能及时发现和解决学习中存在的问题,是学生学好医学课程的关键所在。在通过平时的及时复习理解掌握书本知识基础上,还要在考试前要保证每门课程都能够至少完整地复习两遍以上。那种想依靠考前一个星期或者几天时间,甚至是熬个通宵,期望通过突击复习取得好成绩的情况是不可取的,也是不太可能的。

3. 保持良好的学习态度 学习态度是指学习者对学习较为持久的肯定或否定的行为倾向或内部反应的准备状态,通常表现在学生对待学习的注意状况、情绪状况和意志状态等方面。只有良好的学习态度,才能产生良好的学习行为,达到良好的学习效果,获得良好的学习成绩。因此,良好的学习态度是医学生学好医学课程的基础。首先要主动学习。教师要采用多种教学方法,充分调动学生的学习积极性,在每门课程开课之初都要告诉学生明确的教学目标,课程将采用哪些教学方法,采用何种考核评估体系,在每堂课前还要明确告知学生本次课的重点和难点,需要掌握、熟悉和了解哪些内容,为学生的主动学习创造条件。医学科学发展日新月异,学校教育对医学生来说只是抛砖引玉,他们必须学会主动学习,只有不断、自觉地主动学习,才能掌握先进的医学知识和医学技术,推动医学科学继续向前发展。其次是要注意预习。从小学开始,教师都会要求学生预习新课文、新知识。毫无疑问,医学生都具备预习的能力。医学生都应该课前把要学习的内容进行仔细预习,发现自己不能理解的内容。通过预习,既能够让学生带着问题去听课,有助于理解新的教学内容,提高学习效率和学习质量,又能够挖掘出学生的学习潜力,提高学生的自信心,培养学生的自学能力和学习兴趣。

4. 保证较高的学习效率 学习效率的高低,是能否取得良好学习成绩的重要因素。这就要求在课堂上,学生首先要认真听讲,把握住教师的教学重点,保持较高的学习效率。医学课程的内容多且繁杂,教师在每次上课时会把本次课的重点、难点和学习要求明确告知学生,学生要有针对性对重点、难点进行学习,在认真听讲的同时要做好学习笔记,优秀的学习笔记能让学习事半功倍。南宋诗人朱熹说,"读书有三到,谓心到,眼到,口到"。但在当今的课堂教学中,还要加上"手到"。"心到"是指学生认真听讲,要跟上教师的思路;"眼到"是指学生要时刻关注教师的语言、肢体行为和教学内容以及教材上的内容;"口到"是指学生在课堂上要及时与教师互动,主动回答教师的问题;"手到"即学生要做好课堂笔记以利于课后的复习。

(二) 医学生学习内在规律

教育目标、学习研究方法论的变革以及网络的广泛应用,使学习理论发生了本质的变化。研究表明,学生学习是有其内在规律的。

1. 以学生为中心的教学理念 传统的"以教师为中心"的教学中,过于强调教师的主导地位,师生缺乏互动,忽略了学生的感受,不利于学生的身心健康发展。因此,教学理念必须从传统的"以教师为中心"向"以学生为中心"转变。以"学生为中心"的教学理念要求教师从知识传授者转变为学生学习的指导者、帮助者和促进者,把学生从知识传授的对象转变为学习的主体。这就要求教师在教学过程中要注意采用多种教学方法,应用多种教学艺术,充分发挥学生的积极性和主动性。在教学理念转变的过程中,关键是调整并处理好师生关系。尤其是在相对于其他专业学习压力更大的医学教育中,教师更要理解学生、尊重学生、服务学生、启迪学生和激励学生,这样才能够有利于医学生的主动探索和发现,有利于培养具有主动学习能力的创新型医学人才。

2. 以知识为中心环境的课堂设计 当教师的教学理念向"以学生为中心"转变后,就要考虑构建以知识为中心的课堂环境,来指导和帮助学生学习。在医学"三基三严"的要求下,教师要根据执业医师资格考试的要求和教材来编写课程的教学大纲,根据教学大纲确定教学内容,根据教学内容开展课程设计,创建一个以知识为中心的课堂。教师必须在教学大纲的指导下,帮助学生掌握教学的重点和难点,掌握医学的基本理论、基本知识和基本操作,引导学生有效掌握所学知识,从而达到预定的教学目标。

3. 形成性评价　教学评价的目的是让学生能够看见自己的学习过程,让教师能够评价学生的学习质量和学习效果。很多医学院校正在实施有过程性评价和终结性评价的改革,但对形成性评价却开展不多,有些甚至混淆了形成性评价和过程性评价的概念,把两者混为一谈。形成性评价是指在教学过程中了解学生的学习情况,及时发现教学中的问题而进行的评价,常采用非正式考试或单元测验的形式来进行。教师可采取学生自评、学生互评和教师评价等方式对课程开展形成性评价,让学生随时掌握自己的学习水平和学习进展,以便学生适时调整学习计划和学习方法;让教师及时掌握学生自主学习的效果,判断教学目标的达成度,及时调整课程教学计划和改进教学方法,以取得更好的教学效果。形成性评价是课堂教学中不可或缺的,形成性评价的反馈对学生学习来说也是必需的,但目前在医学教育的传统课堂上的形成性评价反馈并不常见。

（宗晓琴　陈　戈）

第二节　临　床　教　师

　　临床教师是履行临床教学职责的专业人员,承担教书育人、提高医学生素质、培养中国新时代医学教育事业建设者和接班人的使命。教师是学校的主体,临床教师工作是直接教育医学生的特殊职业,其一言一行对医学生的成长影响极大。如何培育优秀医学人才,满足日益增长的医疗需求。面对中国临床教育的新挑战,临床教师要加强教育相关理论学习、提高临床教师职业素养、强调临床教师胜任力、提升临床教师教学能力来实现多方位深层次的临床教师发展,进而保障临床医学教育质量,建立中国临床医生人才队伍储备库,实现中国临床医学教育可持续发展。

一、教师的职业素养

　　教师是一种社会角色,也是这一角色的承担者。教师职业是一种专门职业,教师是专业人员;教师是教育者,教师职业是促进个体社会化的职业。教师是学校的主体,教师的素质决定着学校教学、科研水平和人才培养的质量。

(一)教师职业素养的概念

　　教师职业素养是指教师在从事教育劳动过程中形成的职业观念、职业行为、职业技能、职业道德的集中表现,是教师职业内在的规范和要求,是决定教学效果的、对学生身心发展有直接或潜在影响的品质的总和,也是调节教师与他人、集体及社会相互关系的行为准则。教师职业素养是一个多方面多层次的结构概念,是在从事教师职业中需表现出的综合品质。

(二)教师职业素养的结构

　　教师职业素养一般划分为教师知识素养、职业道德素养、教师能力素养和职业心理素养4个维度。

　　1. 教师知识素养　教师的主要任务是向学生传授科学文化知识,促进学生个性全面发展。因此,具备比较渊博合理的知识是教师做好本职工作的一个重要条件。

　　(1)教育思想素养:良好的教育思想素养,是教师职业素养的核心内容。

　　(2)政治理论素养:是政治素养的重要组成部分。政治素养是指政治主体在政治社会化的过程中所获得的对他的政治心理和政治行为发生长期稳定的内在作用的基本品质。政治素养包括政治理论知识、政治心理、政治价值观、政治信仰、政治能力等。

（3）精深的学科专业知识（本体知识）：是作为一个教师的必要条件。学高为师，良师必是学者。教师要有充分的、不断更新的知识储备，要有规范且不失独特的教学方法。既要完成国家对教学的要求，又把自己的个性融入其中，使教学自然流畅。

（4）宽厚广博的科学文化知识：应具备渊博的知识和多方面的才能，对所教知识系统把握、运用自如。教师要学无止境，要终身学习进步，这样才能给学生永不枯竭的新知识，赋予学生更快接受新知识、跟上时代脉搏的能力与潜能。

（5）必备的教育科学知识（条件性知识）：应掌握教育学、心理学的基本知识，并以此指导教育教学工作。

2. 职业道德素养　教师的职业道德素养是教师在从事教育工作中应遵循的、具有教师职业特征的道德规范和行为准则。它是教师道德结构中的主体部分，在调节教师全部道德品质中起重要作用。

（1）对待事业：热爱教育事业，爱岗敬业。富有职业理想、奉献精神和人文精神，具有长远而高尚的事业追求，忠诚于对人民的教育事业。

（2）对待学生：要关爱、尊重每一名学生。诲人不倦，因材施教，严寓于爱，爱寓于严。把热爱教育和热爱学生结合起来，努力成为一名完美的教师。

（3）对待集体：热爱集体，关心集体。做好本职工作，自觉地为集体尽义务、做贡献、争荣誉，积极融入集体，具有团结协作的精神。

（4）对待自己：为人师表，以身作则，言行一致，严于律己。

3. 教师能力素养　一定的能力素养是进行和完成某种工作所需具备的，教师的能力素养是进行教育活动，完成教育活动的重要保证。

（1）语言表达能力：是指在口头语言及书面语言的过程中运用字、词、句、段的能力。教师可以流利地使用普通话授课，可以准确地完成进行教育教学活动时所必需的语言表达。要求用词准确，语意明白，合乎规范，客观概念表述清晰连贯。

（2）教育教学能力：完成教学活动需要讲究教学方法。教师不仅要能让知识吸收进来，更要让知识传播出去。教法是联系教师知识和学生头脑的桥梁，让学生学会是教师必须做到的事情，要调动学生的积极性，使其成为学习的主体。

（3）教育研究能力：指教师运用一定的观点方法，探索教育规律和解决问题的能力。

（4）组织管理能力：指教师按照既定教学目标任务和决策要求进行统筹安排，将各种资源有效地组合起来，协调一致地保证领导决策顺利实行的能力。在教育实践中，能形成自我风格，用新的风格和吸引力来扩大影响。

（5）自我调控和自我反思能力：指个体改变自己的心理状态以适应环境要求的能力被视为一种有元能力，可激发、维持、调整和评价其他能力的发挥和应用，具有较高的教育机制。不仅能调节自己的认知结构以完成复杂的成就任务，且能调节自己的情绪和心境以保持积极的心理状态。

4. 职业心理素养　教师劳动是一种充满高度创造性的繁重的脑力劳动，又是一种兼有一定强度的体力劳动，所以教师必须保证良好的身心素质。健康的身心素质是教师职业素养建立的基础，可以使教师在工作和生活中保持高昂振奋的精神和轻松愉快的心境，提高工作效率，保证教育质量。

（1）高尚的师德：是教师素质的灵魂。教师的职业道德是教师和一切教育工作者在从事教育活动中必须遵守的道德规范和行为准则，以及与之相适应的道德观念情操和品质；教师的职业道德不是一般的职业道德。教师劳动的示范性与创造性等特点，决定了师德不同于一般道德的特殊性。

（2）愉悦的情感：应在教学过程中时刻调整自己的心理，维护和提高心理健康，从而保持自身良好的心理健康状态去影响学生。

（3）良好的人际关系：良好的师生关系可以提升教学质量，良好的社会人际关系可以为学生做出榜样。临床教师的特殊性使得良好的医患关系也在教育教学活动中得以体现，对学生的未来职业生涯产生深远影响。

（4）健康的人格：教师的心理状况不仅会影响到教育工作的成效，而且会影响到学生的心理成长。教师的心理健康水平高会使其在智力、情感、意志等方面机能都得到正常的发挥，从而有助于提高工作效率。

（三）提高临床教师职业素养的必要性

临床教师与医学生一起"在工作中"学习，并在履行专业职责的同时支持学习。为了使临床教育者具备角色意识和一般教学技能，建议将当代教育理论与临床实践策略相结合，组织教师参加基本的教师培训，提升临床教师职业素养。

1. 提升临床教师职业素养是临床医学教育的需要　临床医学教育正面临着改革创新的紧要关头，面对不断扩大的教育范围和层次众多的教育结构，教师只有不断开阔视野，增强素质，才能满足不同学生的创新创业个性化需求。

2. 提升临床教师职业素养是优化临床医学教育体系的需要　目前临床医学教育体系上的不完善制约了临床医学教育与基础教育之间的渗透融合，也限制了临床医学教育发展质量的进一步提升。教师作为整个临床医学教育发展链条中的关键一环，其自身素质的提升对整个体系的优化与均衡发展具有不可替代的作用。

3. 提升临床教师职业素养是医学院校寻求高质、高效发展的需要　在医学高等教育发展过程中，院校如何凭借自身的办学优势和鲜明特色取得显著优势，提升教师的自身素质成为关键举措。这不仅可以针对现有专业对高等教育进行改良，促进其高质量发展，而且因地制宜地对现有基础机构进行调整，从而实现临床医学教育和基础教育双赢。

二、临床教师胜任力

（一）教师胜任力的定义

目前国内外学术界还没有关于教师胜任力统一的标准定义。有以下 3 种具有代表性的观点。

1. 教师胜任力（teaching competencies）指教师的人格特征、知识和在不同教学背景下所需要的教学技巧及教学态度的综合。

2. 教师胜任力（teacher competency）指教师个体所具备的、与实施成功教学有关的一种专业知识、专业技能和专业价值观。它隶属于教师的个体特征，是教师从事成功教学的必要条件和教师教育机构的主要培养目标。

3. 教师胜任力是教师知道的（知识）、能做的（技能）、信仰的（价值观）具体内容，它直接影响教师的教学成绩，但它并不指这些因素的作用效果。

国内外学者一致认为教师胜任力的定义应该包括与实施成功教学有关的专业知识和专业技能，但在胜任力其他特征上则存在争议：国外学者认为教师的人格特征能够表现胜任力；国内学者则认为教师的专业价值观，即个人品德、职业道德能够表现胜任力。

（二）教师胜任力的评价

教师胜任力评价是指教师教育机构对在职教师或拟进行教师胜任教学实践进行专业知识、专业技能、专业态度或价值观的评估或测评，以判断其是否有资格和能力从事教育教学工作。教师胜任力评价是教师胜任力研究的具体应用。

1. 专业知识的评价　教师专业知识的储备是从事教学工作的前提条件，专业知识水平的高低直接影响着教学质量。对教师专业知识水平进行评价是教师胜任力评价的主要内容。可以通过查看教师的基础资料和对教师专业知识进行笔试、面试或情境再现等方式进行测试。

2. 专业技能或能力的评价　专业技能是运用专业知识解决专业问题的能力,是教师胜任力的基础。其被分为前教学技能和相互作用技能。前教学技能指没有学生的参与,教师在备课、评价或其他教学活动中运用的技能,需要教师独立思考,较少受时间的限制。目前国外采用"包内"测试形式。相互作用技能指教师在与学生相互作用过程中运用的技能,它需要教师做出迅速的、直觉的反应,对于它的测评主要包括知觉技能测评、决策技能测评和实施技能测评。科学、民主的多维度测评是保证此项测评科学性、准确性的关键。

3. 专业态度或价值观的评价　专业态度或价值观是教师胜任力更深层次、更核心的因素,专业态度或价值观的测评是教师胜任力评价的难点。传统方法是问卷调查,但其有效性和可靠性因被调查者可能违背内心意愿而存在局限性。观察和记录教师在情境问题上的行为表现是评价教师价值观的新方法。在不同情境下的行为选择是一个人态度或价值观的表现,可以判断其态度或价值观,而且这种方法更好地体现了教师的价值与实践之间的关系。

(三) 对教师胜任力研究的思考与瞻望

教师胜任力是教师从事教育工作的基础条件,是提高教师教育水平的指南针,是学校招聘、绩效考核等人力资源管理工作开展的依据。对教师胜任力进行研究有利于促进教师个人和集体发展、深化教育教学改革,全面提高教学水平和人才培养质量。目前关于教师胜任力的研究多以构建模型为主,其目的是构建教师胜任力的内涵。国外学者普遍认为教师胜任力模型应该包括:高学历、业务全面和发展能力。我国学者关注胜任力模型的研究,主要从教师特质、素质、能力、人格和教师评价等角度对教师胜任力进行探讨。

典型的教师胜任力模型的构建方法主要有结合关键事件法和主题统觉测验的行为事件访谈法(BEI法);可以实现由定性到定量的转化,把复杂的问题系统化、层次化的层次分析法;使用灰色关联度来表现事物之间、因素之间关联程度和数量的灰色决策模型。其中BEI方法是目前得到公认且最有效的方法。

新的教学环境下教师胜任力的研究也应顺势而为,在全球化时代致力于实现教师胜任力作为制度化的语言发挥作用,这需要各国政府和国际组织积极主动地建立教师胜任力的特定构建框架,争取教师在重新界定其专业角色方面的自主合作,才能创造出一种制度化的话语来满足全球化需求。

1. 结合目前教育环境的变化和教育改革的发展趋势,关注信息化教学环境以及未来的智慧教学环境对临床教师的影响。借鉴国外发展的观念,充分认识到临床教师的角色和胜任力是随着环境变化而变化的。

2. 转变教学观念,关注学生的学习需求,从学生角度完善教师胜任力模型体系。强调以学生为本,培养学生对知识的主动探索、主动发现和对知识价值的主动领悟与应用。强调重视学生的认知主体地位,培养教师相应的教学能力。

3. 大数据时代背景下,海量数据和数据挖掘方法为胜任力的研究提供了新的视角和有力工具。利用数据挖掘方法自下而上地发现教师的教学行为模式、学习者的学习规律以及师生互动等情况,并挖掘出教学行为、学习行为与教学结果之间的联系,从而为胜任力要素的提取、建模及评价等提供基础。

4. 鉴于实践需要,特定教师群体胜任力的研究仍然是有必要的。因此,在临床医学教育教学活动过程中,要结合临床医学的教学特色,进行科学、准确的教师胜任力研究。

三、临床教师教学能力

(一) 临床教师教学能力的概念

教学能力是指临床教师通过创造一种学习环境,将知识、技能、态度、情感以一定方式转化为学生学习成果的能力。主要的行为特征包括：对教学有足够的准备，明确教学目标和学习重点，运用灵活多变的教学方法，创造自由的学习环境，有效提问、清晰明确解答学生的问题，准确熟练示范临床操作技术，热爱临床教学工作等。

(二) 影响临床教师教学能力的因素

1. 专业能力是指临床教师在临床实践中表现出的专业知识、临床技能、专业态度、情感及职业责任心。主要的行为特征有：具备丰富的专业基础知识，准确的临床决策和问题解决能力，熟练的临床操作技能，对待患者有爱心和耐心，具有职业责任感和严谨求实的态度等。

2. 人际关系是指临床实践和教学活动中，医患间、师生间所存在的互利性、治疗性沟通关系。有效的师生关系行为是一种照顾行为，师生之间是平等的、相互信任的，教师全面关心学生情况，倾听学生的意见和感受，尊重并接受学生的目前状态，提供及时的指导和帮助，愿意与学生在一起支持和鼓励。

3. 个性特征是指临床教师本人的态度、情绪、性格特点的综合，是支配个人行为最为本质和最为核心的因素。作为临床教师来说，要热情、乐观向上、积极进取、思维活跃，而且具有创造性、举止端庄、整洁大方、友善，具有包容心，并能很好地控制自己的情绪，对挫折和失败有高度的承受力。

四、临床教师发展

(一) 自我发展

1. 努力提升临床教师知识素养，树立终身学习的观念　临床教师不仅要有丰富渊博的知识，提升自己的人格魅力，还要在临床实践中表现出超强的专业知识、临床技能、专业态度、情感及职业责任心。教师要有充分的、不断更新的医学知识储备，要有规范且不失独特的教学方法，树立终身学习的观念。

2. 提升临床教师道德素养，加强内省　临床教师的职业道德素养在调节教师全部道德品质中起重要作用。应以师德规范为准则，以品德高尚的人为榜样，时刻反省以期少犯错误或不犯错误。努力加强自我修养，强化自己的道德意识，磨炼自己的道德意志。在实践中把道德意志转化为道德行为，做一名品德高尚的教师。

3. 提升临床教师职业心理素养，调控自我　健康的身心素质是教师职业素养建立的基础，可以使教师在工作和生活中保持高昂振奋的精神和轻松愉快的心境，提高工作效率，保证教育质量。高尚的师德、愉悦的情感、良好的人际关系、健康的人格都有助于临床教师的压力转化和自我调控，让其对临床教学工作充满热情。

4. 追求高尚的职业理想，升华职业情感　临床教师从工作中获得快乐和幸福感，积极地跟自身职业保持高度契合。不停地充实自我，成为这份高尚职业的歌唱者和拥护者。

5. 临床教师能力全面提升，成榜样之师　临床教师须具备丰富的专业基础知识，准确的临床决策和问题解决能力，熟练的临床操作技能，对待患者有爱心和耐心，具有职业责任感和严谨求实的态度等。教师只有在学生的心中树立典范，才能将自己的思想渗透、感染学生，把知识顺利地传授给学生。既要完成国家对教学的要求，又把自己的个性融入其中，使教学自然流畅。

(二) 专业发展

1. 促进高等医学院校临床教师学术专业化的发展　专业能力是指临床教师在临床实践中表现出的专业知识、临床技能、专业态度、情感及职业责任心。主要的行为特征有：具备丰富的专业基础知识，准确的临床决策和问题解决能力，熟练的临床操作技能，对待患者有爱心和耐心，具有职业责任感和严谨求实的态度等。临床教师应既是教技一流的师者,也是学术高超的医者、一个学科的专业研究者。掌握医学发展的前沿技术和手段,推陈出新,使教师的教学视野更加开阔。临床教师专业能力的提升可以加强学术交流,促进高校医学教师学术专业化的发展。

2. 构建新型院系合作管理模式,促进高等医学院校专业化发展 教师专业能力的提升能充分促进院系构建教育合作平台,完善医教研一体化管理机制,构建新型的院系合作教学管理模式,搭建新型"双职业型"医学教师成长平台,促进高等医学院校专业化发展。

3. 推进教学改革项目的申报、转化科研及教学成果,促进教学过程专业化 实现教学过程专业化发展和促进医学院校积极推进教学改革项目的申报工作,制定教学改革项目申报计划,结合上级教学改革课题积极培育校内教学改革项目,并给予资助。同时,促进教师科研成果在课堂上的转化,提高临床教师对教学活动的参与度,进而使临床教师的基础医学教育更靠近医学前沿,实现科研反哺教学。

(三) 教学发展

1. 与时俱进,及时更新教育理念及教学模式 临床医学教育需要紧跟改革趋势,不断学习新理念。结合实际情况,去其糟粕取其精华,不断地完善自身教育理念和教学模式,提高自身教育水平。构建以医学生"岗位胜任能力"为导向的实践能力培养模式,构建以医学生综合能力提升为核心的"PRICE"教学模式。不断完善以问题为基础的教学(project based learning,PBL)、以探究为基础的科研训练(research based learning,RBL)、以培养目标为导向的前后期多学科整合课程(integrative course)、以临床实践能力提升为目的的临床案例教学(case based learning,CBL)、以形成性评价为主体与多样化考核和以价值观为导向相结合的综合评价(evaluation)。

2. 提升临床教师教学能力

(1)通过外部引进及内部培养提升临床教师教学能力:医学院校和附属医院及教学医院应建立良好的合作机制,扩大人才队伍数量的建设。建立人才引进机制,扩大从国内外引进优秀人才到附属医院或教学医院工作来充实临床师资队伍;对一些非直属的附属医院及教学医院,应采取内部培养的方式来扩充临床师资队伍。

(2)建立完善的临床师资培训体系提升临床教师教学能力:建立包括岗前培训和在岗培训在内的师资培训体系。岗前培训针对新引进到医院兼任临床教学的教师以及附属医院和教学医院中新选拔的将要从事临床教学的医生;在岗培训主要针对已经在附属医院和教学医院中从事临床教学工作的教师。调动广大临床教师参与教学的积极性,实现教学相长。

(3)定期召开临床教学会议以交流临床教学工作经验:医学院校要定期组织所有附属医院及教学医院定期召开临床教学工作会议。汇报各自在临床教学工作中取得的成绩及工作经验,使附属医院及教学医院提高临床教学意识;共同研究解决临床教学中存在的问题,调动附属医院及教学医院的教学积极性,进一步统一规范临床教学工作;聘请国内外知名医学教育专家主讲前沿的临床教育理论、经验和方法,提升教育教学水平。

(4)加强制度建设为临床教师培养提供制度保障:高等医学院校应根据本校临床教师队伍实际状况,协同附属医院及教学医院制定一系列有关临床教师队伍培养相关的制度文件,与附属医院及教学医院一起认真执行,保证临床教师培养的规范化、制度化。

(5)健全临床师资管理机构为临床教师培养提供组织保障:为切实抓好临床师资培养工作,医学院校与附属医院及教学医院要统一思想,提高认识,建立健全临床师资管理机构。医院科教科增设人员专门负责临床教师培养工作,建立各学科教研室,并配备教研室主任及教学秘书,从而在医院内部形成由主管科技教育的副院长、科教科、教研室组成的三级临床师资管理机构,为临床教师培养提供组织保障。

3. 医教研协调发展 我国高等医学教育扩招后造成教育资源相对不足,医学院校的直属附属医院难以承担全部的全程临床教学工作,发展到由直属和非直属附属医院的临床医生共同承担临床本科教学任务。加快高等医学教育改革发展,深化医教研协同育人机制,优化各层次医疗人才培养结构,关注关乎人民性命安康的临床医学教育质量迫在眉睫。打造医教研一体化体系,科研与教学以医疗需求为基础,科研提升医院医疗水平,教学为医院发展输送人才。高等医学院校深化医教研发展有助于拓宽医学院校职能,增强社会服务能力;改进人才培养模式,适应社会需求;优化科学研究结构,促进学科建设;产生经济效益,改善办学条件。

(1)医疗作为核心:打造人才梯队,完善学科布局,提升医疗水平。人才是医院及医学院发展的核心原动力。加快人才梯队建立步伐,既要稳固单位原有的人才基础,也要广揽人才,提升学科独立运行能力。注重多点执业平台,引入医生团队,丰富学科建设维度。提升医院接诊疑难重症病例的能力,敢于挑战医疗高峰。

(2)教学夯实基础:为医疗与科研提供人才培训支撑,更新医院人才库知识水平,离不开教学体系。注重教学在医院战略规划中的位置,注重教学平台建设,完善平台建设与教学体系建设,深化合作结构的改革与创新。建立人才培养计划,建立基层医疗卫生技能培训。提高医生带教能力,接受医学生到院开展社会实践活动。建立社会实践培训体系和临床教学医院培养体系,注重理论知识与实践能力相结合。

(3)科研提升高度:承担着诊治疑难重症重任的医院,通过科研反哺临床,积极参与科研项目。注重科研的反思过程,注重科研成果转化率。专门组建科研转移转化团队,负责制定专利及成果转化相关政策,开展管理、培训与服务。搭建科研成果管理信息化平台,加强与科研信息平台的合作。依托医院建立政产学研合作机制,深化与企业、科研院的合作,促进科研成果转化。

(4)医疗、教学和科研之间的关系:在教学医院,医疗、教学与科研之间的关系是相辅相成,相互促进,密切结合的。教学医院作为医院的主要职能是向社会提供优质的医疗服务,教学和科研工作都是以医疗需求为核心开展的。提高医疗服务质量,既是做好教学和科研工作的基础,也是教学及科研工作的最终归宿。医学教育的职能是为医疗服务和医学研究提供人才保证。医学教学工作的根本目的是要培养医德高尚、业务过硬、勤奋好学的高素质医学人才。科研是医疗和教学的推进器。医学发展日新月异,医疗水平不断提高,这都得益于最新科研成果的临床应用。科研工作对教学也起着重要的推动作用,通过教学使学生真正掌握最新的医疗知识。

4. 建立完善的临床教学激励机制 建立激励机制是调动临床教师教学积极性的有效手段。完善的激励机制应包括薪酬激励、声誉激励和考评激励等形式,规范临床教学工作,调动临床教师参与临床教学的积极性。

(1)薪酬激励机制是指要把临床教师承担教学工作的业绩和成果作为津贴分配的必要条件:如改善教师薪金制度、建立课堂教学主讲教师竞聘机制、主讲教师实行优教优酬。保证教学的中心地位,引导教师将更多精力投入教学,重视教学工作。

(2)声誉激励机制作为一种隐性的激励机制能够产生巨大的激励效果,有时甚至可以对物质激励起替代作用:如开展临床教学名师评选激励制度、实行荣誉激励机制教学评选激励制度、设立教学管理成效奖。鼓励教职员工教学的积极性,树立典型,充分调动教学管理部门工作的积极性,有效促进教师教学的积极性和学生学习的积极性。

(3)考评激励机制将临床教学工作水平考评结果与聘任教师专业技术职务挂钩,规范临床教学工作,激励临床教师参与教学的积极性,如建立师资培养制度及主讲教师培训优先制度、导师招生激励制度、实施教学绩效评价机制。对导师工作完成情况和研究生培养质量进行全面评估和考核。客观衡量教研室临床科室教学工作完成的质和量。全面衡量和激励教研室和临床科室及教师本人教学业绩和教学积极性。

(四)组织发展

临床教师组织发展基于我国当前的高校办学环境,以临床教师发展中心建设为核心,建立健全组织建设。各医学院校在临床教师教学发展中心的建设、运营过程中,首先要明确其功能定位,合理参考借鉴国内外先进应用型本科教师发展中心的建设经验,致力于解决临床教师培养机制及评价机制中存在的问题,寻求创新性的临床教师发展模式。临床教师发展中心应以为全国高等医学学府医学教育的规划建设发展提供服务为宗旨,以促进教师专业发展为核心。该中心应与所有高等教育提供者保持合作关系,以合作理念为基础协调高等医学院校所有的教与学活动,其正常运行是实践临床教师发展政策的有力保障。

1. 临床教师发展中心的职能

(1)提升临床教师教学水平,创新临床教师培养机制,改革临床教师评价机制及激励机制,为临床教师培养提供有力后盾。

(2)开展高校临床教师教育规划、阶段性临床教育规划和专业发展规划的研究和监测。开展临床教育规模、布局、结构等重大政策研究。

(3)开展临床教育统计分析、决策支持和临床医学院校综合信息、综合评价服务。参与临床教育现代化监测评价和决策服务信息系统建设。

(4)开展临床医学院校建设规划和项目投资、建设服务,承担临床教师再教育的基本建设与专业化服务。推动临床医学院校建设发展标准和规范的研究和宣传推广。

(5)开展临床教育行业研究、监测和服务,推动临床教育发展形态和临床医学院校发展模式创新性研究和实验。

(6)开展临床医学领域临床教师的专业培训和国际交流合作。

2. 建设临床教师发展中心的有效措施

(1)完善临床教师发展中心的建设机制:提升临床教师发展中心的自主权,使之能独立行使职权进行资源整合利用。扩展经费渠道也是教师发展中心功能有效发挥的重要因素,目前临床教师发展中心的经费主要是医学院校内预算支出,资金有限,用途有限,要与政府、行业、企业加大合作力度,进一步获取资金支持。

(2)健全临床教师发展中心的机构设置统筹优化机构设置和职能配置:要完善人员配备,建立一支专业过硬、能力互补、目标明确的管理团队。专业型人才与管理型人才形成互补,共同推进中心工作的开展。要建立激励机制,提高中心人员的社会地位和薪酬福利,建立职称工资与业绩工资相结合的薪资机制,让中心人员既有归属感,又有荣誉感,还有紧迫感。

(3)加强临床教师发展中心的外部交流合作:加强同外部的合作与交流是各高校临床教师发展中心增强实力、拓宽覆盖面的重要途径。中心的工作除面向校内邀请外部讲师授课和送教师外出培训外,还要加强与政府、行业、企业的交流合作。要对内外部资源进行整合,不但要把外部优秀的资源引进来,更要把内部优秀的师资输送出去,同时中心还应积极促成临床教师研究成果在临床上的转化、应用,真正做到医教研的一体化发展。

(4)建立临床教师发展中心的组织文化:组织文化具有导向功能。建立平等互助的组织文化,弱化头衔、职称。建立乐于分享的组织文化,定期举办交流活动,来分享学术成果、教学心得、生活经验和培训信息等。建立懂得感恩的组织文化,对学校、授课教师、工作人员心存感恩。

(郭艺红)

第三节　临床教师与学生关系

临床教师与学生是临床教学中的两大主体,两个主体间的关系决定着临床教学是否能够顺利进行,建立良好的师生关系是保证临床教学质量的关键之一。我们掌握如何建立良好的师生关系才是提高教学效果的基础。

一、师生关系概述

师生关系是指教师与学生在教育教学过程中结成的相互关系,包括彼此所处的地位、作用和相互对待的态度。这是一种特殊的社会关系和人际关系,是教师和学生为实现教育目标,以各自独特的身份和地位通过教与学的直接交流活动而形成的多性质、多层次的关系体系。良好的师生关系不仅是顺利完成教学任务的必要手段,而且是师生的教育教学活动中的价值、生命意义的具体体现。师生关系作为一种社会关系和人际关系具有一定的阶级性,师生关系也由农业社会教育中的不平等关系,从上下级关系,权威与服从关系转变为工业社会教育中民主关系再到现在信息社会教育中的教学合作者关系,相互关系由绝对的教师中心转变为教师指导和帮助下学生自治再到目前的师生合作的平等关系。这种民主的平等师生关系是政治层面的民主向人们生活层面民主扩展的表现,人与人的关系更多的建立在更丰富个性基础上的民主与平等的关系。

(一) 师生关系在教育中的重要性

师生关系在教育中具有重要的作用。苏联著名教育实践家和教育理论家苏霍姆林斯基说过师生之间是一种相互有好感、互相尊重的和谐关系,这将有利于教学任务的完成。著名教育家叶圣陶认为,师生之间应该确立朋友一样的和谐关系,他说:"无论是聪明的、愚蠢的、干净的、肮脏的,我们都应该称他们为小朋友。我要做学生的朋友,我要学生做我的朋友。"顾明远老先生认为:好的师生关系是最大的教育力量。良好的师生关系是教育教学顺利进行的重要保证。师生关系是影响学生学校适应性的重要因素。师生关系与学生的学业成绩显著相关,教师与学生建立一种友谊关系对于提高学生学习兴趣和完整人格的形成有着重要的意义。学生更乐于接受具有良好关系教师的建议与指导,这种教师会使学生感到安全感,激发学生的积极思维。良好的师生关系更容易激发教师的教学热情与责任感,激励教师更加投入教学工作。如果师生关系不和谐甚至紧张那么将会严重的影响教育教学工作的顺利进行,学生没有兴趣进行学习,学习自主性下降,教师也会失去教学的热情,从而影响到教育教学的质量。如果一个学生可以亲其师,乐于与教师进行交流沟通,他必然信其道,这种关系的建立抬高了教师在学生心目中的地位。孔子就曾经总结:亲其师,信其道;尊其师,奉其教;敬其师,效其行。当学生接受教师、尊重教师、爱戴教师时教育就前进一大步更接近教学的目的。师生关系是衡量学校教育的教学质量的重要指标。教育教学活动更多的是一种精神活动的方式,在这种活动中师生关系将是一种具体的表现形式。师生进行生命与生命的互动与对话,是教师生命主体与学生生命主体互动共存、共同发展的过程。我们甚至可以从一个社会的师生关系中发现和认识到教育体制本身和社会文化的基因。师生关系已被纳入学校教育质量和教师教学水平的考核指标当中,师生关系是衡量一所学校教育生态是否优良的重要指标,也正在成为重要的教育成败的指标。师生关系是一门重要的课程,这是一门隐性课程虽然没有学分,没有考核但是对学生影响深远。师生关系属于文化-心理类的隐性课程范畴,是在学习过程中一种最重要、最基本也是最活跃的人际关系。1968年,杰克逊在《课堂中的生活》一书中首次提出。他认为学生从学校中不仅学到了专业知识,而且获得了态度、价值和其心理的成长。这些东西并非仅仅是从学术课程中获得的,而是一些与学术无关的知识或者常识,通过模仿潜在地、不直接地传递给学生,这种"非正式的文化传递"称为隐性课程。隐性课程是非学术性的学习结果,它对学生的影响主要是无意的、隐含的和非预期的。隐性课程包括学校文化方面的教育、学习和生活环境的建设、良好的人际关系的建立等。师生关系体现院校教育的学校校园文化。师生关系作为学校教育中最基础、最根本的人际关系,是一所学校的精神风貌、校风、教风、学风的直观反映,它反映的是学校办学的价值观、校园内人际关系状况、学校的管理状况,一定程度上能够反映学校的教育功能的实然表现是否反映或者接近教育的应然表现。学校教育是一种制度化的生活,师生在学校教育过程中必须要遵循一定的规则压制自己个性化的一些东西,但是学校教育只是师生进入学校生活中的一部分,他们不可能完全改变个人习惯与生活习性。教师传递给学生的信息也一定是自己筛选、内化、整理后的内容,这里会体现教师个人的三观,这种信息的传递必将保留个人的特征、人生态度、行为习惯,这些将潜移默化地影响学生三观的建立。学生在学校里虽然遵守学校的规章制度,但是多年形成的一些性格特征、生活习惯、价值观念、行为习惯会有所保留并不会完全改变,这种个人特征会通过学校教育生活反作用于校园、课堂影响其他师生。

(二)师生关系的类型

师生关系是哲学、心理学、社会学、教育学多种学科都在研究的问题。师生关系从不同的研究角度可以分为多种关系类型。从哲学认知论角度看,师生关系是主体与客体的关系;从心理学角度看,师生关系是认知、情感、个性相互作用的关系;社会学看来师生关系是角色关系、互动关系;教育学看来师生关系是教育与被教育关系。不同的学科从不同的维度对师生关系进行了分类。心理学以心理学相对成熟的依恋理论为基础,从亲密到冲突程度不同的将师生关系分为亲密的师生关系、依赖的师生关系和冲突愤怒的师生关系;社会学提出了教师中心、学生中心、知识中心三种课堂行为相对应的三类师生关系;教育学主要以控制服从的维度根据师生行为的属性对师生关系进行了区分,师生关系划分为三种类型:控制服从型,控制反控制型和相互磋商型;以复合维度来看,师生关系是我-他式认知授受关系、我-你式相对助长关系和我们式伙伴相长关系。

目前在教育教学实践中,师生关系表现为放任型的师生关系、专制型的师生关系、民主型的师生关系这三种模式。

放任型的师生关系中的教师只管教书,完成课程表上的教学规定的教学学时,对学生不管不顾,学生处于放任自流,自由生长的状态。教师工作无序、随意、放纵学生不加管束。在教学中,教师采取放任的作风,不负任何实际责任,给予学生充分的自由,要他们学习自己所高兴的东西。教师不控制学生的行为,也不指示学习的方法,一切活动由学生自己进行。教师并没尽到自己的教书育人职责,不利于学生的今后长期发展,容易培养学生以自我为中心、我行我素的散漫行为方式。

专制型的师生关系中教师作为专制者,管理学生的一切事物,学生完全处于被动接受的地位,这一类型的师生关系模式以命令、权威、疏远为其心态和行为特征。教师在教学过程内采取专制的作风,并担负全部的责任,计划学习活动,安排学习的情境,指导学习的方法,控制学生的行为,老师对学生严加监视。教师的行为是控制、监督、惩罚,学生的表现是屈服、推卸责任、易怒、不合作。专制型师生关系不仅压抑了学生的主动性和积极性,而且容易培养无责任担当、两面三刀的人。

民主型的师生关系中教师以开放、平等、互助为其主要心态和行为特征。教师在教室内以民主的方式教学,重视集体的作用,与学生共同计划,共同讨论,帮助学生设立目标,指引学生对照着目标进行学习。教师既尊重学生,又严格要求学生,在发挥学生主体的同时保证了教师的主导地位,教师能够合理引导学生;教师与学生的关系是平等的、相互促进的、是一种比较理想的师生关系模式。民主型的师生关系容易培养出自主、自立、自强、自律的人。高尔基说:"谁爱孩子,孩子就爱谁。只有爱孩子的人,他才可以教育孩子。"教育不是简单的知识传授,而是心与心的交流。教师只有具备仁爱之心,以情感人、育人、化人,才能走进学生心里。教师有爱心是民主师生存在的根本基石。

(三)良好的师生关系如何建立

教师要反思自己的教学行为,在教学中是否做到了公正、民主、平等。课后应该反思、改进,检查自己在教学中有没有压制学生的学习欲望,有没有因为训斥使学生的人格受到伤害,平时应通过各种途径和学生扩大接触,增进了解,通过关心和爱护学生加深师生友谊,只有这样,教师才能在日常的教学中得心应手,教师的一切教学手段都是为了激发学生的学习兴趣,学生要将兴趣转化为学习动力,才能真正达到"亲其师而信其道"的效果。教师要学会控制自己的情绪。教师在实际教学中难免会出现情绪失控的时候,所以要学会克制,学会宽容,学会换位思考。学生固然会有调皮的时候,但是学生本性是善良的、单纯的、纯洁的。和他们面对面的交流,了解其心声,发现长处,表扬优点,以鼓励其进取,批评教育是以纠错为根本目的,尽量不要出现过激行为,以免伤害学生自尊心,从而导致学生厌学心理。教师在教学进程中只有尊重所有学生,对每一个学生充满信心,让所有学生都能抬起头说话,才能获得所有学生的尊重,这样才是建立民主和谐的师生关系的方式,才能提高教学质量。教师要时刻牢记立德树人的教育目标,持续加强师德修养,不断提高业务水平。一个受学生尊重,有感召力的优秀教师肯定有良好的人格魅力。而人格魅力来源于师德与教学能力,一方面来源于对学生的理解、尊重,一方面来源于扎实的专业知识和高超的教学艺术。这就需要教师的教育思想更有内涵,自身道德修养高,教育手段更成熟,情绪稳定,喜怒有常,言行与身份协调,心理素质稳定,以饱满的激情投入工作,以健康心态教书育人,营造一种民主、宽松、和谐的学习氛围。同时需要教师有过硬的专业知识和对教学设计的自我理解,结合课程改革在平时教学工作中探寻形成自我特色,丰富自身的阅历知识,提高自己的业务水平,营造良好课堂气氛来建立平等和谐的师生关系。爱是建立平等、民主、和谐的师生关系的核心。陶行知说过爱是一种伟大的力量,没有爱就没有教育。这要求师爱要有更深的内涵,那就是对学生尊重、欣赏、爱护,以立德树人为根本,全面培养学生。由老师真挚的爱激发出老师对学生的真诚的感情,才能营造出一个和谐的空间,学生心理不受压抑,心情舒畅,感情得到充分释放,才能在自由、宽松、愉悦的环境中求学。

师生关系作为一种社会关系受到社会、学校、家庭、老师、学生、教学环境等多种因素影响的。良好的师生关系,不仅仅是教师对学生的爱,而是一个系统工程。良好的师生关系不是天然形成的,它是需要不断地构建和改善,这是一个师生关系建立、调整和优化的过程。师生关系总是建立在一定社会背景之中的。良好师生关系的师生主体间关系的优化,从其发生、发展的过程及其结果来看,具有三个基本特征。第一尊师爱生,相互配合。尊重老师的人格与尊严,理解老师的意愿与心情,虚心接受教师的指导,学生对老师的尊重是教师最大的需要和满足。爱生就是爱护学生,这是教师热爱教育事业的重要体现,也是培养学生热爱他人,视徒如己,反己以教,尊重和信任学生,严格要求学生并公正地对待学生。第二民主平等,和谐亲密。民主平等体现在教育过程中相互尊重人格和权利、相互开放、平等对话、相互理解、相互接纳。它要求教师能向学生学习、理解学生,发挥非权力性影响力,一视同仁所有学生,善于倾听不同意见,也要求学生正确表达自己的思想和行为,学会合作和共同学习。民主平等是师生在共同参与的过程中形成的。和谐亲密体现了师生的人际亲和力、心理融洽度。第三共享共创、教学相长。共享是师生共同体验情感交流,共创是相互启发提高学习质量。教学是学生的学习过程也是教师的自我成长过程。

二、临床教学中的师生关系

临床教学是医学人才培养的重要阶段,是医学生将所学的医学理论知识和临床实践相结合,提高临床实践操作技能,培养临床思维,达到医学人才培养的目标。临床教学过程包括医学生学习相关的临床课程、操作课程、见习课程等,完成理论学习、课间见习、临床实践、毕业实习等。医学是一门实践性很强的学科,其实践性更多地体现在临床实践教学过程中。传统实践教学关系模式中,教师向学生传授知识,学生只是被动地接受知识。从平衡的角度出发,构建良好的师生关系,要更加注重师生主动互动。教学要坚持学生是主体的原则,做到以学生为中心,引导学生多动脑、爱动脑、勤动手、想动手,激发学生学习的主动性。要认识到教师的主导原则,积极进行师生互动,师生共同思考,理论联系实际。临床教学中的师生关系总体来说是民主型的尊师爱生的教育关系,相互悦纳的师友关系,教学相长的伙伴关系,各司其职的合作关系。但是,改革开放以后,特别是市场经济建立以后,由于受"利益至上""效率优先""等价交换"等市场观念的冲击和社会转型的影响,师生关系也出现了庸俗、世俗、功利等几种类型的异化现象,但是这种是很少的,是需要不断纠正的。

(一)早期接触临床中的师生关系

因为当前教育模式与社会要求之间的有一定的矛盾,所以国内外教育界提出了早期接触临床的教学方式。作为一种特殊的临床前教育方法,早期接触临床是医学课程改革中一个经常被提到的话题,其实质是讨论如何将理论学习与临床实践有机地结合起来。早期接触临床就是在基础医学教学阶段,安排学生到医院的相关科室观摩,体验患者的痛苦和医生工作环境的特殊性,帮助学生尽早熟悉专业和职业特点。这个时期学生刚开始接触医学,对所有事物都十分陌生,对所有事物都充满好奇。早期接触临床能够培养学生对医学的兴趣,激发他们的求知欲,调动其学习的积极性,尽早明确职业定位。早期接触临床是常规教学之外的教学任务,它对医学生的学习和发展有利,但增加了教师的工作量,需要得到教师的理解和支持。每位带教教师都是学生学习的榜样,榜样的力量是无穷的。这个时候学生会出现一种现象,这就像刚生下来的哺乳动物学着认识并跟随着它们所见到的第一个移动的物体的印随行为。这种行为就是我们常说的学生是一张白纸,教师是美丽的画笔,他将在这张白纸上留下最美的图画。

(二)理论课中的师生关系

理论课是学生学习临床医学理论知识的主渠道,临床医学理论知识具有很强的系统性与实践性。理论课的学习能保证学生系统地掌握理论知识,充分地理解前人对临床实践进行的经验总结。课堂教学是教师和学生的双边活动,在教学过程中,教师是主导,学生是主体。教师作为教学活动的组织者,应采用民主型的主导方式,做到师生平等互敬互爱的合作关系,即在课堂的教学内容、要求、方法和步骤上,都要在充分考虑学生情况的基础上制定,并且在具体的操作过程中,要根据学生不断反馈的信息随时加以调整。理论课教师需要改变上课讲课下课走人的习惯,真诚地与学生沟通。沟通是最快的表达自己想法的方法,能够营造和谐课堂气氛,提高教学质量。在课堂上,一定要体现师生平等,允许学生提出不同观点,一旦学生提出质疑,教师都要小心求证,耐心解释。师生间可以互相指出对方的优点和不足,真诚民主的沟通利于加强师生感情,促进师生关系的和谐发展。要建立平等和谐的师生关系,就要教师设身处地体验学生的感受,以实际行动对待学生,真诚地与学生交往。

(三)见习或模拟教学中的师生关系

见习也叫临床见习,属于实践课的范畴。见习课一般开始于诊断学课程,在理论课结束后,学生分批轮换到医院观看带教教师进行同一内容的临床演示,包括体格检查、诊疗过程等临床实践。临床见习一直贯穿于整个临床理论课之间,是现代医学教育的重要环节,是理论联系实际的首次碰撞和尝试。通过理论课的学习,学生对疾病已经有了基本的了解,但是很肤浅,临床见习就是实现理论与实践结合的必经之路。因此,若注意培养学生正确的临床思维能力,并帮助他们用此方法来指导临床实践,不仅能提高他们的学习兴趣,还会使他们少走弯路,为进入毕业实习甚至为其今后主动探索医学奥秘打下良好的基础。可见,见习阶段起着承上启下的作用,是医学生临床思维的启蒙阶段,是培养医学生成为临床医生的必需手段,是培养合格的临床医师的一个非常重要的过程。这段时期的师生关系依然是以相互尊重,合作学习为主基调,由于大家离开了相对严格的课堂教学进入一种新的工作环境,双方的关系会更融洽,双方都有继续相处的欲望,更像是平等朋友之间的相处。这个时期教师仍然是学生知识获得的主要来源,也是学生今后工作实践的主要模仿对象。这个阶段的师生关系与理论课师生关系的主要区别是教师走下高高在上的讲台,他同时面对的学生数由几十上百减少到几个,他们完全站在一个平面,教师成为这个组织中的一员,师生间的距离逐渐缩小,关系更加密切。

(四)毕业实习中的师生关系

毕业实习是学生从医学生到临床医师的过渡阶段,是理论联系实际的实践性教学环节,是学生成长为医生的必经之路,是培养合格医生的重要一环。毕业实习将基本理论与诊疗实践紧密相连,其过程是应用基本理论指导临床实践,同时通过临床实践加深基本理论的理解,目的是促进理论与实践的牢固结合,促进医学生向医生的转化。这时候的学生有时会出现不能快速适应新环境,会有自卑感、落差感,不能将理论知识和实践技能相结合,还会有服务意识不强、吃苦耐劳精神不够、要求他人多、不能正确地平衡律己和律人的关系等问题。它与见习的最大差别在于学生要参与到临床疾病的诊疗过程中去,这时良好的师生关系是支持学习的有效途径,构建融洽的师生关系是当务之急。在这个学习过程中,学生要从老师身上学到专业知识之外的其他知识,包括职业道德、人文关怀、人际沟通、同事相处等,甚至还涉及性别歧视、种族歧视等社会学内容。这时的师生关系受多种因素影响,比如师生的性格、性别、年龄差距、兴趣爱好、轮转科室、生活条件、工作强度等。良好的师生关系有利于培养学生的学习兴趣和职业认同感,为学生更大程度的成长奠定基础。

(五) 导师制中的师生关系

英国是导师制的发源地,现在的导师制不再是一师一徒,已发展为一师多徒,多师多徒及导师组制。在导师制中师生关系也是多种多样的。在德国,导师与研究生是师徒关系;在美国,则表现为合作伙伴关系;在我国是一种师承关系,又是长辈与晚辈的关系。但无论是哪种形式,教书育人关系是师生关系的核心。师者,传道授业解惑也。学高为师,身正为范。导师培养学生主要由两个环节构成:一是立德树人。导师在专业学术领域具有较高的造诣,深受学生的爱戴和敬重,导师在学生心目中有着不可估量的巨大影响力,是学生学习和做人的榜样。学生在跟随导师学习期间联系紧密,接触频繁,师生关系包括师生伦理关系和师生情感关系。二是授业。学生在导师的指导下完成课程学习、论文选题、开题研究、论文撰写等工作。当前,学校教学活动中的师生关系出现了一些问题,许多学生称呼导师为"老板",将师生互爱合作变成上下级的雇佣。这种情况下学生权利得不到保护,特别是学生人身方面的权利和自由以及学生文化教育方面的权利受到了侵害,这是师生之间权利义务关系的紊乱。这从表面上看是教师事事关心,实质上是忽视学生的独立性,不让学生履行自己的义务。不论是侵犯学生权利还是包办代替,都不是恰当的师生关系。要想建设良好和谐的师生关系,首先要求教师承认学生是独立个体的人,其次要求教师尊重学生的人格。因此,要加强师德建设,纯化师生关系。导师与学生之间的关系比较特殊,是众多复杂人际关系中的一种平衡关系,过犹不及,一定要把握好这个度。导师与学生之间的关系是一种指导、传承、帮助、切磋、超越的关系。导师制的师生关系是一种教育关系,即一种具有道德纯洁性的特殊社会关系。教师应加强自身修养,提高抵御不良社会风气侵蚀的积极性和能力,同时也要更新管理观念,要坚持立德树人,以人为本的思想,从而为师生关系的纯化创造有利的教育环境。

(吴 江 张欣多)

第四章
临床教学管理

医疗卫生服务直接关系人民身体健康,医学生作为未来医疗卫生事业的核心力量,对其理论知识、技能操作、临床思维和人文素养的培育具有重要意义。临床教学管理是保障医学教育质量的重要环节和必要手段,临床教学管理直接影响着临床教学质量、医学人才培养水平。

伴随着医学人才培养模式的不断改革,现代临床教学管理的内涵持续更新,夯实高校附属医院医学人才培养主阵地,健全临床教学机构及其职能、明确临床教学管理职责、建立专业化管理运作的临床技能中心、优化临床教学基地建设、提升临床教学管理者综合素质、建立现代化临床教学质量保障体系,将人才培养质量纳入临床教学基地绩效考核的重要内容、稳定教学管理队伍、优化临床教学资源配置,是培养高素质临床医学人才的重要保障。在现代临床教学管理中须不断改革实践与探索创新,努力培养仁心仁术的医学人才。

第一节　临床教学机构与职能

2020 年,国务院办公厅发布《关于加快医学教育创新发展的指导意见》(国办发〔2020〕34 号),指出医学教育是卫生健康事业发展的重要基石,但培养质量亟待提高,其中改进措施之一是需要夯实高校附属医院医学人才培养主阵地。因此,加强教学基地建设,形成科学的教学组织结构体系、发挥各级部门的教学职能是提升临床教学质量的重要保障。

一、附属医院、教学医院和实习医院

为建设并管理好各种临床教学基地,教育部于 1992 年 11 月 15 日发布《普通高等医学教育临床教学基地管理暂行规定》,将临床教学基地分附属医院、教学医院和实习医院三种类型,并明确承担一定教学任务是各级各类医疗单位的职责和应尽的义务。近年来,高校附属医院建设和管理中出现的一些新的突出问题,2021 年教育部、国家卫生健康委和国家中医药管理局联合发布《关于开展高校附属医院专项治理整顿工作的通知》(教高〔2021〕26 号),进一步加强和规范高校附属医院等临床教学基地建设和管理,提升医学人才培养质量。

(一) 附属医院

1. 直属和非直属附属医院　附属医院可分为直属附属医院和非直属附属医院。直属附属是医院

主要负责人的任免权或党组织关系在高校的医院,对外名称即大学附属医院,学校和医院是上下级关系,须承担主要教学工作,一般直属附属医院,是医学院下面一个二级学院。非直属附属是高校与医院医教研协同关系,其原有领导体制及经费渠道不改变的医院,即名义附属,对外保留原有医院名称,可括号备注大学附属医院,学校和医院是伙伴关系,可承担部分教学工作。

2. 附属医院　附属医院是医学院的组成部分,与医学院有隶属关系,包括承担临床全程教学(理论教学、临床见习、毕业实习)的附属综合医院和承担临床部分教学的附属专科医院。按全国医院分级标准,本科院校的附属医院应达到三级甲等水平,专科学校的附属医院应达到二级甲等以上水平,而且对床位数、医师学历、高级职称占比、教学环境和教学建筑面积等有相应的要求。附属医院病床总数应不低于在校学生人数与病床数 1:0.5 的比例,附属医院的医疗卫生编制按病床数与职工 1:1.7 的比例配给。学校按教职工与学生 1:6~1:7 的比例配置附属医院教学编制,附属医院应保证对教学病种的需要,内、外、妇、儿各病房(区)应设 2~4 张教学病床,专门收治教学需要病种患者;在不影响危重患者住院治疗的前提下,尽可能调整病房中的病种,多收一些适合教学的患者住院治疗。

除纳入国家区域医疗中心建设试点的附属医院外,原则上不能跨省设立附属医院,原则上一家医院只能被认定为一所本科高校的附属医院。

(二) 教学医院

教学医院是指经卫生和教育行政部门备案的,与高等医学院校建立稳定教学协作关系的地方、部门、工矿、部队所属的综合医院或专科医院,承担高等医学院校的部分临床理论教学、临床见习、临床实习和毕业实习任务。按照全国医院分级标准,教学医院应达到三级医院水平,综合性教学医院应有500 张以上病床(中医院应有 300 张以上病床),内、外、妇、儿各科室设置齐全,并有能适应教学需要的医技科室。专科性教学医院应具备适应教学需要的床位、设备和相应的医技科室。医院有一支较强的兼职教师队伍,有满足教学需要的、医德医风良好、学术水平较高的学科带头人和一定数量的技术骨干,包括承担临床课理论教学任务的具有相当于讲师以上水平的人员,直接指导临床见习的总住院医师或主治医师以上人员,直接指导毕业实习的住院医师以上人员;具备必要的教室、阅鉴室、图书资料、食宿等教学和生活条件。

(三) 实习医院

实习医院是学生临床见习、临床实习、毕业实习和接受医药卫生国情教育的重要基地。实习医院是经学校与医院商定,与高等医学院校建立稳定教学协作关系的地方、部门、工矿、部队所属的医院,承担高等医学院校的部分学生临床见习、临床实习和毕业实习任务。实习医院由学校分别向学校主管部门和医院主管部门备案。综合性实习医院一般应内、外、妇、儿各科设置齐全,并有能适应各种实习需要的医技科室。专科性实习医院要具备满足学生实习所必需的床位、设备和相应的医技科室。有一支较强的卫生技术队伍,有一定数量的适应教学需要的技术骨干,能保证直接指导毕业实习的住院医师以上人员。进修医生不宜承担临床带教任务。具备必要的图书资料、食宿等教学和学生生活条件。

二、临床教学组织建设与教学管理

附属医院一般应实行系、院合一的管理体制。临床医学系(院)的主任(院长)、副主任(副院长)应兼任附属医院的院长、副院长,并由学校任命。附属医院应设有专门的教学管理处、室,并配备足够数量的专职教学管理干部;医学院校的临床各科及医技各科教研室应设置在附属医院内,各教研室主任兼任临床科室或医技科室主任。

目前大部分附属医院承担着在校教育(本专科)、毕业后教育(住院医师培训和研究生教育)和继续医学教育,一般设立三级管理组织结构,以保证教育教学的顺利实施。三级管理组织结构包括院级教育委员会、教育处/教学部/教务部和临床教研室(专科教学组)。医院教育委员会由医院院长、书记、主管教学工作副院长、主管科研工作副院长、相关职能部门领导和临床专家组成。教育委员会的职责是对医院医学教育中的重大事项进行研讨和决策、负责制定学院的教育教学规划,督导检查学院的教育教学工作的完成情况,等等。教育处/教学部/教务部是医院教育教学工作的常设机构,负责各项工作的组织与管理。临床教研室(专科教学组)为各临床科室,临床科室主任或科护士长为该教研室主任,实行教研室主任负责制,负责临床教育教学工作的具体实施。

非高等医学院校直接领导的附属医院,教学机构的设置、教学管理、职称评定等参照附属医院领导与管理的有关规定执行。各类医院,必须坚持教书育人,培养学生具有良好的医德医风;坚持理论联系实际,重视医疗卫生的预防观念和群体观念教育,确保教学质量;执行国家有关部门工作要求,加强领导,不断提高医疗、护理水平;医院中承担教学的医务人员应在品德修养、医德医风、钻研业务、尊重同道、团结协作诸方面做学生的表率;附属医院直属于高等医学院校领导与管理,完成教学任务,同时接受卫生行政部门的医疗卫生方面的业务指导;附属医院可根据教学情况,为具有各级医疗卫生职称的人员评定或报请相应的教学职称;教学医院和实习医院应把教学工作列入医院人员考核的重要内容;医院的收入,应有一定比例用于教学及教学管理人员的教学补贴。

三、临床教学组织框架与职能

(一)临床教学组织框架结构

临床教学管理组织一般为医院(学院)教育委员会、教育处/教学部/教务部、教研室(专科教学组)三级管理体制(见图4-1),医院党政一把手作为教学工作第一负责人,具体领导工作由教学院长实施,教研室设主任和教学主任,主任为第一教学工作负责人,教学主任具体管理教学工作。

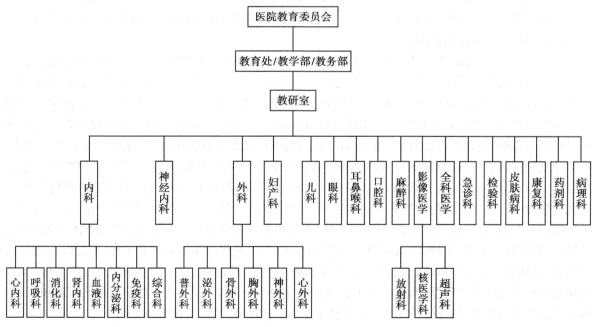

图4-1　一般性临床教学组织框架结构图

（二）临床教学机构职能

1. **医院教育委员会**　教育委员会是教育教学管理的院级最高机构,认真贯彻执行党的教育方针,负责学院教育教学的整体发展,负责制定学院的教育教学规划;指导和协调医院各职能部门参与完成教育教学相关的工作;下设临床教学督导委员会,负责督导检查学院的教育教学工作的完成情况;主管教学的副院长负责主持日常教学工作,其办事机构是医院教育处/教学部/教务部。教育委员会每年召开1~2次全体委员工作会议,当遇到重大问题或需要做出重大决策时由教育委员会主任和副主任决定召开临时会议。

2. **医院教学培训督导委员会**　医院教学培训督导委员会受学院教育委员会的领导。临床教学培训督导委员会由教学副院长、教育处/教学部/教务部的处长/部长、督导专家、教研室主任、教学干事、教学管理人员组成。临床教学培训督导委员会主任由主管教学的副院长担任,副组长由教育处/教学部/教务部的处长/部长担任,办事机构设在医院教育处/教学部/教务部。临床教学培训督导委员会下设行政督导小组和专家督导小组,行政督导小组由教学院长、教育处/教学部/教务部的处长/部长、各层次教学主管副处长/副部长、教学管理人员组成;专家督导小组由督导专家、教学干事以及教学管理人员组成。

教学培训督导委员会负责监督、检查、评估以及指导各教研室/专业基地、临床教师教学情况,监督教学培训运行环节管理、教学培训质量管理、为医院教学培训管理谏言献策。教学培训督导委员会每年定期召开会议,对学院教育委员会、教育处/教学部/教务部及教研室三级教学组织机构针对教学管理、教学建设提出意见,形成督导计划和总结,对各临床教学培训运行环节加以监督;列席、参与教研室/专业基地及教育处/教学部/教务部的有关教学会议(含教学工作座谈会)及教学活动。督导工作包括理论授课、见实习和住院医师培训相关教学活动、临床实践工作、考试考核等,具体内容涉及考勤、教学活动的规范性、教学效果、存在的问题等。必要时对继续教育和其他相关教学培训考核活动进行督导。督导工作可以督导小组集体或督导员独立进行。督导检查结果应及时反馈到相关的教研室和教师本人,必要时上报教育处/教学部/教务部和主管院长。督导记录(包括督导内容、存在问题、意见建议等)及时上报。教育处/教学部/教务部把督导检查情况纳入教研室教学工作评估和教学管理干部年度考核内容中,并进行一定范围内公示。督导结果也作为临床教师职称晋升、评优、选拔或导师招生资格的重要内容。

3. **教育处/教学部/教务部**　教育处/教学部/教务部是医院负责教育教学工作的常设机构,是在学院院长和教学副院长直接领导下的职能部门,承担着本专科生教学、研究生教育、住院医师培训、继续医学教育的组织与管理工作,负责完成各层次医学人才教育教学任务。具体职责包括全面贯彻执行党的教育方针政策及学校教育行政部门的指示和规定,制定并完善学院的各项教育教学规章制度;制定学院的年度教学工作计划,落实、督导检查教学计划的实施情况,维护正常的教学秩序,保证教学计划的执行;负责临床教研室、教学团队、研究生学位授权点、住院医师培训基地、继续教育基地及临床技能培训中心建设;持续师资队伍建设,负责组织临床教师的选聘、申报教学职称的资格审定及优秀教师的评选、奖励;负责教学质量监督,组织对各项教育教学工作督导、检查、评估,保证教育教学质量;组织各层次的课程建设、教材编写工作;推进学院的教学改革研究工作,组织教学课题的申报及管理,组织教学成果的申报,鼓励临床教师撰写教学论文;负责学生德育教育工作,坚持以立德树人为根本,以理想信念教育为核心,建设一支素质过硬的德育工作队伍,做好学生的思想政治工作,及时解决学生中出现的重大问题;负责毕业生的就业指导和毕业教育工作;负责教学经费的管理和使用,审批教学设备及教学图书资料的购置;负责教学环境的建设、使用以及管理;等等。

4. **教研室**　凡承担相关教育教学任务的科室设立为教研室,教研室主任由科主任担任,教研室副主任或教学主任由科室副主任担任,负责教学工作的具体实施。教研室可设教学干事或教学秘书协助教研室主任或教学主任工作,但应酌情减轻临床工作量。教研室下设多个病区的应该在各病区设置教学小组,病区主任为病区教学主任,并配有病区教学秘书。对于内科、外科、妇产科、儿科教研室,因教学任务较多,可设脱产教学干事,专职从事教学管理与实施。

教研室根据学校临床教学计划和教学大纲要求,开展教学活动和评估检查;教研室要加强师资队伍培养和教学的基本建设,提高教学水平,在教学整个过程中贯穿教书育人的宗旨。教研室主任作为教研室工作责任人,加强教书育人和全员教学的意识,以身作则,做好教学管理工作;注重教研室建设、研究生学位授权点建设和住院医师培训基地建设,制定中、青年师资培养计划,挑选品德高尚、业务精湛、教学基本功扎实的教师任教,保证教学质量;合理安排教师的医疗、教学和科研工作,授课教师应相对固定,认真审查授课教师的教案;定期检查教学计划落实情况和带教教师教学情况;召开教研室工作会议,讨论教学工作和解决工作中存在的问题;组织教研室集体备课和试讲;定期听课,组织或参加教学查房、小讲课、病例讨论、实践带教、示范性教学、临床技能考核等教学活动;组织或参加学生、住院医师出科考核或课程考试工作;负责本教研室优秀教师的评选工作;负责制定每学年教育教学工作计划,总结教研室教学工作;组织开展教学研究、撰写教学论文或经验交流;负责年度继续教育计划、承办继续教育认可项目以及督促检查本科室继续教育工作情况;等等。

教研室根据教学任务量设置一名教学干事或教学秘书,或者根据不同层级教学任务设置多名,主要协助教研室主任落实教学计划,制定本教研室课程表和教学进度表;做好教学准备工作,落实教学任务通知、准备辅导材料和电教设备等;组织并参加各种教学活动,包括教学检查和评估,了解教学中存在的问题,收集师、生双方面的意见;协助教研室主任组织出科考试;及时登记和分析成绩;整理保管教学档案(文件、计划、教案、考卷等),不断完善教具(课件、录像、录音、图片、模型等);撰写年度教学工作总结和计划;负责安排本基地住院医师的轮转、小讲课、教学查房和病例讨论等教学活动;协助科室主任完成继续医学教育工作,传染病防治知识培训;等等。

(王亚军)

第二节　临床教学管理职责

管理职责是业务流程中重要的组成部分,是职务与责任相匹配的重要体现。临床教学管理职责主要为实现临床教学目标,在教学组织中,相应的管理工作岗位的工作范围、所必须承担的工作任务和工作责任。责权利相统一,管理职责才能发挥出更大的作用。

一、管理职责的内涵与外延

管理是指一定组织中的管理者,通过实施计划、组织、领导、协调、控制等职能来协调他人的活动,使别人同自己一起实现既定目标的活动过程,是人类各种组织活动中最普通和最重要的一种活动。组织,是指这样一个社会实体,它具有明确的目标导向和精心设计的结构与有意识协调的活动系统,同时又同外部环境保持密切的联系。职责,是职务上应尽的责任,工作岗位上必须承担的工作范围、工作任务和工作责任。临床教学管理职责可以定义为为实现临床教学目标,在教学组织中,相应的管理工作岗位的工作范围、所必须承担的工作任务和工作责任。高等教育是教育的重要组成部分,大学是高等教育的重要组织机构,医科大学同时承载着培养医学专业人才的行业任务,临床教学主要依托附属医院实现医学人才在临床阶段的培养。

党的十八大报告指出,要"坚持教育为社会主义现代化建设服务、为人民服务,把立德树人作为教育的根本任务,全面实施素质教育,培养德智体美全面发展的社会主义建设者和接班人,努力办好人民满意的教育"。在中共中央关于制定国民经济和社会发展第十四个五年规划和二〇三五年远景目标的建议中提出要建设高质量的教育体系。全面贯彻党的教育方针,坚持立德树人,加强师德师风建设,培养德智体美劳全面发展的社会主义建设者和接班人,提高高等教育质量,分类建设一流大学和一流学科,加快培养理工农医类专业紧缺人才。全面推进健康中国建设,把保障人民健康放在优先发展的战略位置。国务院办公厅在《关于加快医学教育创新发展的指导意见》(国办发〔2020〕34号)文件中指出医学教育是卫生健康事业发展的重要基石。为加快医学教育创新发展,提出了总体要求。以习近平新时代中国特色社会主义思想为指导,全面贯彻党的十九大和十九届二中、三中、四中全会精神,按照党中央、国务院决策部署,落实立德树人根本任务,把医学教育摆在关系教育和卫生健康事业优先发展的重要地位,立足基本国情,以服务需求为导向,以新医科建设为抓手,着力创新体制机制,分类培养研究型、复合型和应用型人才,全面提高人才培养质量,为推进健康中国建设、保障人民健康提供强有力的人才保障。提出四项基本原则。一是以新理念谋划医学发展。将医学发展理念从疾病诊疗提升拓展为预防、诊疗和康养,加快以疾病治疗为中心向以健康促进为中心转变,服务生命全周期、健康全过程。二是以新定位推进医学教育发展。以"大国计、大民生、大学科、大专业"的新定位推进医学教育改革创新发展,服务健康中国建设和教育强国建设。三是以新内涵强化医学生培养。加强救死扶伤的道术、心中有爱的仁术、知识扎实的学术、本领过硬的技术、方法科学的艺术的教育,培养医德高尚、医术精湛的人民健康守护者。四是以新医科统领医学教育创新。优化学科专业结构,体现"大健康"理念和新科技革命内涵,对现有专业建设提出理念内容、方法技术、标准评价的新要求,建设一批新的医学相关专业,强力推进医科与多学科深度交叉融合。到2025年,医学教育学科专业结构更加优化,管理体制机制更加科学高效;医科与多学科深度交叉融合、高水平的医学人才培养体系基本建立,培养质量进一步提升;医学人才使用激励机制更加健全。到2030年,建成具有中国特色、更高水平的医学人才培养体系,医学科研创新能力显著提高,服务卫生健康事业的能力显著增强。

学校作为一个教育组织,教育性更突出更专业。学校是培养人才的专门机构,学校是一种具体化了的社会组织。学校是由政府主导和控制的事业性机构。学校教育承担着道德教育、身心健康教育、能力培养、智力开发、素质提升等职能。学校是意识形态教育的主要场所。学校承担着文化普及和提高国民素质的职能。学校为适龄青少年提供系统的知识学习和全面的能力培养。学校是师生联合生活的场所,通过将各自分散、孤立的青少年集中起来,为他们提供了一个进行相互交往的场所,从而为学生的充分社会化提供了良好的环境。学校文化承担着个体的精神陶冶职能。大学究竟应当承担什么样的职能?高等教育界的共识是人才培养、科学研究和社会服务。对于这个观点,有些笔者还持不同意见,认为同时例举会削弱人才培养的重要性,应该强化大学人才培养的根本职能。钱伟长认为教学与科研并重。教学是培养人才的基础路径,科研是支撑教育的关键内涵。没有科研的教学枯燥乏味,没有新意,远离教学的科研失去了育人属性、没有教育的价值。在高校,育人是第一职能,教学是育人的主渠道,科研是育人重要途径,科研支撑教学育人,教学巩固科研地位。从西方尤其是美国的发展历史看,依托大学,由教育中心演变为科研中心,校企合作,推动成果转化,形成产业集群是社会创新发展的方向和动力。高校人才培养、科学研究和社会服务三位是一体的,立德树人是高校的根本任务,仁心仁术是医学院校的培养目标,实现目标是管理人员的职责所在。

二、管理职责的分类

管理职责由管理目标和组织结构决定,在管理目标上可按教学要素和管理环节进行分类,在组织结构上可按内容进行横向和按层级进行纵向分类。

(一)按教学要素划分

教学是由若干要素组成的一个有机系统。各要素按其职责发挥自身作用,又要相互作用、彼此联系,形成一个有机有序的整体。教学包括哪些要素?有多种观点,比较有代表性的有三要素说、四要素说、五要素说、六要素说、七要素说和三三构成说。按要素落实职责,便是相应的职责要素。

三要素说认为教学是由教师、学生和教学内容三个基本要素构成。四要素说认为教学是由教师、学生、内容和方法四个基本要素构成。五要素说认为教学是由教师、学生、内容、方法和媒体五个基本要素构成。六要素说认为教学是由教师、学生、内容、方法、媒体和目标六个基本要素构成。七要素说认为教学是由教师、学生、目的、课程、方法、环境和反馈七个基本要素构成。三三构成说则认为教学由三个构成要素和三个影响要素整合而成,三个构成要素是指学生、教师和内容,三个影响要素是指目的、方法和环境。学生、教师和内容是各种学说的共同认可的部分。对学生要立德树人,对教师要抓师德师风,对内容要推进医学教育创新。

1. 学生 学生是教学活动中的学习者,既是教育对象,又是教学活动的主体。作为培养对象,学生的职责是必须接受教学的计划安排,并要达到相应的培养要求和规格;学生作为管理对象,必须遵守教学的各项规定。作为教学活动的主体,学生也要主动参与教学过程,发挥其主动性和积极性,实现自身的价值。

2. 教师 教师是教学活动的主要负责人,也是特殊的专业技术人员。是"学校中传递人类科学文化知识和技能,进而进行思想品德教育,把受教育者培养成一定社会需要的人才的专业人员"。其职责简而言之,教书育人。古语有云:"师者,所以传道授业解惑也"。其对培养医学生而言,既要教授训练其掌握专门的医学知识和技能,更要培养职业道德,做有仁心仁术的医学人才。

《新时代高校教育职业十项准则》是对教师职责的宏观提炼和高度概括。在坚定政治方向、自觉爱国守法、传播优秀文化、潜心教书育人、关心爱护学生、坚持言行雅正、遵守学术规范、秉持公平诚信、坚守廉洁自律、积极奉献社会等十个方面提出了全面的更高的要求,有助于落实立德树人根本任务,进一步增强教师的责任感、使命感、荣誉感,规范职业行为,明确师德底线,引导广大教师努力成为有理想信念、有道德情操、有扎实学识、有仁爱之心的好老师,着力培养德智体美劳全面发展的社会主义建设者和接班人。各学校管理部门在这个基础上,制定相应更加细致的管理规范,明确其管理职责。

3. 内容 教育内容是课程与教学系统得以存在和运行的要素之一。它是指"经过选择而纳入教育活动过程的知识、技能、行为规范、价值观念、世界观等文化总体"。普通教育与专业教育都是教育的重要内容,人文主义教育与科学主义教育是教育内容的重要组成部分。德育、智育和体育都是其所包含的部分。开发课程与教育资源,编著教材、制作课件,建设丰富的线上线下资源等都是有关教育内容的重要职责。

(二)按管理环节划分

管理是一个精益过程,通过科学的管理环节,实现目标的可持续改进。目前通用的管理工具为PDCA 或 PDSA,以管理上的闭环和反馈性的调节为其特点,经过演绎和改进,已经广泛应用于各个领域,在教学领域也有其思想的体现。质量是管理的核心,抓好质量管理,是教学管理职责的必然要求。质量管理通常由规划、实施和评价三个阶段组成,这三个阶段可以循环往复,达到可持续改进的目的,保证管理目标的有效实现。

1. 教学规划 包括教师在内的教学工作者制订教学计划的过程。制定人才培养方案,制定教学计划,进行专业建设和课程建设,出台教学指导性文件及教学管理文件,制定教学改革方案等管理职责都是在教学规划环节上的具体表现。

2. 教学实施 是将规划阶段的方案、计划进行实现的过程。实施是规划的实现,是规划的结果,保证实施过程是规划目标实现的关键。教学的运行管理,师资的培训管理,学生的学籍管理等管理职责都是在教学实施环节上的具体体现。

3. 教学评价　是对规划、实施过程及其结果的考核和评估,用于提出改进建议,促进整改,也用于压力管理,保证教学全过程的质量管理。常以教学督导、检查、评估等管理职责体现。评价也可以包含在规划和实施等各个环节中,成为其环节中的一部分。

三、按横向结构划分

根据终身教育思想,1972 年,美国医学会提出"医学教育连续统一体",基础医学教育、毕业后医学教育和继续医学教育是三个性质不同又相互连接的阶段。基础医学教育指院校教育,主要包括研究生、本科和专科学历教育。毕业后医学教育是专业化教育,是指医学生从医学院校毕业以后,接受专业化的规范化培训。目前毕业后医学教育主要指住院医师规范化培训,2013 年国家下发《关于建立住院医师规范化培训制度的指导意见》,正式拉开我国建立住院医师规范化培训制度的序幕。继续医学教育通常是指大学毕业后的再教育,是院校教育的延续和补充。继续医学教育是终身教育的重要组成部分,也是教育的最高级别阶段。医学院校承担了终身教育全阶段的培养任务,设立相应的本科教育部门、研究生教育部门和毕业后医学教育与继续医学教育部门,履行相应职责。

(一) 本科教育职责

1. 制定普通教育本科的教学指导性文件及教学管理文件。
2. 制定普通教育本科教学改革方案。
3. 普通教育本科教学运行管理。
4. 普通教育本科专业建设。
5. 普通教育本科课程建设。
6. 普通教育本科学籍管理。
7. 普通教育本科考试及成绩管理。
8. 普通教育本科学历、学位授予与认证。
9. 普通教育本科实习。
10. 师资培训及学科建设。

(二) 研究生教育职责

1. 制定学校的教育教学计划。
2. 制定研究生管理各项规章制度,并组织实施。
3. 研究生导师遴选、岗前培训和年度考核。
4. 制定并实施研究生培养方案。
5. 研究生招生工作。
6. 组织制定研究生课程大纲。
7. 研究生论文撰写、毕业答辩及学位申请等相关管理工作。

(三) 毕业后医学教育与继续医学教育职责

1. 负责组织落实国家、省有关毕业后医学教育的政策、法规、制度。
2. 提出学校毕业后医学教育的改革和发展规划,制定毕业后医学教育的规章制度和实施办法。
3. 负责毕业后医学教育的管理和监督,组织评估和检查。
4. 负责组织编写毕业后医学教育的教学材料。
5. 负责毕业后医学教育的有关经费管理、核算与发放。
6. 负责组织开展毕业后医学教育的学术研究与工作交流。

7. 组织申报国家级、省级继续医学教育项目,受理全校申报校级继续医学教育项目、非学历教育培训项目,组织专家评审,负责项目审批。

四、按纵向结构划分

学校教学通常实行校、院二级管理,学校统筹指导,各附属医院(临床医学院,简称"学院")自主投入、自主教学和自主管理。这里学院的工作职责仅讨论具有隶属关系的附属医院,非隶属关系的教学医院和实习医院按约定的职责承担相应的义务。学校教学管理部门是教务处、研究生院和继续教育学院,对学院教学部门进行业务指导,各学院是学校下属的教学行政管理部门。学院设主管教学副院长,对学院的教学工作及教学人员负有领导和管理责任。学院下设教务部(科)、继续教育部(科)、研究生部(科)和学生科等,落实和推进学校下达的教学工作和教学改革任务。根据教学的实际需要,各学院下设若干教研室,主要职责是学校和学院下达的教学、学科建设、人才培养、教学改革等工作任务。同时根据住院医师规范化培训的管理要求,设立相应的培训基地和专业基地,履行基地建设、住院医师培养的相应职责。除教学行政管理部门外,学院还通常设立医院教育委员会(或学院教学指导委员会)和教学培训督导委员会等组织履行相关职责。

学院在学校宏观管理和统一的教学标准下,完成学校下达的教学任务,自主开展教师遴选、教学评比、教学检查等,保证教学质量。各学院教学管理自成体系,下设职能科室和部门,负责临床教学各环节和学生政治思想、生活全方位、全过程管理,强化教学管理职能和学生管理职能。教学是学院和教研室(科室)的中心工作,培养人才是医学院校建立附属医院的根本目的。

(一) 学术、学位及教学指导委员会

学校设立学术委员会、学位评定委员会、教学指导委员会,负责审议科学研究、人才培养方案和学位授予等重大事项。

学校学术委员会是校内最高学术机构,主要审议学科建设发展规划、科技工作规划,学术机构、学科专业设置,讨论学校科技工作的重要决策,教学科研、人才培养的评价标准,学术道德规范,各项奖励、奖项评定,人才引进,教学科研经费的安排及分配使用,对涉及重要学术问题的事项进行论证和咨询。学校学位评定委员会负责全校的学位授予工作。学校教学指导委员会负责组织研究制订办学宗旨和人才培养方案,进行专业论证、课程改革等事项。

(二) 医学院校与教学管理部门领导

学校实行党委领导下的校长负责制,设副校长协助校长分管本科教学工作。副校长贯彻落实学校教学工作决议,负责课程计划、教育资源调配、专业建设、教学质量监控、教学运行管理、实验教学管理、临床实践教学基地建设、教材建设、教学质量工程建设、教学改革、教学研究等教学管理工作。各学院院长作为学院教学工作的第一责任人,明确人才培养的中心地位,处理好医教研三者之间的关系。负责教学基本建设和领导主管教学副院长工作。各学院主管教学副院长领导学院教学管理部门和教研室贯彻执行学校有关教学文件、教学安排、教学改革等,有计划开展教学活动,协调学院内教学资源。

1. 学校职责　发挥医学教育、医学科研和医疗服务中心重要职能,培养高层次医学人才,产出高水平医学科研成果,提供高质量卫生与健康服务。遵循医学教育规律,精心设计培养方案,深化教育教学改革,不断完善医学人才培养体系。坚持以本科教育为根本,注重为毕业后教育和继续职业发展奠定坚实的基础;坚持以临床能力为重点,注重培养学生解决临床问题的能力;坚持以批判性思维和创新能力为核心,注重培养学生的职业精神、科学态度和终身学习的能力;坚持高水平教学和高质量人才培养,明确教育教学的基本原则;落实立德树人的根本任务,培养德智体美劳全面发展的社会主

义建设者和接班人;深化医学教育综合改革,加强内涵建设,合理配置办学资源,保持规模、结构、质量、效益协调发展;提高人才培养质量;建设高水平教师队伍、高水平科研队伍、高水平医疗队伍。

2. 学院职责　本科教育教务、考务管理、教学科研管理、实践教学研究、教师培养、技能培训、教学基地建设、综合管理;本科及研究生教育学生管理、思想政治教育;学生生活配套设施管理;研究生教育教学管理、导师管理;住院医师规范化培训、专科医师规范化培训及继续医学教育管理。

3. 教研室及工作人员职责　教研室是在学院领导下,按学科门类或课程科目建立的基层教学组织。由教研室主任负责组织全体人员开展教学、医疗、科研、学科建设、师资培训等项工作。教研室内设教研室主任、教研室副主任、教学秘书、教辅等岗位。

(1)教研室主任职责:在院长的领导下,坚持党的教育方针,认真贯彻以教学为中心的指导思想,主持教研室全面工作;负责起草教学有关文件和材料,每学期向全教研室报告工作,并向学院提交工作总结、工作计划;认真贯彻落实学校和学院下达的各项教学、医疗、科研任务;制定学科发展建设规划、师资队伍建设计划、人才培养规划等,并组织实施;对教师、研究人员、实验技术人员进行业务培养和考核,并对其使用、晋级、奖惩提出建议;组织教学法活动,组织审定教案,开展观摩教学、教评等工作,确定教学改革的内容,对教研室教学过程进行质量评估;负责组织学生成绩考评、命题、评卷、试题分析和成绩分析等;组织编写、遴选教学相关指导类资料,如制订教学大纲、选择或编写教材、实验指导、教学指导、毕业实习大纲等;负责教学档案、教具管理及建设工作;完成教学人员工作鉴定、奖惩、推优等工作;负责教学、培训及其他有关经费的使用和管理。

(2)教研室副主任职责:在教研室主任领导下具体分管教研室教学、学科建设、师资培训等的组织与管理,协助主任完成教研室各项具体工作;协助起草教学有关文件和材料;认真贯彻落实学校和学院(部)下达的各项教学任务;协助制定、落实本学科的学科建设规划、师资队伍建设计划、人才培养规划等;对教师进行业务培养和考核,并对其使用、晋级、奖惩提出建议;参与教学法活动、各教学环节的管理与质量检测、质量评价、教学反馈等;组织全体教师参与教学改革及教学研究工作;参与组织各类考试并保障考试各环节完成的质量;协助组织编写、遴选教学相关指导类资料,如制订教学大纲,选择或编写教材、实验指导、教学指导、毕业实习大纲等;加强教研室教学建设及档案管理工作;协助完成教学人员工作鉴定、奖惩、推优等工作。

(3)教学秘书职责:在教研室主任领导下,负责教研室的日常工作;根据教学任务,合理安排教学工作,如理论授课、临床见习、毕业实习,研究生、住院医师、进修人员轮转,各轨道教学考核等;配合教师完成好每一项教学任务;深入教学现场及时了解教师、课堂、实验室及实习教学情况,向主任汇报,协助解决,监督落实;组织教师出题、阅卷及监考;根据教研室决定,落实各类计划、方案;协助组织教学法活动;承担教研室的实验室、示教室、教学仪器设备的使用、管理及维修维护工作;整理教学档案,教学资料及学科建设档案,做好归档和保存工作;完成主任及上级教学管理部门交办的其他工作。

(4)教辅职责:配合教研室秘书完成以上各项工作;没有教研室秘书的教研室须完成教研室秘书各项工作职责。

(吴亚军)

第三节　临床技能培训中心建设

随着人们对医学模拟教育重要性的认识和医学模拟技术设备的不断发展,为了更好的培养各类医学人才,建立专业化管理运作的临床技能中心成为医学模拟教育的发展趋势。国外大多对此类中心称为医学模拟中心,国内则多数称之为临床技能培训中心。临床技能培训中心一般备有基础解剖模型、局部功能性训练模型、计算机辅助模型、虚拟培训系统、生理驱动型模拟系统由低到高的五种类型的模拟设备。

伴随医学模拟技术的快速发展和医学人才培养模式的变化，医学模拟教育在各类医学人才培养中的重要作用日益凸显。为了更好地培养医学人才，我国许多临床医学院/住院医师规范化培训基地都筹建了或拟筹建临床技能培训中心或医学模拟中心（以下简称"临床技能中心"），但如何科学地建设和运营这些中心，使其在医学人才培养中发挥更好的作用，就是临床技能中心的主要职责。要想达到这个目标，临床技能中心的建设标准及运营管理都是要不断完善的。

一、临床技能中心职责

临床技能培训中心的主要职责是医学人才培养。全球医学教育的七项标准"医学职业价值、态度、行为和伦理""医学科学基础知识""交流与沟通技能""临床技能""群体健康和医疗卫生系统""信息管理""批判性思维"，这些基本要求在技能中心通过模型练习或者是模拟系统都可以得到提高。临床技能中心医学人才的培养是通过教学培训和考核认证的形式完成，教学培训与考核的人员包括各专业的本科生、研究生、住院医师、进修医师、在职人员，还包括其他一些社会人员。患者的自我保护意识的不断增强，医患矛盾的不断出现，越来越多的医学培养项目不适宜在临床中实现，这些项目包括有创项目、急诊急救项目等，但是这些项目又是临床医师必须掌握的，所以更多的项目转向在临床技能中心去完成。

随着公共事业管理的不断完善，临床技能中心的不断普及，临床技能中心不但要完成医学人才的培养，公益培训的职责也必将不断体现明显。临床技能中心的公益培训职责是指以临床技能中心为载体，由有医学专业知识的人员对特定人群进行特定项目的培训，织就更完善急救网。《中华人民共和国基本医疗卫生与健康促进法》已于2020年6月1日起实施。第二十七条，国家建立健全院前急救体系，为急危重症患者提供及时、规范、有效的急救服务。卫生健康主管部门、红十字会等有关部门、组织应当积极开展急救培训，普及急救知识，鼓励医疗卫生人员、经过急救培训的人员积极参与公共场所急救服务。公共场所应当按照规定配备必要的急救设备、设施。这部法律的颁布一定程度上会推动临床技能中心的社会职能的发展。

二、临床技能中心建设标准

临床技能中心的建设目前尚没有统一标准。2017年，由中国医师协会毕业后医学模拟教育专家委员会、中国医药教育协会医学模拟教育专业委员会共同组织国内医学模拟教育专家成立医学模拟中心建设标准专家组，制定了我国的医学模拟中心建设标准专家共识。

该标准的制定综合考量了医学模拟教育的国际经验、国内现状和需求，参考了国际医学模拟协会《2016年医学模拟中心认证标准》、欧洲医学模拟协会《2017年SESAM模拟教学机构认证标准》和教育部、卫生部关于印发《本科医学教育标准——临床医学专业（试行）》的通知（教高〔2008〕9号）以及国家卫生计生委办公厅关于印发住院医师规范化培训基地认定标准（试行）和住院医师规范化培训内容与标准（试行）的通知（国卫办科教发〔2014〕48号）的相关内容，结合了我国医学模拟教育的发展现状。同时，也注意到我国不同地区之间的差异，在遵循医学教育基本规律的前提下，未提出过多细节的规定，为各医学模拟中心的特色留下充分发展的空间。

本标准适用于应用医学模拟技术开展医学人才培养和培训的部门或机构。标准涉及9个领域，包括32条基本要求、39条发展要求和13条注释。基本要求为中心应该达到的基本标准。发展要求为目前国际所倡导的医学模拟中心的较高标准，体现了医学模拟教育发展的方向，为广大中心的建设和未来发展提供参考和借鉴。

(一) 目标与宗旨

[基本要求]

1. 中心有明确的目标与宗旨,并被师生及利益相关方知晓。

2. 目标和宗旨体现适宜的功能定位,满足服务对象的需求。

[发展要求]

3. 目标和宗旨的制定有主要利益相关方参与。

[注释]

医学模拟中心的服务对象:包括但不限于医学生、住院医师、专科医师、护士及社会人员等;医学模拟的功能定位:医学模拟是理论教学与实践教学的桥梁,通过在教学培训、考核评估、研究与系统整合等方面的应用,达到缩短学员临床实践的学习曲线、提高医疗质量和保障医疗安全的目的。

(二) 组织管理

中心组织架构清晰,岗位职责明确;有足够的资源(如人力、财务、物资、空间、政策等)保障中心工作有序开展;有具体的、可操作的规章制度及工作流程确保中心有效运行。

1. 组织架构

[基本要求]

(1)外部组织关系(隶属关系)明确,中心相对独立,与隶属机构各个职能部门关系明确,有明确的上级领导。

(2)内部组织架构清晰,有明确的负责人,有一定数量的专职人员,人员岗位职责明确,确保中心工作正常开展。

[发展要求]

(3)中心独立建制,与各个职能部门及学科间建立良好的合作关系。

[注释]

中心相对独立:指中心可以隶属于某个职能部门,但其人员、经费、物资、空间等相对独立。

2. 中心负责人

[基本要求]

(1)有隶属机构的正式任命,岗位职责明确,能开展各项工作。

(2)有丰富的临床工作经历、临床教学经验和一定的模拟教学经验,熟悉医学模拟教学的理念与进展,不断更新相关知识。

(3)有管理经验,能够协调中心与各个相关部门及学科间的工作。

(4)投入在中心工作的时间不少于其工作时间的50%。

[发展要求]

(5)作为核心教师,承担部分模拟教学课程授课和师资培训。

(6)在医学模拟领域具备一定影响力,如在国内外医学模拟学术组织中兼任学术职务、在医学模拟会议上发言、主持相关重大课题研究、发表相关文章、主编或参编相关专著等。

3. 专职人员

[基本要求]

(1)有专职管理人员,协调教师与学员,完成教学培训及考核的组织管理工作以及中心的日常管理工作。

(2)有教学辅助人员,负责模拟教学场地、设备的维护运行、中心的信息化建设、协助教师开发并组织实施课程。

〔发展要求〕

(3)有技术人员,负责虚拟模拟设施设备、中心网络系统、数据系统、信息系统等的维护和运行,复杂场景设置、人员化妆等工作。

4. 规章制度有具体可操作的系列规章制度确保中心良好运行。

〔注释〕

系列的规章制度至少包括:中心人员岗位职责;中心使用及预约管理制度;模拟教学培训及考核的管理规定;教学质量内部监控管理制度;模拟中心场地与设备管理制度;中心各项活动的保密原则;安全管理制度。

5. 使用效率

〔基本要求〕

(1)根据院校教育和毕业后教育的要求,开展一定规模的模拟培训及考核工作,达到初级规模。

〔发展要求〕

(2)开展中级及以上规模的模拟培训及考核工作。

(3)培训及考核工作覆盖广泛,纵向涵盖院校教育、毕业后教育、继续医学教育以及社会服务;横向覆盖内科学、外科学、妇产科学、儿科学等多个学科。

〔注释〕

模拟中心使用效率按年培训及考核规模,根据2017年我国医学模拟中心调研结果分级如下。

初级规模:培训学员200~500人/年,培训量5 000~10 000人·学时/年;中级规模:培训学员501~1 000人/年,培训量10 001~20 000人·学时/年;较大规模:培训学员大于1 000人/年,培训量大于20 000人·学时/年。

(三) 教学资源

中心有一定的空间、适当种类和层次的模拟设备与设施、充足的经费,有利于开展模拟培训和考核评估等活动,保障中心目标的实现。

1. 空间

〔基本要求〕

(1)满足培训对象(医学生、住院医师、护士等)基本操作技能培训与考核的需求。

(2)有600平方米及以上的相对集中的空间;至少包括训练、讨论、资料和设备储存和办公等功能区域;训练区域可根据需求进行相应的场景设置。

(3)可满足开展客观结构化临床考试的需求。

〔发展要求〕

(4)有与临床场景较为接近的各种模拟场景,以利于开展多种形式的情境教学,满足临床综合能力培训及考核的需求。

(5)能满足多学科、多种人才培养需求。

(6)可满足开展省级及以上的临床技能考核的场地需求。

(7)空间独立,有办公区域、资料设备储存区域、训练区和讨论空间,各个区域的分配设置合理灵活,能满足多种规模和类型的教学培训需求。

(8)训练室有一定的音、视频录制系统,满足教学与评估需求。

〔注释〕

基本操作技能:指医学生、护士、住院医师要求掌握的基本操作技能,至少覆盖医师资格考试(实践技能考试)和省级住院医师规范化培训结业考核(技能考核)要求。

临床综合能力:指临床思维、沟通交流、团队合作、领导力、决策力、职业精神等。

2. 教学模型与设施

[基本要求]

(1)教学模型与设施的种类与数量,能满足学员(医学生、住院医师、护士等)基本操作技能的培训及考核需求。

[发展要求]

(2)教学模型与设施能满足多学科、多种人才培养需求。

(3)满足各类学员临床综合能力培养需要。

(4)根据培养目标不同,能开展多种形式的模拟教学。

[注释]

多种形式模拟教学:包括基于基本操作模型、高仿真模拟人、虚拟仿真设备、标准化病人、动物实验、计算机模拟等的模拟教学。

3. 经费来源

[基本要求]

(1)有持续稳定的经费来源,可以保障中心日常运行、设备维护更新、耗材采购及人员费用,支持中心开展各种教学及考核活动,实现中心发展目标。

(2)有年度预算,中心负责人可按照财务审批流程使用预算,并接受审计、监察等部门的监督。

[发展要求]

(3)能够多渠道筹措经费,包括获得国家、学校等相关部门的项目支持;获得企事业单位的合法捐赠;通过对外服务获得收入等。

(四)师资队伍

[基本要求]

1. 有一定数量的从事模拟教学的教师,教师需同时具备一定临床教学和模拟教学的知识与能力,能承担学员(医学生、住院医师、护士等)常规基本操作技能的培训及考核任务。

2. 有模拟教学教师的遴选、培养机制;开展模拟教学相关的师资培训,为教师提供各种培训、学习和交流等机会,促进教师在模拟教学领域的发展。

[发展要求]

3. 形成教师梯队,包括模拟教学教师与核心教师。模拟教学教师承担日常教学与考核工作;核心教师负责课程设计、评估督导与师资培训工作。

4. 教师掌握模拟教学相关知识、原则与技能,并应用于日常教学活动中;如模拟课程的设计、实施、评价、改进、整合原则与方法等。

5. 有教师的考核机制,对教师的模拟教学技能及水平开展考核认证工作。

6. 有教师的监督机制,教师在模拟中心的教学活动纳入内部教学质量监控体系,接受督导、同行及学员的评价,并进行反馈和改进。

7. 有教师的激励机制,教师参与模拟教学工作纳入绩效考核、职称晋升、岗位聘任、评优评奖等环节。

8. 有一定数量的教师在国内外主要医学模拟学术组织获得相关的资质。

(五)质量监控

[基本要求]

1. 建立内部质量监控体系,有专人负责监控体系的运行和管理,有相关的制度确保评价的开展。

2. 相关人员包括督导、同行、教学管理人员和学员等,了解教育监督与评价体系,并参与评价。

3. 运用多种评价方法对模拟教学活动的各个环节进行评价,包括课程计划、教学过程、教师教学能力、中心服务、教学效果等,并反馈给相关人员。

［发展要求］

4. 应用评价结果促进教学活动及方案的改进。

5. 能对模拟教学的远期效果进行评价,评价模拟教学是否促进受训人员临床能力的提升以及对医疗安全的影响。

(六) 教学工作

［基本要求］

1. 课程能满足不同学员(医学生、住院医师、护士等)常规基本操作技能培训的需求。

2. 常态化开设一定数量及规模的模拟教学课程,并整合到学员日常教学培训体系中。

3. 教学过程注重对学员的形成性评价与反馈,保证教学目标的实现。

［发展要求］

4. 课程开发遵循一定规则,包括需求调研、问题确定、教学目标设定、课程设计、专家论证、运行评价、反馈改进等,不断开发并完善课程。

5. 课程覆盖院校教育、毕业后教育及继续医学教育,覆盖多个学科,满足不同人员培养需求。

6. 课程注重能力培养,如针对临床思维、团队合作、沟通交流、领导力、决策力等能力开设的情境教学、多学科合作等课程。

7. 开展各种师资培训课程,培养模拟教师。

8. 模拟教学成为人才培养环节之一,针对部分成熟的模拟培训考核内容,构建进阶式课程,建立考核认证制度。

［注释］

课程与日常培训体系整合:指把模拟教学纳入日常培训体系中,成为理论教学与实践教学的中间环节。

构建进阶式课程:指针对不同阶段的学员,根据不同的教学目标,建立相应的难度不同的模拟培训课程。

(七) 考核工作

［基本要求］

1. 常规开展学员(医学生、住院医师、护士等)基本操作技能考核。

2. 有经过系统培训的考官,考官的评分一致性高。

3. 有经过论证的考核标准与考核方法,考核的难度、区分度、信度与效度适宜。

［发展要求］

4. 开展对学员临床综合能力的评价。

5. 开展专科医师操作技能的考核,建立认证制度。

6. 承担省级及以上的临床技能考试。

7. 考核有利于促进教学目标的实现,考核结果分析及时反馈给相关人员,以改进教学和考核方法,指导学员学习。

(八) 研究工作

［基本要求］

1. 为教师提供基本的研究条件,鼓励教师开展医学模拟相关研究。

2. 有教师从事医学模拟相关研究,并取得一定成果。

[发展要求]

3. 将医学模拟相关研究成果应用于实际教学工作中,提高教学效果。

4. 开展医学模拟相关的多中心研究。

5. 医学模拟与学校/医院的整体质量目标相匹配或整合。

[注释]

医学模拟相关研究包括两方面:①医学模拟教学作为研究对象,研究如何更加有效地利用不同的模拟技术和手段提高教学效果;②医学模拟作为研究手段,研究在医疗系统中,医务人员如何与医疗系统中的其他子系统,通过应用新的设备、设计新的工作流程来改善临床行为及疾病转归;医学模拟相关研究成果:指在国内或国际医学模拟相关会议上发言、主持医学模拟相关课题、发表相关文章、获得相关专利与奖项等。

(九) 持续发展

[基本要求]

1. 中心有中长期发展规划,围绕中心目标,根据服务对象的需求及医学模拟的发展现状,制定未来 3~5 年的发展计划,引导中心持续发展。

[发展要求]

2. 定期回顾和评估中心工作,明确自身存在的问题,根据医学模拟的新进展,不断完善并持续改进自身工作。

3. 中心在所在区域内承担一定的社会公益服务工作。

4. 中心在所在区域内具有一定的引领示范作用。

[注释]

中心引领示范作用:指中心在模拟教学、科研、考核、整合等各方面工作开展较好,效果显著,能主办或承办一定规模的模拟教学会议、师资培训,为所在区域内其他医学模拟中心提供参观、学习和交流的平台,促进和引领医学模拟教育发展等。

三、临床技能中心运行管理

临床技能中心建设完成后,需要频繁投入使用才能实现其价值,所以如何运营临床技能中心,就显得非常重要了。技能中心的日常管理目的就是使其在医学人才培养中发挥更好的作用,促进医学人才培养质量的提升并保障医疗安全。

临床技能中心运行管理主要是对四个主要要素的管理,也就是人员管理、项目管理、资金管理、设备管理。

临床技能中心的人员分为专兼职培训教师和管理及其他人员。临床技能中心人员运行管理可以参照企业的关键绩效指标考核法,指标的选择可以考虑以下几方面:一是考核对象的主要工作领域,并能客观反映工作质量;二是指标应为考核对象所能控制,受考核人的工作质量影响;三是尽可能地使用证明指标实现情况的客观数据,主观判断的指标轻易不选取;最后是指标数量不宜过多,只选取关键绩效指标,也就是说非关键的指标无需纳入绩效考核中来。临床技能中心人员的考核指标包括工作态度、教学时数、任务完成情况;兼职培训教师的管理考核包括教学时数、授课质量、学生评价、教学实践的总结与研究、参与教学改革情况。中心管理人员及其他人员的考核内容,主要是常规工作事项的完成情况,以及难以预测的异常情况的及时解决能力。

临床技能中心的项目考核主要考核项目数量、质量和项目进展情况;临床技能中心的项目包括课程建设项目和中心教师的承担课题项目。临床技能中心的课程项目建设分为临床基本技能训练课程、系统综合技能训练课程、基于临床情境的模拟训练课程。这三种课程是医学人才的三个递进层次,临床基本技能训练课程主要针对本科生,系统综合技能训练课程面向研究生、规培生,进修医生与中级以上人员应进行基于临床情境的模拟训练课程训练;中心教师承担的课题项目是指关于临床技能中心的建设发展、课程规划、授课方式、教材编排的一切相关的教学研究课题。

临床技能中心资金管理的内容包括资金来源、资金使用;临床技能中心资金多数是来源于财政专项补助经费、科研项目经费、医院自筹、捐赠项目经费。财政专项补助经费多是临床技能中心筹备建设时政府的一次性拨款用于临床技能中心的基本建设;临床技能中心的平时运营多是依靠医院自筹资金,包括房屋维修、水电支出、设备升级、产品维护、人员开支。多数技能中心的科研经费与捐赠项目经费只占总经费的很少一部分。

"工欲善其事,必先利其器",设备管理是临床技能中心顺利持久运营的必要保证。设备管理是对设备全过程的管理,包括早期设备的选择、设备如何正确使用、设备的定期维护与修理以及设备更新改造升级的管理工作。这些都是设备的技术管理,设备的经济管理也是很重要的。这两方面管理的综合和统一,才能将临床技能中心的设备管理完好,偏重于任何一个层面的管理都不是现代设备管理的最终要求。对设备的全过程进行的科学管理,必须通过一系列的技术、经济、组织措施,即设备从产生到使用到销毁整个过程的管理。这个过程是指设备在正式使用前的一系列管理工作,设备在选型购置时,应进行充分的交流、调研、比较、招标和选型;设备使用时考虑加强技术经济论证,充分考虑售后技术支持和运行维护,选用综合效率高的技术装备;设备报废时如何处置销毁。

要保证临床技能中心的良好运行除了以上四个主要因素外,还需要以下一些条件。临床技能中心要相对独立,有明确独立的组织结构,可以隶属某个职能部门,但是人员、经费、物资、设备等有自主处置权。其运行还需要一些基本的规章制度的保障,包括临床技能中心主任职责、实验室安全管理规定、临床技能中心消毒制度、临床技能中心预约开放管理制度、临床技能中心指导教师守则、临床技能中心学员管理制度、教学质量控制与质量检查制度、临床技能中心档案管理制度、临床技能中心教师管理规定、临床技能中心设备管理办法等一些相关的管理制度。

（吴　江　张欣多）

第四节　临床教学基地建设

临床教学基地是实施临床教育计划的主要教学场所,其教学意识、师资力量、教学条件、教学环境和教学管理水平对于实现医学人才培养目标具有十分重要的意义。尽管长期以来各高等医学院校为加强临床教学基地建设进行了不懈的努力与探索,但教学资源紧张、教学意识不足、教学设施设备匮乏等问题仍广泛存在,强化临床教学基地的教学主体职能,夯实临床教学基地的内涵建设,不断优化临床教学基地的建设是当前临床教学管理者持续长久的任务。

一、临床教学基地内涵与重要性

(一) 临床教学基地

临床教学基地是指医学院校的附属医院以及与举办医学教育的院校建立教学合作关系、承担教学任务的医疗机构,包括附属医院(含直属附属医院、非直属附属医院)、教学医院、实习医院和社区卫生服务机构等。临床教学基地的设置必须符合教育、卫生行政部门的有关规定,必须有足够数量的具有执业医师资格的临床带教教师。临床教学基地负责组织医学生的临床教学实践活动,为实施临床教学实践活动和完成教学任务提供必要的条件,维护临床教学实践过程中相关参与者的合法权益。

(二) 临床教学基地的重要性

基于终身教育理念,医学教育三阶段的教育模式已在全球普遍形成,即院校教育、毕业后医学教育和继续医学教育。在三阶段医学教育的全过程中,临床教学对于培养合格医学人才至关重要,而临床教学基地是承担临床教学任务的重要载体,直接关系到临床教学能否达成教学目标,直接影响到医学人才培养的质量。加强高等医学院校教学基地建设是医学教育向内涵发展的需要。医学教育与临床教学基地的可持续发展相辅相成,共同促进医学教育的发展和医疗卫生服务质量的提高,对于医学教育和医疗事业的持续发展具有重要价值与意义。

临床教学基地中,附属医院是高等医学院校的直接组成部分,承担临床教学是其基本任务之一。附属医院的设置、规模、结构及其工作水平,是对高等医学院校进行条件评估的重要依据之一。国务院办公厅印发的《关于加快医学教育创新发展的指导意见》(国办发〔2020〕34号)中明确指出,夯实高校附属医院医学人才培养主阵地,教育、卫生健康、中医药部门要医教协同加强和规范高校附属医院管理,抓紧制定完善高校附属医院等临床教学基地标准,将人才培养质量纳入临床教学基地绩效考核和卫生专业技术人员医疗卫生职称晋升评价的重要内容。强化附属医院临床教学主体职能,增加对附属医院教学工作的经费投入。高校附属医院要健全临床教学组织机构、稳定教学管理队伍,围绕人才培养整合优化临床科室设置,设立专门的教学门诊和教学病床,着力推进医学生早临床、多临床、反复临床。

临床教学基地除附属医院以外,还包括教学医院、实习医院和社区卫生实践基地。教学医院必须符合下列条件:有省级政府部门认可作为医学院校临床教学基地的资质;学校和医院双方有书面协议;有能力、有责任承担包括临床理论课、见习和实习在内的全程临床教学任务;有完善的临床教学规章制度、教学组织机构和教学团队等。实习医院是经高等医学院校与医院商定,分别向学校主管部门和医院主管部门备案,与高等医学院校建立稳定教学协作关系的地方、部门、工矿、部队所属的医院,承担高等医学院校的部分学生临床见习、临床实习和毕业实习任务,是学生临床见习、临床实习、毕业实习和接受医药卫生国情教育的重要基地。

二、临床教学设施与环境建设

医学教育临床实践包括医学生的临床见习、临床实习、毕业实习等临床教学实践活动,临床教学基地负责组织医学生的临床教学实践活动,其设置必须符合教育、卫生行政部门的有关规定,各临床教学基地应加强师资、教学经费、教学设施设备和教学环境等的投入,为实施临床教学实践活动和完成教学任务提供良好的教学条件,保障医学生培养质量。

附属医院应具有设置齐全的医疗医技科室,病床总数应不低于在校学生人数与病床数1∶0.5的比例,综合性附属医院应有500张以上病床(中医院应有300张以上病床),科室设置齐全,其中内、外(中医含骨伤科)、妇、儿病床占病床总数的70%以上。口腔专科医院应有80张以上病床和100台以上牙科治疗椅。应具有适应教学需要的师资。具有必要的临床教学环境和教学建筑面积。按全国医院分级标准,本科院校的附属医院应达到三级甲等水平,专科学校的附属医院应达到二级甲等以上水平。附属医院应保证教学病种的需要,内、外、妇、儿应设教学门诊与教学病床,专门收治教学需要病种患者;在不影响危重患者住院治疗的前提下,尽可能调整病房中的病种,多收适合教学的患者住院治疗。应为住院医师规范化培训基地,有对应管理的社区卫生服务中心。

教学医院应具备适应教学需要的病床,内、外、妇、儿各科室设置齐全,并有能适应教学需要的医技科室、教学床位、教学设备和必要的教室、阅览室、图书资料、食宿等教学和生活条件。教学医院应具有较强的兼职教师队伍。按照全国医院分级标准,教学医院应达到三级医院水平。教学医院的教师应能胜任临床课程讲授、指导实习、进行教学查房、修改学生书写的病历、组织病案讨论、考核等工作,并能结合临床教学开展教学方法和医学教育研究。

根据1992年国家教育委员会、卫生部、国家中医药管理局联合颁布的《普通高等医学院校临床教学基地管理暂行规定》的要求,附属医院、教学医院、实习医院应具备必要的临床教学设施与环境,含教学诊室、教室、示教室、阅览室、学生值班室、学生宿舍、学生食堂等教学和生活条件。根据《本科医学教育标准——临床医学专业(试行)》的要求,医学院校必须有足够的基础设施供师生教学活动使用,对基础设施定期进行更新及添加,基础设施包括各类教室及多媒体设备、小组讨论(学习)室、基础实验室和实验设备、临床示教室、教学考核设施、图书馆、信息技术设施和因特网接入、文体活动场所、学生公寓等。近年来,随着医学人才培养模式的变化,专业化管理运作的临床技能中心成为医学模拟教育的发展趋势,在临床教学中也发挥着更加显著的作用。

除教学设施与环境建设外,临床教学基地必须坚持教书育人,培养学生具有良好的医德医风;坚持理论联系实际,重视医疗卫生的预防观念和群体观念教育,确保教学质量。各类教学基地承担教学的医务人员应在品德修养、医德医风、钻研业务、尊重同道、团结协作诸方面做学生的表率。

三、临床教学基地评估标准

(一) 临床教学基地面临形势

1. 学生规模扩大,教学资源紧张,临床教学基地扩增　由于高等教育扩招和学医热潮的缘故,高等医学院校招生规模大,同时住院医生规范化培训、研究生、专科生的教学工作加剧了临床医学教学资源的相对匮乏。为解决临床教学资源不足的问题,高等医学院校通过加快临床教学基地规模扩张的步伐,不断增加临床教学基地数量以解决日益增长的临床教学需求同资源配置不足之间的矛盾,但各临床教学基地的教学水平良莠不齐。

2. 不同类别的临床教学基地对教学工作的重视程度、教师教学意识、师资水平、教学管理水平、教学硬件设施等存在差别　作为医学院校的临床教学基地,教学工作是中心工作。而作为独立运行的医疗机构,医疗工作则是主要任务,如何平衡两者之间的关系对临床教学基地的发展至关重要。一般来说,附属医院更加重视临床教学工作,其教学意识更强,教学投入更多,教学设备更加先进齐全。

3. 缺乏健全的、规范的、科学的临床教学基地管理机构、规章制度及教学质量评价体系　健全的临床教学基地管理机构是临床教学管理和质量控制的基础,规范的教学规章制度是核心、科学的教学质量评价体系是关键。根据文献研究结果显示,当前我国临床教学基地或多或少存在教学管理机构不健全、规章制度不完备、教学质量评价标准不合理等问题。

4. 临床教学基地教学管理人员专业化程度有待提高　临床教学基地管理人员较多为兼职医务人员或仅具有医学背景的技术人才,缺乏专业的教育教学管理经验,对教育教学管理工作投入不足,导致对临床实习学生管理缺位、不到位现象时有发生。

(二) 临床教学基地评估的意义

习近平总书记强调要把人民健康放在优先发展的战略地位。高等医学院校肩负着时代重任,应主动顺应时代发展和医学教育发展的新要求,发挥临床教学基地的教学资源优势,提高教学质量,更好地服务于医学教育。研究建立临床教学基地教学质量评估指标体系,定期开展临床教学基地教学质量评估,形成有组织、有制度保障的教学质量监控机制,是医学院校临床教学质量保障的重要环节。

《国务院办公厅关于深化医教协同进一步推进医学教育改革与发展的意见》(国办发〔2017〕63号)指出,加强医学院校临床教学基地建设,制订完善各类临床教学基地标准和准入制度,严格临床教学基地认定审核和动态管理,依托高校附属医院建设一批国家临床教学培训示范中心,在本科生临床实践教学、研究生培养、住院医师规范化培训及临床带教师资培训等方面发挥示范辐射作用。高校要把附属医院教学建设纳入学校发展整体规划,明确附属医院临床教学主体职能,将教学作为附属医院考核评估的重要内容;高校附属医院要把医学人才培养作为重大使命,处理好医疗、教学和科研工作的关系,健全教学组织机构,加大教学投入,围绕人才培养优化临床科室设置,加强临床学科建设,落实教育教学任务。

通过临床教学基地评估,其目的在于了解临床教学基地的发展状况和教学质量状况,推动临床教学基地提升教学意识,不断加大教学投入、改善教学条件、规范教学管理、提高教学质量,形成学校和临床教学基地共同保障教学质量的良性循环,有利于全面提升基地临床教师教学能力和水平,进一步深化医教协同育人机制。

(三)临床教学基地评估标准

1. 临床教学基地评估标准的构建原则

(1)目的性原则:指标的选取应遵从评价目的,体现被评价对象的内在本质属性,不遗漏与评价目的密切相关的关键指标,避免关系不大或无关的内容。过于复杂的指标会给临床教学基地造成较大负担,从而影响其日常教学工作,这样的评价活动很难长期坚持。

(2)全面性原则:又称系统性原则,指评价指标应尽可能涵盖各方面因素,既能够基本反映出临床教学基地开展临床教学工作的全貌,又能从教学效果、教学条件、师资建设、教学管理等不同角度体现临床教学基地的优缺点,同时保证指标条目层次分明且内容清晰。

(3)科学性原则:评价指标的制定应以临床医学本科实践教育理论和管理理论为指导,充分体现我国的教育方针,遵循教育教学客观规律,符合人才培养目标,能够全面、客观、真实地反映临床教学基地基本教学条件、教学管理和教学质量状态、水平以及教学效果。

(4)导向性原则:评价指标应在充分理解临床教学质量影响要素、贯彻临床医学专业人才培养目标的基础上进行构建,应在相当程度上指引临床教学基地、临床教师的努力方向,对教学工作起着较强的引导、影响和导向作用。

(5)分类指导的原则:指标的建立要充分考虑到附属医院、教学医院、实习医院的实际情况,不能一概而论,要突出特色、突出分类指导、分类引导的思想。

(6)易操作性原则:指标体系和评价方法应充分体现简单易操作的特点,降低评价活动的难度,减少评价专家的工作量。

2. 常用临床教学基地评估标准   针对教学基地的教学质量以及遴选标准的问题,国家出台了《普通高等医学院校临床教学基地管理暂行规定》(教高〔1992〕8号),规定中对临床教学基地的划分和遴选标准做了说明,但目前尚没有统一细化的实施办法,因此根据不同专业培养计划对教学基地评估标准进行细化非常必要。

临床教学基地评估体系是一个动态的管理体系,各高校对临床教学基地的评估标准也有所侧重于不同,上海交通大学医学院(原上海第二医科大学)曾组织了全国39所高等医学院校协作研究设计了《高等医学院校本专科临床教学工作评价指标体系》,结合医学毕业生全球基本质量要求提出了临床教学基地教育质量保障指南,涉及宗旨与目标(建设定位、工作目标)、临床教育计划(临床课程设置、教学模式构建、课程计划实施、职业发展教育)、学生学力考核(学力评定体系、考核管理培训、结果分析反馈)、学习支持服务(接受学生、支持服务、学生代表)、教师(师资聘任政策、教学人才培养)、教育资源(教育经费、基础设施、教学床位、社区基地)、教育评价(教学质量评价体系、评价结果反馈应用、毕业质量跟踪调查)、科学研究(教学科研关系、教师科研状态、学生科研指导)、管理与行政(管理体制、主管领导、教职人员、社会互动)、改革与发展(教学改革、持续发展)等10个领域及30个亚领域,制定了明确的质量准则、特定内涵的注释,与临床教学运行的客观规律和实际基本一致,该指南分为基本标准和发展标准,既强调了临床教学基地的基本准入门槛,又体现了临床教学基地各自教学特色与持续改进的发展要求。

2021年,教育部临床医学专业指导委员会、临床实践教学指导分委员会牵头论证设计《普通高等医学教育临床教学基地评估指标体系(初稿)》,该评估指标以《普通高等医学教育临床教学基地管理暂行规定》(教高〔1992〕8号)和《中国本科医学教育标准——临床医学专业(2016版)》为主要依据,内容覆盖设置教学地位(教学定位、规划、建设、文化)、教学管理(领导重视、教学机构人员、规章制度、课程教材、学生管理、质量监控)、师资队伍(结构与资质、队伍建设)、教学条件(科室与学科、医院设施、经费投入)、教学实施(理论与见习、临床实习)、教学效果(专业教育、思想素质教育)、教学改革与科研(教学改革、教学科研)等教学基地临床教学工作全方位与全过程。

医学院校在实际操作中,应通过借鉴本科教学工作审核评估和临床医学专业认证过程中取得的经验,参考国内相关医学院校对临床教学基地开展评估的指标体系设置,将最新的教育理念和评估要求融入临床教学基地评估指标中,建立一套适合校情、良性循环的评估机制,将教育评估的先进理念、科学方法及良好做法贯彻到临床基地教学全过程,实现教学评估的常态化,以期达到教学质量同质化。

(四)临床教学基地评估程序

常用的临床教学基地评估实施程序包括基地申请和提交自评报告、专家评鉴自评报告和现场考察、撰写认证报告和发布结论。

1. 基地申请　由基地提出评估申请,评估领导小组接到申请后做好评估安排,提前通知基地评估时间、评估依据及评估形式等。

2. 基地自评　临床教学基地解读评估标准,对照评估标准撰写自评报告并提交给专家组。

3. 专家考察　受聘的评估专家必须经过专业培训,深刻理解指标内涵与评估目的,一般为资深临床医学教学人员、教育管理与研究人员及医药卫生管理人员。评估专家应提前对临床教学基地自评报告进行评鉴,确定需要实地了解的问题,然后根据需要安排现场考察。现场考察是教学条件、教学状态和教学效果,考察方式主要有听取现场自评汇报、抽查理论大课或临床实践教学活动、开展临床专题教学检查、召开各类座谈会、走访有关部门或单位、学生技能测试、参观教学场所和教学设施、查阅资料等。

4. 评估报告　网评或现场考察结束后,评估专家在集体讨论的基础上撰写评估报告,评估报告应指出未达标指标并提出整改建议。

(朱　丹　黄　涛)

第五节　临床教学管理者

近年来,随着社会经济的发展和人民生活质量的提高,医学教育事业也得到了高度重视与蓬勃发展。2020年9月17日,国务院办公厅印发《关于加快医学教育创新发展的指导意见》,指出要进一步优化医学学科专业结构,建立科学高效的管理体制机制,以促进医学学科的交叉融合与人才培养的质量提高,更好地服务于健康中国战略和医药卫生事业。在医学教育改革的不断推进中,高等医学院校的临床教学管理工作迎来了全新挑战,开启了新的篇章。

临床教学管理,就是遵循特定的人才培养准则与临床教学目标,以科学的教育理论和管理方法为指引,充分发挥临床教学管理人员的工作积极性和能动性,针对不同层次、不同类型和不同阶段的临床教学工作进行统筹规划与协调安排,从而使临床教学中的各项资源得到合理计划、组织、领导和调控的行为。临床教学管理人员主要包括临床教学基地的书记、院长和分管副院长,下至教学管理各科室主任和科员、教辅,以及教研室主任、教学副主任和教学秘书等。根据人本管理理论,临床教学管理人员作为日常教学活动中的管理主体,其综合素质的高低直接决定了管理水平的优劣。换而言之,临床教学管理的水平,就是管理人员素质的间接体现。只有不断提高临床教学管理人员的综合素质,才能使医院管理水平、教学质量和服务能力得到提升。

一、临床教学管理人员的队伍建设现状

作为临床教学活动的计划者、组织者、领导者和调控者,与临床教师的师资力量相比,临床教学管理人员的队伍建设相对滞后,在发展过程中主要面临以下问题。

(一) 整体学历层次相对较低

一直以来,多数医院秉持着以患者为中心的理念,高度重视医疗、教学和科研等相关方面的发展建设与人才引进。为了提高医疗水平、改善师资结构并抢占科研高地,多数医院制定了优渥的人才引进政策,大幅增强了本院的师资力量。临床教师的人才梯队建设日益得到重视,其学历结构已经得到了极大改善。在多数医院中,具有博士学位的临床教师数量逐年增长,其所占比重也越来越大,高层级临床教师的数量得到补充。但是,在临床教学管理者的人才梯队中,其整体学历层次相对较低。学历层次代表了一个人的知识储备,是其学习能力和文化涵养的间接体现。学历层次相对较低,不仅意味着知识储备的不足,更限制了其视野拓展与自我提升,降低了临床教学管理工作的科学性与有效性。

(二) 现代教育管理人才缺乏

出于对人才培养工作的重视,各临床教学基地都加大了人力、财力、物力、信息、技术及时间等资源的投入,着力于临床教学基地基础设施的建设、发展、更新和完善,并将师资团队的业务素质和学科带头人的学术造诣放在优先发展的战略地位。然而,目前临床教学管理者多为临床兼职人员,专职的中层临床教学管理人员数量较少。各临床教学基地为临床、教学和科研等方面出众的教师提供了便利条件,积极选拔医术精湛、教学经验丰富且科研能力强的临床教师担任中层干部,部分学历高、科研能力强且思维敏锐的临床教师逐渐走向管理岗位。但这些集临床、教学、科研和管理数职于一身的双肩挑干部在工作时,往往以临床、教学和科研等方面的任务为主,对现代管理方法和管理理论等缺乏系统全面的学习和掌握,在管理工作中投入的时间和精力较少。同时,专职临床教学管理人员整体学历层次不高,知识储备较少且缺乏系统的现代教育管理理论的学习。

(三) 部分人员综合素养偏低

随着大数据时代的到来,临床教学活动中经常需要借助一些现代化的多媒体设备和技术手段,这就需要教学管理人员具备一定的操作能力和计算机知识。此外,部分临床教学基地承接有国际合作办学、临床技能操作比赛与师生交流等项目,管理人员需要具备一定的外语语言能力,才能更好地胜任临床教学管理工作。而实际上从事基层临床教学管理工作的人员,多为转岗、人才配偶或职工子弟等。他们不仅难以掌握并熟练运用现代化的多媒体设备和技术,其外语语言能力也不容乐观,个人综合素养偏低,难以胜任基本的临床教学管理工作。在这些因素的综合作用下,临床教学管理工作的质量提升受到严重制约,在一定程度上影响了临床教学基地的管理效能与创新能力,间接对临床教学基地的发展和人才培养质量的跃迁造成阻碍。

二、临床教学管理人员的队伍建设影响因素

(一)"重教学,轻管理"思潮严重

在我国高等院校的发展过程中,普遍弥漫着"重教学,轻管理"的思想氛围。部分医院对临床教学管理工作的重要性认识不足,认为教师和学生才是临床教学活动的主体。而临床教学管理人员作为辅助者,其主要职能就是为临床教学活动提供服务。甚至会有人认为只有那些授课经验较少、科研能力不足的人员才会去从事管理工作。此外,随着我国高等医学院校招生规模的进一步扩增,临床教学管理人员承担的管理任务也愈加繁重。而在日常临床教学活动和临床教学基地的发展过程中,临床教学管理人员的工作较少得到重视和支持。长此以往,也会降低临床教学管理人员的职业认同,增加他们职业倦怠感,加快其职业高原的到达。对临床教学基地的教学管理质量提升造成直接影响。

(二)教育管理能力培养不足

临床教学管理人员能力提升需要系统培训和交流学习。目前几乎没有针对临床教学管理人员的系统培训课程,只能通过会议交流和聘请教学管理专家讲座等形式学习,以期达到更新理念和提高临床教学管理知识及能力的目的。由于日常临床教学管理工作的琐碎繁杂,临床教学管理人员几乎没有时间、精力和机会走出去,来锻炼提高自己的管理水平。从中层临床教学管理者到基层临床教学管理者,都缺乏集思想政治素养、教育学知识、临床专业知识及管理业务水平于一身的现代教育管理人才。除了临床教学管理者本身应做到深入教学一线、认真执行各项工作制度、增强团队协作意识、勤思考多动脑这些基本素养之外,还要加强国家教育政策解读、现代教育技术发展、现代医学发展现状、教育心理学、教学组织形式、临床教学范式、现代临床教学途径与方法、考核评价方法、教学研究等方面知识的系统学习,切实提高临床教学管理能力,能够为临床教学改革与顶层设计谏言献策。临床教学管理的专业化和精细化发展,亟须培养一批具备高水平教育管理能力的人才来充实教学管理队伍。

(三)评价、考核与激励机制缺失

由于临床教学管理中评价、考核及激励等机制的缺失,个别高校临床教学管理人员存在思想理论素养不高、业务水平不精、创新能力不足等问题,自身综合水平与高水平大学的建设发展要求间出现错位甚至不相匹配的现象。在日常的临床教学活动中,临床教学管理人员各司其职,相互协作共同完成教学活动的计划、组织、领导和协调工作。然而,在工作的过程中,部分人员觉悟不够且工作缺乏激励,难免出现思想松懈的情况,给临床教学管理工作的整体推进带来阻碍。此外,在临床教学管理队伍中,由于评价和考核机制不健全,临床教学管理队伍人才流动性较差,容易造成管理队伍体制僵化的问题,制约了临床教学管理水平的提高。

三、临床教学管理人员所需的职业素养与岗位胜任能力

临床教学管理者要掌握现代教育管理的主要内容,主要包括临床教学活动中的教学目标、教学计划、教学过程和教学法规管理等内容。这既是临床教学管理中的核心环节,也是最基本的方法步骤。只有遵循现代教育理念和管理思想,紧紧围绕提高教学质量这一永恒主题,对教学活动和与其相关的人力、财力、物力、时间、技术、信息等资源进行合理有效的计划、组织、领导和调控,才能培养出综合素质高、五育并举的临床医学创新人才,临床教学才能在新形势下实现内涵式跨越发展。在医学教育改

革的不断深化下,新时代对临床教学管理人员的队伍建设提出了新要求。临床教学管理人员只有不断增强自己的服务意识、服务观念和科学管理的能力,才能保证临床日常教学管理工作的有序高效运转。临床教学管理人员必须具备思想政治素养、职业道德素养、教育管理知识、组织管理能力、开拓创新能力和政策解读能力等职业素养和岗位胜任能力。

(一) 良好的思想政治素养

对临床教学管理人员的思想政治素养进行培养,可以提高其个人思想层次,有助于其工作态度的端正,促使其更好地投入到临床教学管理工作中。临床教学管理人员作为临床教学工作的计划者、组织者、管理者和协调者,首先应充分了解、学习和掌握国家的有关教育方针政策,牢牢把握时代脉络;其次,应时刻秉持以人为本、服务育人、管理育人、服务大局的教育理念,在实际工作中规范和约束自己的思想和行为,为教师和学生提供更好的支持与帮助;尤其重要的是,培养临床教学管理人员良好的思想政治素养对于促进临床教学管理工作以及良好教风、学风的形成也有着直接的关系。

(二) 高尚的职业道德素养

作为临床教学活动的管理者,临床教学管理人员应具备高尚的职业道德,对工作认真负责,廉洁奉公,充满责任感与服务意识。临床教学管理人员从事的是日常教学活动中的幕后工作,教学管理干部的工作价值难以直接体现。强烈的责任感与服务意识,是做好临床教学管理工作的必要前提和基本条件。譬如,教学计划、课程安排、学生考试、成绩分析以及轮科实习管理等,每项具体工作涉及的基本数据数量庞大,如果没有较强的责任心,数据采集的准确性和效率性也就无从提起。此外,如果缺乏良好的服务意识作为工作准则,临床教学管理人员在工作中可能只是疲于应付。只有以服务教学为中心,以促进师生发展和人才培养为着力点,并努力提高自己的专业知识技能,才能促进临床教学管理工作质量的不断提高。

(三) 系统的教育管理能力

临床教学管理工作要想顺利有序地推进,教学管理人员必须不断强化自身的教育管理能力,以使决策更加科学化和精确化。同时,教学管理者还要积极借鉴国内外现行有效的管理模式,并在实践中不断总结经验和教训,从而使自身的教育管理知识更加全面化、系统化和整体化。同时,临床教学管理人员还需不断获取组织行为学、心理学、社会学、管理学、人际关系学以及党政方针等方面的教育管理知识,以便增加其知识储备。此外,临床教学管理人员还需不断更新自身的教育管理知识结构体系。在改革浪潮中时刻关注社会的发展动向,掌握社会发展的潮流与趋势,然后将其引入教育管理工作中,力求做到临床教学管理工作的与时俱进。

(四) 杰出的组织管理能力

在临床教学管理工作中任务琐碎繁多,如果临床教学管理人员没有杰出的组织管理能力,是无法在管理中做好沟通协调工作,也就不能达到教学管理质量整体提升的目的。同时,临床教学管理是教学基地各项管理事务中的核心环节,与各部门、科室、岗位乃至整个临床医疗系统之间均存在着某些特定联系。作为一名出色的临床教学管理人员,应具备良好的人际沟通与团队合作能力,充分发挥各部门、岗位、人员的功能和作用,对组织的人力、物力、财力、时间、信息和技术等资源进行合理有效的计划、组织、管理和调控。只有通过自身的组织管理能力使各项资源的效用得以有效发挥,才能为临床教学工作的管理提供支持与帮助。

(五) 大胆的开拓创新能力

创新是引领发展的第一动力,经验主义运用在临床教学的实际管理工作中,是无法把握时代脉络、紧跟改革步伐的。临床教学基地的综合实力不仅表现为临床科研方面的探索创新,更于临床教学管理队伍的开拓创新能力中体现。安于现状,仅凭过去的陈旧思想观念来进行管理,临床教学水平永远不会得到提升。因此,临床教学也需要专家型的管理者,作为临床教学顶层设计的参与者,临床教学管理人员绝不能墨守成规,掌握临床教学规律的基础上,要密切结合临床教学工作实际,善于发现并解决临床教学和管理中所遇到的问题与困难。在临床教学管理实践中不断积累经验,大胆地开拓创新,以新思路、新理念、新方法适应日益现代化的临床教学管理工作。

(六) 精准的政策解读能力

临床教学管理者主要服务于临床教学活动,应努力掌握临床医学人才培养规律,准确掌握临床教学政策和临床教学计划。在认真学习国家有关高等教育、医学教育和临床教学的文件精神的基础上,根据本单位实际情况,认真贯彻上级文件精神,并及时调整临床教学工作安排,紧跟国家高等医学教育改革步伐。高层次的临床教学管理者要在掌握思想政治素养、职业道德素养、教学管理能力、组织管理能力及开拓创新能力的基础上,应熟练掌握临床教学全过程的运行规律、临床医学知识的学习特点以及医学人才的培养过程,洞悉学生学习动机和教师职业发展要求,与国家及学校的政策方针相结合。同时,临床教育管理者应在改革进程中积极开展教育教学研究,在上级的政策指引下,不断总结经验,促进临床教学质量的不断提升。

四、临床教学管理人员的能力提升路径

临床教学管理人员,是临床教学基地人才培养质量提升的核心力量,其素质优劣与整个基地的教学资源合理配置及有效使用密切相关。传统的临床教学管理人员使用及培养机制,重使用,轻培养,极大程度上影响并限制了临床教学管理人员职业素质和岗位胜任能力的提高。因此,各临床教学基地应积极创造有利条件,促进教学管理队伍的素质全面提升。首先,临床教学基地的有关负责人员在顶层设计上加强重视并及时更新管理理念;其次,临床教学基地应及时改善教学管理人员的队伍结构;再次,应加强临床教学管理的岗位培训;最重要的是,临床教学基地应建立健全考核评价与监督激励等用人机制,从而促进临床教学管理人员的职业发展和个人成长,实现临床教学管理工作的科学化、技术化和现代化,从根本上提高临床教学的管理效能。

(一) 加强重视并及时更新管理理念

建设高素质的临床教学管理队伍,是提高临床教学质量的必要途径,更是坚持社会办学方针的重要保证,需要在顶层设计上加强重视并及时更新管理理念。临床教学管理是一项全面综合的管理,师资队伍与管理队伍犹如鸟之两翼、车之两轮。临床教学基地应该加强对临床教学管理工作的重视程度,将临床管理人员队伍建设与师资队伍建设放在同等重要的地位,为临床教学管理工作创设良好的环境。随着科技的发展和大数据时代的到来,社会的每个方面都在发生着日新月异的变化,加强人才培养质量是临床教学论的永恒主题。教育的现代化依赖于教育思想和教育管理的科学化与现代化。临床教学管理者应认真学习并深入贯彻国家有关文件精神,与国家政策和医学教育发展理念保持一致,不断更新教育管理理念。在工作中,以现代教育管理思想为指引,才能使临床教学管理适应新时代下科技化、信息化、学习化社会高速发展的需要。在临床教学管理理念上,要体现追求受教育者全面发展的素质教育思想,也要体现推动社会和知识经济发展的创新教育思想,更要体现临床教学基地从单一知识传递功能向文化传承、人才培养、科研创新、经济产业、社会政治等多元功能转化的思想。

(二) 改善教学管理人员队伍结构

临床教学管理兼具行政管理和教育研究的双重职能。教学管理应该刚柔并济,既应包含刚性的

行政管理理念,也要融入以人为本的柔性管理理念。临床教学管理干部需要具备一定的理论知识和管理才能,才能更好地胜任岗位工作。而实际上,临床教学管理人员的队伍中,其整体学历层次相对较低,且其日常工作琐碎繁忙,缺乏时间和精力对教学管理进行深入的改革探索和理论研究。而临床教学管理是一门科学,管理人才的选拔是提高临床教学管理质量的应有之义。因此,临床教学基地应选用具备一定教学管理经验和能力,且对临床教学管理工作充满热情和责任感的优秀人才,努力建设一支学历结构合理、综合素质优良、富有工作活力的高水平临床教学管理人才梯队。

(三) 加强临床教学管理岗位培训

随着高校教育改革的纵深推进,临床教学管理干部不仅需要熟练地处理日常教学事务,还需要把握临床、教学和科研的前沿动态,努力提高自身的综合素养和现代管理能力,从而使自己成为适应新时代竞争的临床教学管理工作者。临床教学基地应制订合理的教学管理人才梯队培养计划,建立并完善临床教学管理人员的培训制度。同时,也要为临床教学管理人员提供科研创新培训的机会,让他们在实践工作中对临床教学管理进行理论和实证方面的研究。此外,临床教学管理人员也要从自身出发,积极树立自主学习、终身学习的思想观念。努力掌握管理学、组织行为学、教育学、心理学、社会学、公共关系学以及人际沟通、决策分析等方面的教育管理知识,以实现自我知识体的迭代更新。在具体的实施过程中,临床教学基地在制定教学管理人员的培训计划时,首先应紧紧围绕教育教学改革和人才培养发展的需求,为每一个临床教学管理干部提供参加培训的机会;其次要不断提高临床教学管理岗位培训的质量,不断革新培训方法,适当拓宽培训途径,为临床教学管理人员的职业发展和个人成长提供保障与平台。

(四) 推进临床教学管理纵深改革

高等医学教育属于精英教育,是一种多学科交叉融合的教育模式,更是医学教育连续统一体的中心环节。临床教学管理者应以三全育人理念为指引,坚持"全员、全过程、全方位"的育人原则,为临床教学活动提供多元主体参与、全过程规划布局、多环节共同促进的管理服务。同时,临床教学管理者应遵循临床医学教育的发展规律,以医学教育"三个回归"为价值遵循,从根本上促进临床教学管理的纵深改革。首先应回归人文,强调"育人为本、德育为先"的管理理念,更加重视医学人文精神的培育。在临床教学管理的过程中,强调兼具医学伦理的生命文化浸润和岗位胜任能力培养,充分调动临床教职工的工作热情,积极树立学生正确的学习动机。其次应回归"三基",促进医学生基础理论、基本知识和基本技能的掌握。在教学管理中,以国家执业医师考试为目标导向,以《中国本科医学教育标准——临床医学专业(2016 版)》为指引方针,对临床教学目标和内容进行调整、修改和完善,重视医学生职业行为、临床思维、人文精神、医患沟通以及医疗法规知识的学习。第三是回归临床,就是要将临床教育贯穿至医学人才的培养全过程,倡导医学生早临床、多临床并反复临床。在教学活动的组织安排中,强调情境式教学,积极探索理论与实际相融合的创新机制。

(五) 建立健全考核评价与监督激励等用人机制

在传统的临床教学管理人员用人系统中,某些管理队伍存在着机制僵化、年龄老化、思想陈旧等弊端,实际管理工作难以实现开拓创新,不利于公平、公正、公开的竞争环境创设。考核评价是教学管理工作中不可或缺的核心环节,应加强对临床教学管理人员德、能、勤、绩、廉的综合考评,根据临床教学管理的工作实际建立胜任力评价模型,促使教学管理人员产生自主学习的动力和勇于创新的能力。同时,应建立并完善行之有效的监督激励机制,对于素质高、能力强的基层临床教学管理人员,应努力为其提供综合全面的培养,为其职业发展创造有利条件。而年龄偏大、综合能力已经无法胜任临床教学管理工作的人员,应及时对其进行合理的安排调度。只有这样,才能建立适应临床教学实际的管理和发展体系,实现管理模式的开放式螺旋上升和人才的合理配置、培养和使用。

临床教学管理作为临床教学活动的辅助活动和必要安排,对于临床教学活动的有序运行和人才培养质量的稳步提升具有不可或缺的作用。在未来,我们仍需在改革和实践中不断探索创新,做好临床教学的管理工作,更好地服务于国家战略、社会需要和人民关切。

(薄　红　郭劲松)

第六节　临床教学质量保障

临床教学工作是医学院校的主旋律,提高临床教学质量是永恒的主题,临床教学工作的质量和水平决定了医学人才培养质量的高低。为实现培养目标,运用系统理论的概念和方法,把质量管理各个阶段、各个环节的职能组织起来,对人才培养活动实行体制化、结构化、持续化的监控,对教学过程进行评价和诊断,形成一个任务、职责、权限明确又互相协调、互相促进,能够保证和提高教学质量的、稳定的、有效的质量管理系统,在保证临床教学质量方面起到关键的作用。

一、临床教学质量保障定义与起源

教学质量在教育理论和教育实践过程中仍然是一个较为模糊的概念,不同的教育理念导致对教学质量的不同理解和把握。美国当代著名的教育家、心理学家布卢姆对"教学质量"的定义是:如何向学生提供线索或指导;学生参与(外显地或内隐地)学习活动的程度;以及如何给予强化以吸引学生学习。由此可见,教学质量指的是教学对学生达到预期教育结果的促进程度,包括学习活动是否合理、恰当,是否考虑了学生的特征(如年龄、先前知识、动机等),涉及众多的教学因素,特别是教师对学生和内容的处理,对学习任务和活动的有组织地处理。"保障"是指直接或间接影响教学质量的所有因素,涉及学校工作的方方面面,甚至还包括校外(社会)办学环境和条件。教学质量保障就是把对教育教学产生重要影响的所有因素有机地联结起来,形成一个能够保障和提高教育教学质量的稳定、有效的整体,并对整个教育教学过程、教学效果以及教学管理实施监控、评价和及时调控的活动过程。其目的是通过对教学质量生成过程的分析,寻找保障教学质量的关键控制点,运用制度、程序、规范、文化等实施控制,从而实现教学质量的持续改进与提高。高校教学质量保障体系是指学校为实现培养目标,运用系统理论的概念和方法,把质量管理各个阶段、各个环节的职能组织起来,对人才培养活动实行体制化、结构化、持续化的监控,对教学过程进行评价和诊断,形成的一个任务、职责、权限明确又互相协调、互相促进,能够保证和提高教学质量的,稳定的、有效的质量管理系统。根据实施高等教育质量保障的主体不同,我国的高等教育质量保障体系分为宏观的体制层面和微观的院校层面。宏观的体制层面也称外部质量保障体系,由国家建立。微观的院校层面也叫院校自我约束体系(内部保障体系),教学质量内部保障体系建设的主体是高校,客体是构成体系的制度、程序、规范、文化等涉及诸多的方面。

20世纪50年代人力资本理论提出后,迅猛发展的高等教育使得教育质量出现滑坡现象,招致社会各界的批评和指责,高等教育的信誉开始出现危机。为了提高教学质量,恢复高等教育的社会信任和保持学术自由,各国纷纷开始研究如何提高规模扩大后的教学质量保障问题。1962年,美国加州大学伯克利分校的马丁·特罗教授在《美国高等教育民主化》一文中,首次提出了"大众高等教育"这一概念。他根据适龄青年入学率的不同,将高等教育的发展过程划分为"精英""大众""普遍"三个阶段,并提出了具体的量化指标。20世纪80年代以来,全面质量管理是企业为了保证和提高产品质量综合运用的一整套质量管理思想、体系、手段和方法,是以质量为中心的现代管理方式。全面质量管理理论的出现使得高等教育质量研究逐渐集中到高等教育质量保障体系的建立与机制的比较研究方面。20 世纪 90 年代初,西方国家等教育质量管理体制改革发展成为以建立系统化、制度化的质量保障机制为目标的高等教育质量保障运动。即在全面质量管理理论的基础上,充分运用各种监督、评价、反馈等手段,通过规范化的制度和程序来保证质量的持续提高。

国内的教学质量保障的研究,按照学者们切入点的不同,大致分为下几种。

(1) 基于系统科学理论:依据系统科学理论,把高校内部教学质量保障作为一个开放系统,将质量保障的内容分为输入、过程和输出三部分。该理论体现的也是全面质量管理的思想。

(2) 要素分析法:影响教学质量的因素包括经济社会环境和学校内部诸多因素,高校内部教学质量保障的主要内容有教学计划管理、教学过程管理、教学工作评价管理等,并阐述了教学质量保障的运行机制(包括竞争机制、激励机制、创新机制和约束机制)、体系结构(包括教学保障组织结构、教学评价体系结构、教学管理制度结构、教学环境结构、教学条件结构和教学信息结构),以及教学质量内部保障体系的组织层次及职责。

(3) 20 世纪 90 年代全面质量管理思想引入我国高校教学质量内部保障体系的研究中,阐述了全面质量管理的内涵、特征及对现代高等教育管理的影响,对企业与高教质量管理进行了比较,分析了在高校实行全面质量管理的必要性和可行性。运用全面质量管理思想对教学质量内部保障体系的研究大多根据各校实际情况,没有什么本质区别。

临床教学是培养医学生的关键环节,其教学质量很大程度上决定了医学毕业生的专业技术水平。2003 年,世界医学教育联合会公布了《本科医学教育全球标准》。中国紧跟国际趋势,2003 年起开始医学教育国际标准的“本土化”研究工作。2008 年 4 月,教育部成立了医学教育认证专家委员会和临床医学专业认证工作委员会。2008 年 9 月,教育部和卫生部联合颁布《本科医学教育标准——临床医学专业(试行)》(教高〔2008〕9 号),从此拉开了医学教育专业认证的帷幕。国内外医学教育质量标准的出台和医学教育认证的实施,对医学教育质量提出了新的挑战和要求。国内一些医学院校在构建临床教学内部质量保障体系方面进行了一定的探索和实践。

二、构建临床教学质量保障体系的必要性

(一) 高校教育体制改革的需要

在教育领域实施全面质量管理,是西方主要发达国家尤其是 90 年代以来在教育管理方面的一项重要改革措施。美国著名质量管理大师戴明博士的质量管理思想对教育领域实施全面质量管理产生了极为重要的影响。他提出的戴明循环(又称 PDCA 循环)即计划、执行、检查、总结和“14 要点”为越来越多的教育理论家不断探讨以便使用于教育领域。教学质量保障体系的建立和完善是高校体制改革的重点和难点,也是时代赋予高校的历史使命。

(二) 高校提高教学质量的需要

教学工作是学校的中心工作,提高教学质量是学校永恒的主题。《2003—2007 年教育振兴行动计划》中提出实施“高等学校教学质量与教学改革工程”。高等学校教学工作是学校的主旋律,提高教学质量是学校永恒的主题,教学工作的质量和水平决定了人才培养质量的高低。我国进入 WTO 后外国教育机构的加入使我国教育市场竞争日益加剧,迫使教育要在人才质量上树立一个人才质量观,以教育取胜。医学教育还必须向全球医学教育最低基本要求这种注重结果的医学教育发展。临床医学教育是高等医学教育的重要组成部分,在经历了坎坷曲折的 50 年后,还存在着许多与社会实际不相适应的地方。因此,为了保证教学质量,培养合格人才,必须建立完整的教学质量保障体系。

（三）实施中国大健康战略的需要

全面建立中国特色基本医疗卫生制度、医疗保障制度和优质高效的医疗卫生服务体系，必须始终坚持把医学教育和人才培养摆在卫生与健康事业优先发展的战略地位，紧紧围绕强化健康教育，普及健康生活，加强健康人力资源建设为目标，遵循医学教育规律和医学人才成长规律，借鉴国际先进经验，立足校情，创新人才培养模式，以服务需求、提高临床医学人才质量为核心，建立健全适应行业特点的临床医学人才培养制度，加强临床教学质量保障体系建设，完善临床医学人才使用激励机制，大力培养临床医学专业合格人才，面向农牧区乡镇卫生院，逐步推进临床全科医生培训计划，扎实做好基层医学人才培养，努力提高基层医疗水平，为建设健康中国提供坚实的人才保障。

（四）努力创造高品质生活的需要

创造高品质生活必须着力满足人民群众对美好生活的需要，让人民群众拥有更多的获得感、幸福感和安全感。完善临床教学质量保障体系，培养更多的合格临床医学专业人才，才能解决人民群众就医难、看病贵的问题，病有所医，进一步提升各族群众的幸福感，提升人民群众的健康水平，最终打赢扶贫攻坚战，使低收入人群达到"两不愁三保障"，满足人民群众衣食住行等基本需求。只有用一流的心态，建立和完善一流的高标准的临床教学质量保障体系，合理配置资源，才能培养出一流的高质量的临床医学专业人才，才能满足医疗卫生系统攻坚计划，高质量推进公共卫生服务体系攻坚计划，高品质抓好基层服务卫生体系攻坚计划，全方位全周期保障人民健康。

三、构建临床教学质量保障体系理念

（一）全面树立科学的高等教育质量观

"树立科学的质量观，把促进人的全面发展，适应社会需要作为衡量教育质量的根本标准"，这是《国家中长期教育发展改革和发展规划纲要（2010—2020）》的基本要求。高等教育质量应包含内外两个方面因素，一是要促进人的全面发展（学生的发展水平），二是要适应和满足社会需要的程度。对于高等院校而言，人才培养是其根本任务，按照高等教育质量观要求构建以学生全面发展为本的教学质量保障体系，对影响教学质量的主要因素实施有效监控，不断改进质量，才能提升人才培养质量、培养更多社会需要的人才。

（二）树立全面的教学质量管理理念

全面质量观、全过程质量管理和全员参与的"三全"质量管理理念，可作为高校内部教学质量保障体系建设的指导思想。一是高校的质量管理不是一个部门的事情，而是学校内部所有部门之间相互联系、相互配合、相互完成的，各部门、各岗位都应围绕"教学质量"这一中心发挥各自的质量职能，绝不能独立地对某一部门、某一环节、某一要素进行管理，应该从全校、全系统的高度思考；二是教学是由教师、学生、教学资源、教学环境、教学内容等诸多方面组成的一个完整的功能系统，因此，教学质量的高低就取决于教学过程中各因素的质量及各因素相互作用的质量，教学质量管理的执行要贯穿到教学质量的全程（教学质量的产生、形成和实现过程），因此教学质量保障应建立在对教学全过程各环节的监控上。三是高等院校的教学质量活动与学校内部所有成员的活动有关，所以，教学质量保障体系应建立在校内广泛的支持和参与之上，充分利用多元化的评价方式对影响教学过程的因素进行全方位、多角度的监控和评估。教师、学生、院系领导、职能部门、毕业生、用人单位、家长等均可作为评价的主体，参与教学质量的评价和交流反馈中来，形成全员参与、良性互动的网络系统。

四、构建临床教学质量保障体系原则

(一) 以人为本的原则

教育的核心理念就是突出"以人为本",临床教学质量保障体系建设涉及教师、学生和管理者等众多人员,这就需要按照"教学以学生为本,办学以教师为本"的理念构建临床教学质量保障体系,体系构建既要强化教师和学生在教学质量保障体系中的重要地位,又要充分发挥教与学两个方面的积极性、能动性、主动性。

(二) 整体性系统性原则

人才培养工作是一个复杂的系统工程,对它进行检测、评估的教学质量监控同样也是由多种要素、多种过程构成的复杂的体系。教学质量保障体系由校内外若干相互联系、相互作用的系统结合形成一种稳定的结构形式,各个系统之间通过制度、教学过程等相互联系、相辅相成、紧密相连、各司其职,是一个多维闭合系统。因此,系统的构建既要注重教学效果终结性评定,又要建立科学化、管理规范化的运行机制,还要关注教学过程中数据、信息采集分析,强化信息及时反馈与控制,才能最大程度发挥系统整合效应的功能。

(三) 持续改进的原则

质量的持续改进是全面质量管理的目标和灵魂。教学质量保障体系构建同样要遵循管理学中有关持续改进理念,对影响教学质量的各因素进行控制,构建纠错和预警机制,需要不断强化和改进过程控制,才能不断提高教育教学质量。

五、临床教学质量保障体系基本框架

临床教学质量保障体系的构建是一个多维、动态的系统工程,不同院校构建的教学质量体系也略有差异和不同,结合实际教学管理经验,临床教学质量保障体系由六大子系统构成:临床教学管理保障系统、教师教学质量保障系统、教学运行过程质量保障系统、学生学习质量保障系统、教学信息的收集与处理系统、教学质量的评估与反馈系统。

(一) 临床教学管理保障系统

临床教学管理保障系统是整个体系的核心,是系统施控的主体,一般应由学校管理组织(学校领导、教学管理部门、学生管理部门、各学院)、专家组织(教学指导委员会、学术委员会、专家组)、监控组织(教学质量办、评估办、各教学单位、教研室、部分教师、专家组、学生等)、保障组织(有关人财物和条件保障部门、学生管理人员等)等构成,各组织之间按照分工相互协作,在整个体系内部行使教学质量保障职责。健全组织结构是保障教学质量的根本保证,从整个系统来看,为了使整个系统运行顺畅,设立相应的部门机构或委员会,在其权限范围内制定相关的实施方案、制度、标准、要求等,组织实施教学过程质量监控,完善教学条件保障等。

(二) 教师教学质量保障系统

在教学工作中,教师是主导、是关键。师资队伍的质量对提高教学质量和学校的发展起着相当重要的作用。

1. 明确教师岗位资格　根据《中华人民共和国高等教育法》第四十七条,"高等学校的教师应当是已取得高等学校教师资格；教师必须具有的基本素质要求，即思想政治素质、业务素质和能力素质"，在实施教学计划中，保证高级教师授课占一定比例，保证具有研究生学历的青年教师占一定比例。

2. 教师授课资格准入　理论课授课教师一般学历应在本科以上并且具有教师资格，应具备一定的见习课带教经验，由科室、教研室二级备课并经专家课前讲评通过，才有资格上讲台。

3. 优秀教师选拔与培养　医院应把青年教师的培养工作分为常规和重点两个方面。常规培养是指岗位培训、继续教育、外语培训，出国考察、学术交流及在职学历培养等。重点工作具体体现在中青年教师的选拔、培养上。建立"优青"培养制度，对优秀青年教师的培养应落实培养计划、培养措施、考核制度、导师责任、领导分工；在聘任、出国进修、院基金、国内外学术交流及进入教学岗位优先。对博士研究生毕业的教师要给予一定的院科研启动基金支持。

4. 授课教师岗位培训　每年安排一定数量教学经验丰富的老教师开设示范性教学课，让青年教师感受老教师的风采；为脱颖而出的青年教师开设公开课，欢迎中青年教师参加观摩，从中汲取营养；设岗位培训课程，如"怎样上好一堂课""授课的技巧""教案的书写"等，使新教师对授课的过程、要求全面了解，提高自身的备课、授课质量等等。

（三）教学运行过程质量保障系统

该系统是整个教学质量保障体系运行的核心，根据教学质量标准、各项教学管理制度对教学各个环节、项目等进行检查、评估，搜集教学各环节的数据、信息，形成教学各类分析报告等。教学过程监控的内容大体有人才培养方案制定、教师课堂教学效果评价、各类实践教学的评价、教学质量的分析、专业评估、课程评估、教学改革专项检查，学生素质评价、毕业生就业及发展评价等等。学校层面的教学过程监控及评价一般由教学质量监控评价部门组织实施，各二级学院教学质量监控评价人员对各学院教学质量监控负责。

（四）学生学习质量保障系统

1. 学生评教　在临床教学活动中根据课程目标组织教学并定期进行评价，将学生评教贯穿于整个课程学习及实践过程之中，通过教学质量评价反馈机制和学习支持系统来对质量评价后的教师和学生进行查漏补缺，辅助他们提高教学质量和学习质量，从而保障师生的输出质量。

2. 考试考核　以理论考试和技能考核相结合、形成性考核与终结性考核相结合为出发点，形成全面考核临床实践教学效果的方式、方法。构建多元化全方位的评价模式。

3. 临床督导　督导专家定期或不定期深入课堂、病房，对教师的授课与病房见习带教进行全面的监督，对提高临床教学质量起到决定性作用。一般分为日常督导、定期督导与指定督导。

4. 教学检查　进行教学基地临床教学评估与毕业实习质量评估，检查各基地及医院各科室带教情况，包括临床教学材料及抽查学生临床技能，其结果作为学生质量及先进科室评比依据。

（五）教学信息的收集与处理系统

教学质量保障体系最终目的是了解整个教学质量的状态信息，分析教学工作中出现的质量偏差，及时向领导，教师、学生进行反馈，并采取有效措施改进和提升教学质量。因此，教学质量信息收集与处理系统是整个体系最关键环节。只有随时掌握教学质量状态的信息，建立有效的教学质量信息反馈处理机制，并对存在的问题进行有针对性的整改，才能提高教学质量。教学信息主要由教学质量监控评价部门收集后，通过各类通报、简报、会议、总结、反馈单、报告等将教学中存在的问题及时汇总反馈给学校领导、教学管理部门、相关职能部门、各二级学院、教研室、相关教师等，指出存在问题并督促予以落实整改，为形成学校教学质量监控评价的长效机制奠定基础，也达到了全员参与的目的。

(六) 教学质量的评估与反馈系统

构建综合的教学质量评估体系,加强对教学质量的监控,有计划、有步骤地对教学质量进行评估,是保证人才质量的有力措施,也是保证教学效果的良好方法。加强对教学质量的跟踪调查和分析,是教学质量评估的一项重要措施,对学生的入学、学业、毕业直至工作以后的情况进行跟踪调查,既能系统地、全面地得到学校内部和外部教学质量的信息反馈,又能积累各种教学质量的数据,以便进行数据分析和统计处理,使教学质量管理科学化。该系统一般包括入学成绩评估、教学计划评估、课堂教学质量评估、课程考试质量评估、主讲教师配备评估、毕业设计(论文)质量评估以及毕业生质量跟踪调查评估等。

高校教学质量评价中的信息反馈是教学质量评价与学生发展之间的桥梁,桥梁的畅通与否直接决定评价功能的体现。建立教学质量评价反馈机制,通过良性的信息反馈系统,迅速准确地向有关部门和教师本人反馈评价结果,能帮助教师清楚了解自身的教学状况,正确认识自身的教学水平,发现和分析自身存在的问题和不足,从而逐渐提高教学水平。

六、临床教学督导

(一) 建立临床教学督导制度的目的和意义

1. 教学督导是现代教育制度不可缺少的重要组成部分,是衡量一个国家、地区教育管理水平高低的重要标志。对高等教育教学进行督导,建立健全督导制度,是提高教学质量和实现教学目的的有力措施。加强教学督导是学校加强教学管理、规范教学过程、深化教学改革、提高教学质量的重要措施和手段。通过教学督导,既可以给师生施加无形的压力,增强教师教书育人的责任感,激发学生学习兴趣,提升教学质量,又可以将通过督导而获取的信息及时反馈给分管教学部门,便于其及时掌握师生实际情况,还可以通过教学督导的沟通和协作加强学校内部的联系,促进部门之间相互支持与校园的和谐发展。临床学院的教学督导是有效搭建学校教学部门、临床教师及学生的桥梁,是实现学校教育目标的根本保障。

2. 医学教育突出特点是理论和实践相结合,培养临床思维,临床实践尤为重要,然而当前紧张的医患关系制约着医学教育发展,急迫需要转换教育模式,需要教学督导专家出谋划策,以适应新形势下的临床教学要求。此外随着不断扩招,临床专业需要多家医院共同承担教学任务,然而医院间教学水平参差不齐、教学条件千差万别、教学理念显著差异,更需要借助督导的力量促进医院间教学工作协调一致,从而保障学生得到同质化临床教学。

(二) 临床教学督导制度的运行

2008 年 10 月,教育部、卫生部联合颁布《本科医学教育标准——临床医学专业(试行)》,第二部分本科临床医学专业教育办学标准的"教育评价"内容中明确指出:成立教学质量监控评估中心,设立学校教学委员会、校级教学督导委员会与二级院系教学督导组;制定教学环节质量标准和监控制度,领导干部、行政管理人员、教师、学生、教学督导专家积极参与评教、评学、评管等教育评价活动,对教学各环节进行监控。

临床教学的督导核心在于"督学、督教、督管",督教是对教师教学过程的各环节进行教学督导;督学是对学生学习过程进行多方位督导;督管是对育人环境的管理进行督导,检查育人管理工作质量。其发挥的积极意义不仅对最终产生的临床教学效果实行有效的持续跟踪管理,且实时监控临床教学各环节与过程是否完成既定教学目标,是否实现人才培养的目的。目前,临床教学已形成校、院二级各有侧重、相互补充、齐抓共管的全方位督导组织。

1. 校级督导　校级督导侧重宏观全局的教学督导，围绕重点工作开展抽查，做系统分析；根据当前学校的教学热点，开展专项督导工作，形成调研报告向学校建言献策。如：促进教学改革（培养模式改革、教学模式改革、课程模式改革、考试模式改革）、规范临床教学管理（督导教学质量、督导分散见习）、参与教师培训、督导临床重要赛事等。

2. 院级督导　院级督导侧重微观个性化的教学督导，协同校级督导开展工作，同时根据学院具体情况自行制定督导内容，并接受校级督导的检查。院级督导，每学期围绕课堂教学、见／实习、教学查房、试卷、教案、教学档案、教研室教研活动、课程建设等一系列工作有重点地进行检查评估，为教学提供意见和建议。

教学督导是高等医学院校保障教学质量的重要手段，能够有效强化临床学院及教研室的教学意识，培养和提高临床教师的教学水平，端正教学态度，保障教学质量。

七、临床教学质量保障体系持续改进

（一）加强教学投入，保证教学质量

教学投入是教学质量保障体系运行的基础，主要对提升教学质量提供相关的条件保障，其职能是为提高教学质量提供人、财、物和教学设施、教学环境等方面的保障。教学投入应包括以下控制要素：教学经费投入、师资队伍建设、教学设施和条件的保障和教学环境的保障等，这其中师资队伍建设是重中之重，校舍、实验室、图书资料、运动场所等教学设施等条件是保障教学顺利运行的前提。

1. 教学基础资金投入　要提高临床教学质量，医院每年收益的一定比例要投入临床教学建设，确保医疗和教学同步发展。一方面，医院加强教学基础资金的投入，增加教学用房，加大教学仪器设备的投入，不断满足临床医学技能训练的需求，临床医学实践教学仪器设备的投入既要满足临床医学专业的学生规模，满足临床医学实践教学目标定位和人才培养目标，不断提高临床医学实践教学仪器设备的使用率。另一方面要加大临床医学实践教学经费投入，要精准投入，不断提高临床医学生的生均实验经费、生均实习经费，保障临床医学生实践技能不断提高。注重实训教材建设，规范实训教学过程及各项临床常用操作程序、手法，提高实训教学效果。

2. 教学人力资源投入　不断加强临床医学教学队伍建设，多渠道、多形式大力引进和培养高层次、高学历临床医学教学人员，不断提升临床医学教学队伍的整体素质；医院要从教学意识、教学思维、教学水平等各个方面加强临床教师的综合带教能力。

3. 临床教学激励投入　医院要以发展的眼光看待临床教学，将临床教学作为医院职称晋升和聘任的条件之一，在平时计算绩效时，将临床带教工作量计算入内，同时发放课时津贴，提升临床带教老师的积极性。

（二）持续质量改进，完善保障体系

完善临床医教学质量保障体系：一是加强临床教学管理，既要加强临床医学学生的日常管理，更要加强学生毕业实习的严格管理；既要加强临床医学教学过程管理，更要加强临床医学教学的质量管理。二是要加强对临床教学的督导，既要加强临床教学教师的督导，更要加强各职能处室对临床教学的督导；既要加强临床教学教师在教学督导反馈中存在的问题解决和落实，更要加强管理干部在临床教学中听课、看课反馈中存在问题的解决和落实。三是建立和完善临床教学评估机制，制定专业负责人制度，定期开展临床教学、临床医学实践课程、临床医学教学基地和实验室评估，制定临床医学专业年度教学基本状态数据常态监测制度，定期开展临床教学教师、临床医学学生和用人单位的满意度调查，并将调查结果运用于临床医学实践教学过程中，不断持续改进，提高临床医学教学质量。

（付　玉）

第五章

现代临床职业精神与素养

5

医学人才培养质量不断提高,是提升全民健康水平、建设健康中国、实现民族复兴的重要保障。临床实践教学是医学教育重要环节,是培养医学人才的必经途径。临床实践教学工作高质量有序实施,对临床实践教学活动组织与执行者——临床带教教师的临床职业精神和素养提出了更高要求,做好临床课程思政建设、注重医学生心理健康,帮助医学生树立正确的世界观、人生观、价值观,是提升医学人才培养质量的重要手段。

第一节　临床职业精神与素养

美国医学社会学家 F. D. 沃林斯基认为,职业(profession)的特点是掌握相关知识体系与技能,并服务于他人,在职业过程中还需要承担一系列责任,包括维持一定的技术水平、保持诚信的服务关系、遵守行业社会道德、坚持利他主义以及维护公共利益等。

一、职业精神与素养

(一) 职业精神与临床职业精神

职业精神是与人们的职业活动紧密联系,是个体对于职业责任的承担,是具有职业特征的精神与操守,是从事这种职业就该具有的精神、能力和自觉。社会主义职业精神由多种要素构成,它们相互配合,形成严谨的职业精神模式。

临床职业精神是医学实践的一个重要的组成部分,是临床工作者在医学实践中创立和发展,并为整个医学界乃至全社会所肯定和倡导的基本从业理念、价值取向、职业人格、职业准则、职业风尚的总和,它包括建立公众与临床工作者之间信任的价值观、行为和关系。

(二) 职业素养与临床职业素养

职业素养与以知识、技能等为构成核心的专业素养相比,包括内容更为广泛,主要是个体在思想上对社会认识的理解和追求,表现在个性、职业精神、职业道德等多个方面。

临床职业素养是从专业知识、临床技能、医德与人文修养等多个领域对从业者专业能力、沟通能力、创新能力、思维能力等方面做出的具体要求,表现为政治素养、道德素养、专业技术素养、科学文化素养、健康与体能素养等。

临床职业素养的基本原则包括专业水准、人道主义、诚信和利他行为等内容,是医学实践教学工作者需要遵守的原则底线。

二、现代临床职业精神与素养

临床职业精神与素养要求临床工作者具备良好的临床专业知识和技能,拥有良好的人际沟通能力、高尚的道德品质、任重道远的责任心。归根结底就是在临床工作中熟练、审慎地运用伦理、法律、学术知识、专业技术手段、临床思维、沟通技能、价值取向及个人经验等以求所服务的对象受益。

在临床工作中,各类技术手段可以通过强化培训和反复实践来掌握和优化,而临床职业精神和素养则必须在长期临床工作中不断学习、严于律己才能形成。随着人类社会不断发展、医学的进步,医学模式由传统的"生物"医学模式向"生物-心理-社会"医学模式转变,社会对医学人才培养目标也提出了更高的要求,临床职业精神与素养应与人类进步、医学发展同步共进。

(一) 现代临床职业精神

临床职业精神的内涵主要表现为三个方面:一是忠诚的职业理念和奉献精神;二是真诚的职业态度和尊重、关爱的服务理念;三是诚实守信的职业作风。

(二) 现代临床职业素养

1. 政治素养　政治素养是由我国的社会性质决定的,社会主义国家性质决定了我国医院的性质、宗旨和任务。要坚决贯彻习近平新时代中国特色社会主义思想,注重思想政治建设和学习,解放思想,开拓创新,以"严谨、求精、勤奋、奉献"的精神追求投身于健康中国建设中。

2. 专业技术素养　专业技术素养是临床工作者学习、运用知识与技能的综合能力,是临床工作者最基本的职业素质。一是精通临床操作技能,在掌握全科医学知识的基础上,熟练掌握所从事临床专科医学理论、方法和技能。二是熟练掌握本专业领域新理论、新方法、新技能,学习和了解其他专业理论知识与技能。三是具备临床思维能力,运用已掌握的资料分析疾病,做出医疗决策和治疗计划。四是具备为患者提供有效的预防、医疗、护理、保健、康复等医疗卫生服务能力。五是从医学伦理、医学心理、医疗效果、医疗费用、患者实际需要等多方面考虑,依法依规为社会提供优质医疗服务。六是具备快速反应能力、应急能力和强烈的职能意识,随时准备应对急危重症救护治疗、执行各类紧急医疗和公共卫生防控任务。

3. 道德素养　道德素养是临床工作者职业根本素养。临床工作者要具有高尚的医德和优良的医风,坚持一切为人民健康服务的宗旨,坚守人道主义、利他主义精神,恪守救死扶伤的社会职责,维护患者权利,依法依规行医,积极参与社会公益活动。

4. 科学文化素养　严谨的科学态度、实事求是的工作作风是临床工作的基调。

(1)注重学习医学相关学科知识,及时追踪和掌握生命科学、临床学科发展动态,解决医疗问题,开展相关科研活动。

(2)了解伦理学、法学、社会学、环境学、心理学、经济学、教育学、方法学、人文学、美学、数学等相关知识,进行合乎伦理道德的临床实践。

(3)建立素质教育、继续教育、创新教育、终身教育、远程教育等现代教育理念,通过教育训练,提高自身综合素质。

(4)掌握计算机技术、网络技术和信息技术,以正确的思想理论、现代科学知识与技术解释和解决工作中的问题。

5. 健康体能素养 健康的体能素养是临床工作者必备的基础,用健康良好的体能素养向患者传递积极向上的健康信息,给患者以鼓舞,增强患者战胜疾病的信心,是获取患者信任与配合的基本职业素质之一,是从事临床工作、保证工作效率与工作安全的基本身体条件。

6. 临床工作中要坚持基本的职业原则:

(1)患者利益为首原则:为患者利益服务,以医患互信为核心,是利他主义精神的体现。

(2)患者自主原则:在充分了解自己病情前提下,对有关诊疗护理问题,经过深思熟虑做出合乎理性的决定并据此采取行动的权利,如知情同意、选择保密和隐私等权利。

(3)社会公平原则:在医学服务中公平、正直地对待每一位患者。不仅要求形式上的公正,更强调内容上的公正。

三、提升现代临床职业精神与素养

(一) 充分发挥社会主义核心价值观的引领作用

社会主义核心价值观是社会主义核心价值体系的内核,体现社会主义核心价值体系根本性质和基本特征,反映社会主义核心价值体系丰富内涵和实践要求,是社会主义核心价值体系的高度凝练和集中表达。新时代临床工作者身兼救死扶伤、教书育人的神圣使命,必须牢固把握医德为本、师德塑魂的教育理念,以社会主义核心价值观引领职业道德建设,为实现中华民族伟大复兴的中国梦而不懈奋斗。

1. 坚持以马克思主义思想为指导 用马克思主义中国化的最新理论成果武装头脑,马克思主义思想是社会主义核心价值观的灵魂,是立党立国的根本指导思想,只有坚持用马克思主义立场、观点、方法正确认识社会思想意识中的主流与支流,才能在错综复杂的社会现象中看清本质,明确方向。

2. 树立中国特色社会主义共同理想 坚定中国特色社会主义理想信念和中国特色社会主义共同理想是社会主义核心价值观的主题,要强化理想信念学习,自觉认同中国特色社会主义共同理想,并作为临床工作者的价值追求、价值取向和价值目标,坚定地为之努力奋斗。

3. 要学习和弘扬以爱国主义为核心的民族精神和以改革创新为核心的时代精神,从优秀传统文化中汲取营养,激发爱国热情;以开放心态虚心学习世界其他民族的长处,树立坚定的民族自尊心、自信心和自豪感,自觉维护国家利益和民族尊严。

(二) 加强职业道德修养,提升现代临床职业素养

良好的职业道德既是道德教育的基本目标,又是正确的临床实践与行为的基本保证,是临床工作者实施医疗行为过程中应遵循的行为准则和规范。高尚职业道德的形成,需经历知微见著、积小善为大德、持之以恒的过程。

1. 坚持爱岗敬业,恪尽职守 "除人类之病痛,助健康之完美",是每个临床工作者应自觉履行的义务和使命,对生命应当存有敬畏和尊重;具备社会责任感、崇高的事业心和敬业精神,忠诚于自己的初心使命;坚持尊重科学、精益求精,汲取各家之长的医学求知精神,服务患者,守护生命健康。

2. 坚持以人为本、诚实守信 诚实守信是医学与社会相互信任的基础,要坚决抵制社会不良风气的影响,使医疗行为最大限度地符合患者的利益;对患者一视同仁,促进医疗公平,尊重患者的权利;坚守职业"善心",坚持全心全意为人民服务的宗旨。

3. 坚持至真至善、崇德尚义做好临床工作 要有为患者解除病痛的"仁心",要传承传统医学的"仁心仁术",拥有丰富的知识、精湛的诊疗技术,富有同情心、爱心、耐心、细心和精心,既重视生命价值,更要追求高尚品德和职业道德,以德立身,以德做人,以德施治。

(三) 注重临床思维训练,形成"以健康为中心"的临床思维模式

新时代我国卫生健康事业发展致力于把"以疾病为中心"转变为"以健康为中心",把卫生健康事业的使命由过去单纯的"救死扶伤"拓展到"全方位全周期健康服务"。临床工作者应注重临床思维训练,逐渐形成"以健康为中心"的临床思维模式。

1. 将患者利益放在首位 尊重患者自主权,促进医疗资源共享与公正分配;进行科学知识创新,保证知识的可靠性;通过控制冲突维护信用,承担本专业内部责任。

2. 贯彻"以健康为中心"理念 临床工作中所做出的医疗决策能够充分体现生物 - 心理 - 社会医学模式,考虑来自基础科学、经济、哲学、伦理、心理(患者价值和选择)、情境以及组织(健康保健系统)的所有证据,充分遵循循证医学证据,根据疾病转归适时调整医疗决策。

3. 与患者进行良好的沟通 将医疗决策中的关键部分,如拟采取诊疗措施的效果、风险、费用等详细地向患者及其家属介绍;帮助患者及其家属分析和权衡诊疗方案的利弊,协助患者形成决策。

4. 遵循患者优先原则 尽量满足患者对呵护和尊重的需求,降低因患者的身体心理受到疾病侵害而导致医疗过程中的风险;在伦理两难困境下,能够尊重价值观的差异、平衡风险与收益、恰当应对利益冲突,既能保持医学职业的专业性,又能发挥其社会性。

(四) 养成终身学习习惯,理论结合实践提升专业技能水平

精湛高超的医术是临床工作的基础和实现高尚职业道德的必要支撑。临床工作者只有拥有缜密的临床思维,掌握扎实的专业理论和临床操作技能,才能更好地为患者服务。医学教育是一个漫长的过程,从医学生到走向临床工作岗位,整个职业生涯离不开学习和教育。

1. 要坚持理论知识的学习和临床技能的操练 紧跟社会经济和科技发展的步伐,遵循医学伦理和法律法规要求,更新医学知识及临床诊疗方案,以思辨的态度培养终身学习的习惯。

2. 通过理论学习与临床实践相结合提升专业技能水平 认真学习医学理论知识,职业活动中具备批判思维与创造精神,开展临床科学研究与实践探索,促进医学新理论、新技术应用于临床,真正为人民群众健康服务。

(五) 待人以诚,艺术的沟通与服务合二为一

临床工作者充满艺术性的服务语言,是与患者沟通的工具和手段,建立信任关系的法宝。临床工作者在与患者沟通时,应遵循交互、平等、相融、理解沟通对象的自我价值保护倾向原则。

1. 对患者保持热情的态度,充分考虑患者的需求,理解、信任、尊重患者及家属,及时准确回答患者及家属的提问;语言兼顾科学性与通俗性,既要符合医学科学,又要使患者及其家属充分地听懂;在诊疗过程中既要注重保护患者的隐私,又要确保患者得到及时治疗;在沟通过程中,语气、表情、肢体动作要庄重、随和,使患者在相对放松的情况下以配合、信任的态度去面对病情。

2. 要认识到患者具有复杂的心理变化,在向患者解释病情时,要注意措辞,既尊重患者知情权,又要考虑到患者的接受能力,有技巧地向患者传达信息,适时给予患者充分的肯定和鼓励。

医学是不断进步和发展的,但医学知识和技术的局限性永远存在,有时去治愈,常常去帮助,总是去呵护,生命的有限性与患者及家属对医学的过高期望之间的矛盾永恒存在。临床工作者应以救命立志、以气节立人、以学问立身,只有具备高尚的道德情操、渊博的科学知识、精湛的临床操作技术、丰富的临床经验,才能成为一名出色的临床工作者。临床工作者的职业精神与素养时刻影响着患者和医学的发展,培养具有高尚职业精神与素养的临床工作者,同样是提高我国医疗卫生水平,推进健康中国建设,满足人民群众美好生活需要的关键。

（王馨悦　杜尔滨）

第二节   现代临床职业伦理与法律素养

现代临床职业伦理与法律素养体现了"医学是人学"的思想,承载了医学的温度,是现代临床实践教学职业素养重要内容之一,通过临床实践教学的方式传承下去。

一、现代临床职业伦理素养

(一) 不伤害原则

不伤害原则(principle of non-maleficence)是指医务人员面对患者时的诊治行为应尽量避免对患者造成生理、心理伤害。这种伤害体现在功能障碍、身体损害、精神伤害和经济损失等。不伤害具有相对性,任何临床诊治行为都具有正、负双重效应,医疗职业性伤害在临床医学实践中无法根除。不伤害原则基本伦理要求:一是杜绝有意伤害;二是把不可避免的伤害最小化;三是选择最佳诊治方案。

案例:为维护人民群众生命健康权益,国家卫生健康委员会委托中华医学会就个别医疗机构开展以"瘦腿"为目的的"小腿神经离断术"手术项目进行了专家论证。专家认为,该手术缺乏科学依据和循证医学证据,直接导致神经不可逆损伤和下肢运动功能障碍,存在严重安全性问题,有悖于医学伦理原则。2021年7月30日国家卫生健康委办公厅发布通知,禁止"小腿神经离断瘦腿手术"应用于临床。

临床带教教师在临床教学活动中应该树立不伤害原则医疗理念,恪守不伤害伦理原则,要提前对医学生进行诊疗操作训练,并达到一定操作技术要求,避免医学生在患者身上进行无把握操作。教学前告知患者教学目的、可能出现的不适,减轻患者心理负担。教学过程中临床教师及时指导、解决医学生操作中的问题,把患者痛苦降低到最低程度。

(二) 有利原则

有利原则(principle of beneficence)是指把有利于患者健康放在首位,并对患者确有助益的伦理原则,核心就是医务人员为患者做善事。这一原则在西方也被称为行善原则,是不伤害的高级形式。有利原则有狭义和广义之分,狭义的有利原则是指医务人员的诊疗行为对患者确有助益,既能减轻痛苦又能促进康复;广义的有利原则是指医务人员诊疗行为不仅对患者有利,而且有利于医学事业和医学科学的发展,有利于促进人群、人类健康和福利。这一原则是建立在为患者利益服务的基础上。有利原则基本伦理要求:一是提高医疗服务质量;二是真诚关心患者以健康利益为核心的全面利益观;三是提高患者安全性;四是将有利于患者同有利于社会健康公益有机统一起来。

临床教学对象通常是住院患者,而住院患者大多数是不能确诊或病情较重,医学生由于经验欠缺,不能抓要点、切主题,在问诊过程中可能会重复询问,一定程度上降低了医疗服务质量,这要求临床教师不断提升临床教学技能,切实引导医学生为患者利益服务。在临床教学中应让医学生参与诊疗决策全过程,建立有利原则医疗理念,培养良好的职业精神与素养,帮助患者树立科学的治疗观,引导患者正确选择科学的治疗方案,获得最佳的生活质量和延长生存周期,避免过度治疗造成患者及家属"人财两空"的痛苦。

(三) 尊重原则

尊重原则(principle of respect)是指医患交往过程中应相互尊重,维护双方的权益,尤其强调医务人员对患者的人格尊严和自主权的尊重。尊重原则包括狭义和广义两方面。狭义的尊重原则要求医务人员要把患者当作具有独立人格的人来对待,尊重患者的人格、尊严,认真医治每一个患者,不得侮辱、损害、侵犯患者的权利。广义的尊重原则是指除要尊重患者的人格之外,还要尊重患者的自主权。尊重原则伦理要求:一是尊重患者的生命;二是尊重患者的人格尊严;三是尊重患者的自主权;四是尊重患者的隐私。

临床教学中尊重原则的伦理问题主要体现在如何平衡好患者自主权与医疗干涉权。如在病情真相告知的问题上,应当尊重患者自主权,但当医务人员有充分证据表明将真实病情告知患者,会对患者造成严重且不可避免的伤害——抑郁、依从性差等问题时方可行使医疗干涉权,向患者隐瞒真实病情,否则应当尊重患者自主权,将病情真相告知患者本人。

(四) 公正原则

公正原则(principle of justice)是指医务人员公平、正直地对待每一位患者,合理分配和实现人们的医疗和健康利益。公正的一般含义是办事公允、正义,没有偏私。公正原则是现代医学高度社会化的集中反映和客观要求,其价值主要在于合理解决日趋尖锐的健康利益分配的现实矛盾,合理协调和完善日趋复杂的以医患关系为纲的医学人际关系。公正原则的基本伦理要求:一是在医疗过程中平等对待患者,一视同仁;二是公正合理地处理解决医疗纠纷和医疗差错事故;三是公正地分配医药卫生资源。

二、现代临床职业中法律素养

现代临床职业素养中的法律素养是临床实践教学职业素养之一。临床实践教学作为临床培养医学人才过程中的一种行为,受到国家法律、法规、规范、行业准则、道德规范等方面的约束。现代临床实践教学法律素养培养需要以现行法律规范为依据,明确其职责、权利义务、法律问题与应对策略。涉及现代临床实践教学的法律法规主要有《中华人民共和国宪法》《中华人民共和国民法典》《中华人民共和国消费者权益保护法》《中华人民共和国妇女权益保障法》《全国医院工作条例》《医院工作人员职责》《中华人民共和国高等教育法》《医学教育临床实践管理暂行规定》《医疗事故处理条例》《中华人民共和国医师法》等。这些法律法规的颁布实施,确定了医疗机构开展临床实践教学、临床带教教师从事临床实践教学、医学生接受临床实践教育的法定性。只有不断提高临床职业法律素养,依法依规开展临床诊疗、临床实践教学工作,才能培养出维护患者健康、保护患者权益的合格医学人才。

(一) 临床实践教学中法律赋予的职责

临床实践(clinical practice)是指医学教育中医学生的临床见习、临床实习、毕业实习等临床教学实践活动和试用期医学毕业生的临床实践活动。医疗实践教学过程中不同主体各有不同的职责。

1. 临床实践教学基地的职责　1982 年 1 月 2 日卫生部发布《全国医院工作条例》规定:医院要在保证医疗质量、完成医疗任务的基础上,积极承担高等及中等医药院校学生临床教学毕业实习以及在职人员进修培训任务;临床教学基地的设置必须符合教育、卫生行政部门有关规定,必须有足够数量具有执业医师资格的临床带教教师;临床教学基地负责组织医学生的临床教学实践活动,为实施临床教学实践活动和完成教学任务提供必要的条件,维护临床教学实践过程中相关参与者合法权益;相关医疗机构负责安排试用期医学毕业生的临床实践活动,确定执业医师作为指导医师,对试用期医学毕业生进行指导。

1992 年卫生部在《关于加强部属高等学校临床教学的暂行规定》中规定:要充分发挥临床教师的教书育人作用,临床教学基地和相关医疗机构应加强对医学生和试用期医学毕业生的医德医风及职业素质教育。

2009 年教育部、卫生部印发《医学教育临床实践管理暂行规定》要求：临床教学基地及相关医疗机构应采取有效措施,保护医学教育临床教学实践活动中患者的知情同意权、隐私权和其他相关权益;临床教学基地和相关医疗机构有责任保证医学教育临床实践过程中患者的医疗安全及医疗质量,并通过多种形式告知相关患者以配合临床实践活动。

2012 年 5 月 7 日,教育部、卫生部印发《关于实施临床医学教育综合改革的若干意见》(教高〔2012〕6 号)要求:加强临床教师队伍建设;明确附属医院专业技术人员的教学责任和义务;制定临床教师队伍建设规划等;附属医院要加强医疗服务、教学、科研的规范化管理,不断提高水平等。

2014 年教育部等六部门联合下发《关于医教协同深化临床医学人才培养的改革意见》(教研〔2014〕2 号)要求:建设院校教育、毕业后教育、继续教育三阶段有机衔接的具有中国特色的标准化、规范化的临床医学人才培养体系。

2017 年《国务院办公厅关于深化医教协同进一步推进医学教育改革与发展的意见》(国办发〔2017〕63 号)要求:医教协同推进医学教育改革与发展,加强医学人才培养,提高医疗卫生服务水平,推进健康中国建设。

2. 临床实践教学中带教教师职责　1982 年卫生部颁发《医院工作人员职责》规定:主任医师、主治医师和总住院医师有承担临床教学工作的职责。

2009 年卫生部、教育部颁布《医学教育临床实践管理暂行规定》要求:临床带教教师和指导医师负责指导医学生和试用期医学毕业生的医学教育临床实践活动,确定从事医学教育临床实践活动的具体内容,审签医学生和试用期医学毕业生书写的医疗文件;临床带教教师和指导医师应牢固确立教学意识,增强医患沟通观念,积极说服相关患者配合医学教育临床实践活动;在安排和指导临床实践活动之前,应尽到告知义务并得到相关患者的同意;在教学实践中要保证患者的医疗安全和合法权益等。

3. 临床实践教学中医学生的职责　《医学教育临床实践管理暂行规定》规定:医学生在临床带教教师的监督、指导下,可以接触观察患者、询问患者病史、检查患者体征、查阅患者有关资料、参与分析讨论患者病情、书写病历及住院患者病程记录、填写各类检查和处置单、医嘱和处方,对患者实施有关诊疗操作、参加有关手术;试用期医学毕业生的临床实践活动在相关医疗机构进行,在指导医师指导下从事临床诊疗活动,在实践中提高临床服务能力,为患者提供相应的临床诊疗服务;医学生和试用期医学毕业生参与医学教育临床诊疗活动必须由临床带教教师或指导医师监督、指导,不得独自为患者提供临床诊疗服务;临床实践过程中产生的有关诊疗的文字材料必须经临床带教教师或指导医师审核签名后,才能作为正式医疗文件;医学生和试用期医学毕业生在医学教育临床实践活动中应当尊重患者知情同意权和隐私权,不得损害患者合法权益。

4. 临床实践教学中医疗事故或医疗纠纷的规定　《医学教育临床实践管理暂行规定》规定:在医学教育临床实践过程中发生医疗事故或医疗纠纷,经鉴定,属于医方原因造成的,由临床教学基地和相关医疗机构承担责任;因临床带教教师和指导医师指导不当而导致医疗事故或医疗纠纷,临床带教教师或指导医师承担相应责任;医学生和试用期医学毕业生在临床带教教师和指导医师指导下参与医学教育临床实践活动,不承担医疗事故或医疗纠纷责任;医学生和试用期医学毕业生未经临床带教教师或指导医师同意,擅自开展临床诊疗活动应承担相应的责任。

(二)临床实践教学主体的权利与义务

临床教学主体都享有法律赋予的权利和义务,权利是对主体权能和利益的保障,义务则是对主体行为的约束。在特定环境下有不同侧重和体现。

1. 临床教学基地的权利与义务

(1)权利:《普通高等医学教育临床教学基地管理暂行规定》规定,教学医院享有国家政策给予的在人员编制、经费补贴、师资培养和经学校办理教学设备免税进口等方面的优惠待遇;享有获得学校教学基地建设经费投入,获得高水平教学师资培训和校外交流的权利。

(2)义务:开展高水平临床实践教学活动;提供必要的临床实践教学活动教学条件;教学基地按时上报基地建设和运行情况;加强临床带教教师培训,提高临床教学能力和水平;对临床实践教学进行规范化管理;接受上级部门的指导、监督、检查;保障临床实践教学活动主体的合法权益。

2. 患者权利与义务

(1)权利:患者享有《中华人民共和国宪法》规定的公民基本权利,如人格权、财产权及其他权利。

人格权是指为民事主体所固有而由法律直接赋予民事主体所享有的各种人身权利。分为一般人格权和具体人格权。一般人格权包括人的尊严、独立、自由等内容。具体人格权包括生命权、身体权、健康权、隐私权、名誉权、姓名权等。如果在诊疗过程中不能依法依规诊疗和教学,则容易侵犯患者的人格权。

财产权是指以财产利益为内容,直接体现财产利益的民事权利。是以物质财富为对象,直接与经济利益相联系的民事权利,如所有权、继承权等。医务人员在诊疗过程中非法得到患者财物时,则侵犯了患者的财产权。

其他权利包括公平医疗权、自由决定权、疾病知情权、同意权、请求回避权、监督权、申诉权、查阅(复印)医疗文件权、申请赔偿权、申请教学报酬权、遗体处置权等。当患者提出权利要求时,应当依法依规执行。

(2)义务:具有提供诊疗所需资料,不得隐瞒、谎报的义务;严格遵循医嘱,否则及时进行情况说明;遵守所在医疗机构的各项规章管理制度;按时支付医疗费用;配合医学临床教学;必要时接受强制性治疗;尊重医务人员和其他患者;及时转、出院;协助做好出院后随访工作等。

3. 临床带教教师的权利与义务

(1)权利:临床带教教师除有公民具有的权利之外,还有疾病诊疗权(获取临床患者相关信息、疾病治疗处理)、组织临床教学权、进行学习研究权和荣誉权(政策倾斜)等;临床带教老师工作中受到法律、法规保护和相关政策的支持。

(2)义务:遵守法律、法规、规章和医学诊疗技术规范;立德树人、言传身教;维护患者合法权益;参与公共卫生和疾病防控工作;指导临床实践教学;审签医学生书写的医疗文件;对医学生进行客观、公正的综合评价等。

4. 医学生的权利与义务

(1)权利:人格尊严、人身安全不受侵犯权;具有参加医疗活动权、获得荣誉权、获得公平公正评价权、参与教学管理权和申诉权等其他法律法规规定的权利。

(2)义务:遵守学校、医院管理规章制度和学生行为规范;按着教学大纲要求进行临床实践教学活动;在临床带教教师指导和监督下,完成临床诊疗实践工作,擅自开展诊疗活动应承担相应责任;遵守国家法律法规规定的其他义务等。

三、临床教学中的常见法律问题

(一) 临床实践教学中主体之间的权利冲突

临床教学中常见法律问题以各主体之间的权利冲突形式体现。

1. 公共利益与个体利益的冲突　　医学发展进步和医学人才培养离不开医学院校和临床教学基地的培养,受到法律保护,具有公益属性。患者配合和支持也是医学人才培养不可或缺的条件,患者也拥有人格权、知情、同意权等相关个体权利。在临床实践教学活动中,公益性与个体权利就会产生冲突。

2. 临床带教教师教学职能与患者诊疗权利的冲突　　临床实践教学活动与患者密切相关,完成正常临床实践教学需要患者参与,维护公共利益,必然损害到患者个人权利;如果患者拒绝配合,个体权利得到保护,临床带教教师教育职能就不能行使,公共利益就会受损。

3. 医学生接受教育的权利与患者个人权利的冲突　临床医学教育包括医学理论教育和临床实践教育两部分,二者相辅相成,缺一不可。患者接受主管临床医师的问诊、查体、诊断、治疗等处置,但不一定接受其他医师或医学生的问诊、处置和隐私的暴露,导致医学生接受教育的权利不能实现或患者隐私等权利丧失的冲突。

(二)临床实践教学中常见法律问题的应对策略

对于临床教学中的常见法律问题,其应对策略如下。

1. 提高认识,转变理念,探索解决冲突的途径　随着人民物质、文化生活水平逐渐提高和法律知识普及,人们对自身权利的重视日益增高,对就医要求和体验重视程度越来越高,医患关系逐渐紧张,由此引发的冲突时有发生,给临床教学工作带来了一定困难和挑战。需要在今后临床教学过程中加以重视,积极思考,不断探索,找到解决的办法。

2. 完善法律法规建设,依法治学　加强法律法规建设,明确权益边界,建立基本权利优于非基本权利、社会公益优于个人利益、公平限制和知情同意等原则;加强对法律、法规、制度、规范的学习、培训和考核,要知法懂法用法,依法依规开展临床诊疗和实践教学活动。

3. 继续深化医学实践教育教学改革　完善临床教学体系建设,坚持以患者为本,以学生为本,转变医学教育理念,改变现有教学模式,加强医学人文关怀,提高医患沟通能力,使各自权益达到相对合理的动态平衡,降低临床教学活动主体之间的权益冲突,确保临床教学活动顺利进行。从单一临床技能培养向职业道德、临床技能、医学人文综合能力提高转变,使医学生在受教育同时,学会对患者权益尊重和保护,减少临床教学活动中的权益冲突。

四、临床实践教学过程中的侵权问题

随着《医学教育临床实践管理规定暂行》的颁布,临床带教教师、医学生、患者个人权利得以明确,能够减少或避免临床教学过程中侵权问题发生,有助于缓解师生、医患之间的紧张关系,确保临床教学活动顺利开展,提高医学人才培养质量。临床教学过程中医学生和患者是最容易被侵权的主体,也是易被忽视的群体。

(一)医学生受到的侵权问题

被侵犯的常见权利有:休息权、健康权、人格权、受教育权等。进入临床实践学习阶段,学习方法、生活方式等方面都会发生改变,需要及时调整。

应对措施:

1. 根据实践教学大纲,制定、发布临床教学计划,使医学生提前了解临床教学基地管理规章制度、条件、教学计划、学习目标、学习内容、评价方法等内容。

2. 提供必要的实践教学条件,参与临床教学活动应给予相应的补助或待遇。

3. 临床带教教师依法依规进行临床教学。

4. 提前与患者进行充分沟通,配合带教教师完成临床教学工作,实现医学生接受教育的权利。

5. 学生参与教学管理。

6. 尊重医学生人格权,给予医学生关爱,以适应临床实践教学过程中的学习、生活状态。

(二)患者受到的侵权问题

被侵犯的常见权利有人格权、隐私权、知情同意权等。如果处理不当,易引起医患纠纷,影响临床教学正常运行和教学质量。

应对措施：

1. 转变理念。临床教学要适应健康中国发展的需求和临床医学模式的转变，即从"以疾病为中心"向"以健康为中心"转变，从"生物医学模式"向"生物 - 心理 - 社会医学模式"转变。

2. 临床带教教师在进行实践教学过程中要严肃、认真、规范地指导医学生；以身作则，言传身教，注重思想品德、临床技能、医学人文、沟通交流等综合能力训练；临床带教教师应提前与患者进行沟通，争取患者的同意和配合，并做好风险评估。

3. 医学生应做好实践操作前准备工作，熟悉操作流程、技能，反复模拟演练，与教师一起做好突发情况预案。

4. 临床带教教师对实践操作的医学生的能力进行评价，模拟操作不达标的医学生不允许给患者进行诊疗操作，避免对患者造成损害。

5. 医学生在临床带教教师全程指导、监督下进行诊疗行为。

6. 医学生操作中造成患者的损害，临床带教教师要及时进行补救，并承担责任，争取患者的理解和谅解，必要时经法律途径解决。

7. 医学生应具有社会责任感，对患者常怀感恩之心，要有爱伤意识，承担起救死扶伤的医生天职。

8. 临床实践操作结束后，及时进行总结、评价，发现优点，给予肯定，找出不足，及时改进。

（张永利　杜尔滨）

第三节　现代医学生心理健康

大学生是推动社会进步、国家发展的关键人才，他们的健康状况关乎国家的未来和民族的兴衰。近年来在校大学生心理问题出现的频度和涉及范围都在增加，而由此造成的大学生休学、退学行为以及自杀和凶杀等恶性事件也有明显增长趋势。而医学生作为大学生中的一个特殊群体，是未来的医务工作者，肩负着治病救人的重大使命，他们的身心健康状况不仅对自身是重要的，而且将直接影响今后医疗服务质量和发展水平，因此医学生的身心健康状况更应引起重视。

一、健康与心理健康

(一) 健康

传统观点认为，健康是指人体生理功能正常，没有缺陷和疾病。但是随着现代科学技术的进步和医学模式的发展，人们对传统的健康概念提出了质疑。大量的医学实践也发现，很多疾病并不是由单纯的生物学因素造成，而是由于社会压力、情绪紧张所致，如高血压、冠心病等。

1948 年世界卫生组织（World Health Organization，WHO）成立时提出了健康的定义，即"健康不仅仅是指没有疾病，而是躯体上、心理上和社会上的完好状态"，后来在健康标准中又增加一条"道德良好"。所以，当代关于健康的新观念则为身体健康、心理健康、社会适应良好和道德良好。关于健康定义可具体表述如下。

1. 身体健康　指人的结构完整，生理功能正常。

2. 心理健康　指在身体、智能及情感上保持与他人的心理健康不矛盾的范围内，个人心境发展最佳的状态。

3. 社会适应良好　指能胜任个人在社会生活中的各种角色,能立足角色,创造性地开展工作并取得成就,贡献社会,实现自我。

4. 道德良好　指在稳定的道德观念支配下表现出来的一贯符合社会道德规范的行为。

同时,WHO 还将人的身心健康细化为八大标准,即"五快""三良"。用"五快"来衡量机体健康状况,用"三良"来衡量心理健康状况。"五快"是指食得快:能快速吃饭而不挑剔,有很好的食欲,证明内脏功能正常。便得快:排泄轻松自如,证明胃肠功能良好。睡得快:上床能很快入睡且睡得很深,醒后精神饱满,证明中枢神经系统功能正常且内脏不受任何病理信息的干扰。说得快:说话流利,思维敏捷,中气十足,心肺功能正常。走得快:行动自如,转体敏捷,证明精力充沛,无衰老症状。"三良"是指良好的人格:性格温和、意志坚强、乐观,具有坦荡胸怀与达观心境。良好的处事能力:看问题客观现实,能应对复杂社会环境,待人接物合情合理。良好的人际关系:待人接物大度和善,不斤斤计较,能与人为善,助人为乐。

总之,一个人只有在躯体健康、心理健康、社会适应良好和道德健康四个方面都健全,才算是完全健康的人。

(二) 心理健康

心理健康是个体健康的重要组成部分,是良好心理素质的基础。

1. 心理健康(mental health)定义　心理健康涉及社会学、心理学和医学等多个领域,不同领域的学者在对其进行研究过程中,对心理健康的内涵形成了各自不同的观点。世界卫生组织(WHO)于2001 年指出,心理健康是一种幸福的生存状态,当个体处于这样一种状态时,他就有能力很好地完成工作任务、应对生活压力、实现自我价值,并在此基础上,对社会作出应有的贡献;国内学者陈家麟指出,心理健康是在充分发挥个体潜能的同时,还可以保持个体内部心理协调和外部行为适应这两个方面的统一性。

综上所述,心理健康是一种持续高效而满意的心理状态,是人格完善协调、社会适应良好。个体在这种状态下,能够与环境有良好的适应,其生命具有活力,能充分发挥其身心潜能。

2. 心理健康的标准　国内外学者一般认为心理健康标准比较复杂,具有文化差异和个体差异。目前在国内得到广泛认可的标准是由世界卫生组织(WHO)提出的心理健康标准:①智力正常;②善于协调和控制情绪;③具有较强的意志和品质;④人际关系和谐;⑤能主动地适应并改善现实环境;⑥保持人格的完整和健康;⑦心理行为符合年龄特征。

二、现代医学生心理健康现状

由中国科学院心理研究所主持完成的心理健康蓝皮书《中国国民心理健康发展报告(2019—2020)》显示,我国目前大学生心理健康状况总体良好,但一定比例的抑郁、焦虑等问题不容忽视。调查结果显示,大学生中有 18.5% 有抑郁倾向,4.2% 有抑郁高风险倾向,8.4% 有焦虑倾向;睡眠不足的问题在大学生中比较普遍,43.8% 的大学生表示最近一周中有几天睡眠不足,7.9% 的大学生表示超过半数时间,4.4% 的大学生表示几乎每天都睡眠不足。大学生的心理健康,不仅影响着这个群体自身,而且影响着未来人才的发展乃至国家的建设与发展。与其他专业大学生有所不同,医学生的心理发展状况受职业定向特点的影响,学制长、学习任务重,就业压力大等,使得他们更容易出现身心健康方面的问题。

近年来,医学生的心理健康问题已经引起我国学者的重视,研究结果虽有差异,但总体来看,医学生的心理健康水平略低,情绪问题比较突出以及人际关系较敏感等。国内外关于大学生身心健康评定主要是借助于心理健康量表,应用较多的量表有抑郁自评量表(self-rating depression scale,SDS)、焦虑自评量表(self-rating anxiety scale,SAS)和症状自评量表(symptom checklist 90,SCL-90)。其中

SCL-90共90道题目测查10个症状因子,分别是躯体化、强迫症状、人际关系敏感、抑郁、焦虑、敌意、恐怖、偏执和精神质,以及附加因子(主要反映饮食和睡眠情况),因子得分用于反映有无各种心理症状及其严重程度。徐帅、赵家义在CNKI、万方数据库中检索了2001—2016年相关文献,Meta分析表明与全国常模相比,国内医学院校学生在强迫、人际关系、抑郁、焦虑、恐怖、偏执、精神病性等7个因子得分均明显提高,两者差异有统计学意义($P<0.01$),此结果表明医学生的身心健康水平整体状况需要关注。

三、影响现代医学生心理健康的因素

由于医学专业的特殊性,医学生的心理健康受到多种因素的影响,除了具有与其他专业大学生共有因素之外,特有因素还有以下几方面。

(一) 高强度的学习压力

医学生学习任务重,课程门数多,学习内容繁杂。同时,医学生的考试科目也多,考试类型多样,在考试期间,需要同时复习多门专业课程,熬夜备考成为他们取得好成绩的一个方法,无形中破坏了他们有规律的生活方式,继而出现躯体化症状及焦虑和抑郁等不良情绪。

(二) 严峻的就业压力

随着高校招生规模不断扩大,医学毕业生的总数量也在不断增加。而医学生的就业又具有职业定向特点,且毕业生都渴望能到大城市收入高且工作稳定的医院工作,当大城市提供的岗位数量不能满足就业需求时,导致医学人才市场供大于求,部分医学生会出现了焦虑和抑郁。另外,好多医疗卫生单位出于对未来发展建设的需要,对高层次的医疗卫生人才需求上升,低于硕士研究生的学历不予考虑,或者无几年工作经验的医生也不予录用,这些都增加了医学本科生就业的难度,导致部分医学生为了提高自身竞争力,不得不选择考研、考博或出国进修等,给医学生带来巨大的精神压力和经济压力。

(三) 高风险的职业因素

医生作为一个被社会期望和赞许的职业,具有救死扶伤、医者仁术、社会责任重等特点。但医学生参加工作后,会面临着高强度的工作量、高风险的工作环境以及复杂的医患关系等问题,特别是像非典、埃博拉和新冠肺炎等传染性疾病,在第一线工作的医护人员往往是最早接触者,这些都降低了学生对医生职业的期待、认可度和满意度,形成较大的心理落差,引发医学生对未来职业的恐惧,对他们的心理造成不良影响。

总之,上述各因素均构成了影响医学生身心健康的应激源,引起他们生理、情绪和行为上出现相应的心身反应,如表现在生理方面神经系统、内分泌系统和免疫系统;情绪方面则是出现焦虑、抑郁、愤怒和恐惧等。

四、增进现代医学生心理健康的措施

医学生是未来的医务工作者,肩负着治病救人、救死扶伤、除人类之病痛、助健康之完美的崇高使命。医生的职业特点不仅要求医术精湛,还要求医德高尚,关心患者,能协调各种复杂的人际关系等,这就要求医学生应具备强大的心理素质和健全的人格。为了增进医学生的身心健康,促进医学生群体健康成长、成才,应该采取综合措施维护医学生的身心健康。具体做法如下。

(一) 高校层面

高等医学院校作为培养医护人员的基地,不仅要培养医学生的专业技能,也应关注医学生的身心健康,以便他们能够更好地应对未来复杂的临床工作,构建和谐的医患关系。

1. 建立健全医学生心理健康问题监测和动态跟踪制度　近些年国家对大学生的心理健康状况越来越重视,大一新生入校后都会做心理健康水平系统测试,比如大学生人格问卷(university personality inventory,UPI)测试,可以反映出大学生的身体症状和精神状态,特别适用于心理问题的早发现。为了解大学生精神健康状态,预防心理疾病发生,做到心理问题早发现,医学院校从事心理工作的教师可以根据学生的测试结果,针对存在潜在心理问题的学生进行约访、建立心理健康档案和心理问题动态跟踪等工作,全面有效地提升医学生心理健康预防工作的管理水平和效率。

2. 建立符合医学生特点的心理健康教育课程体系　《中共中央国务院关于深化教育改革全面推进素质教育的决定》中强调,在全面推进素质教育工作中,必须更加重视德育工作,加强学生的心理健康教育。《中国普通高等学校德育大纲(试行)》也明确提出,心理健康教育是促进大学生全面发展的重要途径和手段,是高等学校德育工作的重要组成部分。目前部分医学院校已将心理健康教育课程纳入学校的课程教学体系中,并把它作为心理健康教育的主要渠道。学校可以根据医学专业特点及医学生的心理特点和需求来确定教学目标、课程内容与授课方式等。比如在教学目标方面,应注重培养医学生良好的职业道德和心理品质,增强他们克服困难和承受挫折的能力;在课程内容与授课方式方面,学校可以通过采用丰富的教学手段来减轻医学生的学习、就业和经济等带来的心理压力,锤炼他们的心理素质。另外,医学院校还可以采用专题讲座的形式,加强对医学生在考试期间的心理健康教育及辅导工作,引导学生培养良好的作息习惯,加强体育锻炼,减少通宵复习等不良行为,以增强身体素质及减少考试焦虑。医学院校或者附属教学医院还可以针对我国医患关系现状开展讲座,帮助医学生掌握沟通技巧,培养医学人文精神,提高医学生的医患沟通能力。同时,还可以针对医学毕业生日趋严峻的就业形势,心理健康教育老师联合就业指导老师一起帮助医学生转变就业观念、学习求职技巧、进行合理定位、降低就业期望值、提高抗挫能力。

3. 营造良好的校园文化氛围　在大学校园中营造宽松的心理氛围,建立良好的班风、学风、校风,消除不良文化的影响,逐步形成积极向上的校园文化,人人重视心理健康的良好氛围。

(二) 家庭层面

心理学研究证明,家庭环境对人的一生都会产生重大影响。家庭是影响个体心理发展最直接、最具体的微观环境,是人们早期社会化的重要场所,父母言行对儿童人格形成有潜移默化的作用。良好的家庭因素会孕育一个人健康的心理和健全的人格,为其健康成长提供必要的条件。例如父母对孩子持有民主、平等态度,容易建立良好融洽的亲子关系,有利于保持儿童稳定的情绪,形成自尊、自信、友善等人格特点;父母之间关系和睦,互相尊敬和理解,形成支持性家庭氛围,也对孩子人格形成有积极影响。反之,不良家庭因素则会导致一个人人格缺陷和行为偏差。

为了促进医学生的身心健康,首先,家长可以经常与大学辅导员保持联系,了解孩子在学校的学习、生活情况,并加强与子女的沟通交流,及时掌握自己孩子的心理发展动态;其次,家长要树立正确的人生观和世界观,并掌握一些心理学方面基本知识,当孩子在学习、就业、恋爱等方面感到有压力时,家长能够帮助子女做好心理疏导工作;最后,家长要努力营造和谐家庭氛围,让孩子感受到家庭温暖和父母关爱、激励和鞭策,对子女心理健康成长具有良好效果。

(三) 社会层面

近年来,我国医患关系通过政府和社会的共同努力得到了显著改善,但仍有一些问题存在,暴力伤医事件仍屡禁不止,无形中增加了医学生对未来就业的恐慌和担忧。有研究表明,社会环境和医疗环境的改变会影响医学生的心理健康水平,而改变大环境的一个有效方法就是借助社会传媒。社会传媒作为现代社会的重要信息传播方式,具有影响面广、信息获取便捷,对公众态度、情感和行为具有冲击力和导向性等特点。政府相关部门要正确引导社会舆论和媒体宣传导向,加强对医务人员奉献精神的宣传,对个别的医患纠纷和医疗事故不做过度宣传,为构建和谐医患关系负起社会责任,优化医疗环境,减少医学生对未来工作中服务对象的恐慌。

(四) 个体层面

个体因素是影响和制约大学生身心健康的主要原因,因此为了增进医学生的心理健康,他们应该根据自身的专业特点和人格特征,客观全面地认识自己并进行恰当的自我评价,以帮助自己确立理想的发展目标。同时,医学生还可以利用一些实践活动来提高自身的综合素质。一是医学生可以利用课间或者寒暑假,积极主动地参加各类社会实践活动(如三下乡活动),以拓展自身的知识面,扩大与社会的接触面,增加个人在社会竞争中的经验,并在实践活动中全面提高自身的综合素质。二是通过群体交往活动,理解人与人之间的关系,体验良好沟通的快乐,开阔视野,并寻找广泛的社会支持。三是个体积极寻求社会帮助。有支持型社会关系的人,能较好地处理应激,帮助大学生走出困境,降低总体应激水平,减少应激源造成的心身伤害。四是医学生在临床实践过程中,要与临床带教老师多学习,不仅要学习他们扎实的理论知识和丰富的临床经验,更应学习他们高尚的道德情操、健全的人格魅力以及正确的人生观和世界观等。

（赫英娟　杜尔滨）

第四节　临床课程思政

我国思想政治教育是以马克思主义真理为旗帜,以共产主义信念为方向,以实现党的路线方针为目的,不断提高人民思想觉悟、道德素养和认识改造世界的能力,最终实现为国家培养合格人才使命的实践活动。课程思政实质是一种广义的课程观,它以德育为目标,以课程为载体,从立德树人本质出发,发挥专业课、通识课等课程中的德育协同作用,从而实现从原来单一的思想政治课程模式向立体化的德育模式转化,引导学生将品德践行于实践,成为德智体美劳全面发展的社会主义建设者。临床医学教育中的课程思政对于培养高素质的临床医学人才至关重要。

一、课程思政的定义与起源

课程思政是指将马克思主义理论贯穿教学和研究的全过程,深入挖掘各类课程的思想政治理论教育资源,构建全员、全过程、全方位以及全课程育人格局,使高校各类课程与思想政治理论课同向同行,形成协同效应,并始终贯穿立德树人根本任务的一种综合教育理念。

课程思政的初步尝试源于上海市中小学德育教育综合改革进程。2014年起,上海高校在教育部指导下率先开展课程思政试点工作。2016年习近平总书记在全国高校思想政治工作会议上明确指出:"要用好课堂教学这个主渠道,思想政治理论课要坚持在改进中加强,提升思想政治教育亲和力和针对性,满足学生成长发展需求和期待,其他各门课都要守好一段渠、种好责任田,使各类课程与思想政治理论课同向同行,形成协同效应"。习近平总书记要求全面课程思政教育的理念,对于高校适应当前新形势,培养出与社会需求相符合、具有较高水平职业素质的人才至关重要。目前,课程思政已成为新时代高校课程改革的新起点、顺应高校课程改革的新要求。

高校需持续探索实现思政课程与课程思政的有机结合。近年来高校中最常规的思想教育方式是思政课程。高校对思政课程这种传统的德育教育非常重视,人才培养方案也相对偏重,思想政治教育元素较集中,但从几十年的教学效果看,此单一的思想政治教育方式效果不够显著,甚至存在少数学生意识上的抵触。而课程思政要求教师制定知识传授和价值引领的双重目标,充分挖掘专业课程中的思想政治教育资源,引领医学生拥有好的职业素养品质。课程思政的有效实施可有效弥补思政课程的某些问题。课程思政形式新颖,隐思想政治教育于无形,学生在思想上更容易、更愿意接受。已有实践证明以专业技能知识为载体的大学生思想政治教育,比单一的思政课更有说服力和感染力。

二、临床医学教育中课程思政的必要性

医学既不是单纯的自然科学,也不是单纯的社会科学,兼具自然科学和社会科学的双重属性。临床医学属医学门类一级学科,是研究疾病的病因、诊断、治疗和预后,提高临床治疗水平,促进人体健康的科学。现代医学以数学、物理、化学、生物学、解剖学、药理学等自然科学为基础,形成了系统的人类防病、治病科学知识体系。医学教育首先应强调仁术,其次才是技能与科学,必须倡导医学教育全方位融入医学人文素质教育,将医学专业教育与德育因素有机融合,必须坚持党对教育事业的全面领导,坚持把立德树人作为根本任务,深刻回答培养什么人、怎样培养人、为谁培养人这一根本问题。

(一) 医学人文素质培养的需要

医学人文素质是在对医学人文知识的学习、训练、领悟和实践的基础上,在临床诊疗、疾病防治以及医学科研过程中体现出的以人为核心要素的尊重感、职业感和道德感,外显为医学人文能力,升华为医学人文精神。医学人文素质教育可以通过言传身教,将知识转化成医学人文的能力,最后形成一种内化的精神。从医学的特征和发展史看,医学是仁术,具备科学和人文的显著特征。1977 年,心理学家恩格尔提出生物 - 心理 - 社会医学模式,主张人除生物学属性外,还具有社会性。人是生物性与社会性共存的完整的人,不能简单地从生物学模式看待和观察人的疾病,而应在心理和社会模式下共同研究患病的人,这也阐明了医学与人文存在内在的关联。因此,医学教育要培养高素质的现代医学人才,就必须兼顾科学教育和人文教育。医学人文素质教育要求受教育者能应对各类医学人文事件,还要能够依靠思维能力、实践能力、创新能力和人文主义思想,解决与应对与医学相关的社会、法律、伦理等各类事件,讨论如何保障和维护患者在诊疗过程中的知情同意、隐私保护等权利;医学人文素质教育具有特殊性,较大学人文素质教育要求更高,将思政教育融入医学生人文素质教育之中,是培养兼具深厚人文素养与高超医术医学人才的时代需要。

(二) 医德教育培养的需要

"医学之父"希波克拉底以道德准则教导后世医者行医规范,所著《希波克拉底誓言》成为医德典范。当代中国医学生誓言,第一句就点明医者职业乃"健康所系,性命相托"。医学生只有敬畏生命,重义轻利才能在行为上与职业相称。古今中外医者职业道德均以生命教育为核心,"珍惜生命、尊重生命、保卫生命、超越生命"是医者职业道德立论的基础。

所谓医德就是医务人员的职业道德。医德教育就是培养医学生优秀思想品质和良好道德的教育,是以丰富的医学人文知识为前提的教育。中国医学历来注重医德,以德为先的观念深入医者内心,如《黄帝内经》关注人与人文的整体医学观。隋唐时期医家孙思邈在行医执业、传道解惑的过程中提出"大医精诚"概念,要求医者既要医术精湛,又要医德高尚,成为我国医学人文思想的创始人,所著《大医精诚》被誉为是"东方的希波克拉底誓言"。

医学教育须将专业技能的传授作为加强医学生思想政治教育的载体,实现课堂主渠道思政育人功能的最大化,从思想上高度重视医德素养,树立全心全意为患者服务的理念,课程思政与思政课程同向同行,是目前医学院校医德教育的重要渠道和途径。

(三) 提升医患沟通能力的需要

医学服务对象是人,人是有感情的社会人,防病、治病又受到人的心理、感情、意志等多重因素的

影响。医生必须在国家法律、社会伦理和职业道德等框架内去实施防病、治病的行为。医患关系绝非简单的等价交换、绝非买者与卖者之间关系。医患之间缺乏有效的沟通、患者预期过高与现代医学存在的局限性之间的矛盾、医患之间的不信任关系是医疗冲突频发的重要原因。通过课程思政引导医学生树立正确的社会主义核心价值观,培养良好的医患沟通能力,对医学生专业知识的提升及思想道德的升华均有重要作用。

面对当前严峻的医患关系,各医学院校亟待加强课程思政,促进显性教育和隐性教育的有效融合,加强医学生的医德教育、培养良好的职业道德素养,是有效提高医学生医患沟通能力、改善医患关系的重要途径。思政课教师通常非医学专业教师,难以契合具有专业针对性的思政教育需求,长期存在思政理论课"孤岛化"的窘境。课程思政则以医学专业课教学为载体,使大学生思想政治教育融入教学的各个环节,实现"教学"到"教育"的转变,不仅对医学生的思想和行为趋向起到潜移默化的作用,提升医疗服务质量,也是缓解医患矛盾的有效途径。事实证明,在医学专业课中融合医患关系的相关知识与技能,能有效促进医患关系和谐。

(四) 不增加医学生课业负担的实际需要

医学生课业负担繁重,学生对人文类课程的重视程度不充分,高校也常受限于人文类师资力量,导致人文类课程开设无论是从质量还是数量均尚存一定问题。很长一段时间,医学院校专业课程普遍注重专业知识及技能的传授,而忽视了隐性思政教育的熏陶,未能充分挖掘专业内容中潜在的思政内容。通过课程思政来提升学生的人文素质与医德既不必新增加课时,也会更加充分的利用现有的师资力量,在最大限度上提升效能,有调查结果显示大部分学生认为在医学专业课中融入思政知识是有必要的,医学生对于课程思政的态度是普遍积极的。

(五) 提高思政课教学实效性的需要

思政课程的教学现状调查显示,医学生比较看重思想政治教育与医疗卫生事业的关系,但医学人文课程在医学院受欢迎程度却不高,这在很大程度上说明医学院校尚未真正做到思想政治教育与人文教育的统一,如各思政课程间存在部分重复内容,教师未能及时理论结合医学生实际讲出新内容等,以致对学生缺乏吸引力;当思政课程的人文性和现实性较强时,对于专业课繁重的医学生而言,相对轻松易懂,反而受到学生欢迎。调查显示,大部分医学生对于主动学习思政知识的兴趣不高,学习知识的功利性较强,并未从本质上认识到思政知识对于自身发展的重要性,普遍认为单纯的思政课程理论性较强,较为枯燥。各医学院校通过树立课程思政理念,发掘思政资源、强化价值引领、实现育人指标的内生动力,也正是增强思政课教学实效性的有力保障。因此,在努力提高思政课的教学水平和吸引力的同时,全面有效实施课程思政教学改革迫在眉睫。

(六) 教师自身综合素质培养的需要

目前大部分医学院校的专业课教师当面临"情感、态度、价值观"等思政教育目标时,教师的热情、能力、教学方法能否达到教学目标,还尚未可知。医学专业教师尚需普遍提升育人知识及意识,以往的教学过程与思政内容鲜有交集,对如何建立医患信任关系与纠纷的处理等现实问题知之甚少,甚至严重缺乏在医患纠纷过程中涉及的相关法律知识。医学院校对于医学教育中课程思政的关键问题,如医学专业课程中课程思政的设计思路、专业课教师思想政治教育能力、专业课教师思政育人意识不足等问题仍亟待解决。当前课程思政的教学效果很大程度上依赖于教师个人的知识面和政治素养,故显参差不齐,亟需各医学院校加快构建并完善课程思政教学管理体系,加强全体教师综合素质培养,不断优化师资队伍,这无论是对我国高等教育事业,还是对我国医疗卫生事业而言,都是好事。因此,需充分意识到医学生思政教育对于改善医患关系的重要性,需加强研讨在教育管理机制上如何激发其热情并赋予其能力。

三、医学教育中课程思政建设的关键问题

(一) 课程思政的管理理念问题：学校须高度重视并做好顶层设计

医学院校党委书记和校长的管理理念与重视程度是课程思政建设的关键要素。学校应将课程思政列为一把手工程，认真研讨制定《课程思政实施方案》，确定总体目标、基本原则、主要内容与方式、工作安排与保障措施等，以立德树人为根本，以社会主义核心价值观为引领，把思想政治工作贯穿教育教学全过程，切实促进各类课程与思想政治理论课同向同行，切实构建学校"三全育人"的大思政格局。校领导率先上讲台，讲大课，传大势，让马克思主义在专业学科中"发声"、教材中"现形"、论坛上"亮剑"。

(二) 课程思政的设计问题：思政元素有机融入医学专业课程

如何使德育与智育水乳交融，这是要解决的核心问题，既是重点，又是难点，要将思政元素有机融入专业课教学，以课程思政提升专业课教学效果。思政内容是在专业课的基础上的锦上添花，而不能喧宾夺主、生搬硬套，课程思政元素在医学专业课程中"量"的把握，对于其育人效果尤为重要；既要注重相关性，要注意思政内容与专业知识的关联度，又要注重艺术性，做到构思巧妙、切入合理、不露痕迹、润物无声，使思政内容与专业知识浑然一体，而不应刻意而为、强行嫁接、生硬引入，使课程内容分裂为泾渭分明的两个部分。

(三) 课程思政的"落地"问题：实现思想政治理论课对医学专业课程的指导作用

思想政治理论课应为医学专业课程的课程思政提供理论滋养，如何让思想政治理论课教师与医学专业课教师相互沟通，为专业课程的"课程思政"提供指导和引领，让思想政治理论课的原理、阐释"落地"是需要解决的关键问题。课程思政离开了马克思主义理论的指导就是"无源之水"，缺少了中国特色的哲学社会科学体系就是"无本之木"，医学院校的马克思主义学院在课程思政的建设中要发挥应有的协同与引领作用，让马克思主义理论的指导成为课程思政的"源头活水"，实现课程思政教育过程的科学化、规范化建设。

(四) 课程思政的体制机制问题：构建多学科的教学合作和激励制度

各医学院校需积极探讨课程思政的体制机制问题，尽快在教学中形成学科与部门间有效互补的合作机制，构建思政课理论教学与多学科间的合作机制，以切实保障课程思政的常态化发展。各专业和学校职能部门对课程思政须加强主动融合意识，形成工作合力，形成针对思政课教师和其他专业课教师的交流机制，建设思政课教师与专业课教师共建并共享的教学平台，学校教务处、团委、学生处等职能部门可联合开展多领域、多维度的课程思政教育活动，形成课程思政改革的有效内生动力。

(五) 课程思政的专业教师能力问题：专业课教师须具备足够的思想政治教育能力

教师是提升课程思政教学质量的决定性要素。目前医学院校思政课教师承担大量的教学任务，对课程思政建设的辐射带动作用有待发力；专业课教师擅长相关学科专业知识的传授，而对于思政教育的教学目标，多数教师从能力和方法上均显不足。各医学院校须加大对专业教师队伍的课程思政相关培训，在教学能力方面，要针对专业课教师开展富有针对性、示范性的课程思政教学指导，形成常态化的集体备课制度、教学激励制度。

四、临床课程思政建设的主要策略

(一) 临床课程思政教育理念更新

临床课程思政建设要求医学院校的领导、教师及时更新教育理念,及时构建起全面育人体系,综合提升全员育人意识和能力,使全体建立德育教育使命意识。从基础到临床再到实习的医学人才培养各个阶段,明晰育人目标,实现全程育人,实现课内外、校内外、线上和线下的覆盖各个环节的全方位育人。医学院校与各临床教学单位应及时更新医学教育理念及其在教学、课程层面的课程思政要求;教师应通过深入学习课程思政的建设内涵,以将其恰当体现在专业课教学的知识与技能设计中。特别是临床阶段的课程思政,应让每一位课程思政的参与者都明晰临床实习阶段是医学生思想政治素养塑造的重要阶段,须引起足够重视,以切实提高思政教育的实效性与实践性。

(二) 课程思政组织体系与相关制度建设

学校应成立由书记和校长任组长,分管思政工作、教师工作和教学工作校领导及有关部门负责人为成员的课程思政工作领导小组,统筹推进全校课程思政教学改革工作;各学院成立相应组织机构,协同推进课程思政建设,学院党政负责人是课程思政建设的第一责任人;系(教研室)主任是课程思政建设的直接责任人。学校应规范系列的相关制度,如课程思政融合人才培养方案的要求,各研究性项目建设基本依据和遵循的制度,马克思主义学院与相关职能部门协同对各专业课程的指导和联系制度,资源建设和课程思政育人过程的方向性统一,资源共享和交流平台搭建要求等,要将课程思政建设成效纳入教师年度考核及师德年度考核范围,纳入教师基层党支部工作考核测评中。

(三) 课程思政研究与改革

医学院校应积极开展课程思政教学研究活动及课题研究,不断促进课程思政的改革创新。应统筹推进全校课程思政教学改革工作,设置课程思政改革专项,立项资助建设一大批示范课程,提炼一系列可推广的课程思政教育教学改革典型经验和特色做法。持续发挥示范带动作用,逐步全面推开,以最终确保每一门课程的任课教师都能发挥好育人作用。

(四) 课程思政教学方法创新

思政教育润物无声是课程思政的核心理念,是每个临床教师面临的首要问题,现有教学方法林林总总,在此简要总结常见方法以帮助教师"因课制宜"。

1. 案例穿插法 精心选择跟课程内容相关的、生动鲜活的案例和为医学发展无私奉献的名家人物,引发学生思考,激发学生的求知欲,让课堂活起来,让效率高起来,更好地把握教材中的知识,同时从根本上推动其对于专业的热爱,真正做到双重育人的作用。

2. 隐性渗透法 课程思政强调"润物细无声"的作用,教师应注意寻求专业知识点与思政教育的隐性结合。教师的为人师表、以身作则、言传身教亦是隐性渗透的重要内容。如通过强调科研过程的艰难探索,激发学生的创新精神等。结合国际形势,让学生认识到创新的重要性和迫切性,也能激发学生的爱国主义精神。

3. 实践教学法 在实践教学环节,引导学生主动地进行相应的活动,包括依托专业课程的课程思政资料收集、实地参观考察、资料整理等,学生通过主动参与教学环节接受熏陶和锻炼,其效果可能比直接讲授好得多。实践教学是课堂与社会的连接点,是提升学生人文素养的动力,要充分利用这一环节,在社会大课堂中,提升学生的人文素养。

4. 情境模拟法 通过标准化病人(由健康人来假扮有特定病症的患者)团队,在临床教学中提升医学生人文素养,同时可锻炼学生解决临床问题的能力。情境模拟对于塑造正确的职业素养很有帮助,提高学生与患者的交流技巧较为适用。

5. 研讨辨析法　针对学生中存在的模糊认识、课堂上提出的尖锐敏感的问题,教师要牢牢掌握意识形态的主动权,有理有据地展开辨析讨论,并进行正确的思想引导,结合团队分组学习等教学方法,在讨论中树立良好的道德氛围,摒弃不良作风,学习法律法规等。

6. 学术熏陶法　通过教学查房与教学小讲座等形式将理论与实践相结合,对实习生而言除了能够提升自己的专业知识与操作技能,还能学习如何建立和谐稳定的医患关系;通过各类学术活动接触学术新进展与新思路,近距离感受科学家的风采,了解医疗卫生发展动态和新医改政策等方面,拓宽视野的同时也有助于树立正确的职业道德、科学精神、时代责任感等。

7. 仪式熏陶法　学校和临床教学单位可通过组织一些具有仪式感的医学人文教育属性的活动,如遗体捐献、对国家有突出贡献者的追思仪式、对困难患者的爱心捐赠仪式等,充分利用优质的人文教育机会以取得极佳的人文教育效果。

(五)课程思政案例

1. 大学英语　教师带领学生对比《希波克拉底誓言》,学习《医学生誓言》(英文版),学生不仅学习了语言知识,更增强了对医学职业的认同感、使命感和荣誉感,为医学新生系好医学专业学习的第一粒人生扣子,潜移默化地树立正确的人生价值观和职业价值观。

2. 基础化学(实验)　以色谱实验教学为例,在教学过程中充分挖掘课程内容所蕴含的辩证思维、专业信念教育、爱国主义等思政教育元素进行专业知识传授,以卢佩章和屠呦呦在色谱领域的研究和应用成就为切入点,把我国色谱领域代表性科学家的优良品德作为价值引导,将伟大科学成就与学生专业紧密结合,将专业信念教育和爱国主义引入色谱实验教学,培养学生热爱医药学专业、脚踏实地、埋头苦干、开拓进取、精益求精和无私奉献的精神,树立爱国主义与文化自信,增强民族自豪感。

3. 人体解剖学　通过"中国肝胆外科之父"——吴孟超院士肝内管道系统灌注法研究,使学生熟练掌握肝的形态、位置,肝门穿行结构、进入肝内后血管、胆管的分支分布规律,据此掌握肝脏的分叶和分段,拓展其在肝临床手术中的重要意义;通过对大国医者吴孟超院士执着追求的介绍,使学生牢记并深刻领悟"扶伤济世、敬德修业"校训、"健康所系,性命相托,竭尽全力除人类之病痛"的责任和义务。

4. 医用物理学　通过圆孔衍射及最小分辨率的学习,引导学生回答人类在太空中为什么不可能用肉眼直接看到长城,在获得望远镜分辨率和口径正相关的关系后,探讨中国"天眼"的望远本领及其先进性;通过介绍中国"天眼"从构想提出、选址到建成的漫长历程,展现总设计师南仁东先生在科学研究工作中的坚持不懈、敢于创新,以及淡泊名利、大公无私、爱国奉献的精神,以激发学生吃苦耐劳、坚持不懈、永攀科学高峰的坚守和担当精神。

5. 检体诊断学　通过讲述 2020 年诺贝尔生理学或医学奖获得者的研究领域,引入职业责任感和科学家精神教育;讲述 20 世纪 60 至 70 年代江苏启东地区甲型肝炎流行情况、当地政府面对疫情的应对措施,提问学生当面对甲型肝炎病毒感染,作为医务人员应怎样做,引入食品安全教育、社会责任感教育、社会主义核心价值观和道德法制教育。

6. 传染病学　结合抗疫视频短片,回顾医护人员迎危而上的故事,展现专业的职业素质和高尚的奉献精神;相比西方,中国取得抗疫阶段性胜利充分展示了社会主义的制度优势,展示了中国强大的综合国力和民族凝聚力,为增强制度自信提供了最具说服力的案例;此次抗疫中国把传统中医和西医结合起来,进行优势互补,取得了明显的效果,为在当代加强文化自信,弘扬传统文化精髓,实现传统优秀文化的现代化发展开辟了新的道路;通过讲解防护服的穿脱方法,让学生们体会身穿防护服工作的医护人员的艰辛,并深刻理解敬佑生命、救死扶伤、甘于奉献、大爱无疆的医学精神,将思想价值体系引领贯穿课程始终。

7. 临床流行病学与科研方法　与学生探讨"临床与科研的关系"等社会热点问题,引导学生思考,传递"临床与科研是相互促进"的观点,鼓励学生敏锐发现临床诊疗中亟待解决的问题,利用科研方法提升临床诊疗水平,以达到造福患者的目标;通过讲述科研人才的成长之路,树立榜样,鼓励学生认真掌握学科基础知识,勤于思考,践行社会主义核心价值观,树立远大的职业理想,持之以恒,努力成长为国家栋梁。

8. 内科学　以"流行病学演变"和"治疗策略"为切入点,带领学生思考我国高血压知晓率、治疗率、控制率不断提高的原因,引入"国家医保惠民政策、成就"和"健康扶贫",带领学生走出课堂,了解和体会党和国家"健康扶贫"所做的大量工作和取得的成效,以大数据和图片数据展示"医保惠民政策及成就";治疗内容讲解中侧重诠释爱伤观念和团队合作精神的意义,强调以德立身,塑造协作共赢的价值取向和高尚的道德品质,以爱党爱国情怀激发学习动力,实现专业知识提升的目标。

(六) 课程思政专业教师培养

课程思政对专业课教师的要求高,需要教师不断挖掘、学习并讲授好与专业课程有关的思想政治元素,这是做好课程思政的主要挑战,需要充分发挥教师的积极性、主动性和创造性,需要教师成为较高人文素养的示范者,不断提升学生对于人文知识的渴求程度。医学院校应选树一批具有亲和力和影响力的课程思政教学名师、骨干教师和教学团队以有效发挥引领示范作用;通过专题培训、交流研讨、外派学习等途径,提高专业课教师育人的自觉性,掌握课程思政实施策略和技巧;学校可将课程思政能力培训列入青年教师培训方案,帮助青年教师快速成长。思政课教师应经常与专业课教师一起研究、交流与学习,共同挖掘思政元素,不断探讨思政的隐性方法,特别是临床带教教师,需进一步加强自身的培训和示范作用。

(七) 课程思政教学资源建设

课程思政建设的初始阶段需要注重示范引领作用,学校应建设并遴选出一批充满思政元素、发挥思政功能的示范品牌课程,以有效引领学校各专业课程的课程思政教育实践;可协同各相关部门,全面动员学院、学系、教师等深入系统挖掘思政元素,从满足课程思政育人实际需求出发,提炼各类课程中的思政教育元素,形成共享的课程思政教学资源库;学校可在制度上加以鼓励,以形成良性的反馈机制,有利于思政课程教师与课程思政教师相互配合共同研究,产出优秀的成果。

五、课程思政的有效性评价与考核机制

做好课程思政,离不开有效、科学的课程思政评价体系,评价主体与客体,评价范围、方式方法、信息的收集渠道和反馈渠道,均需体现课程思政的指导思想、原则、范围、技术路线,同时兼顾专业的差异性和课程的差异性;可建立课程思政的评价标准系统,可依托传统的学生评教、同行评教、督导评教体系,研究并设立对授课教师的思政相关评价指标,综合考量课程思政相关的教学态度和育人效果等,并与教学奖惩及职称晋升挂钩;完善对医学生的考核评价体系,在基础理论知识和临床操作技能考核以外增加医德修养的评估(可在患者、医学生、带教教师等之间进行评价),以使医学生进一步明确加强医德修养的必要性。学校可成立由学校教务部门、思政课程负责院系和教学督导专家组成的督导组,定期对各学院开展课程思政建设情况和课程质量进行督导检查,及时宣传表彰、督促整改,确保成效。

(武　艳)

第六章
临床医学课程体系

6

医学模式及医学科学的发展决定了医学教育课程体系,随着生物 - 心理 - 社会医学模式的推广,医学课程体系得以逐步完善。临床医学课程体系在课程设置、结构体系、内容选择上,应当遵循国家、行业的专业规范和认证标准,力求符合医学教育国际标准和全球医学教育最低基本要求,确保培养的人才符合共性的、基本的规格要求;课程设置要坚持通识教育与专业教育、医学教育与人文教育相结合,妥善处理理论与实践、传承与创新、共性与个性之间的关系,精选核心课程、必修课程与选修课程、理论课程与实践课程、基础课程与专业课程、显性课程与隐性课程等构成一个完整的体系,强调课程安排要以培养胜任能力为核心,紧扣临床教学中不同专业的培养目标要求,构建科学的临床医学课程体系。

第一节　临床医学专业课程设置

课程作为教学活动最基本的单元,是实现人才培养目标的基本保证。医学专业具有学科知识体系严谨、实践性强等特点,课程设置应着眼于国家所急、社会所需,顺应医学人才培养的设计和布局,体现学科及知识体系之间的交叉融合,注重知识、能力、素质培养。

一、课程的概念与分类

(一)课程的概念

课程(curriculum)是指学生所应学习的学科总和及其进程与安排,是学校为实现人才培养目标而规定的教学科目,是培养学生知识、能力、素质的载体,也是教学活动最基本的单元。学生在某受教育阶段接受的所有课程总和就是课程体系,课程设置(curriculum arrangement)则主要研究学校开设的教学科目及其排列顺序。

(二)课程的分类

根据性质的不同,课程可以分为显性课程和隐性课程,两类课程一起构成学校课程的主体:显性课程也称作常规课程或正式课程,是指列入学校人才培养方案(教学计划)的学科课程和活动课程,是教育中有计划、有组织的正规课程,该类课程在学校教育中起着十分重要的作用,是课程结构的主体,是培养人才的主要依据。隐性课程也称作隐蔽课程或潜在课程,是指学校范围内按照一定教育目标设计的校园文化要素的统称,学生通过隐性课程可以学到非预期、非计划的知识、价值观、规范和态度等。本节主要讲述显性课程设置。

二、专业课程设置标准

(一) 国际医学专业课程设置标准

医学模式及医学科学的发展决定了医学教育课程体系,20 世纪开始至今,世界医学教育模式经历了三代改革:①第一代改革:1910 年,弗莱克斯纳发表了题目为《美国和加拿大的医学教育:至卡耐基基金会关于教育改革的报告》(*Medical education in the United States and Canada:A report to the Carnegie Foundation for the advancement of teaching*),引入了现代科学理念,结束了学徒式医学教育模式,形成了以科学为基础的医学教育体系,开启了建立核心课程体系的第一代医学教育改革浪潮;②第二代改革:20 世纪 60 年代,美国部分医学院校开展以器官系统为基础的多学科综合性的教学改革,引进了"以问题为基础的学习"(problem-based learning,PBL)的教学,创新组建新的综合性课程体系,标志着以问题为导向的学习和整合课程改革为主要内容的第二代改革;③第三代改革:21 世纪医学教育专家委员会于 2010 年发表了《新世纪医学卫生人才培养:在相互依存的世界为加强卫生系统而改革医学教育》(*Health professionals for a new century:Transforming education to strengthen health systems in an interdependent world*)的报告,提出了在以学科为基础的大学教育、以问题为导向的整合教育等两代改革的基础上,推进转化式学习,开展以患者和人群为中心,强调课程安排要以培养胜任能力为核心,倡导专业教育要以团队联合为基础,重视信息技术在教育中的应用和领导管理技能培养。因此,以胜任力为导向,培养批判性思维和职业道德素质成为 21 世纪医学教育的三大任务。

在全世界医学教育工作者的共同努力下,形成了两个较为科学、完备的医学教育标准:一个标准是 2001 年世界医学教育联合会(World Federation for Medical Education,WFME)公布的《医学教育全球标准》(*Global Standards in Medical Education*),该标准包含教学计划等 9 个主领域和 36 个分领域,每个亚领域分为基本标准和高质量标准两个层次,前者是每所医学院校都必须达到的,后者是依据自身情况努力提高和发展的目标,该标准侧重界定"过程评价"的结果,关注教育资源是否能达到教育目标;在该标准的第二大领域——教育计划中,包含有八个亚领域,对科学方法、基础生物医学课程、行为和社会科学及医学伦理学课程、临床医学和技能等课程设置进行了要求;另一个标准是 2002 年国际医学教育专门委员会(the Institute for International Medical Education,IIME)在美国纽约中华医学基金会(China Medical Board,CBM)支持下出台的《全球医学教育最低基本要求》(global minimum essential requirements,GMER),界定了全球医学毕业生应当具备的 7 大领域 60 种能力,侧重界定"结局评价"的结果,强调了培养医学生应达到的最低标准;"基本要求"并不是指全球医学课程计划和教育过程的统一,只是要求其采用各自特殊的课程设置,保证毕业生具备"基本要求"规定的 7 个方面的核心能力,是医学院校医学生的"出口标准"。这两类标准各有侧重而且相互补充,旨在确保医学教育质量,推进医学职业全球一体化,逐渐成为医学院校质量评估和改革发展的依据。

美国的医学教育是现代医学教育的典型代表之一,美国学者约翰·赫尔姆斯在《患者安全本科指导教程》中提到:美国的临床医学课程设置自始至终都贯彻保障患者的生命安全这一重要思想,医学临床实践课程一直都注重学生以人为本、以患者为中心的教育理念的培养,尽可能减少医疗差错,最大程度地避免医疗事故的发生。英国《明日医师》,对临床医学教育提出了以下三点要求:一是要积极激发学生对医学科学的好奇心,注重培养学生爱岗敬业精神、认真负责的医疗服务态度;二是要培养医学生的临床实践操作技能,强化训练学生医患沟通的技巧,使得医学毕业生能尽快适应本国医疗卫生服务的需求;三是应制定合理的医学教育教学规范制度,建立全面的、科学的医学教学管理评估体制。从发达国家的医学教育中可总结以下几点：第一，将临床医学专业实践能力的培养作为临床医学教育教学的重要内容；第二，强调人文社科教育与专业知识教育有效结合的医学生整体素质的培养；第三，注重激发学生的主动性与积极性，更加重视培养学生的独立思考问题以及解决问题的能力；第四，树立并培养医学生终身学习的习惯。以上发达国家的经验对我国的医学教育产生了积极影响。

（二）国内医学专业课程设置标准

我国医学专业课程设置改革大致走过了恢复整顿、调整完善、改革提高三个阶段。目前，现行课程体系主要形成于中华人民共和国成立初期，受苏联教育思想和课程模式影响较大，主框架仍以老三段式课程体系（基础、临床、实习）为主，特点是以生物医学模式为基础，以学科为中心的教学体系，以教师、课堂和教材为中心的教学模式。随着社会的发展和科技的进步，医学模式的转变，人民群众对卫生服务的需求日益增加，社会对医学人才培养质量的要求越来越高，同时，与发达国家相比我国还是有很大的改进空间，主要表现在：首先，我国医学教育理念还处于较陈旧、落后状态，医学院校对医学人才的培养普遍存在着重技术、轻人文，重知识、轻态度的现象；其次，教学方式、方法传统且单一，我国的医学教育主要是按照基础医学教育 - 临床医学教育 - 实习教育这种传统固定化的方式进行，理论教学还是以教师在课堂"灌输式"大班授课、学生被动学习的教学方式开展；最后，现代"生物 - 心理 - 社会医学模式"主张从生物学、心理学、人文学以及社会学等多方面来考察患者的健康情况，而非是单纯的治疗疾病，而我国医学人文教育相对薄弱，医患之间的沟通及人文关怀不足。

为确保我国医学教育与国际化接轨，在应用两个国际标准中，做到全球标准与国情相结合。2008年教育部、卫生部委托中国高等教育学会医学教育专业委员会根据我国医学教育实情，在总结我国医学教育合格评估、优秀评估、教学工作水平评估和七年制医学教育教学与学位授予工作评估经验的基础上，研究制订了《本科医学教育标准——临床医学专业（试行）》，从思想道德与职业素质、知识目标、技能目标三个方面明确了毕业生应达到的基本要求，从宗旨与目标、教育计划等10个方面界定了本科临床医学专业教育办学标准。2015年建立了中国临床医师岗位胜任力通用标准，由八大核心指标组成：临床技能与医疗服务、核心价值观与职业素养、疾病预防与健康促进、人际沟通能力、信息与管理能力、医学知识与终身学习能力、团队合作能力、科学研究能力。2016年教育部临床医学专业认证工作委员会组织修订了《本科医学教育标准——临床医学专业（2016版）》，分为基本标准和发展标准，主领域仍为10个，在第二大领域——教育计划中，对科学方法教育、人文社会科学和自然科学课程、生物医学课程、公共卫生课程、临床医学课程的设置提出了基本标准和发展标准。在此基础上，2018年，教育部高等学校教学指导委员会出台了《临床医学类教学质量国家标准》，提出了本科临床医学专业都必须达到的各项教育要求，并指出该标准不提出具体的教学计划、核心课程、教学方法等方面的强制性规定，为各高校的个性发展及办学特色留下充分的改革与发展的空间。这些标准既符合中国国情，又和世界接轨，充分反映了医学教育面对的国际趋势、国内环境和社会期待，是制订教育计划的依据和规范教学管理的参照系。

三、专业课程设置原则

临床医学专业主要学习医学方面的基础理论和基本知识，进行人类疾病的诊断、治疗、预防方面的基本训练，目的是培养对人类疾病的病因、发病机制作出诊断及治疗的能力，是一门实践性很强的应用科学专业。根据目标的层次性，医学课程设置可分为两个主要层次：第一个层次是整个临床医学专业课程结构的构建；第二个层次是每门课程中教学内容的选择。医学课程设置需遵循以下原则。

（一）符合国家教育方针

教育方针是国家根据政治、经济发展要求，为实现教育目的所规定的教育工作的总方向和指导思想,是关于教育的性质、目的、任务、功能及其实现途径的总规定。回顾中国共产党在不同时期的教育方针,尽管其内容和表述不同,但在本质上都揭示了社会主义教育的性质,反映了时代的要求,规定了我国的培养目标,明确了实现培养目标的措施。简要地说,教育方针所规定的都是教育"为谁培养人""培养什么样的人""如何培养人"这三个最基本问题。2018年9月10日,全国教育大会在北京召开,习总书记强调,培养德智体美劳全面发展的社会主义建设者和接班人是教育的根本任务。现阶段国内各高校正深入贯彻落实全国教育大会和新时代全国高等学校本科教育工作会议精神,坚持"以本为本,推进四个回归",深化教育教学改革,完善高水平人才培养体系,努力建设特色鲜明的一流本科教育。因此,本科临床医学专业的课程设置应当主动适应我国社会主义医疗卫生事业发展的需要,符合高等医学教育和医学高级专门人才成长基本规律,重视学生创新能力、实际工作能力的培养,从实际出发,因地、因校、因专业不同发挥各自优势,形成学校特色。课程教学内容的选择,要德智体美劳全面发展,人才知识、能力、素质全面培养,以培养社会主义的建设者和接班人为总的指导方针,做到课程和教学内容的整体优化。

(二) 符合专业人才培养目标

2012年教育部和国家卫生部联合发布了《关于实施临床医学教育综合改革的若干意见》和《关于实施卓越医生教育培养计划的意见》,2014年教育部、国家卫生计生委等六部门印发了《关于医教协同深化临床医学人才培养改革的意见》,明确加快构建以"5+3"(5年临床医学本科教育+3年临床医学硕士专业学位研究生教育或3年住院医师规范化培训)为主体的医学人才培养路径。因此,"5+3"临床医学人才培养模式下,本科医学教育是整个医学教育连续体中的第一个阶段,旨在通过通识教育、医学基础知识和临床实践能力的学习培养,使医学生具有良好的人文素质和职业道德素养、严谨的科学精神以及自主学习和终身学习的能力、基本的临床工作技能,获得毕业后能胜任一般临床医疗工作的综合能力,并能与后续3年住院医师规范化培训相衔接,为培养适合地方医疗卫生服务需求的优秀临床医学人才奠定基础。因此,在课程设置、结构体系、内容选择上,应当遵循国家、行业的专业规范和认证标准,力求对接医学教育国际标准和全球医学教育最低基本要求,确保培养的人才符合共性的、基本的规格要求:课程设置要坚持通识教育与专业教育、医学教育与人文教育相结合,妥善处理理论与实践、传承与创新、共性与个性之间的关系,精选核心课程,必修课程与选修课程、理论课程与实践课程、基础课程与专业课程、显性课程与隐性课程等构成一个完整的体系,紧扣培养目标要求构建课程体系,防止"因人设课"和"因无人而不设课"的现象。

(三) 符合循序渐进原则和系统性、完整性的要求

医学的发展历史不仅是认识疾病和治疗疾病的历史,更是人类认识疾病规律的历史,此过程遵循由结构到功能、由正常到异常、由宏观到微观、由现象到本质的医学认知过程,这个过程正是符合人的由整体到局部、由宏观到微观的循序渐进的认知规律。因此,课程排列顺序要反映学科本身的体系及各门课程之间的衔接性的相互联系,合理安排各门课程的先后顺序,课程与课程之间相互衔接与联系,充分体现循序渐进,体现整体性和系统性:课程纵向排布要注重循序渐进,体现知识从低级到高级、螺旋上升、不断前进的认识过程,基础课一般先于专业课,理论教学一般先于实践环节,先修课与后续课应保持有序衔接;课程横向排布要理顺逻辑关系,关注学科知识之间的关联性,使各门课程之间互相配合,既要避免重复,又要防止脱节,课程教学内容要体现打牢基础理论、拓宽知识面、加强专业知识与技能训练,在计划上统筹安排实验、实习、实践等教学活动内容。

(四) 符合社会经济及学生个性化发展的需要

现代科学技术突飞猛进,新学科、新进展日新月异,学科交叉渗透,知识更新加快。因此,一方面要精选加强学科的核心课程教学内容,核心内容是学科具有重要价值、具有学生必须掌握的知识点。

医学基础课程、专业基础课程及医学专业课程的核心教学内容要科学合理地安排,避免过多重复;另一方面,要不定期对课程加以更新、改造、融合、淘汰,去除陈旧过时的教学内容,增加前沿性教学内容,开设一些新型综合课程、交叉边缘课程,在新的知识与原有知识、新兴学科课程与原有学科课程及理、工、医、文大学科间相互关联,交叉融合,课程教学内容应以拓展开放创新的精神,选择结合点与切入点,使之有利于服务社会进步、科技发展变化的需求;第三,要根据学生的学习承受能力、个性化的成长需要和德智体美劳全面发展的要求,处理好公共课程、基础课程和专业课程之间的关系,增加学生对课程的选择性,因材施教,满足学生个性化的知识需求。

四、专业课程分类

医学教育一般包括基础医学、临床医学和医学实践三个连续过程,根据《普通高等学校本科专业类教学质量国家标准》中临床医学专业的标准及《中国本科医学教育标准——临床医学专业(2016版)》要求的课程设置标准,按照科目、学习时间和学习进度,医学专业课程可以分为下列几类。

(一) 公共课程

公共课程即任何专业的学生必修的课程,一般安排在第1~2学期完成,少数课程根据循序渐进的原则分别安排在第3~6学期完成。公共课程主要包括自然科学、人文社会科学类课程,如思想政治类、外语类、体育类、计算机基础类、数学类、化学类、物理类、统计类等学生受益面较广的课程,着重要求学生掌握最基本的知识和技能,培养学生最基本的素质。

(二) 基础课程

基础课程分为大类基础课程和专业基础课程,一般安排在第2~5学期完成。医学大类基础课程主要为医学伦理学、卫生法学、心理学、医患沟通等行为科学、人文社会科学课程,以及科学方法原理、医学研究方法课程。医学专业基础课程是医学相关的基础理论、基础知识和基本技能课程,主要为生物医学课程,具体包括:人体解剖学、组织学与胚胎学、生物化学、生理学、分子生物学、细胞生物学、病原生物学、医学遗传学、医学免疫学、药理学、病理学、病理生理学等课程的内容,以及神经生物学、生物物理、生物信息等拓展课程;专业基础课程通常按照以下顺序安排教学:人的正常形态结构功能机制、生物致病因素、病理形态和功能的改变和机制、处理的药理学原理。

(三) 医学专业课程

专业课程是体现专业特点,为培养专门人才特殊需要的知识和技能而设置的课程,一般安排在第6~8学期完成,医学专业的专业课程包含临床医学课程和公共卫生课程两大模块。

1. 临床医学课程　包括病史采集、体格检查、辅助检查、诊断与鉴别诊断、制定和执行诊疗计划、临床操作、临床思维、急诊处理、沟通技能等。临床医学课程目的是确保学生获得全面的临床知识、临床技能和职业能力,在毕业后能够承担相应的临床工作,通常包括诊断学、内科学(包括传染病学、神经病学、精神病学)外科学、妇产科学、儿科学、眼科学、耳鼻咽喉科学、口腔医学、皮肤性病学、麻醉学、急诊医学、康复医学、老年医学、中医学、全科医学、循证医学等课程的学习和临床见习。应在临床环境中安排临床医学课程,确保学生有足够的时间接触患者,保证理论授课和临床见习紧密结合。

2. 公共卫生课程　目的是培养学生的预防战略和公共卫生意识,使其掌握健康教育和健康促进的知识和技能,通常指预防医学和/或卫生学课程,涵盖流行病学、卫生统计学、健康教育、初级卫生保健以及劳动卫生与职业医学、卫生毒理学、环境卫生学、营养与食品卫生学、儿少卫生学、妇幼保健学等有关内容。

以上课程结束后,须安排不少于48周的毕业实习(一般是第9~10学期完成),合理分配临床主要二级学科实习轮转即内科学、外科学、妇产科学、儿科学实习时间,使学生充分掌握临床工作流程、培养学生的临床实践能力和临床思维能力,培养具有良好素质的初级医生。

(四) 其他选修课程

除必修课程外,为适用当代全面素质教育观念和培养学生创新创业能力,增强学生的竞争力,学校在确保基本规格的前提下,应扩大学生的选课自由度,满足不同基础、不同兴趣、不同特长、不同能力学生的学习需求,开设大量形式多样的限制性或指定性选修课和自由选修课,以加深加宽知识面。

上述课程是传统学科为基础的课程模式,系统逻辑性强,易于掌握,但是不同课程之间相对独立,课程数量多,课程之间缺乏整合,学生在学习过程中容易缺乏主动思考与讨论。整合课程体系则是将各学科知识分解,再按照器官系统重新组合,通过“器官 - 系统为基础”的多学科综合性课程及“以问题为基础”教学方法(PBL)的紧密结合,实现学科间知识内容的整合、基础医学与临床医学的整合、临床医学与人文社会科学、预防医学的整合,让医学生早期进入临床课程,早期进入医疗模式,早期感受医学责任,有利于对未来岗位胜任力的培养。

（黄　星）

第二节　临床医学课程整合理论

课程教学作为人才培养体系的重要组成,随着医学科技发展和医学模式转变发生变革,在医学教育改革和医学生培养中发挥着重要作用。

一、课程整合的相关概念

(一) 课程

课程一词在我国始见于唐宋期间,宋代著名的教育学家朱熹在《朱子全书·论学》中多次提到课程,如“小立课程,大作功夫”等。一般认为,课程是指学生在学校所应学习的学科总和及其进程与安排。广义的课程是指学校为实现培养目标而选择的教育内容及其进程的总和,它包括学校老师所教授的各门学科和有目的、有计划的教育活动。狭义的课程是指具体的某一门学科。课程,一般包括文化课程、活动课程、实践课程以及隐性课程。

(二) 课程模式

课程模式是指按照一定的课程思想和理论,以及学生的年龄特征和学科发展状况,对课程目标、课程内容、课程结构、课程实施、课程评价作出简要概括,为教学实践提供一种可选择的形式系统。

(三) 课程改革

课程改革是指通过改革现有的教学课程,来适应社会和时代的发展。当前课程改革的主要目标涉及四个方面:一是课程结构、功能、内容的变革;二是教师的教育思想和理念的变革;三是学生学习方式的变革;四是教学评价机制及考试制度的变革。

(四) 课程整合

课程整合是以跨学科的方式重新组织的教学内容,使课程之间形成有意义的关联。在整合课程中,针对学科课程存在的知识单一、片面和相互割裂的问题,从课程内容和资源、组织实施等方面,将同一学科领域内或不同学科领域之间的知识、技能有条理地结合在一起,有目的地重新编排,建立新逻辑结构,使知识视图更加清晰,实现学科知识融通,提升综合应用能力。

美国著名的教育学家詹姆斯·比恩认为,课程整合主要是一种课程设计的整合,而经由课程设计的整合可以达成经验的整合、知识的整合和社会的整合。这种认识包含了课程整合广义和狭义的双层含义,广义的课程整合是涵盖了四个层面,即经验整合、知识整合、社会整合和课程整合,而狭义的课程整合被认为是一种课程设计方法。

医学课程整合的主流是以器官系统为基础的课程模式。医学课程整合可进一步细分为横向和纵向的整合。横向整合是在相互平行的学科,比如生理学、病理学或者内科学、外科学之间进行,通过打破学科的界限,实现基础医学课程内部或临床医学课程内部的整合。纵向整合则为跨时间段的,汇集了基础科学和临床科学的知识整合,从而打破了临床前和临床教学之间的传统鸿沟,形成基础医学课程与临床医学的课程之间的交叉与渗透。联合横纵向整合教学贯穿于整个过程中又称为螺旋形整合。

二、课程整合的理论基础

(一) 心理学基础

1. 赫尔巴特统觉理论　19 世纪初期,德国著名的教育家和心理学家赫尔巴特提出了对教育界影响深远的统觉理论,他认为,要获得新观念,只有在新观念和头脑中已存在的其他观念比较后才会获得,这种通过联系旧观念而获得新观念的过程称为统觉过程。根据统觉理论,赫尔巴特提出了课程理论的三原则:历史原则、集中原则和相关原则。他提出,如果各门知识是孤立的互不关联的,那这种知识会导致学习受阻;各种知识之间的联系有利于提高学生学习兴趣。统觉理论,对进行课程整合具有相当的启发和指导意义,也是促进整合课程模式的理论支撑。

2. 发展心理学理论　发展心理学主要包括五个理论流派,一是以弗洛伊德和埃里克森为主要代表人物的精神分析理论;二是由行为主义观和社会主义观组成的学习理论;三是以皮亚杰为主要代表人物的认知理论;四是以鲍尔贝和安斯沃斯为代表的生物进化理论;五是以维果斯基为主的环境理论。发展心理学的研究表明,当知识相互联结时,个体的学习效果最好,即只有当知识存在于情境中、知识与实际应用相联系、多层次呈现知识、在学习过程中运用类比与隐喻、知识与个体的问题产生相关性时,最好的学习效果才会出现。其中,认知学习理论中的两个分支,建构学习理论和认知负荷理论对整合课程的产生和发展产生了重要影响。

建构主义学习理论的基本观点是:学习是一种意义建构的过程,人们对知识的获得与其自身的认知结构有关;学生不再是教学内容的被动接受者,而是信息加工的主体,是知识的主动获取与建构者,而不是外部刺激下的被动接受者和被灌输的对象;教师以传授和灌输知识为主变为以指导、辅导学生的学习为主,成为学生建构意义的帮助者、指导者、促进者。学习是一种协作的过程,团体协作可以帮助学生全面地建构知识体系;学习是一种真实情境的体验,只有在真实世界的情境中才能使学习变得更为有效。在临床学习过程中,学生对临床问题内容所反映的知识性质、规律,基础知识与临床问题之间的内在联系,达到深刻的理解。这种理解在大脑中的储存形式就是构建主义提到的"图式",也就是所学内容的认知结构。获得知识的多少不取决于学习者记忆和背诵教师讲授内容的能力,而是取决于学生根据自身经验主动去构建有关知识的意义的能力。

认知负荷理论是由澳大利亚新南威尔士大学的认知心理学家约翰·斯威勒(John Sweller)于 1988年首先提出来的,它以 Miller 等人早期的研究为基础。认知负荷理论假设人类的认知结构由工作记忆(短时记忆)(short-time memory)和长时记忆(long-term memory)组成。工作记忆作用时间短,容量相对较小,起到临时记忆的作用。长时记忆具有记忆时间长,容量大的特点,长时记忆是知识的载体,作为一种静态的存在,并不能对学习和思维起到作用。对学习和思维起作用的是动态的记忆,即工作记忆,它直接参与行为过程。Sweller 的理论将认知负荷分为内在负荷(intrinsic load)、外在负荷(extraneous load)与关联负荷(germane load)。所谓的内在负荷是指所授问题内在的难度,由问题的属性所决定,与教师的指导方法无关。外在负荷是指所授问题的指导过程中所产生的难度,与信息的传授与指导方法有关。关联负荷是与认知过程、结构构建和内化相关的负荷,关联负荷的提高有助于促进认知结构的构建。课程整合即是通过降低外在负荷提高关联负荷,让学习和记忆变得更加容易和持久。

(二) 知识论基础

课程设计的三大来源是知识、经验、社会(问题),其中知识是目前课程的最重要来源。知识观的变化、知识型的演进、知识增长方式的变化都将对课程产生重要的影响。当代知识的发展由 20 世纪初的学科至上逐步向知识综合化发展,跨学科知识已经成为重要的知识分支领域。在知识的获取上,主动探究成为重要的方式。被动接受的学习方式与知识的发展、社会的发展不相匹配。社会的知识转型要求学校重新思考教育的价值,以分科课程为核心的课程体系剥夺了学生个体知识的整体性,学生的学习成为被动接受的过程,新课程模式的需求越来越大。而课程整合则反映了人类知识增长的趋势,反映了影响人类知识增长因素的复杂性,也反映了知识与社会生活关系的整体性。

(三) 社会学基础

纵观医学教育改革的历程,每一次改革都与社会生活的变化有着密切的联系。信息技术的飞速发展,使信息传播变得更加迅速和广泛,使全球范围内的合作成为可能。社会政治经济的变化为文化的多样性和个人发展的多样性提供了合理存在与彰显的空间。这必然要求学校课程以新的组织形式和内容去回应,协调文化多元化,满足学习者个性发展的多元化需求,而课程改革就在全球人才流动和全球知识合作的需求下逐步发展起来的。

三、医学教育课程模式的百年演变

世界现代医学教育从 1910 年美国《弗莱克斯纳报告》(Flexner)发表至今已经走过百年历程。《弗莱克斯纳报告》的问世,引发了 20 世纪医学教育的巨大变革,将现代科学融入了医学教育课程之中,开启了医学教育现代化之旅。2010 年 11 月,21 世纪国际医学教育全球独立委员会在美国哈佛大学公共卫生学院举办高峰论坛,公布了 21 世纪医学教育展望报告,题为《新世纪医学卫生人才培养:在相互依存的世界,为加强卫生系统而改革医学教育》。报告指出过去一个世纪经历了三代医学教育改革。第一代改革,20 世纪之初《弗莱克斯纳报告》发表,以科学为基础、以学科为中心的课程模式开启;20 世纪中期出现第二代改革,即以问题为基础学习、实施课程整合的教学创新;第三代改革提出了以系统为中心、以岗位胜任力为导向的课程模式,最终目标是改进整个卫生系统的功能。

(一) 以学科为中心的课程模式

强调独立学科知识的记忆。历史上,全球医学院校都曾广泛应用过这种课程模式,也被称为经典医学课程模式。

20 世纪初,发生在美国的医学教育课程改革的动因,可以追溯到 19 世纪的美国社会运动和医学发展。19 世纪 80 年代中期,美国的医学教育五花八门,当时有 155 所医学院校,有 3 种办学形式:一种是独立建制的私人医学院,一种是私人医院诊所内举办医学院,一种是为数较少的综合大学办医学院。前两种医学院的课程缺乏科学基础,既不规范也没有统一标准,教学内容还有流行的酷热疗法

（heroic treatment）、放血疗法、引泻疗法等已被临床实践和科学实验证明是错误的、滑稽可笑的内容。随着科学技术的进步，证明了无菌手术、疫苗、公共卫生的明显益处。公众主要是受到了微生物理论的推动，开始相信有科学依据的医学，强烈要求推进医学教育改革。1910 年，受美国医学会委托，弗莱克斯纳（Flexner）教授进行了历时一年半的现场调研并发表了调查报告，引领了一场医学教育改革。此后，美国各州政府实施了医学教育专业认证，到 1927 年美国全国医学院校减少到 72 所，使医生教育从学徒模式转变成了学术模式。以约翰·霍普金斯大学医学院为样板，医学生入学标准以大学教育后为起点，医学教育分为两个阶段：前 2 年在学校内进行基础医学教育，采用以学科为中心的生物医学课程模式；后 2 年在医院和学术性医学中心进行临床学科的教育。科研不再被视为终极目标，而是与临床实践相结合，当作提高临床治疗和教育的必备条件，为学术性医学中心的诞生创造了条件。同时，将现代健康科学带入医学院的教室和实验室。课程改革导致了体制改革，医学院校设置在综合大学中，并建立大学的附属医院和教学医院，实现科研与教学相结合。这场改革的目标是以高技术标准和道德标准来提高以科学为基础的医学课程。

以学科为中心的医学课程模式的假设前提是：作为医生必须首先接受系统的科学教育，即生物医学和自然科学，然后才能掌握临床医学理论和实践。基础教育与临床教育界限分明，不能重叠。实施从公共基础课程、基础医学课程、临床专业课程的渐进式过渡，基础教育阶段独立的学科是：物理学、化学、解剖学、生理学、病理学、药理学、微生物学和后来的免疫学、生物统计学等，强调独立学科独立学习。只有熟练掌握学科理论并通过笔试后才能升级，第三年进入临床教学。所有学生统一课程表、统一教材、统一学习地点。

在近一个世纪的发展历程中，传统的以学科为中心的课程模式重视学生潜力的培养，以体现医学科学的系统性、基础性、完整性及循序渐进性。因其方便教学实施与管理，节省财力等优点一直被医学院校广泛采用，到现在也不能抹杀其历史功绩。

随着科学技术的发展和科研成果的爆炸式增加，公众对健康需求的变化，以及卫生医疗保健系统的要求，医学教育界对以学科为中心的医学课程模式提出了批评。在发展中国家，最大的需求是促进医学现代化，改善人群健康标准，培养适应社会需要的本土化医疗卫生人才。在发达国家，卫生人力分布不平衡是突出问题。以学科为中心课程模式的医学教育对此做出的反应，主要集中在教学内容的补充，增补教学大纲、教科书、教学时间等，但是学科和课程仍然独立设置。

从培养未来优秀医生的角度来看，以学科为中心的课程模式一直遭到怀疑。例如，生物化学这门课程，学术权威规定必须学习 14 周左右才能掌握，然而教师和学生并不清楚它对将来的医学实践究竟有什么作用，统一学习时间、统一学习节律的做法遭到学生反感。以教师讲授为中心，学科界限分明，各学科之间缺乏必要的联系。此外，基础医学教师大多是科研人员而不是医生，教学自然以本学科知识为主，很少联系临床应用，更少联系人类健康环境因素、社会因素、人类生态因素等。同样，临床教学阶段也是以独立的学科教学为主，内科学、外科学、妇产科学、儿科学、麻醉学等分别独立上课，各个学科之间、理论和实际问题之间联系并不密切。到了临床实习阶段，学生到大型教学医院接受床边教学，重点是对复杂患者的诊断和治疗，对初诊患者少见，预防和预后患者更为少见。

综上所述，尽管以学科为中心的医学课程模式具有很多优点，但是它过分强调独立学科知识的记忆，所采用的封闭式教学、灌输式教学方法到了信息化时代越来越不受学生的欢迎。时至今日，这种按照学科培养卫生人才，临床实习集中疾病诊断，忽视社区保健问题，忽视人文素质教育，医学机构专业壁垒保护，不联系卫生服务系统和卫生人力的课程模式，显然越来越不适应社会的需求，也有学者将其称作"诊断 - 治疗"模式的医学教育体系。

（二）整合课程模式

随着学科课程模式的弊端逐渐显现，为了减少学科课程中的不连贯性，削减以学科专科为定向的教学信息，增强各学科间的联系，医学教育工作者开始探索新型的医学教育课程模式。20 世纪 50 年代出现的第二代改革,美国俄亥俄州克里夫兰凯斯西储大学医学院革新课程,建立了以器官系统为中心的课程模式,同时进行了基础医学与临床医学相互合作的教学体制改革。1969 年,加拿大麦克玛斯特大学、澳大利亚纽卡斯尔大学等 40 余所院校陆续围绕临床问题进行课程优化整合。这是医学课程整合的开始。

整合课程试图融化独立学科壁垒进入整体教学。这种课程模式的理论假设是:学科之间交叉,理论教学和临床经验相结合,能够使医学教学和学习得到更大收益。孙宝志教授主编的《实用医学教育学》将整合课程模式定义为:将具有内在逻辑或价值关联的原有分科课程内容以及其他形式的课程内容统整在一起,旨在消除各类知识之间的界限,使学生形成关于世界的整体性认识和全息观念,并养成深刻理解和灵活运用知识、整合解决现实问题能力的一种课程模式。

1993 年,英国医学总会《明日医师》报告中提到:过去 10 年交叉学科合作是显著特点。在科研和医疗领域,生物医学科学已经在传统学科中交叉,临床学科发展也不是按照传统学科分类进行。交叉学科合作在教学领域也有意义,以学科为中心设置课程已经成为按照人体系统和相关专题的整体观念教学的障碍。交叉学科整合课程分为水平整合和垂直整合两种形式。

应用整合课程模式实施医学教育,相对于以学科为中心课程模式的教学,表现出许多优势:融合了基础科学和临床学科的纵向和横向的明确界限,学生对于专业学习更有兴趣;在减少内容重复和加强重点后,课程更加简捷有效;对整合课程的认真规划,能够使医学教育的结果更加接近未来执业医生的工作要求。

(三) 胜任力为导向的课程模式

胜任力理论的起源最早要追溯到 20 世纪 60 年代后期,以哈佛大学麦克利兰(David McClelland)教授为首的研究小组在人员的选聘和甄选中,发现从根本上影响个人绩效的"能够区分在特定的工作岗位和组织环境中绩效水平的个人特征"是胜任力。1973 年,麦克利兰教授发表了题为《测量胜任力而非智力》的文章,从而为胜任力理论的诞生奠定了基础。

对于胜任力的描述最著名的是胜任力冰山模型:个人能力好比冰山,水上部分代表表层特征,如知识、技能等,即基准性胜任(threshold competence)特征,这只是对胜任者基础素质的要求,这些特征容易感知,但不能预测或决定能否在工作中有突出的表现;而处在水下的深层胜任特征,如自我形象、社会角色、个性、动机等,统称为鉴别性胜任(differentiating competence)特征,是区分表现优异者与表现一般者的关键因素,决定着人们的行为与表现。

在医学文献中,许多有关胜任力的定义是从 20 世纪 70 年代开始出现的。从本质上来说,这些定义综合和简化地将胜任力定义为:胜任力作为个人能力,是建立在知识、技能、态度等要素之上的一系列复杂的行为。

Carol Carraccio 教授"以胜任力为导向"作为医学主题词,检索了从 1966—2011 年的 469 篇文献的标题和摘要,加以综述后认为:胜任力的构成是一种复杂但是明显的由大量相关目标组成的集合,后者是独立的可测量的行为。

1999 年 2 月,美国毕业后医学教育认证委员会确认了 6 种综合能力作为所有医学毕业生的基本能力要求:①照顾患者;②医学知识;③以实践为基础的学习和进步;④人际沟通能力;⑤职业素质;⑥基于系统化的实践。事实上,美国毕业后医学教育认证委员会所要求的六大核心能力,实际代表了医生必须最终证明自己能力的领域。

Epstein 和 Hundert 对医生岗位胜任力定义如下:"在日常医疗服务中熟练精准地运用交流沟通技能、学术知识、技术手段、临床思维、情感表达、价值取向和个人体会,以求所服务的个人和社区受益"。

当今医学教育的一个重要动向是以课程改革为手段,培养学生必备的岗位胜任力,将其作为医学教育目标。历史上,完成由学术或专业领军人物指定的课程学习的人,就可以加入职业医生团队。课程设置往往是由本行业的教师依据代表行业传统、优先目标和价值观念的典型事例加以制订。长期以来,这一课程设置很少得到校验,只是不时做做表面文章加以修饰以应对知识的新进展。常见的是在许多学校教师想教什么,课程目标就设定成什么;课程设置决定教学目标,而不是由期望的学习目标决定课程设置。

以胜任力为导向的方法,首先确定所要解决的健康问题,继而确定卫生系统工作中毕业生应当具备的能力,然后调整课程设置以使学生具备这些能力,最后评定成绩和不足之处。

在以胜任力为导向的教学中,体现的是高度个体化的学习,而不是只用传统的单一课程设置。在理想状态下,学生可以在学习中自由选择课程和学习方式,只要最终获得所需胜任力即可,而时间上不受限制。以胜任力为导向的教育理念注重的是教育结果,教育过程透明,更能使学生、政策制定者和利益相关方信服。胜任力为导向的教育需要使用多种计量学和评审方法,需要对胜任力获取的进展和失误不断进行评价。

现行的医疗卫生行业的专业划分是人为确定的,不同的职业人群通过动员国家力量确定本行业标准,是垄断经营。胜任力教育也许意味着一种不同的专业划分方法,即将胜任力转化为专业划分的客观依据。因此,应当把具有特定的能力作为培养和评估未来医学卫生人才的决定性指标,而不是学习时间的长短,也不是为了保护各自的学科地盘。一旦教学注重于胜任力培养,我们就有可能充分发挥想象力重新设计医疗卫生系统。医学卫生人才的工作和待遇会被安排得更加合理,传统的职业之间的界限可以被淡化,现行的充斥于各行业之间的保护性就业标准和资格将有可能被逾越。

以胜任力为导向的教育最适合成年学习者,他们倾向于自己指导自己,愿意承担在学习过程中的责任。医学教育属于成人职业教育范畴。经过引用以胜任力为导向的模型和成年人学习理论模型之间的相似部分,有关研究突出显示了反馈结果和评估过程,它们是主动学习的必要组成部分。必须对一些没有达到相应水平的学生有所考虑,应该允许他们在学习方式、补救方法、重新评价中有所不同。一项早期的研究将临床合约描述成一种通过辨别时间、地点、事件、情况和认识评价人来评估临床表现的政策。教师作为项目推进者,根据成年人学习的原理设计了临床学习计划。个性化的课程设计组成了这样一种概念:个人的进步决定是否获得能力。

以胜任力为导向课程模式要求利用一切学习途径,将学生的潜能发挥至最佳,这些学习途径包括传统的讲授式教学、小组学习、以团队为基础的教学、早期接触患者和服务群体、多层次基地培训、与患者和社区长时间保持联系以及 IT 技术的应用,使学生具备实际工作中的团队工作能力,形成新型职业素养,拥有灵活的职业发展道路。因此,传统课程模式不应该一成不变,而应当以胜任能力培养为导向,根据日新月异的社会需求做出及时调整,利用全球知识和经验,因地制宜。

以胜任力为导向的课程模式并不排斥以往的课程模式,而是首先将确立岗位胜任力的要求转变为人才培养目标,然后在培养方法上取长补短,以学科为中心,整合课程、PBL 等各种课程模式与方法的优点,为实现毕业生岗位胜任力的大目标服务。

四、国内外医学课程整合的发展概况

伴随着医学教育模式的转型,医学课程整合因其较好的学科融合性和应用性,逐渐被世界各国的医学教育学者所认可,在美国、加拿大、英国、德国、日本、新加坡等地被广泛应用,并于 20 世纪末期引入我国。虽然各个国家都在尝试进行医学课程改革,但不同的国家和地区改革的进度和方式各有不同,下面逐一进行概述。

(一) 国外部分医学院校的医学课程整合

1. 哈佛大学医学院的医学课程整合　哈佛大学医学院建于 1782 年,是美国历史最久,质量最高的医学院之一。自 1985 年起采取"新途径(new pathway)"课程计划。以 2007—2008 年课程整合计划为例,前2年包括化学和生物学;遗传、胚胎与生殖;生理学;人体免疫、微生物与传染病;人类神经系统与行为;人体系统模块Ⅰ,由皮肤病学、呼吸、心血管和血液学组成;人体系统模块Ⅱ,由胃肠病、肌肉与骨骼、肾脏、内分泌与生殖组成;此外,该院还开设患者与医师、药理学、人体病理学、批判性阅读医学文献、社会医学、预防医学与营养等课程。"新途径"的课程计划提倡以问题为基础的案例教学和师生互动的小组讨论式教学,更重视医学的人文性,更关注医患关系问题,如在不同阶段分别开设"患者与医师Ⅰ、Ⅱ、Ⅲ"课程。毕业生的反馈显示,"新途径"使学生死记硬背减少,与教师的互动增加;还使学生更重视医学的人文性,在处理有心理或精神问题的患者时更有信心。

2. 约翰·霍普金斯大学医学院的医学课程整合　约翰·霍普金斯大学医学院建于1893年。该院于2003年开始课程改革,新课程整合了基础科学教育和以社区为基础的临床教学,强调小组学习、讨论式学习、以案例为基础的学习,重视医生与患者及社会环境之间的和谐,也重视信息技术在教学中的应用。该院第一、二学年的整合课程包括:①医学科学基础;②患者、医生与社会(含医学史、伦理学、职业行为自我保护、医学学会等内容);③临床基础(含问诊、交流技巧、体格检查等内容);④从基因到社会Ⅰ(整合了人体各系统正常与异常的内容);⑤从基因到社会Ⅱ(整合了心血管系统、呼吸系统、泌尿系统、肝胆、生殖系统、内分泌和运动系统等内容);⑥病房见习培训(包括心电图、影像学、临床病理生理学、安全、药理、信息系统、社区资源等内容)。通过整合课程使学生对同一医学领域的知识逐步加深认识,同时使学生更重视个体差异,更早接触临床实际。

3. 加州大学洛杉矶分校戴维盖芬医学院的医学课程整合　加州大学洛杉矶分校戴维盖芬医学院从2002年起实施改革,课程主要开设9个模块:①医学基础Ⅰ(病理过程、遗传、分子与细胞生物学和基础免疫);②心血管、肾脏和呼吸医学Ⅰ(解剖、组织病理、生理、生化、遗传、影像和病理生理学);③胃肠、内分泌和生殖医学Ⅰ(解剖、组织病理、生化、营养、遗传和病理生理学);④肌肉骨骼医学(解剖、影像、组织病理、药理和病理生理学);⑤医学神经科学Ⅰ(神经解剖、组织病理、神经生物、影像、药理和病理生理学);⑥医学基础Ⅱ(药理、微生物、免疫、临床试验与流行病学、传染病和肿瘤学);⑦胃肠、内分泌和生殖医学Ⅱ(内分泌、生殖健康与疾病、消化系统疾病、性病、皮肤病、治疗学、预防医学);⑧医学神经科学Ⅱ(神经解剖、神经生物、精神病理、神经病和精神药理);⑨心血管、肾脏和呼吸医学Ⅱ(病理、病理生理、高血压、生殖疾病、治疗学、临床试验和流行病学、预防医学)。

4. 伦敦大学玛丽女王学院巴兹伦敦医学与牙科学院的医学课程整合　巴兹伦敦医学与牙科学院是伦敦大学玛丽女王学院中最著名的学院之一。2007年,该院构建了新的课程体系,该体系由核心课程、选修课程、卫生保健职业训练和增插学位课程4部分组成。构建新课程体系的目的是注重理论联系实践,体现以学生为本的理念,强调自学和PBL学习。其中核心课程包括6个系统的整合课程,心血管系统含心血管疾病、肺呼吸道疾病和血液疾病;代谢系统含胃肠道疾病、肾脏泌尿道疾病和内分泌疾病;脑神经与行为科学含神经疾病、精神疾病、眼耳鼻喉科疾病;运动系统含骨骼与肌肉疾病、意外伤害与急诊、皮肤病;人体发育含妇产科病、儿科与儿童保健、老年疾病;感染、免疫、遗传与肿瘤含感染性疾病、免疫性疾病、遗传性疾病、性健康医学、肿瘤与临终关怀。

通过对国外医学课程整合现状的梳理和分析,可以看出,医学课程整合已经成为全球医学教育改革的总趋势,并且医学整合的理念已经从医学内部逐渐外延至医学与自然科学、医学与人文学科的整合。纵观世界发达国家近期的医学课程模式实施的成功经验和发展趋势,非常值得我们借鉴的有以下7点:①高度重视医学生人文素养和职业精神的培养,内容明确,全程实施;②开展医学学位与其他学位联合培养,提倡多样化人才培养模式;③重视临床能力培养,实行全程连续临床能力培养;④提供更多选修课程、选修科研课题和选修实习科目,坚持因材施教,实现个性化培养,把创新人才培养落到实处;⑤许多医学院校将医学课程模式改为人体系统模式、模块化整合模式等等;⑥许多院校采用基于团队学习、PBL小组讨论、小组展示、模拟训练、主动学习的教学方法;⑦教学内容补充新兴交叉学科:医学基因学,循证医学,全球健康,卫生政策,医学伦理,社区卫生,患者安全,沟通能力,临床流行病等内容。这些成功的经验,为我们的医学课程改革提供了有价值的参考。

（二）国内部分医学院校的医学课程整合

1. 北京大学医学部的医学课程整合　北京大学医学部开展八年制课程整合的原则是：基础医学，形态与机能课程的分别融合，临床课程自身融合，并使基础科学、临床科学与学术研究紧密交织。整合课程包括：①形态学课程：整合了解剖学、组织胚胎学和病理学课程内容；②机能课程：整合生理学、病理生理学和药理学课程内容；③临床医学课程整合：整合内科、外科、妇产科、儿科等课程内容；④早期接触科研与创新人才培养计划：让80%以上的学生早期接触科研，约10%的学生完成"MD+PhD"培养。此外，北大医学部还成立了医学人文研究院，以加强医学人文教育。

2. 上海交通大学医学院的课程整合　自2003年起，参照美国密西根大学医学院的课程设置方案，实施基础与临床融通的系统课程整合，主要设置以下课程模块：呼吸系统、循环系统、泌尿系统、神经系统、消化系统、血液系统、内分泌系统、生殖系统8个模块。

3. 四川大学华西临床医学院的课程整合　从2008年开始在临床课程进行系统整合，主要包括：临床外科学总论、呼吸系统疾病、循环系统疾病、消化系统疾病、泌尿系统疾病、骨骼运动系统疾病、内分泌及代谢疾病、血液系统疾病、神经系统疾病、风湿免疫系统疾病，10个课程模块。

4. 华中科技大学同济医学院的课程整合　华中科技大学同济医学院早在2000年开始实施课程整合改革，分基础课程整合和临床课程整合两个部分。基础医学课程体系分为运动神经系统，血液、内分泌及免疫系统，呼吸系统，心血管系统，泌尿与生殖系统，消化系统等；临床医学课程体系分为血液系统，心血管系统，呼吸系统，泌尿系统，消化系统，神经精神系统，内分泌系统，女性生殖系统，骨骼与运动系统等。

5. 哈尔滨医科大学的课程整合　哈尔滨医科大学在2005年开始实施基础课程整合以后，成立了临床课程整合教学改革研究组，经过分析、对比、学习、研讨，制定了临床课程整合方案，并于2008年开始实施。其课程整合采取的模式是在"以系统和器官为基础的课程整合"基础上，结合"以问题为基础的课程整合"，并在长学制教学中辅以30%的PBL教学、在五年制教学中结合"以病例为基础的课堂教学"来完成，从而形成了较为完整的基础-临床课程整合的体系。

五、医学课程整合的重要意义

（一）社会功能发展的迫切需要

从医学科技发展来看，社会人口和疾病谱的变化，自然科学、社会科学、人文科学以及工程技术与医学科学之间，基础与临床之间，学科内部之间交叉融合增多，医学科学的高度分化与高度综合，医学社会功能和健康服务体制不断发展，使得医学科学和医疗服务呈现出整合的趋势。

（二）医学技术革新的迫切需要

随着生物医学技术的不断进步，医学原本的学科体系被不断分化，医学研究的领域从最初的器官系统发展到现在的分子医学水平，逐渐形成了越来越精细的专业化人才培养标准。但人们渐渐意识到，新时期所需要的医学人才，不仅需要掌握理论知识，更需要具备灵活运用知识解决问题的能力。

（三）医学模式转变的迫切需要

20世纪70年代，"生物-心理-社会"医学模式的提出，将以疾病为中心的医疗服务观念转变为以患者为中心的服务观念，这一认识的转变对医学人才的综合素质提出了更高的要求。它要求医生扮演多元化服务角色，能为个人、家庭、社区提供连续的、综合的、全方位的医疗卫生保健服务。而这种由医院内到医院外、由个体到群体、由治疗到预防、由生理到心理、由技术服务到社会服务的"大卫生"趋势,促使医学课程体系发生变革,原本独立的、割裂的各学科知识有了被整合的必要。因此,医学课程整合改革成为全球关注的医学发展的必然趋势。

(四) 医学教育综合改革的迫切需要

长期以来,我国一直沿用以学科为中心的三段式医学课程模式,即基础课学习阶段、临床课学习阶段、临床实习阶段,强调按学科编制课程,造成了基础知识重复讲授、理论知识与临床实践脱节等问题。随着医学科学的高度分化与高度综合,逐渐形成网络化是现代医学科学发展的最重要的特征。新的发展趋势对医学人才的培养提出了更高的要求,传统的学科为中心教育已经不能满足需要。

2001 年 6 月,世界医学教育联合会在其颁布的《本科医学教育国际标准》中提出,"课程计划应该将基础学科与临床学科整合",并强调"学科整合包括课程组成部分的横向和纵向的整合"。在这样的大背景下,医学整合课程越来越引起人们的重视。

2008 年 9 月,教育部、卫生部发布的《本科医学教育标准——临床医学专业(试行)》,明确要求"医学院校应积极开展纵向/横向综合的课程改革,将课程教学内容进行合理整合。课程计划必须体现加强基础、培养能力、注重素质和发展个性的原则,课程设置应包括必修课程和选修课程,两者之间的比例可由学校根据实际确定"以及"医学院校必须积极开展以学生为中心和自主学习为主要内容的教育方式和教学方法改革,注重批判性思维和终身学习能力的培养,关注沟通与协作意识的养成"。

2009 年 2 月,教育部、卫生部《关于加强医学教育工作,提高医学教育质量的若干意见》文件中提出,医学院校要构建人文社会科学知识、自然科学知识与医学知识相结合,基础医学与临床医学相结合的知识、能力、素质协调发展的新型课程体系。

2009 年 11 月,医学发展高峰论坛以"医学整合"为主题,发布《北京共识》,指出医学整合是实现全民健康宏伟目标的重要方略。

2011 年,全国医学教育改革工作会议明确提出"改革教学内容与课程体系,推进医学基础与临床课程的整合"。"整合"成为新形势、新挑战下的医学发展和医学教育改革的重要方向。

2012 年,两部委又联合下发了《关于实施临床医学教育综合改革的若干意见》(以下简称"意见"),意见中提出"实施卓越医生教育培养计划,更新教育教学观念,改革人才培养模式,创新教育教学方法和考核评价方法,加强医学生职业道德教育"。

2018 年,教育部、国家卫生健康委员会、国家中医药管理局联合发布的《关于加强医教协同实施卓越医生教育培养计划 2.0 的意见》中明确指出"深入推进以学生自主学习为导向的教学方式方法改革,开展基于器官/系统的整合式教学和基于问题导向的小组讨论式教学,完善以能力为导向的形成性与终结性相结合的评价体系"。

2020 年,国务院办公厅发布的《关于加快医学教育创新发展的指导意见》(国办发〔2020〕34 号)中提出,"加快高层次复合型医学人才培养","推进基础与临床融通的整合式八年制临床医学教育改革","加快基于器官系统的基础与临床整合式教学改革"。

文件的推出,显示了国家推行医学课程改革的决心,也成为国内医学院校推进自身课程模式改革的重要推动因素。

(郭劲松 高 健)

第三节 临床医学实验实习课程

实验实习课程是医学教育中理论与实践相结合的关键环节,作为医学理论知识与临床实际操作相联系的桥梁,教学质量直接关系到人民群众的生命安全。在实验实习过程中,学生在临床教师的指导下,加深对临床常见疾病的认识,对疾病进行更全面的了解,形成临床疾病诊疗思维、提升临床技能操作技术。

一、实验实习课程的定位

实验实习课程的开设实现了从学生到医生的转变,培养学生分析问题、解决问题的能力,对医学生熟练掌握诊疗技术、形成正确的价值观具有重要作用,提升医学生把书本知识转变成实际临床工作的能力,是临床医学专业学生成为一名合格医生的必经之路。

近年来,实验实习课程建设坚持以服务需求为导向,以新医科建设为抓手,着力创新医学教育模式,分类培养研究型、复合型和应用型医学人才,全面提高人才培养质量,为加快推进健康中国建设提供了强有力的人才保障。

二、实验实习课程的现状

在以新医科为统领的医学教育背景下,医学专业课程逐渐优化,随着大健康理念的提出与教学方式的改革创新,调整学科结构,更新实验实习课程授课理念、方法与评价标准,多学科深度交叉融合,强化学生实践能力,建立完整的医学人才培养体系。实验实习课程的教学质量直接关系着人才培养质量,如何继续深化医教协同,推进以胜任力为导向的医学教育教学改革,建设中国特色、世界水平的一流医学专业,培养一流医学人才显得更加重要。

(一) 教书育人

教育大计,教师为本,师资队伍是办学和育人的主体,是立德树人的关键,是各医学院校的核心竞争力,是医学教育质量的重要保障。在"新医科"建设的背景下,临床医学专业师资队伍建设对医学人才培养、教育质量提升都具有举足轻重的作用。

教育部《关于深化本科教育教学改革全面提高人才培养质量的意见》指出:要坚持把立德树人成效作为检验高校一切工作的根本标准,用习近平新时代中国特色社会主义思想铸魂育人,推动形成"三全育人"工作格局。为此,成立实验实习课程团队,以教研室为单位加强基层教学组织建设,制定完善相关管理制度,选聘高水平师资担任基层教学负责人,优化师资队伍结构,打造高水平教学团队,激发基层教学组织活力。

(二) 教学内容

近年来,随着以器官系统为中心的课程整合的不断深入,以跨学科的方式重新组织了教学内容,使学科之间形成联系,采用横向和纵向整合的方式,形成了理论课程与实践课程的融合。

临床医学专业一般学制为五年,前两年为基础课程,后三年为临床课程。在临床课程中,理论授课结束后安排实验实习课程,形成理论与实践相结合的教学模式。实验课程授课内容:在临床教师带教下,了解检查仪器的使用与临床诊疗的全过程,临床医学专业开设的实验课程主要有:实验诊断学、手术学等;实习课程授课内容:包括在临床技能训练中心进行的问诊训练、查体训练、心肺听诊训练、临床技能操作项目等,以及在各病房进行的临床见习。

实验实习课程能够让学生对医院病房了解、熟悉,更多地接触临床常见疾病、多发病和疑难病例,是临床实践教学的重要环节。

(三) 教学方法

1. 早期接触临床　早期接触临床教育课程是医学教育的重要组成部分,是通过安排学生早期接触临床环境、临床医生、患者、诊疗流程,以及早期接触临床知识和技能,使学生更好地了解未来的工作环境和职业角色,了解患者的需求,提高学习兴趣,增强职业认知感、使命感和自豪感,帮助学生做好学业规划,为将来更好地适应临床专业知识和技能的学习奠定基础。早期接触临床教育课程也是基础医学知识与临床医学知识相衔接的桥梁,能够帮助学生将基础知识与临床知识、医学知识与临床实践相联系,促进学生对知识的消化和理解,帮助学生更好地完成基础阶段的学习任务。

在早期接触临床课程中开设"医学生的学业生涯""医院的诊疗流程""临床医学的学习技巧及应注意的问题""生命体征监测技能培训""心肺复苏技能培训""认识患者(真患者或 SP)""院前急救知识和技能""了解临终关怀""走进神圣的护理工作""问诊及问诊技巧""体格检查示范及操作""大预防观念教育""了解社区实践""如何处理医疗中的人际关系""临床疾病的基本诊疗方法"15 门课程,弥补了临床医学专业传统课程中对临床工作了解不足的问题,对人生观、价值观的建立都有至关重要的作用,能够增强学生职业认知感、使命感和自豪感,帮助学生掌握初步的医学知识、医疗技能和沟通能力,了解未来的工作环境、职业角色和患者的需求,正确认识医学理论知识和技能与临床实践的关系,尽快实现从学生到医学生的角色转变,为临床学习打下坚实基础。

早期接触临床课程作为基础医学学习阶段的课程延伸,让学生初步了解医生的职业特点,职业精神和职业理念,了解医学学科的分类特点,以及从事职业所需要掌握的相关知识和技能,增强职业认同感;让学生对医学专业课程设置有更深层次理解,了解本科各阶段的学习任务,以便学生做好学业规划,不仅增强了医学生对专业知识学习的兴趣,同时也可以培养作为医生的责任感和使命感。

2. 临床见习　临床见习是学生经过临床理论知识学习后,在教师的指导下,深入病房,接触实际,认识病症、体征,获得感性认识的教学环节,是培养学生理论联系实际、临床操作技能和临床问题解决能力的重要教学过程。目前,临床见习课程常见的方式仍以传统的"讲授式"为主,即"疾病介绍 +问诊、床前检查 + 病例讨论"的模式。

临床见习课程的指导教师对病症、病种覆盖面需大于授课内容的 80% 以上,病种不全时,应从门诊预约或采用电教、模型和典型病历等手段为学生创造学习机会。指导教师不仅应向学生传授临床知识和诊疗能力,而且要用总结自己的经历与经验,指引学生找到前进的方向;通过言传身的方式教培养学生关心患者的疾苦,构建全心全意为患者服务的职业道德。

临床见习过程中,指导教师应为学生积极创造临床见习机会,提倡"以患者为基础的临床见习教学",同时可以灵活运用理论讲授、示教、实践、模拟教具、电教等各类教学方法。临床见习每次时间为4 学时(200 分钟),可以参照以下设计安排临床实习。

(1)见习前讲解(精讲重点、难点,包括病史询问和体格检查要点)(30 分钟)。

(2)学生分组进病房询问病史和查体(使用 Mini-CEX 评价)(40 分钟)。

(3)学生回示教室书写并报告病例摘要(3、4、5 三项共 110 分钟)。

(4)请学生提出必要的辅助检查,并说明每项检查的目的,由指导教师提供相应检查项目的结果。

(5)学生归纳患者的临床特点、诊断依据和治疗方法等。

(6)Mini-CEX 评价反馈等,指导教师讲评并总结当天见习内容(20 分钟)。

指导教师可按实际需要进行临床示教,可以恰当运用模拟教具和典型病例分析法进行教学,鼓励学生利用见习和业余时间进行互为模拟患者训练。

3. 毕业实习　临床毕业实习是医学教育本科阶段的最后一个环节,学生从理论走向实际、从课堂走向病房、由学生成为医生,是角色转变的关键时期,也是实践能力得到提升的重要时期。毕业实习质量高低将直接影响学生成为一名医生的临床执业能力,一个临床医生的道德素养、品质品格、工作方式、思维模式等都与临床实习密切相关。

根据临床医学本科毕业实习要求,将毕业实习按系统分成三块,毕业实习总时间为 48 周,即毕业实习模块一(16 周)、毕业实习模块二(16 周)、毕业实习模块三(16 周)。毕业实习模块一包括:呼吸系统实习、循环系统实习、内分泌系统实习、泌尿系统实习、血液系统实习、风湿系统实习、麻醉实习；毕业实习模块二包括：消化系统实习、骨关节系统实习；毕业实习模块三包括：女性生殖系统实习、儿科学实习、神经系统实习、急诊急救实习。

在管理过程中，内科学教研室负责管理毕业实习模块一，涉及外科、麻醉部分，由外科、麻醉教研室共同管理；外科学教研室负责管理毕业实习模块二和神经系统模块（神经外科部分），涉及内科、传染科部分，由内科、传染科教研室共同管理；妇产科学教研室负责管理毕业实习模块三中的女性生殖系统模块；儿科学教研室负责管理毕业实习模块三中的儿科学模块；神经病学教研室负责管理毕业实习模块三中的神经系统模块（神经内科部分）；传染病学教研室负责管理毕业实习模块二中的消化系统实习（传染病学部分）；急诊急救教研室负责管理毕业实习模块三中的急诊急救模块。

毕业实习考核成绩由每个模块平时成绩和出科考试成绩组成，其中平时成绩40分，包括《临床实践技能训练手册》填写成绩、三级学科指导教师评价成绩、病历考核成绩、出勤考核成绩；出科考试成绩60分，包括理论考试、辅助检查资料考核、问诊查体考试、操作考试等。

4. 虚拟仿真实验教学　在医学教育实施过程中，以医学基础教育为根本，注重为学生毕业后的继续发展、深造奠定坚实的基础；以职业素质培养为先导，注重培养学生良好的职业道德和职业精神；以职业能力培养为重点，注重培养学生解决实际问题的能力；以批判思维、自主学习能力培养为主线，注重培养学生创新意识、科学态度和终身学习的能力，开展系列教学改革。

为提高人才培养质量，虚拟仿真实验教学授课采用线上线下混合式教学方式进行，临床医学技能中心购置了"腹腔镜虚拟仿真训练系统""消化内镜虚拟仿真训练系统""经皮肾镜虚拟仿真训练系统""膝关节镜虚拟仿真训练系统""支气管镜虚拟仿真训练系统""宫腔镜虚拟仿真训练系统""虚拟仿真手术训练系统"等。录制虚拟仿真实验教学课程7门，包括"基于虚拟腹腔镜下胆囊切除手术训练项目""虚拟仿真消化内镜教学""虚拟现实技术在泌尿内镜经皮肾穿刺、输尿管镜及膀胱镜操作教学中的应用""虚拟现实技术在关节镜手术模拟教学中的应用""虚拟现实技术在支气管镜模拟教学中的应用""腹腔镜手术模拟系统在外科手术教学中的应用""宫腔镜手术模拟系统在妇科手术教学中的应用"。

在信息化快速发展的背景下，定期组织开展虚拟仿真实验竞赛，以临床实际病例为中心，将优质的教学资源、教师学术研究成果与信息网络技术相结合，开发高水平的医学虚拟仿真实验教学平台，进一步提高医学实验教学深度和广度，拓展实验教学空间，增强学生自主学习能力，逐步形成以虚拟与实训有机结合的医学实验教学体系。"虚实"结合优化实验教学流程，构建了以虚拟仿真技术为手段，网络体系为支撑，实际操作与虚拟仿真结合、覆盖技能训练全过程的多层次新型教学模式；以人才培养为中心，虚实结合突破教学时空限制，建立了校内外、多层次共享的优质资源实验教学平台。

5. 临床情境模拟教学　临床情境模拟教学是利用高仿真模拟人替代真实的患者，模拟临床真实诊疗情境的医学教育实践课程。主要通过计算机技术，有效地实现将人体状态转化为数字化描述，为现代医学教育、科研和应用提供了便利的条件。

临床情境模拟教学的重要组成部分之一即是教师队伍建设，临床技能教学的广度决定了授课教师须来自各个学科，绝大部分教师均为兼职，要成为临床情境模拟教学专家，首先要了解模拟医学教育的理念、设备、课程实施过程等；另一个重要组成部分则是与之相匹配的教学构架，建设独立的模拟医学教育课程，并将以应用型人才培养的职业素质训练贯穿于医学教育的始终。成功的临床情境模拟教学是由授课教师的临床经验加上合理的教学架构所形成的临床真实病例与情境的再现与教学。

临床情境模拟教学在医学教育中的应用促进了医学教育的现代化、多元化建设，培养了学生的学习兴趣、临床思维、临床操作能力、团队协作意识，让学生由被动听课转变为主动，尽可能贴近真实的临床环境进行学习、身临其境地体验医务工作，发现问题、解决问题，为真正成为一名合格的医务工作者做好准备。

6. 教学查房 教学查房是临床实践教学的重要环节,是培养实习医师临床能力的有效途径。与三级医师医疗查房不同,教学查房突出的是教学目的与要求,以实习医师(医学生)为讲解对象。教学查房的目的在于促进实习医师掌握病史采集、体格检查、病情演变、辅助检查结果分析、医嘱、病程记录及与患者的沟通技巧等临床工作基本规范与程序,提高其临床思维能力和临床实践能力,促进医学生把书本知识转变成实际临床工作能力,促进医学生向临床医生的过渡;同时提高临床医师的教学水平和临床工作能力,实现教学相长。

教学查房前主持人需根据教学大纲确定教学目标,选择有教学意义的典型病例,应是本专业的常见病、多发病,且经过治疗有明显疗效的患者;制作与教学查房病例相对应的教案、PPT,提供辅助检查资料;准备教学查房所需的器材,包括血压计、体温表、听诊器、叩诊锤、手电筒等。学生针对查房要求,课程前查阅、复习与该病例相关的理论知识。

教学查房第一阶段:主持人向参加查房的全体人员简要说明此次教学查房的目的和注意事项,提出教学重点、应掌握的重要体征和理论要点;教学查房第二阶段:主管床位的实习医师向患者问候并希望患者予以配合后,脱稿向主持医师简明扼要地汇报病例,包括一般情况(姓名、年龄、性别、职业等)、入院情况及诊断,住院后病情变化,诊疗效果及重要的辅助检查结果等,同组其他实习医师可以补充汇报。实习医师报告完毕后,主持人通过询问患者,核实病例汇报内容,并实施必要的体检,核实掌握病情。在此基础上,主持人针对汇报中的不足或缺漏之处予以指正,引导实习学生掌握正确汇报病例的要领。根据教学要求和发现的问题,主持人指导实习医师进行必要的、相应的体格检查,特别是与诊断及鉴别诊断有关的检查,正确认识、感知阳性体征,尤其是被忽略或误识的体征。教学查房第三阶段:实习医师进一步总结、概括病患的重要阳性和阴性体征、各项辅助检查结果、诊断、本次住院经过、存在问题等。主持教学查房医师对汇报病例实习医师的汇报情况及体检情况进行评价,组织引导实习医师围绕本病例的诊断、鉴别诊断、病因、病理机制,进一步明确诊断的检查方法、治疗原则、预后、相关的医学伦理、心理问题、预防与行为指导等。最后,学查房主持人总结归纳该病例中应掌握的内容,对实习医师在查体、讨论中出现的问题进行评讲,综合查房全过程,结合实习医师在专业知识、操作技能等方面存在的问题,进行系统的归纳总结。

7. 临床技能训练 临床医学教育阶段,学生缺乏实践操作经验,直接对患者进行操作诊疗的机会较少,为弥补临床操作经验不足,开展临床技能授课。其中理论部分主要讲解操作的适应证、禁忌证、基本操作要点、注意事项等,同时配合播放操作视频;实习部分在人体模型上按照"教师示教-学生练习-学生单人操作-学生挑错-教师讲评"方式进行,教师根据学生的学习态度、操作水平进行评分,满分10分(其中学习态度3分,操作水平7分),并将成绩记录在名册上,由临床技能中心管理人员负责收回、统计,将临床技能训练课成绩按比例计入学生本门课程成绩中。

临床技能训练课的授课教师在教学过程中,将"职业素质教育培养、临床基础技能培训、临床专科技能培训、实习前强化训练"四部分内容融入临床技能训练课程中,注重启发式教学,增强与学生互动沟通,而不是单纯的灌输式教学;注重与操作相关知识的讲解,如操作中出现了并发症应如何处理等,使学生不是从形式上学会操作,而是从本质上学会操作。

(四) 教学效果

1. 形成性评价 实验实习课程授课质量对医学生的职业道德与专业素养具有重要影响。对于课程质量的把控,最主要的方式就是形成性评价,对学生整个实验实习过程进行过程性考核,以考核成绩衡量教学效果。

形成性评价方式主要包括:学生学习态度与出勤评价、临床理论知识与技能考核、患者床旁示教讨论、实习结束考核。学生学习态度与出勤评价是根据学生是否认真听课、是否缺勤进行评分;临床理论知识与技能考核是由授课老师在带教过程中,采用 Mini-CEX 评价、Dops 评价方式,对学生所掌握的临床理论知识与实际操作能力进行考核；患者床旁示教讨论是由授课老师带领，选取科室住院患者，由学生进行问诊与体格检查，结合临床影像资料、检验资料、症状及体征，对病情进行分析和评估，提出初步诊断、鉴别诊断与治疗方案，由带教老师对学生综合表现评分；实习结束考核由各教研室（组）按照计划完成，考核前根据实验实习课程安排选取试题，设计考核脚本，制定相应评分标准，认真选择患者，形成学生考核小组，对学生的基础理论知识、基本技能操作、医患沟通能力、团结协作精神、人文关怀意识等方面评分。

形成性评价能够动态掌握教师教学质量与学生学习效果，是对教学全过程的持续观察、记录、改进的重要方式。形成性评价与终结性评价有机结合所建立的评价体系能够更加快速、准确、有效、全面、公正和客观地评价学生在实验实习课中的表现，从而提高教学质量与效果。

2. Mini-CEX 评价　迷你临床演练评估（mini-clinical evaluation exercise，Mini-CEX）强调的是有重点地评估，由一位授课教师、一位学生与一位患者组成，在 15~20 分钟内由学生对患者进行诊疗，带教教师通过观察学生与患者的互动予以评分、反馈。

迷你临床演练评估中学生评估主要包括：病史采集、体格检查、人文关怀、临床判断、沟通技能、专业素养、组织效能、整体表现等八个方面；教师评估主要包括对教师满意度评分及带教意见反馈。Mini-CEX 量表对于医学教育有双向评估的作用，教师对学生进行评估的同时学生也对教师提出意见，促使带教教师在临床教学过程中不断改进教学方法，提高教学质量，真正做到教学相长。

3. Dops 评价　操作技能直接观察（direct observation of procedural skills，Dops）是带教教师通过直接观察学生技能操作的过程即时给予评估及反馈，是一种具有教学功能的形成性评价工具，能够客观、全面地评估学生的临床技能操作过程。同样由一位授课教师、一位学生与一位患者组成，在10~15 分钟内学生对患者进行临床技能操作，带教教师通过观察学生操作水平予以评分、反馈。

操作技能直接观察一般应用于临床技能操作项目中，教师直接观察学生对于操作项目适应证的了解情况、是否进行操作前签署知情同意书、操作前用物是否准备充分、麻醉前是否评估患者状态、技能操作熟练程度、是否遵循无菌观念、操作困难时是否会寻求帮助、操作后用物处理是否得当、与患者沟通是否顺畅、是否操作过程中表现出专业素养及同理心，整体表现及效率等方面内容。Dops 量表是一种简单易行的临床技能考核评估方法，教师可以发现学生在临床技能操作过程中的缺点与不足，通过及时有效地反馈，提高学生的临床技能操作能力。

三、实验实习课程的发展

（一）加强师资队伍建设

在医学院校中，临床教师具有医师和教师双重身份，一方面肩负着"治病救人"的神圣使命，另一方面，肩负着"教书育人"的重任。

根据教育部、国家卫生健康委员会、国家中医药管理局发布的《关于加强医教协同实施卓越医生教育培养计划 2.0 的意见》（教高〔2018〕4 号）文件要求，把师资队伍建设作为医学院校最为重要的基础工程，成立临床教师发展中心，优化师资结构，积极引导高水平临床教师从事教学活动，提升教师教学能力，全方位打造水平高、能力强的师资队伍，充分发挥临床教师在教书育人、提升学生职业素养中的主导作用。

（二）激发学生学习兴趣

实验实习课程教学过程中，带教教师应"因材施教"，根据学生的学习特点进行方向性引导，明确自身职业生涯发展方向。授课中采用多种方式教学，增加学生实践机会，激发学生学习乐趣，加深对临床常见病和多发病的认识，对临床疾病有更全面、更系统的了解，切实提升学习效果。

(三) 课程内容深度融合

为加快推进医学教育发展创新,体现"大健康"理念,国家对现有实验实习课程内容提出了新理念、新方法、新标准、新要求。新的工作阶段下,继续优化学科专业结构,形成医学与多学科深度交叉融合,建立高水平的医学人才培养体系,培养质量进一步提升,建成具有中国特色、更高水平的医学人才培养体系。

(陈　健)

第四节　教材、教学大纲与参考资料

医学教材建设是医学教育最具基础性的工作,是保障医学人才培养的最基本前提。医学教材关乎生命,关系到医学科学的传承和人才培养,对教材编写质量进行严格审查至关重要。

一、临床医学课程教材

(一) 概述

临床医学课程中教材的选择和使用是与临床医学教育的特点紧密结合在一起的,临床医学教育的特点包括:临床医学教学学制长而且课程量大;临床医学教学的实践性强而且社会性强;临床医学教学侧重于人才基本素质培训而人才成长周期是较长的;临床医学教学仍处于以传授知识为主的灌注式教学方式之中。

但由于临床医学教学中不同因素发展过程中的平衡,因而产生了一些教学过程的矛盾。例如临床医学教学中有限教学课时和无限须授知识之间的矛盾;临床医学教学中灌注式教学方式与整体素质培养目标之间的矛盾;临床医学教学中追求全面传授的指导思想和加强自我提高能力培养的实际需要之间的矛盾等。要进行现代临床医学体系改革的探讨,首先必须进行观念上的转变。其一,要转变临床医学教学中的稳妥为主的保守观念要及时吸取新的事物和内容进入教学之中,使培养方法和目标跟上医学科学的发展。要相信受教育者的能力,给他们以自学的机会,把他们放到有责任的环境中去锻炼。其二,要改变临床医学教学中求全求细的观念。基本理论和基本知识的传授不应求全而应求精、求必备性;基本技能的训练不应求全而应求精、求强。同时把注意力放到对学生的实际能力和提高能力的培养上来。因此,编纂适合现代临床医学课程体系的教材、教学大纲和参考资料是十分必要的。

(二) 临床医学课程教材的选择

1. 选择的范围　医学教材是联系教师与学生学习活动的纽带,它是教学的中介,又是评价教学质量高低的一个重要指标。建立符合科学性、系统性、先进性、实用性的临床医学教材体系是临床医学教学最优化的前提,是提高教学质量的根本保证。临床医学教材,旨在培养临床医学生学习医学方面的基础理论和基本知识,受到人类疾病的诊断、治疗、预防方面的基本训练.具有对人类疾病的病因、发病机制作出分类鉴别的能力。在毕业时能够掌握基础医学中临床医学的基本理论、基本知识;掌握常见病名发病诊断处理的临床基本技能;具有对急、难、重症的初步处理能力;熟悉国家卫生工作方针、政策和法规;掌握医学文献检索、资料调查的基本方法,具有一定的科学研究和实际工作能力。主要课程包括医学生物学、系统解剖学、局部解剖学、组织学与胚胎学、生物化学、生理学、医学微生物学、人体寄生虫学、医学免疫学、病理学、病理生理学、药理学、医学心理学、法医学、诊断学、医学影像学、内科学、外科学、妇产科学、儿科学、精神病学、神经病学、传染病学、眼科学、耳鼻咽喉头颈外科学、口腔科学、皮肤性病学、核医学、流行病学、卫生学、预防医学、中医学、计算机应用基础、医学细胞生物学、医学分子生物学、医学遗传学、临床药理学、医学统计学、医学伦理学、临床流行病学、康复医学、医学文献检索、卫生法、医学导论、全科医学概论、麻醉学、急诊医学等。

2. 选择的种类

(1)从编写和出版体系分,我国医学院校目前采用的教材基本分三类:一是各出版社出版的国家规划教材;二是若干医学院校联合编写的教材;三是医学院校自编教材。

其中,影响力最大的为全国高等学校五年制本科临床医学专业国家卫生健康委员会规划教材。这套教材自 1978 年第一轮出版至今已有 40 多年的历史。几十年来,在教育部、国家卫生健康委员会的领导和支持下,以裘法祖、吴阶平、吴孟超、陈灏珠等院士为代表的我国几代德高望重、有丰富的临床和教学经验、有高度责任感和敬业精神的国内外著名院士、专家、医学家、教育家参与了本套教材的创建和每一轮教材的修订工作,使我国的五年制本科临床医学教材从无到有,从少到多,从多到精,不断丰富、完善与创新,形成了课程门类齐全、学科系统优化、内容衔接合理、结构体系科学的由规划教材、配套教材、网络增值服务、数字出版等组成的立体化教材格局。这套教材为我国千百万医学生的培养和成才提供了根本保障,为我国培养了一代又一代高水平、高素质的合格医学人才,为推动我国医疗卫生事业的改革和发展做出了历史性巨大贡献,并通过教材的创新建设和高质量发展,推动了我国高等医学本科教育的改革和发展,促进了我国医药学相关学科或领域的教材建设和教育发展,走出了一条适合中国医药学教育和卫生事业发展实际的具有中国特色医药学教材建设和发展的道路,创建了中国特色医药学教育教材建设模式。老一辈医学教育家和科学家们亲切地称这套教材是中国医学教育的"干细胞教材"。之后,分别在 2001 年和 2005 年出版了七年制和八年制的规划教材。这些教材的诞生及其持续性的更新与丰富,对于塑造医学生全面人格的以及帮助其适应新世纪医疗卫生发展的需要,起到了强有力的作用,推进了我国医学教育教学的发展。

(2)从学制和专业分:凡是设置了临床医学课程教学的专业都涉及课程教材的选用,不同的教材也必须对可供哪些专业使用作出明确的标注,包括五年制本科中的临床医学专业、儿科学专业、医学影像学专业、麻醉学专业、口腔学专业、实验诊断技术专业、临床药学专业等都需要;还有对不同专业的七年制、八年制、"5+3"长学制的临床教学;以及对专业学位硕士研究生、博士研究生的临床教学。

(3)从课程性质分:专业教材、通识教材、思政教材、外文原版教材等。

3. 按照专业定位选择教材　教材是体现教学内容和教学方法的知识载体,是进行教学活动的基本工具,也是深化教育教学改革,全面推进素质教育,培养创新人才的重要保证。

(1)选用原则

1)适用性原则:选用的教材必须能够适合教学计划和教学大纲要求,符合教学实际及学生的认知规律,有利于激发学生的学习与研究兴趣。与教学需要无关的教材或资料不能列入教材选用计划。

2)质量优先原则:优先选用国家和省级精品教材、国家级规划教材及高质量的电子教材;优先选用公认水平较高,对我校人才培养的质量起关键作用和重大影响的特色教材;优先选用由学校统一组织向国家级出版社申报立项并列入规划的教材。

3)整体优化原则:教材选用中要注意淡化各自学科的独立完整性和系统性意识,与本专业内其他教材之间紧密联系,互相呼应,既要避免不必要的重复,又要防止重要内容的疏漏;基础课教材内容服务于专业课教材,专业课教材紧密围绕专业培养目标的需要选材;全套教材有机结合,使之成为完成专业培养目标服务的有机整体。

4)突出特色原则:对于学校的特色专业和重点专业,鼓励教师选用先进的、能反映学科发展前沿的国外原版优秀教材,进一步推进和加强双语教学工作,特色专业和重点专业原则上要求每门主干课程都应有一本原版外文教材,作为授课教材或参考教材。

5）时效性原则：要求选用近3~5年出版的新版教材。

6）减负原则：每门课程只选用一本教材，在选优选新的前提下，优先选择价格适宜的教材，切实减轻学生负担。

（2）选用标准

1）思想性标准：选用的教材要体现马克思主义唯物辩证法的哲学思想和科学的世界观、方法论，引导学生形成正确的世界观、人生观和价值观；要通过弘扬我国医药工作者的成就与贡献，贯彻高尚的职业道德、严谨的科学态度、勤奋的工作精神，激励学生发奋自强。

2）科学性标准：选用的教材必须保证具有高度的科学性。叙述内容必须概念清楚，定义准确，结构严谨，名词术语要规范、准确、统一，应用法定计量单位。

3）先进性标准：选用的教材应能反映本学科领域国内外科学研究的先进成果，正确阐述本学科的科学理论，完整地表达课程应包含的知识，结构严谨，理论联系实际。

4）适用性标准：选用的教材要与该门课程在教学计划中的地位和作用相适应，其理论体系与教材结构适应教学需要，使学生能够准确掌握基本理论、基本知识和基本技能。教材要与学校培养各层次人才的规划要求相匹配。

5）启发性标准：选用的教材要符合人才培养规律和认知规律，富有启发性，便于学生自主学习。应以最适宜的材料、最易懂的推理、最恰当的例子、最简练的语言来阐明科学的结论。教材的内容编排、文字组织、图表应用能启发学生理解和分析问题。

（三）临床教师如何使用专业教材

1. 忠于教材 教材授课教师的讲授内容是受到限制的，制约教师授课内容的大法就是国家规定的全国高等医药院校教材。国家统编教材是经过医学专业方面的专家、学者们构思和编写的，经过实践检验是科学的，普遍适用于医药学教学的，符合我国国情的，也是必须遵从的唯一教材。临床教师除了少部分人能够准确掌握教材的内容以外，不少讲课教师未必能透过教材的字里行间，恰如其分地理解好教材的内涵，远远不具备超出教材范围的扩展能力。在讲授过程中，允许授课教师根据医学现状或发展趋势作适当的调整，但是不能脱离传授给学生完整知识的唯一目的，绝对不允许超越教材大纲的要求，随心所欲地减少或增加知识量，更不能喧宾夺主或挂一漏万。

2. 吃透教材 临床医学教材对疾病介绍基本上是按照流行病学、病因、诊断、鉴别诊断、辅助检查、治疗、预防等顺序进行的，讲授教师多数是遵循这样的顺序展开讲授。其实，教师讲授疾病是有内在规律的，与教科书规定的内容不一样，教科书作为文字资料必须强调其完整性，变成讲授就要根据不同的内容有不同的侧重，讲授方法也要相应改变。例如，讲授肿瘤类疾病要突出肿瘤的局部和周身特征，动态展示肿瘤损害程度，不同的诊断和治疗措施。炎症类疾病突出的是感染与机体的关系，切断疾病进展的环节等。每种疾病都有其存在的特征和表现形式，需要教师能够发现和合理运用，有的要把重点放在解剖上，有的放在病理上，有的突出临床表现，也有的重在治疗选择上。吃透教材精神就能够设计好主次关系。把精力投入到矛盾的主要方面，对教师来说做到心中有全局，合理分配时间和精力，对学生来说听起来合乎逻辑，顺理成章，不知不觉地和老师产生共鸣。

3. 突出重点 教材的重点需要授课教师根据个人的理解能力给予提炼。有的教师由于对疾病的理解不深，看不出来什么是重点内容，或者不敢确定重点内容，不得已只能全面讲述，把很精彩的内容平铺成乏味的豆腐块。提炼重点内容能力的获得需要高屋建瓴地掌握本专业的全部课程内容、研究不同内容的侧重点、接受讲授过同样教材内容教师的指点、听取不同特点内容的讲课过程，进行有智慧的总结并付诸行动。教材的重点部分需要授课教师"浓墨重彩"或"敲山震虎"地强调，被强调的内容也许就是很平常的一句话、一个段落也许需要通过逻辑推理才能说清楚。重点内容突出了，教学的阶段或总体高潮就比较容易出现。

4. 讲清难点 教材的难点是指学生的难点，有的教师认为是难点的未必是学生的难点；有的教师不认为是难点的学生反而认为是难点。例如,涉及基础知识的内容,学生也许比教师记忆或理解得更清楚,教师已经习以为常的内容没有详细讲解,学生听起来"满头雾水",听课就觉得费劲,思维跟不上教师的讲解,出现教与学的脱节。难点的确立,有的是通过讲授课程前的预判断,有的是现场凭借观察力及时发现,当然也有的是依靠事后的意见反馈。授课经历不长,讲授经验不多的临床教师比较容易从教材内容上找难点,有丰富临床讲授经验的容易从临床实践方面找难点,两者的结合就比较全面。

5. 注意文字细节   讲述前的备课不同于一般的念书,平时读书有浏览、粗读和细读之分,讲授前的备课则不然。利用教材讲授疾病,教师就成为教材的"代言人",必须讲教材的内容。编写教材的作者落笔的时候,是字斟句酌的,必须禁得住推敲,不能有半点马虎。遵从教材不仅仅是字面上的内容,更重要的是体会作者用词、设问句的分量,否则就偏离了作者的本意。没有经验的教师在讲授的时候,为了弥补讲课空间或者有意提高讲授的吸引力,往往有意或无意地对教材进行了不恰当的渲染,曲解了教材的真实含义。有经验的教师之所以能把课程讲解得有滋有味,除了有大容量的知识库以外,忠实使用了教材的文字细节也是其中的奥秘之一。

(四)新时代医学教育创新发展下对临床医学课程教材的新要求和新举措

加强党的全面领导是教材建设的根本保证,坚持正确的方向是教材建设的首要标准,促进学生全面发展是教材建设的基本出发点,服务国家发展战略是教材建设的重要使命,提高质量是教材建设的核心任务。教材是解决培养什么人、怎样培养人、为谁培养人这些根本问题的重要载体,是国家意志在教育领域的直接体现。因此,教材建设必须坚持马克思主义的指导地位,牢牢把握正确的政治方向和价值导向,为学生强基固本,打好中国底色、厚植红色基因,培养拥有中国心、饱含中国情、充满中国味的下一代。教材建设要在教材的育人理念、内容选材、体系编排、呈现方式等各方面下功夫,把德、智、体、美、劳全面发展的要求贯穿于教材建设工作的各个环节,更好地服务学生健康成长成才。教材建设要紧密围绕党和国家事业发展对人才的要求,扎根中国、融通中外,立足时代、面向未来,全面提升思想性、科学性、民族性、时代性、系统性,为培养担当民族复兴大任的时代新人提供更加有力的支撑。同时,人民群众对教育质量提出了新的更高的要求,对教材质量抱有更高的期待。

(五)国外的临床医学教学中所选用的的教材

由于国外没有统一的指定教材,教材出版充分市场化,因而医学教材编撰普遍采用深入浅出的语言以阐述晦涩深奥的医学理论而驰名,且来龙去脉,一目了然。最重要的是行文从始至终无不贯彻着循证精神。虽然中文指南早已与国外接轨,但国内教材编写却相对滞后,普遍缺乏循证精神。国外教材详于基础论述,图、表丰富精妙,但治疗细则往往过于简略,同时对一些少见疾病的阐述也比较粗略,因而并不能代替对文献及指南的检索,同时由于纸质媒介的更新一般较慢,加之近年国外循证医学数据库的强大、便捷,尤其是 Up To Date 及 Best Practice 的冲击,纸质教材的重要性正逐渐下降。

国外比较经典的医学教材有《格氏解剖学》(*Gray's Anatomy*)、《临床解剖学精要》(*Essential Clinical Anatomy*)、《盖顿生理学》(*Guyton and Hall Textbook of Medical Physiology*)、《Robbins 病理学基础》(*Robbins and Cotran Pathologic Basic of Disease*)、《Kuby 免疫学》(*Kuby Immunology*)、《哈珀生物化学》(*Harper's Illustrated Biochemistry*)、《朗 & 戴尔药理学》(*Rang & Dale's Pharmacology*)、《内科鉴别诊断学》(*Siegenthaler's Differential Diagnosis in Internal Medicine*)、《格 - 艾放射诊断学》(*Grainger & Allison's Diagnostic Radiology*)、《奈特彩色图谱》系列(*Netter's atlas of human anatomy*)、《西氏内科学》(*Goldman's Cecil Medicine*)、《哈里森内科学》(*Harrison's Principles of Internal Medicine*)、《赫斯特心脏病学》(*Hurst's The Heart*)、《威廉姆斯血液病学》(*Williams hematology*)、《亚当斯 & 维克托神经病学》(*Adams and Victor's Principles of Neurology*)、《牛津临床手册》系列(*Oxford Handbook of*

Clinical Medicine)、《尼尔森儿科学》(*Nelson Textbook of Pediatrics*)、《铁林迪妇科手术学》(*Te Linde's Operative Gynecology*)、《克氏外科学》(*Sabist on Test book of surgery*)、《尤曼斯神经外科学》(*You mans Neurological Surgery*)、《米勒麻醉学》(*Miller's Anesthesia*)等。

二、临床医学课程教学大纲

教学大纲是根据学科内容体系和教学计划要求,为实现学科教学目标而建立的实施教学的指导性文件。一门临床医学课程的教学大纲是衡量各学科教学质量的重要标准,是检查学生学业成绩和评估教师教学质量的重要准则。大纲通常要涵盖教学目的、教学任务、教材选用、各章节的基础知识、基本理论和基本技能及人才培养要求等要素。

(一)编制结构

1. 说明部分　这部分内容通常要说明开设本学科课程在本专业人才培养中的意义,选择相关教材的原则,教学的指导思想以及教学方法的建议等。

2. 正文部分　应按理论教学课程、课间见习教学课程、毕业(生产)实习教学课程等不同阶段,分别阐述每门课程的课程概况(简介)、教学内容、教学目标、重难点提示、课时(学时)分配、教学方法、授课形式及考核形式等。

3. 附录部分　这部分应把本课程的有关章节的思考、作业题目确定下来,还应说明使用教材的章节页码、参考资料和文献等,以及介绍教学相关的必要课外活动等。

(二)传统临床医学课程教学大纲的常见问题

1. 教学大纲以教师为中心设计,偏离了人才培养目标。以教师为中心设计教学大纲,教学的行为主体是教师而非学生,严重影响学生学习的自觉性和积极性;教学目标不明确、不准确,教师不知道"为何教""教什么",而学生不清楚"为何学""学什么"。教学大纲编写结构为章节目录式,按照教材的章、节来编排课程教学内容,依据章、节内容分配学时数及配置学分,课程的教学内容与毕业要求之间的逻辑关系不清晰。未按照教学大纲要求进行教学,教学内容安排随意;有些教师虽注重教学内容,却忽视了教学方法和指导学生学习的方法,教学手段和方法单一,导致教与学的严重脱节,造成了教学大纲的设计初衷偏离了人才培养的要求。

2. 教学大纲之间缺乏有效联系,学生知识体系难于架构。教学大纲由不同课程教师独立编制,缺乏不同课程教师的集体讨论和交流;课程分章节由多位教师讲授,加之集体备课环节弱化,极易发生课程教学内容的交叉重复或遗漏,学生专业知识体系的整体架构很难形成,造成毕业要求指标体系的知识点无法完成,教学质量难以保证。

3. 教学大纲缺少具体的教学活动　教学目标难以达成教学活动是按照教学目标设计的,是落实教学目标、引导学生积极参与学习、提高教学质量的重要环节。教学大纲中没有明确教学活动的目标、要求、步骤、时间安排等,从而造成课程教学目标难以达成。

4. 教学评价方式单一,不能客观反映教学效果。评价方式大多以终结性评价为主而忽略或弱化形成性评价,不能准确判断学生是否达到课程教学目标的要求。如果课程的评价成绩与学生平时学习成绩出现偏差,教师往往会归咎于学生未努力学习,管理者则会质疑教师出题太难或者教学方法不当,教学评价方法不能客观、真实地反映教学效果。

5. 教学大纲没有明确责任和要求,弱化了对教师和学生的约束作用。教学大纲由部分教师参与编写,教学设计不清晰。教学大纲在课程开课前未公开,甚至未提供查询教学大纲的途径,教师和学生不清楚课程要求及各自负有的责任,弱化了教学大纲对教师和学生的约束作用。学生不了解课程的目标、内容、学习要求等,盲目选择课程,学习积极性和主动性受到影响,学习效率降低。

（三）如何撰写好新型临床医学课程教学大纲

现行教学大纲文本一般包括教学目标、课程设置、教材选用、教学方法及教学评估等五大组成要素，按章节目录式编写而成，存在诸多问题。在对以上问题进行认真分析基础上，提出以 OBE（成果导向教育）、学生为中心，注重岗位胜任力培养。

三、临床医学课程参考资料

（一）参考资料的分类

目前在医学院校及教学医院存在的教学参考资料主要有两大类，一类是以医学书籍、辞典、教学病例等为主的纸质资源；另一类是以电子文档、临床图片、教学视频、数据库及在线学习系统等为主的网络电子资源。后者是目前高等医学院校、教学医院的建设重点。

（二）网络医学参考资料的特点

1. 数量巨大，分布广泛，呈很高的离散程度。

2. 组织形式五彩缤纷，囊括了人类社会所能接触到所有信息资源（电子邮件、实时交谈、公告、文献期刊、多媒体等）。

3. 利用方便，更新速度日新月异，非其他信息资源所能相比。

4. 检索方式多种多样，同一种信息资源可用多种方式访向问，界面对用户更加友好。

5. 质量参差不齐，内容纷繁芜杂，信息内容不完整、不明确、名不符实。

6. 检索无统一格式，规范化程度较低各种搜索引擎的检索策略各不相同，查全查准率不高，需与其他品牌数据库结合使用。

网络医学参考资料和资源一般分为四大类。

（1）检索工具类：主要包括搜索引擎、虚拟图书馆和导航系统等。

（2）文献类：主要包括数据库和网上（电子）期刊。

（3）数据类：如 Gene Bank，癌症基因信息数据库（The cancer genome atlas，TCGA）等。

（4）综合类：包括重要的机构网站、商务网站和图书网站等。

对待网络资源，我们也要辩证来对待，有以下问题值得老师和学生们关注。

（1）严格分析网络医学信息，去除学术质量不可靠的成分。

（2）一般说来，政府机构、权威学术机构、权威出版社和著名杂志上的网上信息可信度和科学性较强。

（3）搜索引擎由于技术的原因，提供的信息资源不够系统和完整，数据的存取方式流于简单化，检索词的规范化程度低，影响了检索质量，只能作为正规检索的一种补充，更不能取代正规的专业信息部门的查新、检索。

（4）网上医学资源更新快于印刷版和光盘版，但某些内容的稳定性较差，要持分析和审慎的态度。

当前我国高等医学院校与其教学医院共同担负着医学人才培养重任，为社会培养大批优秀医学人才，同时也在教育教学中积累丰富的优质教学资源。但怎样有效突破校、院地域限制共建共享教学资源，早已成为医学教育教学普遍关注的问题。今后，应致力于借助高等医学院校信息化建设工程，利用"互联网＋"的思维及云计算、物联网等新一代信息技术构建校 - 院医学教学资源共享平台，使这些资源在教学中得以共建共享，服务教学，推动"医教协同"，达到教学水平同质化，提高医学人才培养质量。

（张清源 张 磊）

第五节　"互联网+"临床医学教育

"互联网+"就是利用互联网和信息通信技术,把互联网和传统产业结合起来,在新的领域创造一种新的生态。传统产业一经和互联网结合就升级换代,实现了利益相关方的多赢,也正是因为这种多赢,"互联网+"这个概念一出现便风靡全国。2015年全国十二届人大三次会议上,李克强总理提出了"互联网+"的行动计划。"互联网+"的构建目的是促进新一代信息技术如大数据和云计算等,与教育、生产和服务业的传统的模式相结合,以进一步提高教学质量和经济价值。在此背景下,医学院校在教学过程中,将"互联网+"的概念融入其中,如利用慕课、微课和其他医学院校共享的网络教学资源进行教学改革,有效改善了传统讲授法教学过程中,教学内容固定,教学形式单一等弊端。

一、"互联网+"临床医学教育提出背景

党的十八大以来,我国医学教育蓬勃发展,为卫生健康事业输送了大批高素质医学人才。在新冠肺炎疫情防控中,我国医学教育培养的医务工作者发挥了重要作用。但同时,面对疫情提出的新挑战、实施健康中国战略的新任务、世界医学发展的新要求,我国医学教育还存在人才培养结构亟须优化、培养质量亟待提高、医药创新能力有待提升等问题。国务院办公厅《关于加快医学教育创新发展的指导意见》(国办发〔2020〕34号)明确指出医学教育是卫生健康事业发展的重要基石。到2025年,医学教育学科专业结构更加优化,管理体制机制更加科学高效;医科与多学科深度交叉融合、高水平的医学人才培养体系基本建立,培养质量进一步提升;医学人才使用激励机制更加健全。到2030年,建成具有中国特色、更高水平的医学人才培养体系,医学科研创新能力显著提高,服务卫生健康事业的能力显著增强。

(一)"互联网+"临床医学教育应用要求

加强课程体系整体设计,通过实施国家级和省级一流课程建设"双万计划",提高课程建设高阶性、创新性和挑战度;通过改进实习运行机制,优化实习过程管理,建设共享型实习基地,提升实习效果;通过深化创新创业教育改革,提升学生创新能力和创新意识;通过加大科研项目和科研基地向学生开放力度,统筹规范科技竞赛管理,强化科研育人;通过完善教材建设体制机制,支持和鼓励高水平专家学者编写优秀教材,充分发挥教材育人功能。

当前,以"互联网+"为主要特征的新一代技术革命,正在推动人类社会从工业社会迈向信息社会。"互联网+"作为推动社会变革转型的重要技术力量,也必将是驱动教育发展的要素和动力,必将对未来教育的发展产生深远影响。

根据教育部、国家卫生健康委员会、国家中医药管理局《关于加强医教协同实施卓越医生教育培养计划2.0的意见》要求,及时将"互联网+健康医疗""人工智能+健康医疗"等医学领域最新知识、最新技术、最新方法更新到教学内容中,让学生紧跟医学最新发展。深入推进以学生自主学习为导向的教学方式方法改革,开展基于器官系统的整合式教学和基于问题导向的小组讨论式教学,完善以能力为导向的形成性与终结性相结合的评价体系。

把加快推进现代信息技术与医学教育教学的深度融合作为改革的战略选择,推进"互联网+医学教育",用新技术共建共享优质医学教育资源,建设400个左右医学国家虚拟仿真实验教学项目,分区域建设国家医学教学案例共享资源库,推出1000门左右医学国家线上线下精品课程,广泛开展混合式教学和在线教育,实现教育教学质量的变轨超车。

信息技术的发展为教育现代化革新提供了全新的机遇,在2012年十二届全国人大三次会议上,李克强总理将"互联网+"行动计划提上日程,由此成为今后的热点和研究方向。"互联网+教育"的火花由此迸发而出,我国相关工作者在多媒体教育设备、网络教育课程、人工智能在线学习等作出了大量的探索。与此同时,多元化、个性化和碎片化的信息学习方式越来越成为年轻人的主流,教育改革终将顺应时代发展趋势,将计算机等移动软硬件设备应用到教学活动中来。可以看出,互联网和教育的融和越来越深入,对教师的信息化教育能力要求也越来越高。在"互联网+"视域下,教师的信息化能力必将成为各个学校或者教育部门的重点。"互联网+"的目的在于发挥互联网的长处,将教育产业与之融合,实现传统教育的互联网化,重构现有的教学模式,改善教学环境,提高教学效率。

(二)"互联网+"临床医学教育应用意义、价值

伴随着互联网时代的来临,在学校中,一部分先行者已经意识到信息技术对自己教职生涯发展的重要性。因为他们敏锐地发现,借助于各种新技术工具,可以使自己的教学与学术成果快捷地跨越校园围墙,向社会各界迅速扩散和传播,其效能远远超过传统媒体。正是因为有了国家对"互联网+教育"的提前布局,在遇到危机的时刻,我们才有底气,即使学生不能回到校园,但是我们的教学活动并不会受到影响。

在数字校园建设过程中,较早意识到新教学技术重要性的教师,同样受益匪浅,借助信息技术实现了他们职业生涯的跨越性发展。越来越多的教师投身于这场轰轰烈烈的教学改革中。这样,技术的进步和教师的探索,共同推动着教学课件设计的理念、方案和技术持续进步。对于医学教育特别是临床医学教育从业者大部分是医生同时兼职教师的身份,在教学改革中处于较为劣势的位置,作为医生的他们在教育改革上的敏锐眼光还是较单纯教育工作者稍差。在临床医学教育中,"互联网+教育"理念形成的较晚。

在教学改革、教师培养、学生能力、校际交流等方面具有深刻意义和研究价值。

1. 促进教学改革,提升教学质量。我国在线开放课程主要受众是在校教师和学生,利用信息平台可以促使教师转变传统教学模式,推进高校教学内容革新、教学方法改进和教学方式变革,并在此基础上兼顾向社会学习者开放。

2. 推动教学研究,提高教师素养。在线课程的建设和应用过程中需要大量的教学研究作为支撑。教师在参与建设、开发、应用和改进的过程中,将潜移默化的提高多方面职业素养。在线开放课程应用中可以进行创新型教学模式的探索,比如翻转课堂或线上线下混合式教学等,在一定程度上减轻教师授课负担,使之能有更多时间投入教学研究。

3. 激发自主学习,提高学习效率。提倡"以学生为主体、教师为主导",转变教师讲、学生听的观念,突出学生为主体的自主学习模式。激发学习兴趣,变被动为主动,无形中提高了学生的学习效率。

4. 加强校际交流,推进共享应用。在线开放课程的应用范围不仅体现在校内,还应涵盖校际交流及对社会公众的开放。推进在线开放课程的共享应用,在一定程度上可以达到宣传学校、推广教学经验、提升医疗水平的作用。

二、"互联网+"临床医学教育发展历程

以互联网为核心的信息技术,为普通教师提供了一个具有广阔和自由空间的职业舞台。移动学习、微课、快课、翻转课堂、慕课等新的理念和新的形式层出不穷,不断引发教学课件和授课形式的重大变革,为教育从业者提供了越来越广阔的发展契机和职业空间。

(一)"互联网 +"临床医学教育历史演变

纵观信息技术在教学领域所引发的教学模式新变化,大概分为三个阶段:第一个阶段以"数字化学习"和"开放课件"为代表。2002 年麻省理工开放课件计划引发全球性的开放教育资源运动为开始,随后以互联网为核心的各种新教学模式层出不穷,接踵而至;第二个阶段以翻转课堂和微课为代表。先是课堂面授与在线学习相互结合形成的混合式学习,再到引发课堂教学流程与顺序变化的翻转课堂,后续则以新颖课件设计理念和教学组织形式而著称的微课。第三个阶段以大规模在线开放课程为核心代表。席卷全球被认为有可能引发大学教学革命的大规模在线开放课程。在 5G 业务的全面推进下,互联网带来的学习体验将越来越充分。他们之间相互存在着密切联系,互为基础,互为支持,共同构成近年来教学信息化的发展框架。

第一阶段,开放教学资源运动的产生和发展,对于高等教育资源的建设与发展产生了深远的影响。教育资源的建设从以往各高校自建自用向校际的开放与共享发展。从传统形式的印刷资源向基于互联网的数字化资源扩展。提高了教学资源的应用范围和效率,也体现了知识共享的大学理念。

第二阶段,受网络教学教学信息化改革风潮的影响,进而导致出现了一种新型的教学组织形式—混合式教学。利用各种新技术手段来重组和构建教与学的过程。翻转课堂正是在混合式学习气象的具体表现形式。将学习的主动权从教师转移给学生,引发师生教与学活动顺序与方式的变化。在这种教学模式下,在课堂有限的时间里,学生能够更专注于主动的基于项目的学习,更多地与教师之间提问答疑、讨论交流,共同研究和解决学习中的重点和难点,从而获得对教学内容更深层次的理解。

要实现翻转课堂中的课前和课后学生自学和复习等环节,离不开以某种技术形式制作的教学课件的支持,在这种情况下,时间短、内容精简,适合学生自学的视频教学课件,如微课就成为翻转课堂所需要的最佳呈现方式。微课是以混合式学习为指导思想,以翻转课堂为基本应用模式的设计方案。

第三阶段,随着新技术的不断出现和互联网技术的不断进步,开始了慕课时代。慕课就是信息技术在网络教育中的最新形式,是开放课程的后续表现形式。

通过上述分析不难看出,这些概念和术语之间存在着密切的关联。在某种程度上,其中一些用语是同种教学思想或者教学模式在不同的技术环境下,或是发展阶段中的不同表现形式。也就是说所用术语不同,但是其中蕴含的教学理念、指导思想、或技术实现方案,却彼此关联。

(二)"互联网 +"临床医学教育核心概念

1. **数字化教学**　就是利用多媒体教室、电脑等现代化多媒体载体进行的教学。数字化校园是以数字化信息和网络为基础,在计算机和网络技术上建立起来的对教学、科研、管理、技术服务、生活服务等校园信息的收集、处理、整合、存储、传输和应用,使数字资源得到充分优化利用的一种虚拟教育环境。通过实现从环境(包括设备,教室等)、资源(如图书、讲义、课件等)到应用(包括教学、管理、服务、办公等)的全部数字化,在传统校园基础上构建一个数字空间,以拓展现实校园的时间和空间维度,提升传统校园的运行效率,扩展传统校园的业务功能,最终实现教育过程的全面信息化,从而达到提高管理水平和效率的目的。

2. **混合式学习**　就是要把传统学习方式的优势和网络化学习的优势结合起来,也就是说,既要发挥教师引导、启发、监控教学过程的主导作用,又要充分体现学生作为学习过程主体的主动性、积极性与创造性。

3. **翻转课堂**　是指重新调整课堂内外的时间,将学习的决定权从教师转移给学生。在这种教学模式下,课堂内的宝贵时间,学生能够更专注于主动的基于项目的学习,共同研究解决本地化或全球化的挑战以及其他现实世界面临的问题,从而获得更深层次的理解。教师不再占用课堂的时间来讲授信息,这些信息需要学生在课前完成自主学习,他们可以看视频讲座、听播客、阅读功能增强的电子书,还能在网络上与别的同学讨论,能在任何时候去查阅需要的材料。教师也能有更多的时间与每个人交流。在课后,学生自主规划学习内容、学习节奏、风格和呈现知识的方式,教师则采用讲授法和协作法来满足学生的需要和促成他们的个性化学习,其目标是为了让学生通过实践获得更真实的学习。翻转课堂模式是大教育运动的一部分,它与混合式学习、探究性学习、其他教学方法和工具在含义上有所重叠,都是为了让学习更加灵活、主动,让学生的参与度更强。互联网时代,学生通过互联网学习丰富的在线课程,不必一定要到学校接受教师讲授。互联网尤其是移动互联网催生翻转课堂式教学模式。翻转课堂式是对基于印刷术的传统课堂教学结构与教学流程的彻底颠覆,由此将引发教师角色、课程模式、管理模式等一系列变革。

4. 微课　是指运用信息技术按照认知规律,呈现碎片化学习内容、过程及扩展素材的结构化数字资源。微课的核心组成内容是课堂教学视频(课例片段),同时还包含与该教学主题相关的教学设计、素材课件、教学反思、练习测试及学生反馈、教师点评等辅助性教学资源,它们以一定的组织关系和呈现方式共同"营造"了一个半结构化、主题式的资源单元应用"小环境"。因此,微课既有别于传统单一资源类型的教学课例、教学课件、教学设计、教学反思等教学资源,又是在其基础上继承和发展起来的一种新型教学资源。

5. 大规模在线开放课程　又称慕课(MOOC),是"互联网 + 教育"的产物。英文直译"大规模开放的在线课程(massive open online course)",是新近涌现出来的一种在线课程开发模式。MOOC 是以连通主义理论和网络化学习的开放教育学为基础的。这些课程跟传统的大学课程一样循序渐进地让学生从初学者成长为高级人才。课程的范围不仅覆盖了广泛的科技学科,比如数学、统计、计算机科学、自然科学和工程学,也包括了社会科学和人文学科。慕课课程并不提供学分,也不算在本科或研究生学位里。绝大多数课程都是免费的。

6. 快课　是指学科教师自己动手设计微课,实施翻转课堂和慕课的技术解决方案。

三、"互联网 +"临床医学教育:课程制作要求

根据微课、慕课、翻转课堂、混合式教学等之间的关系不难看出,微课的设计与制作,是当前教学信息化应用的核心支撑点。慕课和翻转课堂都是基于微课的具体教学模式,区别主要是指导思想和教学对象的差异。

(一) 建设目标

微课是一种旨在实现翻转课堂和慕课教学应用模式的数字化学习资源组织形式。它不仅是新型教学课件类型,还表现为一种新的课件设计理念和策略。以混合式学习为指导思想,目标是为学科教学教师提供一种实用的、可操作性的教学资源设计与制作思路。

(二) 建设原则

1. 立足自主建设　发挥高等教育教学传统优势,借鉴国际先进经验,采取"高校主体、政府支持、社会参与"的方式,集聚优势力量和优质资源,构建具有中国特色在线开放课程体系和公共服务平台。坚持公益性服务为基础,引入竞争机制,建立在线开放课程和平台可持续发展的长效机制。

2. 注重应用共享　坚持应用驱动、建以致用,着力推动在线开放课程的广泛应用。整合优质教育资源和技术资源,实现课程和平台的多种形式应用与共享,促进教育教学改革和教育制度创新,提高教育教学质量。

3. 加强规范管理　坚持依法管理,明确学校和平台运行机构的主体责任,强化建设主体的自我管理机制,规范在线开放课程建设、应用、引进和对外推广的工作程序。完善课程内容审查制度,加强教

学过程和平台运行监管,防范和制止有害信息传播,保障平台运行稳定和用户、资源等信息安全。

(三) 建设重点

国家在《教育部关于加强高等学校在线开放课程建设应用与管理的意见》中明确表明,建设一批以大规模在线开放课程为代表、课程应用与教学服务相融通的优质在线开放课程;认定一批国家精品在线开放课程;建设在线开放课程公共服务平台;促进在线开放课程广泛应用;规范在线开放课程的对外推广与引进;加强在线开放课程建设应用的师资和技术人员培训;推进在线开放课程学分认定和学分管理制度创新。

对于高校来说,制作精良的微课,课程体系完整的在线开放课程,需要加强线上开放课程的监管,增加课程形式的多样性,激发学生自主学习能力。

(四) 建设思路

微课制作是建设慕课,开展混合式学习、翻转课堂的基础。要体现"金课"标准,符合"两性一度"的要求,即高阶性、创新性、挑战度。课程要将知识和能力素质有机融合,课程内容体现前沿性和时代性,教学形式呈现先进性和互动性,学习结果具有探究性和个性化,要有一定难度,老师备课和学生课下有较高要求。

1. 微课可以分为"单播式"和"交互式"两大类 "单播式"微课主要表现为基于但各知识点的微型授课视频形式,结构简单,注重设计的便捷性和表现形式的多样性,侧重于教师设计自用型微课。"交互式"微课则强调设计中的交互性、视频化和拓展性,以微视频为核心,注重利用各种技术工具来实现教学信息传递和展示形式的多样化,使学习者在一个多样化信息呈现空间中进行探究式学习。主要是突出教学的环节性、结构的完整性和形式的美观性。

2. 学科教师自主设计并与电教人员、专门企业合作的方式进行。微课的设计开发,不是一个单纯技术解决发难,而是一种与混合式学习理念密切结合的产物,强调以微课开发为切入点,以技术操作方案为抓手,从设计、开发到发布、应用、都将会充分体现出传统教学与新教学技术之间的多层次结合,体现出技术环境下学科教师自己的教学理念和方法。

3. 不仅要将微课的设计与开发与翻转课堂和慕课应用相结合,更要与教师的自身的职业发展直接关联,实现以技术促进职业发展的最高目标。在微课的设计阶段就要充分考虑到以后的用微课参赛的相关要求。

4. 当微课设计完成后,随之而来的就是考虑如何以微课为基础,来实施翻转课堂和发布慕课。在目前教学技术发展水平下,基于网络的学习还不能替代面授教学。因此,混合式学习仍是网络教学设计的基本指导思想。在混合式学习指导下,将翻转课堂视为联系理论与技术实现的中介,微课则是实现翻转课堂的一种新型教学课件方式。微课完成之后,教师需要依靠某种技术方式,对微课进行发布,供学习者查看浏览。实现这一步有多种形式,教师可以发布微博、论坛、社交网站等,但是对于一门课或者几门课发布,为了保证教学效果、减少学生操作负担,方便教学管理,做到可持续发展,就需要一个重要技术工具的支持—网络教学平台。根据目前国内院校数字化校园建设的现状,不同类型院校所面临的选择不同。对于已建成全校统一使用的课程管理系统的院校,以现有教学平台为基础来发布微课或慕课,这是一个经济又方便的技术解决方案,能够轻松实现从课堂面授、在线辅助自学到混合式教学的有机整合,推动校园教学信息化上一个新台阶。对于没有网络教学平台或者平台功能不完善的学校,可以选择一个成熟的、受众多、服务好的社会企业帮助发布、运营和管理。

四、"互联网+"临床医学教育:课程实施应用

实现从微课到翻转课堂、慕课、混合式教学的转变。

当前,利用各种技术手段来推动教学组织形式和方法的改革,已成为各国教育工作者的共识,这是国际教育改革的大方向,可以有选择性地借鉴国内、国外一些成功经验和做法,推动学校教学改革的发展。不过,具体到不同的专业学科的课堂教学实践过程中,仍然需要授课教师根据自己的学科特点、教学内容和个性化教学理念,选择具体的应用模式或者操作方法,教学工具的功能是固定的,但是应用方式则是需要教师灵活把握和个性化应用。就学科教师而言,需要考虑的是,如何将这种教育改革思想和理念落实到实处。换言之,教师花费心思设计出来的课程,怎么更有效的应用于日常教学。

以神经病学课程的教学实施过程为例,说明实施应用过程。

1. 课前学情分析   调查学生对病例类型及讨论形式的要求,更有针对性的根据教学目标设计教学内容、教学方法、教学活动和考核方案。

教学内容:神经总论是神经病学的基础,也是重点、难点,为此我们线上(解剖+病例分析)、线下(大班授课:解剖+生理+症状)重点讲解该内容。脑梗死等个论部分采用线下小班翻转形式。并在后期配有临床思维课即病例讨论课、临床技能课和试题分析课,完成神经病学内容的整合。

教学模式:线上自主学习理论知识+线下翻转课堂掌握临床思维能力+临床实践提升岗位胜任力,构建:线上线下临床"三位一体"的教学模式。

2. 线上线下临床"三位一体"的教学模式

(1)线上:掌握基本理论知识:内容包括神经病学总论、疾病各论及辅助检查。学生课前通过"学习通"自主学习知识点视频、完成章节测试,预习课前资料,发现问题并记录。线上进行病例讨论、资料分享、测试、问卷调查、作业、考试等教学活动。

线下:大班授课+小班翻转训练临床思维能力。

(2)信息化手段

1)"学习通":签到、选人、测验、问卷、打分等。

2)VR 虚拟仿真技术:展示患者的症状、体征。

(3)递进式病例讨论法

课堂讨论阶段:选取典型病例,遵循临床诊治流程,递进式讨论,并深入探讨发病机制。

1)病史信息:讨论定向、定位诊断,据此重点完成哪些辅助检查。

2)查体及辅助检查结果:讨论定性诊断、鉴别诊断及治疗。

3)治疗:讨论并发症、预后及预防。

4)鉴别病例:讨论鉴别病例特点,掌握鉴别要点。

临床见习阶段:临床实践提升岗位胜任力。

毕业实习阶段:完成问诊、查体、辅助检查、诊治全部医疗程序,将理论、临床思维与实践相结合,在实践中完善、升华;并提高学生的沟通能力、表达能力、分析解决问题的能力。

线上线下临床"三位一体"的教学模式,实现基础理论-临床思维-实践能力的整合与提升。

五、"互联网+"临床医学教育:课程实施经验

根据《教育部关于加强高等学校在线开放课程建设应用与管理的意见》《教育部关于一流本科课程建设的实施意见》的总体要求,结合我院临床教学实际需要,建立 22 门在线开放课程,并录制数百节微课。

在制作微课、建立在线开放课程时,要充分体现课程"两性一度"特性,做到提升高阶性、突出创新性、增加挑战度。充分重视教学主阵地,努力营造教学热烈氛围,打造专业课程"金课"。

在课程设计过程中,课程目标要坚持知识、能力、素质有机融合,培养学生解决复杂问题的综合能力和高级思维。课程内容要强调广度和深度,突破习惯性认知模式,培养学生深度分析、大胆质疑、勇

于创新的精神和能力。教学内容要体现前沿性与时代性,及时将学术研究、科技发展前沿成果引入课程。教学方法要体现先进性与互动性,大力推进现代信息技术与教学深度融合,积极引导学生进行探究式与个性化学习。课程设计增加研究性、创新性、综合性内容,加大学生学习投入,科学"增负",让学生体验"跳一跳才能够得着"的学习挑战。严格考核考试评价,增强学生经过刻苦学习收获能力和素质提高的成就感。

(一) 成功经验

1. 选取平台建设　一是系统分析。院校主管部门对教师提供的需求进行汇总筛选,连同目前现状及自身管理需求,一并提供给第三方平台,并由其进行系统设计,确保符合本校实际需求。二是系统设计。院校主管部门对第三方平台提供的设计说明书应进行(专家)评审,通过后协调各方积极推进实施进程。三是系统部署与实施。在院校主管部门督导下,第三方平台对教师进行资源制作、标准规范及系统使用培训;教师配合录制视频并完成资源制作,在院校主管部门审核通过后,提供给第三方平台完成资源加载;第三方平台负责系统的全面部署和资源再制作,提供相关文档以确保在线课程体系后期的稳定运行。四是系统运维。系统上线后,教师在日常教学中发现的问题或新增的需求,由院校主管部门负责汇总和筛选,提供给第三方平台,由其进行系统修复或版本更新。

2. 优质教育资源库建设　搜集整理微课录制、建设在线开放课程中需要的素材。

一是筹备阶段。教师团队填写《哈尔滨医科大学普通高等教育本科在线开放课程建设项目申请书》并向上级部门申报开发专业课程。所申请课程经校院两级评审通过后,即进入在线课程开发计划库。院校主管部门对入库项目将积极推进并提供相应支持;第三方平台将对教师团队提供技术协助,如标准化检查、平台应用答疑等。教师团队开始进行课程制作筹备,包括但不限于人员安排、工作分工,强调素材编写、录制及整理的操作规范等。

二是建设阶段。教师团队制作知识点素材包,包括但不限于知识点清单、视频、脚本、非视频资源(课件、动画)、测试题、参考资料目录等内容。相关素材包由第三方平台负责接收,与教师团队协作完成视频录制,并负责后期制作。制作成果需由院校主管部门和教师团队多方审核,通过后将此教学资源作为知识资产进行管理存档,并许可在线课程进行正式发布。

3. 推广应用　在线开放课程应用推广,以混合式教学模式为突出体现。混合式教学模式包括传统教学、翻转课堂等形式。本校教师根据教学计划分解出具体教学任务,并布置学生进行课前学习。学生课前基于在线课程平台,自主学习相关知识点,完成对应习题加以巩固;课上以线下讨论、梳理总结、知识点案例应用等方式为主,突出学生为主体的自主学习模式;课后完成作业,对留存问题进行基于平台的线上讨论,自身完成知识点总结。教师在整个过程中负责提供案例素材、新知识讲授及问题答疑等工作,重点突出"引导、指导"作用,与学生进行反馈交流,在有限时间内完成更多的有效沟通。对于开展合作的外校学生,同样可基于平台完成相关交流和反馈,增进校际间优质教学资源的共享和互补。混合式教学模式体现"以学生为主体、教师为主导",转变传统观念,激发学习兴趣,提升学习效率。现已获得国家级线上线下混合式一流本科课程。

(二) 遇到的困难

1. 整合课程建设　我校临床专业课程都是按系统整合课程进行授课,所以涉及多个学科,在建立在线课程过程中,教研室的作用不明显主要由教务部门协调各学科教师进行研讨录制,录制课程较多,协调教师人数较多,管理部门压力较大。

2. 教师管理　由于学科划分较细,一门课程设计教师较多,教师培训量大,管理难度较大。

3. 运行维护　每门课程需要有专人进行运行和维护,临床教师因为既是教师又是老师的双重身份,临床工作繁忙,专人管理线上课程工作量大,教师压力较大。

六、"互联网 +"临床医学教育前景展望

《中国教育现代化 2035》等政策文件有一系列部署和要求,将以"互联网 +"为主要特征的教育信息化作为教育系统性变革的内生变量,支撑引领教育现代化发展,推动面向信息社会的教育理念更新、模式变革、体系重构。

面向未来的"互联网 + 教育",重点在于利用现代技术加快推动知识型、创新型人才培养模式改革,创新跨界融合、精准高效的教育服务业态,推进审慎包容、分布协同的教育治理方式变革,对传统教育生态进行重构。在"互联网 +"的作用下,学校还在,但不再是单一的物理学习空间,而是穿越社会生活边界、区域边界、学科边界,以广义的教育服务资源供给,精准满足多样化、个性化、终身化教育需求的大平台;班级还在,但会演变成线上线下深度融合、所有参与者充分互动的学习场域;教师还在,但不再只是知识传授的主导者和促进者,而是教学变革的组织者和引导者、信息技术的应用者和推广者、学生成长的激励者和陪伴者。

在"互联网 +"的催化作用下,知识的载体将不再是书本那么简单,各类数字学习资源(音频、视频等)、各类电子数字产品(平板、手机等)、各式学习方式(游戏化学习、翻转课堂等)将有机结合成新型教育融媒体。"互联网 +"将作为内生变量在教育领域内打破虚实边界、扩大有效供给、整合学习资源、把准学生需求、促进角色转变、提升教学品质、深化制度变革,进而推动整个教育生态的解构与重构。

随着大数据、物联网、云计算、混合智能、脑机接口、认知心理学等理论和技术的发展,各种智能感知设备和技术无处不在。师生的身体、行为、性格、精神能被更全面地感知,情境、教学、学习、教务、管理、测评、社交都能被更全面地记录,校园物理环境、教室教学环境、网络学习环境充分融合,将实现从环境的数据化到数据的环境化、从教学的数据化到数据的教学化、从人格的数据化到数据的人格化转变。在这一转变之下,各种信息技术工具产品能够成为领导的智能高参、教师的智能助手和学生的智能学伴,为广大教育工作者和学生提供精准高效的教育服务。

同时,"互联网 +"正在消解课上课下、校内校外、区域之间的时空界限,拓展了知识产生、传播和获得的渠道,将功利学习、学段学习延展成自发学习、终身学习。不仅如此,"互联网 +"还将进一步促进优质的教师智力资源、数字教学资源和社会信息资源从教育"高地"向"洼地"精准、高效、可持续地流动,向农村、薄弱学校、贫困地区、困难群体倾斜,不断消弭数字鸿沟、知识鸿沟,努力实现包容、平等、有质量的教育和终身学习的目标。

未来已来,将至已至。作为临床医学教育工作者,我们要做的是紧跟科技发展趋势,把握教育发展规律,让"互联网 + 临床医学教育"的未来触手可及、更加可期。

(崔　莹)

第六节　临床医学特色课程

特色课程是以学生的"特需"为核心,有着独特的课程理念、目标、内容实施与评价方式的课程,是基于本区域、本校、基于教师经过长期的探索实践和教育研究而建立起来的,具有独特教育价值、优质实施效果和一定社会影响力的一门课程或者课程群。

一、特色课程的内涵

特色课程的要义之一在于个性引领,即有着独特的课程框架,包括独特的课程理念、独特的课程

目标、独特的课程内容、独特的课程实施方式以及独特的课程评价。要在科学价值取向的指导下,结合学校实际的课程资源,提出符合学校实际情况的课程理念,即独特的课程理念。独特的课程目标是特色课程理念的具体化,是学校发展、教师成长和学生素质提高所要实现的程度。独特的课程内容是特色课程实现的载体,来源于学校所拥有的优势地域资源,开发优势资源,并以课程化的形式展现,是特色课程建设的关键。在课程内容设计之后还需要将课程计划付诸实践的过程,即独特的课程实施方式,以缩小课程现实与课程理想之间的差距。课程评价是对课程内容及实施是否达到预期目标的价值判断,也是对课程及实施的监控。

课程建设本身是一个不断实践和发展的过程,特色课程的创建,从发现资源和挖掘特色到将特色纳入课程体系,也是一个长期探索的过程。特色课程的建设必然是学校领导和全体师生长期有计划、有步骤、坚持不懈地努力的结果,是课程改革实践探索的结果,也是理论与实践相互结合、普遍与特色相互融合的过程,历经着理论—实践—理论—实践的循环往复的过程。在特色课程建设之初,有可能并不是学校最好或者最优的课程,还需要在发展其特质的基础上,结合课程理念的变更、课程资源的扩展,以及实施过程中师生的反馈做进一步的调整与完善,实施小步子试验,再逐步推广,使其成为学校的个性化精品课程,并发挥其辐射作用,凸显学校的课程建设水平,保持持久的课程价值与生命力。

二、特色课程的特征

(一) 独特性

独特性是特色课程的核心特征之一,是与学校内其他课程相比所具备的与众不同的特征品质;与其他学校相比,其他学校所没有或者所不及的。特色课程是时代发展对人才的多样化需求、学校资源配置的差异性和学校课程建设的自主性,对自身文化传统、教育资源的深刻挖掘,对教育规律的深刻认识,而形成的独特的单项课程或者课程群。

(二) 优质性

优质性是特色课程的另一核心特征,独特性与优质性二者密不可分。优质性是独特性形成和发展的环境与土壤,没有优质性,独特性就成了无源之水、无本之木,缺乏生命力和存在的价值;独特性是优质性的外显形态,也使优质性保持持久的活力。特色课程的优质性,一方面表现为特色课程本身的科学性与先进性;另一方面表现为教育质量优质,促进学生整体素质的提高与发展。优质指向教育的成果,而任何课程改革都源于实际的教育问题,特色课程的设置也立足于解决实际的教学问题,通过打造特色,实现优质,使特色课程本身成为推进整体课程改革的切入点与突破口。

(三) 典型性

特色课程的课程设计应具有一定的示范性,即作为一种榜样或者典范进行课程建设方面的引导;一定的规范性,即符合课程建设的规则,达到内在的标准;一定的借鉴性,即供他者进行学习,为他者的特色课程建设提供开发视角。

(四) 整体性

特色课程的建设不管是单项课程还是课程群,都不是特立独行的,必须服从于学校的办学目标、符合学校的课程理念,并服务于学校的特色教育,能有效地融合在学校整体课程框架中,协调与其他课程之间的关系,发挥学校课程体系的整体价值。

(五) 实践性

特色课程的成形不是纯粹理论思辨的结果,而是学校长期实践探索的结果,来源于实践,又在实践中加以检验。特色课程作为一种对课程的深刻认识,需要有对课程理论的深入了解;同时要以一门实际的课程呈现,则要在实践中,在先进教育理念的引领下,对课程建设涉及的相关要素进行分析与提炼,这个过程是实践摸索的过程,也是教育科学研究的过程。在实践的检验中,通过一定范围内的教育实验检测特色课程的实效,并根据实际条件的变化做出相应的调整。

(六) 创新性

特色课程的建设在实践摸索中,在教育科研探索中,不是对原有课程的简单改造,而是发掘新的课程资源要素,为解决某一主题的教育问题,创造性地将资源课程化呈现的过程。要保持特色课程的"独特性",就必须创新,任何一项特色课程的形成与发展,都要经过长期的锤炼;在发展过程中,只有不断创新,才能保持课程新鲜的生命力,保持可持续的特色。

三、特色课程建设的必要性

(一) 课程建设的需求

《教育部关于一流本科课程建设的实施意见》中明确提出课程是人才培养的核心要素,课程质量直接决定人才培养质量;为贯彻落实习近平总书记关于教育的重要论述和全国教育大会精神,落实新时代全国高等学校本科教育工作会议要求,必须深化教育教学改革,必须把教学改革成果落实到课程建设上,坚持扶强扶特,重视特色课程建设,实现一流本科课程多样化。

(二) 学生发展的需求

建设特色课程可满足学生发展的需求,夯实学生全面发展的宽厚基础,实现素质教育与专业教育的有机结合,增加学生所学知识的深度和广度,促进学生综合素质提升,激发学生创新思维,可加强学生交流沟通能力的培养,提升学生团队合作能力;可加强学生职业能力培养,提升学生促进健康和解决临床实际问题的能力、批判性思维能力、信息管理能力以及终身学习能力。

(三) 教师发展的需求

通过特色课程建设,可满足教师发展需要,实现教师自己的教育教学"主张",充分发挥自身专长,展现个人能力。同时可以培养教师课程建设意识与能力、教学研究意识与能力,使教师在特色课程建设中不断获得发展,促使教师更加能够热爱教学、倾心教学、研究教学,潜心教书育人,回归初心。

四、特色课程建设的基本要素

(一) 明晰课程理念

课程理念也是课程设置的指导思想,关系着特色课程建设的全局。课程理念要遵循高等教育基本规律和人才成长规律,落实四新五术的教育原则,符合社会发展需要,加强德医双修的素质能力培养,体现以学生全面发展为中心,激发学生学习兴趣和潜能。同时也要关注学校课程建设中存在的问题。

（二）制定课程目标

课程目标要与学校的人才培养方案和课程理念相一致，注重学生综合素质的培养；符合学校实际，定位科学、适切，体现学校发展目标和办学特色；符合学生实际，符合时代发展需要。将学生培养成德智体美劳全面发展的社会主义建设者和接班人。

（三）确定课程内容

课程内容要与课程目标保持一致，课程内容对课程目标的支持程度是课程目标得以实现的关键因素，也确保着课程价值的实现。课程内容应具有个性化、有价值的知识及其知识结构，有利于学生能力培养；课程体系科学合理，思路清晰，组织有序，符合人才培养需求。

（四）组织课程实施

特色课程的实施是对特色课程的具体落实，有明确的课程实施方案或建议，教学计划详尽，安排周到，教学过程扎实，注重课程品质，关注学生学习过程；教师备课认真，资料积累充分；教学设计合理，能根据学生特点、教学内容的不同，选择恰当的教学方法与手段，注重现代信息技术与教育教学深度融合；能够调动学生主动积极地参与学习。

（五）开展课程评价

有完整的、与所开设课程相匹配的课程评价方案，课程评价的主体应该是多元的，可包括教学管理人员、教学督导、教师、学生及其他相关人员，可以根据学校实际情况让多方参与课程评价过程；评价内容应包括学生的学和教师的教，以及对课程自身等方面的评价；评价方法与所开设的课程特点相适应，评价方式包括定性、定量或两者相结合；评价指向要紧扣课程目标，关注课程目标达成度，关注学生综合素质的培养，要重视学习过程，强调过程性，体验性。

五、特色课程的师资队伍建设

目前大多数临床教师来源于非师范类的临床医学或相关专业毕业生，普遍缺乏教育学和教育心理学背景，缺乏高等教育理论指导，对教育教学的经验积累主要来源于临床教学实践中的摸索；与普通高校教师教学、教学与科研"单压""双重压力"不同，临床教师不仅担负着人类灵魂工程师的教师一职，还担负着救死扶伤医者的神圣职责，在医学高等院校及附属医院中，临床教师则面临着医疗、教学、科研的"三重压力"，这对临床教师的教学能力要求与挑战无疑是更艰巨的；随着新技术、新教学理念的应用，无论是课堂理论教学还是实践教学都面临着新教学方式方法的冲击，临床教师素质能力是否能够适应新时代人才培养需要？这些都是临床教师师资队伍建设所面临的问题，同时也是特色课程建设中需要解决的问题。

（一）强化师德师风建设

强化师德师风建设，紧随时代要求，建设并锤炼一支热爱教学事业、具有丰富带教经验、紧随医学教育改革步伐的教学团队，平衡处理医疗、教学与科研的关系，实现医疗与科研反哺教学，将立德树人、医学人文、经验教训、医学进展理念贯穿于教学全过程，实现教师"五个教"，即愿意教、规范教、公平教、艺术教、创新教，最终提高临床教师教学能力，从而实现保证临床教学质量、服务健康中国建设、为人民群众健康保驾护航的目的。

(二) 做好师资培训

临床教师是特色课程的实施者,要发挥临床教师在教书育人、提升医学生职业素养中的主导作用,要注重加强临床教师教育教学理念、教育教学研究、教学方法与手段运用、教学基本功等方面的培训,满足教师职业发展需要,提升教师专业技术水平和教学能力。

(三) 完善教师考核评价机制

完善教学考核制度和评价激励机制,客观评价教师教育教学能力,激励教学积极性,不断增强教师的教学意识和责任感,提高教师的综合素质和教学水平,保证人才培养质量。可实施教学一票肯定制,将教学工作中有特殊贡献者,在教师专业技术职务评聘、评优选模等方面,可实行绿色通道;同时可将教学工作量和人才培养质量纳入附属医院绩效考核,作为临床教师职称晋升、工作考评和绩效分配的重要指标。

六、特色课程的考核评价

健全能力与知识考核并重的多元化学业考核评价体系,做好过程性考核与结果性考核的有机结合,完善学生学习过程监测、评估与反馈机制,注重形成性评价的应用。

(一) 学习过程性考核

加强学生学习过程管理,构建科学、公正、客观的课程学习过程考核体系,培养学生自主学习和创新思维能力,提升学生学习效果,保证人才培养质量。

课程学习过程考核可以包括学生课堂表现与互动、平时作业、阶段性学习、实践教学活动、专题或小组讨论等考核模块。课堂表现与互动考核可根据学生出勤、课堂纪律、听课表现、课堂发言等课堂学习情况进行综合评价;平时作业考核可根据学生完成的随堂或课下作业、案例分析、团队作业等完成情况进行综合评价;阶段性学习考核可根据学生的随堂测验、学习心得、研究报告、学习总结等阶段性学习效果进行综合评价;实践教学活动考核可根据学生的实验报告、人机互动、项目设计、面试、实习等实践教学活动的完成情况和评价结果进行综合评价;专题或小组讨论考核可根据学生在专题学习或小组讨论学习过程中的表现、学习效果及存在的问题进行综合评价。

(二) 结果性考核

结果性考核是学校对学生学业成绩进行终结性考核,是根据一定的教学目的和标准,对学生课程学习后所发生的知识、技能、能力、思维及情感等方面的变化,进行客观的和标准化的间接测量,也是衡量教学效果和人才培养质量的重要指标。

制定课程考试管理办法,规范考试管理工作,保证考试的科学性、严肃性及公平性,发挥考试在教学中的导向作用。可采用笔试、口试、非标准答案考试、研究报告、案例分析等多种形式,全面考核学生对知识的掌握和运用,达到以考辅教、以考促学,激励学生主动学习、刻苦学习的目的。

(三) 形成性评价的应用

目前部分医学院校的考核与评价模式仍然以应试教育模式为主导,限制了医学教育改革的深入和教学质量的提升,其弊端主要表现在:知识再现式的考试内容限制了学生自主性学习和对知识应用能力的考查;评价形式和评价内容单一,难以客观、全面地反映学生的真实水平;"一考定乾坤"的评价模式,无形中增大了学生的考试压力;准答案式的评价方法,束缚了学生的创新思想、求异思维和个性发展。同时,当前医疗卫生服务系统对临床医生职业胜任力提出新的要求,特别强调医生的核心价值观与职业素养、团队合作能力、科研能力、医学知识与终身学习能力、临床技能与临床思维能力等。基于此,我国部分医学院校在本科临床医学教育开展了形成性评价的探索。

1. 形成性评价的概念界定　　1967年,美国哈佛大学斯克里芬(Scriven)在其《评价方法论》中首次提出了形成性评价的概念。美国教育学家布卢姆(Bloom)提出形成性评价就是在教学过程中通过对学生对所学知识掌握的程度进行系统性评价以获得有关教学反馈信息改进和调整教学方式的过程。我国形成性评价概念于21世纪初从西方引进,此后逐渐在教学改革的基础上推行于众学科和各领域层次。形成性评价理论基础是与建构主义学习理论相适应的,传统的教育体系是以应试模式为主导,教师根据学生参与学习所持续的时间来确定学习进展。而建构主义学习理论认为学习是基于特定背景或情境的,在同伴或教师的协助下,完成对知识的意义建构。因此,形成性评价主张意义建构而不仅仅是把知识作为其评价的内容,同时主张提出质的、描述性的评价指标以契合学习者意义构建这个主观的过程。在综合分析形成性评价核心概念的基础上,本节认为临床医学教育形成性评价是指在临床医学教学实践中,通过科学运用多种评价方法,对学生的能力和素质进行系统性价值评价,以获得有效教学反馈信息以改进和调整教学方式的过程。

2. 评价对象　　国内对于形成性评价对象有三种典型看法,第一种观点是学生的认知学习过程;第二种观点强调对非智力因素的重视,认为形成性评价主要是对学生学习过程中表现出的情感、态度、价值观作出评价;第三种观点关注学习效果,强调对知识和技能的掌握,即从历史性的角度,将一个相对较长的学习阶段(如一学期)划分为一系列短暂的阶段(如一章),把短暂阶段学习结果的评价看成形成性评价。

3. 形成性评价的功能与目的　　国内外在形成性评价功能与目的的探讨上,大多基于和终结性评价的比较研究。"为教学提供反馈,以改进和调整教学"一直是形成性评价的核心功能,主要依据是在对于教学情况的掌握上,形成性评价可以克服终结性评价由于信息沟通周期过长而延误教学改进的弊端。

4. 形成性评价的方式　　形成性评价关注学生在"过程"中成长,在不同专业、课程以及学生各学习阶段探索出不同的评价方式,如平时测验、口试、论文、书面报告、档案袋、调查、学习总结、作业、实验、讨论、答辩、考勤等。作为形成性评价研究领域的一个重要分支,临床医学教育在常规的形成性评价方式的基础上,还探索一些比较有特色的具有形成性评价功能的考核与评价模式,如计算机模拟病例评价(CCS)、临床操作直接观察评估(Dops)和迷你临床演练评估(Mini-CEX)等。

七、特色课程建设示例

各医学院校根据学校的办学特色、办学理念、课程建设和师生需求,建设了一批特色课程,展现了学校的课程建设特色,积累了丰富的课程建设经验,满足了人才培养要求,但特色课程的建设不是一蹴而就的,需要在实践中不断探索与完善。现将在临床阶段教学中某高校附属医院(以下简称"学院")的特色课程建设思路与各位临床教学同仁进行分享,可以给大家一点启迪。

从2008年开始,学院根据临床医学教育教学面临的问题,如学科间横向联系不足,内容重叠、盲区并存等,打破传统学科授课模式,陆续在临床医学七年制(临床医学5+3一体化)、临床医学本科实施了基于器官系统的临床授课模式,形成包括呼吸系统疾病、循环系统疾病、消化系统疾病、运动系统疾病、泌尿系统疾病、神经系统疾病、血液系统疾病、内分泌系统疾病、风湿系统疾病、女性生殖系统疾病(妇产科学)等十大课程模块为主体的课程整合体系。

在实施基于器官系统的临床授课模式的过程中,发现了临床思维、实践能力培养薄弱的情况,学院基于临床课程整合系统课程模块,以职业胜任力为导向,以提升学生临床技能操作水平、培养学生科学的思维方法、提高学生分析问题和解决问题的能力为目的,2010年起开设了临床技能训练课,2013年开设了临床病例讨论课(临床思维课),2015年开设了试题分析课,形成了临床技能训练课、临床病例讨论课、试题分析课为一体的特色课程群。

　　针对每一课程整合系统,授课次序依次为系统理论授课、系统临床思维课、系统试题分析课、系统临床技能课、系统临床见习、系统多元化考试。以消化系统疾病为例,系统理论授课包括消化影像2学时、消化检验2学时、消化内科18学时、普外科20学时、胸外科2学时、儿科学2学时、传染病学8学时;系统临床思维课包括消化内科病例讨论课2学时、普外科病例讨论课4学时;系统试题分析课包括消化内科试题分析课2学时、普外科试题分析课2学时;系统临床技能课包括腹穿、插胃管、三腔二囊管止血2学时;系统临床见习包括临床技能实践8学时、消化内科病房见习8学时、普外科病房见习8学时、胸外科病房见习4学时、儿科病房见习4学时、传染科病房见习4学时;系统多元化考试包括过程性考核、终结性理论考核,过程应用形成性评价。

　　特色课程群-临床技能训练课、临床病例讨论课、试题分析课按系统课程模块全程贯穿于理论与实践教学全过程。系统理论授课后,先进行系统临床思维课,可以加深系统理论知识的运用,助力提高学生临床思维与创新能力;再进行系统试题分析课,再次加深系统理论知识的学习,助力提高学生分析问题与解决问题的能力;在系统临床技能课理论授课后,最后进行临床实践,助力系统理论知识的理解和临床实践能力的提升。

(郭庆峰　郝佳彤)

第七节　临床医学专业的非临床课程

　　医学教育在社会发展中具有重要的地位,面对中国社会老龄化的问题,迫切需要优质的医学教育培养出合格的医学人才。实践教学是医学教育的核心,临床课程是实践教学的重要参考,而非临床课程则是临床实践的教学基础和有力支撑。临床课程与非临床课程的融合是临床医学教育的基石。

一、非临床医学课程的概念及设置原则

　　非临床课程目前尚无统一的定义和概念。一般认为是在医学生教育中,有利于培养优质全面的医学人才的,临床医学以外的所有人文社会科学、自然科学及基础医学相关科目。国内目前针对非临床课程理论研究较少,对于非临床课程设置大多局限于校内讨论探索,或部分延伸在相关院校内交流。

　　胡晓燕、何兰萍、鲁琳等通过访谈及问卷调查方式,对上海中医药大学学生对医学人文教学现状的满意度和需求情况进行研究,研究结果显示,该校通识类课程基本满足学生选课需求,但医学人文类课程相对较少。医学人文类课程存在内容与临床脱节、教学方法单一等问题。饶玉良等通过完善教材资源、调整教学内容、更新实验项目、改革教学方法等手段,加强基础课程与专业课程对接,改善病原生物学与免疫学等基础课程与专业课程脱节的情况。这些是国内针对特定的非临床课程相关研究,对于非临床课程的定义与概念尚未有学者进行总结研究。

　　医学院校设置非临床课程大多遵循以下三个原则:知识中心原则、学生中心原则、社会中心原则。

(一) 知识中心原则

　　以临床医学辅助学科知识体系为核心来设置,课程编制者应该是有医学背景的学科专家,也只有这样的学科专家才能了解本学科对临床教学的作用,达到培养临床专业人才的目标。

(二) 学生中心原则

　　以医学生的兴趣、爱好、动机、需要、能力等为核心来设置,这种课程设置方法强调的不是医学知识,而是学生的发展,体现的是以人为本的课程理念,关注医学生在临床活动中的情感及体验。

（三）社会中心原则

以医学界所关心的社会问题及社会现象为核心,目的是让医学生参与重大卫生或健康问题,将来为社会服务。这种课程所关注的不仅是让医学生去适应社会,更是让学生去改造社会。

在设置非临床课程过程中,一般将上述原则加以融合,从整体上设计符合学生、学科及社会发展需求的非临床课程。

二、非临床医学课程的组成

非临床课程指临床课程以外的课程。临床课程一般指内科学、外科学、妇产科学、儿科学、神经病学、精神病学、眼科学等。显而易见,非临床课程可依性质分为三部分:公共基础课、普通基础课、医学基础课。

（一）公共基础课

包括人文和社会科学课程,每个学校可能因学校性质、类别以及办学理念不同而存在部分差异,但总体上可以分为以下三大模块。

1. 社会科学公共基础课　如马克思主义哲学原理、毛泽东思想和中国特色社会主义理论体系概论、中国近代史纲要等。

2. 人文公共基础课　如大学计算机基础、大学生职业发展与就业指导等。

3. 实践环节公共基础课　如军事训练、体育课等。

公共基础课虽然不一定与学生专业有直接联系,但通过对学生文化和思想品德的教育,可为进一步学习方法论课程提供非常有价值的导向。

（二）普通基础课

普通基础课是公共基础课及医学基础课以外的课程,包括高等数学、生物学、概率论、线性代数、统计学、大学物理、无机化学、有机化学等自然科学课程,帮助学生形成世界观及掌握医学研究的基础手段,为后续进一步学习医学相关课程及临床实践奠定基础。在这一学习阶段,医学生通过实验、实践,感受并掌握将理论内化的过程。

（三）医学基础课

医学基础课是一系列关于人体正常及异常的形态结构和功能机制,以及生物致病因素、病理形态,进而到药理学理论及治疗预防的基本理论知识的课程。在学习医学基础课阶段,学生开始接触医学的基本理论、知识和技能,如掌握人体解剖结构、药物相关性质、正常生理功能及病理改变等,为医学生进入临床阶段打下基础。这一阶段医学生仍处于理论学习阶段,基本不接触患者,故又称临床前课程。虽然没有实际通过患者实践理论知识,但与普通基础课类似,一些医学基础课(如生理学、组织学与胚胎学、生物化学与分子生物学、局部解剖学、微生物学、寄生虫学等)设置有实习课程,医学生通过实际操作或观察,将理论进一步内化。

三、非临床医学课程的作用

（一）公共基础课的作用

公共基础课是培养医学生临床核心能力的需要。医务工作者在从医生涯中不仅需要临床专业能力,同样需要非临床专业能力的支持,如自我学习能力、外语应用运用能力、信息处理能力、与人沟通合作、分析解决问题等能力。发挥好公共基础课在医学生培养中作用,能够使学生较好地适应医学知识的更新、岗位技能的升级或岗位性质的变迁,最终实现学生终生的可持续发展能力。

(二)普通基础课的作用

普通基础课是自然科学课程的一部分,现代医学的整个体系是建立在自然科学基础之上的。临床医学要远比自然科学复杂得多,合理运用自然科学工具对于临床诊疗具有重要的意义。运用好科学的理论可以帮助解释临床医学现象,运用科学方法研究医学可以促进临床医学的进步,运用科学技术或数据可以帮助临床疾病的诊断,运用科学共识形成指南能够更好地指导临床诊疗。

临床医师是连接患者、临床研究与其他基础研究的关键角色,基础研究者一般不接触患者,而临床医师身处临床实践及临床研究第一线,通过普通基础课强化临床医师的自然科学素养,有利于发展临床医师发掘临床热点问题、研究临床事件、将前沿理论技术应用于临床的能力。由于基础研究与临床研究的分割,转化医学应运而生。普通基础课对于培养临床医师适应转化医学的能力有促进作用。

但是,从普通基础课学习阶段到医学生正式步入临床实践,中间还需要长时间的医学相关课程理论学习及实践,因此当医学生着手临床工作时,对于普通基础课的印象已基本趋无,只有期间还不断学习的部分医学生还保持相关知识应用能力。对于如何强化普通基础课的作用,使之贯穿医学生学习生涯及临床工作,从而培养出综合素质优异的临床医师,将是医学教育改革的研究热点。

(三)医学基础课的作用

医学基础课对于培养医学生临床核心能力的作用不言而喻。从研究正常人体大体形态结构的人体解剖学,到研究机体正常生命活动规律的生理学,从研究疾病过程中的功能、代谢和形态结构改变的病理学,再到研究药物与机体相互作用及其规律和作用机制的药理学等等,每一门课程都是临床实践必备的知识基础。没有熟练的解剖学基础,何来外科医生精湛的手术技巧?没有肿瘤的病理学知识何来癌症的精准治疗?没有扎实的药理学理论,何来内科医生的药到病除?因此,医学基础课是非临床课中最为重要的一类学科,也是所有医疗实践的基础。

四、非临床医学课程的建设

非临床课程体系的建设是医学人才培养的必备要素,课程质量直接决定人才培养质量。根据非临床课程服务于临床实践的本质,结合医学生目前基础知识掌握不扎实、人文素质缺乏的现状,为了贯彻落实教育部关于《一流本科课程建设的实施意见》,针对非临床课程的优化势在必行。

(一)优化非临床课程设置

优化非临床课程目的是提高医学生临床工作的胜任力。科学技术的进步带动了医疗活动方式的变革,带来了诊疗活动的高效便捷,从十余年前的手写病历、手写申请单到如今倡导的无纸化办公,从数年前的传统式教学到如今的线上线下混合式临床教学,从当年的人工 X 线片报告到如今的大数据 AI 智能阅片,处处都渗透着科技的影响力。比如适当增加信息化技术、大数据概念课程,可以使医学生更快地融入临床工作,并进一步带动医疗信息化的创新。

(二)整合非临床课程教学内容

课程整合是近年来在国内外受到广泛重视的一种课程建设改革,与传统的教学模式相比,课程整合删减了不同学科的重复内容,给予学生更多的自主支配时间,有利于培养自主学习能力强的创新型人才。比如基础医学课程的整合,概论部分(各科总论的基础知识)和基础医学课程各论部分(以系统为中心的各科知识)。

(三) 改革非临床课程的教学实施

结合临床需求及发展方向,明确非临床课程教学目标及教学要求,适当加以增减修改,运用恰当的教学方法,采用恰当的教学技术,通过多元化的教学途径,全方位、线性地将非临床课程布局于医学生的各个学习阶段。在传统非临床课程学习阶段,以课堂学习为主;在临床课程学习阶段及临床实践阶段,以实际问题为导向,设置相关综合应用实践活动,以不过度增加医学生负担为限,否则可能无法达到预期学习效果。这样在一定程度上能弥补医学生进入临床前对于非临床课程理论知识掌握应用不足的问题。

(四) 创建非临床课程的评价体系

创建全程化、多元化、灵活的非临床课程评价体系,建立课程体系包含了设置课程教学目标、课程教学实施以及关键的课程评价。在此过程中每个阶段均需要利用详细的评价来进行修缮。详细来讲,课程评价体系需要包含两大部分:第一针对非临床课程本身进行评价,包含对课程的目标与实施等评价;第二是对课程效果进行评价,主要包含课程实施对专业知识和临床胜任力的影响影响。

(钱风华　郭明子)

第八节　非临床医学专业的临床课程

临床教学是否仅存在于临床医学专业的教学计划中? 一些非临床医学专业的人才培养过程中是否需要开设临床医学课程教学? 非临床医学专业的临床课程体系具有哪些特点、存在哪些问题? 新时期下,非临床专业的临床教学改革的方向路在何方? 本节将对于这些问题逐一进行讨论。

一、国内开展临床教学的非临床医学专业

1. 在教育部高等教育司公布的《普通高等学校本科专业目录(2020 版)》中,在医学门类下的设置了基础医学类、临床医学类、口腔医学类、公共卫生与预防医学类、中医医学类、中西医结合医学类、药学类、中药学类、法医学类、医学技术类、护理学类 11 个类别,其下再分为 58 个具体专业。

全国各医学院校在培养临床医学专业人才中,进行相关临床医学课程教学当属题中应有之义。而除去基础医学类、公共卫生与预防医学类、药学类、中药学类等极少数几个专业外,几乎所有的医学院校在培养非临床医学专业学生的教学过程中也都设置了必要的临床教学课程。

2. 这里必须弄清两个概念,即"临床教学"和"临床医学教学"。前者是各个医学专业教学中必须经历的、不可或缺的阶段,这是由医学这一学科的发生、发展的内在逻辑确定的。医学是"理论 - 实践"相结合的学科,即含有自然科学的特性又有社会科学的特性。因此,医学导论等课程在内容的编写上尽量做到使基础医学知识与临床课程整合,同时增加了人文教育的内容和医学发展史,加强学生对疾病过程的理解,使医学生尽早接触临床实际,培养以患者为中心的职业道德精神,逐渐适应向医生角色的转变。而"临床医学教学"更狭义的指向在临床教学中设置了"临床医学专业"中需要学习、了解的一些课程内容、基础知识、基本理论、实践技能等。

3. 为什么在非临床医学专业的人才培养中要加入临床医学教学的课程内容这是由学习医学这一学科的内在逻辑决定的,也与各个医学专业的专业定位和人才培养方式紧密相关。课程的设置是服务于专业人才的培养,而培养一个专业人才又涉及教学的深度和广度。

我们在了解了大量不同医学院校的不同非临床医学专业的人才培养方案和教学大纲等教学文献后发现,不仅是"内、外、妇、儿、神"五大主课,精神心理、影像检查、实验诊断,甚至是康复、烧伤等课程也是相关的学习课程。

二、非临床医学专业的临床课程体系

我国医学门类的本科专业修业年限多为四至五年,也有一些小语种医学门类本科专业为六年(常有一学年完成小语种修业),进行临床医学课程的修业时限常为2~3年。在有限的时间内,这些非临床医学专业的学生就需要完成本专业的核心课程内容和临床相关课程。

(一)"临床医学类专业"的临床课程体系

在国家《普通高等学校本科专业目录(2020版)》中规定,临床医学类专业除了临床医学专业,还包括医学影像学、麻醉学、眼视光医学、精神病学、放射医学、儿科学六个专业,这些专业具有一个共同点就是本专业学生完成规范化的住院医师培训、进入岗位执业前都需要考取国家临床执业医师资格。那么在这些专业的临床教学中,课程体系的设置就既要符合人才培养和专业定位的需要,也要与临床执业医师资格考试的要求相吻合、相接轨。

一个医学专业的人才培养目标和培养要求决定了需要设置的主干学科和核心课程,我们查阅了国内几十家医学院校开设的临床医学类专业(非临床医学专业),发现几乎所有学科的主干学科都包括临床医学,开设的核心课程多数包括:诊断学、内科学、外科学、妇产科学、儿科学、神经病学。下面,我们来看看六大临床医学类专业的临床课程体系的异同。

1. 医学影像学专业的临床课程体系　培养具备临床医学、医学影像学、医学影像技术等有关的基础理论知识,以及与医学影像等信号的采集、分析和处理能力相结合的研究应用能力,医学与理学、工学相结合的高素质实用型人才。毕业后可以在各级医院及医疗机构从事医学影像技术的临床、科研和教学工作,在医疗器械相关企业从事医学影像设备的研制、功能开发和临床应用等工作。主要课程包括人体解剖学、生理学、病理学、医学统计学、组织学与胚胎学、人体影像解剖学、医学影像成像理论、内科学、外科学、程序设计与模式识别、医学影像诊断学、医学影像设备学、核医学检查技术学、医学影像检查技术学、放射物理与辐射防护、医学图像处理、医学影像信息学等。

本专业学生应必备能力如下。

(1)掌握基础医学、临床医学、电子学的基本理论、基本知识。

(2)掌握医学影像学范畴内各项技术(包括常规放射学、CT、磁共振、DSA、超声学、核医学、影像学等)及计算机的基本理论和操作技能。

(3)具有运用各种影像诊断技术进行疾病诊断的能力。

(4)熟悉有关放射防护的方针,政策和方法,熟悉相关的医学伦理学。

(5)了解医学影像学各专业分支的理论前沿和发展动态。

(6)掌握文献检索、资料查询、计算机应用的基本方法,具有一定的科学研究和实际工作能力。

2. 麻醉学专业的临床课程体系　掌握基础医学、临床医学和麻醉学的基本理论、基本知识;掌握临床诊疗工作的辩证思维和分析判断方法;具有对常见病、多发病以及疼痛诊治的初步能力,具有对常见手术麻醉处理、围麻醉期并发症防治和危重病症监测、判断和治疗的基本能力;具有急救和生命复苏的基本能力;熟悉国家卫生工作方针、政策和法规;掌握文献检索、资料查询、计算机应用及统计分析的基本方法,具有一定的科学研究和实际工作能力。开设的公共基础、医学基础和临床医学的主要课程与临床医学专业基本相同,专业课包括麻醉解剖学、麻醉生理学、麻醉药理学、临床麻醉学、危重症医学及疼痛诊疗学。

本专业学生应必备能力如下。

(1)掌握基础医学、临床医学和麻醉学的基本理论、基本知识。

(2)掌握临床诊疗工作的辩证思维和分析判断方法。

(3)具有对常见病、多发病以及疼痛诊治的初步能力,具有对常见手术麻醉处理、围麻醉期并发症防治和危重病症监测、判断和治疗的基本能力。

(4)具有急救和生命复苏的基本能力。

(5)熟悉国家卫生工作方针、政策和法规。

(6)掌握文献检索、资料查询、计算机应用及统计分析的基本方法,具有一定的科学研究和实际工作能力。

3. 眼视光医学专业的临床课程体系　培养人格健全、基础扎实、知识面宽、视野开阔、富有创新精神、创业意识和实践能力,具备基础医学、眼科学、视光学等方面基础理论、基本知识、基本技能和专业技术操作能力,具有从事科学研究工作或担负专门技术工作初步能力,能够应用视光学知识指导并帮助人民群众进行视觉保健和矫治的复合型高水平眼视光学专业人才。主要课程包括人体解剖学、医学微生物学与医院感染、生理学、病理学、药理学、普通物理(光学)、视光学理论和方法、眼科学基础、临床医学概论、市场营销学、谈判学、医学心理学、眼病学、眼镜学、眼视光器械学、角膜接触镜学、眼屈光学、斜视弱视学、眼视光综合实践等。

本专业学生应必备能力如下。

(1)掌握基础医学、临床医学、眼视光医学的基本理论、基本知识。

(2)掌握眼视光医学及计算机的基本理论和操作技能。

(3)具有运用眼视光医学诊断治疗疾病的能力。

(4)熟悉有关眼视光医学方针、政策和方法。

(5)了解眼视光医学各专业分支的理论前沿和发展动态。

(6)掌握文献检索、资料查询、计算机应用的基本方法,具有一定的科学研究和实际工作能力。

4. 精神病学专业的的临床课程体系　本专业培养学生掌握基础医学、临床医学、临床心理学及精神病学的基本理论和诊疗技能,具备一般医疗技能和处理常见的心理障碍、行为障碍、精神疾病及相关疑难急重症的能力,使学生能够成为精神科医师、心身科医师、心理医师及通科医师。主要课程包括临床医学、临床心理学、行为医学、儿童精神医学、精神病学等。

本专业学生应必备能力如下。

(1)掌握基础医学、临床医学、精神医学的基本理论、基本知识。

(2)掌握精神医学及计算机的基本理论和操作技能。

(3)具有运用精神医学诊断及防治疾病的能力。

(4)熟悉有关精神医学方针、政策和方法。

(5)了解精神医学各专业分支的理论前沿和发展动态。

(6)掌握文献检索、资料查询、计算机应用的基本方法,具有一定的科学研究和实际工作能力。

5. 放射医学专业的的临床课程体系　本专业学生主要学习基础医学、临床医学、放射医学的基础知识;用放射诊断、核素诊断、影像诊断等各种诊断技术进行疾病诊断,并掌握其基本理论、方法和技能;应用 γ 射线、深部 X 射线、放射性核素等各种射线进行诊断及放射治疗,并掌握其基本理论、方法和技能;放射损伤及放射病的诊治技术;放射防护的基本理论、方法和技能;医学科学研究的初步能力。主要课程包括系统解剖学、组织学与胚胎学、生理学、生物化学、病理学、医学免疫学、药理学、诊断学、内科学、外科学、妇产科学、放射卫生学、放射生物学、放射治疗学。

本专业学生应必备能力如下。

(1)掌握基础医学、临床医学、放射医学的基本理论、基本知识。

(2)掌握放射医学及计算机的基本理论和操作技能。

(3)具有运用放射医学诊断及防治疾病的能力。

（4）熟悉有关放射医学方针、政策和方法。

（5）了解放射医学各专业分支的理论前沿和发展动态。

（6）掌握文献检索、资料查询、计算机应用的基本方法，具有一定的科学研究和实际工作能力。

6. 儿科学专业的的临床课程体系　本专业旨在培养掌握儿科基础医学知识，具备基础医学、临床医学和预防医学方面的基本技能，能通过国家执业医师资格考试，能在基层从事儿科常见病的防治，具有初步处理儿科急诊、小儿保健的能力。本专业学生主要学习临床医学和儿科学基础理论和基本知识，接受疾病诊断、治疗、预防、保健及管理方面的基本训练。主要课程包括人体解剖学、组织胚胎学、生理学、病理学、遗传与优生学、生殖内分泌与免疫、内科学、外科学、儿科学、妇幼与少儿卫生、儿童保健学、小儿传染病学、儿童保健学等。

本专业学生应必备能力如下。

（1）掌握基础医学和临床医学的基本理论、基本知识。

（2）掌握儿童常见病、多发病诊断处理的临床基本技能。

（3）具有对急、难、重症的初步处理能力。

（4）具有从事有关妇幼健康的调查研究、临床试验及科学评价的能力。

（5）掌握医学文献检索、资料调查的基本方法，具有一定科学研究能力。

（6）掌握一门外语，具有一定听说读写能力，能较熟练地阅读专业外语书刊。

（二）其他医学类专业的临床课程体系

在其他的医学类专业中的很多具体专业，为了符合专业定位和人才培养需要，也要开展相应的临床课程教学，如口腔医学专业、中医学专业、临床药学专业护理学专业等。同样的，这些专业的学生完成规范化的住院医师培训、进入岗位执业前都需要考取国家中医、口腔、公共卫生执业医师资格以及执业护师资格。

三、非临床医学专业临床教学面临的问题

1. 课程设置需要调整　当前，我国的非临床医学专业课程设置大致是将学科作为中心，对于学生临床实践操作技能的关注程度较低。将学科作为中心课程设置优势是可以使得学生更好地掌握学科内容及学科内在逻辑，方便实施及进行教学管理。不过随着我国现代医学模式的改变，这种模式的课程设置渐渐显现出许多缺点，如课程体系膨胀、课程设计欠缺优化性、学科边界十分明显等。

一些院校实践课教学薄弱、忽略学生自学能力培养，造成医学生实践能力差、知识结构不合理、缺少创新性思维、欠缺自我学习和终身学习的能力、社会适应能力差等问题。同时，一些院校医学实验课程结构不具科学性，教学内容陈旧，实验项目改革创新不够，缺乏灵活性、直观性，内容重复交叉，知识不新。出现社会需求的多变性与课程相对稳定性的矛盾；科技持续发展与课程相对滞后的矛盾；临床医疗仪器使用更新换代快速与教学实验设备相对落后的矛盾。实践、实验课教学薄弱、忽略学生自学能力培养，会造成医学生实践能力差、知识结构不合理、缺少创新性思维、欠缺自我学习和终身学习的能力、社会适应能力差等问题，这样培养出来的学生质量难以保证。

2. 医学人文教育稍显薄弱　医学界呼吁提高医科学生人文素质的呼声越来越高，认为当前医学生患有"人文社会科学知识缺乏症"。由于学生过早进入专科院校学习，局限在繁重的医学专业和相关自然科学的学习之中，忽视了人文社会科学的学习，甚至有一些院校竟然只有政治课，而无医学心理学和医学伦理学。现代医学高新技术的发展大大地提高了对疾病的诊治水平，但同时也带来了医患关系的淡漠、物化和对技术的崇拜、滥用等问题。作为医务人员应明确"生病求医"不是一般的生活消费，而是有关人类健康发展的大事，重视人文社会科学知识教育，促进人文精神的养成，是提高医德医风的有效措施。

3. 综合素质培养需要加强　世界经济正在以强劲的事态向知识经济转移。素质教育就是这种紧急转移的反映和表现。素质教育的价值取向应该为培养新经济的人才服务。人才的理念应表现在两个方面：一方面应该既有知识又会创造，有开拓和创新精神；另一方面应该是既会做事又会做人，有实践能力，有团队精神和奉献精神。素质教育课程体系的实施过程中，注重学生全方位素质培养，抛开单一的课堂形式的教学。以能力为主线，内容丰富，形式多样，相互联系，相互渗透，课堂教学、实践活动、院内培养、院外实践相结合，使同学喜闻乐见，乐于接受，充分地调动学生学习参与的积极性和主动性。采取灵活多样的教育方式，如走入社会进行健康咨询，去社会福利院参观实践，自办英语沙龙，参加社区医学实践等系列活动，可以增强学生的使命感和责任感。

4. 教学形式手段要紧跟时代要求　如今教学形式早已不是单单的课上教学，网络教学、精品课程等形式都是重要的教学方式，方便学生在课余时间自主学习。但临床医学专业的临床课程体系中往往忽视了这一部分。开展网络教学是将来教学发展的一个必然趋势，而精品课程自然便成为网络课程的首选。精品课程建设促进了教学研究成果与计算机技术的互相渗透，促进了教学现代化、网络化的实现。网络上的教材、视听资料、图片等素材都可以极大地方便了学生的自学和复习，最大限度地调动了学生学习的主动性和积极性，拓宽了学生的知识面。

综上所述，立足于培育高水平医学专业人才的战略目标，当前我国高校非临床专业医学生教育获得很大成效。不过，如何提升非临床专业医学生的专业核心能力，更好的顺应国家社会的现代化发展需要，培育拥有高水平实践能力与创新意识的社会应用型医学人才成为重要任务，而其中课程教学设置关键的环节，是一个巨大的系统性工程，需要不断地创新与完善。

（张清源　张　磊）

第九节　隐　性　课　程

按照课程"二分法"分类，包括显性课程和隐性课程两种基本的课程形态，本节主要介绍隐性课程的概念和特征、由来及发展、构成、功能等。

一、隐性课程概述

（一）隐性课程概念

隐性课程（hidden curriculum）是课程的下位概念，又称潜在课程、潜课程、隐蔽课程、内隐课程、隐形课程、无形课程等。隐性课程这一概念最早由美国教育社会学家杰克逊（Jackson. P. W.）于1968年在他的《教室生活》（*Life In Classroom*）一书中提出，迄今为止，隐性课程虽然已是公认的教育术语，但其概念仍是众说纷纭。

美国堪萨斯州立大学教授范兰丝（Valiance. E.）在1974年曾指出"隐性课程一词，是指学校教育的非学术结果，这些结果不但重要而且系统地发生，但未明示于各级公立学校的教育理论或原理之中"。随后，在1991年出版的《国际课程百科全书》中，范兰丝对隐性课程作了进一步分析，她认为"隐性课程是指那些在课程指导和学校政策中并不明确的学校教育实践和结果，即便如此，它仍是学校经验中经常而有效的一部分"。

马萨诸塞州立大学教授马丁（Martin. J. R.）对隐性课程作了颇为详细的分析，她认为"潜在课程是学校或学校以外的教育环境中，产生的某些结果或副产品，特别是那些学生已经学到，但未公开宣称为有意产生的学习状态"。

美国威斯康星大学教授纽曼（Newman. F. M.）从教师或其他教育工作者的角度，以学生的学习结果为依据，将隐性课程定义为"未预期的学习结果，不论此结果是有意或无意的"。

美国教育哲学家高尔顿（Gordon. D.）则在前人研究的基础上，从结果、环境和影响三个角度对隐性课程作出定义，认为隐性课程是对学生潜移默化的影响，教师和学生对隐性课程是无意识的传授和接受。

我国学者在国外研究的基础上也对隐性课程作出一些定义，可以概括为：①是课程计划以外的学习活动或教育活动；②是学生无意识获得的教育性经验；③是学生没有意识到的，对学生产生作用的教育影响因素；④是潜移默化影响学生成长环境的总和。

以上学者都是从某个侧面反映了隐性课程的不同性质，从总体上较全面反映出了隐性课程的内涵。目前，学术界比较认同的是《国际教育百科全书》中对隐性课程的定义："一般是指形成学生的非正式学习的各个要素，如师生关系、能力分组、课堂规则与程序、隐喻的教科书内容、学生的性别差异以及课堂奖励方式等"。

医学具备的科学、人文双重属性要求医学教育既要强调科学教育，又要注重人文教育，二者互动与融合是医学模式发展的必然要求。高等医学院校隐性课程是隐性课程在医学教育领域的分支，也是培养医学院校人文素质的重要途径，更是提升未来医生岗位胜任力的重要依托。因此，高等医学院校隐性课程是指深藏于高等医学院校教育环境（包括医学院及其附属医院）中的传统教学计划之外的，教育者（包括教师、医生及患者等）以非计划的、非公开的、有意或无意的方式传递给医学生的价值观、态度、信仰、情感等非学术性的知识，影响着医学生的认知领域的课程。

（二）隐性课程的特征

与显性课程相比，隐性课程作为一种独立的课程形态，主要有以下特征：整体性、依附性、潜隐性、差异性、愉悦性、持久性、难量化性等。

1. **整体性**　从范围上看，隐性课程涉及学校生活的方方面面，既包括物质的自然环境，也包括精神的文化氛围。从目的上看，隐性课程旨在"培养完整的人的个性"，因而它不仅影响学生非认知性心理的形成与发展，而且也影响学生认知性心理的发展。

2. **依附性**　与显性课程相同，隐性课程也需要借助物质载体（如教师、校园物质环境、学校组织结构、文化氛围、社会关系结构等）才能传递它所蕴含的经验，发挥其功能。如果缺少物质载体，隐性课程就失去了它存在的基础。

3. **潜隐性**　隐性课程是以不明显的、间接的、隐蔽的方式，通过对学生无意识的、非特定的心理反应机制影响学生，把有关思想、信仰、态度、情感等非学术性的内容传递给学生，达到"润物细无声"的效果。

4. **差异性**　学校生活是丰富多彩的，由于学生所处的课堂环境、参与的学习活动以及学生学识、兴趣、爱好的不同，受到的隐性课程的影响也会表现出差异性。即便学生接受同样的隐性课程的教育，也会因为个人感受的不同，产生不同的结果。

5. **愉悦性**　隐性课程主要是利用无意注意的心理接受机制，使学生在轻松愉悦的状态下接受它所传递的情感和意志。隐性课程让学生在一种陶醉、愉悦、激动的心理状态下被熏陶、被教育，触发学生对情意方面的激情和向往。

6. **持久性**　一方面，作为隐性课程载体的校园物质、历史文化传统等在一段时间内是相对稳定和持久的；另一方面，学生长期在隐性课程的熏陶、影响之下，其某些心理特征品质一旦形成，便能长久存在，甚至伴随一生。从某种意义上说，"教育是人们在忘记所有被灌输的学校知识后仍然可以保留的东西"。

7. **难量化性**　与显性课程具有明确的内容和目标不同，隐性课程主要作用于学生精神世界的非理性领域，如学生的情感、意志、价值观等，这些领域的作用是非常微妙而复杂的，难以用定量方式进行评价,目前仍以定性评价为主。

当然,隐性课程还有一些其他特征,如易接受性、开发性、广泛性、暗示性、快捷性等,在此不做详细介绍。

医学生职业精神的培育贯穿于医学生涯全程,其中影响因素很多,需要建立持续有效的教育体系。隐性课程的这些特征,契合了医学生职业精神养成的内在发展规律,是对职业精神显性课程教育的有利补充。

(三) 隐性课程与课程、显性课程关系

显性课程(explicit curriculum)又称正式课程、常规课程,指学校按正式的教学计划由教师在课堂进行讲授或在实验室、实习场地进行指导的课程,有明确成文的教学大纲,规定了具体的教学内容与学时。包括教师与学生面对面的传统教学以及教师与学生时空分离的新型教学。显性课程一般具有计划性、直接性、局限性、明确性等特征。

与显性课程更加注重学生在课堂中获得的学术性经验不同,隐性课程更多地关注学生在学习过程之外所习得的有关理想、情感、信念、价值观等非学术性内容。两者关系错综复杂,它们是平行并列、相互交叉、相互补充而又相互转化的关系(表6-1)。

表 6-1　隐性课程与显性课程要素关系对比

	隐性课程	显性课程
实施主体	教师、管理者、行政人员、学生	主要是教师
实施内容	思想意志、价值观、态度、社会规范等	系统的学科知识
实施中介	学校整体教育环境	主要是课堂环境
实施目的	主要发展非理性方面	主要发展理性方面
获得经验的性质	主要是非学术性的	主要是学术性的
教育呈现方式	无明确的教学计划,非公开的、不定时的、间接的、内隐的	有明确的教学计划,公开的、明确的、直接的、外显的
学生接受机制	主观无意获取、非特定心理反应	主观有意学习、特定心理反应
结果及评价	非预期性、难量化性、一般用"质"的评价	预期的、多数可量化、可采用量化等评价方式

1. 平行并列的关系　隐性课程和显性课程是课程的两个下位概念,各自有独特的内容和存在形式,是相互对应和相互独立的,共同构成课程体系。显性课程从学校有目标、有计划的教学实践中影响着学生,而隐性课程则从课堂内外、师生互动、教学环境等方面影响着学生。

2. 相互交叉的关系　隐性课程与显性课程之间的关系并非总是泾渭分明的,往往隐性课程中存在着显性课程的因素,显性课程中也存在着隐性课程的因素,如学生在接受教师有意识的、设计好的课程内容时,也接受了教师无意识传递出来的情、意的内容。此外,这种交叉关系在当今广受推崇的拓展课和活动课中体现得尤为明显。

3. 相互补充的关系　隐性课程与显性课程存在着相辅相成的关系。一个人的成长受到多种因素的影响,显性课程向学生传递有形的知识和技能,强调的是知识、技能在个性形成中的作用,而隐性课程强调的是情、意在个性形成中的作用。显性课程和隐性课程相互补充,共同塑造学生完整的"个性"。

4. 相互转化的关系　隐性课程与显性课程的关系不是静止的,而是一种互动辩证的过程。也就是说,显性课程可以隐性化,而隐性课程也可以显性化,二者根据教学资源、教师个体认知、学校环境

等相互转化。如医学院校学生课外社会服务、社会实践等活动,可以选用相关材料或特定方式进行学分的认定。

二、隐性课程研究的由来及发展

纵观隐性课程的研究历史,大致可以分为三个阶段:20 世纪 60 年代以前的萌芽阶段;20 世纪 60—80 年代迅速发展阶段;20 世纪 80 年代以来的现代研究阶段。

(一) 萌芽阶段

在萌芽阶段对于隐性课程的认识基本都是模糊的、朦胧的,也没有明确提出隐性课程的概念。我国古代,正是因为孟母认识到了周围环境对于人成长的潜移默化的作用,才有了孟母"三迁"之举;先秦时期孔子也认识到人的思想品质是在与他人交往过程中逐渐形成的,因而有了"益者三友,损者三友。友直、友谅、友多闻,益矣。友便辟、友善柔、友便佞,损矣"的著名言论。

在外国教育史上,最早提出蕴含隐性课程理念的是 20 世纪初的美国教育学家杜威(J. Deway)及他的弟子克伯屈(W. H. Kilpatrick)。杜威在《民主主义与教育》和《经验与教育》两部著作中提出,"学生从正规学习的经验或知识中所学到的,只是学习的一部分。此外,还有与正规学习同时产生的经验,即所谓的'附带学习(collateral learning)',即有关情意方面的学习,而这种学习比正规的学习更加重要"。杜威强调的"附带学习"实质上就是指学生在学习过程中所获得的理想、兴趣、意志以及人格等。杜威的弟子克伯屈在继承杜威"附带学习"思想的同时,提出了"附学习(concomitant learning)"的概念,他所说的"附学习"实际上是指伴随正式学习所获得的态度、情感、兴趣和信念等,包括儿童对教师的期望、对学校的喜欢或厌恶、与同学的关系、对作业的态度、对自己的态度等。虽然杜威和克伯屈没有明确提出隐性课程的概念,但他们思想者所蕴含的隐性课程的理念确是以后隐性课程研究的真正启蒙者。

(二) 迅速发展阶段

在杜威和克伯屈之后,隐性课程研究经过 20 多年的曲折发展,直到 20 世纪 60 年代后期才进入迅速发展阶段。"隐性课程"这一术语由杰克逊 1968 年在他的《教室生活》一书中首次提出。杰克逊分析了教室中的团体生活、报酬体系和权威结构等特征构成了学校特定的气氛,形成了隐性课程。他认为,隐性课程对于儿童社会化的影响比正规课程要强。隐性课程在这一阶段发展最快,而且形成了隐性课程研究的三大流派:功能主义学派、诠释论(或解释论)学派和新马克思主义学派。

1. 功能主义学派 功能主义学派又称为结构功能主义(structwre-functionism)学派,源于法国哲学家康德(Comte. A.)的"实证主义",后经涂尔干(Durkheim. E.)、帕森斯(Parsons. T.)和墨顿等人的发展,形成了一个独特的理论体系。功能主义学派强调社会各部分为有秩序的实现社会的需要,协同合作,发挥作用。在隐性课程研究方面,功能主义学派一方面继承了杜威和克伯屈有关情意的"附带学习"和"附学习"的思想,另一方面又深受帕森斯和墨顿关于"反功能(dysfunction)"和"隐性功能(latent function)"理论的影响,主要着眼于社会标准和价值观念如何在学校中传递,这种研究主要借助于实证论社会学模式来阐述学校如何借助隐性课程使学生毫不怀疑地接受作为社会控制基础的一套信仰、规则和禀性气质,以实现其社会化。

2. 诠释论学派 不同于功能主义学派,诠释论学派坚持"人文主义"的立场,通过现象学、诠释学、民俗学和符号互动论等方法论或理论,来分析、研究学校的隐性课程问题。这一学派在隐性课程研究方面的代表人物有平纳(Pinar. W.)、格林妮(Greene. M.)和葛伦美特(Grimet. M.)等。这一类学者一方面着力于学生学校生活整体性的研究,着重强调学生学习的主观能动性;另一方面,重视学校人际关系(如师生关系、生生关系)对学习的影响和作用,认为隐性课程是学生在与教师、同学交往中产生的意义和价值,并延伸到整个生活领域。在他们看来,教育应该是一种开放性、继续性的活动过程,不能只是传递预先安排好的固定教材,学生获得的经验应该是整体性的,帮助学生实现知、情、意统一的"完人"发展。

3. 新马克思主义学派 新马克思主义也称现代西方马克思主义,由匈牙利哲学家卢卡奇(LuKacss. G.)和德国哲学家科尔施(Karl Korsch)等人在 20 世纪 20 年代初期创立,它作为与"东方的"列宁主义的对立面而存在。新马克思主义学派试图在批判、继承功能主义学派和诠释论学派的基础上,运用马克思主义观点,从分析学校教育结构和社会政治经济结构之间的关系入手,深入研究隐性课程问题。新马克思主义学派由于学者背景和研究视角的不同,又可以分为批判论、符应论、冲突论三种流派。①批判论重点在于剖析隐性课程对于学生的消极作用,认为由于隐性课程的存在,学校教育压抑了学生的人性,教导学生盲从、柔顺。②符应论的代表人物是塞缪尔·鲍尔斯(Samuel Bowles)和赫伯特·金蒂斯(Herbert Gintis),他们认为教育过程的核心在于教育所面临的社会关系,这种社会关系与经济领域的社会关系之间存在着结构性的符应,并以隐含的、潜在的方式向学生灌输。③冲突论则产生于 20 世纪 70 年代中期以后,一方面重视对隐性课程消极作用的批判,另一方面也从社会经济结构与学校组织结构相互作用中分析隐性课程的作用。

(三) 现代研究阶段

20 世纪 80 年代,隐性课程概念传入我国,我国学者开始重视隐性课程的研究,并且隐性课程的研究也产生了新的变化:

1. 注重完善隐性课程理论 研究人员更加注重研究隐性课程的课程内容和组成的深层结构,并在研究过程中注重全面地论述隐性课程的特点、性质、结构和功能,超越了以前大体上限制于对传统课程研究和实践的反省与批评这一框架。同时,逐渐将马克思主义的科学方法论引入隐性课程的研究之中。

2. 注重隐性课程理论与实践相结合 隐性课程的研究进入实践探索阶段,研究者试图将有关隐性课程研究的成果应用到课程改革实践中,进行隐性课程的理论研究和辨证分析,通过考察隐性课程研究的现状,展望其发展前景,提出改善建议。

三、医学院校隐性课程构成

根据不同的依据,隐性课程可以分为不同的类型。按照显隐程度,隐性课程可以分为显性的隐性课程和隐性的隐性课程;按照存在形态,隐性课程可以分为物质形态、制度形态、精神形态、关系形态、活动形态、组织形态;按照作用渠道,隐性课程分为物质 - 空间、组织 - 制度、文化 - 心理以及教学 - 活动隐性课程(图 6-1)。

(一) 物质 - 空间类隐性课程

这是学校隐性课程最直接的外在表现形式,包括校园建筑、校园环境、教室设置等。教育者通过精心的设计和创造,将学校的教育目标和学生发展需要融入客观物质载体中,赋予其生命和感情,对生活其中的学生施加长期的影响,潜移默化地影响学生的情趣、情感。医学研究是以生命为服务对象的职业,医学院校往往通过悬挂医学誓言、展示名医画像、设立宣传栏介绍医学大家事迹和贡献等外在物质环境的布置,创设良好的医德教育情境,以此来增

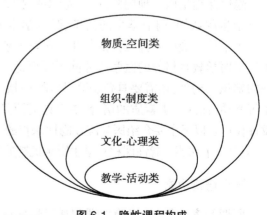

图 6-1 隐性课程构成

强学生的责任感和使命感,激励学生树立远大的理想和抱负;中医院校通过开辟药圃,方便学生识药、辨药,这种极富医学特色的校园环境,不仅能给医学生美的强烈感受,更能让医学生在医学人文氛围的包围下,提升学习兴趣,懂得医学的圣洁与责任。

(二) 组织 - 制度类隐性课程

包括学校的组织方式、规章制度、机构体制、管理模式、奖惩制度、教师的职业道德、学生的行为准则等。这些制度文化一旦形成就以一种不以人的意志为转移的客观力量存在于学校中,对生活其中的人产生潜移默化的影响。医疗卫生岗位的工作流程、操作方法都有着具体的制度规范要求,从业人员在工作中必须一丝不苟、严格执行。学校通过隐性课程方式,高度重视各项规章制度,通过宣传、指导把学校的各类制度转化成医学生的自觉行动,以此来培养学生敬畏规章制度的意识。

(三) 文化 - 心理类隐性课程

既包括学校的图书、期刊、报纸等实质性的内容,也包括教师期望与态度、人际关系、工作方式和工作作风,校风、学风,学校传统、精神理念等非实质性的内容。这类隐性课程是学校隐性课程的核心内容,是最具凝聚力、向心力和生命力的,是体现医学院校特色的标志。以大学校训为例,上海交通大学医学院(原上海第二医科大学)引用孙思邈原著中的"博极医源,精勤不倦"作为校训,复旦大学引用《论语》中的"博学而笃志,切问而近思"作为校训,都是一个学校或学院办学的目标与理念的体现。此外,解剖课上,向遗体捐赠者鞠躬默哀致敬,学习他们为医学发展奉献精神,也是医学院校隐性课程的一部分。这一类课程具有很强的渗透性,它弥漫在整个校园里,深刻影响着学生的兴趣爱好、思想意识、价值观念、理想信念、思维方式等。

(四) 教学 - 活动类隐性课程

这一类隐性课程是隐藏在显性课程之中的,如潜藏在教材、教学活动、师生关系、课堂氛围中的教育者的教育观、价值观、课程观等,在授课的同时,连同显性课程的内容一并传递给受教者。其身正,不令而行;其身不正,虽令不从。教师承担着传道、授业、解惑的神圣职责,教师的言行对学生起着重要的指导作用。在医学临床教学实践中,带教教师对患者细致温和、不厌其烦、解释清楚,给予患者无微不至的关怀,无形中影响着学生对待患者的态度以及工作作风。此外,医学院校根据专业背景展开相应的活动,如护士节、医师节、世界卫生日、世界高血压日、艾滋病日等卫生相关的节日组织学生开展公益活动,使学生有更多机会接触和感受社会,培养学生的爱心和同情心,增强学生的职业情感和社会责任。

四、医学院校隐性课程功能

隐性课程是以一种内隐的、无意识的、持久的方式影响学生的认知、调节学生的情感、激发学生的活力,在学生个体发展中发挥巨大的作用。医学专业的特点决定了医学教育培养的医学人才除了需要适应时代发展的知识结构外,还需要具备德高、博学、医精、身心健康等素质,而这一类素质的培育,更多地需要隐性课程发挥作用。以下主要介绍医学院校隐性课程的德育、智育、美育三个功能。隐性课程对学生影响机制见图6-2。

(一) 德育功能

所谓德育功能,是指隐性课程通过影响受教育者

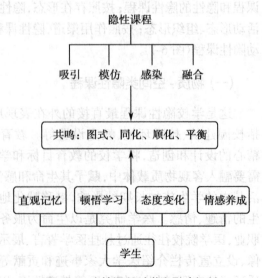

图 6-2   隐性课程对学生影响机制

的思想意识,提高受教育者的思想道德认识,从而形成良好的道德品质和行为习惯。美国道德教育心理学家柯尔伯格认为,隐性课程作为促进学生道德成长的手段,比显性课程更为有力。以往的学校课程体系中,德育主要是通过思想政治课程来完成,这类课程大多枯燥无味、课程形式单一,学生缺乏学习的兴趣,课程效果不可谓好。而隐性课程通过创设一个道德情境,如教师在授课过程中将自己的政治态度、信仰潜移默化传递给学生,使学生在不知不觉中把已有的道德认识进行内化,或在无形中校正自己的道德观念,从而树立一种正确的价值观和人生观。

医学生的医德人格是医学生的医德认识、情感、意志、信念和习惯的有机结合,是个人的医德行为和医德品质的高度统一和集中体现。医学生的显性课程的教师和实习带教教师通过言传身教,将其医德、对待患者的态度以及人格传递给学生,学生通过自己体会、理解和认同,将其内化为自己的东西,从而形成医德人格。2011年《中国医师宣言》颁布,宣言承诺平等仁爱、患者至上、真诚守信、精神审慎、廉洁公正、终身学习;强调守护健康、促进和谐,是中国医师担负的神圣使命。通过论道而不说教的方式,在潜移默化中陶冶思想感情,净化心灵,养成高尚的道德品质和行为习惯。

(二) 智育功能

智育功能是指隐性课程通过内隐的方式激发学生的学习动机和学习积极性,完善学生的知识经验结构,弥补显性课程的不足,使学生的认知水平得到提高。隐性课程作为学校教育中的隐性文化现象,传授给学生的主要是非学术性的知识,但也涉及知识性的内容,它是通过良好的人际交往活动获得书本以外的文化要素,从而达到不断提高学生的逻辑认识能力与实践能力的目的。同时,通过教师对学生的期望、良好的师生关系以及优美静谧的学习环境,极大地提高学生的学习兴趣,帮助学生形成正确的自我评价方式和自我教育能力,从而激发起更高的学习积极性。

医学院校课程设置多、教学内容量大、教学任务紧,导致培养出来的学生不同程度存在知识面窄、学习能力和社会适应力差、缺乏创新能力的问题,而隐性课程由于自身的特点,使教育突破课程的限制,以更多的形式实现教学。医学院校隐性课程对学生智育发展起到直接作用,比如医学院校的学术性活动、人文知识讲座对医学生的知识发展、人文价值理念的作用。

(三) 美育功能

美育功能是指隐性课程通过优美环境的营造,来激发学生的美感,进而培养学生正确的审美观和高尚的审美情趣,提高他们感受美、欣赏美,进而创造美的能力。学校美育的目的是"立美造人",良好的美育可以使学生有一个和谐的心态,进而使教育的个性得到充分自由的发展。优美的环境不仅使人心情舒畅,其本身也具有一定的审美价值,审美意识和审美能力也会在潜移默化中得到提升,而学校是一个多姿多彩的美的世界,长期处于这种环境中的学生,有意无意地接受美的熏陶,不断形成美的品质,进而提高创造美的能力。

医学是一门由医务工作者塑造健康美的人体艺术,医学中渗透着审美,审美也离不开医学。随着社会的发展,人们不仅仅满足于身体的健康,而且追求形体、体态的美,这对生命质量和医疗质量提出了更多的审美需求。医务工作者不仅要像科学家那样公平对待每一个"真",而且要想艺术家那样把美和善融入每一件作品的创作中,使被医学服务的对象不仅消除了躯体上的障碍,而且获得了心灵上美的治疗。如现代的患者在五官四肢健全的基础上,还要求身材匀称、肌群坚实、皮肤光洁等等,不再是单纯地接受疾病治疗,同时还追求修复或者再造自身的美。

(张丽莉 胡圆圆)

第七章

临床教学过程

7

临床教学过程是临床教学活动的具体组织与实施,是临床教学活动的核心环节。在现代临床教学过程中,临床教学的主体,即医学生和临床教师,应按照现代临床教学目标,通过一定的形式和手段,开展现代临床医学课程体系教学,达到既定的人才培养目标。现代临床教学过程主要包括制订教学计划、进行教学准备、组织教学实施(又包括理论教学、临床见习、医学模拟教学和毕业实习等)、完成教学评价与反馈等活动,从而形成一个完整的闭环活动,不断促进教学双方自我提升,形成良好的教学效果。

第一节 教学过程及相关理论

教学过程指教学活动的展开过程,是为完成教学任务所经历的各教学环节、步骤的一项持续性的认识活动。在教学过程中,教师根据社会要求、教学目标和学生身心发展的特点等,将教学内容和教学方法通过教与学的双边活动,组织和引导学生学习理论知识和实践技能,培养学生各项能力,促进学生全面自由发展。

一、教学的概念及相关理论

"教学"一词最早出现在《礼记·学记》:"是故学然后知不足,教然后知困。知不足,然后能自反也;知困,然后能自强也。故曰教学相长也。"教学相长理解为三种活动:教师自己的教促进自己的学;学生自己的教促进自己的学;教师的教学生的学。教学在字典中有两种发音教(jiào)学、教(jiāo)学,教(jiào)学意为教师知识、技能传授给学生的过程;教(jiāo)学意为教书。

因此,教学可以理解为教师的教和学生的学互为一体的一种教育活动,学生在教师有计划、有目的、有组织的引导下学习并掌握科学文化知识和基本技能,促进自身全面发展的过程。广义的教学就是一切时间、地点、场合下的传授经验的活动,即教的人指导学的人进行学习的活动;狭义的教学是在学校中传授经验的活动,即在学校教育活动中,以教师传授知识、技能和学生获得知识、技能为基础,教师的教和学生的学相互联系、相互作用的统一活动。

1. 教学是一种双边互动的活动 活动参与者是教师和学生,活动形式是教与学,活动形式多样化。

2. 活动参与者的角色定位 教师是教学过程的主体,学生是学习的主体,二者不可或缺。

3. 教学是一个过程　这个过程符合学生的认知活动规律,同时也是师生共同发展的过程。

4. 学生全面发展　学生的科学文化知识和基本技能、基本能力、身体素质、人生观、价值观、世界观得到全面发展。

二、教学过程的概念与基本要素

(一) 教学过程的基本概念

教育界关于教学过程并没有统一的概念,具有代表性的观点有:教学过程是教师的教和学生的学相结合的双边活动过程;教学过程是学生在教师有目的、有计划的指导下,积极主动地掌握系统的文化科学基础知识和基本技能,发展能力,增强体质,并形成一定思想品德的过程;教学过程是让学习者学会一个单位教材的过程,学习者、教材、教学目标是其三个主要变量,而导入—展开—终结构成了基本教学过程地序列阶段;教学过程实质上是教师引导学生学习地教与学相统一活动的时间流程;高等学校的教学过程就是教师引导学生掌握知识、技能,发展智能、树立辩证唯物主义的世界观和正确的伦理道德,全面发展个性的过程;等等。

教学过程即指教学活动的展开过程,为完成教学任务所经历的各教学环节、步骤的一项持续性的认识活动,指导学生认识客观世界、发展自身的过程。教学过程是教学活动的启动、发展、变化和结束在时间上连续展开的程序结构。

(二) 教学过程的基本要素与作用

由于认识角度不同,人们对教学过程要素的划分和教学过程结构的理解不尽一致。有的学者认为,教学过程的基本要素有三个,即教师、学生和环境。这种认识显然将师生双边活动过程中的各种影响因素(包括教学内容、教学方法与手段)全部放在一起考虑;有的学者把教学过程分为教师、学生和教学内容三个基本要素,称为教学论的三角形,但在界定教学内容时,又出现不同的研究,或将教学方法与手段作为教学内容的一部分,或将方法与手段理解为这些因素得以相互产生联系的信息传递工具而单独加以考虑;还有学者认为教学过程三要素是教师、学生和教材,教学过程是教师的教和学生的学的共同活动过程,这种师生的共同活动过程又以教材为中介。总之,在教学过程中,教师和学生是最基本、最普遍的因素。

教师是教学过程中的主体之一,他必须根据一定的教学目标,协调教学内容、学生等因素及其关系,开展教学活动。教师是履行教育教学职责的专业人员,承担教书育人、培养社会建设者、提高民族素质的使命。教师通过承担各门课程的教学,向学生传授系统的科学文化知识,引导他们树立科学的世界观、人生观、价值观,指导学生主动地、有效地进行学习,营造良好的教学氛围来促进学生健康、快速地成长。

学生既是教学的对象又是教学的主体。在"教"与"学"的矛盾中,矛盾的主要方面是"学",即学生的学是教学中的关键问题,教师的教应围绕学生的学展开。学生通过自己的独立思考认识客观世界、认识社会,把课程、教材中的知识结构转化、纳入自身的认知结构中去;学生发挥主观积极性,在主动探究的学习中锻炼自己,发挥自己的才能;学生经过自己的体验,树立正确的世界观、人生观、价值观。

教师和学生之间的关系表现为:教师与学生是教学活动的主要承担者,没有教师,教学活动就不可能展开,学生也不可能得到有效的指导;没有学生,教学活动就失去了对象,无的放矢。教师在教学过程中应致力于充分发挥各种要素的作用,改善各种要素之间的相互联系,使之产生一种更大的整体"合力",从而取得更好的教学效果。

三、教学过程的相关理论

(一) 古代教学过程理论的萌芽

我国伟大的教育家孔子在《论语·为政》中提出:"学而不思则罔,思而不学则殆",意思是没有思考的学习会使人迷茫,学生只有通过独立思考,才能永久地获取独立解决问题、吸收问题的能力,将书本上知识转化为自己永久的、不可动摇的财富。还有孔子的"学而知之"等都是古代中国教学过程理论的萌芽。

西方的教学过程研究最早起源于古希腊、古罗马的教育教学思想。苏格拉底首创了产婆术,即著名的苏格拉底问答法;昆体良提出了"模仿、理论、练习"三个循序递进的学习过程理论……。总之,古代西方教育家关于教育教学的看法,反映了各自不同的政治观和哲学观,极大地影响了后世的教育教学思想,是西方教学过程理论的萌芽。

(二) 近代教学过程理论的形成

1632 年,捷克著名教育家夸美纽斯(Johann Amos Comennius)发表了《大教学论》,标志着教育学开始成为一门学科。夸美纽斯通过一些设计师、画家在模仿大自然的状态下取得的成功来说明教育活动中教学理论和教学方法也要遵循自然规律,并与儿童的天赋和自然力相适应,规定了各级学校的教学课程、方法,提出了学校教育从儿童学前教育到大学教育的一个完整的学制和相应的课程设置。学习过程是"先去运用他们的感觉,然后去运用记忆,再去运用理解,最后才去运用判断"。

1806 年,德国教育家赫尔巴特(Johann Friedrich Herbart)在《普通教育学》中根据自己已有的观念和其他心理学家的理论,细致地探究了传授新知识、形成新观念的具体进程和方法,提出了"形式阶段"的理论,把教学过程划分为明了、联合、系统、方法四个阶段,揭示了课堂教学的某些规律性,标志着教学过程理论的形成。

(三) 现代教学过程理论的发展

进入 20 世纪后,针对传统教育教学方法刻板化,学校缺乏生气这一现象,一些教育学家逐渐打破常规,提出全新的教育理论,成为创新教育的拓荒者。

1. 杜威教学理论　美国实用主义教育家约翰·杜威(John Dewey)提出"问题 - 探究 - 发展说",具体步骤如下。

(1)为儿童的学习创设一个真实的问题情境,使其包含在儿童感兴趣的活动中。

(2)提出能够吸引儿童思考的真实问题,引起学生的探究欲望。

(3)在教师的适时引导下,学生通过不断观察、思考和探究,收集和获取有关解决这一问题的知识。

(4)让儿童提出指定关于这一问题的可能性的假设和解决问题的方案。

(5)让儿童对所解决的问题进行检验。纵观杜威的困难、问题、假设、验证、结论的五步教学法,我们可以看到教学的每一阶段并不是单独存在的,而是环环相扣的,学生在探究问题的过程中,思维得到了训练,在增强了学生问题意识的同时也促进了其探究型思维的发展。可以说,教学过程也是学生思维训练乃至个体全面发展的过程。

2. 凯洛夫教学理论　前苏联著名教育家凯洛夫(N. A. Kaiipob)认为教学是一个特殊的认识过程。"在掌握知识、技能、熟练技巧的过程中,有意识地、有计划地使学生的认识力和才能,即他们的注意力、观察力、想象力和思考力得到发展"。其特殊性表现在:学生自身的认识是个体认识,以学习间接经验为主;学生的认识活动是由教师负责并精心设计的。凯洛夫教学论把教学过程划分为感知教材、理解教材、巩固知识和运用知识(或再增加检查知识)等几个阶段这反映了教学过程中认识的一般规律。

3. 巴班斯基教学理论　前苏联教育家巴班斯基运用辩证系统的方法分析了教学过程,提出了教学过程最优化理论。巴班斯基提出了教学过程的六个环节,也就是我们所说的教学过程的程序,根据教学程序来制定最优化的教学设计或方案。巴班斯基的最优化教学程序(基本环节)主要分为六个步骤:第一,教师要全面了解学生的年龄、心理、文化基础的特点,熟悉教学内容和教学目标,以及教师本身的教学能力和基础;第二,根据学生的特点,对教学内容进行具体化分析;第三,选择最适宜学生特点、教学目标、教学内容的教学方法和手段;第四,在实施教学过程时,教师必须把教的过程和学生学的过程统一起来,注意两种活动之间的相互影响;第五,对学生的学习效果进行评价,对实施的教的过程进行评价;第六,根据评价的结果进行反思,为以后的教学过程的实施总结经验教训。

4. 赞可夫教育理论　前苏联著名教育家赞可夫(Leonid Zankov)的"教学与发展"理论又称作实验教学理论,继承了他的老师维果茨基(Lev Semenovich Vygotsky)的"最近发展区学说"。维果茨基说:"教学应该创造最近发展区,然后使最近发展区转化为现有发展水平;教育学不应当以儿童发展的昨天、而应当以儿童发展的明天作为方向"。所谓一般发展,是针对特殊发展(即数学、语言、音乐等方面的发展)而言,和智力发展不同。一般发展包括智力、道德情感、意志、身体的发育等各个方面。赞可夫从促进学生一般发展的基本指导思想出发,提出了教学过程时必须遵循的五条教学论原则:以高难度进行教学的原则、在学习时高速度前进的原则、理论知识起主导作用的原则、使学生理解学习过程的原则、使包括班上最差的学生在内的所有学生都能得到一般发展的原则。赞可夫这种强调学生的一般发展,着重发展学生学习的潜力,重视激发学生的内部诱因,主张灵活多变的教学方法的观点,对于促进学生潜在的发展水平向现有发展水平转化,充分挖掘学生的学习潜力,激发学生内在的学习热情具有积极意义。

5. 布卢姆教学理论　布卢姆(Benjamin Bloom)是美国当代最著名的心理学家和教育家之一,对现代教育发展贡献极大。他的"教育目标分类学""掌握学习"教育理论和教学评价理论,对现代教育理论革新产生了重大的促进和推动作用,其影响时至今日。教育目标分类理论认为思维有六种级别:识记,对具体事实的记忆;领会,把握知识材料的意义,对事实进行组织,从而搞清事物的意思;应用,应用信息和规则去解决问题或理解事物的本质;分析,把复杂的知识整体分解,并理解各部分之间联系,解释因果关系,理解事物的本质;综合,发现事物之间的相互关系和联系,从而创建新的思想和预测可能的结果;评价,根据标准评判或选择其他办法。这六种思维级别被全世界教育学界广泛接受和使用。"掌握学习"教育理论强调所有的人都能学习,坚信大多数的人都能够学习到学校所教的一切东西,都能达到教学目标,该理论对于改进学习过程与方法,发挥学生的学习主动性和学习能力,大面积提高 20 世纪 60 年代以后美国的教学质量产生了积极地影响。教学评价理论从评价的功能角度对教学评价进行分类,提出了诊断性评价、形成性评价、终结性评价等一系列教学评价理论,全面地、最大限度地开拓和促进每个学生的发展潜力,使所有学生竭尽全力进行学习,最终达到目的,这些概念沿用至今,对当前我们教育改革仍有一定的理论指导意义。

四、临床教学过程及相关理论

(一) 临床教学基本概念

国外有学者把临床教学定义为:"为学生提供把基础理论知识转移到以患者为中心的高质量临床活动所必需的不同的智力技能和精神运动技能的媒介"。实际上,临床教学就是以现代教育理念为指导,为达到特定的教学目标,在学校、医院及社区各个医疗机构中实施的一系列教学活动。临床教学包括临床学科的理论教学、临床见习和毕业实习三个部分。

临床教学的总目标是培养学生从事临床医疗工作的实际能力,主要是发现问题、提出问题和解决问题的能力。当然,这里的问题不仅仅是临床问题,还有在临床活动中与临床密切相关的其他问题;

这里的能力也不仅仅限于临床思维和临床操作技能,还包括解决临床活动中一切问题的其他能力,如沟通交流与团队协作能力、自主学习与自我管理能力、信息处理与科学研究能力、公共卫生与社会服务能力等等,即我们通常所说的岗位胜任力。临床教学的产出就是学生通过学习能够掌握进入医疗机构和健康保健系统所需要的专业技能、个人技能、职业态度、职业行为等基本要求。

(二)临床教学构成要素

临床教学的基本构成要素是临床教师和医学生。

1. 临床教师　临床教师是临床教学活动的主导。虽然在当前医学教育改革浪潮的影响下,"填鸭式"满堂灌的教学方法已被大多数教育学家和医学院校所诟病,以教师为主体的课堂正慢慢向以学生为主体的课堂转变,且已被广为接受,但不可否认的是,临床教师仍然是教学活动的主导者。将教学活动主体地位让位于学生,并不是要当教学活动的旁观者,而是要当教学活动的掌控者、引导者。按照布卢姆的教学理论,当好临床教学的引导者,必须具备以下能力。

具备导趣的能力,临床教师要善于激发学生的学习兴趣。兴趣是学习的最大动力,按照布卢姆的教学目标分类理论,情感学习对于形成或改变态度密切相关。学习者主动参与,积极反应,表示出较高的兴趣,对学习目标的实现十分重要。为此,临床教师激发学生学习兴趣的能力至关重要。

具备导思的能力,临床教师要善于引导学生思维。任何成功和成就都起源于善于发现问题,正如著名科学方法论学者波普尔说:"正是怀疑和问题鼓励我们去学习、去观察、去实验、去发展知识。"为此,临床教师在教学中要引导和鼓励学生围绕主题自己发现问题,在学习中探究和怀疑,培养学生的批判性思维和思辨的能力,进而激发学习动机,提高学习效果。

具备导议的能力,临床教师要善于引导学生进行讨论与交流。根据布卢姆教学理论:"学生小组定期会面,探讨学习过程中的难点,是最有效的,它能把学习转化为一种合作过程,人人都可以从中得到益处,对能力较强的学生来说,在考虑怎样帮助其他成员掌握某个概念时,也巩固了自己的学习"。这种方法尤其适合 PBL 教学、病例讨论等,临床教师围绕某个问题或案例,引导学生展开辩论、相互交流,达成共识,掌握知识或能力。

具备导法的能力,临床教师要善于培养学生掌握学习方法,授人以渔。在影响学习效果的几个因素中,智商和努力程度固然重要,但学习策略尤为重要。临床教学活动的每一个环节,都有其相应的思路和方法,临床教师教方法、讲思路贯穿于整个教学过程,让学生学会学习,会起到事半功倍的效果。

具备导用的能力,临床教师要善于引导学生去应用知识解决问题。学生把课堂内学到的理论知识运用于实践,可起到加深对已学知识的理解,亦可增强学生的记忆,还可开拓学生的知识领域,进一步开阔眼界。学生学习方法、学习知识、学习技能,最终的目的就是要利用所学去解决问题,服务社会。

2. 医学生　医学生是临床教学活动的主体。布卢姆理论明确"学习者不应是信息的被动接受者,而应该是知识获取过程中的主动参与者"。学生应是教学活动最活跃的要素,具备以下特点。

(1)自主性。医学生在临床教学中的自主性,首先表现在具有独立的主体意识,有明确的学习目标和自觉积极的学习态度,能够在临床教师的启发指导下独立感知和理解问题,把临床教师引导的学习内容转化为自己的精神财富,并能够运用于实践;其次,学生能对学习活动进行自我支配、自我调节和控制,充分发挥自身潜能,主动去认识、学习和接受教育影响,积极向教师质疑、请教、相互研讨,从而达到自己所预期的学习目标。

(2)能动性。医学生在临床教学活动中的能动性,首先表现在能根据临床教育的要求积极参与并以此作为自己今后的努力方向;其次,学生在学习活动中所表现出来的一种自觉、积极、主动的特性,如在学习中主要表现为有迫切的学习愿望、强烈的学习动机、高昂的学习热情和认真的学习态度。在学习过程中,主动安排与合理分配学习时间和顺序,主动获取知识,并能按照各自的方式,把它纳入自己已有的认知结构中去充实、改造和发展。

(3)创造性。创造性包括两层含义:一是对外在事物的超越。主体通过变革和改造旧事物,产生新颖、独特的新事物,创造性常常与改革、发明、发现联系在一起。二是对自身的超越。主体在改造客观世界的同时,也改造自身,使"旧"我转变为"新"我,实现自身的否定之否定。对医学生而言,创造性首先表现在会思维,有丰富的想象力,在学习上能举一反三,灵活思维,喜欢出"新点子"和解难题;其次表现在会思辨,能够发表与别人不同的见解;第三表现在会应用,善于利用所学知识解决临床学习和临床实践中遇到的各种问题。

(三) 临床教学过程

临床教学过程也是临床教学的基本构成要素之一。临床教学过程是指根据社会要求、教学目标和学生身心发展的特点,教师将教学内容和教学方法通过教与学的双边活动,组织和引导学生学习医学理论知识和临床操作技能,培养学生的创新创业意识、科研能力,促进学生全面自由发展的过程。临床教学过程主要包括教学计划、教学准备、教学实施(又包括理论教学、临床见习、医学模拟教学和毕业实习)、教学评价与反馈,从而形成一个完整的闭环活动,不断自我提升,形成良好的教学效果。

1. 教学计划　教学计划是大学培养各类医学人才的总体规划,临床教学计划是组织临床教学活动的主要依据。一般来讲,专业培养方案即为教学计划。专业培养方案应明确专业人才培养目标和培养要求,确定专业学制与学位,列出主干学科和课程体系并且对课程性质(必修或选修)、课时数、教学进度、授予学分、考核形式等均给予明确,安排课程实践和社会实践等课外活动,确定毕业与学位授予要求等。

2008 年,我国制定了临床医学专业人才培养的基本标准,并于 2016 年进行了修订。《中国本科医学教育标准——临床医学专业(2016 版)》主要依据世界医学教育联合会和欧美教育发达国家的临床医学人才培养标准,提出了适合我国国情的人才培养体系。这一标准反映了临床医学教育的国际趋势、国内现状和社会期待,成为各医学院校制订临床教育计划和规范教学管理的依据。同时,该标准也承认不同地区和学校之间的差异,尊重学校办学自主权,建议参照此标准结合高校办学定位与办学特色制订教育计划,为各校的发展及办学留下充分的空间。

2. 教学准备　教学准备指实施具体教学活动前的一切准备活动。教学是一门艺术,它不同于其他类的工作,并不是简单的机械的重复,每堂课都不一样,若不好好准备,很难上好课。要保证好的教学效果,就必须要求在课前做好充分的准备,可以说,教学准备是教学活动的基础和决定上课成败的关键。临床教学准备主要包括。

(1)熟悉和理解教学大纲。教师必须按照教学大纲及基本教学要求认真钻研教材或案例,全面掌握该课程或案例的教学内容及其结构要求,明确所教章节的内容在本学科及整个专业培养中所处的地位,了解本章节的内容与其他章节以及其他学科之间的关系。

(2)备课。备课是临床教学的起始环节,是教师取得满意教学效果的先决条件。教研室在个人备课的基础上,应组织教师进行集体备课。集体备课可以做到集思广益,解决疑难;通过集体备课,还可以统一教学内容与进度,研讨教学中的重点与难点,深度与广度,研究教学方法,使主讲教师在讲授时做到重点突出、方法得当,提高课堂教学效果。教学活动应坚持集体备课制度,集体备课的次数由教研室主任根据教材内容和教学大纲而定,一般每章或每个专题应集体备课至少一次。

(3)撰写教案。教案是临床教师执行培养方案、教学大纲,以课时为单位设计的具体教学方案。教案的主要内容包括授课对象、教学目的与要求、教学重点与难点、教学方法、教学进程(具体内容和时间安排)等。教师应根据教学内容和教学大纲的要求认真编写教案。

(4)教学材料准备。教学材料是开展临床教学活动准备使用的教具、模具、多媒体设备及教学演示 PPT 以及其他辅助教学用材料。教学材料是上好一堂课的物质基础,尤其是教学演示手段的准备,例如 PPT 的制作,也是一门艺术,好的教学手段可以吸引学生持续关注教学,提高学习效果。临床实践教学还需要准备好虚拟模型、病例、临床教学患者、SP 等。

(5)课前演示。课前演示是临床教学正式实施前的一次汇报预演,为顺利开展教学活动做好做足充分准备,及时发现并改进问题。课前演示可以有说课、集体听课、观摩课、试讲等内容。其中说课在备课环节也有,备课环节是主备人说课,一般是课程负责人说本课程的整体教学内容;而课前说课是章节主讲人说课,说本节教学的教学内容、具体教法和学法等。

3. 教学实施   教学实施是临床教学过程的核心环节,教学实施是否成功,直接关系到教学质量。前述所有的环节都是为教学实施而组织的。教学实施必须遵循基本教学规律:教学目的要明确,教学内容要正确,教学方法要恰当,教学结构要合理,教学基本功要扎实,教学气氛要活跃,教学思考要充分,最终达到教学效果要满意。临床教学实施主要有课堂理论教学、临床见习、医学模拟教学和毕业实习等。

4. 教学评价与反馈   教学评价与反馈是对教学效果的界定和反思,是教学质量管理的重要手段,也属于教学活动的环节。教学评价可以是学生评价、自我评价、同行评价、专家评价等;教学反馈是将评价结果反馈教师、反馈学生、反馈教学管理部门等。在临床教学中,教学评价和反馈可以保证教师和学生实时了解教学效果,及时进行调整和修正,以确保最佳的教学效果。

(覃 凯)

第二节   教学计划与教学任务

教学计划是完成人才培养任务的总体规划。教学计划和任务应明确专业人才培养目标和培养要求,确定专业学制与学位,列出主干学科和课程体系并且对课程性质(必修或选修)、课时数、教学进度、授予学分、考核形式等均给予明确,安排课程实践和社会实践等课外活动,确定毕业与学位授予的具体要求等。

一、教学计划和教学任务的概念

(一) 教学计划和教学任务

1. 教学计划   《教育大辞典》界定:教学计划是国家教育行政部门根据一定的教育目标和培养目标制定的各级各类教学和教育工作的指导性文件。由此可见,教学计划体现了国家对学校教学工作的统一要求,因此是学校组织教育教学活动的重要依据。教学计划不仅规定了不同课程的开设顺序、课时分配与学习要求,还对学校的教育活动、教学活动、生产劳动,以及课外和校外活动等作出较为全面合理的安排,是组织教学的基本蓝图,也是制订课程大纲、编写教科书的主要依据。

高等学校人才培养目标和教育教学活动因具有一定的自主性,决定了高等教育教学计划具有一定的差异性。高等教育教学计划是高校根据相应的专业教学思想和培养目标,对特定专业教学活动的整体规划制定的指导性文件,包括专业培养目标、培养要求、课程详细设置和教学安排、生产劳动与课外活动、修业年限和时间分配、毕业形式及学位授予等内容。教学计划是实现高等学校人才培养目标和基本规格要求的总体设计和实施方案,是高校组织和管理教学过程的主要依据,也是学校对教学质量进行监控与评价的基础性文件。

2. 教学任务   教学任务是一个有机的整体,它包括知识的掌握、能力的获得与思想品德的形成等,它们之间相互联系、相互渗透。学校的根本任务是传授知识,高等院校的根本任务是立德树人,在素质教育的前提下通过传递与创新文化来培养合格人才,为社会的发展服务。

(二) 教学计划管理

教学计划管理是学校管理者为了实现预定的教学目标,按照国家统一的各年级学习科目,确定学校工作步调,设置和安排学校课程,指导、控制、总结和评价教学实践及其成果,保证培养合乎规格和标准的人才的活动。教学计划管理是教学计划的制定、执行和检查的全过程,是学校办学特色和培养目标的设计图,依据这个设计图学校全体教职工进行各项工作的组织与协调。教学计划管理不仅是教学管理工作的关键,也应是学校各项管理工作的中心。

高等教育教学活动的特殊性,决定了学科科目没有统一的年级要求,高等教育教学计划管理主要是依据高校的办学定位和办学特色,针对某一个学科或专业,也可以针对学科或专业领域中的某一个主修方向、人才培养的某个方面实施的教学活动规划管理或修订。高等教育教学计划管理涉及范围较广,包括教学计划、教学大纲、学期授课计划、教材和教案等的管理。教学计划管理是高校教学管理的核心,它是通过对未来教学工作和活动的设计,控制和指导整个教学过程,从而使教学活动处于最佳状态,并取得最好教学效果。

(三)临床教学计划管理和临床教学任务

临床教学计划即为针对医学生临床教学活动的总设计和总规划,包括临床理论教学计划和临床实习带教计划两个方面。教学计划是临床医学院培养各类医学人才、组织临床教学活动的主要依据。我国现行的临床医学专业的教学计划,由国务院批准专业目录,经教育部审定并颁发的指导性的教学计划。各院校根据当地的实际与特点,制定具体的执行计划。

临床教学计划管理主要是对临床教学计划的制订、执行、评价和修订环节进行管理,主要是由临床医学院的院长和教学副院长负责,根据临床医学专业的总体培养目标和培养要求制定。临床教学计划管理是临床教学管理的重要组成部分,使临床教学工作有条不紊地进行,为提高医学生的认知能力和实践能力提供强有力的保障。

临床教学任务就是贯彻和执行临床教学计划,为卫生保健机构培养完成医学基本训练,具有初步临床能力、终身学习能力和良好职业素质的医学毕业生。本科医学教育的根本任务还有为学生毕业后继续深造和在各类卫生保健机构执业奠定必要的基础。

二、制订教学计划的原则和程序

(一)制定教学计划的原则

高等院校是培养高素质、高标准人才的基地,因此制定教学计划要紧跟党中央的步调,坚持社会主义办学方向,坚持立德树人根本任务,坚持高等教育基本规律,培养德智体美劳全面发展的社会主义事业建设者和接班人。

教学计划的制定遵循四个基本原则:发挥优势,注重特色;以人为本,发展个性;强化能力,突出素质;完善结构,整体优化。除此之外,高等医学院校制定临床教学计划还需遵循以下特定原则:一是要坚持理论与实践相结合的原则。医学生的理论基础知识较为深奥,坚持理论与实践相结合的原则,才能将理论知识应用到临床实践中,培养学生分析问题、解决问题的能力,提高学生的整体综合素质。二是坚持专业特色,宏观推进教学活动的原则。要着眼于五年临床教学的全过程,仔细审查教学内容,适当运用新技术、新方法丰富教学内容,注意课程衔接的逻辑顺序和知识模块整合的阶段性教学要求。三是坚持以学生为主体的原则。制定教学计划要站在学生的立场考虑,从其认知能力、接受能力、动手能力等方面综合考虑。

(二)制定教学计划的程序

《高等学校教学管理要点》中提到教学计划制订的一般程序是:广泛调查社会、经济和科技发展对人才的要求;论证专业培养目标和业务范围;学校提出本校制订或修订教学计划的实施意见及要求；由院（系）主持制订教学计划方案；经院（系）教学工作委员会讨论审议，校教学工作委员会审定；主管教学校长审核签字后下发执行。有些高校可能还作为"三重一大"事件提交校长办公会和／或党委常委会审议通过。

教学计划不是一成不变的，在保持相对稳定的基础上根据高等教育改革的需要和学校发展的实际需要及时调整、定期修订。很多医学院校都是按照五年培养周期对教学计划进行全面修订。

三、临床教学计划制订存在的主要问题及建议

（一）教学计划制定存在的主要问题

教学计划在制定和实施过程中，容易犯以下错误：计划的制定缺乏科学决策过程；计划的执行缺乏科学组织管理；计划的评价缺少科学系统的评价体系；计划的管理方式偏行政化、各方面人员参与不够。这就导致高等院校在教学计划管理实施过程中，或多或少会出现一些问题。例如，有的高校教学计划制定主体过于单一，有的教学计划学术事务的管理方式过于行政化，有的教学计划缺少审议环节，有的行政管理和教学管理模式不协调，有的教学投入不足、教师教学的积极性不高，有的教师队伍与学生规模不协调等。

医学院校临床教学计划管理中存在的问题主要表现在临床理论教学计划管理中的问题和临床实践教学计划管理中的问题两个方面。临床理论教学计划管理容易存在的问题有：第一，重视医学教育，忽视人文教育。医学生的医学知识固然重要，但人文素养的培育不可忽视，人文素质的提高有助于缓和医患矛盾。第二，教师的知识结构不能与时俱进。临床教师双重角色，要承担大量繁重的临床医疗工作，使他们没有足够的时间去充电和提升。临床教师只有不断学习，适应社会和科学的发展，才能提高教学质量和医术水平。第三，教学计划的评估体系不完善。有些学校教学计划制定好后，五年甚至更长时间不改变，教学计划难以适应科学技术的高速发展，校内很少建立部门去评估教学计划。临床实践教学计划管理容易存在的问题有：第一，医学生在实习过程中缺乏自主意识。医学生不重视实习过程，迟到早退现象屡见不鲜，自主学习意识较差，甚至为了考研、就业等放弃实习，对临床基本技能难以掌握。医学生人文理念缺失，面对患者缺乏耐心，不能进行有效沟通。第二，临床带教老师缺乏责任感。部分带教老师教学意识淡薄，带教内容多为分散的知识，缺乏系统全面的传授。有些老师管理模式较为松散，教学质量良莠不齐。第三，实习过程监管不到位，实习监管制度不严谨，学校对实习生疏于管理，学生也没有形成规矩意识和制度意识，实习随意性强，导致教学质量不高。

（二）改进临床教学计划管理的建议

针对上述容易出现的主要问题，临床教学计划管理应做好以下两方面的工作。

1. 做好顶层设计，科学制订并严格执行临床教学计划。高等医学院校要把教学计划制定作为学校核心工作高度重视，严密规划，要本着对学生、对家长、对社会高度负责的态度去设计、规划教学计划，切实履行完成专业人才培养目标和培养要求，完成课程教学并严格按照培养方案执行课时安排、教学进度、授予学分、考核评价等活动，高质量完成课程实践和社会实践等课外活动，确保毕业与学位授予条件公平公正等。

2. 建立和完善临床专业教学计划的监督、检查体制，保障教学计划的有效实施。通过建立主体多元、过程贯穿、评控结合的动态教学计划管理体系来改进教学计划管理。注意过程管理和目标管理并重，既要加强环节管理，即时监督教学计划落实，对教学计划实施过程中出现的问题及时校正，保证教学任务有效完成；又要加强质量管理，完善质量监控制度，提升教学水平和教学质量。

四、临床教学计划和教学任务制订的依据和主要内容

2016年,为适应新形势下高等医学教育创新发展的需求,我国修订了临床医学专业人才培养的基本标准,印发了《中国本科医学教育标准——临床医学专业(2016版)》。本方案参照了世界医学教育联合会和一些欧美教育发达国家临床医学人才培养标准,提出了适合我国国情的临床医学人才培养规划。该方案反映了临床医学教育的国际趋势、国内现状和社会期待,成为我国各医学院校制订临床教学计划和教学任务的原则性依据。同时,该标准也承认不同地区和学校之间的差异,尊重学校办学自主权,建议各高校参照此标准结合学校办学定位与办学特色制订适合学校发展的教学计划和教学任务,主要内容应该包括以下几个方面。

(一) 办学宗旨及培养目标

教学计划首先要明确高校的办学宗旨,阐述医学院校及临床医学专业的总体框架,包括办学定位、办学理念、人才培养目标等。宗旨的制定应与学校的资源、管理相适应,同时考虑地方与国家、区域与全球对医学的期望和发展的需要,并体现学校历史文化积淀和发展愿景。办学定位应体现学校的办学类型、办学层次、服务面向、发展目标等;办学理念应体现学校人才培养的教育思想和观念。

办学宗旨应重点阐明临床医学生培养的目标及策略,使临床医学生在毕业时达到基本要求。《中国本科医学教育标准——临床医学专业(2016版)》将临床医学本科毕业生的培养目标明确为:应树立正确的世界观、人生观、价值观,热爱祖国,忠于人民,遵纪守法,愿为祖国卫生事业的发展和人类身心健康奋斗终生。基本要求主要体现在四个领域:科学和学术、临床能力、健康与社会、职业素养。

1. 科学和学术领域

(1)具备自然科学、人文社会科学、医学等学科的基础知识和掌握科学方法,并能用于指导未来的学习和医学实践。

(2)能够应用医学等科学知识处理个体、群体和卫生系统中的问题。

(3)能够描述生命各阶段疾病的病因、发病机制、自然病程、临床表现、诊断、治疗以及预后。

(4)能够获取、甄别、理解并应用医学等科学文献中的证据。

(5)能够掌握中国传统医学的基本特点和诊疗基本原则。

(6)能够应用常用的科学方法,提出相应的科学问题并进行探讨。

2. 临床能力领域

(1)具有良好的交流沟通能力,能够与患者及其家属、同行和其他卫生专业人员等进行有效的交流。

(2)能够全面、系统、正确地采集病史。

(3)能够系统、规范地进行体格检查及精神状态评价,规范地书写病历。

(4)能够依据病史和体格检查中的发现,形成初步判断,并进行鉴别诊断,提出合理的治疗原则。

(5)能够根据患者的病情、安全和成本效益等因素,选择适宜的临床检查方法并能说明其合理性,对检查结果能做出判断和解释。

(6)能够选择并安全地实施各种常见的临床基本操作。

(7)能够根据不断获取的证据做出临床判断和决策,在上级医生指导下确定进一步的诊疗方案并说明其合理性。

(8)能够了解患者的问题、意见、关注点和偏好,使患者及其家属充分理解病情;努力同患者及其家属共同制订诊疗计划,并就诊疗方案的风险和益处进行沟通,促进良好的医患关系。

(9)能够及时向患者及其家属/监护人提供相关信息,使他们在充分知情的前提下选择诊疗方案。

(10)能够将疾病预防、早期发现、卫生保健和慢性疾病管理等知识和理念结合到临床实践中。

(11)能够依据客观证据,提出安全、有效、经济的治疗方案。

(12)能够发现并评价病情程度及变化,对需要紧急处理的患者进行急救处理。

(13)能够掌握临终患者的治疗原则,沟通患者家属或监护人,避免不必要的检查或治疗。用对症、心理支持等姑息治疗的方法来达到人道主义的目的,提高舒适度并使患者获得应有的尊严。

(14)能够在临床数据系统中有效地检索、解读和记录信息。

3. 健康与社会领域

(1)具有保护并促进个体和人群健康的责任意识。

(2)能够了解影响人群健康、疾病和有效治疗的因素,包括健康不公平和不平等的相关问题,文化、精神和社会价值观的多样化,以及社会经济、心理状态和自然环境因素。

(3)能够以不同的角色进行有效沟通,如开展健康教育等。

(4)解释和评估人群的健康检查和预防措施,包括人群健康状况的监测、患者随访、用药、康复治疗及其他方面的指导等。

(5)能够了解医院医疗质量保障和医疗安全管理体系,明确自己的业务能力与权限,重视患者安全,及时识别对患者不利的危险因素。

(6)能够了解我国医疗卫生系统的结构和功能,以及各组成部门的职能和相互关系,理解合理分配有限资源的原则,以满足个人、群体和国家的健康需求。

(7)能够理解全球健康问题以及健康和疾病的决定因素。

4. 职业素养领域

(1)能够根据《中国医师道德准则》为所有患者提供人道主义的医疗服务。

(2)能够了解医疗卫生领域职业精神的内涵,在工作中养成同理心、尊重患者和提供优质服务等行为,树立真诚、正直、团队合作和领导力等素养。

(3)能够掌握医学伦理学的主要原理,并将其应用于医疗服务中。能够与患者及其家属、同行和其他卫生专业人员等有效地沟通伦理问题。

(4)能够了解影响医生健康的因素,如疲劳、压力和交叉感染等,并注意在医疗服务中有意识地控制这些因素,同时知晓自身健康对患者可能构成的风险。

(5)能够了解并遵守医疗行业的基本法律法规和职业道德。

(6)能够意识到自己专业知识的局限性,尊重其他卫生从业人员,并注重相互合作和学习。

(7)树立自主学习、终身学习的观念,认识到持续自我完善的重要性,不断追求卓越。

上述四个方面34条,就是国家顶层设计层面的临床医学人才培养基本要求,同时,国家也鼓励各医学院校参照此标准制定自己的临床教学计划和教学任务,明确自身的办学定位,制订专业教育目标和教育计划,对人才培养目标提出更具体的要求。

(二)课程计划和教学方法

临床教学计划和教学任务中,应设置科学合理的课程体系,并阐明所采用的教学方法。

1. **课程计划设置**　高等医学院校应依据医疗卫生服务的需要、医学科学的进步和医学模式的转变,以现代学习理论为基础,制定与本校宗旨、目标、教育结果相适应的课程计划和课程模式。课程计划包括培养目标、预期结果、课程模式、课程设置(课程结构、组成、学分和时间分配)和考核方法等。制定课程计划时应体现加强基础、培养能力、注重素质和发展个性的原则。课程模式可以以学科、器官系统、临床问题、案例等为基础进行设计。

2. **教学方法**　教学方法包含教与学两个方面,包括课堂讲授、小组讨论、基于问题或案例的学习、同伴学习、实验、见(实)习、床旁教学、临床示教、临床技能训练以及社区实践和网络教学等。教学方法应注重培养学生自主学习和终身学习的能力。

3. **课程体系**　课程体系主要包括科学方法教育课程体系、人文社会科学和自然科学课程体系、生物医学课程体系、公共卫生课程体系、临床医学课程体系等。

(1)科学方法教育课程体系：在课程体系中应设置介绍科学方法原理的课程,包括强调分析性、批判性思维能力培养的有关课程、介绍医学研究方法的有关课程、反映循证医学思想的有关课程。医学院校应当鼓励学生参与科学研究,并将学生科研训练纳入课程计划,将原创的或前沿的研究纳入教学过程中,将科学方法原理、医学研究方法包括循证医学观念的教育贯穿整个人才培养过程。

(2)人文社会科学和自然科学课程体系：在临床医学教学计划和教学任务中,一方面,医学院校必须在整个课程计划中构建人文社会科学课程体系,包括医学伦理学、卫生法学、医学心理学、医学社会学、卫生管理学等课程的设置,并调整优化人文社会科学的内容和权重,加强思想道德修养;另一方面,应注重将人文社会科学知识内容和思政道德修养有机地融入专业课程教学中,重视职业素质的培养,实现思政课程和课程思政的双贯通,以适应科学技术和临床医学发展,满足社会和医疗卫生体系当前和未来的需求,满足不断变化的人口和文化环境的需要。

自然科学课程体系则主要包括数学、物理、化学等。

(3)生物医学课程体系：医学院校必须在课程计划中开设生物医学基础课程,使学生全面了解医学科学知识,掌握基本概念和方法,并了解在临床中的应用。生物医学课程体系应包括人体解剖学、组织学与胚胎学、病理学、病原生物学、细胞生物学、医学遗传学、生物化学、生理学、医学免疫学、药理学、病理生理学等核心课程;以及分子生物学、神经生物学、生物物理、生物信息等拓展课程。以上课程也可以整合的形式呈现。核心课程应列为必修课程,拓展课程依培养目标的不同,可列为必修或选修课程。

在课程计划实施过程中,医学院校应当根据科学技术和医学发展以及社会对卫生保健服务的需求调整生物医学课程。

(4)公共卫生课程体系：医学院校必须安排公共卫生相关内容,培养学生的预防战略和公共卫生意识,使其掌握健康教育和健康促进的知识和技能,了解全球卫生的状况,具有全球卫生意识。课程体系主要应包括医学统计学、流行病学、全球卫生、健康教育与健康促进、妇幼与儿少卫生学、社会医学、环境卫生、营养与食品卫生、劳动卫生与职业病学等。

(5)临床医学课程体系：医学院校必须在课程计划中明确并涵盖临床学科内容,确保学生获得全面的临床知识、临床技能和职业能力,在毕业后能够承担相应的临床工作。医学院校应在临床环境中安排临床医学课程,确保学生有足够的时间接触患者,并做出合理的教学安排,临床教学时间不应少于整个课程计划时间的 1/2,在临床教学中实际接触患者的时间不应少于整个课程计划时间的 1/3,保证理论授课和临床见习紧密结合。课程计划还应包括与患者及其家属、同行及其他卫生行业人员的交流,以及早期接触临床的训练。

临床医学理论课程体系应包括诊断学、内科学(含神经病学、传染病学等)、外科学(含外科学总论、麻醉学等)、妇产科学、儿科学、精神病学、眼科学、耳鼻咽喉与头颈外科学、皮肤性病学、口腔科学、中医学或其他民族医学、全科医学等核心课程;以及急诊医学、康复医学、老年医学、肿瘤学、舒缓医学、物理治疗、放射治疗学、临床药学(含抗生素合理使用)等拓展课程。临床医学课程也可以整合的形式呈现。

临床实习时间不少于 48 周,合理安排临床主要二级学科实习轮转,包括内科(其中呼吸内科、心血管内科、消化内科应分别不少于 3 周)、外科(其中普通外科时间不应少于 6 周,且需同时包括胃肠外科和肝胆外科)、妇产科和儿科等科室轮转。临床实习应安排与本校签有书面协议、具有教学资质的临床教学基地(即通过教育和 / 或卫生主管部门评估合格)完成,在临床实践中关注患者和学生的安全。

4. 课程结构　在课程计划中应描述每门课程的内容、课程安排的先后顺序以及其他课程要素,以保证生物医学课程、人文社会科学课程和临床科学课程之间的协调。课程设置应包括必修课程和选修课程,两者之间的比例可由学校根据实际情况确定。

课程整合是医学教育改革发展的趋势,教学计划和教学任务中应鼓励相关学科课程的整合。整合课程包括横向整合,即生物医学基础学科之间或临床学科之间的整合,如将生物医学基础学科的人体解剖学、生物化学和生理学进行整合;或将内科学与外科学进行整合,如消化内科学与胃肠外科学的整合、肾内科与泌尿外科学的整合。还包括纵向整合,即临床医学与生物医学(基础医学)和人文社会科学的整合,如生物医学基础学科与临床学科进行整合,将新陈代谢紊乱和生物化学整合,或将心脏病学和心血管生理学整合。

5. 课程计划管理　在科学设置课程体系基础上,还应进行课程计划管理,确保课程计划的有效实施,并确保课程计划与毕业后医学教育能有效衔接,使毕业生具备接受继续医学教育的能力。

医学院校必须设置教学(指导)委员会,在教学校/院长的领导下,负责审核和/或制定课程计划,以实现预期教育结果。委员会在学校法规条例的允许范围内权衡各学科利益,宏观调控课程。委员会有权指导教学资源的配置,推进课程计划实施,评估学生和课程。委员会中应设有教师和学生代表,以及其他利益相关方的代表。医学院校应当通过教学(指导)委员会制定课程改革方案并加以实施。根据毕业生质量调查结果和社会医疗服务需求等信息,及时修订、完善相应的课程计划。

(三) 学业成绩考核

学业成绩考核也是教学计划和教学任务的重要内容。医学院校必须围绕培养目标制定并公布学生学业成绩考核的总体原则和实施方案。内容包括考核的方式和频次、成绩构成、通过考核的分数、界定成绩等级的标准、允许重修次数等。

学业成绩考核是检验学生是否实现预期教育结果的有效手段,有利于促进学生的学习。医学院校应当积极开展考核体系与方法的研究,采用广泛多样的考核方法和方式,探索新的、有效的考试方法并加以应用,确保考核覆盖科学和学术、临床实践能力、健康与社会、职业素养各个方面。基于考核结果,及时向学生提供具体的、有建设性的反馈意见,以便指导学生更好地学习。医学院校还应建立并实施考核结果申诉制度。

(四) 其他要素

在临床教学计划和教学任务中,高等医学院校还应明确全学程中社会实践活动、生产劳动等课外活动如何安排;对学期、学年、假期进行划分;对毕业和学位授予条件予以明确等。总之临床教学计划是实施临床教学活动的纲领性指导意见,对指导临床教师教学实践,提高人才培养质量具有重大的意义。

(覃 凯)

第三节　课程进度安排

课程是对教育的目标、教学内容、教学活动方式的规划和设计,是教学计划、教学大纲等诸多方面实施过程的总和。广义的课程是指学校为实现培养目标而选择的教育内容及其进程的总和,它包括学校教师所教授的各门学科和有目的、有计划的教育活动;狭义的课程是指某一门学科。

课程进度安排要受到人才培养方案、教学计划、教学大纲、课程表等多方面因素的影响与制约。在临床阶段的教学中,学校已经完成了人才培养方案、教学计划、教学大纲等教学指导性文件的制定,各附属医院只有拟定课程表的自主权,因此,本节只重点地介绍在临床阶段教学中编排课程表的相关内容。

一、课程表的内涵

课程表是指根据学校的教学计划而制定的每学期各专业年级上课的时间表,它是教学运行中的

"线路表",是教学运行管理的重要环节,是医院教学工作的重要内容。课程表的主要功能就是合理组织教学过程的时间、空间和人力,是教学过程的总调度,科学的编排课程表是医院教学工作正常运转,稳定教学秩序的保证。典型的课程表是随着班级授课制度的形成而产生的,其基本特征是以班级为单位,安排到班,每个班级按照同一张课表教学;以学科课程为主要内容,同时兼顾自由活动与师生休息等。

在临床阶段教学中,课程表一般是指对临床理论授课(以下简称"大课")、临床见习(以下简称"见习")进行总体设计安排运行的时间表,在毕业实习中制定的二级学科实习轮转表也是课程表的一种形式,本节主要讨论对大课和见习进行安排的课程表的编排,毕业实习课表的编排可参见本书其他章节的相关内容,本节不再进行阐述。

二、编排课程表应考虑的因素

课程表的编排涉及的因素很多,归纳起来,主要有这样几个方面。

(一) 课程表呈现的信息

我们要考虑一份课程表可以向学生传递哪些信息。本学期开设了哪些课程,多少课时? 每周的课程进度安排怎样? 在哪上课? 上课的科目,内容,上课起止时间? 哪位教师上课,教师是什么级别的? 见习是怎么安排的? 哪些课程是考试课、考查课、选修课? 什么时间考试,在哪考试等等。向学生提供的信息越全面,就越能帮助学生了解本学期的教学进度安排,科学制定学习计划,完成学习任务。

(二) 教学指导性文件

依据教学指导性文件,本学期需要开设哪些课程、学时? 各门课程的重要性如何? 课程的性质? 本学期有多少教学周?

(三) 教学时间

什么时间不能排课? 周学时是多少? 每节课多长时间为宜? 课间休息时间是多少? 每天、每周上多少节课? 每天什么时候安排什么科目的学习?

(四) 教学形式

课程是集中教学还是分散教学? 见习方式是课前见习、是课中见习、还是课后集中见习?

(五) 考试安排

考试形式? 什么时间考试? 在哪考试?

(六) 学生

学生上大课是怎么分班的? 见习是怎么分组的? 每组多少人为宜?

(七) 教师

教师怎么遴选? 教师什么时间可以上课? 每天、每周能够承担多少学时的教学?

(八) 教学设施、场地

有多少教室是可以上课使用的? 每个教室能够负荷学生的人数是多少? 教室怎么分配? 技能中

心、病房能够容纳学生的人数或组数是多少?

(九) 教学任务

如何下达教学任务? 有什么要求?

三、编排课程表

(一) 学习教学指导性文件

1. 学习人才培养方案、教学计划　教学计划是以人才培养方案为依据,由学校统一编排并向各教学单位下达的各专业、各年级的学年教学安排。通过教学计划可以明确本学期各专业、各年级安排的课程有哪些,总学时,周学时等;课程的开课学院;课程的形式,单门课程的总学时数、大课学时数、见习学时数;课程的性质,是考试课,或考查课,或选修课;教学周数,开学时间,放假时间,假期时间;节日放假时间;集体活动时间,如运动会等。

2. 学习教学大纲　明确单门课程具体教学内容有哪些,具体章节的大课和见习学时安排。

(二) 确定学生分班与分组

根据学院现有教室情况,要了解每个教室能容纳的上课学生数,确定同一专业年级可分成几个教学班并行授课,教学班可由几个行政班组成,但一定要控制教学班人数,以保障教学质量。同时将学生分成若干见习组,5~6 人一组见习效果好,一般不超过 15 人。一般情况下,行政班人数为 20~30 人为宜,可以将一个行政班分成 2 个见习组,每个见习组 10~15 人。

(三) 编排教学任务分工表

1. 教学任务分工表基本构成要素　根据学校的教学指导文件和教学班设置情况,制定学院具体的教学任务分工表。教学任务分工表采用表格形式(表 7-1),第一行为专业信息,可包括专业、年级、人数、教学班设置、开学日期等信息;分工表左侧第一列为课程名称;表中填写专业年级开设某课程的学时数,如表格中 A/B,表示专业 1 中开设课程 1 的情况,分子 A 代表大课学时数,分母 B 代表见习学时数;表格最后几行标记总学时、教学周数、周学时数。总学时 E/F 代表专业 1 开设所有课程的大课总学时 / 见习总学时,G 代表本学期开设课程的教学周数,周学时 $H=$(所有课程的大课总学时 E+ 见习总学时 F)$/G$。

表 7-1　教学任务分工表示意表

	专业 1 信息	专业 2 信息	专业 3 信息
课程 1	A/B		
课程 2			
课程 3	C/D		
课程 4			
总学时	E/F		
教学周数	G		
周学时	H		

2. 教学任务分工表下方可加备注,阐述任务分工的一些具体要求,如排课注意事项、教研室上交教学任务的时间要求等。

3. 通过教学任务分工表,可以使学院教学管理部门全面了解本学期的课程开设情况,同时使教研室知道自己教研室所负责课程的开设情况,有哪些专业年级开设了这门课程,学时是多少,以便教研室能够科学合理的安排教学任务。

(四)下达学院教学任务

召开学院教学任务分工会,教研室主任或教学主任、教学秘书参会,下达学期教学任务,明确教学基本要求。需注意以下几个方面。

1. 教师的遴选

(1)教师必须经过岗前培训和岗位培训,取得教师资格,且经过学院教师准入制度考核合格人员方有授课资格;上大课的教师必须有见习带教经历,原则上有过小专业上大课经历的教师才能给大专业上大课。

(2)大课教师职称原则上要求为副高级及以上职称,见习教师职称原则上要求为中级及以上职称。留学生教学职称条件可适当放宽。

(3)临床教师即是教师,又是临床医生,要出门诊或外出参加学术会议,因此,要求教研室落实教学任务时,被遴选教师在签订上课同意通知书的同时,并标明自己的出诊或外出参加学术会议时间,在教学管理部门编制课表时,避开这些时间,做到人性化管理。

(4)教研室上报的授课教师,需经过学院教学管理部门的二次遴选,以确保授课质量。

2. 明确使用教材 下发学期各专业年级教材使用情况一览表,明确使用教材。选用的教材符合专业人才培养方案和课程教学大纲的要求,具有较强的思想性、科学性、先进性和适用性,有利于学生对知识的汲取,有利于对学生的能力和素质培养。

3. 教研室在规定时间内上报教学任务,组织教师准备教学周历。

4. 教研室督促教师完成教案书写和课件制作;在开学前完成集体备课、新教师试讲、新内容试讲等教学活动。

5. 课程的开课学院为其他学院时,如基础医学院(开设课程为临床病理生理、法医学等)、公共卫生学院(开设课程为预防医学、医学心理学、临床流行病学与循证医学、医事法学等)、人文学院(开设课程为医患沟通学、医学伦理学等)、药学院(开设课程为临床药理学等)等,可由学院教学管理部门与其他学院教学管理部门沟通下达。因为这些学院负责全校的教学工作,任务量比较大,学院教学管理部门可以和开设课程的教师、同时开设本门课程的其他临床医学院的教学管理部门沟通协商上课时间,优先满足这些学院教师的上课需求。

(五)编排课程进度表

1. 课程进度表可全面展现学期课程安排的进展情况,可明确每个教学周安排安排了什么课程,大课多少学时,见习多少学时,何时开课,何时结课。制定课程进度表是编制课程表的重要环节。

2. 课程进度表按专业年级进行编制,采用表格形式(表7-2),第一行标记教学周,依次为1、2、3……;第二行在每个教学周下标记该周的起止时间,如2021年春季学期第1教学周的起止时间标记为8/3—8/12,表示为3月8日至3月12日;左侧第1列为该专业年级开设课程名称,左侧第2列为总学时,左侧第3列为大课学时,左侧第4列为见习学时;从课程进度表示意表(表7-2)可以看到课程1在第1教学周安排了4学时大课,在第3教学周安排了4学时见习。课程1总学时 $A1=$ 大课学时 $B1+$ 见习学时 $C1$,全部课程总学时 $D=A1+A2+A3+A4$,周学时 $G=$ 全部课程总学时 $D/$ 总教学周数,其他依此类推。

表 7-2　课程进度表示意表

	总学时	大课学时	见习学时	1 2021/08/03— 2021/08/12	2 15—19	3 22—26
课程 1	A1	B1	C1	4	4	0/4
课程 2	A2	B2	C2			
课程 3	A3	B3	C3			
课程 4	A4	B4	C4			
总学时	D	E	F			
周学时	G					

3. 课程进度表下边可加备注项,明确课程性质,哪些是考试课、考查课、选修课;大课授课地点、见习分组情况;教师职称标记情况,如 A 代表教授、B 代表副教授、C 代表讲师、D 代表助教等教学基本信息。

(六) 编排课程表具体内容

1. 一般将学生每天学习课程控制在 4 门左右,每节课可安排 45 分钟,或者同一课程两节课连排,这样一大节课为 2 学时,90 分钟;见习课 4 学时连排,课间休息 20 分钟,这样便于学生对一门课程进行深入的学习,也有利于教师集中、连贯地上课。

2. 按照课程进度表计划,逐日逐周安排课程学习内容。见课程表示意表(表 7-3),可以看出,学生上课地点在教学楼 * 楼 * 号教室,第 1 教学周,2021 年 3 月 8 日,星期一,上午第一节大课,上课时间 8:10—9:40,课程名称为诊断学,课程内容为心电图,由张三教授讲授;第 10 教学周,2021 年 5 月 10 日,星期一,上午 4 学时,上课时间 8:10—11:30,1 组进行课程 1 的临床见习;第 13 教学周,6 月 4 日,星期五,下午 1:40—3:40 分,在 1 号教室进行课程 1 考试;第 15 教学周,6 月 14 日,星期一,端午节放假 1 天。

表 7-3　课程表示意表

					1 2021/ 08/3 一	9 二	10 三	11 四	12 五	10 2021/ 05/10 一	13 2021/ 06/04 五	15 2021/ 06/14 一
教学楼 * 楼 * 号教室	I|II	8:10|9:40	上午见习各病房	8:10|11:30	课程 1	诊心电图A张三				1		端午节放假
	III|IV	10:00|11:30										
	V|VI	*:**|*:**									课程 1 考试(1:40|3:40)	
	VII|VIII	*:**|*:**									1	

(七) 核对课程表

课程制作完成后,要对所有专业年级的课程表逐日进行核对,确保同一教师在同一时间段内只能给一个专业年级进行授课;核对考试安排日期、时间和使用教室情况,确保在考试时间段能有充足的教室供考试使用。

(八) 执行课程表

课程表核对无误后,课程表正式开始执行。在开学前,确保每位授课教师都已接到新学期课表,保障教学平稳有序进行。

四、编排课程表应注意的问题

1. 课程表的编排一般由学院教学管理部门来完成,在编排课程表前要充分征求各教研室及临床科室的意见,临床教研室不同于非临床的其他学院的教研室,临床教研室工作的开展要结合临床工作的情况,要充分注意临床教学的特殊性,要尽可能方便临床教师和患者,避免医疗、教学、科研工作的冲突。

2. 根据学校教学指导文件,不得随意增加或减少课程门类,增加或减少课程学时数,星期六与星期日尽量不要排课,周学时极限为40学时,给学生尽量多的自主学习时间。

3. 确定教学班班数　同一专业年级学生人数较多时,为保障教学质量,可以分成多个教学班,每个教学班都应有相应的课程表,即有多少个教学班,就应有多少份课程表。同一教学内容最好由同一名教师承担教学任务,保证教学的同质性。

4. 确定见习组数　见习分组人数既要考虑教学质量,又要考虑患者耐受,5~6人一组见习效果好,一般不超过15人。同时根据学生见习分组情况,将同一专业年级的所有课程分成若干课程群,课程群可以是一门课程或多门课程组成,使同一课程群在大课结束时,该课程群所有的见习方向都有见习小组在见习。尽量保证所有见习小组在同一时间段都在进行见习,提高时间效率。同时在见习时,要考虑是课前见习,是课中见习,还是课后集中见习,还有同一三级学科的病房、技能中心最多能容纳的见习组数,确保排课效率。

5. 确定哪些日期不能排课,如国家法定节假日,学校和学院集体活动,如运动会等,这样可以明确每个教学周的有效排课日有哪些。在国家法定节假日前一天下午尽量不要排课,即使安排课程,学生难免不会集中精力学习,影响教学效果。在留学生教学中,注意留学生的民族习惯,如礼拜日,尽量避免排课。

6. 遵循大脑活动的节律　一般上午安排临床专业核心课程上课,下午安排选修课程或离教学地点较远的其他学院开设课程的教师上课。尽量让不同性质的课程交替进行,提高学习效率,克服学习疲劳。

7. 考虑教师的临床工作性质,避开出诊时间和外出学习时间;教师上课时间应当分散,尽量不要集中一周的二三天之内;手术科室的教师尽量安排在上午第一节大课或下午最后一节大课,这样有利于教师安排手术;非手术科室的教师尽量安排在上午第二节大课或下午第一节大课,这样有利于教师在上课前安排好当天的临床工作,不影响教学工作。

8. 注意课程的先后顺序　如应先安排临床专业基础课,如诊断学、外科学总论、手术学、实验诊断学、医学影像学,再安排临床专业课程;先安排中医学课程,再安排针灸学课程;先安排医学心理学,再安排行为医学等。

9. 同一门课程尽量间隔安排,如隔天安排,这样有利于学生预习和复习。

10. 注意同一课程内容的先后顺序。如诊断学教学中,应先讲症状学,再讲其他内容;消化系统疾病教学中,应先讲肝炎,再讲肝硬化,最后讲肝癌;针对同一课程整合系统,授课次序依次为系统理论授课、系统临床思维课、系统试题分析课、系统临床技能课、系统临床见习、系统多元化考试等。

11. 建议同一课程在不同专业年级的授课安排不同的教师,这样方便课程安排,以免上课时间冲突。如同一课程可安排授课教师人数较少,或见习地点不能同时容纳过多的不同专业年级的见习组数,建议同一课程在不同专业年级错时段授课。

12. PBL教学分组情况　有的专业年级安排有PBL教学,学生分组进行PBL教学,每组一般8~10人左右,如果该年级学生人数较多,分组数目相应增多,假设分成8个组,如需同一时间上课,那就需要8名教师,一个科室同时要有8名教师一起上课,考虑对教师的职称和带教经历的要求,对一个科室的压力较大,一般难以满足要求,可以分成两轮授课,每轮4个组上课,其他4个组休息,只需要4名教师即可,但这样做的同时也增加了1倍的学时,无形中增加了课程的总学时数,周学时数也会增加,排课时容易忽略。

13. 注意考试时间的安排　考试根据课程性质,可以采用不同的考试方式,可以分成线上考试或线下考试,还可以有技能操作考试等考试形式,但会增加课程考试的频次,考试时间可以安排在学期最后的2周进行,最后2周学生复习备考的压力就较大,考试效果不一定能够达到教学目的,因此可以采用分散的方式进行考试,一门课程结束时,就进行该门课程的相关考试,建议每周进行1次考试为宜。

14. 要充分考虑提高教室、示教室、教学设备等教学基本条件的充分利用,减少闲置和浪费,充分发挥最佳效益,也要注意教学条件的有限性。

15. 课程表的编制可以采用手工编制和通过计算机使用相应的教学管理软件进行编制,此两种方法都有各自的优缺点。医学课程见习方向比较多,分组相对复杂,同时需要注意的问题比较多(见以上内容),教学管理软件编制后,还需手动调整。

(郭庆峰)

第四节　教 学 准 备

全面提升人才培养质量是高等医学教育的核心工作。临床教学是临床医学人才培养的关键环节之一,规范、高效的课前教学准备是提升课堂教学质量的有效途径,其对规范教学行为、稳定教学秩序、提高教学质量都具有积极的促进作用。

一、集体备课

(一) 定义

临床教学中的集体备课,是以临床课程组为单位,由课程组负责人组织全体教师,集体研讨课程教学大纲和教材、分析学情、讨论教学方法、审定教学设计、反馈教学实践信息等内容的一项教研活动。

(二) 开展集体备课的必要性

集体备课是教学环节中不可或缺的教研活动之一。临床课程组有计划、有组织、有目的地开展集体备课,能够汇集所有教师的教学特长和优势,使教学效益最大化;也可以帮助青年教师成长,促进全体教师教学水平的提升;还可以在集体学习、研讨中发现教学问题,提出创新思路,不断促进教学的改革与创新。

1. 提升临床教学的教育教学效果 教育教学效益的最大化是集体备课的目的所在。集体备课可以促使临床教师通过合作、研讨、实践、反馈,分享集体智慧,从而加深对教材的理解和认识,拓展教学的方法与思路,优化教学设计,更好地适应学情,从而提高临床教学的教育教学效果。

2. 促进临床教师的教学发展 临床教师通过集体研讨,在备课的参与、分享环节中,学习教学设计、教学技巧、教学方法,积累教学资源,不断完善自我,使临床教师的教学能力和水平得到提升。集体备课,还充分发挥了传、帮、带的作用,使青年教师不断丰富和积累教学经验,促进了教学能力的提升,同时,保障了临床青年教师的授课质量。

3. 促进临床教学的研究和创新 集体备课是教学研究与创新的最后研讨环节,它所解决的是教学中最直接、最实际的问题,它可以把临床教学研究理论和临床教学实践有机地结合起来,研讨教学中存在的问题,以及解决问题的新思路与新方法,促进了临床教学的研究、改革与创新。

(三) 开展集体备课的关键问题

1. 制度上约束、流程上规范。高校要认识到临床教学中集体备课的重要性,从制度上规范集体备课的组织、实施、监督、评价等环节,重视集体备课工作的开展及督导。集体备课相关制度的建立和完善,可以使集体备课的组织流程规范化、具体化,便于课程组规范组织集体备课。建立集体备课的评价体系,发挥评价的导向与激励作用,通过评价促进教研组工作的创新发展。专家对于集体备课督导的同时,也可以指导课程组集体备课工作,提出建设性的建议和意见,从而促进集体备课工作的整改,发挥集体备课的优势,有力保障教学效果。

2. 集体备课的变革,求同存异、融入教研。传统集体备课的思维指向是求同,学校对集体备课的基本要求是实现"五统一",即内容统一、目标统一、重难点统一、进度统一、评价统一,以此形成共性化的教学设计。根据"以学生为中心"的教学理念,强调学生的个性化和多样化,因此,临床教学中集体备课的变革导向应转变为"求同存异"。

传统临床教学的集体备课中,主要研讨临床课程相关的教材、学情、教学思路、教学方法等,较少涉及临床教学研究项目的学习和研讨。随着临床教育教学研究理念、方法、技术的飞速发展,教学理念、教学方法的变革,学生学习方式的转变,冲击着传统的集体备课内容,要求集体备课要按照现代临床教学的需求,创新教学设计、教学方法、教学手段、教学评价等,因此,临床教学中集体备课的变革导向要加大教研活动的内容。

(四) 集体备课建设的策略

1. 规范集体备课 高校教学管理部门要制订集体备课制度和规范,并建立督导、评价机制,具体包括指导意见、组织机构、组织要求、备课要求、主讲内容、实施流程、考核评价等,以督促临床课程组集体备课的规范开展。临床课程组要按教学管理部门的具体要求和安排,认真落实和组织,根据教学任务,精心计划、规范组织集体备课工作。备课由课程组负责人主持,发言教师准备教案、课件、说课材料、教学研讨材料等,汇报后,全体教师针对材料和发言内容开展研讨,课程组负责人进行总结,在教学实践之后予以反馈。教学管理部门和教学督导组专家开展督导工作,督促课程组严格按流程开展集体备课,不流于形式,从而确保临床集体备课的效果,使参加集体备课教师的教学态度、教学内容、教学方法、教学技巧及教学效果等得到进一步的提升,使教师的教学反思和教学意识进一步强化。

2. 优化集体备课的组织形式 通过集体备课制度化和相应考评机制的建立,强化课程组及教师对集体备课的重视程度,临床课程组制定学期集体备课计划,由课程负责人组织实施,专家组督导评价,其结果纳入基层教学组织考核体系。集体备课应体现平等、民主、互助、开放,全体教师参与,课程组负责人组织教研活动的全过程,学科带头人发挥专业引领示范作用,发言教师设计并提出富有探究意义的临床教学研讨问题,并提供相关材料,所有教师积极参与,各抒己见。在研讨的过程中,教师们相互启发、集思广益,最终达成共识,形成实施临床教学的基本思路。

3. 丰富集体备课内容　临床教学中集体备课的内容一般包括备教材、备目标、备教法学法、备教学资源、备练习等。研讨内容主要包括分析教材,整合优化教学内容,结合学生的实际情况,把握教材,用好教材;根据教学大纲要求、学生的实际情况,选择合适的教学内容、教学方法、教学手段等,完善教学设计;根据教学大纲要求,设计教学测试和考评。

教学研究与创新是临床教学水平不断提升的重要基础和环节,因此,集体备课的任务和重心需要随着临床教育教学的关键问题逐步调整,要使备课与教研融为一体,在备课中渗透教研,通过教研来促进备课。集体备课的安排计划中应包含教学研究、教学方法、教学技巧、教学评价等内容,备课形式可以多样化,可以采取针对相应研究内容,组织专家报告、专题活动、主题研讨等,使临床教师进行有针对性的学习、研讨,以此丰富集体备课内容,浓厚教学研究氛围,推进教育教学改革,提升教师的教学研究水平。

4. 鼓励个性化的集体备课设计　在临床教学的集体备课中,融入"以学习为中心"的教学思维方式,要求教师在集体备课以及临床教学过程中要以学生的基础和水平为前提,结合学生的学习态度、学习习惯、学习能力等,优化教学设计;尽量避免格式化,适应"以学习为中心"的个性化要求,满足学生的不同需要,减少单一性、增加多元性。

5. 共建课程组教学资源　学科教学资源的建设,对于学科教学发展有着重要的支撑作用,丰富的教学资源,可以减轻临床教师的备课负担,有利于提高课堂教学效率。集体备课过程中应注意开发、建设和积累临床教学资源,实现教学资源的共同开发和利用,有效提升课程组整体的教育教学水平。

二、教案书写

(一) 定义

教案是教师为顺利而有效地开展教学活动,根据教学大纲的要求,结合授课对象的特点,以课时或专题为单位,对教学内容、教学步骤、教学方法等进行设计和安排的一种实用性的教学文书。

临床教学中的教案是基于临床知识点进行教学设计,所承载的是课堂教学的组织管理信息,其思路受教学过程的管理逻辑支配,涵盖教学内容、教学思路、教学设计,具体包括授课题目、教学目标、教学内容、教学步骤及时间分配、教学重点与难点、教学法、教学手段与用具、思考题、参考文献、知识拓展、教学反思等。

(二) 教案书写的重要性

长期以来,在临床教学中,教案起着极为重要的作用,是课堂教学的基础,是保障临床课堂教学质量的关键。教案是每次教学的基本计划,能够明确体现教学目标、教学内容、教学思路、教学资源;教案是授课过程中各教学环节开展的依据,临床教学活动必须按教案中的教学设计有序实施;教案也是将教材、学生、教学方法相结合的临床教学研究成果。

因此,在临床教学中,教案是有效进行临床教学的基础与关键,规范书写教案,能够带动教师的积极性,发挥教案在教学中的作用,有效提升教学效果。

(三) 教案书写的策略

在临床教学中,教案书写要求格式完整、内容全面、方法恰当、手段丰富,重点需写出教学全过程的总体设计,展开教学的主要环节、逻辑顺序及过渡衔接,教学重、难点的突破方法,以及所采用的教学手段、教学方法。

1. 遵循教案书写原则　临床教学中,教案书写要秉承科学性,立足教材内容,紧扣教学大纲,同时结合学生的实际知识层次与要求,明确教学任务,确定教学目标、重点、难点,设计教学过程。教案书写要以学生为中心,教学内容上要适应授课对象的需要,精心设计、突出重点、解决难点,因此,教案设计需要结合课程特点、学生特点及教学内容。教师书写教案要有创新性,不能因循守旧、循规蹈矩,要充分利用教学资源,吸取同行经验,巧妙构思、精心安排。教师书写教案要有一定的灵活性,在临床教学过程中,针对不同教学内容,选择不同的教学方法,还要根据学生的实际需求,灵活地改变教学方法,启发学生思维,针对学生疑点积极引导。教师书写教案要有一定的针对性,临床教学特别是教学查房、病例讨论等实践课,学生由于思维能力不同,对问题的理解程度不同,会提出不同的问题和看法,临床教学进程有可能偏离教案所预想的情况,因此,这类教学中,要充分考虑学生在学习时可能提出的问题,确定好重点、难点、疑点和关键点。

2. 规范教案内容 临床教学中,教案书写一般包括以下几点内容。一是教案封面,应包括课程名称、授课题目、授课对象、授课时间和地点、授课教师的姓名和职称等。二是教学目标与要求,包括知识层面、能力层面和素质层面,知识层面指学生能够记忆关于"是什么"的内容,能够理解关于"为什么"的内容,能够掌握关于"怎么做"的内容;能力层面指运用所学知识分析和解决临床实际问题的能力;素质层面指运用所学知识而发生的行为改变,包括人文教育、科研思维培养、医德医风教育等。三是教学重点、难点,教学重点是一节课所必须解决的关键性问题,要对教学难点进行分析,制定相应的解决方案,使用恰当的方法和手段,便于学生对难点内容的理解。四是教学方法和教学手段,可选择不同的临床教学方法,如直观演示法、讨论法、案例教学法、PBL、CBL 等,教学手段包括多媒体、教具、动画、视频、现场演示、课堂提问和互动、板书等。五是教学过程,应该详细展示整个教学活动的内容设计、方法步骤、时间分配、表达方式、注意事项等,基本教学过程包括导入新课、讲授新课、巩固练习、课堂小结、作业布置、知识拓展等。六是幻灯片和板书设计,幻灯片设计应该有助于课程教学、设计精美、内容简洁、层次分明清晰、富有条理性和逻辑性;板书设计要有启发性和概括性,重点突出明确,布局合理大方。

3. 书写教案要注意留白 临床教学的教案书写中,要注意"留白",即教案要具有一定的开放性。为了在临床实际教学中留有开放、调整的余地,便于师生间的互动共振,教案书写的结构上不要过于封闭和程式化,以便能够适应临床教学新情境的变化,容纳新内容、确立新思路,使临床教师能够在实际教学中灵活应变、适时调整。"留白"的教案能够在备课和课堂教学之间形成一种"张力",有利于临床教师在教学活动中保持一种宽阔的思路和开放的观念,更容易纳入新的内容,适应新的情境,随时改变原有的设计,实现课堂教学的最佳效果。

4. 书写教案要注意教学反思 教学反思是教师对教育教学实践的再认识、再思考,并以此来总结经验教训,进一步提高临床教育教学水平。每节课教案都要留有教学反思的部分,临床教师授课结束后,要对课堂教学内容进行总结分析,总结教学经验,分析学生掌握情况、教学过程中出现的问题、需要进一步改进的方面等,并提出有促进性、针对性的建议,使教师不断提升课堂教学效果,提升教育教学水平。

三、多媒体课件

(一) 定义

多媒体课件是一种把文字、图形、图像、动画、声音、视频等运载信息的媒体结合在一起,进行压缩、编辑和存储,并将这些媒体建立逻辑联系,再运用媒体软件进行综合呈现,集成为一个具有交互性的系统,是课堂教学的辅助手段。

多媒体教学手段的出现和在临床教学中的应用,在很大程度上改变了现有的临床教学模式,促进了临床教学内容和体系的更新,推动了临床教学方法的改革,实现了学习的多元化、主体化,推进了临床教育教学的全新发展。

(二)临床教学中多媒体课件的重要性

随着现代教育技术的发展,信息网络和多媒体技术正在广泛影响着临床教育教学活动,多媒体教学可以形象具体、生动活泼地表现临床教学内容,为优化临床教学质量创造了条件。交互性强是多媒体教学主要的特点,它可以存储大量的信息,还可以实现虚拟世界与现实世界的连接,有助于临床教师为学生创造良好的学习环境,已经成为改善传统临床教学的首选工具。教育部曾针对多媒体计算机技术在日常教学中的应用提出了相关要求,要把教育信息化列入我国的重点工程,加大相关投入,用信息化带动教育的快速发展。

(三)多媒体课件建设的策略

临床教学质量不仅仅取决于临床教师的教学方法和教学水平,多媒体课件也起到了重要的作用,多媒体课件与课堂内容相结合,展现丰富、多样的临床教学信息,创设教学情境,在临床教师的合理引导下,及时有效地互动,才能达到好的教学效果。

1. 遵循多媒体课件制作的基本原则 制作高质量的多媒体教学课件对于提高临床课堂创新教学是至关重要的,多媒体教学应注重课件本身的内容,着眼于临床课堂教学效果。多媒体课件是临床教师根据课程教学大纲,经过严格缜密的教学设计,用来辅助教师向学生传递信息、促进临床知识和技能获取的教学工具,是临床教学信息传递的载体。因此,多媒体课件必须符合医学教育的基本原理,注重教学设计的科学性和合理性,不仅要确保多媒体课件教学内容的准确性、全面性,还要有针对性地合理开展教学设计,这是提高多媒体课件质量的基本保证;多媒体课件还要有丰富的表现力和吸引力,直观模拟微观事物,生动表达抽象事物,突出临床教学的重点和难点,同时,还应注意多媒体课件的艺术设计,使用声音、图像和视频等吸引学生的注意力,从而激发学生的学习兴趣,引导学生主动探索。

2. 丰富多媒体课件的应用 多媒体课件教学可以打破时空限制,拓展临床课堂教学。临床教师在应用多媒体课件时,应正确处理好多媒体教学,与课堂板书、交互、反思之间的关系,突出学生的学习主体地位,充分利用多媒体教学的灵活性、互动性、反馈及时性等特点,改变传统课堂中学生被动学习的现象,提高学生主动学习的热情,使用高质量的多媒体课件帮助学生学习和理解临床知识,为学生营造生动、丰富的学习环境,使教学形式更加灵活、教学内容更加丰富。

3. 加强多媒体课件制作的技术支持 高校应注重培养临床教师信息技术的学习和使用能力。临床教师是教学过程的组织者、实施者和引导者,而多媒体只是携带和传播课堂教学内容的物质工具。"大数据和互联网+"信息时代的来临,颠覆着高等院校临床教学方法和教学手段。在线课堂、翻转课堂、慕课、微课等信息化教学方式的相继出现,将传统临床教学手段与现代信息化教学手段有机地结合起来,因此,多媒体课件的制作要结合教学方法、教学模式和教学设计的改变,不断创新,使其更适合学生的学习。多媒体课件的有效应用取决于临床教师,临床教师应具备信息技术素养、课程与技术的整合能力。高校应开展相关信息技术培训,针对临床教师的不同层次,开展课件制作的基本技能、前沿知识的培训,在培训策略中制定合理的培训内容,促进信息技术与临床学科教学的整合,除了培训多媒体课件的制作外,还需要对信息技术条件下的临床教学理念和模式进行培训。

为丰富临床多媒体教学资源,提供优秀多媒体作品展示,学校可以建立临床教师教育信息平台,通过集体合力打造、合作共建、资源共享等形式,整合资源、建立图形、音频、视频等素材库,收集、提供优秀的微课、多媒体课件、教学案例供教师交流学习。

四、教师授课通知与提醒

教学运行管理是临床教学管理系统中的一项核心内容,是以实现教学计划为目的,编排和执行课程表为中心的管理活动。临床教学运行管理是一个多序列、多层次、多因素的动态过程,是根据各专业的教学计划,对各项教学活动进行合理、有效的组织、指挥和调度。高校正常的临床教学秩序,应该是稳定的、协调的,这是正常临床教学运行管理的重要保证,也是提高高校临床教学质量的重要措施。

(一) 教学任务通知

落实教学计划是高校临床教学管理部门的一项重要工作。首先,要制定出切实可行的教学具体实施方案;第二,要根据临床教学计划制定各专业、年级的教学进程计划表,核定各专业、年级、班级的理论教学、实验、见习、毕业实习、考试考核等的周次安排;第三,根据临床教学进程表核定各系、教研室的临床教学任务计划表,开出临床教学任务通知书,下达到相关教研室。

临床教研室在安排教学计划和任务时,要根据本教研室的人力、物力做出科学、合理地安排,正确处理好教学、科研和临床医疗任务的关系,根据教学计划选派理论任课教师和实验实习任课教师。

(二) 课程安排表通知

编排课程表是临床教学计划运行管理的中心环节,是合理组织临床教学的时间、空间和人力,完成教学计划和任务的关键。教研室在上报教学任务落实情况的同时,应上报临床教师不能授课时间段,避开门诊日等,教学管理部门就可以在编排课表时避开这些时间段,做到课程表的编排精准性高、执行性强。编排好的课表会由教学管理部门通知各教研室,由教研室通知到任课教师查看并确定授课时间,按照教学要求,提前做好各项教学准备工作。

(三) 授课前提醒

组织教学安排的实施是临床教学计划的执行环节。它是按照制定好的课程表,维护临床教学过程正常运行的一种教学管理活动,其主要内容除了解教学信息、控制教学进度以及处理临时发生的一些故障,还应做好临床教师的开课提醒。临床教师需要处理好医疗、教学和科研的关系,保证教学计划的实施。为避免因医疗任务繁忙而出现的遗忘授课,影响正常教学秩序,造成教学事故的发生,教学管理部门、教研室应组织专人负责临床教师开课前的首次通知工作。随着现代信息技术的快速发展,开课前通知工作也可以借助一些教育信息技术平台,自动在既定时间完成对教师的提醒。

五、教学准备方式

(一) 说课

1. 定义　说课是一种以教育科学理论和教材为依据,在精心备课的基础上,针对具体课题或课程,采用讲述为主的方式,系统地分析教材和学生等,并阐述教学分析及教学设计,然后由专家和同行评议,进行互相交流、共同提高的教研活动。

2. 说课的重要性　说课对临床教师业务素质、教学能力的提高起了积极的促进作用,是教师专业发展较为重要的途径。说课也为从事临床教学研究提供了交流、研讨、信息反馈的平台。通过说课,可以促使临床教师认真钻研现代教育教学理论及学科教材,科学合理地设计临床教学方案;还可以综合评价临床教师的理论功底、教学能力,考核教师对学生实际情况的评估能力、使用现代化教学手段的能力、教学组织能力和表达能力;能促使临床教师根据评议意见,进一步优化教学设计,改进教学方法,完善教学理论、教学设计,理清教学思路,使教学理念、教学技能得以提升,从而提高临床教学质量。

3. 开展说课的策略

(1) 重视说课:高校应重视临床教学中的说课教研环节,通过组织说课大赛、基层教学组织评估等活动,鼓励课程组开展说课活动,使临床教师通过说课活动,更新现代教育教学理念、提升教学能力,从而提升课程组教师的整体教学水平。

(2)规范说课内容:在临床教学中,说课内容主要包括以下几方面:①说教材,是要阐述对临床学科教材的理解及把握情况,准确地分析所讲内容与前后章节的联系及结构特点,说课内容在本教材和本章节的地位和作用。②说学情,明确知识目标、能力目标、情感目标的确立是否符合学生实际,分析学生现状与教学内容、达成目标之间的差距,从教材分析及学情分析两方面,共同确立说课内容的教学目标和重点难点。③说教法,是要说明课堂教学设计原则,根据临床教学内容、学生的认知规律,灵活多样地选择恰当的教学方法,使其富有实用性、启发性,能激发出学生的学习积极性及创造性,将主要教学方法与辅助教学方法有机结合起来,并适度、适时地使用教具等教学手段。④说学法,是说明临床教师对学生学习整体情况的了解,通过对学生认知水平、知识层次及认知结构的正确分析,对学生的学法进行指导和引导,体现以学生为主体,满足多样化需要。⑤说教学过程,要说明教学过程中新课引入、教学内容的展开及衔接的自然、合理,恰当使用现代化信息教学技术,丰富教学互动及讲练结合,使教学过程思路清晰,重难点突出,时间分配合理,有效地完成临床教学目标。

(二)听课

1. 定义　听课是指教师听取、学习其他教师的讲课,从而汲取、分享不同的专业知识与教学经验,相互学习、共同提高,促进教学水平与质量提升的一种途径。听课是开展教研活动的主要途径之一,更是开展教学研究的有效手段,提升教师教学水平、业务能力、实现专业成长,提升人才培养质量的有效途径。

2. 听课的重要性　听课是帮助临床听课教师提升教学效果的过程,也是提升临床授课教师自身教学水平的过程。听课对促进新教师快速成长,提高教师教学研究能力、课堂教学水平,加强临床教师间相互学习交流都有着非常重要的意义。

3. 开展听课的策略

(1)建立并规范听课制度:高校应在临床教学中建立并规范同行听课制度,并督促、检查各教学单位听课制度的落实情况。通过听课,临床教师可以互相学习各自的教学特长,借鉴教学优势,发现和诊断自身和他人在课堂教学中存在的问题和不足,促进教师进行教学反思,提升课堂教学研究水平,实现个人的专业成长,提升人才培养质量。

(2)应规范听课的组织形式:临床课程组应在集体备课时,做好听课的安排工作,包括听课的时间、次数、人员、内容等具体要求。临床教师在听课前,须认真审视自己,找准自身教学的短板,针对问题和不足,制定详细的听课计划,有目的地开展听课活动,听课计划包括听课目的、听课学科和课程、听课对象的选择、听课的次数等;听课时需要关注课堂的教学设计、教学方法、重难点的处理、学生互动等提升教学效果的关键因素,或是自身的教学短板;听课后交流是提升教学能力的关键环节,听课者与授课教师交流,可以准确把握授课者课堂设计的意图及问题处理的思路,还可以将发现的教学问题进行反馈,交流反思,互助成长,吸收他人有益的教学经验,不断地改进自身的教学思路和方法。

(三)试讲

1. 定义　试讲是综合检验教学备课情况,在授课前,由教学管理部门组织的模拟上课。通过试讲,可以了解教师对教材内容的理解与掌握程度,了解教师组织课堂教学的能力及水平,目的是评价备课的程度与上课效果,便于教学管理部门对教师的培养、考察与任用。试讲是确认教师授课资格的重要措施,是加强师资队伍建设和教学管理工作的重要环节之一。实行新教师授课前试讲制度,对确保教学质量,提升教学水平,选拔、培养和锻炼青年教师,都具有非常重要的意义。

2. 开展教师试讲的重要性　试讲是综合考评临床教师的学科专业知识、教材分析能力、教学设计能力、语言表达能力、对现代医学教育理论的实际应用能力等的有效手段。试讲制度是选拔合格年轻教师,培养高素质临床教师队伍,提高临床教学质量的重要手段,对于更好地适应临床教学体制改革和课堂教学工作的新形势具有重要意义。

临床青年教师开课前试讲制度是行之有效的提高青年教师教学水平的方法。试讲可以帮助青年教师了解自身在教学中的薄弱环节,扩展教学思路,评议专家可以进行专项的授课指导,帮助青年教师建立授课信心、明确教学方向、调整教学方法、改善授课状态、提高授课技能,使尚缺乏教学经验的青年教师更快地适应教学环境,更好地开展教学工作、锻炼教学能力、提高教学质量。

3. 实行试讲的策略

(1)重视试讲工作:学校教学管理部门应高度重视临床新教师的选拔和培训工作,把试讲工作制度化,制定相关政策并出台管理文件,使试讲作为新教师走上讲台的必经之路。

试讲工作应由学校教学管理部门组织,评议人员由教学管理部门、教学督导组、教学管理专家、教师所在教研室相关人员组成。试讲对象为新进、新开课、授课内容调整或授课评价较低者。试讲教师进行试讲后,评议人员主要针对试讲者在教学过程中的备课情况、内容把握,教姿教态、语言表达、板书设计、教学方法等方面存在的问题,分别进行点评,并提出详细、具体、切实可行的改进意见。

(2)教师试讲的准备:临床教师应在试讲之前做好充分的备课工作。根据教学大纲要求,全面深入地掌握与分析教材,对原有知识结构进行调整、归纳总结,抓住教学重点,联系临床实际,设计教学手段和方法,准备教案、讲稿、多媒体课件、教具等授课材料。

授课时要语言流畅、音量适中、教学用语规范,内容讲授要阐述准确、概念清晰、条理分明、论证严密、逻辑性强、有系统性、重点突出、循序渐进、教书育人,板书布置合理,适当地利用各种教具,教学方法运用得当,教学组织合理。

临床教师在试讲中可以检验自己的水平和能力,找出自己的不足,并根据评议专家的建议进一步改进和完善教案、讲稿、多媒体课件、教学方法以及语言表达能力,进而提高课堂教学水平和教学质量,为未来的临床课堂教学工作做好准备。

(四) 观摩课

1. 定义　观摩课是指教学管理部门集中组织开展的,探讨临床教学规律、研究教育教学方法、推广教学经验的一种教学研讨活动。观摩课是优秀课堂示范活动,能够展现授课教师深厚的教学功底,科学有效的教学组织能力,进而达到深入探讨教育教学规律,传播前沿教学理念,提高广大教师专业素养的目的。观摩课可以是观摩优秀教师的教学,目的是向优秀教师学习,并锻炼分析课堂教学的能力;也可以是为了开展教学研究工作而进行的观摩教学,从课堂教学实践中总结经验,提高教师综合教学能力。

2. 开展观摩课的重要性　临床教学中,观摩课是教学研究的重要形式,是提高临床教师教学水平的有效措施之一。观摩课中,临床教师对于教学本质和教学规律的认识,对教材内容的理解与处理,对教学方法的选择,对整体教学的设计,对重难点的处理,与学生的互动,都能够达到教学目标完成度高、教学过程把握有度、学生参与度高、教学设计新颖。通过开展观摩课教学活动,可以推广临床课堂教学经验,促进青年教师学习教学技能,加强教师之间的学习交流,达到相互学习、相互借鉴、共同提高的目的。

3. 开展观摩课的策略　观摩课的核心作用在于交流研讨和导向示范。高校教学管理部门应组织观摩课,将观摩展示活动作为临床教师的培训项目,使其成为提高师德修养,提升理论水平和教学能力的有力措施之一,同时,成为发挥优秀教师的引领示范作用、优秀课堂教学成果的示范效应、展示优秀教学改革成果的平台。

观摩课展示的是临床教师的教学思想、理念、方法、技能,作为一种先进理念、一种发展趋势、一种改革创新的体现和示范,要能引领临床教学改革和反思。观摩课中,被观摩教师应体现临床教学研究目标和定位,展现如何把握教学重、难点,如何科学合理设计教学流程,如何灵活运用教学方法,如何体现以学生为中心等。观摩课结束后,观摩教师应开展教学反思和学习,学习所观摩课教师的教学理念、教学设计、教学经验,也可以对所观摩内容提出不同的见解,最终,通过集体研讨、个人反思,进一步开展临床课程教学改革的研讨与反思,进而促进临床课程教学改革的不断完善,提升课堂教学效果,达到促进临床教师专业发展,提高临床教师课堂教学能力,推动课程教学改革的目的。

(李新芝)

第五节 理 论 教 学

临床理论教学是高等医学教育的重要组成部分,是医学人才培养的重要实践阶段之一,是教师系统传授医学理论知识的关键教学过程,是学生获得临床思维和分析解决实际问题能力的重要环节。有效提高临床理论教学质量,是全面提升医学人才培养质量的有效途径之一。

一、课堂教学过程与分析

(一) 课堂教学过程的定义

课堂教学过程是教师依据一定的培养目标和教学要求,有目的、有计划地引导学生在课堂教学中学习知识和技能的教学活动过程,也是教授并引导学生掌握知识、技能,培养扎实的临床执业能力、良好的医德医风,促进学生德、智、体、美、劳全面发展的重要过程。

课堂教学过程是由教师、学生、教学内容三个基本要素构成,三者相互影响、相互促进。课堂教学过程管理就是要让教师与学生在双方都明确教学目的的前提下,充分发挥教师的主导作用,调动学生学习的主动性和积极性,以期达到最佳课堂教学效果。

(二) 课堂教学过程的任务和意义

在临床教学中,课堂教学过程基本上是对医学的认识过程,是认识活动、个性心理活动、反复训练应用相结合的一种教学过程。课堂教学过程是临床教学的基本教学形式,是临床理论教学的主要环节。课堂教学过程包含三项基本任务,一是传授基础医学知识、临床医学知识和临床基本技能,使学生能掌握、运用所学的知识和技能;二是注重培养和发展医学生的智力、能力,要培养学生善于学习和运用所学知识,提高独立分析、解决问题的能力;三是把德育教育放在重要的地位,培养学生坚定社会主义信念、具有良好的道德品质和医德医风。

(三) 课堂教学过程实施及管理的策略

在课堂教学过程中,由临床教师引导学生集中学习本学科的基本理论、基本知识和基本技能,深入理解和掌握其内在实质,以及本学科和其他学科的相互联系。

1. 注重课堂教学过程的内涵 在临床教学中,课堂教学过程的基本内涵,主要包括以下五个方面。一是调动学生的学习积极性。在临床教学的课堂教学过程中,教师应该采取一些有效策略,调动学生的学习积极性,激发学生的学习动机,引起学生学习的兴趣,同时培养学生的责任感和使命感等,便于促进学生自主学习动力的提升。二是指导学生理解、掌握教学内容。临床教师要启发、指导、引导学生开展积极的思维活动,培养学生的临床思维能力,使其在获得感性知识的基础上,经过学生自己的思维加工,理解、掌握临床教学内容。三是知识巩固与强化。临床教师向学生提出记忆的内容要求,并指导学生如何增强记忆,着重培养学生理解记忆临床知识的能力,也通过课堂教学过程,加强复习和练习,使学生把所学的知识和经验,牢固记忆、巩固强化,从而,达到巩固知识经验的目的。四是提高知识运用能力。临床教师要引导学生强化对临床知识的理解,将所学知识运用于临床实践,并重点培养分析、解决临床实际问题的能力。五是评估课堂教学效果。教学效果的测量和评价,是保证课堂教学过程良性循环,提升临床教学质量和学习效果的重要途径,因此,在临床教学过程中,应注意开展教学效果的测量和评价,还应引导学生开展自我评价,增强学生学习动机、提高学生学习能力。

2. 关注课堂教学过程的组织

(1)教师要做好课前的教学组织工作:使学生在课前调整学习状态,在课堂教学开始时尽快进入上课状态,确保课堂教学的效果。

(2)在课堂教学开始时,可以进行课前复习提问:有目的地针对上一节课所要求的复习内容,精心设计提问问题、临床案例等,考察学生对知识掌握、理解和复习的情况,督促学生课后复习,加强学生对于知识的理解和巩固。

(3)教师要做好新课导入:设计好一节课的导入环节,可以为本节课的顺利进行打下良好的基础。良好的导入环节可以使学生集中注意力、激发学习兴趣,活跃课堂气氛。问题或案例的导入可以引发学生思考,让学生带着问题去学习,促使其主动寻求答案,进行探索式学习。内容上可以进行新旧知识的衔接,自然地引入新知识,使学生找到新旧两节课内容的关联,构建完整的知识体系,便于对知识的记忆与运用;阐述新课的主要内容及教学程序,明确学习目标和要求,有助于学生有目的、有准备地积极参与教学。导入语、问题、案例等,要针对教学内容的需要,设计导入形式和导入内容;导入部分要简洁,导入的时间不宜过长;导入要能激发学生学习兴趣、调动学生情绪、集中学生注意力。导入形式有临床情境导入法、问题导入法、悬念导入法等。

3. 课堂教学过程 在课堂导入之后,对新知识进行讲解,需要对整个课堂的重难点进行把握,并讲解清楚。本环节是课堂教学的最重要的部分,时间和内容比重最大。在临床教学的课堂教学过程中,要注意语速、语气、神情、教学方法的变化等,运用适当的板书,使课堂生动、重点突出、吸引学生注意力。

(1)课堂教学需要注意的内容:教师在临床教学中的新课讲授要注意以下几点。一是课堂教学中要注意学生的主体地位,根据学生、环境、教学内容等因素的变化,调节控制临床课堂教学行为,维持教学秩序,集中学生注意力,激发学生学习兴趣,调动学生学习积极性。二是在临床课堂教学中,要精心选择教学方法、注意教学组织有序、设计巩固练习、随堂测试,并关注教学评价反馈,控制教学节奏,适时调整教学方向,便于临床课堂教学目标的达成。三是临床课堂教学中要注意反馈信息的收集和利用,要求教师通过信息收集和反馈,及时修正教学速度、方向及方式,动态调整教学行为和教学内容。四是注意通过有效措施维持课堂纪律,课堂纪律直接影响教师和学生对教学信息的输出、接收和反馈,它必须由师生共同努力来管理;师生间信息交流频繁,可以增加教学内容、行为对学生的吸引力,是维持课堂纪律的重要途径。

(2)课堂教学中教学方法的选择:临床教师需要在现代教育教学理论的指导下,熟练地把握各类教学方法的特性,从而根据教学目标的达成需求、学科知识内容和要求、学生的学习态度和掌握知识的能力、教学环境与条件、教师自身素质,科学、合理、灵活、多样地选择教学方法,通过有效运用教学方法,达到课堂教学效果的最大化。

讲授法:是临床教师运用简明、生动的口头语言向学生进行示范、呈现、讲解和分析教学内容的教学方法,它通过叙述、描绘、解释、推论来传递信息、传授知识、阐明概念,其间可以借助临床图片、模型、视频、动画、网络资源等辅助课堂教学。课堂讲授要重视内容的科学性、思想性、启发性,语言要生动形象、富有感染力,讲授内容条理清楚、通俗易懂,尽可能音量、语速要适度,语调要抑扬顿挫。讲授法的优点是教师容易控制教学进程,能够使学生在较短时间内获得大量系统的科学知识;缺点是学生学习的主动性、积极性不易发挥,容易出现教师满堂灌、学生被动听的局面。

讨论法:是在临床教学中,根据教学的需要,在教师的指导下,学生以小组为单位,围绕临床案例、教学核心问题等,通过讨论活动,获得知识、巩固知识、应用知识的一种教学方法。讨论前,临床教师应根据教学目标精心设计讨论内容,使其具有吸引力,能够提升学生分析、解决、运用知识的能力,同时明确讨论具体要求、步骤、环节;讨论时,要围绕教学中心目标,联系实际,使每个学生都有参与、发言的机会;讨论结束时,教师应进行小结,概括讨论的情况,并给予评价。讨论法的优点在于能更好地发挥学生的主动性、积极性,有利于培养学生的独立思维能力、语言表达组织能力、团队合作精神,促进学生灵活地运用知识,使学生达到对课堂记忆深刻的目的。讨论法的缺点是教学质量和效果受干扰的影响因素较多,如对于教师的课堂掌控能力要求较高,教学气氛容易受到参与同学素质、表达能力、对讨论问题的关注程度等因素的影响,教学目标的达成度可能会因受到影响而降低。

演示法:是临床教师在课堂教学中,通过展示各种实物、教具、模型,或进行示范性实验、操作,让学生通过直观感受,获得感性认识的教学方法。临床教师应根据教学内容、教学目标,正确而合理地选择直观演示方法,并恰当地应用于教学,从而,提高课堂教学效果。演示法的优点是为学生提供直接观察学习的机会,直观理解教学内容及其在实践中的运用,教师和学生可同时进行言语交流和视觉呈现。缺点是对于教具、教学场地、教学条件的要求较高,学生的注意力容易受到影响,不容易很快进入下一个教学环节。

临床模拟教学法:是在课程教学中,结合角色扮演,模拟临床场景,以学生活动为主体的教学方法。临床教师需要根据教学需要提前设计内容、场景、脚本、环节、步骤等。临床模拟教学法,具有直观性、综合性的特点,有利于提高学生在临床场景中的理论、技能、人文等综合素质、团队合作精神、临床应变能力和沟通能力。临床模拟教学法的缺点是对带教老师的设计、组织、场面把控能力的要求较高,教学效果受学生参与度、积极性等多种因素的影响。

任务驱动法:是临床教师给学生布置探究性的学习任务,如病例分析、拓展知识、拓展问题等,学生需要查阅文献、资料,并对知识体系进行整理,解决、分析病例或问题,并在课堂教学中汇报、讲解,最后由教师进行总结。任务驱动教学法可以是小组为单位进行,也可以是个人为单位进行,要求临床教师布置任务要具体,全体学生参与互动,以达到共同学习的目的。任务驱动教学法的优点是可以让学生在任务完成过程中,培养分析问题、解决问题的能力,培养学生独立探索精神、合作精神。任务驱动教学法的缺点是对于学生的主动参与性、学习积极性的要求较高,容易因此降低教学效果。

4. 课堂教学中的课堂提问　在临床教学的课堂教学过程中,需要对旧知识进行回忆,或者需要学生做出反馈时,都可以进行课堂提问。问题设计要根据教学目的、教学内容、实际教学需要,要有启发性、有思维价值,能激起学生的求知欲望,提问要层次分明、思路清晰。

5. 课堂教学中的知识巩固　在临床新知识讲解完之后,需要对所讲述的知识内容及时巩固,增加学生对知识的记忆和理解,还可以及时了解学生对知识的掌握情况,进一步调整教学。课堂训练巩固环节要围绕教学目标进行,形式可以多样化,可以采用知识点回顾、案例分析、习题、测试等形式,了解学生的掌握情况,指出学生存在的问题和不足,促进学生调整学习状态,达到更佳的学习效果。

6. 课堂教学中的课堂总结　课堂教学中的课堂小结要紧扣教学目标,进行知识点、方法的总结,突出重点知识和技能,语言简明扼要,还要有对学生学习的评价。这有助于学生掌握知识的重点、知识的系统性,并且为学生进一步学习搭建桥梁、埋下伏笔。

7. 课堂教学中的课后学习任务　为加深学生对于临床知识的理解和掌握,在课堂总结之后,可以布置课外作业,如临床案例分析、课后练习、课后训练;或是布置课外自学内容,如视频学习、文献阅读、资料查询学习等,以此,巩固课堂所学知识技能、拓展课堂教学内容。

8. 课堂教学中的教学评价　课堂教学效果评价是对课堂教学目标达成、实施过程效果的评价,课堂教学效果评价包括教师的教和学生的学两部分。通过评价目标的引导,指明教师的教与学生的学的目标要求,及时了解目标达成度,使教师的教不断地调整与改进,学生的学不断地强化与提高。评价方式可以是学生自评、学生互评、教师评学、学生评教。通过评价发现不足,促进课堂教与学的不断完善、改进提高,更好地实现课堂教学目标,促使师生共同发展。

二、随堂测试

(一) 定义

对学生进行测试是检测学生学习掌握情况的必要手段。随堂测试是由教师在课堂教学环节中根据需要,在课堂上对讲授完成的教学内容实施的小型测试。

随堂测试可以检测学生课堂学习效果,帮助学生理解所学的课程内容,具有形式多样、方式灵活、操作方便等的特点,对提高教师的教学效果和学生的学习积极性起着非常重要的作用。

(二) 实施随堂测试的重要性

随堂测试可以实时考察学生掌握知识点的情况,有利于临床教师发现教学中存在的问题,及时调整教学计划和方法;可以直观地反映学生的阶段性学习成果,能够为学生明确学习目标和努力方向;可以促进学生的学习积极性,对学生形成良好的学习习惯具有很大的帮助;随堂测试在学生对授课内容的学习、巩固、掌握等方面的正面作用也是非常显著的。

(三) 实施随堂测试的策略

1. 随堂测试要有目的性、及时性、连续性、系统性。临床教师应首先确定学期教学目标,将目标分解到教学的各个阶段,在本节课中,围绕当堂内容中的重点,及时地通过习题练习的方式,进一步向学生明确重要知识点,加深学生对知识点的认识和理解,提高学生对知识点的应用能力。随堂测试不仅便于学生及时认识、改善自身的学习方案,积极投入到平时的课堂学习当中,也便于老师及时掌握学生的知识反馈,调整教学方案,因此,临床教师在测试后应进行有针对性的辅导,针对知识掌握的薄弱环节开展反馈、讲解、辅导。随堂测试可以开展形成性评价,也可以将成绩计入课程的过程性评价中,以此,提高学生对随堂测试的重视度。

2. 随堂测试题目的设置　要在充分考虑学生基础的前提下,明确学生所存在的薄弱环节,有针对性地设计;题目设置要适当确定难易程度,不宜过难,如果题目偏难,会对学生学习兴趣造成打击,不利于整体教学效果的提高。常见的临床测试题型有选择题、配伍题、病例分析题等,包括 A1 型题(单句型最佳选择题)、A2 型题(病例摘要型最佳选择题)、A3 型题(病例组型最佳选择题)、A4 型题(病例串型最佳选择题)、B1 型题(标准配伍题)。

3. 临床教学中,随堂测试的时间节点可以在课前,便于了解学生上节课的知识掌握及课后复习的情况;可以是在关键知识点讲解结束后,及时、有针对性地了解学生的听课情况、知识点掌握情况;可以是课堂结束时,能够对整堂课程的内容进行回顾。

4. 随着现代化信息技术的发展,界面清晰、操作简单、流程简便的随堂测验工具日渐丰富,使得课堂测试可以更为便捷地开展,教师可直接查询每道题目的正确率和各选项被选情况,精准、轻松地了解学生的测试结果和对知识点的掌握情况,学生也可以看到答题情况和答案解析,从而,便捷、高效、灵活多样地检测教与学。

三、辅导答疑

(一) 定义

辅导答疑是课堂教学的必要补充,是完善、充实课堂教学内容,查漏补缺、因材施教,提升课堂教学效果的重要措施和手段。辅导是教师帮助学生自主学习和复习的方式,答疑是教师回答学生提出的疑难问题,辅导答疑的形式可以是个别辅导或集体辅导。

(二) 辅导答疑的重要性

辅导答疑是课堂教学的补充和延伸,是为了帮助学生解决学习中的疑难问题、拓展课堂教学内容,从而指导学生自学,启发学生思考,帮助学生改进学习方法、拓展知识结构和内容。辅导答疑可以实现对课堂教学拾遗补阙、弥补课堂讲授不足、扩展知识体系,深入、强化课堂教学效果,检查教学效果、获取教学信息和反馈、进一步反思和完善课堂教学,从而,有利于学生提升学习质量,教师提高教学水平和教学效果。

(三) 实施辅导答疑的策略

1. 重视辅导答疑的开展   高校教学管理部门对在临床教学中开展辅导答疑的重视度有待提高,应进一步健全、落实临床教师辅导答疑制度,明确辅导答疑是教师教学工作的一部分,要增强师生对辅导答疑的正确认识,并要求教师丰富辅导答疑途径,拓展辅导答疑的媒介和平台,提升辅导答疑的效果,为学生提供全程性、实质性学业指导。从而,使教师在答疑过程中不断提升和完善课堂教学效果和质量,学生在答疑过程中满足个性需求和发展。

教学管理部门应该要求临床教师除了完成课堂教学任务外,还要深入到学生中,了解学生的学习情况,辅导学生开展自学,并及时解答学生提出的教学相关问题。辅导答疑要做到有计划、有记录,注意在辅导答疑过程中,不得泄露考试相关内容。课程结束后,临床教师要向课程组汇报课程的辅导答疑情况,课程组要定期对教师的辅导答疑情况进行督导、检查,可以将临床教师对学生的辅导答疑情况和学生对辅导答疑的反馈,作为教师教学的监督与评价手段之一。

2. 规范组织辅导答疑活动   临床教师应将辅导答疑活动和课堂教学联系起来,将辅导答疑作为课堂教学的有效补充部分之一,在辅导答疑中,引导学生多思多疑,培养学生对学科的兴趣,教授学生掌握新知识、新进展的学习方法,并根据学生的实际疑难问题,进一步反思、改进课堂教学,实现教学相长。

辅导答疑根据教学目标和实际教学需要,可以开展集体辅导或个别辅导。集体辅导,是临床教师为了配合课堂教学进度,针对多数学生存在的共同性的教学内容、教学方法等问题集中解答,对学有困难的学生,主要是帮助其理解教学内容、掌握学习方法。个别辅导,是针对学有余力的学生,为学生提供参考文献、资料、书籍等学科相关新知识和新进展,开拓学生的知识面、重建知识体系。临床教师应随着现代教育信息技术的发展,根据课程的学科特点、知识结构特点,不断改进辅导答疑方式,选择更加便捷、灵活、多样,并且适合学生,能被学生乐于接受的答疑方式,如面授、网络教学平台、QQ、微信、电话、邮件、论坛等。通过辅导答疑,为学生解答课程学习过程中的相关问题,同时,及时收取学生的反馈意见,进一步优化辅导答疑方法、手段和内容,提升课程教学效果。

临床教师在辅导答疑前应做好充分准备,注意因材施教,注意启发学生思维、开拓学生的学习思路,与此同时,采取各种途径收集和分析学生的疑难问题,了解学生学习中存在的问题、意见和要求,有针对性地开展辅导、答疑、学习学业指导,以此,调动学生的学习主动性与积极性。辅导答疑时,除了解答学生的疑难问题,还应指导学生的课堂学习、阅读参考书籍、查阅文献资料的方法,促进学生学习效率的提高。辅导答疑后,要善于发现教学工作中存在的问题和不足,及时总结经验,不断改进教学方法和手段,提升教育教学水平。

(李新芝)

第六节 临 床 见 习

临床见习是临床课程的重要组成部分,通过临床见习,使学生熟悉临床医学特点及诊疗常规,并训练其临床思维及基本技能,达到培养学生理论知识联系临床实际的目标。临床见习对于医学生理解和巩固理论知识具有不可替代的作用,也是临床教师教学能力培养的重要途径,应该认真组织实施。

一、临床见习的概念

见习指初步接触工作岗位的人在现场学习。临床见习是医学生本科教育中的重要实践环节,是培养学生理论知识联系实际,训练临床基本技能和正确诊疗思维的重要途径。临床医学专业的见习课程是在讲授临床理论课程期间,在临床老师带教下进入医院病房,初步接触患者和认识各种临床常见病、多发病的学习过程,是了解临床工作基本程序,初步学会各种临床操作的手段。

二、临床见习的作用

(一)临床见习起到理论联系实践的作用

临床见习是课堂理论教学与临床实践相结合的桥梁,是医学教育极为重要的环节。通过临床见习可以了解医生的诊疗过程,促进基础医学课程的学习。在临床见习中学生直接与患者接触,大多极感兴趣,学习的主动性和积极性很高,是学生向往的学习方法。并且学生通过临床见习所学的知识最直观、最实用,印象最深刻,有助于巩固加深理解和记忆,有助于建立以学生为中心的自主学习模式,强化临床课程。临床见习是培养和提高医学生运用所学理论知识进行逻辑思维的必须阶段,是实现由医学生向实习医生角色转变的重要环节,通过见习增加学生临床分析和临床操作的锻炼机会,增加所见到的病例和病种数量,为今后的毕业实习打下坚实基础。

(二)临床见习起到早期接触临床的作用

早期接触临床是世界各国高等医学教育的课程改革趋势之一。早期接触临床可以使医学生在实践中增加感性认识,提前培养学生的社会意识、服务意识和专业意识,体会医生对患者、社会健康的责任,训练与患者交流的能力,激发学习兴趣,培养学生主动获患者取临床知识和技能的意识。通过临床见习,可以让学生接触临床环境,接触,实现理论—实践—理论的过程,发挥其了解专业、推动今后学习的作用。通过临床见习,使学生熟悉临床医学特点及基本诊疗流程,充分发挥医学生在医院学习生活的优势,促使学生尽早深入接触临床,增强对疾病诊治全过程的感性认识,并对其在课堂中所学的理论知识进行验证和巩固,有助于增强对医院环境和医生职业的了解,有助于提高学习兴趣、开阔视野。

(三)临床见习起到提高能力素质的作用

临床见习能够切实培养医学生的临床诊疗思维能力,提高临床基本技能,训练病例书写、信息处理等能力,初步培养学生的临床意识。通过临床见习能够塑造医学生的职业道德和人文情怀,培养良好的工作态度,加强医学生人际沟通、团队协作的能力,增强医学生与患者交流沟通和适应社会的能力。临床见习有助于医学生能力与素质的全面提高,是根据国家要求实现培养卓越医师 2.0 计划的重要途径。

三、临床见习的目标

(一)总体目标

临床见习的总体目标是培养不仅具有创新精神和实践能力,具备基本理论、基本知识和基本技能,更具备高尚职业道德的高素质医学人才。临床见习的具体目标应在讲授相关章节的理论课后制订,其目的是使学生把新学习的理论知识运用到临床实践中去,以达到强化知识、训练技能和提高素质的目标。一般见习之前应先制订明确的目标,包括能力目标和素质目标。

(二)能力目标和素质目标

1. 能力目标　即基本临床能力目标。如通过临床见习,引导学生培养正确的临床思维方法,提高学生问诊的技巧,指导学生掌握正确的体格检查手法,教会学生分析和阅读化验、检查报告单,指导学生熟悉病历书写规范等。

2. 素质目标　具有较广泛的内涵,重点在于培养学生形成良好的医德医风,让学生养成以患者为中心的思想,例如如何在询问病史和体格检查中表现出关心、体贴患者的态度,以取得患者及家属的信任和支持等。注重培养学生的人际交往能力,应鼓励学生与患者、陪护、护士、医生交流,要求学生懂得尊重,形成为患者服务的思想。在临床见习中适当融入课程思政,通过课程思政提高学生的综合素养,是课程思政融入实践教学的重要途径。

四、临床见习的模式

我国临床医学专业学制一般为 5 年,之前的 2 年学习解剖、生理、病理、药理等基础课程。从大三开始进入基础临床课程学习,如外科学总论、诊断学等课程。进入大四之后进一步完成内科、外科、妇产科、儿科、眼科等临床课程的学习,并且在这段时间内安排各个科目的临床见习。临床见习基本安排在各附属医院进行,目前我国大学附属医院的见习课程主要为大班级见习模式,老师上完理论课后,学生以班级为单位,以两学时为节段,进入临床医院相关科室,在带教老师的带领下,完成见习过程。临床见习模式根据不同的时间安排、见习方式和方法、见习内容可进行以下分类。

(一)临床见习的时间安排

根据不同的时间安排,临床见习可分为课间见习和集中见习两种模式。

1. 课间见习　课间见习是在完成每一章节课堂理论教学后进行的临床见习。课堂理论教学的时间一般安排在上午进行,下午立即对所学内容进行课间见习。也可以以班级为单位每周安排 2~3 次课间见习,每次 4 学时,对所学科目和章节进行跟踪学习。课间见习教学模式的优缺点:①小组化的模式使带教老师能耐心指导、规范示教,易于培养学生良好的医德医风;②有助于直观立体了解疾病,巩固了学生的理论知识,理论和实践紧密连接;但课时较多,学生对疾病的系统化认识稍差;③有助于提高学生的分析能力和自学能力,学生的学习兴趣和积极性高;但部分学生觉得学过就看,时间安排仓促,不适应这种教学模式。

2. 集中见习　集中见习是在完成全部章节课堂理论教学后再集中安排 1~2 周时间进入医院见

习。集中见习模式学生见习时间集中,周期较长,见习期间每周可以完成一份完整的住院病历。集中见习教学模式的优缺点:①有利于学生的理论知识系统化,学生能书写完整病历;但理论和实践脱节,不利于疾病的诊疗和认识,学生与患者的交流较差;②有利于理论课教师的集中授课,但大课的效果较差,对于所学的基本知识遗忘较多;③便于管理,但由于人数较多,易流于形式,学生纪律松散;④不能满足学生对分析问题与自学能力培养的需求,临床动手机会少。

(二) 临床见习的教学方式和方法

1. 临床见习的教学方式　　临床见习以床旁教学方式为主,还可进行模拟教学、情境教学、案例教学等多种教学方式。通过病例示教、病例讨论、教学查房、案例、标准化病人(SP)、翻转课堂等多种方式进行教学。

2. 临床见习的教学方法　　临床见习可采用多种教学方法以进行启发式教学,每种教学方法可单独应用或互相结合。以下是几种常用的临床见习教学方法。

(1)以问题为基础的教学法(problem-based learning,PBL):PBL是一种以临床问题激发学生学习动机并引导学生把握学习内容的教学方法。其实质是以患者问题为基础、以学生为中心的小组讨论式教学。该方法强调以学生为主体,以促进学生自学动机,提高学生解决问题的能力为教学目标。通过PBL可培养和发展学生多方面的技能:①解决问题技能;②团队合作能力与赏识、包容学习同伴的不同见解的精神;③组织利用时间的技能;④高层次的思维能力;⑤获取和评价信息的能力、传播信息的技能、计算机运用能力、利用信息灵活建构知识的能力;⑥成为自主学习者。在PBL中,教师的角色是学生学习的导学者、促进者、鼓励者。

(2)以病例为基础的教学法(case-based learning,CBL):CBL是基于PBL发展而来的全新教学模式,常作为传统教学方式的补充,尤其在医学桥梁课程中被经常采用。CBL以典型病例讨论为内容,通过发现问题、提出问题并解决问题的过程,使学生将理论和临床应用相结合,对疾病的诊治有充分认识和理解。其优点是:①学生获得知识的过程是自我获取、融合贯通和学以致用;②知识获取更具挑战性、创新性;③培养了正确的临床思维能力和语言表达能力;④结合临床案例开展的分析、讨论式学习可以有效地提高学生的兴趣。在CBL中,教师的角色是一个主持人,而不是一个说教者。

(3)以团队为基础的学习(team-based learning,TBL):TBL又称为团队导向学习,课堂形态是将班级分为多个团队小组,以自学、思考、讨论、发表等方式学习并解决问题。首先在老师的安排下组建团队,一个大班分成若干小组,每组大概4~6人均可,若干小组配一名老师作为主持人进行引导。按步骤在老师的安排下完成个人测试、小组测试及应用性练习。TBL教学的优点:①使理论课教学能在更高层次上提高学生的认知能力;②向"后进生"提供帮助与支持;③培养学生的团队合作和人际交往能力;④树立并保持教师的工作热情。TBL以学生为中心,将学习的主导权还给学生,教师的角色转化为学习的促进者与引导者,这样的教学策略与模式不但能培养学生团队精神与自主学习能力,更能提升学生的学习成绩。

(4)情境教学法:情境教学法,又称模拟教学,是指通过设置具体生动的模拟情境,以激发学生主动学习的兴趣,帮助学生巩固知识,学习特定专业场景中所需的技能技巧的教学方法。情境教学法的优点:①具体逼真、生动活泼的模拟情境,有利于激发学生兴趣,提高学生的参与积极性。②通过模拟临床真实情境,可以使学生体验到专业人的角色、作用、处境、工作要领,能让学生接受一定的专业素养训练。③经过模拟情境,可以减轻学生进入真实工作情境的焦虑情绪。④为应对模拟情境中的实践,学生必须将所学知识迁移到模拟情境中,有利于提高学生对实际问题的预测能力和解决问题的能力。⑤学生可以从模拟活动得出的结果或结论中领悟到事件或事物的发展演变规律,帮助学生理解和巩固已学知识。

五、临床见习教学规范

(一) 见习准备

1. 根据教学计划和教学大纲要求,教研室在开课前组织集体备课,确定本学期见习课内容、时间、带教教师,填写教学日历报送教学管理部门。

2. 带教教师应有较丰富教学经验及 5 年以上住院医师担任,每组见习学生一般不超过 15 人。

3. 带教教师应参加相关理论课的听课,确保见习教学与理论教学内容的一致性和互补性。

4. 带教教师课前根据教学内容确定见习病种,做好患者思想工作,取得患者配合。

5. 带教教师课前填写见习教案,明确本次见习的病例,见习内容,教学内容,步骤,时间分配,见习重点。准备相关辅助检查资料和教具,如 X 线片、心电图和教学模具等。

6. 临床见习以床边教学为主,同时教研室应完善见习教学病案,当见习内容和病种不符时,使用见习教案进行教学,采用多种教学手段和教学方法,达到见习教学的目的和效果。

7. 见习的具体时间地点内容要提前通知学生,促使学生做好预习。

(二) 见习过程

1. 带教教师检查并记录学生出勤情况,说明本次见习的目的内容和时间安排。

2. 采用多种教学方法和手段完成见习带教。

3. 查看患者时间,一般不应少于本次见习课程时间的 1/3,避免将见习变为小讲课。

4. 查看完患者后,带教教师组织学生进行病历讨论,结合理论课内容分析该病种的临床特点,诊断与鉴别诊断要点,特别是重要体征的检查方法和临床意义,使学生加深对理论知识的记忆和理解。

5. 带教中教师应体现对患者的关爱,融医德医风教育、伦理教育于教学过程中。

6. 见习结束前预告下次见习内容并进行考勤,注明迟到、缺课的学生姓名。

(三) 见习后小结

1. 见习结束教师根据实际带教情况填写见习小结,包括见习目标完成情况,存在问题、改进建议等。

2. 指导学生完成临床见习记录本及临床见习日志的填写。

(四) 考核评价和成绩记录

1. 见习结束时,学生要根据临床见习要求书写见习报告和病历,按照评分标准进行仔细修改、做出评语及百分制评分,不合格者应责令其重写,直至合格。

2. 带教教师将见习报告、病历批改、考勤成绩记录在临床见习成绩册上,作为学生临床见习考核成绩按规定比例记入本学期该门课程的期末成绩。临床见习报告、病历作为教学管理档案在各教研室保存。

六、临床见习与毕业实习的区别

(一) 主体不同

就临床医学五年制来说,临床见习的主体是正在学习临床专业理论课程的大四或大三医学生,毕业实习的主体是毕业前已经完成全部理论课程学习的大五医学生。

(二) 目的不同

临床见习以观察熟悉为主,以理论知识学习为主,为临床实习做好充分准备。毕业实习以操练掌握为主,以临床工作为主,同时在临床工作中巩固和进一步学习理论知识,为参加工作做准备。

(三) 时间不同

临床见习与课堂理论学习同时进行,一般时间较短。毕业实习往往不再进行理论授课,时间较长,基本是在学习的最后一年来实习。

(徐忠信　徐春鹏)

第七节　毕业实习

医学生毕业实习是医学教育过程中重要的组成部分,是完成教学计划的最后阶段,是培养合格临床医生不可缺少的阶段。临床实习阶段,在上级医师指导和带领下,通过结合实际病案,灵活运用课堂学到的理论知识,提高对临床常见病及多发病的分析及诊断能力,包括诊疗技能和药物使用,以完成临床本科阶段毕业实习任务。在毕业实习前,医学生应当进行实习岗前培训,主要包括医疗文书书写、操作辅导。通过岗前培训可以规范医疗文书书写和提高临床动手能力。通过参加临床教学查房和小讲课,不断促进学生理论和临床实践的结合。最后通过临床病例讨论,来培养实习生学习临床思维,提升学习分析和解决临床问题的能力,从而为毕业后独立从事专业工作打下良好的基础。

一、毕业实习岗前培训

(一) 医疗文书书写

1. 病历书写的意义　医疗文书的书写,其客观地、连续地记录病情变化、诊疗经过、治疗效果及最终转归,是医疗、科研的基础资料,也是医学科学的原始档案材料,其中病历的书写是最重要的。

病历指医务人员记录疾病诊疗过程的文件,通过病历的书写和总结,可以提升医疗实践经验,提高医疗、教学水平,为教学、科研、临床服务。病历还是患者在某一时期内健康状况的记载,当再次患病时,原病历往往有重要参考价值;又为相关部门提供病休、合理安排工作、评残等的参考资料。当发生医疗纠纷时,病历往往是重要的法律依据之一。

病历质量的优劣可以反映一个医院的整体医疗素质和科技水平。如今,为了病历更好地长久保存,以及便于计算机管理,医疗文书逐步实行数据化,通过各种成熟的病历系统将患者病历完善,核查后上传到数据库,汇总至国家数据库,为以后科研、医疗的进一步发展打下坚实基础。

2. 病历书写的基本规范

(1)住院病历内容包括住院病历首页、住院志、体温单、医嘱单、护理记录、特殊检查(治疗)同意书、手术同意书、化验单(检验报告)医学影像检查资料、麻醉记录单、手术及手术护理记录单、病理资料、出院记录(或死亡记录)病程记录(含抢救记录)疑难病例讨论记录,会诊意见、上级医师查房记录、死亡病例讨论记录等。

(2)住院志是指患者入院后,由经治医师通过问诊、查体、辅助检查获得有关资料,并对这些资料归纳分析书写而成的记录。住院志的书写形式分为入院记录、再次或多次入院记录、24 小时内入出院记录、24 小时内入院死亡记录等。

(3)入院记录的要求及内容：①患者一般情况包括姓名、性别、年龄、民族、职业、婚姻状况、出生地、入院日期、记录日期、病史陈述者。②主诉是指促使患者就诊的主要症状（或体征）及持续时间。③现病史是指患者本次疾病的发生、演变、诊疗等方面的详细情况，应当按时间顺序书写。内容包括发病情况、主要症状特点及其发展变化情况、伴随症状、发病后诊疗经过及结果、睡眠、饮食等一般情况变化，以及鉴别诊断有关阳性或阴性资料等。与本次疾病虽无紧密关系、但仍需治疗的其他疾病情况，如高血压等疾病，可在现病史后另起一段予以记录。④既往史是指患者过去的健康和疾病情况。内容包括既往一般健康状况、疾病史、传染病史、预防接种史、手术外伤史、输血史、药物过敏史等。⑤个人史、婚育史、女性患者的月经史、家族史。⑥体格检查应当按照系统循序进行书写。内容包括体温、脉搏、呼吸、血压，一般情况，皮肤，黏膜，全身浅表淋巴结，头部及其器官，颈部，胸部（胸廓、肺部、心脏、血管），腹部（肝、脾等），直肠肛门，外生殖器，脊柱，四肢，神经系统等。⑦专科情况应当根据专科需要记录专科特殊情况。⑧辅助检查指入院前所作的与本次疾病相关的主要检查及其结果。应当写明检查日期，如在其他医疗机构所作检查，应当写明该医疗机构名称。⑨初步诊断是指经主治医师根据患者入院时情况，综合分析所做出的诊断。如初步诊断为多项时，应当主次分明。⑩书写入院记录的医师签名。

(4)再次或多次入院记录是指患者因同一种疾病再次或多次住入同一医疗机构时书写的记录。要求及内容基本同入院记录，其特点有：主诉是记录患者本次入院的主要症状（或体征）及持续时间；现病史中要求首先对本次住院前历次有关住院诊疗经过进行小结，然后再书写本次入院的现病史。

(5)患者入院不足24小时出院的，可以书写24小时内入出院记录。内容包括患者姓名、性别、年龄、职业、入院时间、出院时间、主诉、入院情况、入院诊断、诊疗经过、出院情况、出院医嘱、医师签名等。

(6)患者入院不足24小时死亡的，可以书写24小时内入院死亡记录。内容包括患者姓名、性别、年龄、职业、入院时间、死亡时间、主诉、入院情况、入院诊断诊疗经过（抢救经过）、死亡原因、死亡诊断、医师签名等。

(7)病程记录是指继住院志之后，对患者病情和诊疗过程所进行的连续性记录。内容包括患者的病情变化情况、重要的辅助检查结果及临床意义、会诊意见、上级医师查房意见、医师分析讨论意见、所采取的诊疗措施及效果、医嘱更改及理由、向患者及其近亲属告知的重要事项等。

(8)病程记录的要求及内容：①首次病程记录是指患者入院后由经治医师或值班医师书写的第一次病程记录，应当在患者入院8小时内完成。首次病程记录的内容包括病例特点、诊断依据及鉴别诊断、诊疗计划等。②日常病程记录是指患者住院期间诊疗过程的经常性、连续性记录。由医师书写，也可以由实习医务人员或试用期医务人员书写。书写日常病程记录时，首先标明记录日期，然后记录具体内容。对病危患者应当根据病情变化随时书写病程记录，每天至少1次，记录时间应当具体到分钟。对病重患者，至少2天记录一次病程记录。对病情稳定的患者，至少3天记录一次病程记录。对病情稳定的慢性病患者，至少5天记录一次病程记录。③上级医师查房记录是指上级医师查房时对患者病情、诊断、鉴别诊断，当前治疗措施疗效分析及下一步诊疗意见等记录。主治医师首次查房记录应当于患者入院48小时内完成。内容包括查房医师的姓名、专业技术职务、补充的病史和体征、诊断依据与鉴别诊断的分析及诊疗计划等。主治医师日常查房记录间隔时间视病情和诊疗情况确定，内容包括查房医师的姓名、专业技术职务、对病情的分析和诊疗意见等。科主任或具有副主任医师以上专业技术职务、任职资格医师查房的记录，内容包括查房医师的姓名、专业技术职务对病情的分析和诊疗意见等。④疑难病例讨论记录是指由科主任或具有副主任医师以上专业技术任职资格的医师主持、召集有关医务人员对确诊困难或疗效不确切病例讨论的记录。内容包括讨论日期、主持人及参加人员姓名、专业技术职务、讨论意见等。⑤交（接）班记录是指患者的经治医师发生变更之际，交班医师和接班医师分别对患者病诊疗情况进行简要总结的记录。交班记录应当在交班前由交班医师书写完成；接班记录应当由接班医师于接班后24小时内完成。交（接）班记录的内容：入院日期、交班或接班日期、患者姓名、性别、年龄、主诉、入院情况、入院诊断、诊疗经过、目前情况、目前诊断、交班注意事项或接班诊疗计划、医师签名等。⑥转科记录是指患者住院期间需要转科时,经转入科室医师会诊并同意接收后,由转出科室和转入科室医师分别书写的记录。包括转出记录和转入记录。转出记录由转出科室医师在患者转出科室前书写完成(紧急情况除外);转入记录由转入科室医师于患者转入后24小时内完成。转科记录内容包括入院日期、转出或转入日期、患者姓名、性别、年龄、主诉、入院情况入院诊断诊疗经过、目前情况、目前诊断、转科目的及注意事项或转入诊疗计划、医师签名等。⑦阶段小结是指患者住院时间较长,由经治医师每月所作病情及诊疗情况总结。阶段小结的内容包括入院日期、小结日期、患者姓名、性别、年龄、主诉、入院情况、入院诊断、诊疗经过、目前情况、目前诊断、诊疗计划、医师签名等。交(接)班记录、转科记录可代替阶段小结。⑧抢救记录是指患者病情危重,采取抢救措施时作的记录。内容包括病情变化情况、抢救时间及措施、参加抢救的医务人员姓名及专业技术职务等。记录抢救时间应当具体到分钟。⑨会诊记录(含会诊意见)是指患者在住院期间需要其他科室或者其他医疗机构协助诊疗时,分别由申请医师和会诊医师书写的记录。内容包括申请会诊记录和会诊意见记录。申请会诊记录应当简要载明患者病情及诊疗情况、申请会诊的理由和目的,申请会诊医师签名等。会诊意见记录应当有会诊意见,会诊医师所在科别或者医疗机构名称、会诊时间及会诊医师签名等。⑩术前小结是指在患者手术前,由经治医师对患者病情所作的总结。内容包括简要病情、术前诊断、手术指征、拟施手术名称和方式、拟施麻醉方式、注意事项等。⑪术前讨论记录是指因患者病情较重或手术难度较大,手术前在上级医师主持下,对拟实施手术方式和术中可能出现的问题及应对措施所作的讨论。内容包括术前准备情况、手术指征、手术方案、可能出现的意外及防范措施、参加讨论者的姓名、专业技术职务、讨论日期、记录者的签名等。⑫麻醉记录是指麻醉医师在麻醉实施中书写的麻醉经过及处理措施的记录。麻醉记录应当另页书写,内容包括患者一般情况、麻醉前用药、术前诊断、术中诊断、麻醉方式、麻醉期间用药及处理、手术起止时间、麻醉医师签名等。⑬手术记录是指手术者书写的反映手术一般情况、手术经过、术中发现及处理等情况的特殊记录,应当在术后24小时内完成。特殊情况下由第一助手书写时,应有手术者签名。手术记录应当另页书写,内容包括一般项目(患者姓名、性别、科别、病房、床位号、住院病历号或病历号)、手术日期、术前诊断、术中诊断、手术名称、手术者及助手姓名、麻醉方法、手术经过、术中出现的情况及处理等。⑭手术护理记录是指巡回护士对手术患者术中护理情况及所用器械敷料的记录,在手术结束后即时完成。手术护理记录应当另页书写,内容包括患者姓名、住院病历号(病历号)、手术日期、手术名称、术中护理情况、所用各种器械和敷料数量的清点核对、巡回护士和手术器械护士签名等。⑮术后首次病程记录是指参加手术的医师在患者术后即时完成的病程记录。内容包括手术时间、术中诊断、麻醉方式、手术方式、手术简要经过、术后处理措施、术后应当特别注意观察的事项等。

(9)手术同意书是指手术前,经治医师向患者告知拟施手术的相关事项,并由患者签署同意手术的医学文书。内容包括术前诊断、手术名称、术中或术后可能出现的并发症、手术风险、患者签名、医师签名等。

(10)特殊检查、特殊治疗同意书是指在实施特殊检查、特殊治疗前,经治医师向患者告知特殊检查、特殊治疗的相关情况,并由患者签署同意检查、治疗的医学文书。内容包括特殊检查、特殊治疗项目名称、目的、可能出现的并发症及风险、患者签名、医师签名等。

(11)出院记录是指经治医师对患者此次住院期间诊疗情况的总结,应当在患者出院后24小时内完成。内容主要包括入院日期、出院日期、入院情况、入院诊断、诊疗经过、出院诊断、出院情况、出院医嘱、医师签名等。

(12)死亡记录是指经治医师对死亡患者住院期间诊疗和抢救经过的记录,应当在患者死亡后24小时内完成。内容包括入院日期、死亡时间、入院情况、入院诊断、诊疗经过(重点记录病情演变、抢救经过)、死亡原因、死亡诊断等。记录死亡时间应当具体到分钟。

(13)辅助检查报告单是指患者住院期间所做各项检验、检查结果的记录。内容包括患者姓名、性别、年龄、住院病历号(或病历号)、检查项目、检查结果、报告日期、报告人员签名或者印章等。

(14)体温单为表格式,以护士填写为主。内容包括患者姓名、科室、床号、住院病历号(或病历号)、日期、手术后天数、体温、脉搏、呼吸、血压、大便次数、出入液量、体重、住院周数等。

(15)护理记录分为一般患者护理记录和危重患者护理记录。①一般患者护理记录是指护士根据医嘱和病情对一般患者住院期间护理过程的客观记录。内容包括患者姓名、科别、住院病历号(或病历号)、床位号、页码、记录日期和时间、病情观察情况、护理措施和效果、护士签名等。②危重患者护理记录是指护士根据医嘱和病情对危重患者住院期间护理过程的客观记录。危重患者护理记录应当根据相应专科的护理特点书写。内容包括患者姓名、科别、住院病历号(或病历号)、床位号、页码、记录日期和时间、出入液量、体温、脉搏、呼吸、血压等病情观察、护理措施和效果、护士签名等。记录时间应当具体到分钟。

(二)操作辅导

操作辅导是将实习生对课本上学到的生硬的知识具体化,生动化,将文字转换为一系列操作,并且同时通过操作对书本上的知识加以验证,这样才能够对医学知识掌握得更加牢固,是学生提高临床动手能力的最有效的途径。

1. 操作前准备

(1)需要明确实习教学计划,确定必须掌握的操作技能,同时需要指定教师负责指导一定的学生。

(2)教师切实按照大纲要求,要确保每位实习学生对一系列技能操作在了解的基础加以练习,熟练掌握。操作指导应结合临床,在为患者实施诊疗工作的过程中进行,也可以模拟方式辅助教学。

(3)教师应事先选择适合实习学生进行操作的病例,并对熟悉该患者的病情;要牢记操作步骤和教学要求,并事先告知学生操作项目及对象。

(4)教师要指导实习学生提前做好准备工作:要提前了解患者病情以及和该病情相关的知识要点;复习并掌握该项操作的操作步骤及注意事项、适应证和禁忌证等;准备好操作所需的物品及应急物品;进行清洁洗手(七步洗手法)、戴帽子与口罩。

2. 操作过程

(1)首先,核对患者床号与姓名,以防操作对象错误,同时积极沟通,告知患者操作目的、注意事项和可能出现的意外与处理方法等,缓解患者紧张情绪。

(2)认证患者是否适合做该项操作,排除相关禁忌证。协助患者按操作要求摆好体位,进行操作的定位与定点。

(3)教师要严格按照诊疗操作规程,认真指导学生的操作,包括操作步骤、方法(手法)、效果及医患沟通情况等,要及时给予必要的纠正、补缺和应急处理,确保医疗安全。

(4)操作结束时,做好收尾工作,注意一些细节,比如主动询问患者操作后是否有相关不适,及时排除相关危险,同时将操作后的医疗垃圾及时处理。如需送检等,进一步填写相关申请单,完善相关检查检验。

(5)教师应加强培养实习学生的无菌观念、人文关怀意识、沟通能力,并以身作则,以严谨的工作作风和高尚的医德影响学生。

3. 操作后小结

(1)教师要对实习学生的操作前准备、操作过程、操作能力及医德医风等方面进行当面点评和指导,肯定成绩,判正不足。

(2)同时鼓励实习生深入思考,明白错误和纠正改善的方向。

(3)教师要完成临床技能带教记录、并指导实习学生定成操作记录。

二、多种形式的教学活动

在毕业实习中实行毕业实习导师制带教。以教学周为时间单位开展临床轮转实习,定期开展多种形式的教学活动,如小讲课、教学查房、病例讨论、医学情境模拟教学等,助力学生综合素质的提升。

(一) 临床毕业实习中实施导师制

实习学生选定临床导师,要求导师直接指导学生,不仅传授知识和临床技能,还要以自己良好的人品和师德影响学生,做到既教书又育人,从而全面提高学生的综合素质,这样有利于学生更快适应临床阶段的学习,了解各科室情况、熟悉临床工作。

1. 毕业实习导师遴选标准　明确导师的职称、工作年限等基本要求,同时导师应该熟悉本专业系统的理论知识,具有丰富的临床经验,较强的指导带教能力,严谨的治学态度;有良好的职业道德和医患沟通能力、团队合作能力,能以身作则,为人师表。

2. 制定毕业实习导师职责　毕业实习导师应在教研室领导下执行带教任务,应该言传身教,为人师表,教书育人;按照相关教学指导文件要求对学生进行专业理论与技能培训,指导、督促学生严格完成《毕业实习手册》所要求毕业实习内容;关心学生思想、学习、工作、生活等情况;负责学生日常工作考核,听取科室医护人员及患者的反馈意见,对存在问题及时处理,并及时向上级教学管理部门汇报;负责学生的培训管理,参与学生的出科考核。

3. 制定毕业实习导师考核评价制度　采取多种形式对毕业实习导师的带教水平、能力等各方面进行考核,实行动态管理,奖优罚劣,对于表现突出的教师建立激励机制,对考核不合格者取消带教资格。通过学生反馈、同行评价、督导评课、座谈、调查问卷等多种形式评价导师的带教工作。评价结果与奖惩制度挂钩。

(二) 教学查房

临床教学查房,是由临床教师主持,围绕临床病例,以实习学生为中心进行的一项师生互动、讨论式的临床教学活动,是培养实习学生临床能力的有效途径。

1. 目的

(1)促进实习学生的医学理论知识与临床实践相融合,培养实习生自己的思维逻辑,形成完善的诊疗思路。

(2)使实习学生对疾病的发生发展,以及诊疗思路,治疗方案的确定,病情的康复,相关并发症等医疗活动中需要面对的问题更加了解,提高其临床思维和实践能力。

(3)发现实习生在具体操作和实际工作中出现的失误,及时帮助学生及时解决存在的问题并且告知改正的方向。

(4)主查教师进行示范教学,纠正实习学生不规范的技能操作,同时提高自身的实践教学水平和临床工作能力,实现教学相长;年轻教师参与教学查房活动,起到传帮带作用,也是培养临床年轻教师的重要途径。

2. 准备环节

(1)主持教学查房教师的准备

1)病例准备:教学查房应按照教学大纲的要求确定教学目标,选择有教学意义的典型病例(病情相对稳定、病史典型、症状与体征明显、诊断基本明确),病例应是本专业的常见病、多发病,且经过治疗有明显疗效的患者。要提前做好患者的沟通工作,得到配合与理解。

2)教案准备:涉及教学对象、教学内容、教学病例、教学方法与手段、教学重点与难点、教学目标及其实现途径、讨论作业与参考文献。

3）备课准备：主持教学查房的教师事先要通知实习学生所查的病例床号，便于实习学生熟悉病史及相关资料。教学查房前主持查房教师应熟悉患者病情，全面掌握近期演变情况。

（2）参加教学查房学生的准备

1）汇报病史的学生应是分管被查床位的学生，应已写好该患者的住院病历，熟悉病史并认真准备相关资料。

2）查房前学生应先到床边，进一步了解当前病情，掌握患者病情演变情况与近期存在的问题等，并做好相关准备工作，如病历、各项检查报告及相关资料等。

3）针对查房要求，事先查阅、复习与该病例相关的理论知识。

4）准备好患者的影像资料及教学查房体格检查所需的器械，包括血压计、体温表、听诊器、叩诊锤、手电筒、刻度尺、压舌板、棉签、手表等。

3. 教学环节

（1）第一部分：时间为3~5分钟，地点为示教室。

主要内容：主查教师首先介绍参加教学查房的医师和自己，再向参加查房的全体人员简介教学大纲的要求，此次教学查房的教学目的，提出教学重点、难点、临床实践要点以及查房中的注意事项等。

（2）第二部分：时间为15~20分钟，地点为患者所在病房。

1）基本秩序：①参加查房人员要求仪表整洁、举止端庄稳重，对患者说话语言亲切。②教学查房时，必须按以下顺序进入病房：主查教师→下级医师→实习学生→护理人员推入查房用的小车。③教学查房时各级医师的站位：主查教师站在患者右侧，主管实习学生站在患者左侧，主管住院医师站在主管实习学生的左手侧，其他人员依次站于患者左侧或床尾。

2）主要内容：①主查教师首先和患者沟通，简要说明教学查房的意图，专业知识整理分享。②汇报病历：主管床位的实习学生向患者问候并希望患者予以配合后，将病历交给主查教师，脱稿向其简明扼要地汇报病史，重要的或者有鉴别性的临床辅助检查结果等，包括情况（姓名、年龄、性别、职业等），主诉、现病史、有关既往史、个人史、家族史、诊断，给予相应的治疗，住院后病情变化，以及目前的诊疗效果。同组其他实习学生可以补充汇报。要求：口齿清楚、语言流利、表达精练、重点突出。③住院医师（初级带教老师）补充汇报：重点补充近期病情演变以及实习学生汇报中遗漏的病情或体征。要求：不重复实习学生已汇报过的内容，主要补充不足。④主查教师指正汇报内容：教师应引导实习学生掌握正确汇报病史的要领，同时根据实习学生和住院医师汇报病史中的不足对患者进行补充询问。⑤实习学生与患者沟通且洗手后进行重点体格检查：带教老师指导实习学生对患者做相关的查体，特别是与诊断及鉴别诊断有关的检查，正确认识、感知阳性体征和重要的阴性体征，对实习学生查体中存在的问题予以纠正，并做必要的示范，加强实习学生体检规范。要求：查体过程需注意手法规范，顺序合理，动作轻柔，体现爱伤观念，并要注意手卫生。⑥提问：教学查房过程中，主查教师要善于提问一些基本理论知识或基本操作的问题，提问对象涵括参与查房的全体实习学生。实习学生有问题也可请教主查教师。⑦整理衣被，告别病员，并致谢。

（3）第三部分：时间为30~35分钟，地点为示教室。主要内容如下。

1）主查教师纠正实习学生病历书写不恰当的地方，并提出修改补充意见，同时对刚才病房中病史汇报及查体的情况进行评价。

2）病例分析讨论：①主查教师将患者的主诉、现病史、既往史以及相关家族史或者涉及的月经史、生育史、查体情况（即简要的病史资料），诊断与鉴别诊断，目前的诊疗情况等做成PPT，以便专业知识整理分享与讨论。②主查教师围绕"是什么疾病（包括主要诊断及次要诊断）""为什么这样诊断（学习诊断的思路）""怎样进行进一步诊治，完善诊疗计划"三部分进行病例分析讨论，鼓励双语教学。首先，由管床医师进行病例分析，提出本病例的诊断及依据、鉴别诊断及进一步诊治计划。住院医师进行补充。其次，主查教师围绕本病例的主要诊断、诊断依据、鉴别诊断、病因、病理、影像资料的解读，能够进一步明确诊断的辅助检查方法、治疗原则、诊疗计划、预后、并发症的防治以及相关的医学伦理、心理问题、预防与行为指导等与实习学生和各级医师进行互动式讨论,层层深入,引导实习学生进行科学的临床思维训练,理解掌握临床相关的基本理论、基本知识、基本技能,了解学科新进展,培养实习学生和年轻医师思考的深度及广度。最后,主查教师要善于以问题为引导,运用适当的指向性提示、探究等技巧充分诱导、调动实习学生的思维与兴趣,整个过程应围绕本病例的特点进行。同时,实习学生也将不懂或者难以理解的问题向主查教师提出,教师需详细、多角度回答问题,直到学生理解并接受为止。

4. 多病种与单病种教学查房

单病种:指单一的、不会产生并发症的疾病。如非化脓性阑尾炎、胆囊炎、胆石症、剖宫产等。我国所有临床医学专业教材(如外科学、内科学、妇产科学、儿科学、五官科学、寄生虫与传染病学、皮肤病学、核医学等),均是按单病种编写,为开展单病种病历文献管理与教学提供了基础。

多病种:是一种疾病会产生很多并发症,比如系统红斑狼疮,多器官功能衰竭,糖尿病导致的心、肾、眼等器官的损害,这种疾病的病因一般难以找到具体原因,多由各种因素叠加导致,因此此种疾病的治疗,预防需要,从整体思维进行分析。

要以单病种的教学查房为基础,努力培养实习医生的整体性思维,对患者的基本情况有一个全面了解,才能够在处理复杂病情时,做到轻重缓急,有理有序,成为一名合格的临床医生。

(三) 小讲课

在临床实习教学中,临床实习小讲课是实习生获取知识的主要来源。小讲课模式和小讲课方式是提高小讲课授课质量的关键。小讲课授课过程中,要注重学员的反馈,不断改进小讲课模式和方式。

1. 小讲课在临床医学实习生中的作用

(1)完善实习生临床理论知识体系:小讲课是实习生临床实践与理论知识学习的重要衔接环节。可以完善实习生的临床理论知识体系,训练实习生临床思维的形成,帮助学员进行知识更新,同时提高带教老师教学水平和专业水平。作为临床医学实习生重要教学内容之一的小讲课可以针对性的弥补学员理论体系中的缺陷,帮助学员解决在实际临床工作中的困惑,从临床实际出发,重新整理和进一步扩充理论知识储备。

(2)初步实现由理论到实践的转换,训练实习生临床思维形成:大多数医学生在理论知识的系统学习后都对基础理论知识有了一定的认知和理解,但缺乏临床工作经验。临床思维是指运用医学科学、人文社会科学、自然科学和行为科学的知识,以患者为中心,通过充分的沟通和交流,进行病史采集、体格检查和必要的实验室检查,同时根据患者的症状、家庭和人文背景等多方面信息,结合其他可利用的最佳证据和信息,进行批判性的分析、类比、综合、判断,最终形成诊断、治疗、康复和预防的个性化方案,并予以执行和修正的思维活动和思维过程。临床思维的形成必须要在扎实的理论知识基础上,并在临床实践活动中不断的提炼、验证。初入临床的实习生对疾病的认识能力大多停留在描述疾病典型症状的文字记忆上,习惯于以书本知识为中心考虑问题,以标准化证据为依据得出诊断,简单来说是以原因推结果的教科书思维。而实际的临床工作则需要以患者为中心考虑问题,获取患者信息并进行整合、归纳、推理,然后得出诊断,是从患者纷繁的症状和体征中寻找疾病诊断证据的逆向思考过程,也就是一种从结果追溯原因的思维方式。小讲课可以作为临床实践活动阶段性的理论知识总结和强化,也可以督促学员从患者的角度重新审视和讨论临床中的实际问题,实现理论与实践的不断碰撞与融合,最终掌握正确的临床思维方式。在听课过程中学习到的理论知识不断地在临床实践中得到验证,帮助学员做出正确的临床判断和决策,也是激发学员自主学习的重要动力。

(3)跟进医学发展,不断地进行知识更新:随着科技的发展,现代医学知识也进入了快速更新的时代。一方面,向专业纵深发展,另一方面,学科间又横向联系,相互渗透,甚至多学科构成新的边缘学科。作为合格的医学生,仅仅掌握教科书上的知识显然是远远不够的。培训基地可以以小讲课的形式为学员输注新鲜的医学资讯,并在授课的同时注重培养学员自我学习的兴趣和能力,获得主动获取医学知识的动力和方法。

2. 小讲课模式和小讲课方式

(1)小讲课模式:临床实习生小讲课模式主要包括病例导向性讲课模式、问题导向性的讲课模式和传统课堂讲课模式。从相关调查情况看,传统课堂讲课模式已经不能满足实习生的日常学习需求,以问题为基础的讲课模式、以病例为基础的讲课模式更能为实习生所喜爱。以问题为基础的讲课模式主要以问题为基础,让学生以小组讨论的方式进行学习,其实质是围绕学生和教师提出的问题展开教学,从讨论中探讨及获得答案,可以锻炼学生的查阅资料能力、独立思考能力、运用知识解决问题的能力。而以病例为导向的教学模式则是以临床病历讨论为主要方式,实现从疾病到症状的教科书思维模式向症状到疾病的临床思维模式转变,可以锻炼学生的临床思维能力、归纳总结能力、逻辑思维能力及口头表达能力。医院应设法改进传统课堂讲课模式,让学生变被动为主动,增加学生主动搜集资料、主动思考环节,推动各科室临床带教老师积极采用以问题为基础的讲课模式和以病例为基础的讲课模式。

(2)小讲课方式:临床实习生的小讲课方式主要包括手机终端的讲课学习、网络化课程学习和面授。传统的小讲课方式是以面授为主,但是由于近期疫情的影响,以及其本身的局限性。面授并不能充分的发挥教学资源,最大化提高教学质量。目前手机终端、网络学习异军突起,成为临床实习生学习的主要途径之一。随着社会信息化、智能化的加速发展,网络及手机终端学习的优点被越来越多的医学教育工作者认可及应用,这种学习方式不仅可以突破时间和空间的限制,有效地完成教学信息的传递,还可以自主安排个性化的学习环境。推广手机终端、网络学习,随时随地满足实习生学习需求,能够有效解决工学矛盾。

(四) 医学情境模拟教学

医学情境模拟教学有利于培养学生的换位思考能力,增强了对他人的理解与同情,体会不同角色的心理变化、处境;有利于让学生通过模拟事件的每个细节,全面提高学生自我觉察与分析问题的能力,从而提高医学生的沟通能力。情境模拟教学法契合医患沟通的教学特点和教学目标,有利于实现理论和实践的有机结合。在本书第八章相关章节有详细论述。

三、病例讨论

(一) 病例讨论

临床病例讨论是临床实习阶段培养学生临床诊断、治疗、预后估计等决策思维的重要教学活动之一。其目的在于培养实习生学习医学前辈、上级医师和同学间的知识经验,学习分析和解决临床问题的能力,锻炼自学和口头表达能力。临床病例讨论实施以启发讨论式教学方法为主,可以提高教师与学生的互动性,可以将教师的临床经验和临床思维,传授给学生。

1. 临床病例讨论前准备

(1)典型病例:教师要选择具有代表性的典型病例,首先向学生介绍整体病例资料,然后提出讨论重点进行讨论。应以学生为主,教师为辅导,来选择典型的病例进行讨论。

(2)选好要讨论的病例,必须具备以下两条:①讨论的病例不能过于简单。可以是病情较复杂曲折的常见病,或是较疑难的少见病。因为如果病情简单,就失去了"讨论"的意义。②一定要有明确的诊断,如果是临床病理讨论,就需要有明确的病理诊断;若是临床病例讨论,则要有活体组织检查材料或者其他临床确诊依据。如果诊断不清楚,"讨论"便不能得出明确的结果。

(3)要写好病历摘要:要求既简明扼要,又能说明问题。内容要系统充实,文字要简洁明快,使人看后能对患者的病情有一个清晰完整的印象。患者的病情可能很复杂,病历中记载的内容很多,要明确哪些该讲哪些不该讲。书写病历摘要应注意:①一般不明确写出病理诊断或临床确诊。②为了文字简洁,一些阴性或正常检查结果不必一一写出,仅写某某等项检查均阴性或正常即可。为了引导思维,对诊断有决定意义的检查结果也不要明确写出,可写成已取活体组织送病理科检查或已作某项检查"结果待报告"等字样。③体格检查的重要阴性结果应该写出,以备在临床讨论时候鉴别诊断参考。④如同时存在多种疾病,不要只写其中的一种主要疾病,每种疾病的临床症状均应描述,以增加病情的复杂性和讨论的难度。

(4)教学病例讨论的主体:教学病例讨论应以学生为主体,应选择有助于掌握基础知识的经典病例。对于由实习生经管患者的病例讨论,学生事先必须分工做好资料准备。由学生针对讨论内容查阅相关资料,围绕讨论要点,提出具有针对性讨论要点以及要点所涉及的其他相关知识。

2. 讨论过程

(1)主持人:临床病例讨论主持人一般应由教学经验较丰富的副主任医师及以上教师担任。

(2)讨论前准备:主持人应事先做好准备工作,善于在讨论中按教学意图引导来学生,并组织学生关于病史的完整性,必要的辅助检查,诊断和鉴别诊断及其依据,治疗方案的选择等进行讨论。经过讨论,要学生来提出自己的观点或疑点,同时教师要对学生的观点或疑点进行点评和答疑,最后对讨论的问题给予总结。

(3)讨论的记录:病例讨论全过程应有书面记录,学生讨论时积极主动地做分析并发言,并及时做好讨论记录。再由主管住院医师进行修改,必要时请主持者审阅修改。讨论记录可以选择性分类归入病历档案内。教学秘书应对讨论情况作全面总结,形成文字材料,归入医院教学档案。

(4)消化吸收:讨论结束后,实习生应根据讨论情况,复习理论知识,及时消化吸收。

(5)教学计划:教研室(科室)应将临床病例讨论安排列入实习教学计划,记录实施情况,对于新担任此项工作人员,教研室应给予指导,并安排有关人员进行示范性观摩教学。

3. 临床病例讨论时应掌握的要领

(1)讨论要具有实事求是的原则,尊重事实,认真观察,深入分析,全面综合,实事求是的对待客观临床资料。

(2)注重发现疾病的特殊病征,所谓特殊病征是指仅见于该疾病不见于其他疾病的临床表现。特殊病征的发现对疾病的诊断价值很大,有时对确诊能起决定作用,但特殊病征必须和临床密切结合,如该特殊病征所提示的疾病,不能解释患者全部主要症状时,尚需考虑同时存在两种或多种疾病的可能。

(3)采用鉴别法:首先根据相似的临床特点,提出一些可能的疾病,作为鉴别对象。在提出待鉴别的疾病时,应尽可能保证全部有可能的疾病,从而避免漏诊或误诊。同时也不要罗列一些关系不大或毫不相干的疾病。根据疾病表现出来的共性和个性进行鉴别,逐一排除可能性较小的疾病,直到留下一个或几个可能性较大的疾病,综合分析来选择诊断。在选择诊断时要首先考虑常见病、多发病。只有在上述疾病不能圆满解释时,才能考虑少见病或罕见病。这种选择原则可以减少误诊的机会。

(4)不能忽视某些重要的阴性症状和体征。阴性结果对否定某些疾病、缩小鉴别诊断范围有时可能很有帮助。

(5)尽量用一个疾病去解释多种临床表现,即疾病的"一元论"原则。患者的病情不管多么复杂曲折,如果能用一个疾病解释,就不要用两个或多个疾病解释,这样就可以减少误诊。这是诊断疾病时应遵循的基本原则。如果确有几种疾病同时存在时也应实事求是,分清主次和轻重缓急,不必勉强用"一元论"解释。

(6)发扬教学相长的精神,实习学生要查阅教科书并根据所学知识进行发言和讨论。上级医师则需要结合国内外有关文献、最新指南,但力求联系实际,解决本病例存在的具体问题,在讨论中可以联系以往医疗实践中成功与失败的经验教训。在讨论中,讨论者要敢于发表自己的见解。只有勇于发言,调动医生积极性,提出不同的意见,提高学生分析和解决问题的能力。

4. 病例讨论常用的分析方法

(1)在鉴别诊断前,归纳出这个患者的特点:①、②、…切忌仅仅重复患者的病史、体征和辅助检查结果;而是要找到/找出该病例的特有的情况:通过归纳、整理、综合、凝练而得到的几个特殊点—特点/要点。

(2)鉴别诊断的方法

1)排除法:按照可能性大小,由小至大逐步将考虑到的疾病诊断——排除,最后剩下确定的或最可能的诊断。

2)层析法:借助侦探剧的手段,由"表象"到"内在"、由"浅"到"深"、由"面"到"点"、由"一般"到"特殊"、由"全身"到"系统/器官/细胞/分子……。一层一层地逐步揭开貌似眼花缭乱、表现纷繁的疾病的神秘面纱。

3)对比法:"有比较才能鉴别",常用的方法如:胸水性质、心动过速类型、黄疸的鉴别、血尿与血红蛋白尿、心包压塞与心力衰竭、肺结核与肺炎、胃溃疡与胃癌、癫痫与阿-斯综合征、脑出血与脑梗死等,医生无时无刻不在进行各种对比法思考问题、进行鉴别!

(二)术前讨论

为保证医疗质量,降低手术风险,保障患者手术安全。根据手术分级管理制度,三级及以上手术、重大、疑难及新开展的手术必须进行术前讨论。

1. 术前讨论的形式　术前讨论分小组术前讨论;科内术前讨论;院内术前讨论。

(1)小组术前讨论是指由主管医师提出,科内诊疗小组组长主持,相关医师(必要时应包括麻醉医师、护理人员)参加。

(2)科内术前讨论是指由主管医师提出,由科主任或副主任主持,科内医师(必要时应包括麻醉医师、护理人员)参加。

(3)院内术前讨论是指需2个或2个以上学科共同参与完成手术治疗的病例,医务处协调组织,由科主任主持,相关学科副主任医师或以上医师、所在科室医师、麻醉医师、护士长、护士及有关人员参加。

2. 术前讨论完成的时限　择期手术,术前讨论至少应于患者手术前24小时完成。

3. 术前讨论程序及内容

(1)由经治医师准备资料、汇报病历,做到准确、简练、明了并提出手术的难点和需要解决的问题。

(2)上级医师进行补充,相关医师、护士就诊疗情况分别发表意见。

(3)由主持人总结发言,提出针对病例的个性化手术方案。

(4)术前讨论内容包括:①患者术前病情评估的重点范围;②手术风险评估;③术前准备;④临床诊断、拟施行的手术方式及手术方案、麻醉方式与麻醉风险、手术风险与利弊、可能出现的意外及防范措施以及术后处理;⑤围手术期护理具体要求;⑥明确是否需分次完成手术等。

(5)三级或四级手术术前须进行小组讨论或科内讨论;重大、疑难及新开展手术须进行科内讨论或院内讨论。

(6)夜间、节假日或急诊患者需要手术时,可由二线副主任医师或以上医师主持紧急术前讨论。涉及多科室的病例,可请行政总值班协调组织术前讨论。

(7)术前讨论记录由经治医师详实记录在病历中的"术前讨论记录"专页(见附件),主持人必须审阅、签字。术前讨论记录格式与"疑难病例讨论"相同,完整记录每位参加讨论人员的发言,最后由主持人作综合意见。请外院专家作为术者的,在术前讨论记录中应有外院专家发言记录。急诊手术时,为抢救患者赢取时间时可不书写术前讨论记录,在术前术者查房记录中体现相应内容。

(三)死亡病例讨论

死亡病例讨论记录是指在患者死亡一周内,由科主任或具有副主任医师以上专业技术职务任职资格的医师主持,对死亡病例进行讨论、分析的记录。内容包括日期、主持人及参加人员姓名、专业技术职务、讨论意见等。

1. 讨论时限

(1)一般情况下,患者死亡1周内进行;特殊情况(医疗纠纷、猝死病例)应及时讨论,形成初步意见,同时动员家属做尸检,凡同意尸检的家属必须在尸检志愿书签字,然后保留于病历中。

(2)凡死亡病例,医师均应询问死亡患者的家属是否同意尸检,如不同意尸检,死者亲属应在病历首页"是否同意尸检"栏内进行签字。

2. 参加人员

(1)一般死亡病例,由本组带组主任医师或副主任医师主持,本组全体医师参加,也可邀请其他组医师自愿参加;

(2)疑难病例或有纠纷病例,由科主任主持,科室所有医师和有关的医技、护理人员参加,特殊情况请医务部派人参加。

3. 讨论内容

讨论死亡原因、病理报告、死亡诊断和治疗抢救是否适当及应吸取的经验教训。

4. 讨论程序

(1)经治医师汇报病例,包括入院情况、诊断及治疗方案、病情的演变、抢救经过等。

(2)主治医师、医疗组长补充入院后的诊治情况,对死亡原因进行分析。

(3)其他医师发表对死亡病例的分析意见。

(4)主持人对讨论意见进行总结。

(5)讨论内容简要记载于《死亡病例讨论记录本》中,详细内容经主治医师整理后,以死亡病例讨论记录的形式置于病历中,带组主治医师、医疗组长或科主任及时审阅签章,出科归档。

四、毕业实习学习资源的建设

学习资源是指在教学系统和学习系统所创建得到学习环境中,学习者在学习过程中可以利用的一切显现的或潜隐的条件。随着网络信息化建设,医学院校可结合现有条件,购买或建设优质学习资源向学生开放使用,如临床技能实验教学中心、虚拟仿真实验教学中心、图书馆、在线开放课程、慕课、医学教学素材库、临床思维软件、学生学习自测系统、网络教学平台、网络专项辅导课程平台等,为实习学生提供自主学习资源,开展学业支持,激发学生学习兴趣与潜能。

(宋东奎 李 琦)

第八节 医学模拟教学

医学模拟教学正在越来越多地被应用于提高医学生、住院医师、专科医师与其他医疗卫生系统从业人员的临床实践能力,从而促进保证患者安全,提升医疗质量。成功的医学模拟教学在于为完成针对特定教学对象的特定教学任务,选择合适的医学模拟形式,设计适合学习的临床任务或情境案例,开发循序渐进的医学模拟教学内容,促进学员分步练习并进阶精进。医学模拟教学已经成为医学课程计划的一个不可或缺的部分,几乎覆盖所有医学专业,贯穿整个医学职业生涯。

一、医学模拟教学的相关概念

模拟是对真实事务或过程的虚拟仿真。医疗实践是复杂的,在认知(知识)、精神运动(技能)和情感(态度)三个领域中对医疗执业人员的熟练程度有特定要求,医学模拟教学是利用模拟技术与方法,对真实临床事件进行仿真实践操作练习,在不对任何人造成伤害的同时,允许学员犯错误,从而吸取经验教训,使学习者获得医学的知识、技能、价值观、道德、信念和习惯的教学活动。医学模拟有四个目的:教育、评估、研究和医疗卫生系统整合,以促进患者安全。

二、医学模拟教学的价值与意义

传统医学生和住院医师培养模式与方法中存在的挑战与不足是:无执业医师执照的医学生和住院医师在临床工作中参与医疗照顾时存在法律与伦理限制,知识与能力局限的医学生或住院医师可能带来患者安全风险甚至医疗差错风险,不同地域的不同医院在不同季节的不同病区可能存在临床医学案例教学资源的不充足甚至缺失,以上都会影响医学生或住院医师的临床实践学习经历。

医学模拟教学在临床实践能力培养中的特点与优势是:让医学生或住院医师在安全模拟医疗环境下为模拟患者提供最大程度接近临床的诊疗照顾,没有法律冲突,符合医学伦理,避免了对真实患者带来严重后果的风险;教学过程可控制、可重复,可以根据精心设计的教学进行刻意练习;教学模式可以充分实现以学员学习为中心,以学习结果为导向,并可以因材施教,让学员体验式学习,在模拟环境做中学,通过反馈促进学员反思改进。

医学模拟教学是链接医学理论与临床应用的桥梁,是临床实践教学的有机补充,但不是替代,目的是最大程度地实现学员在为真实患者提供诊疗照顾时已经做好充分的医学模拟训练,也最大程度地保障患者安全、教师带教安全与学生学习安全。有效的模拟医学教育与其他有效的教育体验具有类似的特征,越来越多的证据表明,模拟医学教学有助于获得操作性技能和团队合作技能,越来越多的人员将模拟中所学应用到临床实践中。

三、医学模拟教学的主要形式与应用决策

医学模拟的方式主要有:角色扮演/标准化病人、基于屏幕显示的模拟(计算机模拟)、虚拟现实/体感模拟、任务训练器(仿真人体局部功能)、高仿真模拟人(计算机驱动)、离体标本/动物实验等。

不同的医学模拟形式分别有各自的优势与局限,譬如角色扮演/标准化病人的优势是人际沟通交互充分,适宜病史采集和医患沟通类训练,可体现患者的真情实感及训练学员的人文关怀。标准化病人病例还有许多优点:使用方便、病例可靠、有效仿真、目标可控、体验真实、反馈正确、可重复性、保障安全,但不适合开展有创操作训练,标准化病人培训成本高;任务训练器(仿真人体局部功能)性价比高,可支持开展反复有创操作训练,适宜基本临床技能训练,但仿真度仍然不足,不能进行医患沟通,学员训练时难以感知患者情感反应,不宜以此训练人文关怀。基于屏幕显示的模拟(计算机模拟)适宜临床思维或团队决策性训练、人体结构探究式认知训练,可提供不受时间空间限制的可精准充分与精细反馈,但不能提供操作性训练;虚拟技术、增强现实与混合现实如腔镜训练器可让学员有沉浸式体验,适宜专科技能精细训练,但案例丰富程度与仿真临床程度仍然参差不齐;仿真模拟人可进行多种无创、有创操作训练或团队合作训练,有很强的沉浸感,可提供多元化模拟病例演练和记录反馈,但运行此类情境模拟教学需要较多教师与技术人员保障。仿真度通常意味着如何表现得栩栩如生、身临其境,医学模拟应该是通过整体仿真度来模拟为真实患者完成某种真实的医疗任务,仿真度通常包括人体模型(设备)仿真度、环境仿真度和心理仿真度,人体模型根据材料形态仿真度及生理体征智

能化程度又可分为高、中和低仿真人体模型,但人体模型仿真度并不等同于医学模拟教学仿真度,即使是应用低仿真度模型,通过精心设计也可实现的医学模拟教学。

高质量的医学模拟教学在于针对教学任务选择合适的模拟方式、案例和内容。医学模拟教学教师可综合考虑可用的模拟教学资源、不同模拟形式的优缺点、不同教学对象的特定教学目标、教师人数与学员人数比例特点等决策如何应用某种医学模拟形式;或者应用两种及以上形式的混合模拟发挥不同模拟形式的优势,譬如标准化病人结合穿戴式缝合皮肤任务训练器,创造前臂创伤需缝合的急诊患者就诊情境,让学员与标准化病人进行病史采集与医患沟通,对其前臂穿戴式皮肤缝合任务训练器上进行清创缝合;医学模拟教学可以不受学科限制,根据教学需要,可开展多学科的跨专业模拟教学,譬如,包括手术医师、麻醉医师与巡回护士等的麻醉手术团队合作医学模拟教学;也可将医学模拟教学的地点从模拟训练中心调整为在真实临床环境下开展原位模拟,除了诊疗照顾的对象是模拟的,其他都是真实医疗系统,适宜于对已有良好基础实践训练的高年资学员提供更加真实的综合训练,但也受制于医疗环境的影响,对于教师开展原位模拟教学的能力要求也较高。

四、医学模拟教学的课程设置

目前为止没有非常科学的达成广泛共识的医学模拟教学分类方法,通常可综合医学模拟教学对象、医学模拟主要形式与医学模拟教学内容分成三大类课程:医学模拟基础技能培训课程、医学模拟综合情境培训课程与医学模拟专科技能培训课程。各学科医学模拟教学的具体制定可参照最新版的《中国本科医学教育标准——临床医学专业(2016版)》、国家临床执业医师资格考试大纲、住院医师规范化培训内容与标准、住院医师规范化培训结业实践技能考核指导标准、中国医师岗位胜任力模型、入职住院医师核心置信职业行为等。

医学模拟基础技能培训课程围绕医师必须具备的实践操作能力开展,覆盖内科学、外科学、妇产科学、儿科学、急诊医学、护理学等各多个学科,对象往往是医学生和住院医师,模拟主要形式为任务训练器或者标准化病人,教学内容应该根据不同学员层级有所不同,譬如同一医学模拟教学主题:病史采集基本技能训练中,第四年医学生侧重在病史采集的完整性与结构化,而第二年内科住培专业住院医师可侧重在临床思维逻辑与人文关怀。高质量医学模拟基础技能培训课程的设计与实施应遵循刻意练习的教学原理:每项训练都是有明确目标的适合学员学习区的学习,给予适量重复练习,并且在练习时可获得个性化反馈以促进从新手到精熟;也应遵循掌握性学习的教学原理:个人在进入下一个阶段学习之前必须展示对现阶段的充分掌握,要制定最低及格掌握标准,进行基线评估,明确学习目标、顺序由易到难,为达到目标而专注学习活动,用形成性评价方式反映是否达到目标,现有目标一旦达到或超越即进入下一个目标学习,目标未达成时则持续不断学习。

医学模拟综合情境培训课程通过学员的角色扮演,再现还原有教育意义、特殊甚至罕见的临床场景,帮助参与演练的学员(包括观摩者们)沉浸在模拟的临床故事中,身临其境地体验临床思维决策、团队合作、跨专业合作等临床实际工作的要素,在安全的学习环境下,通过改变行为及其背后的心理活动变化,获得并提高临床经验,达到保障患者安全、改进医疗质量的效果。情境模拟教学相对而言有以下优势:训练真实性、时间方便性、病例多样性、训练可调性、病员安全性、操作纠错性、过程可控性、记录和回放、成本低耗性、团队合作性。情境模拟是非常符合建构主义学习理论:学习是学习者在原有知识经验基础上,积极主动地进行意义建构的过程,即根据自己的经验背景,对外部信息进行主动地选择、加工和处理,从而获得自己的新的经验;情境模拟恰当地提供了情境—协助—会话—意义建构的四大学习要素。高质量的情境模拟教学包括良好的情境建构保障,任务简介 - 模拟案例运行 - 任务复盘,充分实现了体验式学习的体验感受—观察反思—归纳思考—实践应用。

医学模拟专科技能培训课程是针对某个专业领域医生所具备的专科职业技能进行模拟培训。高质量专科技能的培训与养成可遵循 LSPPDM 学习策略模型设计实施:学习(learn,通过阅读、视频、在线练习进行学习）、观摩（see,观看教师真实临床专科技能演示或模拟分解技能演示）、练习（practice,在模型上进行分解练习、刻意练习,并且进行形成性评价与反馈）、证明（prove,在模型上进行掌握性学习和基于胜任力终结性评价反馈）、实践（do,在真实患者上进行操作,在上级直接监督下完成,进行医疗行为操作的评价反馈）、维持（maintain,通过不断临床实践结合补充模拟练习,从而保持技能水平,记录个人操作,持续提升质量,维持专业技能认证）。

五、医学模拟的考试考核设置

为充分评价考核医学生或住院医师的实践能力,通过理论考试评价医学生或住院医师的认知能力（包括是否知道概念和知道原理）,在医学院和教学医院普遍应用的还有通过医学模拟的方式评价医学生或住院医师的实践能力（展示如何）。模拟是评价过程的有力工具,特别是对于实践操作技能和某些非技术性技能,由于与执业人员临床工作内容非常接近,医学模拟可以用于评价医学生或住院医师的在认知（知识）、精神运动（技能）和情感（态度）三个领域的熟练程度,并且在不损害患者安全的情况下为医学生或住院医师提供了接受更标准化（所有学员都以相同的方式接受评价）、更可靠（考评分数是可重复的）与更安全（相比在临床工作中评价,学员的心理安全得到更好的保障）的实践能力评价机会。

基于模拟的考核（simulation-based assessments,SBAs）:是学员完成理论学习进入实际临床工作操作之前的一种实践技能考试方式,需要在临床或模拟技能中心里实际操作,因学员能力层次多样,可利用各种模拟形式进行考核,可用于测试被评价对象多种行为层面的能力。在医学模拟课程和临床科室出科考核中经常使用基于模拟的考核。

客观结构化临床考试（objective structured clinical examinations,OSCEs）:是在临床或模拟技能中心里实际操作的技能考试,常在某个学习阶段结束后进行,因学员能力层次多样（多为高级新手或接近胜任的层次）,常设置多个考站,应用真实或模拟患者、技能操作模型、情境模拟等,被评价对象需依次轮转完成操作,可测试病史采集、体格检查、处置操作、职业素养、人文关怀等多种方面能力。OSCEs 是一种临床或者基于表现性的测试,不仅测试考生知道什么,而且考核考生的临床技能以及如何应用于解决临床问题。在高利害专业考试中经常需应用客观结构化考试,如医学生毕业考试、住院医师年度考核、结业考核、执业医师考试等。组织客观结构化考试通常是一项大工程,需要组建团队确定可用资源,明确目标与时间安排,精心制作考试蓝图,组织开发不同站点对应的模拟案例,制作并审核站点评分表,招募培训标准化病人,招募培训合适考官,通过演练后按计划实施全程考试（若条件运行,信息化管理系统及视频系统利于高效运行及管控）,通过分析管理数据进行相应反馈与报告（可考虑信息化系统辅助）,持续改进开发丰富案例库并完善制度化组织运行。

医学模拟并非所有评价类型的理想方式,是否决定用医学模拟的方式来评价学员成绩需要综合考评对象、考评目标与考评成本等斟酌决策。考评侧重于基础理论或临床知识更容易通过选择题或问答题进行考核,成本也较低。

医学模拟的考评有三大影响因素:模拟情境、评价量表与评价人员。需要通过模拟来考评的部分应该高度仿真临床情境进行精心的设计并实施到模拟任务中。考评工具大致分为核查表和等级评分表两种类别,核查表包含系列可观察到的操作,是根据医学生或住院医师是否完成该操作进行评价。等级评分表按照主要指标的分数等级排列,根据医学生或住院医师完成指标的优良中差表现而评价为相应的分数,成绩由这些指标各自等级分数汇总形成。评价表现的人员可以是指导教师（如专家或高年资的医师）、标准化病人或家属、同行甚至操作者自己。评价者应该非常熟悉模拟情境及评价量表,高利害的专业考试还应对评价人员进行充分的评价一致性培训。

高质量的医学模拟考评设计与实施中可参照以下特点进行优化决策,如可接受性（师生与管理机构等认为评价是公平且恰当的）、信度（在类似的其他场合其他评分者会产生类似的分数）、效度（评价分数可最大程度接近医学生或住院医师的真实能力)、教育影响(可引导学习方向与能力目标,激发学员持续学习)、可行性(现有条件具备,具有良好的可操作性)、成本效益(考评的结果值得各种人力、时间、资源的投入)。

六、医学模拟教学中教师的角色

医学模拟教学是以学员为中心,以学习成果为导向,期待学员能力表现为驱动,医学模拟教学教师不应进行"个人秀",教师的角色不只是讲授者、教导者、领导者、评判者,更多的角色应成为引导者、激励者、促进者、反馈者。期待开展高质量医学模拟教学的教师需能评估并区分学员能力表现,需接受模拟教学教案设计、讲解示范技巧、引导学习技巧与复盘技巧的培训。尽管模拟教育者所处的职业阶段职位不同,但在开展高质量的医学模拟教学、开发有特色或有版权的医学模拟课程体系、实施基于模拟的教学研究或临床研究、分享关于模拟的学术成果、推进模拟服务医疗教学科研和公众教育等方面都有广阔的发展前景。

(陈志桥)

第八章
现代临床教学范式

8

范式(paradigm)指的是一种近乎固定的问题和解题方法。教学范式是对教育目的,学习意义以及师生角色的思考方式。在本章中,作者们依据教育心理学的学习理论,结合医学教育教学过程中逐渐形成体系的方式方法、课程建设指导、国际医学教育改革研究最新进展和发展,介绍了目前在临床医学专业的院校教育阶段、毕业后教育阶段中正在通过研究促进教学实践的多种方法和经验。内容既包括了以病例为基础的教学、基于器官系统的整合教学及实习、以临床情境为基础的教学、基于标准化病人的临床实践教学等经典的医学教育范式;也包括从能力角度出发,对学生临床思维、创新精神、沟通能力的培养及置信专业活动临床训练的探讨;以及伴随现代科学技术发展所出现的基于"互联网+"临床教学、基于医学模拟的临床教学的新颖体验,以及培养全球化的医学人才,开拓医学生的社会视野,在临床教学中融入课程思政,帮助学生树立大卫生观和大健康观。

第一节　临床教学范式概述

学习理论是教育心理学的重要组成部分,根据时代特点和学科发展分为行为主义、认知主义、个人/认知建构主义、社会建构主义、人本主义。医学教育界的专家学者也根据医学教育的特点及人才培养的需求,将转化式学习纳入范式当中,希望培养满足社会医疗卫生服务需求的专业人才的同时,也重视发现、帮助、培养推动医学发展的领军人物。

一、范式

范式(paradigm)来自希腊语 paradeigme,原意为放在一起比较证明、显示,在现代英语词典中被翻译为"例子、样本"。1959 年,美国科学史学者库恩(T. S. Kuhn)在《必要的张力》(*the essential tension*,1959)一文中首次使用了范式(paradigm)一词来概括"如接受一组足够多的标准方式,就可以模仿这些事例开展以后的研究工作,不需要一致同意哪些特征使这些事例成为标准,也不需要为接受这些事例辩护。"1974 年,库恩在后来写的《再论范式》一文中,对范式做出了更为明确的解释:范式可以表示两种含义,"一是用来指代为某一特定学科成员所共享的信条信念,价值观念,方式方法等体系,二是用以指代上述体系中的任意一部分,或具体研究方法。"

范式并不是一种理论,但它代表了一种近乎固定的问题和解题方法,对理论的形成和发展起着十分重要的作用。

二、教学范式

根据库恩对科学领域内范式的界定,教学范式(teaching paradigm)可被推定为是人们对教育教学领域内公认的问题和理论本质研究所持的一种共同的信念或看法;也可以认为是教学人员及研究群体对教学活动的基本规则和结构式框架的共同认识;是一种对教育目的,学习意义以及师生角色的思考方式。

教学范式能够影响教育的设计和实践,学生教学和评估,课程重点和内容。教学范式的一般结构包含两个层面。第一个层面回答“教学的形式和本质是什么”。从认识论的角度回答“在教学过程中所产生的各种关系”,从方法论的角度阐明教学过程的逻辑,以及怎样保证教学是有效的。第二个层面是教学范式在具体实践中的影响,如规范及基本方法与工具,对知识的理解,教学的方式的选择以及具体方法的应用,并在此基础上所形成的教学文化。

三、教学范式与医学教育

学习理论是心理学中最古老、最核心也最发达的领域之一。对于学习的解释其实最早可以追溯到亚里士多德。他最早指出人们会把相似、相反或邻近的事件联系起来进行记忆。学习是通过联结而发生的观点和理论都包含了这一层思想,后来的学者们由此推演出的邻近(contiguity)原则,将这种联结描述为:“如果两种或多种感觉连续发生的概率足够高,他们就会被联结在一起,只要这些感觉中的一种(刺激,stimulate)出现,其他感觉也会被记起(反应,response)。”自 19 世纪初期,心理学从哲学和生理学中分出来成为一门独立的学科开始,关于学习的性质、学习的过程、学习的规律、学习的动机、迁移以及学习的方法策略等,都有大量的研究。学习理论主要回答 3 个方面的问题:学习的实质是什么,学习是一个什么样的过程、学习有哪些规律和条件。

在医学教育领域,目前有 6 个被广泛使用或相关的教育范式,分别是:行为主义(behaviorism)、认知主义(cognitivism)、个人/认知建构主义(cognitive constructivism)、社会建构主义(social constructivism/sociocultural)、人本主义(humanism)及转化式学习(transformative)。这些范式在实际的教学实践中常常可能是重叠呈现的。

(一) 行为学习理论

行为学习理论是最早期的学习理论。研究者希望发现适合于所有动物(包括人类)的行为学习原理,引导学习者形成自身对于学习的渴望。强调可观察的行为,认为“学习是经验与联想、刺激——反应的强化”。期望通过行为学习干预,能够观察到行为频率的变化或行为的改变。行为学习理论的代表人物包括有桑代克(Edward Lee Thorndike)、巴甫洛夫(Ivan P. Pavlov Pavlovian)、斯金纳(Burrhus Frederic Skinner)和班杜拉(Albert Bandura)等。

桑代克设计了著名“桑代克谜笼”实验,根据实验结果,他将人和动物的学习定义为刺激与反应之间的联结,提出了联结主义学习理论,认为这种联结是通过“盲目尝试——逐步减少错误——再尝试”这样一个反复作用的过程而形成的。巴甫洛夫和他的同事们通过研究狗的消化过程,提出了经典条件作用(classical conditioning),即一个新刺激替代另一个刺激与一个自发的生理或情绪反应建立联系。斯金纳的研究关注行为与结果之间的关系。他认为,愉快的结果加强行为,不愉快的结果减弱行为,多次行为的愉快或痛苦的后果改变个体的行为或者个体模仿他人的行为。基于此,提出了“操作性行为(operant behavior)”,也称作“操作性条件作用(operant conditioning)”。20 世纪 80 年代,班杜拉提出了“观察学习(observational learning)”理论,应用于新行为、技能、态度和情感的教授中。教师将所期望的行为、技能、态度和情感以明确外显的方式示范出来,或者树立理想的榜样,让学生观察到,并对学生的模仿予以强化。教师本身可以作为如何解决问题、如何进行逻辑思维的榜样,如说出他们的思维过程、好奇心、情绪控制、对他人的尊重和兴趣、良好的倾听和交流习惯等。这些行为可引导学生形成相同的品质。

行为主义理论在教学设计中的应用以及对个人心理问题的行为治疗至今仍有影响力。教师将学生当作一张白纸,通过对任务的每一步给予及时反馈,不断强化来塑造学生的行为,期望获得可以观察到的、可测量的行为变化结果。这是基于行为学习理论而提出的一种有效的教学策略。在医学教育中,能力检查清单(checklist)、回顾性的多项选择题考试(MCQ)、重复和强化,都基于行为主义的理论思想。

(二) 认知学习理论

认知心理学的开山鼻祖托尔曼(E. C. Tolman)以白鼠学习方向迷宫的实验,证明了自己提出的符号学习论(symbol learning theory)。这种理论提出了三个基本观点:学习是有目的的行为,而不是盲目的;学习是对"目标——对象——手段"三者联系在一起的认知结构。在外部刺激(S)和行为反应(R)之间存在中介变量(O),主张 S-R 公式改为 S-O-R,O 代表机体的内部变化。解释行为理论同知识、思维、计划、推理、目的、意向等概念相联系的形式。代表人物之一奈瑟儿(Ulric Neisser)指出:认知心理学是对感官接收信息后,经过转换、简化及加工等心理操作,从而获取知识,储存知识及运用知识等内在过程的科学研究。

罗伯特·加涅(Robert Gagne)是行为主义学习理论和认知学习理论的折中主义者。他认为,"学习是人的倾向(dispositions)或性能的变化,这种变化能够保持,且不能单纯归因于生长过程。"

认知主义认为,教育的目标在于让学生能够记住并应用信息。人在认知活动中不是简单地将各种经验要素进行集合,而是需要把感知到的信息组织成有机的整体,对事物、情境的各个部分及其相互关系形成整体理解。

学习不仅是试错的过程,而是学习者内部心理结构的形成和改组。这些过程把环境刺激转换成多种形式的信息,也就是通过对问题情境的观察,理解它的构成及相互联系,分析出制约问题解决的各种条件,从而发现通向目标的途径,形成一种"顿悟",实现长时记忆(long-term memory)的某种状态。长时记忆是对工作记忆加工过的信息赋予意义和储存的心理结构。它是储存永久性知识与技能的"仓库",含有当前无须运用却必须理解的信息,并能对所学信息产生永久性记录。这种状态构成了能力倾向的基础,这种变化可以从学习前后行为表现中的变化中推断出来。

不同能力倾向的变化需要不同的内部和外部条件。教学就是要合理安排可靠的外部条件来支持、激活、促进学习的内部条件和过程。在医学教育中,认知主义的学习理论体现在整合教学、测试强化教学、间隔练习。

(三) 建构主义学习理论

建构主义的核心观点是:学习者想要真正地学到知识,就必须自己去发现和转换复杂的信息。学习者不断地用已有的规则去检验新经验,并且当已有的规则不再适用时,对其进行调整。

心理学上的建构主义可区分为个人/认知建构主义与社会建构主义。

1. 个人/认知建构主义 个人/认知建构主义关注个体是如何建构某种认知或情感的。知识不是独立客观存在的,是人们在社会实践中建立起来的解释和假设。人们对事物的理解不仅取决于事物本身,还取决于人们的知识经验背景。学习就是认知建构的发展过程,即认知结构的形成和改造过程。当代建构主义者更强调学习中的主动性、情境性、非结构性、社会互动性和社会文化等,认为学生是自己的知识的建构者,教学需要创设理想的学习环境,促进学生自主建构活动。个人/认知建构主义的代表人物有皮亚杰(Jean Piaget)、布鲁纳(Jerome S. Bruner)、奥苏伯尔(David Pawl Ausubel)、维果斯基(Lev Vygotsky)。

皮亚杰的理论建立在对传统认识论的批判和继承之上。他指出认识并不独立发端于客体或主体,而是发端于联系主体、客体相互作用的动作过程中。强调个人自身在个人知识建构中的创造作用。根据皮亚杰的思想,学习是学习者通过新旧经验的相互作用形成、丰富和调整自己的认知结构的过程。一方面,学习者需要将新的知识与原有知识经验联系起来,获得新知识的意义,纳入已有的认知结构;另一方面,原有的知识经验会因为新知识的纳入发生一定的调整或改组。

布鲁纳认为对任何一门学科的学习总是由一系列片段组成的,而每一片段总是涉及获得、转换和评价三个过程。新知识往往与学习者已经模糊或清楚知道的知识相违背,或者是先前知识的替代,也可以是先前知识的重新提炼;学习者把信息转换为各种不同的方式,超出他们最初所给的事实,从而学到更多的知识;学习者核查所用处理知识的方法是否适合当前任务,概括得是否适当。布鲁纳认为,不论教授什么学科,学生发现新事物的态度和能力非常重要。他提出,发现学习,要求学生在教师的认真指导下能像科学家发现真理那样,通过自己的探索和学习,"发现"事物变化的因果关系及其内在联系,形成概念,获得原理。

维果斯基的社会文化理论(sociocultural theory)中提出了社会中介(social mediation)、内化(internalization)、最近发展区以及支架(scaffolding)等概念。维果斯基认为,个体的学习是在一定的历史社会文化背景下进行的,社会可以为个体的学习发展起到重要的支持和促进作用。人的高级心理机制的发展是社会文化内化的结果,是人把存在于社会中的文化(语言、概念体系、文化规范等)变成自己的一部分,有意识地指引、掌握自己的各种心理活动。知识在内化过程中的相互作用分为两种:一种是自下而上的知识(bottom-up knowledge),学习者在日常生活、交往等活动中形成的个体经验,由具体水平向高级水平发展,直至实现以语言为中介的概括,形成更加明确的理解,并更有意义地加以应用;另一种是自上而下的知识(top-down knowledge),在人类的社会实践活动中形成的公共文化知识,首先以语言符号的形式出现在个体的学习中,由概括向具体经验领域发展,形成学习者的个人意义。

在医学教育中,个人/认知建构主义的教学范式体现为发现学习(discovery learning)、动态评价、探究式学习与基于问题的学习(PBL)。

(1)发现学习:发现学习是指学习者用自己的头脑亲自获得知识的一切形式。发现学习的教学过程包括:提出问题——做出假设——验证假设——形成结论四个阶段。教师要使学生理解各门学科的基本结构,帮助学生了解那些看似无关的新的事实是相互关联的,并且与他已有的知识有关。教师将结构性知识转换成形成性的过程,按照表征系统的发展顺序(动作——映像——符号)设计学习活动,让学生亲自经历对知识的发现过程,发展学生解决问题、探索新情境、发现新事物的态度和能力。

(2)动态评价:动态评价理论起源于维果斯基的心智的社会文化理论。动态评估是集预测、诊断、矫治于一体的测验范式。其通常采取"前测—中介—后测"的程序,巧妙地将教学干预变量引入测验过程之中,使评估与教学相结合,强调评价者和学生之间的互动,将传统测验所关注的"结果取向"转变为"过程取向",而侧重于对个体认知策略的培训和对其潜能进行预测,重点考察学习者的认知活动和认知能力的变化,并关注学习者未来的发展。

(3)探究式学习:探究式学习这种教学策略虽然具有很多形式,但其基本模式通常是在教师向学生呈现一个有难度的事件、问题或困境后,学生需要阐明可以解释事件或解决问题的假设、收集数据验证假设、得出结论,反思原问题及解决原问题的思维过程。教师首先确定好课程内容和一些一般的引导性的问题、难题或困境。随后提出一些具体的聚焦性问题,帮助学生更好地理解问题,然后让学生投入探究过程中,最后做出对问题的解释和总结。

(4)基于问题的学习:基于问题的学习的主要目的是帮助学生发展,能够运用于很多情境中的灵活性知识。基于问题的学习的另一个目的是,增强学生的内部学习动机,提高其问题解决、小组合作、基于证据进行决策判断以及自我指导的终身学习能力。

2. 社会建构主义学习理论　社会建构主义强调社会相互作用,文化在个人知识建构中的重要作用,以维果斯基、让·莱夫(Jean Lave)、爱丁纳·温格(Etienne Wenger)为代表。

社会建构主义倡导各种形式的文化参与、社会互动与合作学习。社会建构主义学习理论的基本观点是:虽然知识是个体主动建构的,而且是个人经验的合理化,但这种建构并非随意的建构,而是需要与他人磋商并达成一致来不断地加以调整和修正,并且不可避免地要受到当时社会文化因素的影响。

许多建构主义者都很重视教学中师生以及学生之间的社会性相互作用。合作学习、交互教学在建构主义的教学中广为采用。社会建构主义学习理论在教学中的应用以情境教学(situated learning)、支架(scaffold)式教学、抛锚式教学、合作学习、认知学徒制(cognitive apprenticeship)、交互式教学为典型代表。社会建构主义学习理论在医学教育中体现在认知学徒制、基于工作环境的学习、实践(社区)共同体(communities of practice)等。

(1) 支架式教学:支架本是建筑行业中使用的脚手架,被用来暂时性地辅助建筑作业,一旦建筑完成就被撤除。用它比喻在学习过程中教师给学生提供的一种暂时性的切合学生学习需求的支持,引导、帮助学习者完成自己所不能独立完成的活动,辅助学生逐步完成自己无法独立完成的任务,并伴随学生的进步而逐渐被撤去,直到学生能够独立完成该任务,内化相应的知识技能。学习者之间也可以互相提供支持和帮助,互为支架。

(2) 认知学徒制与交互式教学:认知学徒制是指一个经验不足的新手,在专家的引导下获得知识和技能的一种教学关系。认知学徒制有很多种模式,但大多数都具有以下六个方面的特征:①学生观察教师示范操作;②学生通过教师的训练或辅导(提示、反馈、示范、提醒)获取外部支持;③学生接受概念性支架,随着他们学得越来越娴熟、精通,逐渐撤出支架;④学生不断地清晰阐述他们所获得的知识,将其对学习过程的理解以及学到的内容用文字表达出来;⑤学生反思自身的进步情况,将他们的问题解决与专家的操作以及他们先前的操作进行比较;⑥要求学生运用自己所学的知识探索解决教师尚未示范的问题。在医学史上的大部分时间里,人们都是通过师从执业医师而成为医生的。学徒制的重要性并没有随着医学教育的现代化程度而有所减弱,临床实习即是一种坚定的证明。医学教育仍然可以被认为是一种学徒制。其专业知识和技能不仅是通过讲座或教科书传递的,而且通过指导实践进行传递。

(3) 情境性学习:情境性学习以情境性认知理论为基础,主张教学应该使学习在与现实相类似的情境中发生,学习应着眼于解决生活中的实际问题。在情境性学习中,教师让学生面对复杂的学习环境,解决模糊的复杂问题。复杂问题不仅仅是难题,而是包含多种多样、互相制约的因素,并有着多种多样的解决方法。在解决这些复杂问题时,教师可以帮助学生查找资料,记录他们的进步情况,并帮助他们将大问题分解为小问题。

1991年,莱夫和温格出版了《处境学习:合法的边缘性参与》,他们通过研究从业者的学习,对学徒模式(apprenticeship)进行反思,提出了合法的边缘性参与(legitimate peripheral participation)的著名论断。2005年荷兰乌得勒支大学滕凯特博士在培训医师助理项目的过程中设计了置信专业活动(entrustableprofessional activities,EPAs)的概念,将其定义为"EPAs是职业活动的单元,学生一旦达到足够的具体能力而完成任务,可以不受监督地进行医疗实践时,将信任委托给学生的任务或职责","置信"就是可以安全地将任务/活动委托给已显示出所需能力的人。患者和导师信任学生,并将责任托付给学生。

(4) 实践(社区)共同体(communities of practice):所谓的共同体,往往是人们出于自愿而形成的一种自发性的、非正式的组织。在这个组织里,所有成员都有一种共同期待的愿景,或共同追求的目标,并且具有一种共同一致的学习愿望。它的学习行动最常见于共同讨论与解决工作实践或实际生活中所存在的问题。在实践(社会)共同体中,新手和初学者往往最初从事边缘性的活动,在外围观察熟练从业者,并在他们的引导下参与活动,逐渐发展知识与技能,达到对实践的充分参与。这样一种学习团队既可以由其成员自发组织,也可以依存于一个大的组织结构之内。

(四) 人本主义学习理论

人本主义强调应当把人作为一个整体,研究整体人的本性,经验、价值、潜能、创造力,并且更应关注人的高级心理活动,如热情、信念、生命尊严等内容,强调社会文化应促进人的潜能的发挥以及普遍的自我选择和自我实现。

人本主义学习理论重视的是教学的过程而不是教学的内容,认为学习是寻求潜力的充分发挥;倡导全人教育和情感教育,从全人教育的视角阐释了学习者整个人的成长历程;强调教育环境的创设要符合学生任性发展的实际需求,让其从自己的角度感知世界,发展出对世界的理解,达到自我实现的最高境界。代表人物是罗杰斯(Carl Ranson Rogers)和马斯洛(A Maslow)。

马斯洛批判传统的学习方式,他认为传统的学习方式是一种外在学习(external learning),单纯依赖强化和条件作用,着力于灌输而不在于理解,是一种被动的、机械的传统教育的模式。马斯洛认为理想的学校应反对外在学习,倡导内在学习(internal learning),依靠学生内在驱动,充分开发潜能,达到自我实现的学习。这是一种自觉的、主动的、创造性的学习模式。

20 世纪 60 年代,罗杰斯(C. R. Rogers)将他的"来访者中心疗法"移植到教育领域,创立了"以学生为中心"的教育(learner-center education theory)和教学理论。罗杰斯认为,情感和认知是人类精神世界中两个不可分割的有机组成部分,他的教育理想就是要培养"躯体"、心智、情感、精神、心理融汇一体"的人。达成这种情知融为一体的人为"全人"(whole person/fully functioning person)。他认为教师的任务不是教学生学习知识(行为主义),也不是教学生如何学习(认知理论),而是"学习的促进者",为学生提供各种学习的资源,提供促进学习的环境和气氛,让学生自己决定如何学习。罗杰斯将学习与个人各部分经验都融合在一起。将那些使个人的行为、态度、个性以及在未来选择行动方针时发生重大变化的学习定义为有意义的学习(significant learning)。有意义的学习不仅仅增长知识,更是要引起整个人的变化,对个人的生存和发展有价值,它具有 4 个要素:①学习具有个人参与(personal involvement)的性质,整个人(情感和认知)都投入学习活动;②学习是自我发动的(self-initiated),即便在推动力或刺激来自外界时,也要求发现、获得、掌握和领会的感觉是来自内部的;③全面发展,它会使学生的行为、态度、人格等获得全面发展;④学习是由学生进行自我评价的。因为学生最清楚这种学习是否满足自己的需要,是否有助于获得想要知道的东西。

人本主义范式在医学教育领域实践中的主要形式有自我反省、基于文档评价(portfolio-based assessments)、自我指导学习(self-directed learning)。

基于学习文档评价,是学习已经发生的证据的集合。在作品集中,学习者的经历会被记录下来,但也包括对这些经历的反思和对进一步学习的描述。通常包括朝向目标进步的证据、教师的评价与反馈、同伴的观察评价与反馈、课程学习记录、自我反省与评价的证据、目前最佳作品的项目、课堂以外的学习证据。

自我指导学习是个体主动判断学习需要,形成学习目标,识别可用的学习资源,选择合适的学习策略并评价学习结果的过程。

(五) 转化式学习范式(transformative paradigm)

转化式学习理论中,学习是基于经验而导致行为或行为潜能发生相对一致的变化的过程。20 世纪 70 年代,巴西教育家保罗·弗莱雷(Paulo Freire)出版《被压迫者教育学》(Pedagogy of the Oppressed)一书,系统地提出了解放教育理论。尽管弗莱雷没有明确提出转化学习概念,但是从其构建的教育理论内涵来看,他所倡导的教育本质上就是一种转化教育。他认为转化学习有助于开发一个新的存在理论,培养解放转化学习观是教学的重点,解放教育理论的三个核心要素为批判性反思、提问和对话的方式学习、平等的师生关系。批判性反思是指使学习者重新发现自己的能力,帮助学习者开发转化社会和改变自身现状的意识;通过提问和对话的自由方式使学习者的认识发生改变,而不只是对信息的迁移;平等的师生关系使得学生与教师的对话可以平等地展开。学生不再被视为教导的对象,而变为积极参与转化学习的主体。

转化式学习理论的代表人物麦基罗(Jack Mezirow)认为,知识不是现成地等待人们去发现的,而是由理性世界的个人依据新经验,经过解释和再解释的过程而创造的。转化式学习是"根据一个人的经验,透过批判性自我反省,对先前的认知进行重构更新,以指导未来的行动。转化学习理论尤其强调反思(reflection)的重要作用:在问题解决的过程中努力对新经验或新问题进行解释或为之赋予意义的同时,对其内容、过程或前提进行检验及评判性评估的过程。任务反思是转化学习的核心动力。

转化式学习的目标是培养领导素质,培养有思想的变革推动者。2010年,21世纪全球医学卫生教育专家委员会在其报告中提出,"未来的医学教育要使所有国家医学卫生人才都掌握运用知识、批判性思辨和注重伦理行为的能力,胜任在以患者和人群为中心的卫生体系中工作,融入即担当地区卫生工作责任,又有国际视野的全球卫生队伍当中。"并指出医学教育的新时代愿景:"一个医学教育时代的到来,一个推动转化式学习的时代,一个医学教育能协调相互依存关系的时代。"

转化式学习理论在医学教育领域中的应用有理性对话(dialogue)、批判式反思(critical reflection/reflexivity)。

理性对话是营造平等、舒适、轻松、友好的对话情境,通过学习者与他人的理性交谈,经验得到反思,假设和信仰受到质疑。理性对话是转化学习过程的重要方式之一,是批判性反思付诸行动的媒介。对话可以使双方进行不同思想的碰撞,进行思想的交换,思想火花的摩擦,从而增长彼此的知识与智慧,从而更好地实现转化学习。

批判性反思是指"对于所努力诠释的及赋予意义的某一经验的内容、过程或是前提予以批判性评估的过程。"有效的学习来自有效的反思。批判性反思是转化学习的动力和关键阶段。只有经过批判性反思后的经验才能转化为个体的发展。根据反思程度的由浅入深,依次为内容反思、过程反思、前提反思。通过解答"是什么?""怎么样?""为什么?",触发知识学习、质疑、询问以及对知识进行重新整合的三个阶段,实现意义观点的转化、自我分析、解释、评估、解决问题、制定决策这一序列行为,形成批判性思维的能力。

教师在课堂中的任务不仅仅是向学生传授知识,而是要面对多维的工作任务。教学作为一种复杂社会现象和实践活动,试图用一种单一的、固定不变的思维去定向与概括,显然是不客观的,也是不科学的。一个课程可能主要使用1-2个教育范式,但是其他的范式也能在课程或者章节水平上体现,才是正确的态度。

(孙宝志　田　蕾)

第二节　基于器官系统的整合式临床教学范式

以器官系统为中心的医学课程(organ-systems based curriculum, OSBC)模式是整合课程模式的典型代表,该模式以人体器官系统为中心,遵循医学课程间的内在有机联系,重视课程间的纵向渗透和横向融合,淡化学科界限,实现机能与形态、微观与宏观、正常与异常、基础和临床等多种知识的综合,强调医学知识的系统性和完整性,注重培养学生综合应用知识解决问题的能力,从而有效地解决了传统教学模式所造成的学科之间孤立分离、基础与临床之间教学脱节的问题。

一、医学院校开展基于器官系统的教学改革状况

以器官系统为基础的课程模式在教学应用过程中,大致经历了三个发展阶段:第一阶段,打破按学科体系课程的传统模式,以某一器官为切入点,由来自不同学科的教师围绕该系统教授有关的解剖、生理、生化等学科知识,使学生了解结构和功能的关系,这个阶段的课程整合较为浅显,主要是学科课程的拼接,纳入整合的课程以基础医学课程为主;第二阶段,按照各系统的正常功能、机能失调、临床体征与综合征以及疾病诊治方法,联系相应的疾病,将相关的知识综合在一起讲授,以便帮助学生了解综合性知识的相关性。在此阶段,课程整合的深度有所加强,纳入整合的课程也由单纯的基础医学课延伸至临床医学课;第三阶段,课程整合的思路进一步拓宽,纳入整合的课程门类扩展到预防医学、循证医学、人文科学等内容,课程整合的广度得到延展。同时在这个阶段,更加重视对临床病例的应用,重视对新知识和新技术的介绍。

以器官系统为主线的医学整合课程体系改革是提升医学生岗位胜任力的重要举措,是医学教育不断进步的探索,但也是一项极其复杂和艰巨的系统工程,他涉及从培养模式,教学运行组织体系,教学大纲,课程设置,师资培养与考核,教材建设等环节的根本性改变,并将会打破现有的以临床科室为单位的教研室设置模式,同时要求持续的效果评估与改进,需要国家层面的政策引导,需要各高校的合理可行的顶层设计,需要教学管理部门,教研室教师学生的多方联动,否则可能会取得相反的效果,目前大多数院校的整合课程改革还处于探索阶段。

目前,国内多所医学院校都在进行"以器官系统为中心"的教学改革,可谓是百家争鸣、各具特色。第三军医大学的板块式整合直接分为三部分内容,即基础总论板块、基础各论板块、临床学科板块。华中科技大学同济医学院则将临床诊断学、影像诊断学和实验诊断学三门课程有机整合,形成诊断技能课程群。三门课程以各自的教学大纲为指导,建立临床诊断技能总论、循环系统、血液系统等11个教学单元。北京大学医学部在八年制学生中开展课程整合,实行基础医学形态与机能课程的分别融合,临床课程自身融合,并使基础科学、临床科学与学术研究紧密交织。四川大学华西医学中心开展的基于人文素养、医师职业素养、公共卫生职业能力及科研训练等纵向整合以及基于器官系统的横向整合模块。上海交通大学医学院参照美国密西根大学医学院的课程设置构建"以器官系统为主线,淡化学科,融形态与功能、基础与临床、医学与人文为一体"的系统整合式课程体系。西安交通大学医学院对生物医学课程、临床医学课程进行整合,建立"系统整合课程",形成以生物医学基础知识传授为主的生物医学整合课程和以临床诊断、治疗为主的临床医学整合课程。中国医科大学建立了"5+5"楔型模块化整合课程体系,重点整合基础医学,将整个临床医学专业的课程分为十大模块,如人体形态科学、神经科学基础等9门课程。重庆医科大学整合课程主要包含两个阶段,第一阶段为人体结构与功能基础部分,第二阶段为人体器官系统的结构功能与疾病部分,支撑起整合课程的主体结构"9+1"整合课程体系,同时对不适合整合的其他临床医学课程,如中医学、传染病学、精神病学、核医学等仍保持以学科为中心的课程体系(表8-1)。

表 8-1　国内几所医学院校课程整合情况

学校名称	整合方式	整合内容
第三军医大学	板块式整合	基础总论板块(细胞生物分子学、免疫学、微生物学等) 基础各论板块(整合解剖学、组织学、生理学、病理学等) 临床学科板块(重组内科和外科)
华中科技大学同济医学院	诊断技能课程群	临床诊断技能总论、循环系统、血液系统、消化系统、免疫系统、神经系统、呼吸系统、泌尿系统、内分泌系统、微生物与感染性疾病、运动与骨关节系统

续表

学校名称	整合方式	整合内容
北京大学医学部	分段式双向整合	基础医学形态与技能课程融合 临床课程融合
四川大学华西医学中心	纵向整合联合横向整合	人文素养模块、临床医学导论模块、职业素养拓展模块、健康与社会模块、系统整合临床课程、人体形态学模块课程
上海交通大学医学院	一体化系统整合式课程	健康与疾病导论(或称医学导论)、临床技能整合课程、临床医学整合课程
西安交通大学医学院	系统整合课程	生物医学整合课程 临床医学整合课程
中国医科大学	楔型模块化整合课程	基础医学整合课程(人体形态科学、细胞的化学与生物学、遗传学和生殖发育生物学、病原生物、免疫与感染性疾病、人体生理学、基础病理学、系统病理生理学、药理学基本原理、神经科学基础)
重庆医科大学	重组课程体系	人体结构与功能基础部分(人体形态学概论、人体机能学概论、分子与细胞);人体器官系统的结构功能与疾病部分

　　哈尔滨医科大学的课程整合分为三个阶段:第一阶段把相互分开的基础医学学科进行整合,整合为基础医学导论和"九大系统"医学基础课程;第二阶段中对临床的课程进行整合;第三阶段实施"七大模块"教学,即公共基础模块,社会人文模块,卫生与健康模块,生物医学模块,临床医学模块,拓展课程模块,实践技能模块,进行全面的课程整合,在多个专业实施 PBL 教学(表 8-2)。

表 8-2　哈尔滨医科大学教学整合改革步骤

阶段	整合的课程	整合前	整合后
第一阶段	基础医学课程整合	以"学科为基础"的课程:解剖学,生理学,病理学,药理学,生物化学,胚胎学,医学微生物学,分子生物学,医学免疫学,病理生理学,医学遗传学等	以"系统为基础"的课程:基础医学导论,循环系统,组织血液免疫系统,泌尿生殖系统,消化系统,呼吸系统,内分泌系统,医学遗传神经系统,运动系统
第二阶段	临床医学课程整合	以"学科为基础"的课程:内科学,外科学,妇科学,儿科学,神经病学,传染病学等	"九大系统":循环系统,呼吸系统,消化系统,泌尿系统,内分泌系统,血液系统,运动与风湿系统,神经系统,妇产系统;整合医学影像学和临床基本技能训练
第三阶段	全面医学课程整合	基础 - 临床的横向与纵向整合:基础医学阶段→临床医学阶段→临床实习阶段	七大模块:公共基础模块,社会人文模块,卫生与健康模块,生物医学模块,临床医学模块,拓展课程模块,实践技能模块

二、基于器官系统的整合式临床教学

　　哈尔滨医科大学第一临床医学院自 2005 年开始,在多年教学改革实践的基础上,借鉴国内外课程整合的经验,采取的课程整合模式是在"以系统和器官为基础的课程整合"基础上,结合"以问题为基础的课程整合",并在长学制教学中辅以 30% 的 PBL 教学、在五年制教学中结合"以病例为基础的课堂教学"来完成,从而形成了较为完整的临床课程整合的体系,对提高临床医学生的临床思维能力、临床基本技能、临床诊疗能力和综合素质有很大的裨益。

1. 临床基础课的整合 由于传统教学医学影像课程是分专业进行授课,首先对医学影像课进行课程内整合,把放射诊断学、CT、磁共振、B超等影像专科进行按系统的课程整合和教师培训。其次,对实验诊断学、手术学进行课程内整合。第三,保留原诊断学、外科学总论的教学内容。

由于临床基础课程对学习临床各系统疾病的重要性,是学生学习疾病的诊断和鉴别诊断的基础,因此我们把临床基础课作为一个单独模块,包括诊断学、外科学总论、手术学、实验诊断学、医学影像学。这部分临床基础知识是学习临床专业课的基础,因此我们经过实践,最后决定作为临床基础课模块,在临床学习初期,即临床专业课程学习前,完成临床基础课程模块的学习。

2. 临床专业课的整合 首先进行单病种整合、课程内整合,然后进行了以八大系统为基础的课程整合,确定了呼吸系统疾病、消化系统疾病、心血管系统疾病、血液系统疾病、泌尿生殖系统疾病(含女性生殖系统)、神经系统疾病、骨关节运动系统疾病、内分泌系统疾病,以及感染性疾病、其他疾病等十大系统课程,形成了新的临床课程体系。

单病种课程整合目的是避免病种的重复,例如:内科肺炎、儿科肺炎、非特异性肺炎等,整合后作为一个病种进行完整的肺炎教学,把各型肺炎的鉴别诊断作为教学的重点。

课程内整合可以和单病种整合同时进行,例如把神经内科和神经外科的颅内压增高性疾病作为一个内容进行整合,把同样具有颅内压增高症状的几个疾病进行系列讲解,提高鉴别诊断能力和学习的效率。同时可以以皮肤性病学、传染病学进行课程内整合,可以以皮肤病的皮疹为基础进行整合、可以以传染病的转播媒介为基础进行整合。

3. 临床基本技能课的整合 根据临床教学的进程规律,把诊断学的问诊、查体、病历书写、心电图阅读,外科手术学的无菌术、外科基本操作(切开、缝合、止血、打结)、影像医学的阅片、实验诊断的一些操作,作为临床基础技能课程部分,融合在相应的临床见习课程中。

首先充分利用临床技能训练中心的模拟教具和条件,结合SP(标准化病人)进行诊断学中问诊、体格检查的学习。利用手术学实验室的打结器、模拟切开缝合教具和实验动物进行外科基本操作的学习。利用实验诊断实验室、医学影像学示教室的条件进行相关课程的学习。

其次设立临床技能训练课程,把各种穿刺、专科查体、导尿、吸痰、吸氧、妇产科双合诊、产前检查等20余项操作,作为临床技能课程的教学内容,设立了20学时理论课和64学时的实习课,配合专业课的教学进程进行同步教学。理论课采用结合操作录像的讲解方式进行,实习课安排在临床技能训练中心、利用各项模拟教具进行单项学习和操作。

4. 临床见习课的整合 临床见习课根据理论课的整合内容进行同步整合,例如呼吸系统疾病的内科、儿科、传染科安排同步实习。在实习课整合的同时,积极推行以病例为基础的临床见习模式,学生在教师的指导下,分组对不同的患者进行问诊、查体,收集疾病资料,然后进行归纳、讨论、总结、汇报和交流,把PBL和循证医学的理念贯穿到整个实习当中去,培养学生科学的临床思维和诊疗能力。

5. 开展临床特色课程 开展临床技能理论与实践课、临床思维课(病例讨论课)、试题分析课、医患沟通课、循证医学、早期接触临床、单病种教学查房、医学情境模拟教学等特色课程,进一步提高学生临床思维能力、分析临床问题与解决临床问题能力。

三、基于器官系统的整合式临床教学的关键

(一) 课程设置要体现需求

高等医学院校开展医学课程整合主要目的是满足两个层面的需求:第一个层面的需求是当今社

会卫生服务市场的实际需要,即社会需求,这是高校进行医学课程设置的重要出发点,因此在开展课程整合之前,首先要明确社会需要什么素质的医学人才,进而明确如何设置课程才能够满足社会的实际需要;第二个层面的需求是学生自身发展的需求,即学生需求,这是高校进行医学课程设置的重要落脚点,学生在学校接受教育,并不是单纯的学习知识,在这里他们需要接受全面的能力训练,既需要对学生进行专业技能的培养,同时也需要对其进行终身学习能力、团队协作能力以及沟通表达能力等多个纬度的能力培养,因此在课程设置要充分尊重学生的成长和成才需求,处理好知识学习和能力培养之间的关系。

(二) 课程整合的基本思路

按照器官的正常发育过程—正常结构—正常生理功能和调节—病理变化与功能异常—疾病诊治—流行病学与循证医学—疾病预防与营养—社会因素的影响的线路进行内容组织,整合基础医学、临床医学及公卫预防医学等相关部分内容。

全程贯穿课程思政、医学人文精神、创新精神和科研思维培养、大健康观教育、职业素养教育等,拓宽知识结构,促进身心健康,提升综合素质。

(三) 课程整合的原则

1. 打破学科界限　将原来自成体系的各门课程或各教学环节中的教学内容,通过新的组合方式进行整理与合并,形成内容冗余度少、结构合理、整体协调的新型课程,强调知识的整体性和培养学生综合运用知识解决临床实际问题的能力。

2. 不同学科有机融合　通过课程整合,把同一系统不同学科的课程进行合并,杜绝重复内容,使学生在一个系统的解剖、生理等基础知识平台上进行临床疾病的学习,提高学习效率。

3. 课程内容和教学方法要有机融合　在课程内容整合的基础上,采用以病例(临床问题)为基础的课堂教学方法,做到在横向整合的基础上的纵向综合渗透,将基础和临床、不同学科知识、理论和实践有机结合,通过解决临床问题获取连贯的医学基础和临床知识,培养科学的临床思维能力。

4. 教学理念转变　教学改革首先要解决教师的观念问题、知识融合问题和教学方法问题。通过组织教师学习、研讨和培训,培养一批教学理念先进、知识丰富、教学方法运用得当的教学骨干,确保教学改革的高效优质完成。

5. 注重临床能力培养　通过课程整合,完成医学生理论知识、临床基本技能、临床思维能力、诊疗能力以及沟通能力、服务意识、创新精神等临床综合素质能力的培养。

(四) 整合模块内容的确定原则

1. 以人体器官系统为中心,设立器官系统模块。
2. 以人文素质和职业素养培育为重点,设立贯穿全程的思政、人文及社会医学模块。
3. 以临床技能培训为主线,设立连续不间断的临床技能训练模块。
4. 以夯实学生医学基础为目标,设立医学课程前期的基础及临床导论模块。

(五) 整合模块内容的编排原则

依据泰勒课程内容组织的三原则理论,即纵向组织和横向组织、逻辑顺序与心理顺序以及直线式和螺旋式,制订了编排原则。

1. 基础课程以系统为中心进行讲授,以给学生完整的系统概念。
2. 临床课程多以疾病为中心进行讲授,为学生提供完整的疾病诊疗基础知。
3. 基础与基础之间,临床以临床之间,基础与临床之间注重横向和纵向的整合。

4. 整合课程之后,设置 PBL 案例课程,巩固和运用基础知识。

(六) 教学大纲的修订原则

1. 注重课程体系在格式、内容上整体协调和统一,遵从课程整合的目标。

2. 课程内容应遵循医学教学的内在逻辑和规律编排顺序,如解剖学,通常解剖学的内容是从中枢开始讲到周围神经,所以各章节内容应按照此顺序进行调整。

3. 相关的内容要进行系统整合,如在药学内容的调整中,药理的胆碱受体激动药、抗胆碱酯酶药和胆碱酯复活药、胆碱受体阻断药不应该分别单列,应汇总后归类,合并为胆碱类药物。

4. 相同名称和内外科共治的疾病应加以汇总,如在辅助检查和内外科中一共出现了三次"脑血管疾病",汇总后是归类为一章"脑血管疾病",分别由影像、神经内科和神经外科讲授 2 学时,共 6 学时,使学生能够得到更完整的诊疗概念。

5. 教学大纲及内容制订时应注意结合学科最新国内外研究进展,剔除陈旧概念,使用新的国际惯例。

(七) 集体备课的新要求

新的教学模式要求多学科协同教学,在教学过程中会涉及频繁地交流与沟通,且各大教研室分布在学校的不同场所。因此,各系统的备课和试讲应由教务处负责总体安排,具体执行则可以医学整合课程教学组为单位,实行组长负责制,教学秘书或教学助理协助组长安排试讲相关工作,如人员的组织与通知、资料的准备、签到及现场服务等。每位上理论课的教师均要提前准备好课件及教案,轮流依照课表上安排的顺序进行试讲,将所讲的内容进行阐述,如教学内容、拟采用的方法、存在的问题等。要求授课教师认真比对传统课程与医学整合课程的教学大纲,结合执业医师考试大纲,全面梳理知识点,确保内容无重复,无遗漏,保证教学方法恰当,为良好的教学效果提供保障,从而保障整合式教学改革的顺利进行。

四、课程整合实施中存在的问题

(一) 传统教育教学观念的问题

长期以来,我国的医学教育模式主要以教师为中心的授予式教育为主,该教育模式强调教师为教育的主体,学科知识为传授的中心,从而忽略了对学生职业竞争力的培养。在传统的医学教育观念中,有几个失衡的观念成为阻碍医学课程整合实施的主要问题:一是重理论轻实践,整个医学生培养的过程中,学生绝大部分时间都是在接受医学理论知识的讲授,接触临床的时间较晚而且较少;二是重医学轻人文,课程设置中人文内容严重不足,导致医学生的知识结构单一、思路狭窄,缺乏对医学职业的敬畏和坚守;三是重知识灌输轻能力培养,填鸭式的传统教学方式,非常不利于培养学生的独立思考问题和解决问题的能力,同时医学课程需要死记硬背的东西较多,也造成学生的思维活跃度降低;四是重临床轻预防,教学中缺乏大卫生概念,对卫生服务的整体性、连续性关注不够。

(二) 教学改革组织管理问题

医学课程整合教学综合改革涉及不同学院、教研室、临床科室等相关机构部门的人员调配,以模块为单位的教学组织并没有明确建立起来,在模块内部各学科教师的交流联系不够,模块负责人对课程整合工作的投入有限,同时临床教师出于一线诊疗工作和科研晋升的压力,对参与课程整合教学工作的积极性不高。此外,课程整合教学改革除了涉及整合课程的设计和教学管理,还需要大量配套设施的建设,需要持续的资金投入和专门的协调保障,由哪些机构来完成以上的管理跟进也是教学改革组织管理中需要思考的问题。

(三) 跨学科教学的组织实施问题

课程整合要求改变传统单一学科独立授课的方式,转向跨学科组织教学。跨学科教学可以有效帮助学生将各学科知识进行连接和综合运用,但在组织实施中却可能面临以下问题:一是在一门整合课程中,不同学科的教师由于缺少对相关学科知识的了解和掌握,在讲授中可能更多关注的是自己学科的知识,从而无法让学生整体把握课程框架,造成课程的连贯性不足;二是由于不同学科教师分处于不同的教研室或临床科室,平时沟通和交流较少,即使开展跨学科教学,也可能无法做到通力合作,从而降低整合课程的教学效果。

(四) 整合课程的教材建设问题

教材在我国传统课堂教学中扮演着重要的角色,教师备课、学生预习和复习都是以教材作为重要的参考资料。开展课程整合之后,原本分散的学科将被整合在一起授课,传统以学科为体系建设的教材将不再适用。但目前医学整合课程的模式很多,不同模式下编写的整合课程的教材也不尽相同,并没有统一且权威的教材可供直接采用。如果学校选择自己编写教材,则需要耗费较大的人力财力和时间,需要长期准备和筹划。因此改变对课程教材传统的依赖观念,开发多种形式的教辅资料参考介质,是改变整合课程教材缺乏现状的当务之急。

(五) 整合课程的设计问题

整合课程的设计环节是整个课程整合教学综合改革的核心环节,虽然每个学校的办学理念和师资条件各不相同,但是在整合课程的设计中普遍会面临以下三个的问题:第一个问题是医学课程整合的模式选择及构建问题,这时要综合比较各种整合课程模式的利弊,突破在传统的以学科为中心的课程教学中所形成的固化思维习惯,寻求改变;第二个问题是要明确哪些课程参与整合,哪些课程不参与整合,以及我们需要依据什么标准来确定整合的内容;第三个问题是明确如何对选入的课程进行编排,如何压缩和分配学时,减少不必要的学科知识重复;第四个问题是以模块推进教学进程,基础课程、桥梁课程和临床课程的授课体系打乱,知识衔接有可能存在盲区和断裂,容易碎片化。此外选择怎样的教学方法,对于学习主动性不高及习惯灌输性教学的学生,可能会让他们更易形成惰性,达不到学习效果,对哪些学生实施课程整合也是整合课程设计时需要明确的问题。

(六) 整合课程的教学评价及考核问题

长期以来,我们课程的教学评价重点都在学生身上,通过对学生的成绩考核来反映教学质量的高低,考核方式比较单一,主要通过终结性评价手段,如笔试(期中或期末)、实验及临床技能考核(期末)、课后作业、课堂考勤等形式。教学评价的过程中较少开展真正有效的针对教师教学工作的评价,常常只是通过组织督导组听课这一简单手段来评价课堂教学,尚未建立有效的课程评价体系及反馈机制。开展课程整合之后,我们不仅要解决上述评价考核机制中存在的不足,同时需要面对学分制下整合课程的学科成绩换算和学分换算的难题。

五、推进整合式临床教学的主要实施策略

一是进一步转变教师观念,首先扩大教师培训的覆盖面,争取创造更多教师外出培训的机会;其

次加大教师培训的强度,增加教学讲座和培训课程的次数;再次提高教师培训的高度,积极拓展与国内顶尖医学院校和国外优秀医学院校的交流合作,适当邀请国外优秀的医学课程整合专家来校讲学,让教师有机会了解更多医学课程改革的前沿信息和方法。

二是加快制定奖惩政策,以政策为导向明确各级负责人的责任、权利和义务,加强对课程整合教学改革工作的领导;以政策为导向调动教师参与课程整合工作的积极性,将个人评优、职位晋升、职称评定等具体利益与参与课程改革的工作量挂钩;以政策为导向制定教师工作量化的酬劳标准,给予教师充分的物质和资金支持,肯定教师在课程改革中做出的成绩。

三是进一步完善整合课程的教学大纲及内容,各模块团队成员及课程整合项目负责人,应本着精益求精的精神和为学生负责的态度,在课程整合推进的过程中,不断深化对课程整合内涵及整合理论的理解,统一团队核心成员的认识和思想,进一步加强模块内学科与学科之间知识的融合,完善课程的整体框架,避免出现知识的碎片化。

四是及早出台新的教学管理制度,尽快成立以模块为中心的新的教学组织单位,明确参与各模块教学的教研室(科室)组成,为教学做好充足准备;建立预讲制度,以最大限度地保证课程的实施效果,在提前试讲和演练中发现问题,及时调整课程教学内容及教学方式;建立集体备课制度和例会制度,促进各模块教学组内人员的沟通和交流,确保学生接受的课程教学是连贯和系统的。

五是加紧完善教学评价体系和学生考核标准,教学效果评价是检验医学课程整合成果的重要手段,需要给予特别的关注和重视。在制定教学效果评价指标的过程中,应重点从两方面进行考虑,一是整合课程是否有利于提高学生的学习效果和学习能力,即课程是否好学;二是通过整合课程的学习,学生的临床思维能力是否有所提高,对临床问题的分析能力和解决能力是否有所提高,即课程是否好用。

六是进一步加强对临床教学的投入,本次课程整合是以临床岗位胜任力为导向进行的课程设计,临床教师在本次课程整合教学改革中担任着重要的领导和组织角色,但在具体工作的实施中,由于临床工作任务和科研任务的繁重,很多临床教师无法真正投入到教学工作中。因此必须进一步加强对临床教学的投入,协调附属医院协同推进课程整合教学改革工作,可选择性的抽调部分临床教师在一段时间内承担专职的教学任务,以改变临床教师精力和重视不足的现状。

七是进一步整合配套资源,本着全面服务和保障医学课程教学改革的原则,建立教学支持系统建设,包括专项教学改革经费、课程资源平台、PBL 案例库等。充分发挥医学虚拟仿真实验教学中心和临床技能综合训练中心的作用,根据教学需要将虚拟技术、模拟技术、标准化病人等现代教育手段与临床实践有机结合,开展计算机模拟临床思维训练、临床综合能力训练、初级和高级心肺复苏训练、模拟手术操作训练等,有效提高了学生的临床思维能力和临床技能操作水平。

六、课程整合的优势

(一) 有利于学生科学的临床思维的培养

整合后的课程,使学生在一个系统的解剖、生理、生化的平台上,在相似的病理、病生的对比中学习,保证了学生对同类疾病学习的理解,促进了科学的临床思维的形成,提高了学习的效益。

(二) 有利于系统知识的融会贯通

这种整合,把不同学科同一系统的疾病放在一个时间段来讲授,更有利于疾病的整体观的形成,有利于疾病的比较和鉴别,有利于深入学习和不同学科知识的融会贯通。

（三）有利于学生循证医学理念的建立

这种课程整合配合"以病例为基础的课堂教学和临床见习"，使学生在逐步形成科学的临床思维能力的同时，建立起循证医学的理念。学生在学习中跟随教师分析病例、查阅文献、寻找临床科学研究依据、对临床证据进行分析判断和评估，形成良好的临床诊疗习惯和询证医学理念。

（四）有利于学生自主学习能力的培养

课程简化后，减少了教学内容的过度重复，压缩了总学时，为学生开发自主学习能力提供了空间。通过课程整合、教学方法的配套改革，使学生在提高学习效益的同时，形成科学的临床思维和良好的学习习惯。学生在分析病例、查找资料的学习过程中，提高了信息采集能力和自主学习能力，使学生成为学习的主人，为终身学习打下良好的基础。

（五）有利于学生综合素质的培养

采用 PBL 问题导向性学习，能更好地调动学生的学习能动性，真正培养他们"发现问题，解决问题"的能力，更好地训练他们的临床思维能力、表达及团队协作能力。课程扩充了医学生人文素养和职业精神教育的教学内容，并强调了医学生对医疗知识法规、全科医学、社区护理学等知识的了解和掌握，让医学生的知识结构更加全面。

七、借鉴与展望

医学院校必须依据医疗卫生服务的需要、医学科学进步和医学模式的转变，制定相适应的课程计划。学者麦克劳德等提出"请注意，卫生科学课程应该永远对变化作出反应"和"教育领导者、教师和学习者必须接受并重视以证据为基础的课程定期更新"。

研究美国医学院校近十年课程更新趋势，发现主要集中在 3 个维度的整合上：第一，有的院校推动了基础科学各学科之间更紧密的新的整合；第二，医学教育工作者广泛支持促进基础科学和临床科学更紧密融合的举措；第三，医学教育工作者继续努力解决基础科学和临床科学与社会科学整合的途径，例如人际关系技能培养的整合问题。另外卫生系统科学领域的发展促使学者们寻找将卫生社会科学中的重要概念整合到在校教育中的方法。

美国医学院校课程整合模式由 10 年前的基于器官系统为主的范式转变到主题区块和问题区块为主的范式。如耶鲁大学临床前期课程主体区块：职业导论；科学基础；基因与和发育；攻击与防御；内环境稳态；能量代谢。

美国医学院校课程整合模式将个性化教育理念落实到医学人才培养实践中。如哈佛大学医学院从 2015 年到 2019 年实施新一轮的"途径"课程体系，实施个性化人才培养学生定制的途径，学生可以个性化地选择后期的实践课程，例如拓展专科实习，也可以参加科研项目，还可以进行海外留学等活动，但前提是期间必须通过国家执业医师二步考试。

这些经验的合理内核值得我们深度的审视和探讨。多年来我国医学教育改革取得了很大的成绩，然而任重道远，我们仍然需要继续不断地结合中国国情，结合我国医学教育课程改革的现状，守正创新，不断去探讨中国特色医学课程体系建设，为健康中国战略培养卓越医师做出贡献。

（高　健）

第三节　基于临床思维培养的临床教学范式

临床思维是临床能力的核心,基于临床思维培养的教学应该作为医学教育的核心内容,贯穿于整个临床教学的始终,从医学教育的初始不断渗透,遵循螺旋式课程的理念,并在临床实践中灵活应用。随着教学观念、教学模式、教学手段和学生学习行为方式的变革,临床思维教育将日趋完善和成熟。

一、临床思维的概念

临床思维目前尚没有统一的概念。通常认为临床思维是临床医生综合运用医学科学、自然科学、人文社会科学和行为科学等相关知识,进行病史采集、体格检查和必要的辅助检查,并对临床资料进行推理、分析、类比、判断和鉴别诊断,分析得出解决问题的方法,形成诊断、治疗、康复和预防的个性化方案,并予以执行和修正的思维过程和思维活动。临床思维过程的本质是人类认知的心理过程,2018 年美国学者 Holmboe 等提出了临床思维学术角度的定义,即"医学专业人士为改善患者健康状况,采用有意识或潜意识的推理思考方式,在各类患者个体与环境因素的影响下,收集并解读病情信息的数据,关注患者个人偏好,权衡获益与风险,来制定诊断与治疗方案的一种认知的生理过程"。临床思维过程包含五个核心步骤:病史采集、体格检查、辅助检查应用及结果判读、推理、医患共同决策。近 40 年来,随着交叉性科学研究成果的进展,学者们不断从认知心理学、神经科学、教育学、逻辑学,甚至是数学的角度,来理解临床思维的基本原理,认识其过程及意义,并且与循证医学等相结合,开展有效的临床思维教学。

二、临床思维的重要性

临床思维能力是临床医生以及医学生的基本功,是临床能力的核心组成部分。2002 年国际医学教育学会(institute for international medical,IIME)颁布的《医学教育全球标准》和《中国本科医学教育标准——临床医学专业(2016 版)》都对医学生临床思维能力提出了相应要求。

科学的临床思维是提高临床决策水平的基础。良好的临床思维与患者安全和优质的医疗照护密切相关,错误的临床思维则是导致误诊漏诊的重要和常见原因。研究表明临床思维缺陷是导致诊断错误的主要因素。随着科技的不断进步,各种先进的辅助检查手段持续应用于临床诊断,诊断效率和准确率得到大幅提高,但同时医疗卫生从业者越来越多地依赖辅助检查,不注重临床思维,从而导致误诊的情况也越来越多。例如,右上腹疼痛的患者,医生仅根据超声检查结果诊断为胆囊结石,切除胆囊后,患者症状未缓解,经仔细询问病史并结合胃镜检查,诊断为"十二指肠溃疡",给予系统药物治疗后症状缓解。此类误诊情况,临床上屡见不鲜,主要原因就是医生过于依赖辅助检查,缺乏正确的临床思维所致。因此,医学教育者必须认识到研究与培养医学生临床思维的重要性。

三、临床思维的内涵

(一)临床思维的两大要素

1. 临床实践　通过各种临床实践活动,如病史采集、体格检查、选择必要的实验室和其他检查以及诊疗操作等工作,细致而周密地观察病情,发现问题、分析问题和解决问题。

2. 科学思维   对实践获得的诊疗资料进行整理加工、分析综合的过程。这是对具体的临床问题进行比较、推理、判断的过程。这一过程是任何仪器设备都无法代替的思维活动,临床医生通过实践获得的资料越翔实,知识越广博,经验越丰富,这一过程越快捷,越切中要害,越接近真实,越能得出准确的诊断。

(二) 临床思维的基本方法

1. 演绎推理   演绎推理是从一个普遍的规则推演出一个特定的结论。如果起始前提为真,则结论也为真。它允许我们利用规则、背景知识和假设来组织我们的思维,从而得出结论。优点是如果前提或假设为真则可得到准确的结论,但无法对未知的未来事件做出预测。

2. 归纳推理   归纳推理是以个别或特殊的知识作为前提推导出一般知识作为结论的推理(与演绎推理相反)。科学和医学离不开归纳推理。研究者通过收集事实、选取模型、形成假设或理论来解释所观察到的现象。

3. 反绎推理   在现实世界中,我们常常无法形成一个良好的演绎推理,也不能形成一个令人信服的归纳推理。此时,可以采用反绎推理,或称溯因推理—从体征、症状和检查结果回溯到原因,即从果到因,而非从因到果。反绎推理是一个选择能够最好的解释现有事实的假设的过程。

4. 规则推理   在日常临床情境中多数推理是相对简单的,尤其是在我们面对熟悉问题的时候。通过在日常工作中遵循一系列的诊疗常规来进行临床思维活动。

5. 概率推理   概率推理是指使用证据或观察结果(例如疾病的人群研究)来确定假设正确的可能性。用疾病发病率和疾病谱的观点进行诊断推理;如果进行测试(例如实验室检查),则测试的灵敏度、特异性、阳性预测值和阴性预测值的计算结果可用于分析推理。

6. 因果推理   临床医生运用医学知识,利用因果推理模式提供额外的诊断信息。通过因果分析来完善假设,并确定假设是否基于合理的科学依据。因果推理常用来证实或反驳由其他推理策略所产生的假设,其本身并不是特别有助于产生假设。

7. 双相推理过程原理   2002 年诺贝尔经济学奖获得者、美国心理学家丹尼尔·卡尼曼(Daniel Kahneman)提出人类广泛存在的两种思维模式,即自动和毫不费力的第一印象和直觉为特征的快速思维(系统 1),也称直觉思维;和以分析性思考为特征的缓慢思维(系统 2),其特征是需要更多的注意力、时间和精力,也称分析思维。所有的临床思维均包含着两个系统的协同合作,需要快速系统的第一印象、归纳或模式识别和缓慢系统的思考、假设的检验和演绎。然而当临床信息缺乏、医生经验不足或遇到不典型病例时,系统 2 思维开始有意识地进行分析性推理,最终做出决策。

四、临床思维教学的现状及存在的问题

(一) 重视知识传授,轻视能力培养

课堂教学理论和实践脱节,基础医学和临床医学缺乏结合,临床医学和临床实践缺乏结合,导致学生机械地记忆知识点,缺乏知识的系统性和知识间的相互联系,缺乏分析和解决临床问题的能力。

(二) 重视理论教学,轻视技能训练

临床思维包括了患者信息的采集和对临床资料的分析两部分,患者信息的获得是通过基本的临

床技能来完成的,例如病史采集,体格检查,基本操作等。基本技能不过关,则难以获得充分和准确的信息,从而难以做出正确的诊疗决策。

(三) 教师缺乏对学生临床思维能力培养的意识

很多医生都认为临床思维和诊疗的能力是随着临床实践经验的积累而自然提高的,临床实践时间越长,临床经验越多,临床思维能力就越强,因此临床思维能力的提升不需要主动去教。尽管临床思维能力需要以医学知识和临床经验为基础,但是临床思维能力的提高并不是自然而然的,通过教师的经验传授、主动培训,学生的不断学习、反复实践,临床思维能力才可能得到有效提升。

(四) 临床思维的培训缺乏系统的课程

临床思维的培训更多的是依赖于教师的言传身教和经验传递,缺乏理论性,系统性和完整性,对于学生临床思维能力的提高具有局限性。

五、临床思维培训方法

临床思维能力是医学生的核心临床能力,因此基于临床思维培养的教学应该作为医学教育的核心内容,贯穿于整个临床教学的始终,从医学教育的初始不断渗透,遵循螺旋式课程的理念,不但将临床思维融入整个医学教育的课程中,亦应使其贯穿于医学教育这一"连续的统一体",并最终得以在临床实践中灵活应用。

(一) 课堂教学

1. 早期接触临床　传统医学教育模式对低年级医学生的教育更关注理论知识"输入",而缺少将知识进行整合分析后的"输出"。以系统为中心的整合课程,注重基础与临床的融合,对于引导低年级学生早期接触临床,提高临床思维能力具有重要的价值。医学院校应坚持"早临床、多临床、反复临床"的人才培养宗旨,让学生从进入医学殿堂开始即认识到培养良好的临床思维能力的重要性。在基础医学的教学过程中,结合实际病案来进行分析讨论。在临床课学习期间,让学生尽可能多地接触真实案例,尤其是误诊案例,从而更能加深学生的学习体验,形成深刻的认知。同时尽可能早期开设临床技能课程,提高学生临床实践操作技能。

2. 以问题为基础的学习(problem-based learning,PBL)　PBL教学法最初由美国神经病学教授Barrows于1969年提出,它打破了传统的医学教学模式,目的在于培养学生发现问题、分析问题并解决问题的能力,目前已成为国际上流行的教学方法,普遍应用于医学教育中。学生围绕一个PBL中包含的核心知识展开思考、讨论和分析,经过"提出问题、搜集资料、讨论问题、解答问题、汇总分析"的过程获取医学知识。

3. 以病例为基础的教学(case-based learning,CBL)　20世纪初由美国商学院倡导。教师根据教学目标要求,通过提供一个典型临床案例,让学生置身于一个特定的教学情境之中。然后在教师指导下,学生借助案例中的信息,运用所掌握的基本理论去分析、解决问题的一种教学方法。案例教学法是临床实践活动的真实模拟,它以病例为先导,有助于培养学生临床思维能力。

(二) 临床教学

临床思维的培养需要学员在临床实践的过程中不断接触患者和病例来积累学习。

1. 临床教学查房是培养实习医师临床思维能力和临床实践能力的有效途径。通过带教老师对典型病例的系统讲解、示范操作、归纳总结,促进实习医师掌握临床工作基本规范与程序,培养和锻炼临床思维,提高诊疗水平。查房时要有意识地鼓励学生尽量多获取与患者和疾病相关的信息,引导学生从病史询问、体格检查中了解症状和体征;进行规范的体格检查;根据已有的基础知识,从临床思维的多个维度将课本知识与实际问题结合起来,加深对疾病的理解。可采取问题及病例讨论相结合的方法,引导学生自行分析病例特点、主动思考,得出初步诊断并进一步制定治疗计划,充分发散思维、扩展思路。

2. 定期开展学习讲座 复习和巩固课堂已经讲授过的知识,结合临床病例,介绍本专业的前沿知识和发展动态,培养学生的创新思维。临床所遇到的问题并非都是常见疾病或典型表现,每个患病的个体都有其特殊性和唯一性,鼓励学生查阅文献,并对所得知识进行分享和讨论,培养学生自主地分析思考能力,也能提高语言沟通能力,从而提升临床思维能力。

3. 病例讨论的交流过程能锻炼参与者逻辑推理能力,是对临床思维训练极为有效的手段。鼓励学生积极参加科室的疑难病例讨论。在讨论中引导学生积极发言,在讨论中培养思维能力。对于一些疑难复杂的病例,学生可能不能完全理解及掌握,带教老师可在讨论后进一步做以深入的分析讲解,从而帮助临床思维能力的培养。并鼓励学生对接诊的患者进行完整的管理随访,观察疾病的动态变化过程、治疗疗效及预后转归的情况。

4. 病历书写训练 病历书写是临床医师必须掌握的基本功。通过书写病历,临床医师对患者的病情进行提取、梳理、归纳、总结,将医学知识进行筛选、分类,与疾病相结合,是临床思维、技能操作、人文理念在文字上的体现。病历质量体现了医学生对疾病的整体性认识。将病历书写纳入医学生教学内容,对病历书写的数量与质量提出要求,带教老师要对病历进行认真的修改和辅导,对存在的问题详细点评,使学生深刻认识和体会。

(三) 模拟教学

由于临床教学资源和临床实际环境的局限性,近年来,模拟临床思维教学法开始应用并得到广泛推广。通过模拟临床实际环境和处理疾病的过程,培养学生综合运用基础知识来分析解决临床问题的能力,是对床旁教学的有效补充。

1. 标准化病人(standardized patient, SP)是指从事非医疗工作的正常人或患者,经过培训后能够扮演患者,根据自己感受在专门设计的表格上记录并评估医生的问诊及操作技能,担任评估者和教师的角色。可以用来考查和评价学生在病史采集和体格检查等搜集临床资料过程中的临床思维能力以及学生的职业素养和医患沟通能力。

2. 电子标准化病人和高仿真生理驱动模型基于计算机模拟病历系统,构建电子化的标准化病人,学生可通过计算机操作对虚拟患者进行病史采集、体格检查和辅助检查,并根据检查结果对虚拟患者进行诊断和治疗,系统可对学生的表现做出打分评估,教师也可以根据操作路径对学生的诊疗过程进行复盘(debriefing),对学生在该过程中不合理的临床思维进行纠正。高仿真生理驱动模型解决了临床教学中反复的体格检查及有创操作对患者带来的伤害,通过病例设计和参数的输入,模型可以很好地模拟实际患者,用于学员操作技能、临床思维能力、现场应变能力、团队配合意识等的培训和考核。

3. 问诊 SP、多媒体、高仿真模拟人相结合 SP、多媒体技术及高仿真模拟人相结合,可以充分发挥各自的优势,面对 SP 练习问诊技巧、医患沟通技巧及人文关怀等;在多媒体平台获取病例的客观检查资料;在仿真模拟人上进行体格检查、医嘱演练及各种临床操作。这种三合一式的教学对于学生的临床思维能力、医患沟通能力及技能操作能力的培养较传统的教学模式都有明显的提高。

4. 虚拟现实和人工智能技术 虚拟现实(virtual reality, VR)技术是由计算机产生一个集视、听、嗅、触、力、运动觉等感觉于一体的沉浸交互式虚拟环境,是一种用以代替或增强使用者真实体验的仿真系统。沉浸式虚拟现实可以使学生置于虚拟的诊室和病房环境,面对虚拟的患者进行病史采集、体格检查、辅助检查,并制定诊治决策等临床活动,从而完成临床思维培训或考核的整个过程。随着人工智能及自然语言识别技术的进步和发展,具有更高智慧的机器人将在医学生临床思维和临床能力的培养方面起到重要的作用。

六、临床思维能力的评估与考核

有效的临床思维能力评价是对培训效果的反馈与指导。临床思维能力评估在国内外都是一个难题,难点在于评价内容和指标的客观性和标准化问题。在设定评估指标时应该考虑选取能够较全面和客观反映学生临床思维的深度、科学性和合理性的项目和指标,同时还要考虑对项目进行评估的客观性、可操作性和标准化的问题。

(一) 评估项目

临床思维能力不仅仅是对基础理论知识的掌握,更强调思维方法的运用和过程,是理论与实践相结合的综合能力。目前国内外对于临床思维能力的评估尚没有比较客观的体系及方法。对于评估项目,主要包括以下几个方面。

1. 临床基础知识和技能　临床知识的广度是决定临床思维深度的基础,丰富的知识储备是进行临床思维的先决条件,评价方法可与传统的书面考试相结合,全面考察学生知识的深度和广度。考题形式可以是选择题、病例分析题等,用于评价记忆为主的医学专业相关知识。

2. 接诊能力评估　指与患者交流沟通和进行检查操作的能力。获得尽可能详尽准确的临床资料信息(病史、体征及辅助检查)是进行诊断思维分析的重要前提;问诊和查体的过程也是临床思维过程的体现,需要医学生具有扎实的医学知识、卓越的沟通能力和良好的心理素质。评估形式应以患者的接诊问诊、病史采集和查体及教学查房等床旁测试的形式为主。

3. 诊断分析能力评估　诊断分析是临床思维评估的主要内容和过程。考查内容包括各种诊断思维方法的应用,临床信息的综合利用,诊断分析的客观性、逻辑性和科学性,以及诊断的准确度。评价方法可以通过病例讨论、床边教学以及病例考核的形式实施。评价的重点在于分析问题的过程,可适当降低诊断结果正确与否的权重。

4. 语言表述和临床病历书写　表达是思维的重要体现。表达能力的评估应在临床综合能力的评估中有所反映。例如,口头表述病例特点、拟解决的关键问题,向上级医生汇报病史等。病历是临床医生对所获取的资料经过归纳、分析、整理后所形成的关于患者发病情况、病情发展变化、转归和诊疗情况的系统记录。病历书写是临床思维的文字体现。

(二) 评估方式

临床思维能力作为临床能力的核心部分,是临床实践能力更高层次的体现,由于临床能力和临床思维能力之间没有明显的界定,对临床思维能力的评估往往作为临床能力评估的一部分。

1. 采用书面笔试的方式对临床思维能力进行考核　多采用单项或多项选择题、问答题、病例分析题等笔试的方式进行评估。以临床实际病例为基础的病例试题,对于考查学生对临床资料的分析、整合、理解和判断能力具有较好的价值,覆盖面广,可操作性强。但是由于病例信息都是静态性、一次性给出的,难以考查学生在获取临床资料过程中的临床思维能力。

2. 迷你临床演练评估量表　1995 年 Norcini 等人提出迷你临床演练评估量表(mini-clinical evaluation exercise,Mini-CEX)用于住院医生的临床能力评估。Mini-CEX 通过临床判断、医疗护理、医学知识、临床技能、职业水准以及人文素质6个方面的能力对学员进行评估,测结果更具科学性和可重复性。但是该方法由于参与评估过程的患者为真实的未受过培训的患者,存在不稳定性和不确定性。

3. 客观结构化考试　英国 Dundee 大学的两位学者 Harden 和 Gleeson 在 1975 年提出了将多种不同的考核方式组合用于医生临床技能评测的客观结构化考试(objective structure clinical examination,OSCE),也称多站式考试。尽管 OSCE 不同站点的考核内容可以互不相关,但是设计出具有连续性的考核内容,对于考核学生的临床思维能力具有更重要的价值。例如,对于同一个病例,可以设计出病史采集站,体格检查站,操作技能站(可多站),辅助结果判读站,病例口头汇报站等,用以考查学生的系统的基本技能和临床思维能力。

4. 计算机模拟考试(CCS)　1995 年美国国家医学考试委员会(NBME)开始研究计算机模拟病例(computer-based case simulations,CCS)的考试方法。1999 年 11 月 CCS 正式应用于美国执业医师考试考试。CCS 是以计算机模拟临床诊疗过程为核心,把时间作为贯穿全部考试过程的主线,通过考生与计算机的交互式应答,考查考生在实际临床工作中分析问题、处理问题的能力。CCS 病例过程是动态模拟的,临床病例信息是随着考生的应答逐步呈现的,比传统的病例试题更符合临床诊疗实际。因此具有更好的考核效力和价值。

5. 临床思维考核虚拟仿真系统　近年来各类临床思维软件相继出现,通过计算机技术模拟出真实的临床情境,考生则通过问诊,查体,开立辅助检查,解读检查结果并做出临床诊疗决策等过程完成考核。系统自动对考生展现出来的临床思维能力进行评价。DxR Clinician(diagnosis & reasoning clinician,以下简称“DxR”)是美国南伊利诺伊大学医学院结合计算机多媒体技术和真实电子病例创造出来的虚拟患者,在美国用于临床思维推理过程的考核,其信度和效度已经被肯定。DxR 的评估指标包括诊断表现能力、临床思维能力、病例处置能力、病历书写能力、基础知识掌握能力五项,每项评估指标的权重由教师定义,对病历书写能力和基础知识掌握能力由教师根据学生的表现进行主观评价,其余评估指标则是通过系统监测学生在诊疗患者时所做的每个操作完成自动评估,根据思路路径的轨迹,经过软件加权处理后整合成考生的总体表现得分。近年来国内也开发了基于临床思维培训与考核的软件和平台,例如“治趣”。这些软件和平台对于增加学生的临床经验,培训学生的临床思维起到了重要作用。

医学教育是一个漫长而充满挑战的课题。医学生临床思维的能力的培养需要经历长久的学习和经验的积累。随着医教协同发展推进院校医学教育改革的步伐不断前进,以临床思维和临床实践能力培养为核心,培养医学生岗位胜任力是高等院校医学教育工作的重点。随着现代信息技术的发展和在医学领域中的广泛应用,促进教学观念、教学模式、教学手段和学生学习行为方式的变革,临床思维教育将日趋完善和成熟。

（赵玉虹　刘琦芳）

第四节　基于大卫生观和大健康观的临床教学范式

大健康观和大卫生观对于社会的发展和进步具有非常重要的意义,而医学生大健康观、大卫生观的培养对促进人类健康和谐发展更具有不可替代的意义和作用。基于大健康观和大卫生观的临床教学范式,以人才培养为目标,以能力塑造为基础,以健康服务为主题,实现教学思维的改革、教学内容的优化、教学体系的重建,教学手段的拓展,教学评价的调整,在循环往返的教学过程中逐渐形成科学合理的教学范式,提高临床医学人才培养质量。

一、医学模式的转变与大健康观的形成

(一) 医学模式的概念

医学模式是人类在与疾病抗争和认识自身生命过程的实践中得出的对健康观和疾病观等重要医学观念的本质概括。它包括人们的医学观、医学思维方式以及医疗卫生体制结构,是人们对人类生命、健康和疾病的根本观点和总看法,也是各个历史时期具体医疗活动和医学研究活动的总指导原则。

医学模式的形成和演变是一个历史过程,不仅同医学自身的发展密切相关,而且与社会政治经济、科学、科技、文化密切相关。它的核心是医学观,包括人体观、生命观、健康观、疾病观、诊断观、治疗观、预防观和医学教育观。它是由各个时期医学发展水平、医学研究的主要方法和思维方式决定的,与各个时期社会、经济和科学发展的总体状况及哲学思想紧密联系。它形成以后,又反过来对各个时期的医学研究、医疗卫生工作、临床诊治及医学教育产生强大的能动作用,成为其指导思想和工作方针的理论基础。

(二) 现代医学模式的形成过程

传统的生物医学模式认为,疾病就意味着失去了健康,疾病治愈则重新获得了健康。这种以疾病的发生、变化和转归为依据,"无病即为健康"的观念,就是传统的消极健康观。近几十年来,随着社会经济和医疗技术不断发展,人类疾病谱和死因谱逐渐从传染性疾病向慢性退行性疾病转变,促使人们研究致病因素的视角由单纯考虑疾病本身转向全面审视疾病内外部综合因素;随着医学科学研究和医学教育的不断创新,促进了医学学科内部的融合和与外部的交叉联系,现代自然科学和社会科学的理论和技术被带入医学领域;随着人类物质文明和精神文明的不断进步,人们的健康需求也发生了较大变化,不再仅仅满足于疾病的防治,而是积极追求提高健康生活品质,活得更幸福、更有意义、更有价值;随着城市化和全球化进程的不断加速,人们越来越感到人类具有许多共同的健康利益,人人享有健康、健康是一项基本人权逐渐成为全球共识。基于以上变化,人们逐渐打破惯性思维和保守倾向,对健康与疾病的观察视角不断向社会和心理领域延伸拓展,20 世纪 70 年代,"生物-心理-社会"医学模式被首次提出,这是一种从生物、心理和社会等综合方面来观察、分析、思考和处理健康与疾病相关问题的医学观。生物-心理-社会医学模式在充分肯定生物因素的基础上,突出了心理和社会因素在医学研究系统中的地位和作用,使人们对疾病与健康的了解,不仅仅包括对器官系统的探查(生理因素),还包括了对患者的了解(心理因素)、患者所处的环境(自然和社会环境因素),以及帮助治疗疾病的卫生保健体系(医疗卫生服务因素),从全方位探求影响人类健康的因果关系。

生物-心理-社会医学模式的建立,使临床医学逐渐脱离了孤立的生物医学思维方法,改变了既往"以疾病为中心"的临床诊疗思路,转化为"以患者为中心"的大健康服务思路,而卫生服务的内容和范围也逐步扩大,从治疗服务扩大到预防服务,从生理服务扩大到心理服务,从院内服务扩大到院外服务,从技术服务扩大到社会服务,从而全面满足人们的卫生服务需求,达到提高健康水平和生活质量的目的。

(三) 现代医学模式对健康观的影响

医学模式的转变,促使人们的健康观也发生了相应的转变。WHO 认为,健康不仅仅是没有疾病或虚弱,而是一种身体、心理和社会适应的完满状态。此健康观从三个角度去观察人的健康:从生物角度看健康,主要是检查人体器官功能和各项指标是否正常;从心理角度看健康,主要是观察有无自我控制能力、能否正确对待外界影响、是否处于内心平衡的状态；从社会角度看健康，则主要涉及个人的社会适应性、良好的行为和生活习惯、人际关系和应付各种突发事件的能力。这种新的健康观，体现了人体的整体健康，即为整体健康观或大健康观。

二、我国大健康观和大卫生观的理论与实践

(一) 我国实践大卫生观的经验与成就

我国是倡导大卫生观最早的国家，也是通过实践获得重大成就和丰富经验的国家，中华人民共和国成立后不久我国提出的卫生政策与方针，开展的多项卫生工作，实际上多是大卫生观的良好实践。例如，多年来我国广泛开展爱国卫生运动，贯彻预防为主方针，广泛发动群众，动员全社会参与，面向基层和社区，开展健康教育和健康促进工作，搞好城乡环境卫生综合治理，加快农村改水、改厕进程，加大农村污水、垃圾处理力度，加强城市和村镇卫生文明建设，改善人居环境等工作，真正体现了大卫生观。再如中华人民共和国成立后一段时间支撑我国农村卫生工作取得重大发展成就的三大法宝，也是大卫生观的成功实践，一些研究中国农村卫生问题的国际组织专家认为，中国农村的三级卫生保健网是国家卫生体制中不可分割的一部分，是为农村居民提供卫生保健服务的强有力的组织系统；中国对赤脚医生的强调，是为了向大多数农村居民提供必不可少的最低限度的卫生保健服务；中国农村实行的合作医疗制度，是发展中国家群体解决卫生经费的唯一范例，是一种有效的由群众集资采取预付医疗保险金的形式，解决群众基本医疗保健问题的一种医疗保险制度。中国的这些做法不仅对本国居民健康水平的提高，社会的文明进步起到了不可低估的作用，而且超越国界，对全世界解决社会卫生问题产生了很大影响，为发展中国家提供了可贵的经验，对发达国家也有参考意义。1978年，世界卫生组织和联合国儿童基金会联合发布了标志国际卫生发展史里程碑的文件《阿拉木图宣言》，提出"人人享有卫生保健"的全球战略目标以及大力发展初级卫生保健的决策，前世界卫生组织官员曾透露，这些目标和措施的提出，确实受到了中国经验的启示，深受中国模式的影响。

(二) 我国大卫生观和大健康观概念的形成与发展

我国学术界较明确地提出大卫生观和大健康观的概念始于20世纪80—90年代。有学者提出，所谓大卫生观，就是要站在社会发展和人类进步的高度来看待卫生工作，并坚持动员和依靠全社会的力量进行综合治理，即卫生工作的社会发展观和卫生工作的社会系统工程观。大卫生观是与过去那种传统的、狭义的对卫生工作的看法相比较而言的。传统的、狭义的观念往往把卫生工作看作是孤立的工作、单纯技术性的工作，看作是卫生部门自己的事。而大卫生观则把卫生工作看作是全社会、全民族、全人类的事业，强调卫生工作的社会性、群体性，强调卫生工作是社会与经济发展的重要组成部分，而且承认卫生工作与社会、经济发展之间的相互促进作用。

随着经济的发展和社会的不断进步，大卫生观、大健康观的内涵也日趋完善和丰富。原国家卫生行政部门领导陈敏章曾指出："大卫生观就是全社会都来重视、关心和参与卫生和健康事业的建设，要使全社会每个成员知道自己所享受的卫生保健权利，还要知道自己应尽的责任和义务。在政策的统一领导下，全社会都树立卫生意识，各部门协同作战，为人民提供良好的生活质量和环境质量，最终保证人人健康，这就是大卫生观的内涵"。现阶段的大卫生观是针对整个生态而言，从人类健康的角度出发，着重于人类身体、心理、精神等健康状况的完善的卫生观念，因为疾病的本质是人类生态平衡的失调，而人类生态平衡的失调是由环境、生活方式、卫生服务、生物遗传等因素的失调而引发的。大健康观是一个全局性的健康理念，是时代发展、社会需求、疾病谱变化三者共同影响下的产物，它始终围绕着人们的衣食住行、生老病死，关注各类影响健康的危险因素、误区，提倡自我健康管理，它不仅包

括追求个体全方位、全周期的身体健康,还包含心理、精神、生理、社会、环境、道德的完全健康,从而消除亚健康状态的健康价值观,还包括整体的、全面的全社会共同健康。大健康和大卫生观念是站在全社会系统的高度,来认识和研究人民群众的卫生与健康问题,也就是把卫生健康问题放在经济社会发展的大背景下加以审视。以此观念审视,我们不难发现健康既是经济社会发展的目标,也是经济社会发展的手段,因此全社会都应重视、支持、参与卫生和健康事业的建设与发展。

(三) 新时期大卫生观和大健康观的内涵

当前,中国特色社会主义已进入了新时代,我国社会主要矛盾已经转化为人民日益增长的美好生活需要和不平衡不充分的发展之间的矛盾,这个矛盾在卫生健康领域集中表现在人民群众日益增长的对健康服务的需求、对高品质生活的追求和卫生健康事业发展、卫生资源配置不平衡不充分之间的矛盾。要解决这一矛盾,满足人民群众需求,仅仅依靠卫生部门是远远不够的,还要靠社会这个"大处方",因此,在国家层面深入贯彻实施大卫生观和大健康观,显得尤为重要。党的十九大做出实施健康中国战略的重大决策部署,我国卫生健康事业的发展进入重要时期,第一次以健康为国家政府部门命名,充分体现了为人民群众提供全方位全周期健康服务的国家理念。2016 年 8 月 19 日,全国卫生与健康大会召开,习近平总书记在会上提出"要把人民健康放在优先发展的战略地位""把以治病为中心转变为以人民健康为中心""努力全方位、全周期保障人民健康",对"健康中国"建设做出全面部署,建设"健康中国"要树立"大健康"理念,促进健康生活,优化卫生服务,改善医疗保健,营造健康环境,发展健康产业,加快健康促进。会后不久,我国政府出台了《"健康中国 2030"规划纲要》,正式在国家政策顶层设计中确立了以人民健康为中心的大卫生观和大健康观,提出要将促进健康的理念融入公共政策制定实施的全过程,统筹应对广泛的健康影响因素,共同构筑全民健康之路。

三、大卫生观和大健康观对医学教育的影响

(一) 医学模式转变对医学教育的影响

医学模式的转变,不仅对临床诊疗、公共卫生管理等卫生健康服务工作产生了深远的影响,也为医学教育改革创新提供了丰富的理论依据。

传统的医学教育模式和培养体系,以独立课程模块为单一基础、以课堂讲授为单一手段、以"小"专业培养为单一目标,割裂了基础医学与临床医学、临床医学与预防医学、人文科学与自然科学的天然联系。在这种体系下培养的医学生,虽然知识结构比较全面,但将知识融会贯通进行实际应用的能力不足,创新能力不足,难以适应医学发展的新要求,也不容易成长为一名优秀的医学家。在新的医学模式指导下的医学教育体系,弥合了学科之间的裂痕,建立了以人为本的观念,基础医学、临床医学和预防医学融会贯通,人文社会科学与医学自然科学交叉融合的开放式医学教育体系,顺应了生物 - 心理 - 社会医学模式的发展潮流,也促进了医学教育观念的转变和医学教育内容的更新与扩大。

现代医学教育必须适应新的医学模式和大健康观要求,跳出单纯诊治疾病教育的圈子,向心理、社会、环境和预防、医疗、保健三位一体的大卫生观教育转变。与这种新观念相适应,医学教育的体制、思想、方法都需要进行相应的改革,促使培养的医学人才在医学实践中由被动诊疗疾病,向主动维护健康方向发展。

总之,医学模式的转变,对医务工作者提出了新的要求和课题,也给医学教育提出了新的任务。医学人才的培养,必须有崭新的知识结构,增加社会科学、自然科学乃至技术科学的新鲜内容。生物 - 心理 - 社会医学模式有利于把自然科学、社会科学和思维科学的知识和方法引入医学教育,不断开拓新的研究领域,深化对疾病的认识,提高医疗水平,实现全社会的健康促进。

(二) 医学教育改革的发展趋势

医学教育的目的是为人类健康事业发展培养医学专门人才。因医学的复杂性和特殊性,医学教育亦具有复杂性和特殊性的特点,且随着医学的不断发展,医学教育亦随之不断发展,以满足医学实践之需求。现代医学教育始于 20 世纪初,至今大致经历了三代改革。

第一代医学教育改革以 1910 年《Flexner 报告》的发表为标志,其核心是以科学为基础、以学科为中心的课程模式。受美国医学会委托,弗莱克斯纳(Flexner)教授历时 18 个月,走访了美国、加拿大的 155 所医学院校进行现场调研,并于 1910 年出版了 *Medical Education United States Canada*,即闻名世界、改变了美国乃至全球医学教育的《Flexner 报告》。Flexner 在报告中提出了许多重要的建设性意见,引发了 20 世纪医学教育的巨大变革,将现代科学融入了医学教育课程之中,开启了医学教育现代化之旅。历史上,全球医学院校都曾广泛应用过这种课程模式,该课程模式也被称为经典医学课程模式。在近一个世纪的发展历程中,传统的以学科为中心的课程模式重视学生未来潜力的培养,以体现医学科学的系统性、基础性、完整性及循序渐进性,方便教学实施与管理,节省财力等优点一直被全世界大多医学院校广泛采用,到现在也不能抹杀其历史功绩。然而随着科学技术的发展和医学的不断进步,公众对健康需求的变化,以及卫生医疗保健系统的要求,这种按照学科培养卫生人才,临床实习集中疾病诊断,忽视社区保健问题,忽视人文素质教育,医学机构专业壁垒保护,不联系卫生服务系统和卫生人力的课程模式,显然越来越不适应现代大卫生观和大健康观背景下对医学教育的需求。

第二代医学教育改革出现于 20 世纪中期,即以问题为基础学习、实施课程整合的教学创新。20 世纪 50 年代,美国俄亥俄州克里夫兰凯斯西储大学医学院革新课程,建立了以器官系统为中心的课程模式,同时进行了基础医学与临床医学相互合作的教学体制改革,这与"以学科为中心"课程模式产生了巨大的冲突,这是医学课程整合的开始。整合课程试图融化独立学科壁垒进入整体教学,将具有内在逻辑或价值关联的原有分科课程内容以及其他形式的课程内容统整在一起,旨在消除各类知识之间的界限,使学生形成关于世界的整体性认识和全息观念,能够使医学教育的结果更加接近未来执业医生的工作要求。

第三代医学教育改革,以 21 世纪国际医学教育全球独立委员会于 2010 年在《柳叶刀》杂志上发表了《21 世纪医学教育展望报告》为标志,报告全面系统地提出开展"以胜任能力为导向"的教育理念。以胜任力为导向的教育模式要求利用一切学习途径,将学生的潜能发挥至最佳,这些学习途径包括授予式学习、形成式学习和转化式学习。授予式学习是获取知识和技能的学习,目的在于培养专业能力。形成式学习着重于社会价值观的形成,目的在于培养卫生工作者的职业素养。转化式学习着重于培养领导能力,目的在于培养推动变革和有能力领导改革的改革者,转化式学习的意义在于,它会引导学生产生三个重要的转化:从死记硬背式的学习转化为整合信息用于决策;从为获取专业文凭的学习转化为了在卫生系统中有效的团队合作和工作而获取核心能力;从不加批判地接受转化为借鉴全球经验,致力于针对本地需要的特色创新。这种教育模式培养学生具备解决 21 世纪各国共同面临的卫生问题的能力,如应对全球卫生安全威胁的能力、管理日趋复杂卫生系统的能力。

医学教育改革,均是建立在时代背景下,满足当时社会需求,培养适应社会发展的医学人才。第二代和第三代医学教育改革,正是体现了大卫生观大健康观理念的医学教育。

(三) 大健康观与大卫生观对医学教育的影响

长期以来,我国临床教学活动仍然存在一定程度的重疾病诊疗轻健康服务、重医学传授轻人文塑造、重知识灌输轻创新培养等缺陷,培养的很多毕业生在知识结构、专业技能和人文素养上,尚不能完全适应我国卫生与健康行业快速发展和民众健康需求日益增长的现实情况。大健康观和大卫生观是从人的生物属性和社会属性两个方面全面地考察生命现象,评价人的健康与疾病,对医生乃至整个卫生服务系统提出了更高要求。那么,医生能否全面的分析疾病根源并提出相应方案,卫生服务能否恢复人在社会上的积极状态,就成为人们评价医生是否是一名"好医生"的基本标准。这就要求我们的医学教育要培养学生获得相应的岗位胜任力。因此,医学人才培养的理念和目标必须更新,以适应卫生健康事业发展的需要。

1988 年世界医学教育会议发表的《爱丁堡宣言》指出:"应把进一步强调促进健康和预防疾病充实到有关如何处理患者的教学工作中去。"旗帜鲜明地提出了医学教育改革的方向,应该使培养出来的学生对未来的医药卫生工作具有较强的适应能力。

1993 年英国爱丁堡世界医学教育高峰会议提出 21 世纪所期望的医生应该是:交流专家,有判断力的思想家,主动的终身学习者,信息专家,经济学、社会学、人类学、流行病学和行为医学的应用者,卫生小组的管理者,社会的支持者和初级保健的提供者。

1995 年世界卫生组织提出五星级医生(the five star doctor)作为全球性策略,指出未来的医生应当是保健的提供者(care provider),决策者(decision maker),健康教育者(health educator)或称为交际家(communicator),社区领导者(community leader),服务管理者(service manager)。

1999 年,国际医学专门委员会于纽约成立,该委员会的责任为确定一套全球的医学生都必须达到的医学教育最基本的标准,并搜集全球医学教育的信息。2000 年,该委员会经研究制定出医学教育"全球最低基本要求"(global minimum essential requirements in medical education),简称"GMER"。GMER 明确了医学生所必须具备的几项医学素质标准,其主要内容包括:①医学职业态度、行为和伦理。②医学科学基础,包括人体结构和功能、行为、健康和疾病的影响因素;急、性疾病病因学;流行病学、卫生经济学和健康干预等。③交流与沟通技能,包括与患者及其家属、同事、其他专业人员的有效交流,良好的口头和书面表达能力等。④临床技能,包括病历书写、体格检查、诊断和处理急症急救、健康评价、合理利用诊疗资源等。⑤群体健康和医疗卫生系统,内容为能够了解影响人群的健康、疾病的生活方式、遗传、环境、社会经济、心理、文化等因素,全球卫生问题,卫生保健系统组织的原则、运转、管理、成本/效益分析等。⑥信息管理能力,内容为能够收集、检索、使用医学信息来辅助诊断、治疗和预防疾病等。⑦批判性思维,包括能够进行科学思维,敢于质疑,有旺盛的求知欲,能够科学地评判资料和信息。与传统医学教育相比,GMER 更强调培养医学生的大卫生观、全面的临床综合技能、沟通技能和科研能力。

2010 年,21 世纪国际医学教育全球独立委员会发表了《21 世纪医学教育展望报告》,提出医生应具备的胜任力为"在日常医疗服务中熟练精准地运用交流沟通技能、学术知识、技术手段、临床思维、情感表达、价值取向和个人体会,以求取服务的个人和群体受益。

这些观点都涵盖了不同历史时期人们对大健康观和大卫生观的理念,对医学教育产生了深远的影响,被世界上大多数国家所接受,作为医学高等教育的目标。我国著名教育学专家孙宝志教授团队在对欧美国家岗位胜任力模型进行深入研究基础上,也积极探索适合我国医学教育的岗位胜任力模型和医学教育模式,于 2015 年提出了临床医生岗位胜任力八大核心要素,即临床技能与医疗服务能力、疾病预防与健康促进、信息与管理能力、医学知识与终身学习能力、人际沟通能力、团队合作能力、科学研究能力、核心价值观与医生职业素养。该模型对基于大健康观和大卫生观的医学教育改革研究提供了理论依据。2020 年,国务院办公厅印发《关于加快医学教育创新发展的指导意见》,明确提出医学教育创新要体现"大健康"理念,提高公共卫生教育在高等教育体系中的定位,为今后一段时期基于大健康观和大卫生观的医学教育改革指明了方向。

医学人才培养质量的根本标志就是能否适应社会发展的需求,适应卫生健康事业发展的需求,适应医生岗位服务能力的需求,成为一名好医生。大健康观和大卫生观推动了好医生评价标准的变化,对医学教育产生深刻影响,因此,当代医学教育必须将群体观念、环境观念、大健康和大卫生观念引入培养体系之中,使学生在受教育中不仅获得对个体全方位全周期进行健康服务的能力,而且必须掌握促进群体健康、预防疾病、服务社会的能力。

四、基于大卫生观和大健康观的临床教学范式

(一) 基于大健康观和大卫生观临床教学的重要意义

医学教育承载着培养医学卫生人才的使命,与全民健康息息相关。大卫生观和大健康观对于社会的进步和发展具有非常重要的意义,而医学生大卫生观、大健康观的培养对促进人民的健康和谐发展更具有不可替代的现实意义和作用。

1. 基于大健康观和大卫生观的临床教学范式揭示了我国医学教育改革和发展的新方向,为医学教育的同质化提供蓝本,对规范医学教育过程、提高人才培养质量具有重要的现实意义。

2. 基于大健康观和大卫生观的临床教学活动符合新时代中国特色社会主义现实国情,符合我国医学教育的实际情况,具有更强的可操作性,对医学院校贯彻落实国家医学教育改革创新指导意见,落实卓越医生培养计划具有很强的指导意义。

3. 基于大健康观和大卫生观的临床教学促使医学教育面向社会更加开放,更好地融入国家和区域的经济社会发展总体规划中,从而使医学教育可以更好地为社会服务,为人民群众服务。

4. 基于大健康观和大卫生观的临床教学体系的建立,使我国医学教育更快地融入国际医学教育发展的前沿阵地,顺应国际医学教育发展的趋势,培养适应全球卫生的医学生。

(二) 基于大健康观和大卫生观临床教学的标准

2008 年,我国制定了临床医学专业人才培养的基本标准,并于 2016 年进行了修订。《中国本科医学教育标准—临床医学专业(2016 版)》主要依据世界医学教育联合会(world federation for medical education,WFME)2012 年修订的《本科医学教育质量改进全球标准》[*Basic Medical Education*:*WFME Global Standards for Quality Improvement*(the 2012 revision)],还参照了澳大利亚医学理事会(Australian medical council,AMC)《本科临床医学专业评估与认证标准(2012 版)》(*Standards for Assessment and Accreditation of Primary Medical Programs by the Australian Medical Council 2012*)、英国医学总会(general medical council,GMC)2009 版《明日医生》(*Tomorrow's Doctors*)和美国医学教育联络委员会(the liaison committee on medical education,LCME)2013 版《医学院校的职能与结构——临床医学专业认证标准》(*Functions and Structure of A Medical School*)等众多的欧美国家培养标准。

《中国本科医学教育标准——临床医学专业(2016 版)》将临床医学本科毕业生的培养目标明确为:应树立正确的世界观、人生观、价值观,热爱祖国,忠于人民,遵纪守法,愿为祖国卫生事业的发展和人类身心健康奋斗终生。而毕业生应达到的基本要求主要体现在四个领域:科学和学术、临床能力、健康与社会、职业素养。其中很多内容都较为明确地体现了大健康观和大卫生观。

1. 在科学和学术领域,要求临床医学生具备自然科学、人文社会科学、医学等学科的基础知识和掌握科学方法,并能用于指导未来的学习和医学实践;能够应用医学等科学知识处理个体、群体和卫生系统中的问题;能够描述生命各阶段疾病的病因、发病机制、自然病程、临床表现、诊断、治疗以及预后等方面,明确了生命全周期的健康观念。

2. 在临床能力领域,要求具有良好的交流沟通能力,能够与患者及其家属、同行和其他卫生专业人员等进行有效的交流;能够了解患者的问题、意见、关注点和偏好,使患者及其家属充分理解病情;能够将疾病预防、早期发现、卫生保健和慢性疾病管理等知识和理念结合到临床实践中;能够掌握临终患者的治疗原则,用对症、心理支持等姑息治疗的方法来达到人道主义的目的,提高舒适度并使患者获得应有的尊严。

3. 在健康与社会领域,要求具有保护并促进个体和人群健康的责任意识;能够了解影响人群健

康、疾病和有效治疗的因素,包括健康不公平和不平等的相关问题,文化、精神和社会价值观的多样化,以及社会经济、心理状态和自然环境因素;能够以不同的角色进行有效沟通,如开展健康教育等;能够解释和评估人群的健康检查和预防措施,包括人群健康状况的监测、患者随访、用药、康复治疗及其他方面的指导等;能够了解我国医疗卫生系统的结构和功能,以及各组成部门的职能和相互关系,理解合理分配有限资源的原则,以满足个人、群体和国家的健康需求;能够理解全球健康问题以及健康和疾病的决定因素。

4. 在职业素养领域,能够了解医疗卫生领域职业精神的内涵,在工作中养成同理心、尊重患者和提供优质服务等行为,树立真诚、正直、团队合作和领导力等素养;能够掌握医学伦理学的主要原理,并将其应用于医疗服务中;能够了解影响医生健康的因素,并注意在医疗服务中有意识地控制这些因素;能够了解并遵守医疗行业的基本法律法规和职业道德;能够树立自主学习、终身学习的观念,不断追求卓越。

这些标准毫不含糊地体现了大健康观和大卫生观的教育理念,反映了医学教育的国际趋势、国内现状和社会期待,成为新时期临床医学人才培养制订教育计划和规范教学管理的依据,可以说是现阶段我国临床教学范式的执行标准。

(三) 基于大健康观和大卫生观临床教学范式

基于大健康观和大卫生观临床教学范式主要包括人才培养目标、教学内容、课程结构体系、教学方法和手段、考核与评价等具体内容。

1. 更新基于大健康观和大卫生观的临床人才培养目标 前已述及,当今世界医学教育改革趋势下,评判临床医学人才培养质量的最终标准即为好医生,我国将之定义为卓越医生,这也是人才培养的最高目标。在大健康观大卫生观背景下,临床教学的目标可概括为培养尚医德、精医术、铸仁心、济苍生的卓越人才。尚医德可理解为在习近平新时代中国特色社会主义思想指导下,具有坚定的信仰、高尚的情操和纯粹的品格,能坚持职业操守;精医术则为应具备临床医生的岗位胜任力,能应对一切临床事件,满足人民群众卫生健康需求;铸仁心意即具有同理心和利他主义精神,以患者为中心看待医学;济苍生意味着心怀天下,以大健康观和大卫生观服务社会。

2. 创新基于大健康观和大卫生观临床教学内容 临床医学的教育宗旨是通过院校教育培养一名合格的医生,要求每一位临床医学生在校期间必须获得基本的岗位胜任力。基于大健康观和大卫生观的临床教学,还重点培养临床医学生以下几项能力。

第一,要培养临床医学生健康教育能力,使学生掌握健康教育的方法和技能。健康教育是社会教育活动,是教育和帮助人们树立健康意识、促使人们改变不健康的行为生活方式,养成良好的行为生活方式,以减少或消除影响健康的危险因素。美国从 20 世纪 60 年代开始,通过加强健康教育,采取行为干预措施,改变人们的饮食结构,到 80 年代使高血压患病率下降 50%,冠心病患病率下降 40%,平均寿命延长到 80 岁。事实证明,对付慢性病,靠医院增加床位和医护人员,靠引进高精尖的技术和设备收效并不显著,传统临床治疗的方法和技术已难以完全应对"现代文明病"。解决问题的最有效办法是改变人们不健康的行为和生活方式,这就需要依靠健康教育。临床医学生因其医学理论知识系统而扎实,是天然的良好健康教育师。一个好医生,绝不仅仅是无菌室里的外科手术匠,而更应是群众身边的健康传播者。

第二,要培养临床医学生疾病预防干预能力。大健康观要求医生不仅从病理上分析患者症状,还要分析疾病的心理社会因素,提出社会防治的意见。许多疾病的诊断和防治是生物医学模式的医学知识所难以解决的,这就对临床医学教育提出了新的要求,要求以大健康观大卫生观来改革临床医学教育结构和课程设置。改革重点在于适当增设社会科学和公共卫生体系教学内容,使临床医学生知晓并会研究能影响健康和疾病的心理和社会因素,探求和落实社会防治措施。

第三,要培养临床医学生公共卫生事件应急处理能力。2020 年 1 月我国武汉发生了新冠肺炎疫情,事实证明,传染病疫情的早期发现有时更依赖医生的警觉而非专业疾控人员的报告。由于医院和临床医生每天接触大量各类就诊人群,当好"吹哨人"就必须具备公共卫生事件应急处理能力,具备大健康和大卫生的全局观。

3. 重构基于大健康观和大卫生观的临床课程体系　培养学生具备综合现代医学微观、具体、实证思维以及中医整体、辨证、抽象思维,并能相互融通,各取所长,整合应用的能力。构建中医学基础与临床、经典理论和学术流派、医学人文、现代医学等模块化课程体系,着重培养学生的自主学习能力、团队协作能力、创新能力、健康服务能力,并引导学生树立以人为主的整体观,弘扬医者仁心的人文素质。

弥合裂痕,重塑符合大健康和大卫生理念的课程体系,有机融合诊疗和预防知识体系。很多医学院校建立了模块化的课程体系,例如生物医学课程模块、临床医学课程模块、公共卫生(或预防医学,有的还含有科学研究)模块、人文社会科学模块等等,对课程整合进行了有益的探索,但应注意避免模块间的割裂。有些人认为,临床医学专业课程体系改革无非是增加些预防医学的课程和课时数,增加临床医学生的预防医学知识。实际上,这是一种狭隘的课程体系构建,基于大健康观和大卫生观的临床教学课程体系绝不是简单的预防医学知识的添加,或公共卫生知识模块的简单构建,而是一定要将这一理念贯彻到临床医学教学体系的全课程和全过程,包括各个知识体系模块的整合,不仅要适当增加培养临床医学生大健康观大卫生观的课程,还要重新构建课程的结构,包括基础医学知识体系、临床医学知识体系、预防医学知识体系、人文社会科学知识体系等内容,它们内部的横向融合,它们之间的纵向整合,以及单一学科课程内大健康大卫生理念的贯通。

此外,大健康观和大卫生观还要求以新理念设计课程体系,服务医学教育创新发展。构建一批人工智能、大数据、精准医学、医工结合等多学科深度交叉融合的新型课程体系。在课程质量上推动"金课"建设,加强线下、线上、线上线下混合式、虚拟仿真和社会实践等一流课程的建设,满足新时期临床医学生岗位胜任力培养需求。

4. 拓展基于大健康观和大卫生观临床教育模式和教学手段　基于大健康观和大卫生观的临床教学模式以课堂教学改革为抓手,对临床岗位胜任力教学体系进行有机结合和衔接,实现多学科知识的融会贯通,提高医学生的科学思维和综合解决问题能力。

在理论教学中,教师可向临床医学生介绍大健康和大卫生理念的主要思想和实际应用价值,将大健康观和大卫生观理念与实际教学内容相结合,让临床医学生对该理念有更加深刻的理解和认知。理论教学过程中可积极推广线上、线下的混合式教学模式,将线上的网络教学与线下的课堂授课有机结合是当前高校教学改革的重点,在课堂上教师可以从原有的纯独白式讲授转变为引导式的倾听与对话,让学生有机会发表自己对大健康和大卫生认知的观点,培养学生主动了解和探究知识的主动性;线上教学作为课堂教学的有益补充,可提供给学生有关大健康观大卫生观的教学资源,如授课课件、知识讲座、视频素材、电子文献等,在深化课堂知识理解的基础上继续发现健康新问题,拓展卫生新视野。在实际教学中,教师可利用多媒体、情境模拟、案例教学等教学方法向临床医学生讲解大健康大卫生理念的内容和实际价值。所谓的多元化教学模式,不仅是指教学方式的多元化,更是指教学理念的多元化,将大健康理念融入临床教学中,让临床医学生对疾病之外的医学有更为宽广的了解。

临床实践环节重点加强公共卫生基地的建设力度,开拓医院与疾病预防控制中心的合作,弥补临床与预防裂痕,共建以疾病预防控制为重心的公共卫生预防中心、以重大疾病慢病管理与职业病防治为重心的公共卫生临床中心、以急性传染病防控救治为重心的公共卫生应急中心,以公共卫生决策与应急保险为重心的公共卫生管理研究中心,以公共卫生健康教育为重心的公共卫生示范培训中心,适当增加临床医学生在这些基地的实习内容和实习时间,使其更加了解并具备大健康和大卫生素养。实践教学中则可利用PBL、角色扮演、标准化病人、案例教学等教学方法引导学生自我管理、主动学习,培养学生具备较高的人文素质和大健康大卫生观念。

5. 调整基于大健康观和大卫生观的教学评价体系　基于大健康观和大卫生观的教学考核主要侧

重于教和学两方面的考核评价。强大的临床教师队伍是培养具有岗位胜任力的医学专业人才的重要保证,为保障临床教学质量,将教学工作纳入教师个人绩效考核,不断完善教学绩效制度,打破传统的重科研、轻教学的评价模式,突出教学工作的重要性,有助于激发广大临床教师教学的积极性和主动性。临床医学生学习效果的评价,则需要以临床医生岗位胜任力考核手册为依据,构建"四结合、两贯穿"的考核评价体系:所谓"四结合"是指过程性考核和终结性考核相结合、理论考试与实践单学科课程考核和阶段性(或模块化)考核相结合、校内考试和基地考核相结合;"两贯穿"是指岗位胜任力考核贯穿临床教学全过程,大健康大卫生理念贯穿临床教学全过程,从而更加全面、更加科学地对教学质量实施有效评估。

大健康观和大卫生观是当今时代发展和医学教育改革的产物,现代医学模式和大健康大卫生理念对培养临床医学人才必将产生深刻影响。基于大健康观和大卫生观的临床教学范式,需要从教师队伍、学生队伍以及整体教学理念和教学思路上进行改革与创新。在大健康观和大卫生观指引下,以人才培养为目标,以专业性质为基础,以健康服务为教学主题,实现教学思维的改革、教学内容的优化、教学体系的重建,教学手段的拓展,教学评价的调整,在循环往返的过程中逐渐形成科学、合理、有效的教学范式,提高人才培养质量。

(覃　凯)

第五节　基于课程思政的临床教学范式

医学教育要培养具有崇高医德、精湛医术的"五术"型医学人才,在临床教学中融入思政至关重要。育人必先育师,以"双线渗透四融合"全维度提升教师的课程思政教育教学能力,打造一支医德高、能力强的临床教师队伍是保障课程思政实施的前提条件;在临床理论课和实践教学中强化课程思政的教学内容设计、教学方式创新、教学手段运用能力和思政挖掘能力、提升医患沟通能力是进行课程思政的重要手段。

一、临床教学课程思政的重要意义和必要性

医学教育的根本目的是培养合格的医生,为适应全球医疗卫生事业的迅猛发展,面对医学教育落后于医学发展的现状,转化医学教育模式迫在眉睫。医学教育必须从零散的、过时的和静态的课程模式中脱颖而出,使医学教育与医学科学发展相互协调、相互依存。

2016年,习近平总书记在全国高校思想政治工作会议上提出"各门课都要守好一段渠、种好责任田,使各类课程与思想政治理论课同向同行,形成协同效应,将知识传授与价值引领相结合"。2018年,教育部高教司司长吴岩提出培养新时代"五术"医学人才,第一是救死扶伤的道术,好医生要有好医道,"健康所系、性命相托",除人类之病痛,助健康之完美,为人类身心健康奋斗终生;第二是知识扎实的学术,好医生要专业精湛、学养深厚、敢于创新,具有破解生命奥秘的探究精神;第三是本领过硬的技术,好医生要有过硬的医术,水平一流,方法娴熟,技术高超;第四是方法科学的艺术,好医生要有艺术的服务,有情有义,有亲情有温度,构建和谐的医患关系;第五是心中有爱的仁术,好医生要有仁心仁术,医德高尚,关爱患者,敬畏生命的职业操守,要重视医生的职业道德教育和人文素养提升。同年,教育部《关于加强医教协同实施卓越医生教育培养计划2.0的意见》提出全面加强德医双修的素质能力培养,把德育作为医学人才培养的首要内容,进一步加强以医学职业道德、职业态度和职业价值观为基本内容的职业素质教育,着力培养学生"珍爱生命、大医精诚"的救死扶伤精神,引导学生将预防疾病、解除病痛和维护群众健康权益作为从医的神圣职责。

人命至重,有贵千金,一方济之,德逾于此!批判性思维能力、医疗岗位胜任能力和职业道德素养是 21 世纪医学生必须具备的三项主要能力,要把医学生培养成具有崇高医德,精湛医术和能进行艺术性服务的好医生,在临床教学中融入思政元素至关重要。

二、临床教学课程思政当前存在的主要问题

(一) 临床教师更容易职业倦怠

临床带教教师大部分在临床一线工作,具有临床医生和教师双重身份,同时还承担一定的科研任务,其工作繁重,医患关系紧张,相比于高校讲授基础课的教师来说,临床带教教师更容易产生职业倦怠,出现去人性化和情感衰竭的状态。比如护理带教教师的职业倦怠与其工龄、科室以及学历都有关系,而临床医生带教教师的职业倦怠与其年龄、工龄、性别、性格、婚姻、职称、学历、收入、职务、睡眠、锻炼等多方面因素有关,比护理带教教师的职业倦怠情况更加复杂。

对于产生职业倦怠的临床教师来说,其突出表现就是:生理耗竭和情感耗竭、无工作热情、上课有气无力、刻意和学生保持距离、工作能力的衰退和无力感的增加等。在这种状态下能完成正常的临床教学任务已感吃力,又怎么可能去进行课程思政呢?

(二) 对临床教学课程思政重视度和推广度不够

从另一方面来说,繁重的临床工作占据了临床教师的大部分精力,教师的专业知识讲授尚且时间不足,使他们往往在一定程度上忽视教学以及自身政治理论学习和政治素养的提高。他们可能会较少关注学生的人生观、价值观、社会观培养,很少有意识地对学生的职业素养、学习态度给予指引和培育。

还有一些高校因对医院带教的临床教师管理和宣传不到位,导致很多临床带教教师对课程思政的理念和中心思想模棱两可,认为可有可无,缺乏收集和深入探讨思政教育案例和素材的意识,使临床教学和思政教育相脱节,不能实现三全育人(全员全程全方位)。比如:在一例心脏支架手术案例中,带教教师除了向学生教授手术相关的问题和专业知识外,可能并不知道他们还可以向学生传输其他的理念和知识。比如,近 20 年来广受公众和媒体关注的心脏支架的适应证有哪些,要经过怎样充分的临床评估才可以为患者植入心脏支架,为什么心脏支架的价格从 13 000 余元断崖式下降至 700 元左右,心脏支架被严重的不恰当使用、过度使用甚至滥用导致了什么社会问题等。通过这些问题,教师需要向学生传达的理念是:国家需要进一步加大医药卫生事业的深层机制改革,破除过度检查和过度医疗。过度检查和过度医疗不仅伤害了患者,也伤害了医生职业尊严!要让医疗技术体现应有的价值,给医疗行业带来清风正气,如果医疗技术用到本不需要的患者身上,就会弊大于利。

三、临床教学课程思政的实施路径和对策

育人必先育师。要想提升基于课程思政的临床教学,首先必须要全维度打造医德高、能力强的教师队伍,积极引导高水平临床医师从事临床和基础教学工作,提升临床医学教师课程思政育人意识和能力,充分发挥临床教师在教书育人、提升医学生职业素养中的主导作用,促使他们主动站在思想教育与价值引领的高度对临床专业知识进行理解阐发。

根据教育部《高等学校课程思政建设指导纲要》,在医学类专业课程中要"注重加强医德医风教育,着力培养学生敬佑生命、救死扶伤、甘于奉献、大爱无疆的医者精神,注重加强医者仁心教育,在培养精湛医术的同时,教育引导学生始终把人民群众生命安全和身体健康放在首位,尊重患者,善于沟通,提升综合素养和人文修养,提升依法应对重大突发公共卫生事件能力,做党和人民信赖的好医

生"。同时,还要注意在教学过程中利用马克思主义的立场、观点和方法对课程内容加以解读研判,也就是培养学生的哲学思维能力,要符合社会主义核心价值观,有机融入政治认同、家国情怀、文化素养、法治意识、道德修养等要素,激发学生认知、情感和行为的认同,显隐结合,深度融合。

(一)"双线渗透四融合"提高临床带教教师的课程思政能力

临床教学的质量在很大程度上依赖于教师队伍的素质。临床教师的个人修养、技能水平、职业素质、服务态度、语言交流能力、操作正规熟练程度、自我调控能力和应变能力等对学生起着重要的影响,提升学生的思想道德素质、心理素质、文化素质和业务素质是临床教师的任务和职责。

临床教师尤其要注意"一岗双责",把教书育人和职业修养结合起来。一方面要有高尚的医德医风、过硬的政治素养和高度的政治敏锐性,自觉担负起政治责任,提升职业激情和职业认同感。为人师表,用自己对患者的态度、个人世界观和价值观对医学生产生正面影响,做好榜样,取得学生的尊重和配合;另一方面要肩负起教书育人、立德树人的使命与任务,不断充实和提高自身的业务水平,积极引导学生掌握医学前沿发展动态,将最新的知识与教育传播相结合,培养出德才兼备、全面发展的医学之才。因此,在教育教学活动中,教师不仅要传播和弘扬社会主义道德,更要发挥榜样示范作用,用自身的人格魅力、言行举止感化学生、教化学生,真正成为新时代临床课程思政教育教学的行家里手。

1. 双线　"双线渗透四融合"中的"双线"指的是两条线,第一条线是:"线上+线下"并行共进。鉴于临床教师工作繁重,可以利用线上资源用碎片化时间让教师进行有关课程思政的文件精神学习和培训,线下通过不定期地组织教师进行座谈和交流等途径,倡导职业激情和奉献精神,预防职业倦怠,强化临床教师职业价值观和职业素养;第二条线是"素养+能力"交叉渗透,要建立有效的评估监管机制,在提升教师职业素养的同时穿插渗透对教师四项能力的体现和提升。

2. 四融合　四融合是指四项能力(认知分析能力、课堂教学能力、情感引领能力以及思政信息挖掘能力)与两条线相互融合。

(1)认知分析能力:主要是指在传授专业知识技能的同时,还需结合临床教学特点、临床思维和价值理念,准确分析并深入研究临床课程内容中潜藏的思政教育元素。

如中医和西医各有所长,中医有深厚的实践根源,西医有明显的实践效果,两者都具有深入人心、不可抹灭的社会基础。中医和西医不是二元对立,而是包容、协调、互利、平衡的关系。中医和西医都需要转向,中医需要从历史中走出来,西医需要从现实中走出来,1944年的陕甘宁边区文教会议就提出"中医科学化,西医中国化"的目标。中医学课程中的很多知识点和内容都可以联系到中国古代哲学的范畴,可能蕴含了意象思维、天人一体、整体观念、和谐共生等思维方式和古文化传承,要帮助学生解决自身的中医文化自信问题,培养学生中医药思维能力和中医药传承能力,培养坚守中医、融合西医的新人才。

(2)课堂教学能力:是高校临床教师课程思政教育教学能力的核心,详见"(二)理论课教学中的课程思政教育"。

(3)情感引领能力:是指教师自身要具有高尚的师德师风和职业素养,以身作则,言传身教,对学生加以强大的情感引领,产生情感共鸣。捷克的教育家夸美纽斯在《大教学论》中说:教师应该是道德卓越的优秀人物。临床带教教师的规范化教学能力和爱岗敬业、良好的医德医风是学生学习质量的重要保证,教师对患者的态度和言行举止会对学生产生语言所难以企及的重大影响力。

比如:在解剖学课程第一次授课时,教师带领学生在大体老师前肃立默哀,诵读誓词,并向大体老师鞠躬、献花,以此来引发学生感情共鸣,表达对大体老师的尊敬和感激之情,教学生懂得感恩并敬畏生命。

(4)思政信息挖掘能力:是指教师能否深入挖掘专业课程内容中潜藏的思政教育元素。可以从以下三个方面着手。

思人(主要指梳理凝练科学家和历史上一些做出重大贡献的人物的事迹)。比如:以屠呦呦发现青蒿素的案例,鼓励学生以科研报国、锲而不舍、勇往直前;以美国 FDA 医学审查员弗朗西斯坚称沙利度胺的安全数据不充分从而避免了美国发生"反应停"灾难,来强调任何科学研究一定要做充分的实践验证,培养学生的敬业和认真负责的精神;以感动中国人物渐冻症患者张定宇的伟大抗疫精神来引发一种常染色体延迟显性遗传病"渐冻症"的教学,鼓励学生用挚爱护苍生、舍小我顾大局;在助产学课程中以中国围产保健之母严仁英的传奇人生故事,展现她守护全世界母婴健康的伟大的仁慈之心,来激发学生学习兴趣和对专业的热爱之情,鼓励助产学专业学生以大医者的最高境界为奋斗的终极目标等。

思事(主要指拓展延伸发生在医学和生命科学领域内的重大事件)。比如以毛泽东《送瘟神》的两首诗,反映旧社会血吸虫病的猖狂肆虐和疫区广大劳动人民的悲惨遭遇以及中华民族团结一心抗疫斗争的场景,体现社会主义制度的优越性;以清代张锡纯摒弃门户之见,撷取中西之长,提出"中西医理相通,医界不宜做意气之争"的观点,来引导学生打破桎梏,勇于创新;通过中国进行中非合作,帮助非洲进行血吸虫病的防治,突出大国重任,彰显中国开放和负责任的国家形象,以及在平等的基础上做出的贡献,弘扬爱国情怀和中华民族自豪感等。

思变(主要指日常生活中正在发生的变化以及时代变迁带来的改革)。比如:通过麻醉性镇痛药的两面性让学生充分认识到精神类药品的管制政策,主动担负起宣传远离毒品、珍爱生命的社会责任;通过两种真假中草药的标本,教育学生树立药材质量关和安全用药意识,杜绝造假售假,具有法制意识,养成良好职业素养;通过对医学影像设备中的关键部件 X 射线管主要依赖国外进口,近几年国产品牌创新崛起,来激发学生以中国制造为荣,勇于创新,树立对国产医疗设备的信心,培养向大国工匠学习,从而爱国报国的理想信念。

教师不仅能自己提出思政观点,抛砖引玉,还能引导学生自主思政,内化提升,帮助学生在增长学识、掌握技能的同时提升道德修养、形成健全人格。

(二)临床理论课教学中的课程思政教育

在临床教学的不同阶段进行课程思政的融入和结合也各有不同,理论课教学中的临床课程思政教育包括如下三个层面。

1. **教学内容设计能力** 既要体现专业知识内含的思政元素,也要注意凸显教学内容对社会生活的现实关照,以实现专业知识教学与社会思想引领的"共情效应",提升课程思政对学生的吸引力和说服力。

比如:传染病学是一门集辩证的观点、历史的观点和疾病的观点为一体的学科,传染病始终贯穿整个人类历史,对人口数量、技术发展、国家存亡、甚至文明兴衰都有至关重要的影响。所以在教学中要让学生能够理解在特定的历史环境和不同政治制度、社会制度下传染病对生命健康、经济发展以及社会秩序的影响,结合当前新冠肺炎典型案例以及世界各国对待新冠肺炎的不同政策和手段,引起学生的共情,更加坚定习近平新时代中国特色社会主义的思想,践行社会主义核心价值观,从而厚植爱国情怀和中华民族自豪感。

2. **教学方式创新能力** 教师必须善于创新教学模式,以学生为中心,在引领学生进行专业学习的过程中主动与其展开思想交流并积极传递思政教育理念,于潜移默化中深化课程思政的教育影响。比如:谈话法、讨论法、参观法等多种临床教学方法。

3. **教学手段运用能力** 教师既要能够熟练运用现代信息技术手段开展课程思政教学活动,同时还需将其与各专业课程的传统教学手段深度结合,打造线上线下并重的综合育人空间,拓展课程思政的活动场域、增强教育效果。教师可以在线上课外拓展资源中列举一些历史上著名的典型案例,如:19 世纪 60 年代著名的"反应停"事件,造成 1 万多名残疾海豹儿的出生,4 000 名死亡。教师在线上发布讨论题,让学生讨论从这一灾难事故中想到了什么,分析这一灾难产生的主要原因。

（三）临床实践中的课程思政教育

1. 临床实践教学课程思政的目标和定位　临床实践教学是医学实习生向医生过渡的重要阶段。在这一时期，主要是培养学生树立高尚的医德医风、提升医学人文素养、端正工作态度、增强工作责任心、掌握和谐医患关系的技巧、建立临床思维、学会用科学思维观察问题、分析问题和解决问题的能力。带教教师对学生的教育不应仅仅停留在对疾病的病因、病机、治法和鉴别诊断，还应该在经典病例讲解课中，对学生介绍一些相应的专家的优秀医德，用正确的人生观和价值观来影响学生。在临床教学过程中除了强调其课程的科学性，还应注意运用马克思主义的辩证唯物主义和历史唯物主义观点来培养学生的辩证思维能力。

比如，医学强调疾病共性与个体差异之间的对立统一，尽管医学研究取得重大进步，但目前对大多数疾病还不清楚发病机制，也尚未找到有效的治疗手段。因此在教学过程中要让学生充分认识到现代医学的有限性与不足。再比如，由于社会文化、传统文化以及各方面因素的影响，学生对于护理学专业的学科认同度不高，在临床实习中，带教教师有责任和义务对学生进行思政教育，让学生认识到护理专业不仅仅是一个服务性很强的专业，还是一个专业性、科学性、技术性很强的行业。尤其在我国已经步入老龄化社会的现状，人口老龄化引发的矛盾日益突出，老年专科护理的需求大大增加，但是很多护理专业的毕业生对于老年护理职业认同感不高，不愿从事老年护理工作。因此在临床实习中带教教师要注重培养学生为老年人提供护理服务的情感态度，知识和技能。

2. 注重培养哲学思维　在"系统为基础"的教育模式改革进程中，培养医学生的哲学思维能力无疑是其重要环节之一。思维方式务必在医学生步入到临床实习时就要开始正确培养，一旦初始阶段养成不正确的思维方式，不但会导致医疗过程中的失误，而且再想改变将会有很大难度，临床医学中的哲学思维缺陷将是医学生发展过程中的一道障碍。

3. 注重床旁教学　除了对学生进行正面教育外，还应注意捕捉学生思想及心理上的偏差，比如，定期组织实习生针对临床实习中遇到的伦理道德问题进行讨论。在实训中还要培养学生尊重患者和保护患者隐私，给患者做体格检查时用语言的安慰、动作的轻柔和专业精准的操作等细节来体现医生对患者细致和温暖的关怀，激发学生的敬业心和同理心。教师还要特别重视床旁教学，让学生深切理解疾病带来的痛苦和经济负担，体会患者的心情。通过反复、多次的床旁教学，培养学生的爱心、耐心、同理心和责任心，培养学生缜密精细的体格检查意识，培养学生形成一丝不苟的工作作风和系统有序的工作方法。

总之，带教教师在思想上要正确引导，医德上要以身作则，示范工作上要一丝不苟，工作作风上要严谨求实，以自身行动和思政教育来影响学生的世界观、人生观和价值观，培养学生的服务意识和奉献精神。

（四）对学生医患沟通能力的课程思政教育

对于初涉医疗工作的实习生，医患沟通是一个必须要正视的问题。教师要努力帮助实习生塑造一个乐观、稳重、开朗的医生形象，要时刻给人一种健康、自信、关爱的感觉，以增加患者和家属的信任感，添加愉悦气氛，培养学生爱伤护患意识。

由于患者对医疗护理服务及技术水平的要求越来越高，教师要具备强烈的法律意识，让学生重视在医疗过程中医患沟通不畅所导致的不良影响与后果。可以让学生从患者的角度来换位思考，对患者怀有同情心，通过倾听简单有效的表达对患者的关心，接纳患者的情绪，让患者感受到医生不离不弃的态度和医生与他同舟共济，共同面对困难的信心。同时让学生深切理解非言语沟通在医患沟通中的重要性，要用自己的仪表举止、目光、面部表情、身体姿势、语调、距离和角度以及肢体接触等方面和患者进行沟通，要发自内心的关心爱护尊重患者，才能真正改善医患关系。

要使学生明白，在以后的学习和工作中，不仅要学会治病，更要学会关心、尊重患者，从多元化的角度考虑医患关系,为培养出具有人文情怀、创新精神和实践能力的医学生打好基础。

四、临床教学课程思政教学案例分享

本教学案例节选自 2020 某省高等医学院校课程思政教学案例一等奖"手性药物"教学设计的一部分,只摘录了与课程思政相关的部分内容和设计点(表 8-3)。

表 8-3 课程思政教学案例

课程	医用化学	
章节	第八章 立体化学(Stereochemistry) 第三节:手性药物(Chiral Drugs)	
本节课教学目标(知识、能力、素质)		
1. 知识目标 1)通过课堂检测进行复习,进一步明确立体异构体和构造异构体的差别、比旋光度、旋光度之间的换算关系及影响因素;解决在实验"旋光度的测定"中遇到的实际问题 2)掌握手性分子、手性碳、对称面、对称中心、对映异构体、非对映异构体等术语概念,掌握如何判断分子的手性;熟悉对映异构体(手性药物)在手性和非手性环境下的理化性质及生理活性差别 3)了解获取手性药物单旋体的可能途径和检测、手性药物的发展和形势 4)了解重要术语的英文词汇,能看懂 PPT 上英文句子;通过中英文对照进一步掌握科技英语的表达 2. 能力目标 培养学生空间想象能力、抽象思维能力和动手能力,建立空间立体思维模式;建立结构决定性质的逻辑思维;培养学生理论结合实际、能运用所学知识解决实际问题的能力;培养学生注重学科的相关性,进行知识的迁移与渗透的联系对比能力、反思能力、批判性思维和质疑能力 3. 素质目标 强调学生树立岗位职业道德和药学研究的伦理道德;要求学生熟悉并严格遵循药物开发、生产和使用中的道德责任;具有理论联系实际实事求是的工作作风和科学严谨的工作态度;培养学生爱伤护患的人文精神,严谨、求实的科学态度和永无止境的探索精神;激发学生对生命和大自然的感恩之心、敬畏之情及热爱生命、热爱生活之情		
教学设计与安排		
与课程思政相关的教学内容挖掘点	思政设计意图	
【思政挖掘点 1】 观看 BBC 视频 *Thalidomide—The 50 year fight*	【思政体现 1】 学生看到视频中沙利度胺带来的触目惊心的灾难,内心产生同情和震撼。激发学生的大爱之情、人文情怀和对生命尊重的意识。 同时,让学生感受手性药物可怕的一面,产生探究手性药物机制和性质的学习动力和迫切性 用历史上著名的手性药物灾难和要讲的手性分子联系起来。强调化学和医学、药学的密切关系	
【思政挖掘点 2】 手性是宇宙的普遍特征。大到宇宙星云,小到海中贝壳,手性现象广泛存在。这种世上万物之间的相似现象体现在不同学科中,我们就会发现所有的学科都是相通的。化学世界中,有一些分子(展示模型),像我们的双手一样互为镜像,看上去一模一样,可是无论怎么旋转和摆放,分子中总有某些原子或键不能和他自身的镜像重合在一起,这样的分子就是手性分子	【思政体现 2】 相似论认为大至宇宙星系之间,小至每个原子运动形式都存在着大量相似之处。相似现象可分为一门学科的纵向相似和跨学科的横向相似。知纵向相似,可了解过去,推知未来;知横向相似,可触类旁通,灵活变异 所有的学科都是相通的,教师通过在教学中挖掘纵向和横向相似,进行知识的迁移与渗透,培养学生将不同学科联系对比的能力、反思能力、批判性思维、质疑能力、激发学生的学习兴趣	

续表

【思政挖掘点3】 一切实物皆有镜像。世间万物皆相互映照,相互影响 引入非手性的概念	【思政体现3】 "一切实物皆有镜像"体现了一种哲学观:万物皆相互映照,相互影响。就像一个人,近朱者赤、近墨者黑,要树立正确的人生观和价值观。宇宙大而无外,方寸小而无内。放之则须弥六合,卷之则退藏于密。学问是无穷无尽的,我们应该终身学习,仔细思量,用心研究,认真做人处事
【思政挖掘点4】 对于手性药物来说,由于生物体内的酶和受体都是手性的,它们对药物具有精确的手性识别能力,只有匹配才能发挥药效,误配就不能产生预期药效。正如一把钥匙开一把锁	【思政体现4】 用"一把钥匙开一把锁"来描述生物体内受体和手性药物之间的识别关系,强调做科研、解决科学问题来不得半点马虎,差之毫厘,谬以千里,甚至会引起巨大灾难
【思政挖掘点5】 人体生长发育所需要的氨基酸都是L构型的,人体所需要的糖类化合物都是D构型的,而它们的对映异构体对人一点营养作用都没有。幸运的是,大自然存在的正是人类生长发育所需要的构型	【思政体现5】 要对生命和大自然怀有感恩之心、敬畏之心;珍惜爱护大自然;不破坏大自然的系统循环。 我们要热爱生命,热爱生活。要有探索未知世界的信心和决心,要有勇气,有毅力
【思政挖掘点6】 由于美国FDA医学审查员弗朗西斯的努力,沙利度胺从未在美国获准使用,她坚称沙利度胺的安全数据不充分,从而挽救了无数人的生命和生活。无论同学们将来在什么岗位工作,请记住理论先行,实验验证,数据充分,精益求精。你的认真和敬业对于这个世界很重要	【思政体现6】 向弗朗西斯学习,保持敬业和严谨求实的科学态度!要重视实验数据,实践出真知,任何科学研究一定要做充分的实践验证 医学检验技术专业学生将来可能在医院、疾控中心、血站、海关检疫、生物制品公司、公安技术侦察、兴奋剂检测部门等机构从事临床检验和科研工作。这些工作的性质至关重要,可能由于一个人敬业认真而挽救无数人的生命生活
【思政挖掘点7】 手性药物市场广阔,前景无限。我国手性药物研发起步比较晚,虽然目前我国手性药物市场已经超过千亿元,但加强研发刻不容缓	【思政体现7】 我们一定要瞄准国际前沿,加强国内手性药物的研究和开发,力争取得更大成绩,赶超世界发达国家
【思政挖掘点8】 浙江九洲药业股份有限公司手性药物不对称合成及生物催化方面取得新突破,并成功应用到原料药的合成中,成为国内唯一一家也是国际上为数不多的能工业化生产手性配体的企业,涉及心血管、抗肿瘤、糖尿病和中枢神经类等疾病领域的多种药物	【思政体现8】 以国产药业的突出代表来体现中国目前的手性合成技术的先进性,体现对祖国的自豪感和爱国情怀。激励学生积极进取,努力奋斗,我们虽然起步晚,但是技术并不差!
【思政挖掘点9】 沙利度胺因其在免疫抑制、免疫调节和皮肤病的治疗中的特殊药效,现在仍活跃在临床使用中,但是它再也不会用于孕妇止吐和镇定,再也不会给人类带来灾难。我们期望,在人类历史上永远不要出现第二个类似沙利度胺这样的手性药物灾难	【思政体现9】 体现马克思主义哲学观:事物的两面性。事物有其积极的一面也有其消极的一面。我们要用一分为二的观点看待问题,认识矛盾的对立和统一,坚持辩证唯物论
【思政挖掘点10】 作为医学检验技术专业的大学生,请利用本专业所学的各种检验技术和方法,广泛查阅资料,思考一下用什么样的物理或化学手段有可能拆分手性药物的两个对映异构体	【思政体现10】 体现学生专业和学科的融合,不是为了学习知识而学习,是为了在掌握知识的基础上培养能力和素质,培养应用型医学检验专门人才

(王 虹 陈 勤)

第六节　基于创新精神培养的临床教学范式

创新是新时代医学教育改革发展的生命线,创新能力的培养是我国 5C 核心素养之一。克服惯性思维、创设最佳学习环境、加强医学审辩思维培养对创新精神培养举足轻重。教育技术手段的应用驱动、临床教学方法的创新变革、临床科学研究中的创意与思维发散是培养创新精神的重要途径和实施。

一、创新思维和惯性思维

(一) 什么是惯性思维

英国的教育家克里斯托夫·戴在 2009 年发表了一篇论文,题目是 *A Passion for Quality:Teachers Who Make A Difference*,翻译成中文就是:保持激情成就优秀教师。他指出,优质教学应当是一项充满激情的事业。保持激情对于开启教师幸福之路,构建成功的教师职业生涯至关重要。显然,当教师有着饱满的激情时,就摆脱了烦恼,变得非常达观,也更有创新性。而创新性与什么有关呢? 与克服惯性思维有关。

在现实生活中,每个人都在以他的理解和经历,构建自己的思维模式,再用这个思维模式理解世界。人与人之间最大的差距,不是智商和情商,而是思维模式。因为思维模式的不同,同一堂课,不同的人教,效果也会截然不同。请快速回答这个问题:一张球拍和一只球,总价 1.1 元,球拍比球贵一元,球的价格是多少? 如果你的大脑迅速反馈 0.1 元,这就是思维惯性的表现。

思维惯性是一种看待事物并做出反应的固定模式。是脑神经的惯性放点轨迹,比较强壮,所以遇到现象或问题,容易像固化的程序一样,A 的输入直接产生 B 的输出,直接进入惯性结果,但是忽略了过程中的其他可能性。大多数时候思维惯性对生存是有利的,可以让人快速做出反应。比如你突然看到有一件东西朝你飞过来,你的惯性思维做出的第一指令是躲避行为,而不是去把这件东西接住。但是思维惯性是创新的天敌,而创造性思维就是用发散的视角去发现更多的可能性。

(二) 怎样建立创新思维

对于创新来说,传统和经验都是默认的设置,创新就是要打破这个默认值,用发散的视角去发现更多的可能性,是对抗体内的基因,是一种挑战! 创新的思维是从已有的知识出发,在较高层次重新构建知识的思维能力,在认识和解决问题的时候,不墨守成规,不因循守旧,善于发现和提出新问题,解决新问题。

人的大脑由 2 000 亿左右神经元,以及神经元之间的连接构成,这个网络有一个基本变化:用进废退。科学调查表明,那些经常用脑的人,到 60 岁时,思维能力仍然像 30 岁那样敏捷,而那些三四十岁就不愿意学习和动脑的人,脑力加速老化。那么创新思维能力是不是和个人的性格以及阅历、经历有关系呢? 有,但是创新能力也是可以习得的,如果把创新简单看作在神经元之间建立新的连接,把创新思考简单理解为在惯性思维的常规路径之外,进行的新的神经元之间的生化放电轨迹,则通过训练,建立并强化新的连接,就是创新思维的锻炼。因此,不断练习是提升创新思维能力的有效方式。

二、临床教学创新的必要性

(一)临床教学创新的意义

1. 创新是新时代医学教育改革发展的生命线　创新是当今世界的主旋律,国家在创新,教育在创新,各行各业都在创新。教育部高教司司长吴岩强调,发展新医科是新时代党和国家对医学教育发展的最新要求,所谓新医科,是指理念新,医学教育由重治疗,向预防、康养延展,突出生命全周期、健康全过程的大健康理念;形式新,把握第四次科技革命浪潮的新形势;"医科新",批准新医学专业的同时,对既往医学专业进行升级改造。

2. 提高医学生创新能力建设医学教育强国　现代医学研究和创新是一个由多元主体共同参与的,涉及科学、技术、工程和社会之间复杂互动的过程。众所周知,中国是医学教育大国,然而,中国是医学教育强国吗?截至 2018 年,全国有 159 所院校开设本科临床医学专业。2011—2017年执业医师资格考试,469 031 名医学本科应届生平均通过率为 66.75%,最低通过率仅 25.99%。如何让临床教学发挥更佳效果,提高医学生创新能力和临床实践能力,已经成为业内无法回避的问题。

3. 积极响应国家政策加快医学教育创新发展　2018 年,教育部、国家卫生健康委员会、国家中医药管理局出台了《关于加强医教协同实施卓越医生教育培养计划 2.0 的意见》。要求紧紧围绕健康中国战略实施,树立大健康理念,深化医教协同,推进以胜任力为导向的教育教学改革,优化服务生命全周期、健康全过程的医学专业结构,促进信息技术与医学教育深度融合,建设中国特色、世界水平的一流医学专业,培养一流医学人才,服务健康中国建设。

2020 年,国务院办公厅发布了关于加快医学教育创新发展的指导意见,并提出了四项基本原则:以新理念谋划医学发展:将医学发展理念从疾病诊疗提升拓展为预防、诊疗和康养,加快以疾病治疗为中心向以健康促进为中心转变,服务生命全周期、健康全过程;以新定位推进医学教育发展:以大国计、大民生、大学科、大专业的新定位推进医学教育改革创新发展,服务健康中国建设和教育强国建设;以新内涵强化医学生培养:加强救死扶伤的道术、心中有爱的仁术、知识扎实的学术、本领过硬的技术、方法科学的艺术的教育,培养医德高尚、医术精湛的人民健康守护者;以新医科统领医学教育创新:优化学科专业结构,体现"大健康"理念和新科技革命内涵,对现有专业建设提出理念内容、方法技术、标准评价的新要求,建设一批新的医学相关专业,强力推进医科与多学科深度交叉融合。

(二)教学创新的维度和类型

教学创新可以通过两个维度来评价,一是教学的目的或者学生收获,二是教学的手段或者学生的学习流程。鉴于此,教学创新大致可以分为三种类型:新手段旧目的、旧手段新目的、新手段新目的。此处的新和旧主要是针对当下的教学实践中是否存在特定的创新要素,例如,如果一位老师在一门课程的教学中提出目前教育中很少关注但对学生发展非常重要的目的,那就是新目的,如果这位老师实现这一目的的手段也是一种新的不常见的方法,则也是新手段。要实现课程的高阶目标,必定要靠教学创新,以创新教学法为工具。

三、临床教学创新的三要素

临床教育教学创新可以看作由三大要素组成:创设一个最佳学习氛围(环境)、提升 5C 核心素养、突出医学审辩思维培养。

(一) 创设一个最佳学习氛围(环境)是前提

美国心理学家 K.Lewin 曾经提出一个著名的公式：B=f(P·E)。意思是指：一个人的行为(behavior)是其人格或个性(personality)与其当时所处情境或环境(environment)的函数。换句话说，人的表现是由他们自身的素质和当时面对的情境共同决定的。如果把 B 看作是教师在想要教的学生中创造的可观察的行为或学习成果，P 是处于各种不同层次和水平的学生，E 是教师所创造的学习环境(分组、讨论、互动、氛围)。可以得到一个结论：创造一个好的学习氛围(环境)比学习内容本身更加重要。

因此，在临床教学中要考虑创新，首先应该考虑如何给学生创设一个能够主动参与学习的氛围，比如和谐的环境、虚拟仿真实验室、理实一体室、PBL 教室、小组讨论、床旁教学等，并让学生在参与过程中学会表达、沟通、批判和质疑，提升核心素养，这也是当今世界教学改革和教学创新的研究热点之一。

(二) 提升 5C 核心素养是根本

从 1632 年，捷克教育学家夸美纽斯发表大教学论开始，开创了以知识教育为目的的现代教育制度。然而在当今的信息化时代和人工智能时代，好的教学创新必须要从知识教育转向能力教育，培养学生的核心素养。美国 21 世纪技能合作组织 P21(partnership for 21st century learning)提出了一个广为人知的核心素养模型，因为每一个单词都是以字母 C 开头的，因此称为 4C 模型，包括批判性思维和解决问题能力(critical thinking & problem solving)，创意和创新能力(creativity & innovation)，沟通能力(communication)，协作能力(collaboration)。中国教育创新研究院在此基础上提出了 5C 模型，也就是：文化理解与传承(cultural competency)、沟通、创新、合作以及审辨思维，是我们教育的新标准。

(三) 突出医学审辨思维培养是重点

1. **什么是审辨思维**　批判性思维能力、医疗岗位胜任能力和职业道德素养是 21 世纪医学生必须具备的三项主要能力。批判性思维也就是 5C 核心素养中的审辨思维。审辨思维是临床教学创新能力的基础和起点，是指不盲从当今的知识，运用理性思维和批判性的眼光去审视医学与未来世界。审辨思维的形成将有助于医学生的临床工作、科学研究，还会影响人生道路的选择，影响对信息的甄选。审辨思维能力和创新思维一样也是一项能够被习得并且通过训练和运用提高的能力。

2. **审辨思维对于创新精神的重要性**　今天，在现代医学教育和临床实践中，审辨思维正在被越来越多医务工作者和医学生所接受和应用。医学生们要用哲学的思想审辨地看待医学科学，谨慎地运用推理，解读人的生理、病理和心理，去断定是否为真。因为要诊断一个人的病，不可能照搬教科书，而要根据不同人的不同病情自己思考之后再做判断。作为一名医务工作者，仅仅有经验是不够的，因为经验具有滞后性，有些疾病的症状可能与书本所学或经验不同，此时便体现出审辨思维的重要性。"审辨"虽带有判断和批判的意思，但实际上更多的是指保持思考的自主性和逻辑的严密性，不被动地全盘接受，也不刻意带着偏见去驳斥一个观点。如果没有审辨思维，对临床疾病的治疗就会永远止于原地，医学就不会有进步。

3. **审辨思维的创造性和建设性**　审辨思维并非仅是一种否定性思维，它具有创造性和建设性的能力。在培养审辨思维能力的过程中，首先要培养学生提出问题的能力，通过对知识的接收、分析和总结获得答案，在归纳梳理过程中实现知识的系统性与完备性。其次要培养学生的质疑精神与实践精神，注重思维的推断过程和实践的论证过程。

例如，治疗高血压时，只考虑降压是片面的，更要考虑可能发生的低血压，因为血压越高说明血管收缩越剧烈，高血压掩盖了血管内容量不足的隐患，扩张血管极易引发低血压。因此，要以防止低血压的心态去降压，从而掌握降压速度、程度，防止冠脉缺血而引发心脏事件。

辨证的疾病观认为，疾病是病因与机体反应的统一过程，是局部与整体的统一，病理和生理反应的统一。疾病处于运动变化或进化中,机体是一个整体,有所变有所不变,变跟不变是同时存在的。医学虽然具有高度的专业性质,基于经验与实验研究,具有相对的前瞻性和预见性,然而,存在的局限性和狭窄性也是显而易见的。因此,要跳出医学圈子,站在创新的高度,以审辩的思维去审视和分析医学问题,用全方位的视野去解析和透视医学现象。

4. 审辨思维的量化与评价　审辨思维的能力可以通过采用批判性思维能力测量表(critical thinking disposition inventory,CTDI CV)进行评价,量表总共包括 70 个条目,每一个条目从“非常同意”至“非常不同意”,负性条目赋值为 1~6 分,正性条目赋值为 6~1 分,总分值为 70~420 分。表示负性批判思维能力为 ≤ 220 分;表示批判性思维倾向处于矛盾范围为 221~289 分;表示正性批判性思维倾向为 290~359 分;表示批判性思维倾向性较强者 360~420 分。

四、基于创新精神培养的临床教学实施

美国教育家杜威说,教育即生活,教育即成长。临床教师应该具备稳定的心理素质、良好的职业道德和医德医风、出色的沟通能力、缜密的理性思维和创造性思维。只有这样,教师才能以其敏锐的洞察力及时发现问题,迅速找到解决问题的方法,因人而异,灵活教学;针对学生的知识技能、个性与悟性不同,采用不同的方式促进学生全面发展,重视学生完整人格的培养和个性,达到事半功倍的效果。要记住,无论采取何种教学目的和教学方法的创新,其目标都是让学生受益,将学生的成长作为教学创新的核心诉求,着重通过教学创新让学生的学习成果有一定的改变和提升,而不是为了创新而创新。我们要克服那种在学习、工作、生活中懒散拖沓、意志消沉、不求上进的消极倾向,绝不让自己陷入思维停滞、放弃学习的状态,克服思维惯性,生命在于脑运动,让自己距离创新更近一点。

(一) 临床教学方法中的创新

1. 教育技术手段的应用驱动　教育信息化 2.0 时代,新一代信息技术特别是人工智能技术,已经成为教育、教学和学习变革的核心驱动力,是支撑课堂教学变革的内源性动力,是“学为中心”的学习方式变革的发动机和导航仪。

(1)“移动互联网 +”改变了知识创生、传播、获取与应用方式,学校和教室将不再是主要的知识获得场所,网络知识系统和在线优质课程与教学资源将成为学习者获取知识的主要渠道。

(2)5G 移动网络、大数据、云计算、物联网、数字化校园、智慧教室等,不仅颠覆了传统学校教育的功能形态和生态场景,并在由内向外重构教学过程、教育管理和学习评价。

(3)基于大数据的学习分析技术,不仅完整记录、描述和还原学习过程,并从个性化学习原理的角度,精细发现学习问题,精确提供学习策略、引导学习方向和学习评价。

(4)人工智能赋能的智慧课堂、智慧教学和智慧学习,不仅颠覆了传统课堂的环境、重建课堂的生态,也在重构师生关系、教师角色和学生地位。

在临床教学中,尤其要注意现代教育信息技术手段的应用,不仅可以扩大教学空间、丰富教学内容、让学生在虚拟仿真的情况下提升手术实操能力和解决复杂问题的能力,还可以使以“学生为中心”的教学创新落地化实。在网络化、数字化、智能化的智慧课堂里,教学双方围绕激发学习兴趣和个性潜能开展教学创新,以问题、项目和课题进行自主合作探究学习,实现个性化学习。

2. 几种主要的临床教学方法　临床教学过程中常用的教学方法主要有以授课为基础的教学(lecture-based learning,LBL)、以团队为基础的学习(team-based learning,TBL)、以病例为基础的教学(case-based learning,CBL)和以问题为基础的学习(problem-based learning,PBL)。LBL 是“以教师为中心”,注重知识的准确性、系统性、连贯性,教师运用口头语言向学生描绘情境、叙述事实、解释概念、论证原理和阐明规律。TBL、CBL 和 PBL 是“以学生为中心”,注重学生的主观能动性和学习积极性的培养。每种教学方法都有利弊,一般来说,在临床前阶段可以联合应用 LBL 和 TBL,临床见习阶段

联合应用 LBL、TBL 和 CBL 教学方法,临床实习阶段联合应用 CBL 和 PBL。无论在临床教学中使用何种教学方法和模式,都要注重给学生创设一个最佳的学习氛围和环境,也就是要关注公式 $B=f(P\cdot E)$ 中的 E 带来的影响和作用。

3. PBL 中的创新　PBL 是 1969 年美国神经病学教授 Barrows 在加拿大麦克马斯特大学(McMaster University)首创。后来,这个概念从医学教育逐渐延展到工程教育、职业教育中。从创新的维度来看,PBL 是属于"旧手段新目的"的创新,以培养医学生分析问题解决问题的能力为目标,是一种较高境界的创新,符合未来社会对医学人才的需求。PBL 体现了以下三个学习目标的综合交织:如何理解人类与社会(思政)、医学专业及其社会功能(知识)、自我学习和终身学习(能力)。PBL 不仅用在课堂上,还可以用于术中、床旁、与 CBL 结合等,以下简要列举几种创新的 PBL 融合模式。

术中 PBL 教学:①提出问题。带教教师挑选典型临床病例,指导学生独立完成病史采集、初步诊断。教师针对该病例设计并启发学生提出相关问题,锻炼学生的理论联系实践的能力。②指导学生检索文献。让学生结合思考后得出答案,锻炼学生的自主学习能力和归纳概括总结能力;③讨论。针对学生得出的回答进行讨论,并查缺补漏。在头脑风暴中锻炼培养学生的创新思维。④模拟术中培训。培养学生的实操能力和审辩思维。⑤术中带教。让小组学生参与手术,对手术中的操作要点和缝合打结技巧等进行术中教学。

病房 PBL 教学:带教教师提前 3 天选择本科室收治的特定病例,启发学生提出问题,并要求学生自主查阅文献、书籍等资料。3 天后组织学生对该病例进行重点教学查房和查房后病例讨论,对学生未能解答的疑难问题进行分析和指导。通过提出问题、自主查阅、教师引导方式代替传统教学。

CBL 联合 PBL 教学:①问题设计。按照教学大纲的要求,结合教学内容,设计问题。将学生日常生活中较为关心的内容设计到问题中,更有助于引导学生思考问题和解决问题。②课前预习。学生线上预习完成学习任务。③课堂活动。将学生分组,以临床案例来提出问题,以小组为单位,让同学们进行案例讨论。讨论的内容主要有案例中提供的重要信息、疾病的临床诊断、诊断依据、治疗原则等,授课教师进行指导和总结。

值得一提的是,PBL 和线上线下混合式教学相结合是一种"新手段新目的"的创新模式。教师制作高质量的 MOOC 视频,学生在课下既能通过观看视频来获得知识,也能在平台上完成作业进行检测。教师根据学生的学习行为对学生可以有更加明确的评估从而制定更加个性化的讨论案例。这种模式既可以弥补学生自学能力不足的缺陷,又可以提升学生在线下课堂中讨论的积极性,同时平台还能够永久保留学习数据,有证可循,是一种值得研究和推广的教学模式。

4. TPS 中的创新　还有一种在欧美比较流行的教学方法:TPS(Think-Pair-Share)也是以学生为中心的相互合作的互动式教学方法,比较适合于临床教学中。它最早是由美国 Maryland 大学的 Frank Lyman 教授在 1981 年提出,起初是针对讨论课程设计的,广泛运用在西方各国中。后来,有专家发现该模式也很适合于自然科学的学科教学,通过这种模式,学生能够进行包含话题讨论、头脑风暴、实验论证、学习总结、情境模拟和测试复习等各类活动的学习。TPS 命名来自这种模式教学流程的三个阶段:Think—Pair—Share(思考—配对—分享)。

比如,教师在课堂上给出一个医学案例,然后要求学生:①思考。学生独立深入的思考答案 2 分钟。②配对。每组 2 人互相陈述观点并倾听记录对方观点,进行讨论补充,并在与他人的交流合作中进一步提炼完善自己的思想观点 4~5 分钟。③分享。以组为单位面向全班进行分享。教师在整个 TPS 过程中作为一个协调者/引导者/分析者,对开放性的问题,不进行正误判断。其优点在于能够加深学生理解问题的程度、形成过滤信息及归纳总结的能力,以及客观全面看待问题的批判性思维能力。

5. 床旁教学中的创新　床旁教学作为一种为未来职业生涯打下坚实基础的重要的实践教学,是实施创新教学的一个重要途径。可以用启发式代替注入式,不仅传授专业知识,同时让学生学会探索和发挥。要强调教学方法的多样性和灵活性,为学生提供有利于发挥创造性的环境,其目的是增强学生对学习和医疗工作的兴趣,变被动灌输为主动探索,消除恐惧心理和逃避态度,通过教师分析、讲解、提问和综合分析,使学生了解、认识、初步掌握疾病特点,把理论和实践相结合,在床旁教学中积极思维,参与分析、回答问题,并通过带教教师的行示范操作和对该病例的视、听、查,增加学生的感性认识。

(二)临床科学研究中的创新

1. Covid-19 加速临床科研创新　在科技和医学高速发展的今天,人类面临各种机遇和挑战。生物安全风险、以传染病为主的公共卫生危机以不同的方式不断带来新的威胁;人口老龄化和慢性非传染性疾病成为全球性共同挑战;人类健康共同体与经济全球化一道成为人类命运共同体的主要内涵;生命科学与医学科技创新在国家科技创新体系中的地位迅速跃升,且成为全球科技强国重要标志。新冠病毒全球大流行是二战以来人类共同面临的最艰巨的挑战之一,在专家们争先恐后地寻找创新疗法时,他们也在重新界定创新思维在医学中的应用。疫情就像一个加速器,加速了世界医疗行业的变革,很多科技和创新应疫情而生。

2. 疫情中的创新举例　疫情催生的科技和医疗技术创新有:无人机或机器人配送医疗器械及物资免于病毒接触、远程诊断新冠肺炎以及持续气道正压通气(CPAP)云端观测、通过 AR、VR 和 AI 的使用让医生和护士模拟与真实患者的相处从而对医务人员进行培训、3D 打印的新型冠状病毒检测鼻拭子、高科技面料的口罩和防护服等。这些创新表明,创新活动不仅要解决当下遇到的问题和挑战,更重要的是面向未来,思考在后疫情时代,如何通过创新让我们的生活更丰富,商业更智能,社会更包容,尽可能提供最好的医疗服务。

3. 老药新用(drug repurposing)创新　传统制药行业是从发现并制备可能的药物化合物、精细的提炼和筛选、渐进地开发药品、到开展临床试验、上市审批的漫长过程,而现今的很多开创性的新药最初是针对一种疾病开发的,但研究人员无意中发现了其他用途,也就是老药新用。世界卫生组织(WHO)已经针对四种有希望的候选药物开展了临床试验:瑞德西韦(一种研究用广谱抗病毒药物)、氯喹或羟基氯喹(用于预防和治疗疟疾)、洛匹那韦联合利托那韦(用于一种艾滋病病毒疗法)、洛匹那韦 / 利托那韦联合干扰素 β-1a。这种老药新用的核心就是对已有的创意、知识和技术重新利用。

4. 临床仿生学创新　仿生学就是以生物为研究对象,研究生物系统的结构性质、能量转换和信息过程,并将所获得的知识用来改善现有的或创造新的仪器、结构和工艺过程的科学。医学仿生学是仿生学的一个新学科,是仿生学在医学领域的应用,具体表现为用仿生学技术修复身体功能。其中材料仿生给医学界带来巨大变化,材料仿生是指模拟生物的各种特点和特性而进行各种材料开发的仿生技术。人体材料仿生为众多患者带来了福音,人工血管移植、人工肝的移植已经在临床上得到广泛的应用。

仿生学的一个新领域是运用纳米技术的纳米仿生学。使用原子或分子水平的微小电路和材料,使机体组织能够被更有效地靶向。纳米仿生学技术正在被用于帮助修复脊柱损伤或其他神经损伤。临床教师在带教过程和带领学生进行科学研究的过程中,要培养学生注意观察和思考,善于对不同的事物进行联系和对比,善于模仿,从细微处着手,从不经意中寻找科学的真谛。

比如:壁虎是天生的"攀岩"者,它能够自如攀墙,倒挂悬梁,几乎能攀附在各式各样的材料上面。科学家在显微镜下发现,壁虎脚趾上约有 650 万根次纳米级的细毛,这些细毛前端有 100~1 000 个类似树状的微细分枝,每分枝前端有细小的肉趾,能和接触的物体表面产生很微小的分子间的作用力(范德华力)。这个力虽然很小,但是,当壁虎脚上所有的细毛都与固体表面充分接触时,它们所产生的总黏着力就会超过许多人工黏合剂能够产生的力量。受壁虎启发,科学家发明了用于伤口治疗的纳米吸盘胶带等。

五、基于创新精神培养的临床课堂教学实例

此教学实例选自某大学心内科专家的课堂教学实例的一部分。

(一) 导课

兴奋剂是一种大家都耳熟能详的名词。筋疲力尽的运动员一旦使用兴奋剂就会迸发出难以置信的活力,然而这类强效药物,在任何体育赛事中都被严格禁止。请同学们想一想,这是为什么?(启发学生对于临床用药的思考)

(二) 引入问题

既然兴奋剂在提高比赛成绩的同时可以损害运动员健康,那么长期使用正性肌力药物对心脏是否也有类似损伤呢?临床大量实验研究表明:正性肌力药物中,米力农会增加心衰患者的死亡率;多巴胺或多巴酚丁胺也会诱导 β_1 受体下调,引发临床不良后果;洋地黄虽不增加死亡率,但也只能改善症状,以上均不适合心衰患者的长期使用。

基于心衰患者的迫切需要,是否有既能改善心衰症状,又能提高预后的治疗方法呢?(启发学生挑战权威,培养审辨思维)

(三) 具体讲解

给衰竭的心脏使用 β 受体阻滞剂,让原本效率低下的心脏减少做功,这一理念在最早提出时是备受诟病的。在传统强心利尿扩血管治疗心衰的年代,这种大胆的想法与主流思想格格不入。

磨刀不误砍柴工:休息是为了更好的工作,缩回手臂出拳更有力。各种代偿机制早已让衰竭的心脏耗尽了最后一丝动力,继续使用心脏兴奋剂绝非明智之举。什么方法可以让衰竭的心脏偷得浮生半日闲从而得以喘息之机呢?这就是 β 受体阻滞剂!

事实胜于雄辩:在最早的 β 受体阻滞剂治疗扩张型心肌病心衰的临床试验就证实了 β 受体阻滞剂不但没有增加心衰的死亡率,反而改善了预后,提高了患者的生存率。在后续的大量试验中,这种效果得以重复佐证和推广,不仅是扩张型心肌病,其他心脏疾病引起的心衰治疗中 β 受体阻滞剂同样有效。

β 受体阻滞剂治疗心衰的效果是有着深刻机制的:首先,β 受体阻滞剂抑制心力衰竭时交感神经系统的过度兴奋,阻断儿茶酚胺对心脏的毒性。其次,β 受体阻滞剂可抑制肾素 - 血管紧张素 - 醛固酮系统,减轻心脏的前后负荷。再者,β 受体阻滞剂还可以减慢心率,减少心肌耗氧量,使心力衰竭时下调的心肌细胞 β 受体上调,改善其对儿茶酚胺的敏感性,因此改善左室收缩功能并增加心脏的射血分数。最后,β 受体阻滞剂还可以防止、减缓和逆转肾上腺能介导的心室重构。

β 受体阻滞剂是一种廉价而且泽被深广的药物。1988 年,β 受体阻滞剂的发明者 James Black 博士因发明第一代 β 受体阻滞剂——普萘洛尔荣获诺贝尔生理学或医学奖。β 受体阻滞剂被誉为近 200 年来继洋地黄以后最伟大的药物。

然而,β 受体阻滞剂用于治疗心衰之路绝非一帆风顺,它是对传统治疗理念的颠覆,而这种想法绝非空穴来风,其来自先辈们对 β 受体阻滞剂机制的深刻认识和锲而不舍的探索精神,以及敢于挑战权威与传统的勇气。真理诞生于一百个问号之后,作为当代医学生,应该在日常学习中勤于思考,敢于思辨,勇于受挫,有意识地培养创新思维和创新精神。

(四) 案例创新精神培养解析

此案例以培养医学生创新精神为目的,革新教学内容,在课堂上引入启发型教学内容,将创新理

念渗透于临床教学当中,辅助学生在深刻理解专业知识的基础上推陈出新,在课程中起到潜移默化的影响,从而探究出医学生创新精神培养的临床教学模式,高效合理的培养医学生创新精神和创新思维。

简单一则病例,列举了青年学生创新的要素:敏锐的眼光,理智的头脑,坚实的理论基础,科学的方法和坚忍不拔的精神都是不可或缺的。同时也无须讳言,追求成功和由此带来的巨大荣誉和物质利益也是创新的重要动机。

(王　虹　陈　勤)

第七节　基于沟通能力培养的临床教学范式

“医”和“患”有狭义和广义之分。因此,医患沟通也有狭义和广义的内涵。广义的“医”包括全体医务工作者、卫生管理人员、医疗卫生机构、医学教育工作者等,狭义则指的是医疗机构中的医生。广义的“患”包括患者、家属及相关利益方,狭义则指的是患者。从医学教育的角度,本章中将这两个群体定义为“医务人员”和“患者、家属及相关利益方”。“医患沟通”采用其狭义的概念,即在医疗卫生和保健工作中,医务人员与患者及家属就伤病、诊疗、健康及其相关因素(如费用、服务等)等进行的沟通交流,旨在使医患双方形成共识并建立信任合作关系,促进患者康复,维护人类健康。

一、医患沟通能力培养的必要性

近年来医患关系日益紧张,暴力伤医事件频频发生,有的甚至演变成社会影响极其恶劣的群体伤医事件。研究表明:医患双方的沟通不到位是导致矛盾和冲突的重要原因之一。提升医生的沟通技能,不仅能全面地收集医疗相关信息,提高患者的依从性,从而改善医疗结局和患者的生活质量,而且还能帮助医生更好地理解患者的疾病和需求,促进医患信任,减少医疗纠纷,提高患者对医疗机构和医生的满意度。从社会经济学的角度来看,有效而充分的医患沟通可以减少因为双方互信问题导致的无效医疗和过度检查,从而节约社会医疗资源,尤其在癌症患者的终末期治疗方面效果更为显著。从另一个角度来看,改善医患关系,提升治疗成效,得到患者的信任和尊重,将有利于增加医生的自我效能感,提高工作满意度,减少职业倦怠,从而保障医疗服务质量。

鉴于此,医患沟通能力/人际沟通能力已被国内外医学教育组织公认为医师所需具备的核心岗位胜任力之一。2001年,国际医学教育组织(IIME)从7大领域对全球医学生的质量提出了基本要求和最低标准(GMER),其中包含了交流技能维度;1999年,美国毕业后医学教育认证委员会(ACGME)提出的6大核心能力也包括人际沟通和交流;2015年,中国医科大学牵头制定的中国临床医师岗位胜任力模型中,提出人际沟通能力是8大胜任力之一。此外,加拿大的CanMEDS胜任力模型中提到的沟通者角色;英国《明日医师》要求中涉及的“沟通、伙伴和团队合作”等,均体现了沟通能力对于医学生能力培养的重要性。

二、医患沟通的语用学原理

医患沟通属于特殊情境下的人际沟通,具备人际沟通的根本属性,了解这些属性,将有助于构建良好的医患沟通。Watzlawick、Bavelas和Jackson等人对人类沟通的语用学原理进行了论述,对其理论和概念的学习将有助于理解医患沟通的本质。

(一) 沟通无处不在

人际互动场景中的所有行为都具有沟通的信息,行为即是沟通,处于人际交往场合中的所有人均在发生沟通。一个人无论是活动还是静止、说话还是沉默,所有的表现都携带了信息,这些信息会影响他人,他人也会对这些沟通做出回应,于是完成了交流。沟通不仅仅发生在有意的、有意识的或相互理解的情形之下,未发生交谈或注意到对方,不代表没有发生沟通。一方发出的信息是否被另一方所接受固然重要,却不是沟通的行为理论所关注的重点。所有行为都具有沟通的意义,即使最简单的沟通信息,人们并非只处理某一类独立的信息单元,而是在处理涉及多种行为模式的动态的、多维度的混合体,包括言语、声调、姿势和语境等,该混合体常被视作一个整体,表现形式非常的多样化,有着复杂的排列组合,可能完全相同也可能有所出入,甚至相互矛盾。例如,医生在接诊患者时保持沉默低头专注书写病史的行为也是一种无声的沟通,有的患者可能认为自己没有得到医生足够的重视,有的患者却认为医生非常认真负责。

(二) 沟通的内容层面和关系层面

任何沟通都意味着彼此发生了承诺或投入,并由此界定了沟通者之间的相互关系。换句话说,每次沟通不仅仅传递了信息,同时也规定了双方的行为,即称为沟通中的报告(report)和指令(command)。报告指人际沟通时传递的内容,它涉及任何可传播的信息,无论该信息的真假和有效性;指令显示了传递的内容究竟作为何种信息被对方获取,表明了沟通者间存在的关系。医患沟通的过程中可能会出现这样的情形,"你必须按我说的坚持服药才有可能康复"和"正因为你坚持服药,才康复得这么好",这两个句式有近乎相同的内容,但它们却反映了两种不同的医患关系,前者反映了医患之间具有专家指导患者的不对称关系,后者则反映了一种协商建议性关系,看起来更平等。

在沟通过程中,医患双方对彼此关系的界定通常比较随意,且往往并未充分地意识到这点。然而,要准确有效地进行沟通,必须具备自我和他人意识的觉察能力。事实上,医患间的关系越是自然和健康,沟通关系就显得越不重要,沟通的内容得到真诚的交流。反之,病态的不健康的医患关系会产生持续的斗争性和紧张感,导致沟通内容的变得不甚重要。因此,医患间的沟通都存在内容和关系两个层面,而后者往往决定了沟通的质量和性质,属于元沟通(meta-communication)范畴,即把形成公开信息基础的各方面隐藏的假设、推论和解释表示出来的沟通。

(三) 事件序列分割法

沟通可看作由一个持续不断发生的互动事件序列组合而成的过程。沟通中的所有参与者往往存在所谓的事件序列分割,既各自对互动事件的序列进行不同的分割,类似于对没有标点符号的长句子进行断句。比如:"我回避是因为你反复追问"和"我反复追问是因为你回避"这两个信息由于沟通双方对连续的互动序列进行了不同的分割,将对方的行为置于序列的起始处,使得更像是对方有错在先,从而形成了"前因引起后果"的判断。这个例子体现出对沟通的不同理解而产生沟通的困境。在沟通的情境下,人们会将序列分割得好像某一方握有主动权和主导权。他们会在彼此之间建立人际互动模式(不管是否达成共识),而这些模式会造成意外情况发生,从而影响人际沟通的质量和水平。此时,序列分割法在总体上而言是好是坏都无关紧要,因为分割组织了行为事件,故而对人际交流过程中的互动关系产生了至关重要的影响。沟通双方在分割事件序列上的所发生的分歧,是人际沟通陷入困境的根源。参与者往往无法觉察出彼此存在的互动模式,从而通过对导致沟通障碍的模式进行元沟通来调整双方的关系。理论上这种互动模式会循环重复发生。由此可见,关系本质上可以由沟通者对相互之间信息交流序列的分割方式来决定。

(四) 数字沟通和模拟沟通

人类在沟通中可以用两种完全不同的方式和符号来表现沟通的内容。既可以由形象的符号来表现,比如用图画、声音、气味、动作姿势等来代替,也可以由抽象的语词来表示。这两种沟通分式分别等同于模拟沟通(即非言语)和数字沟通(即言语)的概念。数字沟通和模拟沟通常同时应用于人际交流中,两类沟通的性能、准确度和通用性截然不同。模拟信息具有不确定性,不可避免地存在歧义。比如有的泪水代表伤心,有的泪水代表喜悦,微笑和沉默也可以有多种解释。词语是被语言逻辑句法所操控的任意符号。当一个词被用于命名事物时,即约定俗成产生语义,因而,数字信息更具精确性、复杂性、通用性和抽象性。

无论是信息的发送者还是接收者,在需要将这两者结合使用时,必须持续不断地把一种语言信号成另一种。但是翻译和理解对方的信息是双向的,困难也是双向的。一般来说,沟通的内容方面可能以数码化的方式传送,而关系方面的传送则主要是以模拟性方式表达的。

(五) 对称性互动和互补性互动

对称和互补是人类关系的最基本模式,即使没有外界的干预,个体间的关系也具有随时间推移而不断变化的倾向。对称性互动的特征是平等和差异的最小化,而互补性互动则建立在差异最大化的基础之上。互补性关系可能是由社会或文化情境所产生,比如父母与婴儿、医生和患者、教师和学生,也可能是特定的二元关系。互补性关系强调关系连锁,匹配的行为彼此诱发并相互影响。参与的一方不会将互补性关系强加给对方,而是每一方都以某种方式行动,这种方式预设了对方的行为,同时也为对方提供了行动的理由。本质上而言,医患关系是互补性互动关系,双方的差异性具有最大化特征,由双方信息差异的不对称性决定,医生最了解和熟悉疾病临床表现、诊断与治疗、预后等专业信息,患者对相关信息知之甚少。

三、医患沟通的技巧

(一) 言语沟通与非言语沟通

言语是最重要且最常用的交流方式,主要指以口头语的方式而非书面语。在临床工作中,医生通过与患者的沟通来收集病史、解释病情、解答疑惑、提供治疗方案和健康教育等。在医生患者沟通交谈中,不仅言语本身的意思会对交流产生影响,其他因素包括交谈的背景和物理环境、谁传递的这句话、这句话如何被对方接收和引起效应,都会对沟通产生影响。一般建议,医生的言语交流需尊重以下几个方面的原则。

1. 尊重患者　言语沟通的信息量较大,平等和谐的医患关系有助于信息的准确传递。由于医患双方掌握的疾病和医疗信息不对称,因而在医疗过程中容易出现医生居高临下而患者处于弱势地位的情形,这时患者的信息往往不能很好地表达,产生交流不畅甚至造成误解。

2. 针对性强　医患间的言语沟通是作为医疗活动的一部分,应该有目的、有计划地进行。每次交谈前,医生应做好充分的准备,明确交谈的目的、内容和步骤。

3. 反馈及时　交谈过程中医生应给予及时的反馈,以利于信息的双向交流。可以及时回答问题或者打断插话,反馈患者疾病诊断、进展、治疗和康复等方面的内容,也可以采用点头肯定、面部表情和肢体动作等形式给予鼓励和支持。

非言语沟通指的是身体的非言语的表达行为,在医患沟通中具有重要作用。非言语沟通主要分为动态和静态两种。动态包括面部表情、肢体语言和人际距离等。静态包括衣着打扮、环境信息等。

(1)面部表情　包括眼、嘴和颜面肌肉的变化,是医患双方观察对方情绪变化的重要信息来源。其中,目光的接触对于建立尊重友好的交流氛围,判断患者对信息的接纳程度和情绪状态具有重要作用。

(2)肢体语言 身体各部分的姿势和动作,包括握手、点头、耸肩等都在传递一定的信息。医生对患者友善地点头,真诚地拍肩鼓励,会明显增加患者的安全感和信任度。

(3)人际距离 两人的交往距离取决于彼此间的会见的亲密程度。学者提出人际距离分为 4 种:亲密关系为 0.5 米以内;朋友关系为 0.5~1.2 米;社交关系为 1.2~3.5 米;公众关系为 3.5~7 米。医患间距离一般在社交关系范围,但对于儿童、老年患者、情绪状态不佳、病情重度的患者要适当地缩短距离,促进交流。

4. 衣着打扮和环境 医生着装得体,白大衣干净整洁,有利于增进患者对医生的信任感,从而增加依从性。同时,就医场所舒适安静,隐私保护性好,诊室的布局等环境因素,也影响医患间的顺畅和充分的沟通。

(二) 以患者为中心和以医生为中心的沟通

医疗过程中强调以患者为中心,那为什么我们还要区分以患者为中心和以医生为中心的沟通呢? 两者的关键区别是由谁来决定访谈的内容。在以患者为中心的沟通阶段,由患者决定沟通哪些症状和期待;在以医生为中心的沟通阶段,由医生决定访谈内容,包括提问收集信息和反馈的内容等。无论是哪种访谈形式,掌控访谈进程都是医生的责任。此处,主要介绍德国心身医学基本技能培训中,关于以患者为中心和以医生为中心的沟通技巧。

1. 以患者为中心的沟通 以患者为中心的沟通常发生在医患沟通的开始阶段,例如询问和收集病史之初,该阶段的须强化的技巧如下。

(1)积极倾听:医生集中注意力在患者认为重要的内容上,通过运用正在聆听的信号("嗯""是的")和姿势(前倾、点头)来表明自己正在跟随患者的讲述。研究表明,医生常常在 15~20 秒后就开始打断患者,但如果让患者自己结束自己的表述,78% 的患者会在 2 分钟之内会停下来,也会更配合医生。

(2)开放式问题:是指那些无法用简单的"是"或"否"来回答的问题。通过使用开放式问题,医生给予患者空间和信号,表明他对患者的观点很感兴趣,同时也可以收集到更多有价值但被忽略的信息。

(3)停顿短暂:沉默停顿(约 3 秒钟),给患者梳理自己想法和情绪的时间,强调医生正在积极地倾听患者,并愿意与之继续讨论,在调剂解围的同时,也让医生显得沉稳冷静。

(4)鼓励谈论:当患者犹豫的时候,非言语的信号,比如点头或目光接触,能表达医生的兴趣,间接地鼓励患者继续谈论。此外,一些短语比如"嗯"或"啊,是的",也能有效地鼓励患者谈论。

(5)释义:即医生用自己的语言重复患者说过的内容。尤其在谈论情绪或私人话题时,医生使用释义的方式,不仅能很好地支持患者,而且可能会带给患者新的观点和视角,并有可能得出意料之外的解决方法。

(6)情感反馈:与释义非常相似,但反馈主要是针对情绪内容,让患者感觉自己的情绪是被理解和接纳的。有时直接通过语言表达,有时是基于观察身体反应或言语之间流露的意思,有时医生需要稍作停顿,观察患者是否可以重整情绪或者判断是否合适表达。

(7)总结谈话:患者表达告一段落后,医生须要总结自己理解的内容,允许患者补充被遗漏的信息,促进医患双方达成一致。同时,总结也是一种适合转向讨论新话题或结束访谈的方式。

2. 以医生为中心的沟通 以医生为中心的沟通阶段,医师为了尽可能快地获得诊断疾病所需要的信息,会提出一些目的明确的封闭式问题,打断患者讲述无关紧要的细节,从而使沟通内容更加聚焦和高效。

(1)医生为中心的访谈问题

1)封闭性问题:能用"是""否"或短句回答的问题,医生允许患者对特定的信息提问。

2）选择性问题：已提供了答案的选项，比如："痰液是白色、黄色还是红色的？"

3）疾病知识性问题：医生提前询问患者对相关疾病知识的了解程度，随后提供更有针对性的信息："您是否查找过治疗您的疾病的相关信息？"

4）观点性问题：询问患者的价值体系，比如"您怎么看待服药这件事？"。若患者已预料到了问题，进一步确定优先选择。

5）质询性问题：通常用于当患者提问的意图不明时；在回答患者前需了解更多的信息时；面对有攻击性的、交流困难的患者时。

6）导向性问题：给予患者特定答案，比如"您肯定不希望再疼痛了吧？"一般来说，应避免这类问题，除非试图说服患者，医生经仔细斟酌后认为有必要。

7）行为性问题：要求患者完成某事："您能用自己的话总结一下吗？"

（2）打断：当患者的陈述明显偏离主题，必须及时打断将话题转到谈话的内容上，以下打断患者的步骤可供参考。

1）直接打断：称呼患者姓名，看着患者眼睛，必要时可以碰触他的胳膊。

2）共情和总结：表达理解此话题对患者的重要性，同时对不能继续该话题表示遗憾。

3）重申交谈目标：强调本次交流的目标和时间安排的有限性。

4）获取同意：询问患者是否接受交谈目标的设置，如果后面再打断，医生可以提醒患者曾经就此做出过承诺。

根据沟通情境和患者性格的不同，交流过程中可以选择更以患者为中心或更以医生为中心的沟通方式。在处置危急重症时，应以医生为中心，采用针对性的封闭式问题获得信息以便快速做出医疗决策。在面临情绪危机的患者时，则需以患者为中心，医生给予患者释放情绪的机会，积极地倾听并更多地给予情感反馈。以医生为中心的沟通阶段，可以应用上述以患者为中心的部分沟通技巧，比如停顿、鼓励谈论、释义、情感反馈和总结谈话。同样，以患者为中心的沟通阶段，必要时也可以应用封闭式提问和打断。

（三）基于"生物－心理－社会"医学模式的沟通流程

"生物－心理－社会"医学模式的提出，要求医师不仅关注患者的躯体问题，还需关注患者的心理社会相关要素。此处介绍德国心身医学基本技能培训中提出的基于"生物－心理－社会"医学模式沟通的4个维度和病史询问的参考流程。

1. 躯体维度 该维度在诊疗过程中处于中心地位，包括躯体主诉、既往史和体格检查等，也是医生最熟悉的维度。

2. 心理维度 包括思维、感觉和知觉、认知能力等，也包括患者的价值观、动机、冲突、记忆和愿望。

3. 人际关系维度 既包括患者的家庭人际关系，也包括患者的社会人际关系，例如朋友、同事。

4. 社会文化背景 主要关注不同社会文化背景下，患者社会价值观、对疾病与健康观点以及对治疗的期望。例如，有的民族对于输血是无法认同的，医生提前了解这一点对治疗非常重要。

在医患沟通中将上述沟通的4个维度进行整合，建议尝试这一流程。①与患者寒暄。告知交谈的目标和时间安排首先，医师要介绍自己，称呼患者的名字，最好不是床位号或者门诊号。随后，明确这次沟通大概需要的时间，讨论的主要内容是什么。②当前主诉的疾病和就医过程。包括来这里的目的、症状如何产生和发展的、医学检查及治疗的情况、是否影响工作生活、其他相关症状、饮食情况等，也就是现病史的主要内容，既往史和生活史。包括家庭成员的健康状况，是否患有严重疾病，包括遗传疾病；目前的生活状态，家庭或伴侣关系、职业境遇、居住环境、经济状况、人际关系等；患病前和患病时的重要生活事件。③患者自己对于疾病和治疗的观点。患者如何理解自己的疾病；如何看待患者的角色；对治疗有哪些自己的想法和期待。④总结和正面反馈从"生物－心理－社会"不同维度对患者的症状和疾病进行总结和解释;关注个体、家庭和社会因素中的资源和支持,并给予积极反馈;确定患者是否理解自己的反馈。⑤进一步治疗的建议。给予患者治疗的方案;预约下次复诊的时间;遇到特殊情况如何联系医生等。

四、特殊情境的医患沟通

(一) 如何面对愤怒的患者

医疗工作中遇到愤怒的患者是不可避免的情况。此处介绍 CALM 模式,由英文"contact,appoint,look forward,make a decision"四个单词首字的缩写组合而成,包括以下四个步骤,尤其适用于应对具有攻击性和好斗性的患者。

1. 接触(contact) 保持镇静,与患者建立关系。当患者表现出攻击性甚至侮辱人格的行为时,医生试图过早地消除其愤怒情绪是不现实的,让患者的情绪平复下来需要时间和过程。首先,要和患者保持安全的距离,既不要太近,也不要太远,同时也不要让患者感到威胁;与患者保持适当的目光接触和关注,表现出倾听和交谈的意愿,让患者充分表达情绪;切忌打断患者发泄愤怒、警告或以任何方式威胁患者;交流中不要进行人身攻击或极力为自己辩护,从而可能导致愤怒情绪升级为暴力行为。

2. 约定(appoint) 表达自己观察到的患者的情绪。对患者攻击性行为背后的情绪表达理解和共情,冲突中表现出的通常是愤怒、挫败和失望,源自对疾病的担心和害怕。如果患者感到自己被医务人员关注,情绪得到重视并允许表达,双方的关系就能得到缓和。少数患者拒绝在这一层面上合作,只能移至下一步。

3. 计划(look forward) 澄清医患合作应该如何进行。核心在于使患者意识到治疗疾病、恢复健康是双方的共同目标,并为其提供支持性建议。同时,强调当前遇到的限制和合作的规则,无论患者感到多么沮丧,心平气和地面对疾病是非常重要的。

4. 决策(make a decision) 当冲突升级时,可以向患者建议签署一份"协议",由患者自己做出决定并为其之后的治疗负责,是否继续诊疗,是否继续沟通,还是需要调整时间、人物和场合。一般需要给患者留下思考的时间,做出的承诺要合理、真诚。在事件结束前,决不能放松警惕。如果保安人员加入,医师要指导他们的行为,保持对局面的控制。

在医患冲突的过程中,医生需要早期识别愤怒或痛苦的迹象,这有助于缓解局面、避免情绪失控。常见的迹象包括:讲话音量提高、语速加快或沉默不语;面部表情发生改变、满脸通红、没有目光接触;举止不耐烦或不配合;肢体紧绷、动作突然或幅度加大等。同时,要站在患者的角度考虑问题,任何人从正常环境转换到有压力的环境时都可能会表现反常,处于疾病状态下的患者容易激惹是常见的,而医生自己也会有情绪和局限性。通过学习并实践相关技能,来克服诊疗中遇到的不愉快情绪是必要的。最重要的是保证自己的人身安全。

(二) 如何告知坏消息

告知坏消息是医疗实践中不可或缺的环节,这对于年轻医生来说并不容易,而很多医学生在学校时未接受相关的培训。美国 MD 安德森癌症中心的 Walter F.Baile 博士提出 SPIKES 模式,由英文"setting,perception,invitation,knowledge,emotions&empathy,strategy&summary"的单词首字缩写组合而成,将告知坏消息分为 6 个步骤,受到临床医生的关注。

1. 设置会谈(setting) 交谈前最好在心里排练告知的过程,包括告知的内容,患者可能的反馈和应对方案等。首先,要准备一个安静私密的空间,减少周围的干扰;询问患者本人(是否单独告知家属或者需要家属参与则需根据具体情况判断)的意见,需要邀请哪些人参与;和患者建立和保持接触,必要时拍打患者的手臂或者握手(如果患者不反感的话);告知患者谈话的时长,以及你可能会中断或被打断,手机调至静音或暂时请同事接听。

2. 评估患者的认知(perception)　讨论前,通常以开放式提问,了解患者已知的疾病信息和看法,观察患者对疾病的接纳程度和情感反应。在此基础上,纠正患者错误的信息和认知,采取合适的方式让患者更容易接纳坏消息。

3. 获得患者的邀请(invitation)　询问患者是否期望全面地了解疾病的诊断、治疗和预后的细节。若患者清楚地表示希望了解疾病信息时,可以减轻医生因要发布坏消息而带来的焦虑。若患者不想知道细节,医生可以在以后回答他们的疑问,或者告知其亲属或朋友。

4. 提供知识和信息(knowledge)　提前预告是坏消息,可以缓冲患者的情绪冲击;告知过程中,考虑患者的文化程度,尽量避免使用过于专业术语;逐步透露信息,核实患者的反应确保其能够理解,避免过于直率;如果预后很差,表示会继续努力而不是放弃。

5. 关注患者的情绪(emotions)并表达共情(empathy)　患者收到坏消息时,通常会感到震惊、绝望和忧伤。在这种情况下,医生通过共情反应,给予患者支持,能够稳定其情绪。首先,观察患者的情绪信号,如流泪、悲伤表情、沉默和震惊;其次,识别和命名情绪,如果患者保持沉默,使用开放式提问询问其想法和感受;再次,识别负面情绪的原因,通常与坏消息有关,如果并不确定,可以询问患者;最后,鼓励患者表达感受和原因,直接表达自己的理解。

6. 策略(strategy)和总结(summary)　给患者选择治疗的权利,并与之共同决策,一方面尊重患者的愿望,另一方面也可以减轻医生的挫败感。在这个过程中,需要再次核查患者对疾病的理解,防止其过高地估计疗效或误解治疗的目标。最后,总结谈话的内容,表示将继续和患者并肩战斗,对参与谈话的人员表示感谢。

(黄　蕾　张　旭)

第八节　基于“互联网+”临床教学范式

“互联网+教育”正在引起全球性教育变革,构建新型教育形态,“互联网+教学”是“互联网+教育”变革的核心组成部分。信息时代的成果与医疗行业的深度融合推动了临床教学形态的改变,灵活多样、个性化发展的教育体系正推动着“互联网+”临床教学范式的变革。

一、“互联网+”的概念与发展

(一)“互联网+”概念

“互联网+”所代表的是一种新的经济形态,即充分发挥互联网在生产要素配置中的优化和集成作用,以互联网信息技术为主,涵盖互联网、大数据、人工智能、云计算等,将互联网的创新成果深度融合于经济社会的各个领域中,以此来提升实体经济的创新力和生产力,形成更广泛的以互联网为基础设施和实现工具的经济、社会发展新形态。

(二)“互联网+”的起源与发展

“互联网+”的概念最早在2015年3月5日十二届全国人民代表大会第三次会议上,由李克强总理在政府工作报告中首次提出。“互联网+”作为互联网的迭代升级,是在充分利用网络空间的基础上,将信息通信技术与各行业进行深度融合的一种趋势,在实现“互联网+”的过程中,从城市服务到产业革命,再到社会驱动力的变革,“互联网+”正在成为中国发展的新引擎。在这样一个信息时代的新阶段,互联网创新成果与社会经济各领域的深度融合推动了各领域、传统行业的变革与升级,其中就包括"互联网+"教育所引发的教育结构变革,新的教育形态正在生成,教育大数据成为重要的生产因素,教育技术的全面升级,教育服务供给方式的创新,课堂结构与流程的再造等。正确认识互联网促进教育变革的格局和发展规律,积极探讨互联网环境下学习方式和教学方式的新范式,是抓住机遇,深化教育改革,有效促进教育现代化的关键。

(三)"互联网+"与临床医学教育

凭借信息资源丰富、信息类型多样、应用功能强大、使用互动性强、不受时空限制等优势,"互联网+"教育也呈现出磅礴发展之势。2018年10月,教育部、国家卫生健康委员会、国家中医药管理局发布《关于加强医教协同实施卓越医生教育培养计划2.0的意见》,其中提出加快推进现代信息技术与医学教育教学的深度融合,推进"互联网+"医学教育,提出到2022年要基本实现"三全两高一大"的发展目标,构建"互联网+"条件下的人才培养新模式,发展基于互联网的教育服务新模式,探索信息时代教育治理新模式。2019年,教育部在《关于服务全民终身学习促进现代远程教育试点高校网络教育高质量发展有关工作的通知》中指出,要促进现代信息技术与教育教学深度融合,服务高等教育大众化,构建服务全民终身学习的教育体系。由此可见,将"互联网+"运用到医学教学中既是医学教育的内在要求,也是临床医学发展的必然要求。

"互联网+"时代是教育系统变革的重要时期,针对传统临床医学教育中存在的理解困难,实践操作不足、教学资源不足、学习方式枯燥等问题,引入"互联网+"教育的概念后,将互联网思维与技术成果、教学思维、教学要素、教学结构、教学过程相互渗透,深度融合并实现超越,形成新的教学形态,实现教学范式的结构化变革。

二、大数据——"互联网+"时代的教育生产力

马克思主义哲学认为,生产力是社会发展的决定因素,生产力的发展必然引起生产关系的变革,生产关系的总和一般指向经济基础,经济基础的改变将引起整个上层建筑的改变。我们目前所处的"互联网+"时代,大数据信息技术虽然空前发达,但是它的意义与作用不仅仅是作为某种手段或方法来改善和提高工作与生产的质量,它是当代最先进、最活跃的生产力代表。习近平总书记在给国际教育信息大会的致信中指出:当今世界,科技进步日新月异,互联网、大数据、云计算等现代信息技术深刻改变着人类的思维、生产、生活、学习方式,深刻展示了世界发展的前景。大数据在教育领域的广泛应用,对教育理念、教育模式和教育发展方向都产生着革命性的影响,要顺应时代发展,推动教育变革和创新,构建网络化、数字化、个性化、终身化的教育体系。如何兼顾"大规模"和"个性化",在实现公平的同时保证质量,是传统教育无法实现的两个焦点悖论,而互联网大数据技术的发展为此提供了新的融合解决途径。

(一)大数据与临床医学教育

信息技术的蓬勃发展,改变了信息资源的社会分布形态和使用者对他的依存关系,造成了信息的多元性、易得性、可选择性,从而改变了以往的教育关系。在大数据时代,医学生可以通过网络等途径更便捷地获取海量的数字化资源,但同时面对这庞杂的资源,从中提取真实有用的信息则成为一个难题。大数据时代的来临带来了医学教育观念的颠覆和更新,迫使临床医学调整教学理念和教学方式。

临床医学教育具有超前性、周期性、延续性等特点,通过大数据分析的结果将成为医学和人类健康卫生事业发展的有效工具和重要手段。大数据时代医学教育改革的关键在大数据挖掘与分析技术,在教育决策、教育内容、教学方法以及教育评价等诸多方面,从过去的自上而下的、小范围的、脱离临床教学一线的修修补补,逐渐走向精准化和科学化。通过大数据和云计算技术,在医学教育领域可

以实现大量教育数据的采集、处理、分析呈现,从而改变传统教育数据的采集范围与使用范式。利用大数据和云计算技术,以建立教育领域的相关模型,深入研究教育所含各要素之间的关系,把握教育发展规律和人才成长规律。

面向大数据时代,医学教育模式必须做出相应的改革,以适应正在转变的医疗模式,而大数据时代下的人才培养更应当注重技能培养,以社会需求为导向,培养应用型人才。要与时俱进,将大数据技术与医学教育的一般规律有机融合,创造新的范式与文化,从而更好地使医学教育跟上时代的步伐。

(二)临床医学教育目前存在的问题

临床医学教育不同于其他高等教育,其自身特点鲜明,例如超前性、周期性、延续性等,临床医学教学质量决定着医疗从业人员的水平、医护人员的素质、患者的安全、医疗卫生事业的安全。因此,在大数据背景下,探究临床医学教育的新范式具有重要的现实意义。

1. 临床医学教育资源不足　首先,根据《全国普通高等学校医药本科专业目录》中的相关规定,医学院校共设置8类38种专业。随着大数据时代的到来,医学在疾病干预方面的技术手段突飞猛进,对预防医学、循证医学、人文医学的需求与日俱增,例如在全世界范围内暴发的新型冠状病毒肺炎(COVID-19)疫情促使医学教育要深层次思考如何做好公共卫生防疫,如何加强公共卫生防疫意识,但是目前国内开设此类专业的院校并不多。其次,目前临床医学教育绝大部分课程都是依据教学大纲进行统一备课,以单一教材为依据,根据既定的授课计划完成教学任务,无论是理论课还是实习课,学生多被动地接受知识,这样就使得授课教师难以因材施教,学生难以充分发挥主观能动性,个性化教育不足。

2. 医学知识更新速度慢　当下临床医学发展迅猛,而临床医学教育的内容如果不能结合最新的医学研究进展,就无法解决临床的实际困难,这也就意味着从事临床工作的医学人才除掌握必要的专业知识外,还需要了解生命科学的前沿知识内容,但是目前的临床医学教育的内容相对来说相对陈旧,更新速度慢,在提及某些已更新的知识范畴,或是不同学科讨论同一问题时,常出现知识脱节或是不同的结果,有的教材在同一问题上的不同章节表述也会不一致。

3. 学科之间联系不紧密　虽然满意器官系统为基础的课程整合的教学模式在部分院校得到开展,但也仅限于横向的课程整合,例如眼科学、口腔科学等课程依旧是孤立授课为主。今年我国临床医学教育凭借信息化手段,例如翻转课堂、MOOC、开放式网络课程等,在一定程度上优化了临床医学教育的形式,但不同学科之间联系不紧密的问题依然存在。

4. 质量评价体系不完善　临床医学教育的质量评价是提高教学质量的重要保障,目前评价方法多集中在教学内容、教学方法、教学手段、教学效果这四个维度,虽然评价方法很多,但过分强调评价的筛选功能,忽视评价的导向性;评价指标也缺少弹性,评价主体单一,缺乏对教学过程的动态监督。

(三)大数据对临床医学教育范式的影响

1. 教育理念的更新　在大数据时代,教育理念由标准化课堂式的教育向发散、自由的教学组织行为发展,教师的功能由以往的教化式教育变成对学生的支持与服务,教师在课堂中的主要作用不再是掌控和引导,学生的学习方式也不再是被动接受知识,教师和学生在课堂上可以更灵活的发挥,极大地提高学生自主学习的能力和发散式思维的培养。同时利用先进的测量和数据分析技术,细化不同专业的授课模式,总结出学生个体的特点和发展方向,让定制教育的实现成为可能。

2. 教学资源的整合　首先,通过大数据的分析,实现优胜劣汰的教育资源整合,做到及时更新、精简学科知识,对现有课程进行课程结构调整,使得基础医学课程、桥梁课程、临床医学专业课程得到有机的整合,让器官系统为中心的横向课程整合与纵向整合得以实现。其次,教学资源的充分整合,给学生提供了更广阔的自主学习平台,医学生可以根据自己的学习兴趣、未来职业规划、个人喜好等选择不同类型的课程，从而灵活自主安排学习时间，变被动学习为主动学习。最后，学校还可以根据不同的教学模式和教学内容整合教师信息，根据学生的选课信息情况来调整开设课程的种类和学时比例，也可以引进国内外知名院校的优秀线上课程，将优秀教师资源得到最大化的利用与发挥。

3. 教育内容的优化　线上教学资源的优化，智能学习平台的启用，翻转课堂的普及可以充分满足不同层次学习者的需求，以其便捷灵活、经济实用的优势最大化的让学习者进行线上学习、考试、评测。例如翻转课堂的应用突破了时间与空间的限制，实现了线上线下学习，课堂内外学习的有效结合。翻转课堂提供的网络教学视频一般短小精悍，时长在几分钟或几十分钟，视频的知识点针对性强，信息清晰，让学习者可以利用碎片化的时间进行学习，重构学习流程，让学习者的主动性更强，教师的指导性更强。

4. 教学方式的改变　教师可以根据学生对不同知识点的浏览量和完成情况来判断学生对知识点的接受程度，这些量化的数据可以从侧面反映某一个学生对不同知识点反应度和接受度，这可以帮助授课教师完善课堂设计，改善课堂流程，以取得更好的教学效果。在临床见习、毕业实习阶段，通过关注学生在临床技能操作的细节，形成数据画像，再把不同基础水平，不同接受能力的学生进行细化，并形成相应的小组，以组队的形式上课，根据小组之间的差异性建立电子学习档案，进行个性化培养，真正实现因材施教。

5. 质控体系的完善　借助大数据促进临床医学教育评价的全面性、动态性、客观性和时效性。通过大数据实现对课程、院系、教研室、教师、学生的多维度、多角度评价，建立精准的数据库，对相关数据进行综合分析挖掘以实现对教学全过程、教师以及学生的全方位评价。

三、现代教育技术与临床医学的融合

(一) 现代教育技术内涵

1. 以信息技术为主要依托　从本质上讲，教育的过程是由信息的产生、选择、存储、传输、转换以及分配等一系列环节组成的系统工程，在这样一个工程中所有采用的多媒体技术、电子技术、信息处理技术、网络通信技术等各种先进技术都属于信息技术。在教育中引进这些技术，使得信息传播速度更快，教学效率更高。在"互联网+"时代，知识数量迅猛增长，知识体系加速重构，教学效率被提到一个新的高度，教学质量的好坏则与教学效率息息相关。

2. 以学生为中心　以学生为中心是现代教育技术强调的一个重要观点。首先，在确定教学目标时，社会对人才培养的需求，医学生个人职业需求都尽可能得到满足，鼓励医学生多样化发展。其次，在选择教育内容的同时，要以学生需求为主要因素来选取适合的学习内容。第三，在选择教育方式时，要鼓励学生自主学习和小组合作，培养学生的团队意识，合作能力，人际交往能力等。最后，在安排教育形式时，要以灵活多样的形式为主，要与学生的学习生活相协调，培养终身学习的能力。

3. 合理配置教育资源　互联网技术与多媒体技术的大量普及让整个社会成为一个不可分割的整体，学生可以从自身的学习目的、学习需求出发，对学校、课程、教师进行自由选择，使得各个学校之间的壁垒被打破，校园与社会逐渐融为一体，社会教育资源的配置会根据学生的需求而进行重组。

(二) 现代教育技术与医学教育相结合的重要性

现代教育技术和医学教育的有机融合得益于我国信息技术的迅猛发展，诸如网络技术、现实虚拟仿真技术、大数据平台等。这些先进的技术可以图文并茂的呈现医学知识中晦涩难懂的部分，这些技术的大量应用极大地推进了医学教育的改革，有效促进医学生的学习效率，培养医学生自主学习、终身学习的能力，建设数字化校园，优化教学资源，改变传统课堂结构等。

（三）现代教育技术与医学教育的融合

1. 智慧教学新环境　智慧教学环境的实现基于数字化校园的建设,包括基础设施。教育内容、资源库等进行数字化改造,通过网络构建信息传递无缝化,线上线下虚实结合,个性化自适应学习模式的智能教学环境,实现教学全过程的互联化与数字化,从教学设备、教室等教学环境到图书资料、教案课件等教学资源,再到教学管理、后勤服务、智能办公,实现横向互联,垂直贯通。将信息服务融入各个领域,使信息在不同业务模块间实现无缝流转。

智慧教室的建设是智慧教学环境的重要组成部分,智慧教室具有开放性、交互性、灵活性、人性化等特点,将虚拟环境与现实相融合,让学生可以在网络空间中参与线上课程,实现互动交流、开展学习活动。课堂教学随着互联网技术和移动终端的普及实现了开放式的交互状态,由以往的课堂灌输＋课后复习模式拓展到线上线下混合模式,实现课堂翻转,交流方式也从面对面发展成跨时空地域模式,给学生更多的自主选择权。

智慧教学环境有效的推进课程形态的变革。课程作为教育活动的核心载体,已经从传授知识向培养学生的学习能力与应用能力转变,也就是我们常说的岗位胜任力。课程的表现形式将向着数字化、立体化方向发展;课程的整体也从分散式走向整合式,以培养核心素养、跨学科、多学科整合的课程将成为课程发展的重要趋势;课程内容逐步碎片化,模块化,大规模线上课程的出现为学生提供了更多选择,而学生的选择也从侧面反映了学生的知识结构、能力结构、个性特点、思维特点,使个性化自适应的学习模式成为可能。

智慧教学环境正在改变学生的学习方式。随处可在的高速网络与智能终端将学习活动由课堂内向课堂外延伸,更多的学习活动发生在教室之外,如自主学习,协作学习,仿真学习等,学习活动的选择性将越来越强,信息获取越来越容易,学情分析技术和大数据技术将全程跟踪学生的学习路径,学生自身可以根据这些数据的分析结果,结合自身的学习需求来选择最适合自己的学习方式。

2. 评价管理新模式　在教学评价方面,由以往的经验评价方式转向以数据为基础的评价方式,以大数据为基础的评价,可以真实地反映学生的情况,摆脱经验评价的束缚,对学生做出真实精准的判断。考核工具不限于试题、试卷等,考核内容也不仅限于知识层面的掌握,考核领域从知识向认知结构、知识结构、情感结构、个性特征等方面,例如学业互评体系,通过结合专家的评价与学生之间的互评,评价每一位学生的评价能力和学习能力,通过师生、学生之间的评价和交流,测算学生的学习效果,通过结果进行反馈。

在临床教学管理应用上,实现数字化、可视化、自动化及教学相关的数据收集,分析评价、反馈为一体的教学管理系统,整合课程中心、教务系统、智慧教室、评课系统、考核系统等,为全校师生提供信息服务。

在临床实践教学管理上实现信息化管理平台,将实习学生、临床带教教师、教学秘书、三级学科主任、教研室主任、教学管理部门等纳入系统,实现出科入科管理,出科考试,请假销假,实习轮转等流程自动化管理,实现临床教学的统一管理和同质化监控。

在技能中心管理上实现临床实训管理系统,包括技能教学、仿生虚拟(bionic virtual)教学、情境模拟(situational simulation)教学、客观结构化临床检查(objective structured clinical examination,OSCE)示范教学、实验室智能化管理系统等;临床多站式训练系统结合虚拟诊疗思维病例,实现无纸化测评;技能中心开放训练,学生进行自主训练和模拟考核;教师可以通过管理系统实现排课,学生通过系统查询课程安排。

3. 教师发展新形态　在临床教师的自我发展上,工作形态、能力结构或是专业发展方式都会发生巨大的变化,一方面对教师的能力素质提出了新的要求,临床教师需要不断地提升自己来适应新的课程改革与教育信息化的要求;另一方面,在教育信息化大背景下,临床教师的专业发展方向将不再受制于学科的限制,跨学科与跨专业的知识将重塑教师的知识结构与理论体系,知识的迁移能力、学科的整合能力将逐渐成为教师的核心教学能力。

在教育技术快速发展的当下,临床教师不仅是知识的传授者,更要设计多样化的教学活动,开发与医学前沿新技术相关联的教学资源,给予学生学习方法的指导,实现真正意义上的因材施教,全面发展学生的学习能力、创新思维能力与临床思维能力。

四、教育服务供给模式变革

(一) 教育服务供给方式变革

根据以往的教育服务供给方式,教育资源大多数掌握在政府手中,国家制定统一的课程标准,再由学校具体负责实施教学内容,学生被动地接受知识。在"互联网+"时代,教育服务供给方式将从面向群体的普惠式教育服务供给方式转向面向个体的,精准化、个性化教育服务供给方式,真正实现以学生为中心,把握学生的实际需求,因材施教,以学生的实际需求为目标导向。

为学生提供精准、个性化教育服务供给的前提要以学习全过程的教育大数据为基础,形成连续、全覆盖、实时的数据网,通过对学生的学习行为数据的深度分析,挖掘每一个学生的优劣势、兴趣爱好、知识能力的缺陷与不足等,根据学生的个体特征,通过预测性分析,为学生的综合素质、专业能力等制作出辅助判断,帮助学生深入了解自己,从大量的服务模式中找出最适合的学习资源与服务模式。

在临床教学上,随着互联网技术的发展与应用,理论课程与实践课程都会通过教学设备产生大量的数据,这些数据可以帮助我们分析学生的学习状态,找出所存在的问题,再从问题入手,深层剖析症结所在,再从理论知识或是临床实践技能方面加强培养。

(二) 教育服务供给内容变革

在"互联网+"时代,教育服务的供给内容正在向虚实结合的业态转变,人类社会、信息空间和物理空间高度融合,相互渗透,形成虚拟现实相结合的智能社会空间。以智能社会空间为基础,传统的教师 - 教材 - 学生知识传播模式将会被教育与被教育群体之间的多点互动模式所取代,更多地体现的是知识重塑与知识联通等特点,知识的传播与获取途径将变得更加灵活、多元化。新业态的出现将打破原本由于时间、空间所限制而不能完成的教育供给内容。

在临床教学上,虚实结合的教育服务供给方式正在逐渐被教师与学生接受。例如 VR 虚拟现实(virtual reality)技术的出现,让原本只能在临床课间实习或是毕业实习才能看到的病例突破了时间空间的限制,让学生随时随地的进行学习;按照以往的教学方式,学生只能在示教室或临床科室完成学习任务,阶段性的随堂测试反馈结果也只能等待教师批改后才能得到反馈,线上线下混合式教学的普及使移动学习、在线答疑、自动批改、人工智能解题、及时反馈、思维拓展训练等得以实现,学生不需要更多的时间去等待结果,在考核结束后即可得到反馈与解答,让学生在第一时间发现问题,直接在线上提出问题,并由此问题为知识节点,实现知识多点的互动与构建,通过知识联通形成知识网络。

简言之,"互联网+"时代的教育服务供给就是以学生个体教育需求为出发点,通过丰富的网络教育资源,在线教学服务、认知工具等实现从时间、地点、场地固定的教育服务供给到多元教育服务精准提供。

(三) 教育服务供给结构变革

从经济学角度看,需求量决定供给量,而供给量经过一段时间后,也会与需求量达到平衡,伴随着需求结构的变化,供给结构也会出现相应的调整,但从教育服务领域来看,这种供需结构往往是不平衡的,以临床教学为例,医学院校提供的教育往往是以教学大纲、教材为基础的、面向一般学生群体的共性知识需求,并不能做到针对不同层次水平的学生提供个性化的知识需求。每位学生的入学分数不同,也从侧面反映了每个学生的能力层次水平不同,虽然可以通过后天的培养与训练使之达到能力趋同,但如果从入学开始学生便可以接受到多样化、个性化的教育服务供给,会更有利于学生的发展,满足不同层次学生的需求目标。

"互联网+"时代的来临为解决当前教育供需结构失衡的问题提供新的思路,共性需求与个性需求将不再对立,进而转向一种相互包容的结构。利用丰富的网络信息资源,在互联网和大数据技术的帮助下,可以提供从低到高的多层次需求全覆盖结构,这种新型的供给结构可以满足学生个性化、多样化、高质化的需求。例如对考研游刃有余的学生可以更多地关注临床毕业实习方面的需求;对考研压力较大的学生则更多的选择与之相关的知识与技能训练等。同时,新型供给结构还可以让社会力量参与到教育供给中来,实现社会教育与校园教育多元合作的格局。

(四) 教育服务供给形态变革

伴随着"互联网+"时代的兴起,"互联网+教育"的不断融合发展,教育服务供给形态由以政府和学校为供给主体体系转向社会协同的新形态,在不同主体之间、组织之间、层级之间、领域之间形成相互关联,共同发展的社会化协同分工形态。由于学习内容、学习方式等都发生了根本性的变革,教育服务供给已经不受时间、空间限制,每一位学生既是知识的接受者,同时也是知识的生产传递者。

新的教育服务供给形态的出现,将政府、社会、市场的运行机制有效组合,使得各种教育资源得以整合共享、优化配置,使不同受教育者能够及时得到评价反馈,实现教育公平。同时,新的教育服务供给形态还可能让学习的消费者、教育内容的提供者、教育教学服务的提供者、教育资金的提供者由社会组织机构产生,甚至教育服务的监督评价都可以由社会上的相关机构完成。这种新的教育服务供给形态实现了教育资源的多元供给,无论企业还是个人都可以参与到教育资源供给的市场中来,极大地推动了优质教育资源的辐射范围,促进了教育资源的高效流动。

五、课堂教学结构变革

学术界关于课堂教学结构虽有多种理解,但都认为至少要包含目标结构、内容结构、行为结构和关系结构,主要要素包括教师、学生、教学内容、教学媒介和教学环境等。随着"互联网+"时代的到来,极大地推动了课堂教学的变革,互联网技术、大数据分析、物联网技术、3D打印、VR等技术的融合,使当下的课堂教学结构发生了巨大的变化,MOOC、SPOC(small private online course)、微课、翻转课堂等新教学模式的出现让原有的课堂教学结构已经不能完全适应新的教学要求,课堂教学结构变革的实质是将以教师、学生为中心的教学结构转变为既能充分发挥教师主导地位,又能突出学生认知主体地位的教学结构,而目前我们所处的时代正是新的课堂教学结构变革尚未完成,传统的课堂教学结构共存的交替时代。

(一) 教学内容的重塑

在传统课堂教学的内容往往更依赖教材与参考资料,教师授课主要依据课本上的知识点,学生接受知识的途径单一、知识单一,跟不上知识的更新速度,也无法满足不同层次学生对知识的丰富性和前瞻性的需求,而且教师所传授的知识点都在课本上,就会出现平时上课不听讲,期末集中时间复习的不良学习状态。

"互联网+"时代教学内容与教学媒介的融合,教学内容表现形式多样化,例如电子书包,知识及时更新且随时随地通过智能手机查询各种APP知识库,3D模型演示等让教学内容从单一文字形式转变成图像、动画、视频等,知识获取渠道多元化,不再是老师教什么,学生学什么的状态。

"互联网+"时代的教学内容越来越强调知识的实际应用与创新转化,也就是"活学活用",学术性内容与生活工作中遇到的实际情况相互融合和转化,以更友好、更易懂、更贴近生活的表现形式出现,未来的课程教学内容将通过课程设计与教学手段把学术性较强的学科知识转化成解决实际问题的知识。

在临床教学方面,美国西储大学用 VR 学习人体解剖学,学生们佩戴 HOLOES 视觉模拟系统可直接将人体组织剥离,从皮肤到肌肉,从内脏到血管都能清晰的展现在眼前。而国内一些医科大学已经开始研究将 VR 技术与情境模拟课程相结合,考查学生对平时不易见到的典型病例与现场突发急救情况处置,十分有利于学生的临床思维建立与突发情况处理能力培养。

(二) 学习方式的变革

传统学习方式仍以教师为主体地位,学生被动地接受知识,教师通过讲述将知识灌输给学生,是一种单向的知识传递。所以,学生往往在学习时缺乏主动性、选择性和创造性。在信息时代成长起来的学生对网络、电脑、智能手机的使用让学生们在信息环境中更加适应人机结合的思维方式。

在"互联网+"时代,学生的学习方式更加丰富多彩、不同层次的学生根据自身实际情况进行自主选择,如目标驱动学习、合作式学习、探究式学习、自主学习、社会化学习等;正式学习与非正式学习互补融合,学习的地点从教室延伸到网络与智能移动终端,学习时间也任由选择,更多的教学活动都发生在课堂之外。

对于医学生来讲,选择适合自己的学习方式尤为重要,目前目标驱动式学习与合作式学习更容易为医学生所接受。目标驱动式学习顾名思义以目标任务为基础,以教师为主导,以学生为主体,满足个性化需求的学习方式,学生可以根据自身情况和特点调整学习目标及内容,以网络学习资源作为载体,最大限度地激发学习动力。合作式学习方式以群体形式出现,个人目标与群体目标相一致而进行的合作学习。目前国内外已经建立了很多基于计算机技术支持的合作式学习理论,在互联网环境中,医学生以特定学习目标进行合作学习为研究对象,根据医学生的学习需求、能力等影响因素进行学习分工,在网络环境下进行资源库建设,以此来实现群体合作学习。

(三) 课堂互动的变化

在"互联网+"技术支持下的课堂互动主要表现为多元互动、自发性互动与虚实结合互动。课堂互动从广义上讲是课堂教学活动中,教师与学生之间、学生与学生之间发生的具有促进性或抑制性的相互作用。课堂互动是课堂教学中最基本、最主要的社会互动行为,无论是传统课堂教学抑或是"互联网+"支持下的课堂教学,课堂互动应始终作为教学设计者需要重点考虑的项目,课堂互动要贯穿整个课堂。

传统课堂以教师为中心,师生对话为主要互动形式,互动主体单一,互动方向单一,互动内容单一。在信息技术的支持下,互动形式由单一形式到多元形式,课堂互动不再局限于人与人,互动媒介也从教材、参考资料、黑板、PPT 变成计算机、平板电脑、智能手机、网络平台、教学软件等。互动课堂的结构也从单一的线性结构转变为网状结构,形式丰富多样,既可以一对多、多对多双向互动,也可以利用网络技术进行非同步互动。

"互联网+"时代的课堂教学,教师掌控的课堂互动转变为学生自主把握互动,教师成为教学互动的促进者、支持者与参与者,成为与学生身份平等的互动主体。在"互联网+"时代,学生可以在任何时间地点开展学习活动,而且网络上能够支持学生学习的专家学者、学习同伴在某些方面代替了教师的互动身份。时下流行的翻转课堂、创客空间等教学模式,教师的主导地位大大降低,学生自主开展学习活动,新技术与工具为学生提供了真实的教学情境,在这种学习情境下,学生更容易沉浸其中,学习效果得到显著提高。

得益于远程教育、网络在线学习平台等技术的日益成熟,虚拟学习空间正逐渐为人们所接受,传统物理环境的课堂互动逐渐向虚拟环境互动转变,智慧教室与智能空间等虚拟教学环境的建设和应用增加互动形式,让虚拟现实互动成为可能,在全息影像、虚拟仿真技术、智能机器人等技术的支持下,虚拟现实的教学环境为学生提供了一个近似真实的场景。

(四)评价模式的革新

以往的教学效果评价主要建立在以结果为导向的基础上,以分数来判定学生知识掌握的情况,"互联网+"时代的到来使得教学效果评价趋于多元化,以大数据分析为基础的评价可以真实的反映学生的情况,从而摆脱经验主义的束缚。通过大数据分析技术我们既可以实现学生群体总体趋势评价和个体差异性评价的兼容,又可以让评价主体从教师变为教师、同学、家长。

在临床教学效果评价上,无论是理论知识还是实践技能掌握程度都以分数为最终结果,重结果而轻过程。随着评价技术不断升级,评价理念不断更新,在学生的整个学习生涯中更加重视过程性评价,关注学生的个体差异,促进学生个性化、全面的发展。通过大数据技术的帮助,让评价内容由分数转变为强调以学生为核心的多元化评价方式,建立以岗位胜任力和核心素养为导向的教育评价体系。评价手段与工具方面更加智能化,保证了评价的一致性与针对性,依据医学生核心素养对学生的知识结构、能力倾向、个性特征做出全面、客观的评价。

基于互联网技术可以实现个性化、可视化的教学效果评价,评价的最终目的在于为学生提供有意义的教学指导,帮助学生全面发展。

(刘行宇)

第九节　以病例为基础的临床教学范式

以病例为基础的临床教学是指在临床教学阶段,对以病例为基本要素,以胜任力为导向,以提升学生临床思维能力、自主学习能力为目的,能够运用所学知识来理解、分析和解决临床实际问题所采用的教学方式和方法的总的概括。

一、以病例为基础的临床教学内涵

提升学生临床思维能力是实施以病例为基础的临床教学的核心理念之一。通常认为临床思维是指运用医学科学、自然科学、人文社会科学和行为科学等相关知识,进行病史采集、体格检查和必要的辅助检查,并对临床资料进行推理、分析、类比、判断和鉴别诊断,分析得出解决问题的方法,形成诊断、治疗、康复和预防的个性化方案,并予以执行和修正的思维过程和思维活动。临床思维能力既是医生胜任力的重要部分,也是医学生在本科阶段必须学习培养的基本能力,同时也是需要终身学习提高的能力。医学生能否掌握规范的临床思维方法,很大程度上有赖于是否经过严格的临床思维训练。因此,应将医学生学习目的从掌握更多知识向提高学习能力转变,把临床思维能力培养贯穿于理论与实践教学的全过程。

在阐述以病例为基础的临床教学的常用方式和方法之前,我们首先要了解学生获得临床思维方法的途径,以便教师能够进一步理解以病例为基础的临床教学方式和方法的应用理念。

二、临床思维方法学习的三种途径

(一)活动性学习

活动性学习是通过学习主体和客体(如患者和仪器设备)在医学实践活动中的相互作用,通过活动实现的知识经验的增长,是一种以动觉为主的学习。

学习者以现有的知识经验为基础,带有一定的目的和对外界的预期,对现实的事物(客体)展开实际的观察、操作和实验等,直接获得关于客体的信息,同时在头脑中不断进行分析、判断、综合、推理、概括等,并对自己的活动过程及结果进行反思抽象,从而建构起关于客体及活动的知识经验。这是个体经验获得的最原本、最直接的途径。

(二) 观察性学习

观察性学习是由美国心理学家班杜拉在 20 世纪 60 年代提出,可以理解为学习主体通过对其他人与客体的相互作用(如见习、实习活动)的观察而实现临床思维的知识经验增长,是一种以视觉为主的学习。

个体不仅可以从自己的活动中获得知识经验,还可能通过对他人的活动过程及其结果的观察和分析,来丰富自己的经验。观察性学习不仅可以是社会规范(如法律与伦理)的获得,也可以是一般知识经验的形成,观察性学习不仅是对具体行为的简单模仿,还可以从他人的行为中获得一定的行为规则和原理。实际上,观察并不是信息的单向接收、保持以及复制与再现来解释观察性学习的过程,而是以自己的经验为基础去理解、安排观察者的行为,不同的观察者会从这一过程中获得不同的信息,形成不同的理解。

(三) 符号性学习

符号学习理论是 20 世纪 20 年代美国心理学家托尔曼提出的一种早期认知主义学习理论,即认为学习是对情境所形成的完整认知地图中符号与符号之间关系的认知过程。这是一种以听课方式为主的学习。它不仅是指对符号本身的学习,更主要的是指主体在通过语言符号与他人进行交流的过程中实现的知识经验增长,是一种以听觉为主的学习。

个体通过语言(口头或书面)等符号与别人进行交流,在此过程中来理解其他人通过各种途径建构起来的知识经验,其中包括人类世代积累下来的文化、知识体系。这是人类特有的、高级的学习活动,人类文化之所以得以继承和发扬光大、主要依赖于符号性学习。

活动性学习作为知识经验最直接、最自然的来源,它具有内部动机突出、具体和自我监控程度高的优越性。而这三点对于通过符号性学习来说,是劣势,但概括性、系统性、高效性、则是其优势。观察性学习在很多性质上介于以上两者之间,它与活动性学习都具有具体经验的性质,同时它又与符号性学习都属于间接经验之列。在具体的学习方法上,以上三种学习是有机地结合在一起的,但可能以其中某种学习作为主线 。

三、以病例为基础的临床教学方式与方法

(一) 以问题为基础的学习

1. 以问题为基础的学习(problem-based learning,PBL)的内涵主要有以下几种代表性的观点。

(1)PBL 是一种教学方法,是指通过引入"真实生活"的情境或案例,在对学生进行教学之前,提供一个"劣构"问题。要求学生对问题进行深入探究,找到问题之间的联系,解剖问题的复杂性,从而促进学生参与课程学习的一种教学方法。

(2)PBL 是一种教学策略,在学生学习知识和培养解决问题能力的过程中,为他们创设有意义的、真实世界的情境,并为他们提供资源,给予引导和指导。

(3)PBL 是一种学习环境,以问题驱动学习的学习环境,即在学生学习知识之前,先给他们一些问题。提出问题是为了让学生发现,在解决这些问题之前必须先学习一些新知识。

(4)PBL 是一种课程,它由仔细选择、精心设计的案例组成,每个案例又提供若干问题,要求学生

针对问题进行深入探究,应用一切可以应用的资源解决问题,在解决问题的过程中达到培养学生批判性获得知识、熟练解决问题、自主学习以及团队合作参与的能力。

2.PBL 教学模式认为学习者的知识是由学习者自身构建的,其基本教学过程倡导学生是学习的主体,教师引导学生积极参与到与教学目标相关的、难以解决的、结构不良的、真实的问题情境中去开展学习,学生组成一个学习小组,形成自主学习目标,通过对问题进行讨论与分析找出解决问题的最有效的方法和策略,并对问题解决过程中自身的学习过程进行评价和反思。通过 PBL 教学,可以培养出不同于传统教学的既能独立解决各种复杂问题、又能与他人良好相处、具有创新能力、知识全面的高素质人才。教学过程包括组织小组、展示问题、后续行动、活动汇报、问题后的反思等 5 个环节。

3. PBL 是非说教性的、由学习者而非教师控制的学习。问题就是学习的内容,每一个问题都是经过精心设计而成,教学目标所要求掌握的学习内容被严谨地安排在这些问题中。它打破了学科间的界限,表现为以问题为导向、以小组为平台、以讨论为模式。通过把学习设置于复杂的、有意义的问题情境中,在教师的积极引导下,学生围绕问题展开自主学习和小组讨论,运用所学知识解决实际问题,进而获得理解、分析和解决问题的能力。

(二) 以病例为导向的学习

1. 以病例为基础的教学(case-based learning,CBL) 由 PBL 教学法发展而来,是以临床案例为基础,设计与之相关的问题,引导并启发学生围绕问题展开讨论的一种小组讨论式教学法。

2. CBL 教学法的基本程序 第一阶段,病例阐明"个"的阶段。要求通过整体的一个或几个特征来说明这个整体,也即是通过个别的典型特征来说明其整体。该阶段教学学习重点是"第一逻辑"思维的内容,深刻了解并牢固把握个案事物本质特征及其内部本质联系。第二阶段,病例阐明"类"或"属"的阶段。亦即由个别上升一般阶段,对上一阶段获得的知识进行归类和现象成因规律的寻求,从而使学生可以了解该事物的特殊性,普遍从"个"的学习迁移到"类"的学习,完成第二逻辑思维内容的教学学习。第三阶段,病例掌握规律和范畴阶段。该阶段是在第二逻辑思维基础之上,进一步探究、归纳概括本类事物的规律性认识。第四阶段,由一般再到个别的运用练习巩固阶段。由此一方面可以记忆运用前三阶段所学知识,另一方面可变式的举一反三的进行学习,加深理解,提高独立分析解决问题的能力。

3. CBL 教学法能够培养学生分析和解决临床实际问题的能力,特别是能较好地培养锻炼学生的决策信心及决策能力、临床处置能力等;有利于激发学生主动学习的兴趣和动机,使学生感到学到的知识是具体而实际有用的知识技能;提高学生逻辑推理、发现学习能力,基于临床案例,首先启发学生发散性思考,从更宽范畴考虑,以防思考遗漏,旨在寻找逻辑的可能性,其次是汇聚思维,将可能的答案集中思考,旨在寻找逻辑的必然性。

4. 病例要有一定的代表性、典型性,有分析价值和适当难度,有与本系统其他多种知识联系教学学习的切入点,起到广泛联系、纲举目张的作用。教师要做好充分准备,以便使学生针对实际临床问题深入探究、讨论、议论或争论。

(三) 以探究为基础的学习

1. 以探究为基础的学习(research-based learning,RBL)是一种以探究未知问题为基础,设计性综合性实验为载体,构建开放式、学生主动参与的教学模式。它是在教师的引导下,学生主动参与发现问题、寻找答案的过程,以培养学生探究兴趣和解决问题能力的一种教学活动。

2. 探究式教学的基本程序 发现问题—收集资料—处理与解释资料—问题解决。在教学过程中,教师根据教学目标,寻找与教学内容密切相关的,可以激发学生兴趣的材料,创设出情境,向学生提出将要调查研究的领域。学生则发现并提出问题。问题是广泛多样的,教师引导学生集中于一或两个问题进行重点研究；根据已确认的问题，由学生共同讨论，如何解决，然后学生开始进行观察、测量、比较、分类等活动，收集与问题有关的信息资料；在了解资料的基础上，形成一个假说并提出解决问题的方案，由个人或小组共同实施方案（讨论研究，实验验证等），学生记录这一过程将手中的信息资料加工处理；最后对问题形成一个合理的解释，得出结论或规律，或提出新问题，重新设计实验，用不同方法组织资料，解释资料，再一次进入探究过程。

3. 创设情境是应用探究式教学最重要的一环，需要把课程内容改变成探究或发现的问题及条件，教师创设情境需要注意几个问题。

(1)学生的训练和适应程度：根据学生层次、教学内容难易程度，探究式教学应用起始阶段要有个适应性训练过程，灵活运用。随着学生对探究逐渐适应和教学的逐步开展，学生对探究式教学的迫切需求成分必然会渐次增强。

(2)教学学习环境应适应探究式教学：探究式教学是在教师指导的环境下进行。问题情境可通过印刷品、多媒体设备、实验、演示、现场见习、现代教育信息技术等多种手段来创设，学生应能够获得足够的信息刺激途径，探究式教学学习可以几天为一期，或一个教学学习单元为一期；可以以小组或伙伴方式进行，可以在教室、实验室、图书馆等有关场地进行，但关键是设疑引趣。

(3)教师仍要发挥主导作用：根据学生学习状况，及时鼓励、激发和引导思路，结束时帮助学生评价总结或学生自评互评，若有不同结论应在肯定正确性基础上指出最优结论。

4. 探究教学的主要目的是使学生通过经历探究知识或问题的过程掌握科学的思维方法，以培养解决问题的能力。这种教学方法多数比较适合小班教学，在大班级实施时难度较大，同时耗时比较长，在课时比较少的学科实施探究式教学只能选择性应用。

(四) 以病例为基础的课堂教学法

1. 以病例为基础的课堂教学法是借助 PBL 教学理念衍生而来，颠覆传统授课模式，在每一堂专业课中均结合临床病例进行授课，通过分析多个病例，归纳讲解教材内容，使理论和实践有机结合，利于临床思维能力培养的一种课堂教学方法。

2. 实施以病例为基础的课堂教学法的准备

(1)学习观摩教学方法：首先组织富有教学经验的教师，按照以病例为基础的课堂教学模式进行教学观摩课，并全程录像，并在青年教师培训班上进行播放和学习；组织教学管理人员、教研室主任、教学督导在临床课堂教学中推行这种课堂教学模式。教学管理人员在理论课前对学生予以指导，帮助学生熟悉这种教学方法。

(2)教师的准备：首先，承担理论课的教师要根据教学大纲内容和教学法流程，做好课堂设计，认真备课，书写教案；其次，教师要在课前准备至少三个病例，三个病例合起来是一个完整的案例，三个病例分开只是展现疾病发展的不同阶段，这三个病例要针对理论课教学的不同环节做到重点突出；第三，对课堂中拟提出的问题、学生可能要问的问题做好准确答案；第四，做好典型病例的相关资料准备，要准备好病历、影像资料和检验报告等，注意收集有鉴别诊断意义的临床资料。

(3)学生的准备：教学管理人员要在授课前向学生介绍以病例为基础的教学方法，重点阐释这种教学方法的目的和操作过程，培养学生学习的主动性，鼓励学生课前预习、课堂积极发言，鼓励学生与教师互动配合，保证课堂教学效果。重点提高学生解决临床实际问题的能力，更好地做到理论联系实际，逐步提高科学的临床思维能力。

3. 以病例为基础的课堂教学法的实施过程

(1)教师课前精心准备多媒体教学课件：精选病例和辅助检查资料，可以课前准备问诊、体格检查的录像和辅助检查扫描实物，根据课堂进展与教学内容环环相扣，重点突出。录像环节可以结合使用标准化病人。案例编写适当体现人文关怀和新知识、新技术内容。

(2)教师首先以一个简单病例为引导，提出几个问题，由学生经过短时间的讨论后回答，引申出该病种的病因、病理和基本临床症状。在学生回答之后,予以归纳总结。

(3)第二个病例的学习,这个病例主要描述患者的主要症状和病情变化,并提出几个问题,引申出该病种的典型临床表现、诊断依据和鉴别诊断。同样在学生讨论、回答后,予以归纳总结。

(4)第三个病例的学习,这个病例主要描述患者的主要症状、辅助检查结果,强化诊断依据,在明确诊断的基础上,学生在短时间的讨论后、针对病因和症状提出治疗意见、预后处理等。

(5)教师回顾这堂课的几个病例,归纳出这堂课的重点和难点,对存在的疑问和难点进一步讲解。

(6)给出 3~5 个(甚至更多)问题,可以是问答题或选择题,由学生回答,验证学习效果,最后做讲解。

4. 以病例为基础的课堂教学法的特色和优势

(1)学生的沟通表达能力得到提高:激发了学生的学习兴趣,使学生在活跃的学习氛围中,主动参与教学,主动思维,使学生成为学习的主体,养成良好的学习习惯。在教学过程中,通过分析病例、讨论、回答问题和讲评,提升了学生的表达能力和协作精神。

(2)学生的诊疗能力得到提高:通过每天课堂上分析病例,使得学生主动参与了模拟临床诊疗过程,初步形成了良好的临床思维,掌握了一些常见病的临床症状、诊断标准和治疗原则。

(3)帮助学生形成科学的临床思维:借鉴循证医学的理念,通过这种课堂教学方法,鼓励学生认真分析病史、查体和辅助检查资料,结合教师的经验和客观的科学研究证明,得出最正确的诊断、最安全有效的治疗和最精确的预后估计,使学生逐步形成科学的临床思维,为今后的毕业实习和临床工作打下坚实的基础。

(4)培养了一批教学意识浓厚的教师队伍:这种以问题为基础的课堂教学方法的实施,需要授课教师投入更多的精力来准备教学,对教师的素质和能力提出了更高的要求,除要求教师掌握本学科及相关学科的知识外,对本学科的前沿知识也必须熟悉。教师要有良好的协调能力、逻辑思维能力和提出问题解决问题的能力,以及掌控局面的能力。

(5)提高了教学质量和学生素质:学生在参加以病例为基础的课堂教学中,使学生由被动学习向主动学习转化,并在学习过程中享受获得实用知识和成功的喜悦,调动学生主动思维,通过实践将学过的临床和基础知识应用于临床实践,有利于培养学生分析和解决临床实际问题的能力,学生的临床理论知识在实践中得到加强,对培养学生将来的临床工作能力和研究素质有很大帮助,提高了的教学质量和学生的综合素质。

5. 以病例为基础的课堂教学法目前存在的主要问题

(1)推行存在一定困难:由于临床教师既当医生又做教师,很难有充裕的时间做课前的大量疾病和患者资料的准备工作,因此推行起来有一定困难。应在各学科首先培养一批青年骨干教师带头来实施以病例为基础的课堂教学,达到以点带面的效果,起到示范作用,逐渐推广。

(2)合适的案例编写困难:这种课堂教学方法对教师要求较高,教师要针对教学进程、编写科学严密的病例,适当用典型病例资料、录像和标准化病人来完成多媒体课件;有时还要像侦破案例一样,设计思维陷阱,引导学生不断提高临床思维能力。

(3)学生的思维很难同步:学生在分析病历摘要和讨论过程中,有部分同学不能积极参与讨论、不能与教师同步思维,时间上很难同步,有时超过预期的时间,为后续学习内容在时间上造成困难。需要教师在努力营造活跃的课堂气氛的同时,又要有驾驭课堂教学过程的能力,教师要合理掌控时间教学进程,充分调动每一位学生的参与积极性,保证优质高效的完成教学任务。

(4)存在一定的局限性:以病例为基础的课堂教学,只适用于临床专业课的课堂教学,一般不适用于临床基础课程,如诊断学、外科学总论、医学影像学、实验诊断学。

(五) 床旁教学

1. 床旁教学是传统临床医学教学的基本模式,一般是在临床理论知识学习后,在教师的指导下,深入病房,接触实际,认识病症、体征,获得感性认识的教学环节,是培养学生理论联系实际、临床操作技能和临床问题解决能力的重要教学过程。

2. 床旁教学基本过程包括教学前准备、教学前讲解、床旁教学实施、总结与评价等部分。教学前准备,包括患者和相关临床资料准备、床旁教学物品准备等;教学前讲解,明确教学目标、教学重点和难点、注意事项等;床旁教学实施,学生在教师指导下,在床头通过仔细询问患者病史,认真查体,最后根据采集的病史、物理体征和实验室检查结果,分析推断出可能的疾病诊断、鉴别诊断,进一步制定出治疗方案和治疗措施;最后总结与评价床旁教学相关内容。

3. 床旁教学是临床见习和毕业实习中最常见的教学方式,目的是通过临床实际病例,做到理论联系实际,使学生对理论知识有了更为直观的认识,激发学生的学习积极性和主动性,提高学生的实践动手能力和发现问题、解决问题的能力。同时,也让学生了解"患者"的角色特征,锻炼自己的沟通交流能力和组织协作能力,有利于帮助学生树立正确的职业观、价值观、道德观。

(六) 教学查房

1. 教学查房是指在教师组织下,以学生为主的师生互动的以真实病例为教授内容并行归纳总结的临床教学活动。

2. 教学查房基本过程包括教学查房前准备、教学查房前讲解、教学查房实施、总结等。教学查房前准备,包括教师准备、学生准备、患者和相关临床资料准备、教学查房教学物品准备等;教学查房前讲解,明确教学目标、教学重点和难点、注意事项等;教学查房实施,在教师的组织下,以学生为主,进行汇报病史、查体、辅助检查结果判读、诊断和治疗等;总结,对教学内容归纳、讲评。

3. 教学查房是临床实践教学的重要环节,是培养实习医师临床能力的有效途径。与三级医师医疗查房不同,教学查房突出的是教学目的与要求,以实习医师为讲解对象。因此在组织临床教学查房时要根据教学大纲、实习大纲要求,明确教学目标,应充分体现教学查房的教学特点和提高临床教学质量的功能。

(七) 临床病例讨论

1. 临床病例讨论是指临床教师带领实习学生围绕临床病例展开讨论,通过教师的引导、启发,学生积极参与讨论,体现以学生为主体的教育理念的一种实践教学活动。

2. 临床病例讨论基本过程包括临床病例讨论前准备、临床病例讨论实施、总结等。临床病例讨论前准备,包括教师准备、学生准备、典型病例及相关临床资料准备;临床病例讨论实施,在教师的组织下,引导学生围绕临床病例展开讨论;最后总结讲评。

3. 临床病例讨论目的是提高学生临床思维和语言逻辑表达能力,并对所学临床理论知识加强记忆、加深理解,提升学生分析和解决问题的能力。

四、以病例为基础的临床教学方式与方法应用范围

(一) 理论教学

各医学院校的理论教学的教学班设置一般分成小班化教学班和大班化教学班两种情况,有的医学院校大班化教学班学生人数比较多,可在百人以上,甚至更多。很多实践研究表明,PBL、CBL、RBL等教学方式和方法的应用比较适合于小班化教学班,教学效果明显,提升了学生的综合素质能力,包括临床思维能力;但对于学生人数在百人左右及以上的大班化教学班的教学效果就难以达到预期教学目的。目前采取大班化教学班的医学院校还有很多,以病例为基础的课堂教学法可以作为解决大班化教学班临床思维能力培养较难这一问题的途径之一。

(二) 实践教学

实践教学包括临床见习、毕业实习两部分,实践教学基本都采取小组式教学模式,人数较少。PBL、CBL、RBL、床旁教学、教学查房、临床病例讨论等教学方式和方法都比较适合在实践教学中应用。

（郭劲松　郭庆峰）

第十节　基于器官系统的毕业实习范式

毕业实习是指临床课程结束后,集中进行的与医学本科专业人才培养目标密切相关的临床实践教学活动,是医学生理论联系实际、知识转化为能力、实现医学本科专业人才培养目标的重要阶段,是对医学生进行综合训练,培养临床实践能力的重要环节。有的院校也把毕业实习称为临床实习。

国内部分医学院校已经陆续开展了课程整合,课程整合的具体内容详见本书的相关章节。不管是横向课程整合,还是纵向课程整合,最终都离不开毕业实习这个重要的临床实践教学环节。国内目前关于如何进行基于器官系统课程整合的毕业实习相关研究文献比较少,本节主要阐述基于器官系统的整合式医学本科生毕业实习(以下简称"毕业实习")的方式与方法,通过介绍某高校附属医院(以下简称"H 医院")在实践探索中的实践经验与感悟,以求教于方家。

一、基于器官系统的整合式毕业实习的实施历程

2008 年伊始,H 医院在 2005 级临床医学七年制开始进行临床阶段课程的横向课程整合,2009 年起于 2006 级临床医学本科中实施临床阶段课程的横向课程整合,2010 年起在 2006 级临床医学本科中实施基于器官系统的整合式毕业实习。持续至今,在临床医学七年制(临床医学 "5+3" 一体化)、临床医学本科临床阶段课程全程实施基于器官系统的课程整合,在多年的实践探索中,不断优化调整课程整合内容和方法,取得预期成效:尤其是在 2018 年教育部本科教学审核评估和临床医学专业认证(第二轮临床医学认证)中,专家对 H 医院基于器官系统的整合式毕业实习方式给予了高度肯定并提出了如何进一步优化推广该模式的建议。随后,H 医院对基于器官系统的整合式毕业实习进行了优化调整。

二、基于器官系统的整合式毕业实习的实施必要性

(一) 国家政策层面的要求

《关于加强医教协同实施卓越医生教育培养计划 2.0 的意见》(教高〔2018〕4 号)中明确提出深入推进以学生自主学习为导向的教学方式方法改革,开展基于器官系统的整合式教学和基于问题导向的小组讨论式教学,完善以能力为导向的形成性与终结性相结合的评价体系;《国务院办公厅关于加快医学教育创新发展的指导意见》(国办发〔2020〕34 号)中明确提出要加快基于器官系统的基础与临床整合式教学改革,研究建立医学生临床实践保障政策机制,强化临床实习过程管理,加快以能力为导向的学生考试评价改革。

(二) 医学人才培养理念的要求

教育部临床医学专业认证工作委员会制定的《中国本科医学教育标准——临床医学专业(2016

版)》中课程计划的结构、组成部分的发展标准中提出进行相关学科课程的横向整合,或进行临床医学与生物医学(基础医学)和人文社会科学的纵向整合。遵循教育教学规律、临床医学人才成长规律,以学生为中心,以岗位胜任力和社会需求为导向,推进医学课程整合,培养具有高尚职业道德、临床思维和实践能力、人文精神与创新能力的医学专门人才成为新形势下医学教育人才培养的重要目标,为健康中国建设提供坚实的人才保障。

因此,医学课程整合是医学教育发展的必然趋势,其不仅局限于临床理论课程、临床见习课程的整合,也包括毕业实习阶段的课程整合。

三、基于器官系统的整合式毕业实习的实施过程

(一) 人才培养方案的重构

人才培养方案是学校落实党和国家关于人才培养总体要求,组织开展教学活动、安排教学任务的教学指导性文件,是实施人才培养和开展质量评价的基本依据。人才培养方案应当体现专业教学标准规定的各要素和人才培养的主要环节要求,明确"培养什么人、怎样培养人、为谁培养人"等核心问题,可根据区域经济社会发展需求、办学特色和专业实际制订专业人才培养方案。修订人才培养方案的培养目标、培养要求、课程群及涵盖课程、课程管理与进程、时间分配、教学要求、教学进程表等内容,医学课程整合的内容与形式在人才培养方案中各部分要有具体的描述,包括毕业实习。

《中国本科医学教育标准——临床医学专业(2016 版)》中临床医学课程的基本标准明确要求医学院校必须保证毕业实习时间不少于 48 周,合理安排临床主要二级学科实习轮转即内科学、外科学、妇产科学、儿科学的时间。

H 医院对传统的以学科为授课单元的教学内容进行拆分与调整,将临床课程基于器官系统进行重新整合,形成包括呼吸系统疾病、循环系统疾病、消化系统疾病、运动系统疾病、泌尿系统疾病、神经系统疾病、血液系统疾病、内分泌系统疾病、免疫系统疾病、女性生殖系统疾病(妇产科学)等十大课程模块为主体的课程整合体系。配合系统课程整合,毕业实习以十大课程模块为主要框架结构进行轮转安排,时间安排为 48 周。

(二) 毕业实习大纲的修订

毕业实习大纲是进行毕业实习的教学指导文件,是进行毕业实习的主要依据,也是检查学生学业成绩和评估教师教学质量的重要准则。依据人才培养方案,以呼吸系统疾病、循环系统疾病、消化系统疾病、运动系统疾病、泌尿系统疾病、神经系统疾病、血液系统疾病、内分泌系统疾病、风湿系统疾病、女性生殖系统疾病(妇产科学)等课程模块为主要毕业实习单元重新修订毕业实习大纲,按课程模块分别阐述实习病种、技术操作、临床资料等毕业实习教学要求。

(三) 毕业实习手册的修订

1. 依据毕业实习大纲,重新修订学生毕业实习手册。可按三级学科分别设定各学科实习目标要求,如实习病种基本要求、技术操作基本要求、临床资料基本要求、病历书写记录、学生总结与反思等项目,不同医学院校可根据实际需求设定。

2. 每项实习目标可分掌握、了解两个层次进行设定。如实习病种基本要求,掌握病种要求学生能够独立完成患者诊断和入院治疗的全过程,了解病种要求学生在教师指导下基本能够完成患者的诊断和治疗过程。

3. 要求学生在实习期间随身携带毕业实习手册,每完成一个科室的实习,应对照实习目标要求自评学习情况,总结在实习过程中的收获和不足,以及需要改进和提高的地方,认真填写在手册中,内容

要规范、真实。

4. 当三级学科实习结束时,学生将填写完成的手册上交到实习科室。实习指导教师(或导师)根据学生填写手册的情况以及平时表现,评价学生的学习态度,之后发还给学生本人。全部实习结束后,学生将毕业实习手册统一上交到学院教务科备查。

5. 毕业实习手册的评价侧重于形成性评价,用于帮助学生明确实习目标,记录实习内容,及时开展自我评价、总结和反思,并及时获得教师的指导,从而不断提高临床实践能力。指导教师在手册中填写评价意见时,主要从填写的规范性、真实性、总结的认真程度来评价学生的学习态度,给予一定分数的评价成绩,并可以按一定比例记入毕业实习学科出科考试成绩。

6. 可以设定三级学科单科毕业实习手册评价成绩低于单科评价满分的 60% 时,不允许参加毕业实习出科考试,可约束学生认真对待手册填写。

(四) 毕业实习轮转计划的重构

毕业实习轮转计划的制订要考虑毕业实习时间、轮转科室安排、器官系统的整合安排、科室轮转时间、学生分组、毕业实习轮转方法等诸多要素。

1. 毕业实习时间 不少于 48 周,本节讨论的毕业时间设定为 48 周。

2. 确定轮转科室 根据教学计划安排,需要明确有哪些科室要安排在毕业实习轮转计划中,同时满足《中国本科医学教育标准——临床医学专业(2016 版)》中对轮转科室的要求。轮转科室可根据学科布局、学科特色、地域特点等因素进行调整安排,既能满足人才培养要求,又能体现办学特色。

(1)《中国本科医学教育标准——临床医学专业(2016 版)》中临床医学课程的发展标准明确要求医学院校必须保证临床主要二级学科实习轮转包括内科、外科、妇产科和儿科等科室轮转。

(2)传统内科学轮转一般包括呼吸内科、心血管内科、消化内科、内分泌内科、血液内科(或血液风湿免疫科)、肾内科;有的医学院校风湿免疫科是独立设置的,风湿免疫科可独立为一个轮转科室。

(3)传统外科学轮转一般包括普通外科、骨外科、神经外科、胸外科、心血管外科、泌尿外科;有的医学院校将麻醉、ICU 也纳入了轮转计划中。

(4)妇产科轮转包括妇科、产科;儿科轮转包括儿内科、新生儿科;神经内科轮转有的医学院校纳入内科学轮转范畴,有的医学院校将神经内科作为独立的学科进行轮转实习安排;传染科(或感染科)、急诊科、社区实习也可纳入毕业实习中进行安排管理。

3. 确定器官系统的整合安排 基于器官系统的整合式毕业实习也是基于科室的轮转进行的毕业实习,需将同一系统的科室毕业实习安排在一起进行轮转。如呼吸系统实习模块包括呼吸内科、胸外科;循环系统实习模块包括心血管内科、心血管外科;消化系统实习模块包括普外科(胃肠方向、肝胆方向、乳腺外科、血管外科方向)、消化内科、传染科(或感染科);内分泌系统实习模块包括内分泌内科和普外科(甲状腺外科);泌尿系统实习模块包括肾内科、泌尿外科等。

4. 确定科室轮转时间

(1)建议以教学周为单位进行时间安排。

(2)要符合《中国本科医学教育标准——临床医学专业(2016 版)》中要求,内科中的呼吸内科、心血管内科、消化内科应分别不少于 3 周,外科中普通外科时间不应少于 6 周,且需同时包括胃肠外科和肝胆外科。

(3)要考虑器官系统内科室搭配情况。例如呼吸系统实习模块的呼吸内科和胸外科,若胸外科实习时间安排大于或等于呼吸内科实习时间安排,显然不是很科学合理。

(4)要考虑学科建设的专科化问题,如普外科可以分甲状腺、胃肠、肝胆、乳腺、血管等方向,普外科轮转时间内知识体系尽可能覆盖全面。

(5)要考虑学生分组情况,计划轮转时间进程,合理搭配各器官系统轮转时间,方便整体毕业实习轮转。

5. 确定学生分组情况

(1)学生人数较少时,可以按器官系统逐科实习,直至全部科室实习完毕。

(2)学生人数较多时,学生可以分成几个大组同时在不同的实习方向进行轮转实习,同一大组内可以分成若干小组在同一实习方向的不同科室进行轮转实习。

6. 确定毕业实习轮转方法　以学生人数较多,毕业时间48周为例,将学生分成三大组进行毕业实习轮转说明。

(1)将学生分成三大组,可分别命名为毕业实习一班、二班、三班,同时将全体毕业实习科室根据实习轮转时间长短分成三部分,可分别命名为毕业实习模块一、模块二、模块三,每部分时间为16周。

(2)在毕业实习的第1个16周,毕业实习一班实习模块一,毕业实习二班实习模块二,毕业实习三班实习模块三;在毕业实习的第2个16周,毕业实习一班实习模块三,毕业实习二班实习模块一,毕业实习三班实习模块二;在毕业实习的第3个16周,毕业实习一班实习模块二,毕业实习二班实习模块三,毕业实习三班实习模块一。轮转顺序可调整,只要保证学生在48周内完成三个模块的实习轮转。

(3)在同一个16周内,建议以4周为单位确定二级轮转时间单元,以1周或2周为单位确定三级轮转时间单元,可根据自身实际情况确定各级轮转时间单元,保障学生尽可能获得更多的毕业实习资源。

(五) 确定毕业实习管理责任的划分

教研室是毕业实习具体实施和管理的基层教学组织,传统的教研室的设置为内科学教研室、外科学教研室、妇产科学教研室、儿科学教研室、神经病学教研室等。基于器官系统的整合式毕业实习是将隶属于不同教研室管理的科室统一到同一时间段进行毕业实习,因此可通过如下方式进行管理责任划分。

1. 基于器官系统的整合将传统教研室建制进行重新梳理,可以设置成呼吸系统疾病教研室、循环系统疾病教研室、消化系统疾病教研室等进行毕业实习管理。教研室重新设定方式、方法和名称可以根据实际情况拟定。

2. 基于传统教研室管理模式下,只是对部分三级学科的毕业实习管理权进行重新划分,具有可操作性、简单易行的优点。如呼吸系统实习模块、循环系统实习模块、内分泌系统实习模块、泌尿系统实习模块等部分划分到内科学教研室进行管理,即要将胸外科、心血管外科、普外科(甲状腺外科)、泌尿外科等科室的毕业实习管理权从外科学教研室转换到内科学教研室;消化系统实习模块、运动系统实习模块等部分划分到外科学教研室进行管理,即要将消化内科、传染科等科室的毕业实习管理权从内科学教研室、传染病学教研室转换到外科学教研室。

四、基于器官系统的整合式毕业实习轮转模块设计安排示例

为方便各位教师理解基于器官系统的整合式毕业实习轮转模块设计,以下列出一种毕业实习轮转模块设计方案,供参考。以毕业实习时间48周为例,针对每一名学生,每16周轮转一个毕业实习模块。

(一) 毕业实习模块一(16周)

1. 循环系统实习模块:4周

(1)循环系统实习模块一:循环内科3周。

(2)循环系统实习模块二:心外科1周。

2. 呼吸系统实习模块:4 周

(1)呼吸系统实习模块一:呼吸内科 3 周。

(2)呼吸系统实习模块二:胸外科 1 周。

3. 内分泌系统实习模块 + 血液、风湿系统实习模块:4 周

(1)内分泌系统实习模块一:内分泌内科 1 周。

(2)内分泌系统实习模块二:甲状腺外科 1 周。

(3)血液、风湿系统实习模块一:血液内科 1 周。

(4)血液、风湿系统实习模块二:风湿科 1 周。

4. 泌尿系统实习模块 + 急诊急救实习模块:4 周

(1)泌尿系统实习模块一:泌尿内科 1 周。

(2)泌尿系统实习模块二:泌尿外科 1 周。

(3)急诊急救实习模块一:急诊内科 1 周。

(4)急诊急救实习模块二:急诊外科 1 周。

(二)毕业实习模块二(16 周)

1. 消化系统实习模块一:4 周

(1)普外科模块一:2 周(胃肠方向)。

(2)普外科模块二:2 周(肝胆方向)。

2. 消化系统实习模块一 + 围手术期模块:4 周

(1)普外科模块三:乳腺外科 1 周。

(2)普外科模块四:血管外科 1 周。

(3)围手术期模块一:麻醉 1 周。

(4)围手术期模块二:ICU 1 周。

3. 消化系统实习模块二 + 消化系统实习模块三:4 周

(1)消化内科 3 周。

(2)传染科 1 周。

4. 运动系统实习模块:4 周

(1)运动系统实习模块一:骨外科 2 周。

(2)运动系统实习模块二:骨外科 2 周。

(三)毕业实习模块三(16 周)

1. 女性生殖系统实习模块:4 周

妇科 4 周。

2. 儿科学实习模块:4 周

儿内科 4 周。

3. 围生期实习模块 + 社区实习模块:4 周

(1)围生期实习模块一:产科 1 周。

(2)围生期实习模块二:新生儿科 1 周。

(3)社区实习:2 周。

4. 神经系统实习模块:4 周

(1)神经系统实习模块一:神经内科 3 周。

(2)神经系统实习模块二:神经外科 1 周。

五、基于器官系统的整合式毕业实习的考核评价

强化毕业实习过程管理,建立以能力为导向的形成性与终结性相结合的评价体系。

(一)做好形成性评价的应用

通过开展形成性评价,能够发现教师在教学中和学生在学习过程中存在的问题,使教师能够及时调整教学策略,改进教学方法,提高教学质量;使学生发现自身不足,调整学习状态,改进学习方法,激发学生学习的积极性和主动性,提高学习效率。因此在毕业实习中开展形成性评价是十分必要的,如应用临床操作直接观察评估(direct observation of procedural skills,DOPS)、迷你临床演练评估(mini-clinical evaluation exercise,Mini-CEX)、临床情境模拟教学评价、网络自测与反馈、毕业实习手册评价等形成性评价方式与方法,可以对毕业实习各环节进行有效监控,有助于建立学生毕业实习过程监测、评估与反馈机制。

(二)注重毕业实习过程中的评价考核

在毕业实习管理过程中,部分医学院校的教学管理部门非常重视终结性考核,即出科考试,往往忽略实习过程中的考核。在实习过程中加大考核力度,可以及时地反映学生毕业实习学习中的情况,促使学生对实习的过程进行积极地反思和总结,培养学生自主学习和创新思维能力,提升学生实习效果,保证人才培养质量。

1. 毕业实习过程中的评价考核可以包括毕业实习出勤与表现、阶段性学习测验、病历书写考核、毕业实习导师评价、病史采集与病例分析考核、临床思维软件测评、实践技能操作考核、医德医风表现、医患沟通能力评价、毕业实习综述等内容。建议固定时间统一进行考核,如每实习4周,考核过去实习4周内实习内容的基本理论、基本知识与基本技能等相关内容。

2. 将毕业实习过程中的评价考核成绩以一定比例纳入毕业实习成绩中,引起学生的重视,达到毕业实习的目的。同时注意将考试结果向教师、学生进行反馈。

(三)重视毕业实习出科考核

毕业实习出科考核是毕业实习中的重要环节,可以评价学生的学习状况,了解学生理论联系实际、分析和解决临床问题的能力、临床基本技能操作和临床思维水平、是否达到毕业实习的教学目标。出科考核可以采用客观结构化临床考试的方式进行,可以包括标准化病人考试、理论考试、口试、病史采集与病例分析考试、临床基本技能操作考试、辅助检查资料判读、临床思维软件测评等内容。

(郭庆峰)

第十一节 基于医学模拟教学的临床教学范式

医学模拟教学是通过交互方式创造或复制真实的临床事件或临床情境,学员在专业的指导下进行实践操作练习,使学员获得与真实环境相同或更强烈的现实体验,从而吸取经验并加深记忆。

传统上临床教学采用的是学员通过直接参与到患者照护进行学习的师徒制培养模式。但这并非一种理想的体验式环境,因为这种模式可能会损害患者或临床工作人员的安全,且只能提供有限的反思与试验的机会。模拟教育(simulation-based education,SBE)则在消除顾虑、促进体验式学习环境,

让学员与临床工作人员能够习得、修正与保持他们在特定情况中的能力,而又不会损害患者或临床工作人员的安全。并且,模拟教育中可以设计刻意的反思过程,反复练习,使学员将理论和实践能够更好地结合,保障将所学内容转化到专业经验领域,以及提升个人与团队能力。

一、医学模拟教学理论

模拟教学的方案是多样的,从使用简单的模拟器,如静脉穿刺模型,指导学员进行临床技能的培训,到设计使用人体模型进行临床情境的模拟,培训学员沟通和团队合作的能力等等,都属于模拟教学的范畴。模拟教学应以学员为中心,通过适当的参与频率和有效的反馈,使学员在模拟教学中从理论到个人行为都能达到预期目标。学员层级越初等,行为表现越复杂,就越有可能需要更频繁地进行一段时间的练习来达到行为表现的目标。

在明确问题并且充分评估资源和制约条件后,则应着手进行模拟教学设计,其中最重要的环节是设定教学目标。一般而言,教学目标应该是具体的(specific)、可测量的(measurable)、可实现的(achievable)、与学员密切相关的(relevant),并且是在限定时间内能够完成的(time-bound)。另一方面,教学目标根据其所描述的内容,分为知识(knowledge)、技能(skill)与态度(attitude)三个层面。

根据认知负荷理论(cognitive load theory,CLT),受学员的认知负荷限制,每一次课程学员能掌握的学习内容有限,且由于模拟医学教学需要学员在应激(充满压力)的情况下进行体验式学习,故每一次课程中的教学目标不宜设置过多,以 2~3 个具体的教学目标为宜。若设置的教学目标过多,学员可能无法掌握超出其认知负荷部分的学习内容,导致无效性学习,对于师生的时间及教学资源是一种浪费。

除了教学目标以外,教学设计还包括内容结构、学习活动、情境过程、教学课件以及教学成果等设计。而具体开发教学案例,则应围绕教学目标确定相关知识技能、学习活动和评价标准,准备合适的学习环境,列举物品清单与人员安排,编写导师学员的有关资料,并进行演练测试。

课程介绍(briefing/orientation)—模拟演练(simulation)—复盘(debriefing)是医学模拟教学关键的三个步骤。任何一个步骤的缺失或实施不到位,都会导致教学效果不能达到预期,学习目标无法完成。

课程介绍是模拟案例运行之前的介绍,应主要从教学、环境及心理三个层面进行介绍。①教学层面的介绍:引导学员关注模拟案例的教学目标,需要注意的是,此时主要是针对该案例的总体教学目的进行介绍,通常无须详细描述具体教学目标,避免给予学员不必要的提示;②环境层面的介绍:主要向学员介绍所处的模拟环境和模拟设备,避免学员因为对于环境、设备、物品、人员的不熟悉而出现额外的认知负荷;③心理层面的介绍:告知学员在安全的环境中学习,降低学员在模拟过程中的心理压力,有利于保证模拟案例顺利运行,将学习效果最大化。

模拟演练是模拟案例具体运行的过程,整个过程中可能有若干关键事件点,模拟教学人员应密切观察模拟案例的运行,动态评估学员的认知水平,避免教学案例超出认知负荷,在适当时机下提供必要线索,保证学员主动触发关键事件。需要注意的是,关键事件的设定应与教学目标紧密相关。模拟案例的运行常需要进行一定的流程设定,特别是在使用高仿真模拟人的时候,有可能需要进行"编程"。目前,模拟设备控制主要有两种模式:完全程序化(programmed)与随机应变(on-the-fly)。前者的案例驱动完全依赖于事先设定好的程序,每一个生理参数的改变都在指定的时间内或学员进行了对应操作后进行切换,这对于案例的设计与细节思考,乃至模拟人编程技术都有较高的要求,也为现场线索给予增加了难度;而后者则完全是由控制人员根据案例运行现场的实际情况进行临时的参数设置,对教学人员的应变能力要求较高。事实上,也可以采用两者混合的形式(hybrid approach),即预先编程好不同状态下的生理病理参数,但状态之间的切换、模拟人必要的反应则由教学人员现场根据实际情况进行控制。这种方式可能是更有利于模拟教学的实际操作,毕竟教师往往无法完全预测学员对于案例的可能反应,而完全随机应变则会明显增加控制难度和工作量。

复盘是在模拟案例运行结束后通过互动讨论的形式,在模拟教学人员的引导下,触发学员反思的过程,固化正确的认知和行为的同时发现自身不足进行改进,并讨论正确和错误行为背后的原因。模拟演练环节与复盘环节的结合,其实构成了“体验-反思-概化-实践”的体验式学习环(Kolb's experiential learning cycle),是公认最有效的促进学习的方式之一。需要注意的是,在整个复盘的过程中,模拟教学人员的工作不是简单的对学员的表现进行点评,也不是在进行小讲课,而是以言语或非言语方式引导学员进行讨论,成为讨论过程的引导者、激励者与促进者,更是讨论学习流程的维护者、危机处理者与反馈总结者。

模拟教学不过度强调学员多大程度地完成了模拟案例运行,而更多地在于之后的复盘环节。围绕教学目标进行复盘可以让学员发现在模拟案例运行过程中暴露的问题,通过提问、讨论与反馈,探讨问题背后的原因,并通过启发学员反思和概念化,引导学员主动学习与提升,改正错误的做法,强化正确的做法,也是对复盘环节的一次呼应。因此,复盘环节往往要耗费比运行模拟案例更多的时间进行,也是教学人员最难以把握的环节。不同教学人员复盘的方式与风格有一定差异:如美国心脏协会采用的结构化支持性复盘(structured supportive debriefing,SSD)模式,具体表现为“收集(gather)-分析(analyze)-总结(summery)”式的 GAS 工具;哈佛大学医学院与波士顿医学模拟中心(Boston Center for Medical Simulation,CMS)提倡使用的“开诚布公地复盘”(debriefing with good judgement)模式,即“主张-探询”(advocacy-inquiry,AI)工具。针对复盘环节,国外有一些教育研究成果可以在一定程度上帮助提升质量,如波士顿医学模拟中心于 2010 年开发的模拟医学复盘评估(debriefing assessment of simulation in healthcare,DASH)工具等。合理应用此类复盘模式与对应工具,采用合适的方式评估复盘质量,不仅能够提升学员在模拟教学中的培训效果,而且是对教学人员教学过程的一种监督和管理,还对课程介绍和模拟演练环节有正向反馈作用,评价复盘的核心指标就是看是否紧紧围绕教学目标进行。恰当地使用教学质量管理工具还可以为教学研究提供相应的数据支撑。

模拟教学实施的三个关键步骤,是针对正确的对象,用正确的方法,在恰当的时间,以最低的成本,传递正确信息的过程,是模拟教学实施的有机连续体,缺一不可,不可因为时间或空间等因素限制而进行省略,否则难以保证教学效果。

二、医学模拟在临床教学中的应用

医学模拟在临床教学中的应用主要分为以下几类:单项操作技能训练、综合技能训练、临床情境模拟训练、原位模拟以及评价与考核。教师可以根据具体课程的教学和评价目标进行相应的教学设计。

(一) 单项操作技能训练

对于初学者进行基本操作技能的训练,可以通过使用一些模拟器进行临床技能训练,训练单项操作技能的任务的关键点和操作流程。学员可以在模拟器上教学和反复演练,比如静脉穿刺、置管、导管置入、鼻胃管插入、气道插管、血管通路建立、盆腔检查、肩部注射、乳房检查,清单还有很多项目。许多外科技能可以通过使用模拟器诸如腹腔镜模拟器来训练,学员可以反复训练。比如:外科手术钳的使用,基本的打结技能和腹腔镜的基本操作技能。虽然这些模拟器并不能完整复制实际操作中的整个流程,但可以反复练习直至学员在模拟环境下掌握全部操作流程和技能,有助于在临床实践前帮助学员掌握基本技能。

(二) 综合技能训练

在学员掌握简单的单项操作技能后,可以通过模拟器采用不同模式,增加复杂程度的级别,并设计出重复工作环境的某一方面。综合技能训练,可以通过临床实践的一些要素的组合,使学员除了掌握单一技能,还须兼顾人文关怀以及医患沟通能力等知识。比如,在学习诸如闭合伤口处理的操作技能时,学生可以分别学习解剖学、生理学、打结、仪器操作、无菌操作、利器清理、实践内容记录、人文关怀、医患沟通和专业知识。根据临床实践要求,使用混合模拟的场景为学生提供了整合这些技能的机会,使学员在临床实践中更好地完成整个操作流程。例如,医学生在经过简单模拟器训练过清创、缝合等单项技能后,可以采取加入标准化病人的混合模拟,比如学员在模拟器上进行清创或缝合过程中,标准化病人表演疼痛难忍的场景,促进学员掌握安慰患者、增加局部麻醉等技能。这样可以在训练学员操作技能的同时让学员注意到操作流程的调整和人文关怀。教师可以以"任务驱动"的方式设计模拟课程训练学员的综合技能。比如,设计"接诊一名新患者"的课程训练学员病史采集、体格检查、辅助检查开立与判读等临床思维能力;设计"向上级医师汇报""向同事交班"或"向家属解释病情"等任务训练学员的临床思维、医疗沟通、人文关怀等能力;还可以设计"团队救治危重患者"的任务训练学员危重患者探查、氧疗、基础生命支持、医疗沟通、团队合作以及人文关怀等能力。

在进行综合技能训练课程的设计和实施时,教师应该遵从"掌握性学习"和"反复练习"的原则,在综合模拟训练前确认学员已经具有相应的知识储备并掌握单项技能,避免因为某一单项技能不具备而无法完成综合技能训练的目标。例如经典的美国心脏协会的基础生命支持(BLS)课程的设计,就是在先训练学员掌握胸外按压、人工通气和电除颤等单项技能后,运用情境模拟教学训练学员心肺复苏 BLS 流程的综合技能,并采用两人团队的方式进行训练和考核,在培训学员掌握技能的同时,使学员具备了一定的团队合作的基本原则。在后续的高级生命支持(ACLS)课程中,更是运用情境模拟教学的方法训练学员更为复杂的心肺复苏专业综合技能和团队合作能力。

(三) 临床情境模拟训练

临床情境模拟训练则是通过设计临床案例,使用全身人体模型或模拟器,必要时运用标准化病人(standard patient)或标准化人员(standard people)来模拟临床中可能遭遇的状况,来测试或训练学员综合能力,诸如在现实患者照护情况下的沟通能力、团队合作能力、情境意识、领导力、判断决策和批判性思维能力。在履行临床角色并最终提供安全、有效的患者照护方面,这些都是必不可少的技能。

由于情境模拟能够创造性地模拟真实事件,常常让老师和学员在课程中保持很高的兴趣。部分教师经常痴迷于模拟技术和设备的仿真度,渴望尽可能多地利用令人印象深刻的模拟器功能。但是,高质量的情境模拟教学并不在于过高的仿真设备功能,与任何教学活动一样,案例选择、案例进展和情境模拟仿真度都应该为确保课程达到教学目标而服务。

为了病例的情境模拟能够顺利推进,应根据课程目标在模拟演练开始之前确定学员需要了解哪些信息。教师必须考虑参与者的角色,确保参与者必须知道四件事:他们是谁、他们在哪里、团队是谁(例如外科医生、护士)、问题是什么。例如,"我们有一个醉酒的患者在急诊室,他的女朋友在挂号处,护士目前在他的床边,请接诊患者,进行初步的诊断和治疗"。在临床情境模拟教学时,当学员完全进入角色去完成任务时,模拟对他们来说是最有效的。

模拟学习的成功必须来自教师和学员双方。在我们可用的资源和技术范围内,我们应该尽力让这模拟场景看起来像真的一样。在整个练习过程中,尽可能为学员提供逼真的互动体验。但实际上,情境模拟并不能做到完全真实,某些事情对学员来说可能不是真的。为了达到最佳效果,需要在演练过程中调动参与者的情绪,学员能够认同并表现得好像事情是真实的临床事件,以获取更好的教学效果。

模拟医学中的情境(或案例)旨在为学习临床实践提供载体,为实现学习目标提供独特的支撑架构。尽管某些案例的开发需要随机应变,但作为模拟教育的基本组成部分,案例需要进行计划以确保模拟教学能够满足特定的学习目标。值得注意的是,正式模拟教学前的演练测试,对于保障模拟教学的顺利实施也十分关键。演练测试可以发现诸多在前期模拟教学设计开发时考虑不周或可行性不高之处。通过演练测试发现模拟教学案例的问题,并针对性地调整与解决,可以极大程度地保证模拟教学顺利实施。

此外,情境模拟还具备临床实境所不具备的优点,例如模拟罕见的情境或者不容易观察的情境。在临床情境模拟教学设计时,案例应立足于学员的知识储备和临床经验。案例情境必须保证学员以集体的形式共同工作或实践,应该设计成促使学员能够运用他们现有的知识、技能和观念,使学员从参与情境模拟演练和复盘中获得更深刻的理解。

(四) 原位模拟

原位模拟(in situ simulation,ISS)涉及模拟设备和真实的医疗工作环境的融合,例如在真实的急诊室、病房或手术室中使用假人或模拟患者实施情境案例。这个过程中会使用所有标准的设备、药物、人员和诊疗流程,这些流程通常适用于该领域的"真实"患者。这种方法的目的是改善临床能力从培训向真实诊疗环境转移,因为它增加了模拟的物理仿真度和任务仿真度。同时应该强调,原位模拟的目标不仅仅是医疗相关人员个体的知识和技能的提升,原位模拟实际上是"临床操作、医疗人员、信息技术和医疗体系完全整合的模拟"。

原位模拟的实施富有挑战性,其他"真实"的患者的安全可能会因为医疗团队更专注于隔壁房间的模拟,或占用了真实的患者所需的设备、医疗流程或资源而使患者受到损害。医疗服务,如血库或医学影像检查,可能在不知道原位模拟是模拟演习的情况下被无意中"激活"。在工作场所很难区分模拟患者和真实患者,由于参与者在真实环境中进行演练会更加投入,可能会对作为模拟患者的模型人或标准化病人造成损坏或伤害。原位模拟可以多个层面发现问题——个人、团队、部门和组织成效。在组织成效层面,原位模拟可以为"发现医疗服务体系中潜在问题和测试新工作方法的创新和探索"提供机会。例如,使用原位模拟确定所在医院对产科患者实施的多部门干预可能面临的系统问题,包括与通信、药物、环境、设施/设备、人员配置/角色和流程相关的系统问题。更重要的是,一旦发现存在的系统问题,就能够积极制订并实施潜在的解决方案。

医疗团队之间的沟通是系统性能的关键要素,团队间冲突和医疗部门的本位主义是一个特殊的挑战。原位模拟可以提供机会来改善团队成员间的协调技能和诊疗流程,并以真实的模拟案例处置为基础,和团队成员间公开讨论遇到的问题并寻求可能的改进方案。

(五) 评价与考核

医学模拟不仅可用于临床医学课程,还可以通过模拟对学员进行评价,特别适用于评价学员的实践操作技能和某些非操作技术技能。在评估过程中,可以通过客观的科技手段来评价学员的表现,但对于更复杂的情况,则需要人工主观评判,评分工具可采用核查表或等级评分表。

广义而言,评价的目的包括对学员能力水平判定和进一步指导学习,可以分为形成性评价和终结性评价。在评估过程中,我们需要有计划地使用一系列评价工具,针对性地评价真实情况下医疗专业人员具体行为,直接观察学习者的行为比口头阐述或者书面报告更有效。理想的情况是在不同外部环境和内在压力因素的作用下,在各种真实临床实践环境中近距离观察医务人员操作。对卫生职业教育学员的评价主要有三个目标:①确定学习需求,以推动未来的学习;②通过确保学员达到专业标准来保证患者安全并提高医疗质量;③研究生/员工招录或结业考核进行测试排名。

使用医学模拟对学员进行评价,可以有效地评估学员相关技能的熟练程度。例如,在一次基于团队的心搏骤停抢救模拟演练过程中可以同时评估临床诊断技能、心肺复苏质量、领导力和医疗沟通的能力。然而,试图在短时间内评估太多,可能会使评估人员负担过重,从而降低评估的有效性。虽然模拟评估不如基于工作场所的评估真实,但由于所有学员都以同样的方式进行评估且具有可重复性,所以更容易实现标准化,评估结果也更可靠,而且可以为学员提供在不损害患者安全的情况下接受评估的机会。

在模拟演练过程中,评估者可以是从业者(专家或高年资医护人员)、患者(真实的、模拟的或标准化的)、同伴或者学员自己。评估者可以是被动的观察者,也可以像患者评估员一样,主动参与模拟。评估者的选择取决于所需的专业水平、成本、评估目标的需要、可用性和评估结果的构成。例如,对于住院医师来说,专业性强的技能考核需要更有经验的专家或高年资医生作为评估者。

总而言之,基于医学模拟的临床教学可以让学员、患者和卫生系统受益,促进临床实践技术和流程的发展,有助于学员和患者安全地接触罕见疾病、严重事件、潜在不良事件和危机状况等。模拟医学教育的有效性已经得到充分证明,不仅有良好的学员满意度,而且能保证学员牢固掌握模拟教学的内容,同时能有效改善学员的表现并在实际临床工作中维持,越来越多的证据显示学员在临床工作中成功运用模拟教育培训时所学。并且,模拟医学教育对保障患者安全、提升医疗质量有着积极的意义。经过严谨设计和实施的模拟教学甚至能取代 50% 的临床实践,这在目前临床教学资源有限的背景下有着极强的现实意义。

（蔡书翰）

第十二节　以临床情境为基础的临床教学范式

临床医学教学在整个临床实践活动中占据着重要的位置,它不但能够为学生提供丰富的学习实践机会,丰富学生及医护人员的知识,同时对于医院的正常临床活动也具有积极的意义,使医务人员规范操作、提高相关技能,更为重要的是为我国临床医学事业培养了大批具有临床技能的人才。临床医学教学内容复杂,为确保取得良好的教学效果,许多课程应在真实环境下教学(如理论性、实务性、技术性课程),但是传统的临床医学实践教学方法是使医学生通过观察和重复老师或高年资医生的操作来进行的,医学生只能学习到接触过的病例,通过书本教育去想象未见到的病例。而目前医学生成长困难已经不仅是时间和机会的问题,病种的增多、患者维权意识的提高、法制的健全等因素都在制约着医学教学事业的发展。由此,以临床情境为基础的临床教学凸显出其强大的优势和重要性。

一、临床情境教学的定义

临床情境教学(clinical situational teaching)是在一种高度仿真的教学环境中,创设接近真实的临床情境,对事件的发生及发展过程进行模拟或者虚拟再现,让学习者参与其中,身临其境。观察学员的行为,通过启发式的问题引导,发现学员产生行为的原因和思考的过程,在课程中帮助学员分析并提出改进建议。通过临床情境教学课程可以有效地增强教学的互动性、认知性,使学员有所提升和感悟,很好地构架起理论与实践相结合的桥梁。情境教学的核心内涵是:根据教材内容,创设生动有趣的情境,让学生受到情境的感染,激发学生的学习兴趣和求知欲,为学生提供自主探究的平台,引导学生在这个情境中体验知识产生的过程。情境教学能够起到激发学生内心的情感体验,让学生能够身临其境地感受,从而有效地促进了学生个体认知、情感的体验。

二、临床情境教学的优势

临床情境教学与传统课堂教学有着很大的不同。在传统教学模式中,通常以教师为中心,从书本到书本、从概念到概念、从理论到理论,关注的是向学生灌输了哪些知识,很少考虑到学生吸收了哪些知识、学生积极性如何、是否自愿,导致教学与学生实际脱节、与教学意义脱节,忽视了学生学习潜能的开发以及思维的形成;导致学生学不深、学不透、学不懂,甚至不会运用学到的知识去解决实际问题。临床情境教学法是教师根据教学内容和教学计划,有针对性地设计情境,并让学生扮演情境角色,模拟情境过程,让学生在高度仿真的情境中获得知识和提高能力的教学方法。临床情境教学法为学生创设了临床工作情境,具有传统课堂教学无法实现的实践性和优越性,它是从病例分析法中派生出来的一种极具实践性和操作性的教学方法,实质上是病例教学法的延伸。在临床情境教学中,师生之间或者学生之间进行模拟临床实践操作练习,这种模式的最大优势是节约教学资源、场地以及人力等,同时有助于临床教学质量的提高。

(一) 临床情境教学可以有效提高医学生的沟通和思维能力

临床情境教学是对临床实际情况进行的演习,通过构架临床情境模拟课程,设计与临床实际情况贴近的情境模拟案例。通过情境模拟课程可以有针对性的培养医学生的沟通能力及临床应变能力,研究资料表明通过临床情境教学可以有效地培养医学生在临床工作中与患者及团队之间良好的沟通能力,能够培养医学生正确的临床思维。

(二) 临床情境教学有利于维护患者的权益

医学生在还没有熟练掌握专业知识及操作技能的情况下,对患者进行诊治和操作会出现各种各样的错误。同时由于缺乏临床经验,在与患者交流的过程中会不经意间触碰患者的隐私,从而给患者带来不同程度生理和心理上的伤害,甚至会影响患者的生命安全,增加医患矛盾。临床情境教学通过利用标准化病人、临床操作模型等多种模拟系统,可以让医学生进行反复操作练习,纠正错误,同时也充分地维护患者的安全与隐私,减少医疗差错及医疗事故的发生。

(三) 临床情境教学可提高医学生的自主学习能力

临床情境教学是双向互动式的教学交流,这样能够在教学中避免"教"与"学"的断裂和教学惰性,使学生的学习更加富有主动性。作为一种体验式的教学方法,情境课程更加强调学生在课堂中的主体地位,学生是问题的分析者、决策者和表演者。情境的教学方式使学生更加直观地感受到临床场景的紧张感与危机感,通过典型临床情境的创设使学生有身临其境的感觉,这样可以激发学生的学习热情。在临床情境教学课程最后的反馈环节中,课程的导师鼓励每个学生均参与发言讨论,给予所有学生参与的机会,这将会促进学生在课前充分地进行自主学习,这样才能够在最后的反馈环节提出有针对性的见解。

(四) 临床情境教学有利于促进教学模式的改变

在临床情境教学的课程中导师是组织者、指导者和推动者,而非主导者,在情境点评时应以正面鼓励为主,减少直面性、尖锐的批评方式。在临床情境教学中,学员是主导者,通过情境模拟教学法可直接向学员提供临床场景,他们可以独立判断病情变化,并作出相应的处理,这样既可以充分调动学员学习的积极性,又可以弥补因临床工作忙乱教师未能给学员进行及时的讲解及提供亲自动手的机会的缺憾;我们通过临床情境教学法可以充分调动学生的临床工作热情。

三、临床情境教学在临床医学教学中的应用

医学教育由学校医学教育、研究生(毕业后)医学教育和继续医学教育3个连续统一的部分组成。医学生(包括本科生、研究生、博士生)在结束学校医学教育之后,进行临床实习及规范化培训,在此过

程中掌握基本的行医技能,这个阶段也是医学生形成临床思维、巩固临床知识的黄金阶段。为提高临床医学教学效果,许多医学院校、医院的临床教研室引入了临床情境教学法。

(一)情境教学在临床诊断学中的应用

临床诊断学是医学生由理论学习者转变为临床医生的重要桥梁,培养医学生的临床诊断思维、临床操作能力、理论联系实践、处理临床问题的能力是该学科教学的关键,通过科学的方法和严格的临床技能培训才能将医学生所学的医学书本知识转变为临床工作中的力量。随着医学院校招生规模不断扩大,临床见习、实习的医学生人数越来越多,导致临床教学资源短缺,每名医学生接触患者的机会减少。另外,随着生活质量与医疗水平的提高,患者自发病到就诊的时间间隔越来越短,疾病典型的临床症状和异常体征也越来越少,加之患者维权意识和自我保护意识的逐渐增强,愿意配合临床实践带教的患者人数更是远远少于实际所需数量。上述种种因素在一定程度上限制了医学生从理论学习向临床实践的过渡,而情境教学这一教学方式的出现有效地解决了这个矛盾并提高临床实践教学质量,逐渐成为教学改革的焦点。

问诊的情境教学,学生充当标准化病人逼真地模拟临床情境,然后再选一名医学生代表对标准化病人进行问诊练习,其他的学生旁听,一个病例问诊结束,带教教师总计,提出问题,改正错误,再给学生规范化地示范一次问诊过程,之后学生互换角色,如此反复练习。通情境教学一方面可以使医学生克服首次面对患者时的害羞和紧张不安的心理,帮助医学生逐步完成从医学生到医生的角色转换;另一方面通过标准化病人的这种反复练习的问诊教学,使医学生逐渐掌握问诊的基本内容、方法与技巧等,提高医学生的语言表达能力、医患沟通能力及逻辑思维能力。

体格检查是每名医学生必须掌握的基本技能,因为医师一般通过视诊、触诊、叩诊、听诊、嗅诊来了解患者的异常体征。在此阶段亦可借助情境使其更为高效地掌握相应的临床操作技能,在情境教学中设定临床场景,联合标准化病人以体格检查手法的训练和正常体征的观察为主,应用仿真模拟人以心肺听诊、腹部触诊等异常体征的观察及胸膜腔穿刺术、腹膜腔穿刺术等临床常用诊疗技术的操作练习为主。操作训练手法正确或者错误时,模拟人会给出相应的反应,给学生提供反复强化操作训练的机会,更加安全有效地提高医学生的操作技能。

(二)情境教学在急诊医学教学中的应用

急诊医学是一门高风险的学科,所收治的患者具有病种多、病情危急、变化快速和死亡率高等特点,因此要求急诊医师应拥有较强的专业急救知识与技能,具备敏锐的应变能力,为患者的抢救争取更多的时间,继而降低其死亡率。

传统的急诊教学,一般是以学习急诊常见病基础知识及单项急救操作为主,考核分为笔试与技能操作考试,教学往往脱离临床场景,形式固化,学习过于侧重理论,导致学生实习结束时仍不能单独接诊患者。在急诊科临床教学中,患者由于病情危急,医患关系敏感,需要医生短时间内作出诊断及治疗方案,难以让学生动手操作。在急诊情境教学中,以尽量逼真的情境模拟,让实习生以团队协作形式进行练习,培养临床思维;解决了学生面对患者时紧张、慌乱的情绪;能配合急诊护士,明确指示口头医嘱;提高语言组织能力及与其他医护人员、患者、患者家属之间沟通协调能力;加强学生应急能力及技能操作能力。所以情境教学,以逼真的场景让学生提升急诊急救水平;培养学生的创造性思维和自主解决问题能力;提高学习兴趣、诊疗能力、应急能力及沟通协调能力,增强团队交流能力和协作精神;使学生在急诊急救中充分运用临床思维,更好地为患者提供高效的急诊服务。

(三)情境教学在神经科教学中的应用

神经系统疾病临床表现多样化,症状复杂,病因复杂,急危重症多见,神经系统结构复杂抽象,神经系统疾病容易混淆、诊断不清,学生难以理解、掌握。在神经系统疾病的医学教学中,教师需要在教学大纲规定时间内讲授相关疾病的症状、诊断、治疗等内容,学生需要掌握这些知识点,并将课堂上所学的知识用于临床实践中。单靠传统的教学模式很难取得较好的教学效果,情境教学是提高神经病学教学水平和质量的一种探索。

例如在脑血管疾病部分由教师提供一个急性脑梗死模拟场景,学生根据剧本情节要求,模拟一例急性脑梗死患者在时间窗内接受溶栓治疗的就诊治疗过程。自行设计分派角色扮演,从患者、家属、"120"接诊、急诊室接诊、神经科医生接诊,到影像科做检查,抽血检查,等待检查结果,医生与患者和家属沟通交流,提出治疗方案,具体如何溶栓治疗。通过这一模拟诊治的过程,使学生进入角色,掌握急性脑梗死溶栓治疗。在情境表演结束后,由观众同学对情境的过程处理进行评价,发现问题。教师对情境教学总结,对情境中出现的问题进行分析,与学生一起讨论、总结,发现问题,指出问题。通过真实病例使同学们熟悉并掌握急重症患者的临床表现、诊断思路,如何抢救、治疗患者,培养医学生综合能力、创新能力及团队合作。

(四) 情境教学在内科教学中的应用

内科相关疾病病情急、变化快,在临床工作中需要医师应急反应迅速,急救技能过硬。内科的临床教学重点是培养临床医师的临床思维、问诊查体和技能操作。内科知识复杂,不易掌握,同时教师在教学过程中也发现存在以下问题,例如传统教学模式中,带教老师机械性的向医学专业实习生灌输相关内科知识,学生被动学习内科基础理论知识与临床操作技能,难以激发学习积极性;理论教学不易融入临床实践中,急危重患者瞬息万变的病情不利于床旁系统教学。情境教学旨在将临床中遇到的急危重症及对学生有教学意义的病例通过模拟进行情境重现,让学员真实地参与诊疗过程中,从而实现比传统理论教学、单项技能教学更显著的成效。情境教学让学生把所学的医学知识运用到临床实践,通过具体的病例情境再现将抽象的知识融入模拟实践操作中,减少理论和实践的差距,从而促进了学生对理论知识的掌握,提高了操作能力的教学满意度,提高了学员的临床工作能力。

在内科情境教学中学生担任标准化病人,模拟接诊情境进行问诊训练。扮演标准化病人的学生经过课前训练,对于疾病的认识增强,教学过程中有意识地突出典型性,并起到引导、推动作用,另一名学生给予问诊、体格检查、诊断及治疗,在课程结束后通过师生互动、生生讨论、师师总结,改正不足之处,提高教学效率。教学情境更加轻松自如,缓解学员压力,从而获得更多信息。因此,情境模拟教学是内科教学的重要组成部分,在巩固医学生基础知识、临床技能的同时利于医学生逐渐适应临床高节奏、高压力的工作。

(五) 情境教学在外科教学中的应用

外科学学习需要掌握大量的外科基础知识、理论和操作,要求带教老师必须要从小事抓起,严格规范基本操作和体格检查操作,使学生领会操作的基本要求,规范各项操作过程。并且外科手术是临床上常用的救治方法,是外科学中的重要组成部分。传统教学虽然能满足临床教学基本需要,但是学生学习兴趣较低,学生多处于被动接受知识状态,导致教学积极性不高,教学质量较低,影响教学效果。大部分患者和家属因为各种原因不愿意配合临床教学,为避免医疗纠纷,导致缺乏部分病例,学生只能通过自习解决。还有部分学生认为自己外科专业,故主动性差,学习效率低。情境教学是在教学过程中添加真实的情境,通过完成带教老师布置的各项任务而达到学习目的,并在教学过程中穿插外科基础理论知识,让学生将理论与实践相结合。情境教学能提高学生理论知识掌握情况,提高学生操作能力;提高学生的临床实践能力,通过进行反复操作,纠正学生不足;训练学生的沟通技巧;使临床教学流程更加规范、更加完善,使教学内容更加丰富。

在外科教学中,将 PBL 和情境模拟教学法有机融合,有助于激发学生学习兴趣和积极性,高效地培养了他们的合作能力、临床实践能力、创新能力,极大地提升了学生的职业责任感和职业道德感,并能为学生的终身发展助力奠基。

（六）情境教学在妇产科教学中的应用

妇科急症患者病情危重、变化快，甚者危及生命，更须注重疾病鉴别诊断和应急操作能力培养。由于诊治的器官较私密，患者不愿在临床医学生特别是男学生前暴露自己隐私，越来越多的患者拒绝实习或见习医师参与诊治过程，导致学生接触患者和进行医患沟通的机会较少，临床操作机会更是缺乏。情境教学再现真实临床场景，避免学生和患者间的"尴尬"，同时模拟临床典型病例，为学生未来临床工作打下基础。

有研究表明妇产科情境教学模式下的学生理论考核和技能考核均取得较好的成绩，且岗位胜任力得分明显高于实习前，说明妇产科情境教学模式可促进妇产科实习生理论知识和操作技能的掌握，有助于实习生向合格妇产科医师转变。另有研究表明将 CBL 和情境教学两种教学法联合应用于妇科急症的临床教学中，将理论大课和临床学习紧密衔接，课堂生动有趣，学生参与度高，有效地达到教学目的；培养学生优秀的临床思维、规范的诊治技能以及随机应变能力；改善学生摄取知识的能动性；提高学生的临床操作技能；提高了教学质量。

（七）情境教学在儿科教学中的应用

儿童急危重症识别、处置及转诊的培训教学存在困难；儿科疾病季节性强，培训期间不能亲眼所见；大部分患者不具备清晰沟通交流思路及表达的能力；患儿不配合问诊、体格检查及临床操作；患儿家属过度保护，不愿配合教学查房，拒绝学生参与诊治过程。面对以上困惑，情境教学法取得了较好效果。

例如小儿热性惊厥的情境教学，根据教学大纲编写热性惊厥病例剧本，内容包括从家属焦急护送患儿就诊、询问病情、紧急处置、医护团队协作、惊厥缓解后神经系统查体、后续治疗、医患沟通等。患儿由模拟人充当，抽搐过程下载真人抽搐视频，学员分别扮演家属、医生、护士。同时故意设置一些常见错误，如掐人中穴止惊等。最后带教老师及学生进行热性惊厥知识重点及注意事项的讨论及点评。

情境教学中体验不同角色，能让学生站在医生、患者或家属的不同角度思考问题，有利于医患沟通；模拟场景真实、气氛紧张，有利于学生临床思维能力、应变能力、团队协作能力的培养；情境教学可重复性强，学生学习的时间较为自由，有利于学生反复多次就本人不足或教学重点进行学习、巩固。所以，儿科教学中采取情境教学，有利于提高学员们的学习兴趣、急重症识别能力、临床思维能力、临床处置能力、医患沟通及团队协作能力。

（八）情境教学在护理教学中的应用

临床护理教学是提升实习生护理操作技能的重要方式，在临床护理教学过程中不仅须加强护理实习生专业技能的提升，还须注重护理实习生专业素养和职业素养的培养。护理实习过程是护理实习生向专业护理人员转变的重要阶段，也是护理实习生了解科室护理内容及相关护理操作的重要途径，不断提升临床护理教学效果是为社会培养更多综合型护理人才的重要手段。

在临床护理教学过程中，引导护理实习生将护理理论知识运用到临床实践是教学的主要内容。情境教学模式中，教学前向学生布置情境模拟内容，学生扮演护士、患者、家属等不同角色，并根据情境模拟查阅相关资料，排演情境，做好课前准备；在教学过程中，通过设置情境进行教学，可采取学生角色扮演模式进行情境再现，先由学生自主进行护患沟通、发现护理问题、解决护理问题等，再由带教老师对教学主题内容进行总结，分析案例中的重难点护理内容，并进行现场演示，对学生情境模拟中存在问题进行针对性解答及指导。通过情境教学提高学生的护理临床操作技能及培养学生临床思维能力；培养学生自主学习能力及评判性思维能力；培养学生团队意识，提升职业素养。

例如在护理学情境教学中,设计一个意外事故导致脚部开放性骨折的病例,由5名学生进行演练,要求他们仿真模拟临床进行现场诊疗处理。1人模拟接诊护士,2人模拟外科医生,1人模拟病房护士,1人模拟器械护士,按照实际诊断治疗程序操作,接诊、外科洗手、穿手术衣、戴无菌手套、清洗伤口、缝合,最后换药。教学结束后,由教师和其他学生进行现场点评,对出错的地方或者不妥之处加以指正并重新演示,直到全部学生都正确地掌握为止。通过情境教学法,可使学生自身的理论知识得到加强,动手实操能力得到提升。在训练中学生角色分工明确,相互配合,主动运用所学理论知识思考问题、解决问题,达到了很好的团队协作效果。

(九) 情境教学在医患沟通中的应用

医患关系紧张,医患矛盾的出现,大部分是由于医患沟通不畅导致。因而,良好的沟通能力是每位医学生必备的素质。同时,沟通能力不仅可以避免医患关系紧张,而且可以提升对病情的判断准确率。当前国内"医患沟通学"教学存在实践教学内容不明确;无法搭建相应的实践教学平台;缺乏相应的实践教学手段等缺点。在医患沟通中应用情境教学,可以在一定程度上弥补"医患沟通学"教学的不足。

通过不同场景人物设定剧本,理解每类患者所需要的沟通交流方式。比如在与急诊患者的沟通中,患者家属很可能存在意见不一致的情况,这时特别考验医务人员的应变能力。在整个沟通过程中,如何安抚患者家属的情绪是关键点,因为患者家属急躁的情绪容易引发各种误会、矛盾,甚至冲突。所以,怎样安抚患者家属的情绪是这一教学内容的核心部分。使学生在训练的过程中更能深刻体会急诊患者家属的急躁心理。情境教学中涉及的经典台词往往反映了沟通中的冲突,学生通过一些经典台词的模拟与训练,很容易发现沟通中存在的问题。通过这样的启发,学生对医患沟通中的矛盾和冲突也能体会深刻。情境教学通过反复演练,学生沟通能力显著增强,有利于良好医患关系的建立,也可以让患者更清晰理解治疗方案的可行性;学生扮演患者和家属,体验患者及家属的心情,换位思考,感受就诊流程,体验医疗过程中的人文环境,实现人文关怀。

临床情境教学作为一种新的教学方法,避免了传统教学的枯燥知识讲解;不生动、无乐趣的机械性记忆;理论与实践脱节;依赖患者的配合程度及病种有无。情境教学以学生为主体,通过教师的引导,能够将医学基础知识与临床实践技能通过情境演绎传授给学生,相对于传统的教学方法具有明显的优势,有助于提高学生的学习兴趣、学习效率、自学能力,培养学生分析处理问题能力、创新能力、沟通和团队协作能力;将基础与临床结合、理论与实践融合,使学生在进入临床工作后能正确地分析和解决问题,并能很好地与他人沟通合作;具有实践性、开放性、趣味性、全面性的特点,结合其剧情的真实性,能充分发挥学生的主动性、参与性、协作性、积极性。

临床情境教学在临床教学中还处于探索阶段,需要不断地发现问题、探索问题,还需要不断地深入学习和研究,总结教学经验。临床情境教学实现了医学生的教学与临床实践相结合,能够促使学生真正理解和掌握医学知识,不断提高学生的医学专业水平,增强学生的临床经验,不断提高学生的综合素质,为医学事业培养应用型人才,为临床输送品学兼优的医生。

(朱立群　尹蕾蕾)

第十三节　基于标准化病人的临床实践教学范式

面对疫情提出的新挑战、实施健康中国战略的新任务、世界医学发展的新要求,我国医学教育必须加快创新发展,全力提升院校医学人才培养质量。其中标准化病人作为重要的教学手段贯穿整个医学教育过程,目前已在全世界临床教学、培训、评估、考核等多个领域发挥着越来越重要且不可替代的作用,尤其在弥合理论教育与临床实践之间的鸿沟方面具有独特的作用和许多优势,有效解决了临床医学教育中患者安全与法律伦理的矛盾,加强医学生人文关怀理念的培养。

一、标准化病人的定义与起源

标准化病人(standardized patients,SP)是指经过标准化、系统化培训后,能够准确、逼真、可重复地表现病例特应表现,包括表达相应症状和情感反应,甚至部分表现疾病体征,能够参与完成病史采集、体格检查、沟通交流、人文关怀等临床能力教学和考核工作的人员,发挥患者、评估者和教师三重功能。

标准化内容主要体现在标准化病人能逼真模拟疾病特征,按照设计恒定提供标准病史;作为评估者严格执行评分标准,公正客观进行评估;作为助教认真反馈教学效果。标准化的形式体现在横向和纵向两方面,横向表现为不同的标准化病人在上述内容中的同质化;纵向表现为同一个标准化病人在不同时间面对不同学生能在上述方面达到同质化。为了达到这一效果,就需要从运行的各个环节都遵循标准化理念,将病例剧本编写、招募、培训、评估、管理等环节的标准统一起来,形成一个标准化病人的"标准化体系",以保证教学质量。

标准化病人目前已经广泛地应用于病史采集、体格检查、医患沟通、患者教育和病情告知等技能培训,面向人群已从临床医学专业的医学生、住院医师、专科医师等,逐步扩大到口腔医学、药学、护理等相关医学学科。标准化病人有效解决了临床医学教育中患者安全与法律伦理的矛盾,并为教学和考试方法的优化,医学生人文关怀理念的培养提供了抓手。

1963 年美国南加州大学医学院 Howard S.Barrows 博士首创性训练艺术模特模仿神经性疾病患者应用于临床医学生问诊及查体教学考核。1972 年美国亚利桑那大学儿科 Paula Stillman 博士应用正常人进行体格检查培训,使用模拟化母亲进行儿科病史采集。标准化病人是 1991 年从美国引入中国大陆地区,经过近 30 年发展,逐渐发展成各医学院校常见的教学考核方式。1990 年华西医科大学、浙江医科大学、九江医学专科学校三所院校共同向美国中华医学基金会(China Medical Board,CMB)申请临床技能教学与评估项目,1992 年项目骨干 6 人(华西医科大学 4 人,其余两校各 1 人)到美国马萨诸塞大学考察学习标准化病人教学,掌握了培训要点,撰写了《SP 的作用》《问诊指导手册》《问诊技巧评分标准》《全身体格检查指导手册》《SP 培训教学大纲》等培训材料,拍摄 5 部教学录像片。最初标准化病人主要应用于诊断学教学,随后应用范围逐渐扩大,在各种考核中作为重要考核内容。2008 年开展中国临床医学专业认证,推动了标准化病人教学的发展。2015 年国家医学考试中心实施临床执业医师资格分阶段考试实证研究,实践技能考试要求使用标准化病人,进一步推动其在医学教育应用的广度与深度。

二、临床教学中应用标准化病人的必要性

(一)标准化病人解决患者安全、伦理及法律与医学教育需求的矛盾

医学是兼具自然科学和社会科学双重特征的科学,临床医学研究疾病的病因、诊断、治疗和预后,服务对象是人,目的是促进人体健康。心理学家恩格尔提出生物 - 心理 - 社会医学模式,主张人除生物学属性外,还具有社会性。医生不能简单地从生物学模式诊疗疾病,而应在心理和社会模式下共同研究患病的人。现代医学教育倡导"早期接触患者,早期进入临床",强调"以患者为中心",倡导医学教育全方位融入医学人文素质教育。医学生最佳的学习对象是患者,但现实是由于某些疾病的罕见性、危急性以及季节性等原因,很难成为学习对象,此外由于患者法律意识增强,出于自我保护目的的不愿配合临床教学等,导致临床学习资源有限,不能满足实践教学需要。标准化病人可在一定程度上有

效解决这一棘手问题,有效培养医学生临床能力。

(二)标准化病人优化医学教育教学、考试方法

标准化病人能在很大程度上起到替代真实患者,用于实践教学,增加学员运用理论知识进行实践学习的机会,为其架设理论到实践的桥梁。根据教学及考核目标,运用标准化病人设计相应的临床情境,使教学和考核过程既循序渐进,又有针对性。学员可以重复学习实践,增强临床能力,又不会对患者造成不良影响。在考核过程中,标准化病人面对不同学员呈现标准化案例,保证了考试客观性和公平性。

(三)标准化病人强化人文理念培养,提升医学教育质量,保证医疗安全

医疗活动具有特殊性,服务对象是人,诊疗双方具有复杂的心理及情感,同时医生必须在国家法律、社会伦理和职业道德等框架内去防病、治病,因此医患关系绝非简单的等价交换商业关系。医患矛盾、医患冲突,往往是在社会、医疗系统和公众的合力中出现偏差造成的。首先患者及家属对医生不信任,对医疗服务期望值过高,医疗费用快速增长超出其承受能力;其次部分医生缺少仁心,没有理想信念,医德缺失,工作责任心不强,欠缺医患沟通能力,服务意识不强,违反规章制度和操作常规,技术水平不高;再次医院管理落后,制度不健全,职责不明确。缓解医患矛盾,提高我国医疗水平,不仅仅需要提高医院管理水平,更重要的是加强医学教育质量,提升医生临床技能水平,提升医患沟通能力,强化医德医风建设。标准化病人可以从患者的角度,对医学生的问诊技巧、查体手法、职业态度及人文关怀等进行全面反馈,直接引发学习者的同理心,帮助其理解践行人文关怀理念。通过结合思政内容的标准化病人教学,引导医学生树立正确的社会主义核心价值观,培养良好医患沟通能力,强化技能训练,对专业知识提升及思想道德升华均有重要作用。

三、标准化病人在临床教学中的应用

标准化病人在医学教育领域主要应用于教学、培训与考核、评价两大方面。教学、培训重点应用于问诊、查体、医患沟通、专业培训等;考核方面主要是客观结构化临床考试中应用标准化病人,综合评价医学生临床能力。

(一)标准化病人在医学院校教学培训的应用

我国医学院校开办八年制、"5+3"长学制、五年制等不同轨道临床教育,医学生毕业后接受不同年限住院医师规范化培训,考核合格,最后通过国家医师资格考试后方能进行临床工作,整个学习年限 8~10 年。其中标准化病人教学贯穿整个医学生教育阶段,是不可或缺的重要教学手段,在临床能力培养、医学人文素质培养以及各类考核中发挥重要作用。

医学生本科学习分为基础学习阶段及临床学习阶段,其中临床学习阶段可分为三阶段,第一阶段为诊断学学习及考核阶段;第二阶段为各专业课学习、课间实习及考核阶段;第三阶段为生产实习及毕业考试阶段,标准化病人教学在各个阶段承担不同教学任务,侧重培养不同临床能力,结合其他各种教学手段如 PBL、CBL、模拟教学提高医学生综合能力。

1. 标准化病人在诊断学教学方面的应用　警察查案,通过询问当事人获得线索,搜集各种证据,最后锁定罪犯。医生诊断疾病过程类似查案过程,首先通过问诊进行病史采集,通过体格检查获得各种疾病相关体征,做出初步诊断后完善各种相关检查,规范病历书写,最后确定诊断并完善治疗方案。医生日常工作包括病史采集、体格检查、进行相关检查、书写病案以及进行相关治疗如药物治疗、手术治疗等。诊断学是医学生进入临床学习阶段首要学习内容,病史采集、体格检查及病案书写是诊断学教学重点内容,理论授课后重要的教学手段就是标准化病人体格检查技能课以及问诊技能课。在未

应用标准化病人之前,医学生只能通过在病房实习进行学习,由于病房资源有限,患者自我保护意识增强,容易引发医患矛盾等情况,学生训练机会不多,学习效果不佳。标准化病人教学法很大程度解决了长期临床教学资源匮乏问题,不涉及伦理问题,不引发医患矛盾,提高学生训练机会,提供均质化、标准化问诊、体格检查训练,及时获得教师及标准化病人标准化评价及反馈,发现不足,有针对性快速提高问诊查体技能。标准化病人由于其在医学专业教育、评估和研究方面的独特优势,已经成为诊断学教学改革热点。

诊断学理论授课后,医学生初步掌握问诊技巧,初步具备询问相应症状及病史能力;初步掌握体格检查手法,能发现相应体征,下一步就是进行分步骤深入技能训练。设置技能训练课九次,其中问诊训练课二次;应用标准化病人进行一般头颈四肢查体、胸部查体、心脏查体、腹部查体四次体格检查技能课;应用胸腹部检查智能仿真教学系统进行肺部听诊、心脏听诊及腹部触诊三次技能课,解决标准化病人无法表现异常体征的问题。

在模拟就诊环境中学生向标准化病人询问病史,病例是标准编写的典型病案,询问完毕后教师及标准化病人根据量化评分标准及时反馈,包括问诊内容与顺序、言语表达、人文关怀、仪表礼仪、适宜医患沟通技巧等。通过两次问诊训练课,学生较熟练掌握问诊基本内容与顺序,充满人文关怀,采用通俗易懂、适宜语言进行问诊,提高医患沟通技巧。

体格检查技能课,每组学员10~14人,一位教师,一位标准化病人,两个查体房间两套查体设备。学生首先观看人民卫生出版社查体录像,然后教师对标准化病人边查体边讲解,学生按顺序进行查体操作,教师在旁进行指导纠正。在另一个房间由学生充当标准化病人,其他学生进行查体。教师根据学生操作手法、操作流程、仪表语言、沟通技巧进行专业反馈,指出不足,在典型操作失误发生时通过现场录像进行视频反馈,评价更客观准确,促进学生的理解与改进。标准化病人会根据自身体会评价学生的操作手法适宜程度,言语沟通流畅程度,人文关怀程度等。学生充当标准化病人能更好体会作为患者面临查体时的真实感受,操作手法不适宜,缺乏人文关怀如不注意患者保暖会导致身体不适,促进其进一步加强基本功训练决心。最后教师与标准化病人根据量化评分标准对每一位学生查体训练进行评分,作为平时成绩汇入毕业总成绩。在肺部听诊、心脏听诊及腹部触诊技能课应用胸腹部检查智能仿真教学系统,结合视频、语音软件进行高仿真智能模型技能训练,弥补标准化病人无法听到异常呼吸音、心音等疾病相应体征的缺憾,补上训练短板。通过这种"学习-评价-反馈-再学习"螺旋上升学习方式,加强医学生对理论知识的理解及查体技能的掌握。

2. 标准化病人在医患沟通教学方面的应用 目前我国医学教育培养体系注重医学知识传授,轻视人文教育及医患沟通,"重病轻人",医学生医学人文素质、医患沟通相应课程不足。根据资料,国内外大部分医疗纠纷源于医患双方交流不充分,彼此缺乏信任所致。有效的医患沟通是保障医疗活动顺利进行的重要环节,对于医患关系、社会和谐起着至关重要的作用,是医生应具备岗位胜任力的核心能力之一。临床工作中医患沟通内容除了病史采集之外还有告知病情、告知坏消息、签署各种有创操作和手术同意书、与患者谈论敏感性问题(如艾滋病等)、与特殊患者(如儿童、老人、精神障碍患者等)交流、患者教育等。真实医疗救治场面,要求医生不仅医术精良,而且具备高超医患沟通、稳定局面能力。应用标准化病人,模拟临床情境,进行医患沟通培训,取得良好效果。利用标准化病人先后两次与受训医师会面,分别扮演大面积烧伤患儿家长,以及实施抽脂塑形术患者配偶,培训其告知坏消息能力。住院医师需要告知他们患儿很可能由于过重伤情而死亡;抽脂术患者术后不幸发生大面积肺栓塞,随后安排标准化病人反馈。研究结果显示受训医师与家属沟通能力明显提高,加深对患者家属的理解。标准化病人沟通培训的一个主要优势是能够在模拟临床遭遇后,立即从患者的角度向学生提供反馈。反馈是互动学习中一个重要而有价值的工具,高质量的反馈会对学生的表现产生深远的影响。

专业医患沟通培训课程是现代医学教育的重要组成部分,关心、照护、尊重患者是医学人文关怀重要体现,是赢得患者深度信赖的重要"法宝",是树立医护形象关键的一环。培训中标准化病人配合医学生进行签署手术同意书、告知坏消息等医患沟通训练,从患者角度对医学生暴露的问题和不足提出反馈,引导其换位思考并树立"以患者为中心"的思想,取得患者及家属的信任和理解,构建和谐医患关系,保证医疗活动顺利进行。

3. 标准化病人与现代教学方法的联合应用　在医学理论授课中,各种现代医学教育方法不断应用,比如 PBL、CBL 等。PBL 是在教师引导下,以学生为中心,以问题为基础,采用小组讨论形式,学生围绕问题独立收集资料,发现问题、解决问题,培养学生自主学习能力和创新能力的教学模式。采用标准化病人进行病情叙述,展现病情场景,学员可以与之互动问诊,进行必要查体,发现问题,寻找答案,小组反馈讨论,最终归纳总结,达到提升临床思维综合能力的目的。CBL 是以临床案例为基础,设计与之相关的问题,引导并启发学生围绕问题展开讨论的一种小组讨论式教学法。标准化病人讲述鲜活临床病例,学生综合应用多学科知识,提出病例中的难点、疑点、重点,进行小组讨论,教师帮助学生归纳观点,有针对性地指导讨论结果,帮助其分析归纳病情,抓住核心要点,达成共识,明确诊疗方案。通过标准化病人参与设置临床情境,结合 PBL、CBL,以学生为中心,促使学生主动学习,达到提高临床诊疗综合素质的目的。

4. 标准化病人与现代医学模拟设备联合应用　一些有创性操作不便对患者操作,单纯模型操作又缺乏真实感,教学中使用一些佩戴式模拟教学设备与标准化病人构成混合模拟教学方式。如标准化病人穿着佩戴式胸腔穿刺模型,学员进行胸腔穿刺操作时,可以直接和标准化病人进行沟通,询问身体状态,体验面对真人操作时的压力,更接近临床。

5. 应用标准化病人进行情境教学　生产实习对于医学生的成长至关重要,是将理论知识应用于临床,建立临床思维,成为一名真正医生的关键阶段。现实是目前全国医学院校生产实习质量不高,原因有以下几点:①许多医学生考研压力大,实习不认真,敷衍了事;②目前医疗大环境下医患关系紧张,患者自我保护意识增强,不想让学生进行医疗操作;③教师指导无经验医学生对患者开展诊疗,面临很大医疗风险,积极性不高。

应用标准化病人情境教学可以解决当下困境,既能创造条件帮助医学生进行对患者极难开展的技能操作,又能规避风险防止医疗纠纷发生。结合标准化病人的情境模拟教学是一种非常有效的教学手段,允许教育者和受训者将注意力集中在与特定培训需求最相关的医患互动方面。

联合应用标准化病人与生理驱动型模拟人,营造一个接近真实抢救的场景,标准化病人提供病史,进行查体,采用最先进电脑技术的生理驱动型模拟人,模拟真实病理生理特征,呈现血压、脉搏、心率、呼吸等生命体征变化,实时显示。学生需要根据病史、查体结果、检查结果、生命体征变化综合分析,做出诊断,同时根据病情变化给予心肺复苏、气管插管、电除颤、吸氧、静脉输液等综合治疗抢救措施。在这一场景中,主导抢救的是学生,教师充当引导者在适宜节点进行引导,最终完成整个抢救,最后可能抢救成功,也可能抢救失败。在随后讨论过程中,学生为主,教师仍作为引导者把控整体讨论方向,学生自己发现问题,最终找到解决方案。教师及标准化病人根据量化评价标准进行反馈总结,教师重点反馈抢救要点;标准化病人不仅反馈问诊查体是否规范等常规内容,还要重点反馈危机状态中的医患沟通应变能力。通过设置高真实度抢救场景,医学生能身临其境,直接参与"抢救工作",处理"各类问题",亲自操作并使用各种抢救仪器,在危机状态中与标准化病人扮演的患者及家属进行交流沟通,甚至发生争执处于医疗纠纷中,需要依靠自身解决各种问题,完成抢救。

通过建造一个安全、有效、无风险模拟训练环境,进行实战训练,促进学生理论与实践有机结合,加强理解,增强记忆,不仅提高临床各项诊疗抢救技术,而且培养应急能力,培养批判性思维,提高人文素养,包括人文素养的认知和实践能力、医疗实践中人文感知与践行能力、医患沟通能力及社会适应能力,促进综合临床能力的培养。

6. 标准化病人在临床专科技能培养方面的应用　由于医院规模及专科限制、发病季节影响以及疾病谱变化等因素,教学大纲要求掌握的某些疾病很罕见,或收治的患者病情危重,比如休克、恶性传染病、急腹症等,不宜作为教学病例。引入受过特殊培训的标准化病人,扮演相应疾病患者,再通过特殊化妆术呈现贫血、创伤、休克等外貌特征,医学生围绕预设案例,按照诊疗流程处置患者,加强对疾病的理解与认识。

(二) 标准化病人在临床技能考核评价方面的应用

医学科学教育的目标是培养学生在教育项目中达到理想的能力水平。OSCE 用于评估医学生的临床技能时,采用标准化病人进行考核。OSCE 是评估个人"临床能力"的最佳方法,这项考核具有全球信用。1984 年美国采用标准化病人考核住院医师临床技能。1993 年加拿大医学会在医师执业考试中应用标准化病人。1994 年美国将标准化病人用于外国毕业生的执业考试。2004 年美国在执业医师执照考试第二阶段(USMLE step2)增加临床技能考核,使用 12 站标准化病人考站。日本、韩国等国家相继将标准化病人引入医师资格考试中。我国已将标准化病人应用于临床医学专业本科生毕业考试、住院医师规范化培训结业考核、专科医师培训考核中,作为核心要素之一,参与到 OSCE 考试,通过标准化案例,客观公正评价考生临床水平。

1. 标准化病人在临床医学专业本科生毕业考试中的应用 2005 年哈尔滨医科大学将 OSCE 引入临床医学专业本科生毕业考试,设置 10 站,涉及问诊、沟通技巧、查体、病历书写、心电图及影像学结果判断、技能操作、伦理口试等。其中问诊、沟通技巧、查体为标准化病人考站,标准化病人参与评分。2005 年北京大学医学部在医学专业本科生毕业考试采用 OSCE,设置 13 个考站,其中问诊、查体、沟通技巧、精神检查为标准化病人考站。考试结果提示标准化病人参与的 OSCE 考试具有良好的信度,具有可靠有效评价效果,能全面反映医学生的临床综合能力。

2. 标准化病人在住院医师规范化培训结业考核中的应用 2016 年北京、黑龙江、上海、浙江、湖南等地住院医师规范化培训结业考核采用 OSCE 考试模式,涉及问诊、人文沟通、体格检查、病历书写、心电图及影像学结果判断、技能操作等。

3. 标准化病人在国家医师资格考试临床分阶段考试中的应用 2015 年我国开始探索实施临床执业医师资格分阶段考试实证研究第一阶段考试。16 所医学院校参与并进行客观结构化临床考试,首次在此项考试中大规模应用标准化病人。2016 年全国有 33 所医学院校参与。

4. 医患沟通能力的评价手段 中国医院协会《患者安全目标(2017 版)》中明确提到,加强医务人员的有效沟通,建立规范化的沟通程序,确保沟通过程中信息的正确、完整与及时。国内医学院校开始重视医学生的医患沟通能力培养,但缺乏客观有效的量表评价方法。国内学者将国外普遍运用的医患沟通技能评价量表(SEGUE)和利物浦医生沟通能力评价量表(LCSAS)进行汉化处理,并根据我国医疗服务特点调整个别项目。标准化病人医患沟通考核中应用新的量表显示良好的信度和效度。

四、临床教学中应用标准化病人的优势

(一) 缓解临床教学资源紧缺状态,实现医学教学模式的转变

目前,医学科学正在经历从生物医学模式向生理 - 心理 - 社会综合医学模式的演变,要求医学教育需要改变培养思路,建立综合医学模拟教学课程,提高学生沟通能力及医学人文素质。现代医学教学模式需要加强临床实习,但现实是由于患者及其家属自我保护意识增强,且目前医疗大背景下医患双方关系紧张,患者配合临床教学意愿不高;以及医学院校扩招,医学生数量增加,导致医学生临床实习机会减少,医学教育质量被削弱。在此背景下,应用标准化病人设置各种临床情境,结合各种智能仿真教学系统逼真模拟各种阳性体征,配套各种心电图、影像片等诊断素材,极大加强学生临床实践能力的培养。标准化病人模拟患者及家属不仅提供病史,可以进行查体,同时模拟危重症危急状态,

甚至模拟医疗纠纷场面,锻炼学生医患沟通应变能力。标准化病人教学安全可靠,不涉及伦理法律问题,可标准化重复,保证每一位学生都能接受标准化、均质化培训,保证教学质量。

(二) 有利于培养医学生临床能力,构建医学理论与实践的桥梁

传统医学教育体系注重知识体系系统性与完整性,理论授课中仍主要采用课堂授课以教师为主,学生被动学习模式。临床实习由于学生多,典型病例缺乏、愿意配合教学的患者少,实习效果不尽如人意。解决这一问题必须加强建设临床技能中心,高度重视临床技能授课体系建设,着重培养医学生临床技能操作能力、临床思维能力、医患沟通能力以及应急能力等综合能力。标准化病人教学作为理论授课与临床之间的桥梁,以学生为中心开展教学。医学生作为学习主体对标准化病人进行问诊查体训练提高临床诊断能力;结合 PBL、CBL 教学锻炼临床思维能力;告知坏消息、签署病情危重告知书等临床沟通技能课提高医患沟通能力;与生理驱动型模拟人结合进行危重症情境模拟教学提高急救能力、应急能力以及沟通能力。总之标准化病人从心理、社会、文化、医学知识、专业技能等各个角度培养医学生综合能力,促进其形成良好职业态度。

五、临床教学中应用标准化病人存在的问题

(一) 标准化病人队伍建设存在的不足

目前国内标准化病人人员招募受到诸多因素制约,比如年龄、学历、健康、可支配时间等,人员组成绝大部分为社会兼职人员与退休人员,并且流动性很大,难以创建较为理想的专业标准化病人队伍。国内外标准化病人招募大都将婴幼儿、未成年人、60 岁以上老人排除在外,因此,对于某些年龄相关性疾病教学带来很大限制性。

标准化病人需要进行医学专业知识培训、教学技巧培训、表演相关体征技巧培训及沟通能力培训,才能深入理解并扮演相关患者内容。培训中需要保证培训内容的标准化,确保不同标准化病人能“标准”地扮演同一病例,按照标准打分细则对学生进行客观评估。标准化病人队伍建设需要投入大量的资金、人力、时间,维护成本高,标准化病人流动性大,培训时间不稳定,医学院校很难拥有足够资源维持一支稳定的队伍。因此在我国不同地域,由于经济等因素影响,或医学院校自身资源限制,标准化病人发展不均衡。总之,目前国内标准化病人建设处于自行发展阶段,缺乏统一培训教材,缺乏专业培训师资,尚未形成系统的标准化病人培训课程。

(二) 标准化病人应用上的局限性

标准化病人能够模仿一些常见的体征,但模仿的疾病有限。临床病例很多是不典型案例,症状或体征表现不明显,而标准化病人所提供的信息是预定好的,表现的症状或体征也是典型的,标准化病人不能完全代替临床实践。在临床考核中,标准化病人多采用单一病种设计,缺少干扰因素,长时间反复考核降低考核质量。目前国内标准化病人集中应用于西医医学生的教育及考核,在中医学等其他领域应用有限,需要进一步探索实践。

总之,标准化病人教学法经过不断地探索与应用,日益成为医学教育的重要教学方法,广泛应用于病史采集、体格检查、信息告知、医患沟通等临床技能训练,体现出培训效果好、可重复性强、标准度高、配合度好、客观反馈及时、无医疗风险等诸多优点,有效弥补教学资源不足,越来越被更多的医学院校认可应用,广泛应用在临床教学及考核中,成为培养医学生综合临床能力的有效手段。

(耿建强)

第十四节　置信专业活动临床训练范式

以岗位胜任力为导向的医学教育已经作为全球第三代医学教育改革的标志,为社会培养胜任的合格医生,是本科医学教育和毕业后医学教育永恒的主题。近些年,国际医学教育界为保证学生临床实践能力培养质量,研究落实岗位胜任力导向的医学教育的评价措施,开展了置信专业活动(entrustable professional activities,EPAs)研究与实践,作为胜任力导向医学教育的新进展。

一、基于结果导向转化为胜任力导向的医学教育

(一) 背景

20 世纪末开始,全球医学教育经历重大模式转变,即从基于结构和过程的医学教育(structure and process-based medical education)转化为可衡量的、基于结果推动教育过程的胜任力导向医学教育(competency-based medical education,CBME)。

1998 年开始,美国毕业后医学教育认证委员会启动了基于结果导向的项目(outcome project),随后提出住院医师培养的六大核心胜任力,即医学知识、照顾患者、人际沟通、职业精神与素养、基于实践的学习与改进、基于系统的实践。接着 200 多项子课题研究开发胜任力培训课程与评价方法。1999 年欧洲医学教育协会公布教育指导小册第 12 号题目《基于结果导向的教育》,详细介绍了基于结果导向的教育的动因、内容和课程开发,基于胜任力导向的课程计划、实施与评价等。加拿大皇家内外科医师学会 2001 年公布了医师胜任力框架指南,并于 2005 年进行修订,要求医科毕业生必须具备 7 个角色,中心角色是医学专家,同时增加 6 个被认为是必不可少的医师角色,即传播者、合作者、管理者、健康倡导者、学者和专业人士。

此后,世界各国医学教育界将基于结果导向的教育转化为基于胜任力导向的医学教育,开发了基于胜任力导向的医学课程与评价体系,力求适应社会对医师岗位胜任力的需求。

(二) 胜任力导向的医学教育实施的困境

胜任力构成了一个描述医学专业人员素质的框架。这样的框架提供了广义的描述,以指导学习者、导师和机构在教学和评估中应用。各国在推广 "基于胜任力导向的医学教育" 时得到了褒贬不一的评价。除了广泛的支持之外,也有人认为胜任力框架应用到医疗实践中太理论化,专业人员很难将其用于日常实践的培训和评估中,更不了解这些胜任力新角色究竟应该如何培训;基于能力的培训的整个概念是否会成为一种形式上的负担,而不是亟需改善的临床培训质量。

二、胜任力导向医学教育新进展:EPAs

(一) 为落实胜任力培养开发 EPAs

能力不能被直接观察到,它必须从受训者所说和所做的活动中推断出来。胜任力导向的医学教育的挑战之一,是如何在繁忙的临床环境中评估受训者的能力,因此,在要评估的能力和医生的日常工作之间形成一个缺口。

为了将胜任力的框架与实际临床工作联系起来进行培训和评估,荷兰滕凯特博士(荷兰乌得勒

支大学医学中心医学教育教授,教育研究与发展中心主任)于 2005 年在培训医师助理项目的过程中设计了 EPAs 的概念,将其定义为 "EPAs 是职业活动的单元,学生一旦达到足够的具体能力而完成任务,可以不受监督地进行医疗实践时,将信任委托给学生的任务或职责"。2014 年滕凯特又补充了一些内容:"EPAs 是专业实践中真正重要的行为。胜任力是一个抽象的概念,描述人的能力。EPAs 只是必须完成的工作。" 中文里将 EPAs 翻译为 "置信专业活动"。

岗位胜任力勾勒出医师的专业形象,而 EPAs 则明确描述学生需要有能力执行和完成的临床任务。EPAs 不是胜任力的替代,而是将胜任力转化为临床实践的一种手段,EPAs 通常要求在综合的、整体的性质下的多重胜任力,它是胜任力的整合。

基于 EPAs 的定义,胜任力可以被转化为具体的可管理的临床专业任务或活动。例如,执行手术操作过程、向患者传达坏消息、主持跨学科会议,以及其他许多活动。例如对于产科医生,专业评估者可以将工作任务分解,列出一系列产科专业的活动,形成该专业的核心。这些活动中的每一项都可以被定义为一个工作单元。置信委托的术语只有在临床环境中让受训者承担专业活动的责任才有意义。"置信" 就是可以安全地将任务 / 活动委托给已显示出所需能力的人。患者和导师信任学生,并将责任托付给学生,这是 EPAs 的基本概念。

不同的 EPAs 要求表现出几个胜任力领域的熟练程度。从评价角度看,胜任力评价是细粒度途径(远摄)评价,EPAs 的过程和结果是可观察和可测量的,是整体途径(全景)评价。

(二) EPAs 对专业活动分成不同级别的监督

在毕业后医学教育中住院医师规范化培训学生对 EPAs 的掌握程度体现在五个逐步减少监督的级别阶段。第一级:不交给执行任务,学生观察即可;第二级:现场直接监督下执行任务;第三级:可以在间接、反应性地监督和指导下执行(教师只进行纠错和提供行为指导反馈);第四级:可独立实践,完成后获确认即可;第五级:可以指导或监督经验更浅的学员。独立的实践是指临床医生有充分证明和判断的能力,积极的胜任职业责任角色,并在医疗团队做贡献,不再需要教师或监督代理人监督的质量安全认证。EPAs 使用专家基于临床任务实施的监督和信赖作为评估结果,摒弃了传统的以分数或等级作为评分结果,使得培养成果与临床诊疗和患者安全更加紧密结合,提升了评估的信度和效度。

EPAs 主要目的是促进医师胜任力的培养。住院医师培养期间需要多少 EPAs?有人估计,50~100 个 EPAs 应该能够涵盖 5~6 年的毕业后医学教育课程的培养目标。

三、EPAs 是本科医学毕业生胜任力的培养与评价标准

(一) 背景

滕凯特教授指出,EPAs 的发展趋势,最初只是针对不同专业的毕业后医学教育住院医师项目而言,现在也可以应用于本科医学教育,能有一定的实用性,并为本科医学教育提出三种类型的 EPAs:核心基础 EPAs、核心专项 EPAs 和个体选修 EPAs。

2014 年,美国医学院校协会(Association of American Medical Colleges,AAMC)制订了一份本科医学毕业生核心基础 EPAs,共有 13 项清单,以保证学生从医学院毕业进入到住院医师培训时所必须达到的胜任力标准。

(二) EPAs 的具体内容

尽管多元化教学模式中的模拟、反思、标准化和结构化考核等实践过程中,都能够为教学工作提供关于学生胜任力的数据,然而 EPAs 的核心是学生在真实的临床环境中全面表现的综合胜任力,实施 EPAs 可以为教学工作提供整体的胜任力评价的数据。

AAMC 要求医学院校在学生临床实习期间实施 13 项 EPAs,具体题目和范围如下。EPAs1 : 收集病史并进行体格检查;EPAs2 : 根据临床经验优先进行鉴别诊断;EPAs3 : 推荐和解释常规诊断性检查和筛查检测;EPAs4 : 开具并讨论医嘱和处方;EPAs5 : 在病例中记录接诊情况;EPAs6 : 口头汇报接诊情况;EPAs7 : 形成临床问题和检索证据,以促进患者的护理;EPAs8 : 转入或转出患者时照护责任的交接;EPAs9 : 作为跨专业团队的一员进行协作;EPAs10 : 确认需要紧急护理的患者,并开始评估和管理;EPAs11 : 获得试验测试和 / 或手术的知情同意;EPAs12 : 能执行医生的一般程序;EPAs13 : 识别医疗系统故障,促进安全文化和改进。

AAMC 这 13 项 EPAs 工具包主要适用于课程设计和评价、教师发展、建设置信委托委员会和跟踪学生的专业成长发展。为了便于教学实施,AAMC 为这 13 项 EPAs 每一项都建立一页的 EPAs 执行示意图(one-page schematic),也是执行需要多种能力的集成图。每个 EPAs 示意图都以其关键职能胜任力的列表开始,列出了需要立即纠正或补救的行为,之后是可观察到的能力增强行为,描述了医学生对间接监督的准备程度情况。最后一栏列出了可信任学习者的期望行为,只有学生掌握了所有对应的能力,才能被认定为能够独立完成该项临床任务。医学院校在教学工作的实施过程当中,应该研究设计,在哪些节点教授、实践和评估这 13 项 EPAs。

(三) 本科 EPAs 的具体描述

1. 收集患者的病史(EPAs1)　此项涉及关键职能胜任力 : 以有组织的方式获得置信专业活动,胜任力导向医学教育国际进展——完整和准确的病史。

下面观察行为表现从需要立即纠正或补救到完全获得信任的过程 :

(1)需要纠正的行为 : 不能收集准确的历史数据,完全依赖于辅助来源或他人资料。

(2)观察到的过程进展的行为(学习者可能处于不同的水平) : 进展行为 1,收集过多或不完整的数据,只会照模板进行;进展行为 2,能使用逻辑推理的提问方式,并能将问题优先排列,而不是过度的提问。

(3)置信学习者的期望行为 : 能有组织地获得完整而准确的历史;能在适当情况下寻找次要的信息来源(如家庭、初级保健医生、药房等),适应不同的医疗环境和遭遇。

2. 获得试验测试和 / 或手术的知情同意(EPAs11)　此项涉及关键职能胜任力 : 描述知情同意的关键因素,包括适应证、禁忌证、风险、益处、替代方案和干预的潜在并发症。

下面观察行为表现从需要立即纠正或补救到完全获得信任的过程 :

(1)需要立即纠正的行为 : 缺乏干预的基本知识,提供不准确或误导性的信息,简单交给患者一份表格并要求签字。

(2)观察到的过程进展的行为(学习者可能处于不同的水平) : 进展行为 1,因为对知情同意重要性的理解有限而表现得自负,允许个人的偏见或干预对获取同意的过程造成影响,仅在他人的指令下执行获得知情同意;进展行为 2,在提供知情同意的关键要素时缺乏细节或需要提示。

(3)置信学习者的期望行为 : 能理解并解释知情同意的关键要素;能提供完整和准确的信息;确认何时需要知情同意,并将其描述为一种良好的做法,而不是一种外部强加。

四、哈佛大学医学院应用 EPAs 的实例

2016 年,哈佛大学医学院为临床实习评价制订了核心 EPAs。按照 AAMC 提出的本科医学教育 13 项 EPAs 标准执行,但是每一项 EPAs 的行为标准描述略微不同,行为分级简化为三级。下文仅以 EPAs 2 和 EPAs13 为例进行说明。

(一) 根据临床经验优先进行鉴别诊断(EPAs2)

1. 置信之前的行为　仅生成 1~2 个可能的诊断,主要基于模式识别,难以提出其他假设或解释

疾病的支持机制,无法概述诊断评估以确认/排除特定的诊断。

2. 渐进(emerging)　能基于模式识别和病理生理学推理生成可能的鉴别诊断的一个简短列表;基于假设和初始试验数据消除一些诊断;能概述一个简单的评估,使用常用的测试来确认/排除特定的鉴别诊断。

3. 置信行为　能根据病理生理学和流行病学,生成一个完整的、适当的、合理的鉴别诊断列表;能根据假设和初始试验数据来确定;概述高价值的测试策略,以确认/排除最有可能和/或危险的鉴别诊断。

(二) 识别医疗系统故障,促进安全文化和改进(EPAs13)

1. 置信之前的行为　缺乏医疗系统故障对患者安全影响的知识和/或不遵守协议;不能识别潜在错误或报告错误/接近错误;不能承认个人知识/技能的差距。

2. 渐进(emerging)　能展示一些影响安全的医护系统的知识,能遵守医疗安全规程和提示;能识别潜在的错误,能报告错误/较少遗漏;经常承认个人知识/技能的差距。

3. 置信行为　能展示医疗系统影响安全的知识;能参与安全系统的循环过程;能严格遵守医疗安全规程;能识别潜在的错误;能报告错误/没有遗漏;能承认个人知识/技能的差距。

哈佛大学医学院将 13 项核心基础 EPAs 都详细按照三级行为进行描述,用于教师的课程开发和学生评价,以提升对医学生的胜任力培养质量。

五、展望

纵观近十几年欧、美、澳洲等开展的 EPAs 的研究,从基于胜任力导向的医学教育,转向临床实际环境中 EPAs 的培养与评价,这是胜任力导向教育的新进展。将临床学习嵌入具体的情境中,关注学生完成各项任务的能力水平,对保证医学生的培养质量,保证社会对医学教育质量的信任,有深远的意义。从学生角度来看,学习者使用 EPAs 文档来理解在他们毕业时应达到的核心期望。这种 EPAs 描述的期望,从置信行为之前到置信行为的发展进程,以及实现这些期望的路线图,帮助他们了解胜任力发展路线,能自觉在学习实践过程中校正每一个专业行为,通过逐渐累积成长为具备岗位所需胜任力的医师。EPAs 也是遵循医学人才成长规律的有效教育措施中的一个新的方式。

(孙宝志　田 蕾)

9

教育教学已经发生了从以教师为中心向以学生为中心的转变、从重视知识传授向关注能力培养的转变、从重视结果向重视过程的转变。信息化教学手段的运用打破了时间和空间限制,实现了课前、课堂、课后的教学延伸和学习拓展。本章简要分析了目前医学院校临床实践教学面临的困难和问题,并详细介绍常用的临床教学途径,包括 PBL、CBL、TBL 教学,医学模拟教学,早期接触临床,临床情境教学,整合教学方法,教学查房,自导学习,叙事医学,巴特林小组,学习档案袋评价,第二课堂,课前十分钟"学生大家讲堂"等,希望能够为丰富临床实践教学手段、提高学生学习兴趣、培养自主学习能力提供借鉴和帮助。

第一节 临床见习和实习教学

医学专业是一门应用性、实践性很强的学科,临床医学课程的实践教学是培养医学生具备初步临床能力的关键环节。在新的历史阶段,面对我国医学教育高质量发展的要求,临床见习和实习教学正面临着一系列挑战和机遇,因此,提高临床见习和实习教学质量是提升医学人才培养质量的重要抓手。

一、临床见习和实习的重要性及基本要求

医学教育包括在校教育、毕业后教育和继续职业发展的连续过程。本科医学教育是医学教育连续体中的第一阶段,其根本任务是为卫生保健机构培养完成医学基本训练,具有初步临床能力、终身学习能力和良好职业素质的医学毕业生。

临床实践教学包括临床见习和实习,是医学专业理论联系实际的重要教学环节,是在临床环境中培养医学生临床能力和职业素养等岗位胜任力的关键环节,是医学生成为见习医生,最终成为合格医学毕业生和执业医师的必经之路。

临床见习教学是课堂理论教学和临床实践相结合的桥梁,是临床教师在讲授临床专业课程期间,指导学生初步接触患者和认识各种常见病、多发病,了解临床工作的基本程序,初步学习各种临床操作的教学过程。《中国本科医学教育标准——临床医学专业(2016 版)》提出"在临床环境中安排临床医学课程,确保学生有足够时间接触患者,在临床教学中实际接触患者的时间不少于整个课程计划时间的 1/3",并提倡"早期接触临床",即在基础医学学习阶段,有计划地在临床环境中安排临床相关内

容学习,如医患沟通、病史采集、体格检查等。

临床毕业实习(或临床实习)是医学生向临床医生过渡的最关键时期,是培养学生具有良好医德医风、巩固专业基础理论知识、提高临床基本技能、建立临床思维方法的重要环节,其质量好坏关系到毕业后临床实践能力,影响到医学人才的培养质量。毕业实习时间应不少于 48 周,并合理安排临床主要二级学科实习轮转,临床主要二级学科实习轮转包括内科(其中呼吸内科、心血管内科、消化内科应分别不少于 3 周)、外科(其中普通外科时间不应少于 6 周,且需同时包括胃肠外科和肝胆外科)、妇产科和儿科等科室轮转。医学生通过管理患者和参与教学活动进行系统的临床技能(如病史采集、体格检查、沟通技能、辅助检查、诊断与鉴别诊断、制订和执行诊疗方案、临床基本操作等)、患者处置、团队协作与交流、领导力等职业能力培养。

教学查房、实习讲座和临床病例讨论是实习期间主要的临床教学活动。教学查房是临床教师通过典型病例诊治过程的集体示教和分析,培养实习医生临床思维方法、基本操作、语言表达、交流沟通等岗位胜任力的教学活动,由实习科室安排,每周至少安排一次。实习讲座是针对实习医生开展的以理论教学为主,紧密结合临床和学科专业特点、巩固基础理论、拓展基础知识、开阔临床视野的教学活动,也是培养年轻医师教学能力的有效路径,是临床课程和实习的有益补充。临床病例讨论是通过典型、疑难、危重、死亡病例诊治过程的系统回顾、分析和讨论,培养临床思维能力、循证与用证能力、分析问题和解决问题能力的教学活动,由实习科室安排,每两周进行一次。

二、临床见习和实习教学的实施

(一) 临床见习

1. 教学内容　根据教学计划和教学大纲要求,教研室在开课前组织集体备课,确定本学期见习课内容、时间、带教教师,填写教学日历,报送教学管理部门。

2. 教学方式　临床见习以床边教学为主。教研室和临床科室应完善见习教学病案,当见习内容和病种不符时,使用见习病案进行见习教学,采用多种教学手段和教学方法(如慕课、翻转课堂、线上学习和考核等),以达到见习教学目的和效果。

3. 见习准备　带教教师应有较丰富经验,建议由工作 5 年以上住院医师担任。带教教师应参加相关理论课听课,确保见习教学与理论教学内容的一致性和互补性;带教教师在见习课前根据教学内容确定见习病种和见习病例,做好患者思想工作,取得患者配合;课前填写见习教案,见习目的,教学内容、步骤,时间分配,见习重点;并将见习时间、地点、内容提前通知学生,要求学生做好预习,每组见习学生一般不超过 15 人。

4. 见习过程

(1)带教教师检查并记录学生出勤情况,说明本次见习目的、内容和安排。

(2)见习带教内容包括:病史采集、体格检查示范、相关医学资料展示、病例分析讨论等。可采用多种教学方法,如慕课、翻转课堂、线上线下混合式教学等。带教老师介绍见习病种、患者基本情况后,引导学生进入病室,于床前进行病史询问、体格检查、查看辅助检查结果报告等,指导学生掌握问诊要领和技巧、查体方法和步骤。带教教师应做好问诊和体检等教学示范,做到有讲解、有示范,有指导、有引导,及时纠正学生操作中存在的不足,促进学生改进和提高。

(3)查看患者时间一般应不少于本次见习课时间的三分之一,避免将见习变为小讲课。

(4)查看完患者后,带教教师组织学生进行病例讨论,讨论中以学生为主体,教师进行引导,结合理论课内容分析该病种的临床特点、诊断与鉴别诊断要点,特别是重要体征的检查方法和临床意义,使学生加深对理论知识的记忆、理解,进一步巩固病史采集、病历书写、体格检查等技能学习,并初步建立科学的临床思维方法。

（5）带教中教师要以身作则，体现对患者的关爱，将医德医风教育、法律法规教育、伦理教育融入教学过程中。

（6）见习结束前，预告下次见习内容，并进行考勤，注明迟到、缺课的学生姓名。

5. 见习评估　见习教学可通过课堂表现、课后小结、考题测试等多种方式进行线下或线上评价，见习评估作为平时成绩的一部分。教师根据实际带教情况填写见习小结，包括见习目标完成情况、存在问题、改进措施等；指导学生完成临床见习记录本和临床见习日志的填写。

（二）实习教学

1. 实习讲座　分为大讲座和小讲座。大讲座是由实习医院教学管理部门组织实施的全员性学术讲座，听课对象为全体实习学生和全院有关医务人员。每两周1次，每次2小时左右。实习医院教学管理部门根据实习大纲要求，结合医院业务开展情况，确定大讲座题目，制订大讲座计划。授课教师由主治以上人员担任或聘请校外专家，应有授课提纲或多媒体课件。大讲座不同于理论授课，可以疾病的症状、诊断、治疗、新进展或新技术、新项目为题，进行综合性讲述与介绍，突出知识的横向联系，提供国内外最新动态，补充教材与理论授课的不足，开阔学生视野，拓展临床知识。教学管理部门应安排教学管理者、教师及实习学生对讲座情况进行评议，填写实习讲座评价表，及时进行汇总与分析，并向授课者反馈改进意见，以不断提高教学水平。大讲座适合实习学生数量较少的医院。

小讲座是临床专业课程理论教学的重要补充，是主要的实习课教学形式。教研室应将小讲座内容列入实习教学计划，由教研室根据教学大纲、医师资格考试大纲等确定实习小讲座题目，制订小讲座计划，如："热性惊厥"是执业医师考试的考点之一，可作为儿科实习小讲座内容。小讲座教学中应紧密结合临床病例讲解和分享，注重知识的纵向与横向联系，构建正确的临床思维，提高实际工作能力。由教研室确定授课教师，并组织教师集体备课。小讲座每周至少1次，每次1小时左右，时间应相对固定。听课对象为本病区和本专科的实习学生。各实习医院应重视教学同质化管理，包括统一实习小讲座题目和计划。

除实习讲座外，各实习病区可结合本病区业务特点，开展临床指南、专家共识、学术进展等拓展学习，开阔学生视野、提高学习兴趣、培养探究精神。实习讲座授课教师由高年资住院医师以上人员担任，授课前教师进行认真备课，撰写详细讲稿。对年轻医师或首次授课教师，教研室应以集体备课形式给予指导，安排有关教师听课，对讲课情况作出评价，及时向授课教师反馈改进意见，不断提高其教学水平。应采用启发式教学，引导学生积极思考，主动探究。注重对学生进行人文精神、科学精神、学习能力、法律意识、医德医风等教育和培养。教学秘书和实习学生应做好实习讲座记录，授课教师审阅签字。

2. 教学查房　见第九章第七节。

3. 临床病例讨论

（1）临床病例讨论由教研室或各实习病区组织实施，每两周进行1次，每次讨论1~2个病例。临床病例讨论首选典型病例，也可将复杂疑难病例和死亡病例纳入讨论。

（2）教研室应将教学病例讨论时间、内容列入实习教学计划，并记录实施情况，对新担任此项工作的教师，应给予指导，或安排观摩教学。

（3）教学病例讨论主持人应事先备课，进行教学设计，并将所选择的病历摘要和讨论问题的提纲以书面形式提前1~2天发给学生。

（4）实习同学参加教学病例讨论前须提前查看患者，熟悉病情，并结合病情查阅有关书籍和文献，认真准备。主管实习医生要在上级医师指导下做好病例及辅助检查资料的准备工作。

（5）由科主任或主治医师主持。

（6）首先在讨论室听取实习同学汇报病例，分管各级医师给予补充，提出目前存在的疑问或急需解决的问题，其他医师查阅病历资料。

（7）在主持人带领下，到病房查看患者，进一步询问病史和查体，了解目前的病情和治疗效果（死亡病例不需要此项）。

（8）返回讨论室，针对所要讨论的问题进行发言，先由主管实习医生和主管医师发言，再由其他实习同学和各级医师分别提出自己对诊断、治疗的意见。

（9）典型教学病例的讨论应以学生为主体，要按预先设计的教学意图，采用讨论式教学方法，引导和组织实习学生针对诊断、鉴别诊断、辅助检查、治疗、并发症、预后、死亡原因等展开充分讨论。主持人应鼓励实习医生积极思考和发言，培养学生的批判性思维、探索精神及分析问题与解决问题的能力。

（10）主持人要进行总结性发言，确定目前诊断、治疗方案以及需要进一步完善的辅助检查等，明确各医疗环节是否存在疏漏，及时总结经验教训。

三、临床见习和实习教学现状

（一）问题和不足

临床实习的教学质量对医学专业毕业生培养质量起着十分关键的作用。由于各临床教学医院和教学管理的差异，临床见习和实习教学质量良莠不齐。随着医学院校招生规模扩大，教学资源不足；患者维权意识加强，配合教学差；学生就业和考研压力大等客观因素，临床见习和实习教学面临巨大的压力和挑战。临床教学调查研究结果显示：学生对临床见习和实习教学的满意度不高，见习时间短、见习过程参与感弱、见习病种少、典型病例少、见习中诊疗技能学习不足、实习中操作机会少，教学方式单一、教师教学积极性不高、医院教学管理松懈等。中山大学对学生批判性思维的现况调查显示：医学生批判性思维能力倾向不明确，其中只有 11.7% 的医学生表现为正性批判性思维能力倾向，仅认知成熟度表现为正性批判性思维能力倾向。"自信心""分析能力""求知欲"处于负性倾向临界状态，说明医学生认知成熟度上有较好表现，分析能力低提示医学生独立思考的能力不够，求知欲低说明他们对学习的兴趣不大，处于一种被动状态。

（二）对策和建议

针对临床教学中存在的诸多问题和不足，各医学院校为了提高人才培养质量，积极开展一系列临床教学改革和教学研究，通过改革教学方法、创新教学手段，取得了良好的成效。

1. 利用信息化教学等多种手段和资源，改革临床实践教学   临床课程的教学形式多为大班授课、小班（小组）见习。妇产科、儿科因为服务群体特殊和学科特殊性，在见习教学中常常被患者拒绝，随着疾病谱改变，个别病种在临床中已经很难见到，缺乏直观的见习资源，如：严重营养不良、脊髓灰质炎等，教师可以利用慕课等网络学习资源进行补充，开展混合式教学。由于见习学时数有限，可以合理利用课下时间，进行课前预习和课后测试及拓展学习，建立"预习 - 见习 + 讨论 - 复习 + 自测拓展"的见习课程体系，确保见习时以学生"见"为主，减少教师"讲"的比例。传统的临床见习多为教师带领学生床边查看患者并同时进行讲授，教学过程"走马观花"，学生学习兴趣低，无法抓住学习重点，跟不上教师讲授节奏。利用翻转课堂见习，可将学习的主动权从教师转移到学生，将知识传授与知识内化进行了时间和空间上的颠倒，有利于激发学习兴趣、培养团队精神。对我国 16 所医学院校临床见习与实习现状的调查研究结果显示：教师认为以问题为导向的学习（PBL）临床教学效果最好，其次是模拟教学法和基于案例的学习（CBL）。

2. 建立临床案例库，夯实案例教学   案例教学指在带教教师引导下，以学生为主体，以病例为支撑，以问题为导向，通过小组讨论形式，围绕某一具体病例的临床资料进行系统讨论和学习的教学方法。临床见习和实习教学中利用丰富的临床资源开展案例教学，可充分调动学习主动性和积极性，提高独立思考能力，有利于培养学生解决临床问题的思维方法和能力。可采用 PBL、CBL、基于团队的学习(TBL)等教学方法。

医学院校扩招后学生增加,示教病例相对不足,典型病例不足,由于集中见习和分组教学,学生见习和实习所学习病种可能不尽相同,可通过建立临床案例库进行典型病例示教见习,促进同质化教学,尤其适用于少见病和罕见病学习。收集患者的一般资料、症状和体征、诊疗经过、辅助检查等结果,并进行收集和整理,以照片、视频方式进行记录。每一种疾病可收集 3~5 例。

3. 开展医学模拟教学,强化临床技能培训 在临床教学中,妇产科的病史采集和技能操作涉及患者隐私,实践操作机会越来越少,有些教学重点和难点(如分娩机转)学生难以理解和掌握,可以运用模拟教学对传统见习进行补充,通过手术模拟训练系统,让学生从病例分析、术前讨论到手术操作模拟临床患者的管理过程,通过临床情境教学,角色扮演(医生、见习医生、患者和家属),完整、真实地模拟典型病例的就诊过程。目前,模拟教学已经在医学生技能操作的培训和考核中得到广泛应用。

4. 完善过程评价,促进教学相长 除传统作业、考试等评价方式外,临床见习和实习教学中可开展形成性评价。哈尔滨医科大学附属第一医院将迷你临床演练评估(mini-clinical evaluation exercise,Mini-CEX)引入器官系统整合课程的临床见习教学过程,可以提高学生病史询问和体格检查能力,提高人文关怀和沟通技巧能力,有助于及时反馈临床见习中的不足,形成良性的双向反馈机制,提高见习质量。

5. 注重职业精神培养,加强思政育人 医师职业精神培养需要通过全员育人来实现。临床实习和见习可以为医学生提供真实的医疗情境,对医学生医师职业精神的养成至关重要。在临床实习和见习过程中,医学生的职业精神培养主要是通过隐性课程实现,主要包括带教老师的榜样作用以及医院文化建设的熏陶作用,抗击新型冠状病毒肺炎期间的“抗疫英雄”事迹分享可作为鲜活的思政教材。

6. 重视实习医院遴选,加强同质化管理 临床实习是本科医学教育过程中一个非常重要的组成部分,是实现高等教育培养目标的实践性教学环节。应对实习医院进行适度筛选,选择管理严格,具备教学、实习条件的医院安排实习。实习医院应重视临床教学,建立健全教学激励机制,完善教学管理制度,营造尊师重教的良好氛围,加强临床教师的教学培训和实习基地的同质化管理。

(艾 戎)

第二节 基于问题、案例和团队的学习

随着教学理念不断变化,教学方法不断革新,“教”和“学”作为教育的两个主体部分,分别形成了“以教师为中心”和“以学生为中心”的多种教学模式。传统的医学教育常“以教师为中心”,教师对于相应问题进行阐述和讲解,学生进行记忆和背诵,完成知识传递后,对学生的掌握情况进行考查,学生被动学习,教学效果往往欠佳。“以学生为中心”的教学模式,可充分调动学生的学习积极性,如基于问题的学习(problem based learning,PBL)、基于案例的学习(case based learning,CBL)、基于团队的学习(team based learning,TBL)等教学方法。这些教学方法有各自的优点和局限性,在临床教学中科学合理地应用各种教学方法,将有效促进教学相长,提高临床教学质量。

一、概念、起源及发展现状

(一) PBL 教学

PBL 有两种释义,一种为 problem based learning,一般译为“以问题为导向的学习”,也可译为“基于问题的学习”;另一种为 project-based learning,译为“项目式学习”,本节主要介绍 problem based learning “基于问题的学习”。PBL 命名来源于首创 PBL 的加拿大麦克马斯特大学医学院,20 世纪 60

年代中期麦克马斯特大学融合学习环境中的"情境""协作""会话"和"意义构建"四大要素,创建出一种以问题为导向,以学生自主学习为主轴的教育理念,将其命名为PBL,建立了世界上第一所以PBL为核心课程的医学院。20世纪70年代,PBL发展缓慢,直到20世纪80年代,医学教育改革的浪潮在欧美各国兴起,PBL才逐渐被人们所重视。据1991年美国医学学会杂志(AMA)调查,北美已有100所以上的医学院部分或全部采用PBL教学,取得了良好的教学效果,美国哈佛大学医学院已全部采用PBL教学。PBL教学法进入我国医学教学领域的时间并不长,1986年上海第二医科大学和西安医科大学率先将PBL教学法引入我国,1997年香港大学医学院正式开始实行PBL教学,随后PBL教学法在我国被广泛推广使用。目前全球大约近2 000所医学院采用PBL教学,成为医学教学革新的重要模式。

(二) CBL 教学

CBL 是 case based learning 的简称,译为"基于案例的学习",与PBL教学有相似之处,又有别于PBL。案例教学法于1870年由哈佛大学法学院提出,之后哈佛大学医学院、哈佛大学商学院也开始运用案例教学法开展教学。1979年,我国工商行政代表团访问美国后,将案例教学法引入国内,在实践教学过程中不断得到完善和推广。CBL在PBL的基础上得以发展,以案例为主体,以学生为中心,老师通过引导学生对典型案例深入解析,帮助学生提升独立分析和解决问题的能力,有助于培养学以致用的实用型人才,尤其适合临床教学。因此,以典型病例在医学教学中开展病例教学在医学教育中突显出较大优势,成为医学教育的重要教学方法。

(三) TBL 教学

TBL 是 team based learning 的简称,译为"基于团队的学习",教学以团队为基础进行,教师由领导者转为指导者,学生则由被动学习转为主动学习。是 Michelsen 等学者于2002年正式命名的一种新型教学模式,这种教学模式早在20世纪70年代末就开始被提出并逐渐引入高等教育教学之中。TBL教学法是基于团队的认知,将教学和小组学习充分结合,不同以往的教学方法,将学生作为学习的主体,通过结合实践的经验和理论的知识,使得学生可以在小组间进行充分的团队分析,提高学生对于学习的参与程度,同时培养学生的实践能力和探究能力,为其综合素质的提升打下坚实的基础。

二、基本特征

(一) PBL 基本特征

PBL 理论源于对人类学习与记忆的研究,以问题为导向激发学生相关知识的记忆,从而促进他们学习新知识。整个教学过程以学生为中心,通过自主学习、小组讨论,学习隐含于问题背后的科学知识,解决临床真实性问题。PBL具有以下基本特征:

1. 以问题为导向。
2. 以学生为中心。
3. 自主学习。
4. 小组学习。

PBL具有三大基本要素:问题情境、学生、老师。PBL分2~3幕为学生提供特定的模拟情境,问题的提出及整个学习过程都紧紧围绕这些特定的情境展开,同时这些情境与未来学生临床见习或实习时遇到的真实情况十分接近,故学生通过学习能将知识应用在未来的临床见习或实习,解决患者的问题,所以说PBL是以临床问题作为实际应用与知识间的桥梁。学生是致力于解决问题的人,教师是学生构建知识的促进者及指导者。

PBL的优势在于,通过独立思考提升学生独立判断、独立分析和解决问题的能力,使学生能够把理论学习应用于实践工作,从而能更好地胜任毕业后的实际工作。与传统教学相比,PBL 教学的最大优点是使学习从被动接受型变为主动探求型,PBL 教学能充分调动学生的积极性,发挥学生的主观能动性,锻炼和提升学生独立思考、判断和解决问题的能力。

(二) CBL 基本特征

CBL 是一种开放、互动式教学模式,用案例、问题或探究来刺激和巩固知识、技能的获得。案例将事件置于促进真实学习的环境或情境中,通常以问题的形式表现出来,为学生提供一个患者的背景或其他临床情况,还提供相关支持信息如患者生命体征、临床体征和症状、实验室结果,以及最新的研究文章。虽然基于问题的学习和基于案例的学习有共同的目标,但每种教学方法都有其独特的特点。在基于问题的学习中,问题驱动学习。以案例为基础的学习要求学生回忆以前学习过的内容,以解决基于临床实践的临床案例。因此,CBL 具有以下基本特征:

1. 以案例为主体。
2. 以讨论为重心。
3. 以教师为引导。

CBL 教学一般分为准备、讨论和总结病例三个步骤,学生是主角,教师筛选和准备特定案例或病例,学生围绕该案例或病例查找资料,认真准备课堂讨论。讨论是 CBL 的重心,教师以学生为主体,充分激发学生的思辨能力,引导学生围绕病例展开讨论。在学生对病例进行分析、讨论之后,教师进行归纳总结,做出恰如其分的评价,并剖析病例中的主要问题,加深学生对知识点的把握。

CBL 教学的实践性强,通过分析讨论,主动探索解决问题的方法,既活跃了课堂气氛,又能将学生的学习兴趣激发到较高的水平,有利于学生对理论知识的学习和理解。同时 CBL 教学模式的教学主体也由教师转变为学生,学生学习由被动接受转变为主动思考、积极探索,学生通过认真思考,能独立提出解决问题的办法,切实提高学生的实践能力。

(三) TBL 基本特征

TBL 是近年国际上广泛应用的一种教学模式,以小组团队讨论为主要形式,以提高学生自主探究、合作学习、语言表达和沟通能力等综合素质为目标,TBL 具有以下基本特征:

1. 以小组讨论为主要形式。
2. 互助式学习。
3. 团队协作。

TBL 是在 PBL 的基础上发展而来,因此具有 PBL 相应的优点,以小组团队讨论合作为形式,发挥集体互助的力量,克服单人学习过程遇到困难难以克服的不足,通过讨论式和互助式学习,提升学习兴趣和学习热情,激发学生主动学习的能力。教师在课前布置预习内容,学生在上课之前了解课程内容,教学过程中以教师之前设定好的内容为导向,在课堂上通过各个环节的练习,巩固和加深对知识的理解和掌握。有助于学生对基础理论知识和临床实践技能的学习。由于 TBL 互助式的教学特点,能通过团队协作提高学生分析问题和解决问题的能力,增强小组成员之间的协作与团队的集体智慧,进而提升学生的认知能力、团队合作能力和人际交往能力,全面提高学生的综合素质。

三、教学过程

(一) PBL 教学过程

1. 设计情境,呈现问题 首先根据教学大纲,确定学习目标。教师可根据真实的临床病例设计情境,以 2~3 幕故事情节向学生呈现问题,使学生处于具体的学习任务中。问题是 PBL 整个教学环节的关键,教师对问题设计直接影响学习效果。问题的来源一般是从设计的情境中引导学生直接提取,或根据教学需要创设出相应的问题情境。设计的问题要能够激励学生的学习兴趣,在解决问题的同时能够发现新的问题,深入思考和探索,促进学生查阅文献及资料,拓宽学生的视野,并且所解决的问题与临床紧密结合,能够在今后的临床实践中应用。问题没有现成的答案,需要通过收集、整理、分析资料等一系列活动,经过调查、探究,才能解决问题。但是也应注意问题需紧密结合教学目标和教学内容,适应学生的认知特点和身心发展规律,切勿过于发散。

2. 组织学习小组   PBL 以小组形式学习,以自主学习及讨论式学习为主,小组成员是学习的主体。小组成员的参与度及自主性与学习效果密切相关,因此分组方式至关重要。分组并不是按学号或学习成绩进行,也不是没有目的随意划分。分组有多种途径,有教师分组和学生自愿结合成学习小组两种分组方式。通常情况下分组采用由教师进行分组的办法,遵循组内异质、组间同质原则,教师根据学生的认知方式和个人能力水平的不同把学生划分为人数大致相同的若干小组,小组成员数目以 6~8 名为宜。每个小组由认知特点、能力倾向、性别、喜好等不同的成员组成,每个成员之间存在互补性,而各个小组间的总体水平基本一致。

小组内根据任务确定相应的角色,包括组长及书记员。组长由小组中协调、管理能力较强的成员担任,负责分配任务,充分调动每个成员的积极性,使每个成员都能发挥应有的作用。书记员的工作是在小组讨论时记录各个成员有价值的观点,同时提炼复述问题。

3. 提出问题、分析问题   学生根据教师提供的情境,在自身已具备的认知和经验基础上提出问题,并形成关于问题解决的假设。从假设出发,确定解决问题所需的条件中,哪些是问题情境中已知的,哪些是未知的,而未知的条件中哪些是通过目前的知识可以提供的,哪些是需要通过查询资料获得的。在此基础上,学生从解决问题所必需的未知条件出发,确定在学习过程中需要搜集的信息和需要解决的问题。

4. 小组自主学习   确定问题后,在小组组长的领导下分配小组成员各自的任务。小组成员分头去查询资料,尝试解决问题。教师需要提供必要的学习资源及寻找学习资源方法。当学生在自主学习过程中遇到困难,教师要及时给予适当的启发、引导。收集信息的过程中要求小组成员之间进行充分的交流和分析,对于收集的信息需要整理、归纳,分清这些信息的来源和准确性,对收集到的信息认真筛选、鉴别和核实以确保信息的有效性、可靠性和时间性。

5. 汇报及讨论   在自主查询资料之后,小组成员聚集在一起,相互汇报并讨论各自获取的信息、解决问题的过程及结论等。小组成员要汇报自身在自主学习时所获得的信息,并且相互之间进行信息的分析和评价。

6. 师生总结评价   这是 PBL 教学的最后阶段。一方面,教师要引导学生总结在整个解决问题过程中的体会或收获,反思在解决问题的过程中存在的不足。这些活动也蕴含了学生评价自己以及合作伙伴在解决问题过程中的表现。另一方面,教师也要对小组协作、学生独立自主学习分别作出总结和评价。同时注意学生对 PBL 教学的反应,征求学生的意见,了解学生在学习中的困难。

(二) CBL 教学过程

1. 教师准备   向学生详细地介绍 CBL 教学方法,让学生明确教学目的,同时进行医学文献检索的基础培训;根据教学内容,结合教学目的和教学大纲的要求,编写案例并提出问题,提前一周将案例资料和问题提供给学生,让学生做好课前准备。

2. 学生讨论   对学生进行分组,分组原则同 PBL,8 人左右为一组,在小组内推选出 1 名小组长。小组讨论是 CBL 教学法的关键环节,要求每个小组成员积极参与,按照事先分配的任务将各自收集到的资料进行小组内报告,对案例中的问题进行讨论,由小组长总结本组的讨论结果,最后各个小组长在讲台上进行汇报。教师作为主持人,需要把握课堂的进度,认真听取学生的发言,适时引导。

3. 教师点评与总结   教师对各组的汇报结果进行点评,并给出指导意见。最后教师进行归纳总结,做出恰如其分的评价,并剖析病例中的主要问题,加深学生对知识点的把握。

(三) TBL 教学过程

1. 课前准备 教师制订教学目标,确定教学内容、要点和提供学习辅导资料,准备"预习认定个人测试及小组测试"的试卷,准备团队任务,即"应用性练习"案例;然后学生组建团队,8~10人一组,分组同样遵循组内异质、组间同质原则,每一个小组都应包含不同层次的学生;每一个小组男女生比例尽量均衡;每一个小组要兼顾积极发言与不爱发言的同学。教师提前1周发放教学资料,学生根据教学内容和要点进行课前预习和准备。

2. 课堂安排 首先进行预习认定个人测试,根据预习内容进行理论考核,要求学生单独完成,不允许查阅资料及讨论;然后进行小组测试,以刮涂卡的形式进行,教师针对考核结果讲解,对于学生存在的知识盲区及时加以指正,提高学生对于知识的掌握水平。最后用准备好的案例进行应用性练习。先小组代表发言,然后采用组间互辩,最后教师精讲,得出结论,提高学生的实践能力。

3. 教学评估 教师对学生进行评价,对于教学的效果进行及时反馈,学生填写反馈意见问卷,便于进行教学双方持续质量改进。

四、三种教学方法的比较

三种教学方法均以学生为中心,向注重学生各项能力培养的方向转变,充分调动了学生的积极性,加强了教师与学生的互动。每种教学方法都有其特色及优势,PBL 以问题为引导强化学生的主动性,CBL 通过案例讨论提高学生的参与性,TBL 更进一步强调学生的团队协作。但在实际应用过程中也都存在一些局限,现将三种教学方法的优点和缺点总结如下:

(一) PBL

PBL 教学通过促进学生独立思考提升学生独立判断、分析和解决问题的能力。PBL 最大的优点是使学习从被动接受型变为主动探求型,充分调动学生的积极性,发挥学生的主观能动性,锻炼和提升学生独立思考、判断和解决问题的能力,提高学生对所学知识的运用能力。

PBL 的局限性在于 PBL 教学中教师、学生和学校三方的成本投入非常高,同时 PBL 教学对学生和教师的要求也非常高,需要师生双方都具有良好的沟通能力,因此 PBL 教学的实施难度较大。从学生角度而言,PBL 既要求学生掌握扎实的基础理论知识,又要有较强的思辨及表达能力。且前期准备耗时耗力,加重学习负担,学习过程中学生将注意力集中在解决问题上,易造成学习知识的片面性。从教师角度而言,既要求教师具有丰富的教学经验,又要具有良好的课堂把控能力。往往由于教师对 PBL 理解不足及 PBL 自身的多变性,不知从何着手,编写案例困难,同时缺乏相应的教学经验、教学思路不清,不能很好地引导学生提出问题、解决问题,制约 PBL 教学的发展。

(二) CBL

CBL 教学法以临床案例为主体,学生通过运用已学的理论知识分析病例,提高了学生主动学习、独立思考、分析和解决问题的能力,对复习以往的理论知识以及形成较连贯的知识系统有很大的帮助。但同 PBL 教学一样,CBL 也要求学生主动收集资料、阅读文献、独立判断等,这些均需要较长时间的前期准备。各科频繁大量开展 CBL 教学有可能加重学生的学习负担,导致学生产生逆反心理。设计的案例需主题鲜明、客观真实、逻辑性强、符合人才需求和具有启迪性,对教师要求高,不仅要结合教学大纲合理设计案例,充分备课,还要有效引导课堂,归纳总结。

(三) TBL

TBL 结合了传统教学生师比高,兼顾 PBL 学生主动学习的优点;以知识为出发点,课外用时少,且避免了 PBL 中问题过于分散以致学生学习目标不明确的缺点。相对容易操作,以小组内、组间讨论为学习方式,重点在于通过讨论获取知识,通过在实际问题中应用知识加深对知识的理解。与 PBL 类似,TBL 教学的局限性在于对学生的素质和能力的要求较高,以及对师资和教学条件的要求较高。团队讨论耗时多,导致教学过程长,虽注重了基础知识的学习,但因课时所限,老师传授内容相对较少,学生对一些较难理解知识的理解深度和广度较差。

五、教学效果评价方式

三种教学方法各具优缺点,要对各种教学方法作出科学的评价,必须采取合理的评价方式。既往评价形式往往比较单一,书面考试对于评价知识的掌握程度是比较有效的,但对于综合评价学生的能力则显得较为局限。开展科学的教学评价对于教学效果的评估至关重要,针对不同教学目标可综合选择诊断性评价、终结性评价及形成性评价。诊断性评价一般在新课程开始前,方式有书面考试、问卷调查等;终结性评价在完成既定的教学任务后实施,最常见的方式为期末考试(理论＋技能);形成性评价是基于对学生学习过程的持续性观察、记录和反思而做出的发展性评价,可采用档案记录法及问卷调查法。具体的评价方式叙述如下:

(一) 档案记录法

三种教学方法均以学生为中心,多采用讨论式教学,如何根据每一位同学的参与度及表现来评估教学效果是值得思考的问题。教师可以为每一名同学建立学习档案,收集记录学生学习活动的资料,把它作为一种评价工具,目的在于通过这些学习资料综合判断学生的能力。可存放到档案的记录种类不限,如查阅的文献资料、讨论记录、课堂表现、总结材料、学习反思及对他人的评价记录等。通过这些记录,可以看出学生的整个学习过程,判断学生的进步及各项能力的提高,更注重学习过程,而不仅仅是学习结果。用学习档案进行评价的一个显著优点在于它是一种完全个体化的评价方式,从某种程度上避免了将学生相互比较。另一个优点是,教师可以利用记录的资料给予学生全面的反馈,学生也可以利用这些学习记录作自我评价,从而对自己有更真实的了解。

但是用档案记录法来收藏学生的学习记录是一项长期而又细致的工作,教师必须对于同学十分了解,因此不太适合大班教学。

(二) 问卷调查法

问卷法的核心是问卷的制订,评价者将需要了解的信息编制成问卷,从中了解学生对有关问题的态度、观点与看法。可以设置学生对教学方法及教师的评价,学员间的互评及自评。在编制问卷题目时一般需要注意:

1. 题目与评价想要了解的信息直接相关。
2. 目的要清楚不含糊,使用的术语要通俗易懂。
3. 一个题目中只能包含一个问题。
4. 题目不应有直接或间接的提示,以免产生各种暗示。
5. 问题是答卷人能够读懂的,并能提供有关信息。
6. 凡是选择题,其答案应是全面的,且选项具有排他性。

(三) 书面考试

书面考试的形式可以是闭卷考试,也可以是开卷考试。闭卷考试多用于检测学生对基本知识的掌握情况,其命题侧重记忆型,兼顾思考型。而开卷考试则多用于综合检测学生对知识的理解和分析、解决问题的能力,其命题侧重思维型,兼顾应用型。设计考试题目时,可采用没有固定答案的题目,即要求学生写出问题答案,而不像标准化测验那样从多种可能答案中选择。这些题目中,正确的答案可以是一个或多个,回答的形式也可有所不同。

(四) 实践技能考试

实践技能考试目的在于检测被试者对临床技能操作的掌握情况,内容可以是动手能力、临床思维及沟通技巧等。其目的是确保学生能够结合具体临床情境运用在课堂上所学的技能。在实践技能考核时应注意不要单纯直接考核某项技能,而应结合临床案例考核学生总结归纳病史、临床思维、技能操作、人文关怀及医患沟通,综合评估学生能力,并实时反馈,促进其不断改进。

六、教学效果评价指标

为综合评估学生能力,促进教学双方反思、改进,可以采用多种评价方式多维度进行评价,具体评价指标可包括以下五方面:三基(基础知识、基本理论、基本技能)、学习能力、团队协作能力,学习态度、职业素养。各自占比为三基30%,学习能力30%,团队协作能力20%,学习态度10%,职业素养10%。

(一) 三基掌握情况

三基是临床教学的根本,必须储备一定的基础知识、基本理论和基本技能才能通过有效的学习形成对知识的理解及运用。没有扎实的理论基础,学生无法从各种临床案例中发现问题、提炼问题,在讨论环节中更难以融入,无法达到良好教学效果。因此对于三基的掌握情况应作为评价教学效果的重要指标,应密切结合执业医师资格考试大纲要求,可通过书面考试及实践技能考核来进行。

(二) 学习能力

PBL、CBL及TBL对于学生能力都有较高要求,包括:收集信息资料的能力,分析处理信息的能力,发现、分析及解决问题的能力,自主学习能力及实践能力等。

(三) 团队协作能力

PBL、CBL及TBL均以小组学习为主要形式,通过讨论式和互助式学习,提升学习兴趣和学习热情,激发学生主动学习的能力。团队协作主要从合作态度、队员的任务分工、配合、交流及任务完成情况进行评价。

(四) 学习态度

好的教学方式应充分引导学生积极、主动参与学习,这也是PBL、CBL、TBL教学的目的,学习态度对于教学效果的保证至关重要。学习态度的评价指标应包括:

1. 学生的参与度 学生在教学过程中是否积极、主动,是否能在教学各阶段按照教学进度完成工作,对于学习过程中遇到的困难能否积极寻找解决方法。

2. 课前任务完成情况 对于老师课前安排的各项任务是否能高质量完成。

3. 考勤 是否按时参加各种讨论、小组交流及汇报。

(五) 职业素养

职业素养的培训应贯穿医学教育的始终,具备以患者为中心的思想,能以整体观讨论疾病、时刻为患者着想,尊重患者的人格与权利,对待患者一视同仁。并且在学习的过程中积极参与各项活动,互尊互学,团结协作,讨论时善于控制自我情绪,主动分享资料。正确对待老师、同学给予的评价及建议,进行自我剖析,总结、反思,获得提高。

医学是一门专业性和实践性很强的学科,不同的临床课程又有不同的特点,单一的教学方法已不能满足学生需求,针对不同阶段、不同层次的学生联合应用多种教学方法,更能激发学生的学习积极性。总之,PBL、CBL、TBL 各有优缺点,教学有法、但无定法,妙在启发、贵在得法。基础阶段的医学生,应以 TBL 为主,而临床阶段的医学生可逐渐采用 PBL 和 CBL。对理论性强、难以理解的知识可采用传统的教师讲授法;对浅显易懂以及与临床关系密切的内容,可结合临床案例开展 CBL 教学;对于更新速度较快、知识前沿的内容可采用 PBL 教学;对于实践性强的内容可采用 TBL 教学。在教学实践中可以提炼三者的精华,结合课程需求及特点自由组合,形成优势融合,以达到更好的教学效果。

(聂 蕾)

第三节　医学模拟教学

为了探究提升医学模拟教学质量的方法,促进医学模拟教学最大程度地提升学员临床岗位胜任力,医学模拟教学教师应充分发掘临床实际工作与医学教学过程中出现的各类问题,遵循最佳医学模拟实践原则,针对问题进行合理的模拟教学设计和学习活动开发。在实施环节严格按照模拟教学案例进行教学辅助与促进,并给予积极有效的反馈,且课后进行充分完善的课程评估,方可呈现高质量的医学模拟教学。

一、医学模拟教学的现状及存在的问题

(一) 医学模拟教学的现状及重要性

医学院校中内科学、诊断学、外科学、急诊医学等学科的临床技能训练基本上是以医学模拟的方式开展的,持续多年的全国高等医学院校大学生临床技能竞赛也充分应用医学模拟的方式来展示医学生的临床实践能力与医学院校教师的教学水平。随着住院医师规范化培训制度在我国的确立与推广,已形成医学生基本技能训练、住院医师与专科医师技能培训、住院医师年度考核与结业考试、执业医师资格考试等全面应用医学模拟教学与基于医学模拟的实践能力考核局面。全国各医学院校和教学医院都在探索建立医学模拟教学课程体系、考核体系、医学模拟教学师资队伍。医学模拟教学相关行业协会也纷纷成立,各地各类医学模拟教学会议纷纷开展,医学模拟教学已经成为现代医学教育体系中一个非常重要的环节。

(二) 医学模拟教学中存在的普遍性问题

尽管各级医学教育管理部门、医学院校和教学医院都在逐渐增加对于医学模拟教学的投入,许多医学模拟教学课程都常态化开展,但医学模拟教学的成果能否达到预期效果? 医学模拟教学是否都是高质量? 对于以上两个问题往往无法给出积极肯定的答案。

随着医学模拟教学的开展,各类问题逐步显现:

1. 课程未能很好地融入医学教育系统　很多教师及学员仅仅是因为觉得模拟教学新奇有趣而进行教学,一旦新奇感消失,医学模拟教学活动也基本消失了,难以持续。

2. 课程难易程度不当　课程过于简单会导致师生时间与教学资源浪费,课程过于困难,学员反应不佳,无法获得有效的学习,也是师生时间和教学资源的浪费。

3. 课程灵活性差,无法满足个性化学习　不同单位不同级别的学员特别是住院医师培训项目中

的学员,因为背景各异,其临床能力水平有区别,若不因材施教,有针对性地进行个性化的教学指导,亦会导致教学资源的大量浪费。

4. 课程缺乏清晰的目标和期望　不少课程是为了进行模拟教学而进行模拟教学,没有清晰的教学目标引导课程的开展与模拟教学的实施,无法保证学员在经过模拟教学后得到预期中的能力提升。

5. 课程设计脱离临床实际　临床实际情况千变万化,但不少模拟教学课程内容未从临床实际问题出发,或缺乏相应的临床情境变化,学员完成课程后发现所学内容依然无法转化为恰当的临床思维和诊治行为。

6. 课程中团队合作、人文相关内容少见　大量的基于单项技能操作的训练,为医学生或住院医师的基本技能操作打下了良好基础。但团队合作、交流沟通与体现专业素养等方面的培训内容十分罕见,甚至缺失。最终体现在临床实际工作中缺乏团队合作与医学人文素养。对于医学生的医学情境模拟课程较少。

7. 学员参与学习、刻意练习不足　学员课前准备不足、课程中参与度不高,导致学员无法高效地进行学习提升;缺少刻意练习导致学员由于未能达到前面阶段的能力水平而无法进入下一阶段的模拟练习,最终导致学员临床能力的提高程度有限。

8. 教学人员缺乏对于学员足够的观察和反馈　教师基于模拟教学中的观察反馈不足,学员对自身表现优劣认识欠佳,改进方向不明确,无法有针对性和目的性地学习提升。

9. 教学效果评估和课程改进欠缺　很多教师缺乏设计与教学目标对应的模拟教学考核方式和标准,而且教学管理人员对模拟教学质量评估认识不足,因此难以实现教、学、练、考、评的统一和进行有效的课程改进。

以上问题的出现并非偶然,而是医学模拟教学教师、行政管理制度、接受模拟培训的学员及所处教学环境共同作用所致,主要是医学模拟教学教师对于医学模拟教学本身的认识程度不足所致。部分医学院校和教学医院的管理者或教职员工误以为模拟是一种技术而不是一种教学法,最终导致可能无法最大程度地利用现有的医学模拟资源。没有经过恰当培训的模拟教学教师,没有按照医学模拟的原则与课程设计原则开展医学模拟课程,现有的医学模拟教育体系的有效性就存在不确定性。

投入时间、人力、资源在教育项目中充分利用现有的医学模拟资源(模型、设备与环境),选拔合适教师接受模拟教学的培训并激励持续实践,建立并遵循医学模拟课程开发实施与质量管控制度,尤其是围绕医学生通用核心临床能力需求、不同专业住院医师岗位胜任力需求,开发系列医学模拟综合情境培训课程就可发挥医学模拟教育的有效性。这对于医学生、住院医师和医学模拟教学教师都是非常有益的,后续将进一步围绕如何设计并实施医学模拟综合情境培训课程展开。

二、医学模拟教学最佳实践原则

医学模拟教学中存在诸多的问题,与教师非常擅长的临床环境下教学模式有密不可分的关系,许多教师在临床带教是"看一例、做一例、教一例"教学模式,即兴地凭临床经验进行教学为主。而教师们在开展医学模拟教学时也应用这种目标不明确、缺乏规范的教学模式,会明显地影响医学模拟教学独特的作用。

医学模拟教学和临床实践的目的一样,是通过学员学习和实践操作提高其岗位胜任力,最终实现保证患者安全、提升医疗质量的目的。而每一次医学模拟教学的设计和实施均应对学员设计明确的教学目标和有利于实现教学目标的学习活动。因此医学模拟教学符合以岗位胜任力为导向的医学教育,是一种目的明确、目标清晰、规范化的教学模式。而为了确保教学的规范化,教师应该以事实证据为导向,遵循医学模拟教学的最佳实践原则(standards of best practices,SOBP)来执行医学模拟教学。

(一) 医学教育最佳证据指南

医学教育最佳证据(best evidence medical education,BEME)协作组织是由多个致力于促进医学教育循证化的个人、高校、和专业机构成立的国际组织,该组织通过研究形成医学教育最佳证据,编写了多项循证医学教育指南(BEME guides)。

Issenberg 等人于 2005 年通过系统回顾过去 34 年近 700 篇模拟医学相关文献的摘要,并通过设定标准进行纳入与排除,最终分析了 109 篇文献,形成并发表了 BEME 第 4 号指南(BEME Guide No.4)。该指南明确指出,通过高仿真模拟引导有效的模拟教学,需要具备"保证反馈、反复实践、课程整合、难度变化、多种学习策略、符合临床变化、可控环境、个性化学习、定义成果以及模拟设备有效"等十大特点。该指南亦是第一篇系统回顾医学模拟教学的指南。

(二) 欧洲医学教育联盟指南

BEME 协作组织的创始单位之一欧洲医学教育联盟(Association For Medical Education In Europe,AMEE),也发表了多项医学教育相关的指南(AMEE guides)。其中 Motola 等人于 2013 年发表了 AMEE 第 82 号指南(AMEE Guide No.82),阐述了如何进行医学模拟教学的最佳证据的实践标准,其中提出实践医学模拟教学的关键:①设定预期目标,融入医教体系;②反馈是有效学习的关键,而且应该根据个人学习需求进行引导;③提供可控环境,进行刻意练习和评估;④进行掌握性学习,帮助明显提升能力,并进行反思;⑤进一步对模拟教学设计、教学结果评估以及如何转化和实施科学的模拟教学等方面进行研究。该指南亦是对于 BEME 第 4 号指南的再次解读与条理化组织。

(三) 国际护理临床模拟与教学协会模拟最佳实践标准

国际护理临床模拟与教学协会(International Nursing Association for Clinical Simulation and Learning,INACSL)是国际上专注于模拟教学实践的组织,其于 2011 年在《护理临床模拟》杂志上颁布了全世界首个针对模拟教学人员的最佳实践标准——*INACSL standards of best practice:Simulation SM*,并于 2016 年更新。该最佳实践标准(SOBP)就模拟教学人员进行模拟设计、定义成果与目标、教学辅助促进、复盘、学员评估、专业素养伦理、通过模拟加强跨专业教育等方面给予建议,并对一些模拟用词进行了规范的描述。其影响范围已不限于临床护理模拟,而是被整个医学模拟教育学界所接受。国际医学模拟教育学会(Society for Simulation in Healthcare,SSH)推出的医学模拟教学人员认证(Certification for Healthcare Simulation Educators,CHSE)蓝图亦是根据该 SOBP 进行设计开发的。

Issenberg 等人早在 2006 年于 SSH 官方杂志《模拟医学》中发表的文章 *The Scope of Simulation-based Healthcare Education* 中,提出了经典的"模拟培训有效性公式",即"有效的医学模拟教学 = 培训资源 × 受过培训的教师 × 课程制度化",并定义了医学模拟教学教师的 6 大工作角色:信息给予者、示范者、辅助促进者、评估考核者、设计者与资源开发者。尽管该文并非指南性文件,但亦对于医学模拟教学的标准化有非常重要的指导作用。

各类型的 SOBP 为医学模拟教学提供了实践原则和具体的教学方法。合理运用以上各类 SOBP,融入医学模拟教学的各个环节操作步骤,方可保证医学模拟教学的标准化。

三、基于问题进行医学模拟教学设计与开发

(一) 执行需求分析,明确具体问题

医学模拟教学应该从实际需求出发,以问题为导向进行模拟教学设计。所谓问题,就是理想标准与现实状况之间的差距。对于医学模拟教学而言,这个问题可以是一个临床实际中遇到的问题,也可

以是一个教育教学层面的问题。例如,某医院妇产科产后出血导致产妇不良结局发生率高,这是一个临床实际问题,而模拟医学课程则可以解决该实际问题作为出发点进行课程设计与开发。一方面归纳、总结、梳理针对产后出血产妇的高危因素识别、休克复苏原则、止血方法选择和实施等相关知识、技能,制订抢救流程和临床实施方案,从而降低产后出血产妇的不良结局发生率;另一方面通过以医务人员为中心、完成任务为导向,基于案例开展模拟教学课程实施培训,从而提高相关人员相应岗位胜任能力。

教学需求可能来自国家、医学院校、教学医院、教师,甚至学员自身。可以通过问卷调查、个别访谈、经验观察等多种手段进行需求分析,并且明确具体、可描述的问题。与此同时,需要注意的是,尽管医学模拟教学是一种非常有效的教育学手段,但由于对于人力、物力、资源以及时间的需求较高,并且并非针对所有情况都是绝对有效的,所以在考虑实施模拟教学前需要充分进行资源和制约条件分析,以明确使用模拟教学可行、有效并且高效的可能性。

(二)合理教学设计,设定明确目标

在明确问题并且充分评估资源和制约条件后,则应着手进行模拟教学设计,其中最重要的环节是设定教学目标。一般而言,教学目标应该是具体的、可测量的、可实现的、与学员密切相关的,并且是在限定时间内能够完成的。另一方面,教学目标根据其所描述的内容,分为知识、技能与态度三个层面。

根据认知负荷理论,受学员的认知负荷限制,每一次课程学员能掌握的学习内容有限,且由于医学模拟教学需要学员在应激(充满压力)的情况下进行体验式学习,故每一次课程中的教学目标不宜设置过多,以 2~3 个具体的教学目标为宜。若设置的教学目标过多,学员可能无法掌握超出其认知负荷部分的学习内容,导致无效性学习,对于师生的时间及教学资源是一种浪费。

除了教学目标以外,教学设计还包括内容结构、学习活动、情境过程、教学课件以及教学成果等设计。而具体开发教学案例,则应围绕教学目标确定相关知识技能、学习活动和评价标准,准备合适的学习环境,列举物品清单与人员安排,编写导师学员的有关资料,并进行演练测试。

正式模拟教学前的演练测试对于保障模拟教学的顺利实施也十分关键。演练测试可以发现诸多在前期模拟教学设计开发时考虑不周或可行性不高之处。通过演练测试发现模拟教学案例的问题,并针对性地调整与解决,可以极大程度地保证模拟教学顺利实施。

(三)医学模拟教学实施的关键三步骤

"任务简介 - 模拟案例运行 - 复盘"是医学模拟教学关键的三个步骤。任何一个步骤的缺失或实施不到位,都会导致教学效果不能达到预期,学习目标无法完成。

任务简介是模拟案例运行之前的介绍,在模拟体验前不对学员进行任务简介可能导致糟糕甚至灾难式的教学场景,也可能因为任务简介不清晰导致学员沮丧、挫折、不满、误解、愤懑,最终影响学习成效。任务简介应主要从教学、环境及心理三个层面进行介绍。教学层面的介绍:引导学员关注模拟案例的教学目标,需要注意的是,此时主要是针对该案例的总体教学目的进行介绍,通常无须详细描述具体教学目标,避免给予学员不必要的提示;环境层面的介绍:主要向学员介绍所处的模拟环境和模拟设备,避免学员因为对于环境、设备、物品、人员的不熟悉而出现额外的认知负荷;心理层面的介绍:告知学员在安全的环境中学习,降低学员在模拟过程中的心理压力,有利于保证模拟案例顺利运行,将学习效果最大化。

模拟案例运行是指模拟案例具体运行的过程,整个过程中可能有若干关键事件点。医学模拟教学教师应密切观察模拟案例的运行,动态评估学员的认知与模拟实践能力水平,避免教学案例超出认知负荷,在适当时机提供必要线索,保证学员主动触发关键事件。需要注意的是,关键事件的设定应与教学目标紧密相关。模拟案例的运行常需要进行一定的流程设定,特别是在使用高仿真模拟人

的时候,有可能需要进行"编程"。目前,模拟设备控制主要有两种模式:完全程序化与随机应变。前者的案例驱动完全依赖于事先设定好的程序,每一个生理参数的改变都在指定的时间内或学员进行对应操作后进行切换,这对于案例的设计与细节思考,乃至模拟人编程技术都有较高的要求,也为现场线索给予增加了难度;而后者则完全是由控制人员根据案例运行现场的实际情况进行临时的参数设置,对教学人员的应变能力要求较高。事实上,也可以采用两者混合的形式,即预先编程好不同状态下的生理病理参数,但状态之间的切换、模拟人必要的反应则由教学人员现场根据实际情况进行控制。这种方式可能是更有利于模拟教学的实际操作,毕竟教师往往无法完全预测学员对于案例的可能反应,而完全随机应变则会明显增加控制难度和工作量。

复盘是在模拟案例运行结束后通过互动讨论的形式,在医学模拟教学教师的引导下,触发学员反思的过程,固化正确的认知和行为的同时发现自身不足进行改进,并讨论正确和错误行为背后的原因。模拟案例运行环节与复盘环节的结合,其实构成了"体验 - 反思 - 概化 - 实践"的体验式学习环,是公认最有效的促进学习的方式之一。复盘是一项复杂的教学任务,在成人学习过程与医学模拟教学中处于非常重要的地位。复盘是一种十分重要的、有效的教学学习,以改变学员行为表现和能力为目标,所以复盘是每一次医学模拟教学后必需的步骤。需要注意的是,在整个复盘的过程中,医学模拟教学教师的工作不是简单的对学员的表现进行点评,也不是进行小讲课,而是以言语或非言语方式引导学员进行讨论,成为讨论过程的引导者、激励者与促进者,更是讨论学习流程的维护者、危机处理者与反馈总结者。

模拟教学不过度强调学员多大程度地完成了模拟案例运行,而更多地在于之后的复盘环节。围绕教学目标进行复盘可以让学员发现在模拟案例运行过程中暴露的问题,通过提问、讨论与反馈,探讨问题背后的原因,并通过启发学员反思和概念化,引导学员主动学习与提升,改正错误的做法,强化正确的做法,也是对任务简介环节的一次呼应。因此,复盘环节往往要耗费比运行模拟案例更多的时间进行,也是教学人员最难以把握的环节。不同教学人员复盘的方式与风格有一定差异:如美国心脏协会采用的结构化支持性复盘模式,具体表现为"收集 - 分析 - 总结"式工具;哈佛大学医学院与波士顿医学模拟中心提倡使用的"开诚布公地复盘"模式,即"主张 - 探询"工具。针对复盘环节,国外有一些教育研究成果可以在一定程度上帮助提升质量,如波士顿医学模拟中心于 2010 年开发的模拟医学复盘评估工具等。合理应用此类复盘模式与对应工具,采用合适的方式评估复盘质量,不仅能够提升学员在模拟教学中的培训效果,而且是对教学人员教学过程的一种监督和管理,还对任务简介和模拟案例运行环节有正向反馈作用,评价复盘的核心指标就是看是否紧紧围绕教学目标进行。恰当地使用教学质量管理工具还可以为教学研究提供相应的数据支撑。

医学模拟教学实施的三个关键点,是针对正确的对象,用正确的方法,在恰当的时间,以最低的成本,传递正确信息的过程,是模拟教学实施的有机连续体,缺一不可,不可因为时间或空间等因素限制而进行省略,否则难以保证教学效果。

(四) 医学模拟教学实施的课前保障与课后反馈

除了医学模拟教学实施的关键三步骤以外,课前模拟教学准备与课后收集反馈改进意见都十分重要。完好的课前准备是模拟课顺利实施的必要前提,而课后改进亦是为下一次进行医学模拟教学做好充分准备。课前准备中模拟教案是必须设计并通过预先演练改进完善的,模拟教案是一种路线图,可帮助教师有效开展模拟教学,也可保障学员获得既定的学习成果。教案可包括模拟教学主题、对象及学情分析、地点、时间与分配、学习目标与课程成效、模拟情境案例(情境配置、环境与情境转换)、相关人员(学员角色人数、参演角色人数、辅助技术人员、合作教师等)、形式(标准化病人、任务训练器、仿真人体模型等,仿真度设计)、相关医疗护理设备用品文书、简介主要内容、评价学员表现量表、复盘主要内容与计划、课程与教师教学评价量表、课程应急预案等。医学模拟教学教案编写需要时间和团队合作。

（五）评价考核需与模拟教学协调统一

根据学习建构统一理论,评价考核是教学闭环中不可或缺的一部分。教学目标的设定、教学活动的开展与评价考核的执行应该是协调统一的。通过课前与课后的评估,可以获知学员的基线水平和学习效果;学员通过评价考核的结果（含同行评价）可以得知自身问题和改进方向。教学人员根据各方面评价考核结果以及学员对于课程的评估,可以有针对性地讨论改进课程本身,亦是对教学需求的再一次分析。

四、医学模拟教学的价值与意义

医学模拟教学尤其是医学模拟综合情境培训课程的有效性已经得到充分证明,不仅有良好的学员满意度,而且能保证学员牢固掌握模拟教学的内容,同时能有效改善学员的表现并在实际临床工作中维持。越来越多的证据显示学员在临床工作中成功运用模拟教育培训时所学,并且医学模拟教学对保障患者安全、提升医疗质量有着积极的意义。经过严谨设计和实施的模拟教学甚至能部分取代临床护理实践,这在目前临床教学资源有限的背景下有着极强的现实意义。

充分解读和运用医学模拟教学的最佳实践原则,呈现高质量而精彩的医学模拟教学,有助于充分发挥医学模拟教学提高医务人员临床岗位胜任力的积极作用。医学模拟教学能力如同医学本身,不是一蹴而就的。想要掌握医学模拟教学方法,需要大量教学实践,并在教学实践过程中时时刻刻应用最佳实践原则,方可逐步从医学模拟教学新手成为医学模拟教学专家。

（陈志桥）

第四节　早期接触临床

随着 21 世纪科技高速发展,培养智能型、应用型、创造型医学人才是发展趋势的必然要求。"早期接触临床"的开展在一定程度上弥补了传统医学模式的不足,避免了纯理论学习的枯燥,有利于激发学生的职业荣誉感和职业热情;使学生能够理论联系实践,激发学习积极性,及时应用所学的知识和技能,提高临床思维能力、动手能力、分析和独立工作能力;同时培养学生的社会责任感和敬业精神。

一、早期接触临床的概念与起源

早期接触临床（early clinical experience）是医学实践教育的一种形式,目前在我国还处于探索阶段,并没有完全统一的标准。"早期"通常指传统医学教育的临床实习期之前,也就是医学教育的前两年。"临床"是指在社会的或者临床的环境下真正地与患者接触,以增强医学生对健康、疾病和卫生专业角色的理解。

早期接触临床的起源和发展离不开一系列医学家和医学教育家前赴后继的探索和尝试。希波克拉底（Hippocrates,公元前 460—公元前 370）和盖伦（Galenus,公元 129—公元 199）先后提出医学应该着重于仔细观察和记录所有可见症状和主诉,包括体液和排泄物,以及环境因素、饮食和生活习惯等。这是临床思维和临床实践教育的起源。赫尔曼·布尔哈夫（Herman Boerhaave,1668—1738）是临床教学的创始人,他强调把学生带到患者床边,采取经验、观察和实验并用的方法诊疗,开辟了近代医学道路。北美医学的奠基人威廉·奥斯勒（William Osler,1849—1919）提出了临床医学需要应用临床思维进行鉴别诊断,开创了早期临床培养临床推理能力(clinical reasoning)的先河。美国医学教育改革家亚伯拉罕·弗莱克斯纳(Abraham Flexner,1865—1959)率先提出了关于如何教授临床医学的全面观点。弗莱克斯纳还特别指出,在"临床前"(pre-clinical)的基础上,临床教学主要采取参加见习和医院实习等床边教学为主,这也是现代医学早期临床教育的雏形。

二、开展早期接触临床教育的背景和意义

(一)医学教育全球化发展的要求

随着 21 世纪科技高速发展,培养智能型、应用型、创造型医学人才是发展趋势的必然要求。纽约中华医学基金会曾在 2000 年提出培养符合"全球最低要求的临床医师"(GMER)。国际医学教育专门委员会(IIME)将"最基本要求"归纳为七个领域和具体的 60 条标准,强调医学科学基础知识和临床技能是基础,其中交流和沟通技能是重点之一。这一要求具有时代性、全球性,系统性强,人文和职业特点鲜明等特点,充分体现了医学模式转变、卫生保健国际化、医学教育人文性与医学科学教育紧密结合的医学教育改革和发展趋势。我国应该重视医学教育如何发展的问题,需要积极进行医学教育改革,借鉴国外先进案例,建立符合我国国情的医学教育体系,以保证我国医学教育质量。

(二)医学教育模式改革的需求

进入 21 世纪后,生产力迅速发展,物质生活水平不断提高,人类疾病谱和死亡谱在转变,医学从生物医学模式向"生物-心理-社会医学模式"转变。医疗卫生服务也从单纯治疗扩大到预防保健,从生理扩大到心理,从医院服务扩大到家庭和社区,从单纯的医疗技术措施扩大到综合的社会服务。新模式的医患关系逐步从传统的患者依从到医患相互尊重的关系。这些变化对新世纪医学人才的知识储备、职业素养和专业知识都提出了更高的要求,也促进了高等医学教育改革。如今,适应新时代对医学生人文和专业素质高要求的教学模式如早期接触临床、小组教学、器官系统整合医学、基础与临床课程的整合交叉渗透、临床技能及沟通能力的培养、PBL 课程模式等亟待大力推行。

(三)临床医学专业特点的需要

临床医学专业本身是一门实践性、技术性很强的专业,不仅要有扎实的基础理论知识,还需要在医疗实践中应用操作技能和沟通能力等医学实践能力。而实践技能的掌握与提高不能依赖理论课学习,而是在诊室和病房,在临床中学习。传统医学教育中对临床实践的重要性强调不够,医学生在临床实践的教育模式较为单一。"早期接触临床"的开展在一定程度上弥补了传统医学模式的不足,其优越性体现在:早期临床实践避免了纯理论学习的枯燥,有利于激发学生的职业荣誉感和职业热情;使学生能够理论联系实践,激发学习积极性,及时应用所学的知识和技能,提高临床思维能力,动手能力,分析和独立工作能力;同时培养学生的社会责任感和敬业精神,在实践中感同身受地体会立德树人的思政教育;加强学生对医患关系的正确认知,提高医患沟通能力,增强医学生博爱、人道的职业责任感和同情心;使学生具备团队合作精神等综合素质。

让低年级医学生早期接触临床实践,是医学生融会贯通患者安全意识、专业技能,锤炼科学的临床思维和培养综合能力的重要环节。

三、早期接触临床教育的现状

教育部、国家卫生健康委员会、国家中医药管理局 2018 年发布《关于加强医教协同实施卓越医

生教育培养计划 2.0 的意见》中指出：进一步加强以医学职业道德、职业态度和职业价值观为基本内容的职业素质教育；加强学生职业能力培养，提升学生促进健康和解决临床实际问题的能力、批判性思维能力、信息管理能力以及终身学习能力。在国务院办公厅《关于加快医学教育创新发展的指导意见》中再次强调了"早临床"的重要性。高等医学教育要深化临床实践教学改革，推进实践教学内容和实践模式改革，强化实践教学环节"早临床、多临床、反复临床"，全面提高医学生临床实践能力。我国医学教育改革的趋势之一是突破传统"三段式"医学教育模式，目前各院校的早期接触临床实践活动还处于探索阶段。国外医学院校在 20 世纪中期已经开展基于社区的实践教学，开设早期接触临床体验课程，给一、二年级医学生提供体验和了解临床工作的机会，以培养医学生的职业操守，培养具有责任感、同情心和有"温度"的临床工作者。

（一）国外早期接触临床实践的研究现状

国外医学院校在 20 世纪中期陆续开始开展社区实践教学，开设早期临床体验课程。美国医学教育中早临床实践强调让学生尽早接触患者，增加医学生与患者交流机会，提高沟通能力，其早临床课程在第一学年就让学生接触患者。随后强调了基础与临床的有机结合和过渡，用基础原理来理解正确的临床推理过程。形式上采用在基础医学学习阶段，加入一些临床医学知识，每周 1 次临床实践课，以讲座、小组讨论等形式作为临床实践课的教学方式。该教学模式注重理论与实践结合，提高学生学习积极性，有利于培养临床思维、分析和独立工作的能力。澳大利亚的医学临床实践采用层层递进的方式进行，一般是从二年级开始每周有一天的临床实践，侧重诊疗的基本程序、询问病史及书写病历的方法等；三年级每周增加实践时间以学习写病历、体格检查、鉴别诊断等。英国医学教育提倡早期临床实践分为两个阶段，主要是了解临床工作的概况和培养临床思维，将相当于我国医学教育中诊断学的部分内容提前到早临床教育中，使用模拟情境和标准化病人的教学方法来培养学生临床操作的熟练程度。英国早临床教育以培养学生的社会责任感和敬业精神，提高学生综合素质为目的。日本在 20 世纪末，进行医学教育改革，实行了"楔形教育"的教育方式以突出临床实践在医学教育中的重要作用，即在第一或第二学年充分强调基础与临床的整合，以及器官系统整合。法国医学教育为了早期接触临床，规定学生在进行临床见习之前，必须完成为期四周的护理见习，学生上午体验门诊、病房的诊疗工作和手术实习，下午学习临床理论。通过理论学习和实践融合并反复强化的学习过程，使学生及时掌握和应用所学的知识和技能。这样既注重理论与实践的结合，又利于培养学生临床思维、分析和独立工作的能力，进而体现早临床教育的真正意义。

（二）国内早期接触临床实践现状

虽然我国的教育模式还处于"三段式"，各医学院校教育模式改革正在如火如荼地开展，早期临床实践作为改革的重要方向也处于探索阶段中。北京大学医学部开设医学导论课程作为早期临床实践形式，并开展"早临床实践"活动，在护理学专业现状与护士角色课程中安排临床见习。南京医科大学对新入学医学生开展入学后第一次接触临床、感知医学的实践教育活动，组织新生参观附属医院，参加医院志愿者服务活动。中山大学开展了"预见习"活动，以观摩和暑期实践结合的形式，进行初步的临床科研训练，培养医学生的沟通技能。在上海交通大学医学院，早期接触临床课程为指定选修课。课程以早期接触临床实践记录及学生的学习体会或调研报告等形式进行考核。首都医科大学在大学二年级即要到社区医院、基层医院进行为期两周的体验和学习，尽早了解临床、了解患者。重庆医科大学通过国际合作引进英国、加拿大等先进的早临床教育理念，在学生进校即进行每学期 2 周，持续 6 学期的早临床体验课，并结合以"志愿者服务队"等形式，让学生在教师引导的早临床体验之余，进行假期社会实践，培养其理论联系实际的临床思维能力，加强其人文关怀理念和医患沟通能力培养。让医学生在为患者服务的过程中感受医生职业责任，树立"为患者服务"的理念，效果卓著。

四、早期临床实践的建议与课程设计策略

"早临床"一词意味着早临床课程的任务是为学生更好地进入临床实践和临床工作做准备。早临床课程大体上分为两部分：①临床术语、心理、规范、团队合作精神、沟通技能等医学人文精神和职业道德培养；②形成正确的临床思维和思路，掌握基本的临床技能。此两方面素质是学生在整个医学职业生涯工作和团队合作所必备的品德和技能。有国外学者称这种能力为"复杂能力"。为使学生掌握这种"复杂能力"，我们将从课程实施和设计两方面给予以下建议。

(一) 实践的建议与课程设计策略

1. 学校和医院领导高度重视，做好顶层设计　早期临床实践是一项需要长期坚持、循序渐进才能充分发挥效果的教学改革，且课程涉及多学科交叉和合作，实践基地建设等多学科、多层面的教学管理，特别需要学校和医院领导高度重视，做好顶层设计和有效的教学管理。只有这样，才能解决面临的临床师资培训、工作安排和待遇等一系列问题，不断激发临床教师的教学热情，教学工作才能创造性地得到提高。

2. 合理设置课程组，合理安排教研活动　早期临床体验作为实践教学，其开展形式多种多样。目前在国内没有固定可参考的教学模式。实践基地应专门设置早临床课程组，利用课程组在学院顶层设计下进行教学工作的具体落实。课程组应在学院统一安排下，通过集体备课对每次实践活动的具体内容与实施形式和流程进行讨论和把关。应充分发挥集体备课在教学质控和教学协调方面的作用，重视相关教研活动的开展。相应临床基地的科室应设置专门的联络员，负责协调和安排本科室的教学实践活动，包括物品、标准化病人或者案例准备等。

3. 充分融合课堂与课后、实践基地与社区，丰富实践形式　院校可以充分结合教学基地和社区、宁养院、养老院、门诊等，进行不同层面的早期临床实践活动，使学生感受和理解不同级别层次医疗机构的职责和工作准则。在时间上，充分结合课堂教学和课后活动。发挥课堂教学为早临床实践活动提供理论基础、实践方式等方面的领导和示范作用，也积极支持、引导、鼓励学生在假期进行自主实践，并提供相关的实践活动平台，让学有余力的学生参与到医院短期的比较完整的临床工作中，这样不仅可以充分调动学生学习的主动性和积极性，也为他们创造了与医疗团队、患者沟通的机会。例如，安排节假日的"预见习"活动，在学习生理学之前，带领学生先到病房探访各器官功能不全的相关患者，在医生指导下，获得对器官功能评判相关指标的理解。使学生通过多看、多听、多想来了解医院的运作、疾病诊断和鉴别诊断的正确思维过程等。将课堂教学和第二课堂有机结合、取长补短，有利于学生对早临床实践内容的深入理解、融会贯通，增长见识并开阔眼界。

4. 强调教学"以学生为中心"，提高学生参与度，充分发挥主观能动性　转换传统的教学方法，采用启发式教学，充分调动学生参与意识。在实践教学活动中，可以采用安排任务或者安排回答问题的清单形式，让学生以主人翁身份参与活动。教学实践中，主动安排学生力所能及的教学任务，例如做导医，给患者指路，带患者办理出入院等。可以通过问卷调查等形式，提供学生主动和患者及家属进行交流的机会，了解患者及家属就医的体验和心理需要。充分利用小组讨论环节，要求每位学生按照课程任务进行发言总结，教师予以适当的正确引导等，将理论与实践有机结合。

5. 在早临床实践课中适当增设理论课，完善相应实践知识储备，使实践课"有的放矢"

(1) 开设临床医学导论、患者安全等课程，强化患者安全意识。在医学生基础课程学习阶段，开设临床医学导论课程使学生了解医疗的内涵和外延，了解医院规章制度，树立职业荣誉感和归属感；患者安全是医疗保健领域的一门新兴学科，侧重于医疗差错的报告、分析和预防。增设患者安全课程，使医学生增强患者安全意识，具备预防及处理医疗差错的能力。

(2) 加强临床技能培训，提高临床思维和实践能力。开设以"技能训练"为中心的综合技能课程，

将原来内科诊断学基础、外科学总论、妇产科学、儿科学及精神病学等课程的基本技能内容整合成临床基本技能课程,贯彻终身学习理念,培养学生自主学习能力和习惯。课程还涉及网络知识和技术、文献检索、循证医学及统计学,让医学生学会通过多种途径获取知识,学会对知识进行整理、分析、应用,掌握自我更新医学知识的能力。开设沟通技能课程,训练医学生的普通日常及在医学实践中的人际交流与沟通能力。通过上述课程培训,让学生早期、长期接受系统的临床技能和临床思维训练。

(二) 以"学生为中心"的教学内容和方法

医学院校应采取多种多样的方式使学生参与临床工作和培养临床思维。目前,在早期接触临床中,常用的教学方法包括了分组进行的 PBL、模拟教学等。最近,还引入了基于网络的学习和虚拟患者等方法。但是在临床实践中,任何特定教学模式的基础都是为适应临床体验和培养临床思维为目的的。

1. PBL　PBL 强调以学生为中心,其课程目标是培养医学生成为问题解决者。PBL 课程的特征使该教学方法天然适合早临床课以实践体验为主的教学模式和理念。在早临床课中,基于 PBL,可以采用先抛出需要解决的临床和医患问题,学生带着问题在实践中寻找解决方案,最后分组汇报解决问题的方案。这样充分发挥学生的主观能动性,体现以"学生为中心"的教学理念。教师在此过程中,扮演任务分配者、组织者、观察者的角色,并在适当时候,予以引导和总结。

课程具体设计包括以下要点:①从一个需要解决的驱动问题开始学习。问题必须是学生在其未来的专业领域可能遭遇的"真实世界"的非结构化的问题,没有固定的解决方法和过程。好的问题设计是教学成功的一半。②学生通过实践体验对驱动问题展开探究,在探究过程中学习及应用学科思想。类似于翻转学习,从以教为中心转变为以学为中心。③以小组合作学习和自主学习为主;学习者能通过社会交往发展能力和协作技巧,共同解决问题。④教师的角色从传统的传授知识,变为引导学生自主学习的引导者。⑤学生以解决问题为导向,为结果负责,让学生真正感受到学习的"成果"。

2. 体验式分组教学法　早期临床教学的目标和常规医学教育的不同在于,常规医学专业课程以讲授知识点为教学目标,但是早期临床课以职业操守、职业思维、关爱患者、团队合作精神等素质培养为教学目标。教学目标的差异决定教学手段和方法势必也会不同。以素质教育为教学目标,早期临床课应在体验和基于任务的教学场景中,潜移默化地养成医学生合格的专业素质和品德。因此,体验式分组教学法应运而生。体验式教学法,是指教师根据教学大纲的要求,结合教学内容,通过创设相关情境,组织学生参与课堂讨论或指导学生参加实践活动,学生从亲身体验中获得真实的感受,从而更好地理解教学内容的一种教学方式或学习方式。我国医学生数量远大于欧美国家,为适应这一国情,我们可以考虑体验式分组教学,即把学生分成多个小组,轮流进行体验,做到"人人有任务、人人都体验、人人都汇报"。比如体验患者心理,可以分组陪同患者进行就医、检查、办理入院,完成相关访谈和问卷调查,最后分组汇报,各组轮流进行。

进行体验式分组教学要注意:①为了教学有的放矢,可适当增加理论讲解,明确体验的目的和教学框架安排;②每组学生人数不宜太多;③教师团队可以增加助教,保障实践环节的无缝衔接;④最后建议进行讨论总结环节,教师可以适当予以正确的引导。

3. 角色扮演教学法和标准化病人的应用　角色扮演教学法就是围绕每一个特定场景采用扮演医生、患者或者家属的方式来开展教学,从而使得整个教学过程形象生动,激发学生的学习兴趣,提高学习效果。标准化病人(standardized patient,SP)又叫模拟病人(simulated patient,SP),指经过标准化、系统化培训后的正常人或患者,他们能准确地表现患者临床症状,记录、评估医学生的临床操作技能,并能向学生提出反馈意见。将标准化病人用于教学和考核是一种新兴的教学模式,可以达到类似于真实患者的效果,而且病情典型,对患者无伤害,可以出现错误,可以重复。他们能够进行模拟和角色扮演、与学生面谈、接受查体、进行教学指导。这两种教学方法相辅相成,在早临床教学某些特定场景中,可以提高学生的参与度,培养相应的临床和沟通技能。

4. 培养学生专业的临床语言 除了学习像医生一样思考,医学生还需要学习如何专业地描述病情。与所有知识获取一样,语言是第一要素。当医师们在试图探讨临床问题或确定正确诊断时,他们使用的是针对医学实践的语言。首先,许多医学概念,无论是形态结构、生化或生理过程、疾病实体、研究程序还是药物,都没有有效的非专业用语("吞噬""恶性贫血""渗透""韦伯试验"和"林纳试验")。其次,语言标签功能强大,可用于概况一类症状("脓毒症休克""库欣综合征")。最后,医学词汇的统一有助于专业人士之间信息交流。

早期临床教育引入并加强了用于描述核心医学科学概念的语言,以便在后期学习疾病病理生理基础时更容易理解。同样,理解用专业术语描述的病情是学习临床推理的先决条件。国外有学者通过分析医学生和经验丰富的医生病史汇报,得出临床医生思维方式的话语模式,使用的语言结构代表了其对医学知识的广泛而深刻的理解。具体而言,具有较强诊断能力的资深医生将特定的临床特征转换为抽象的语义限定词,这有助于他们定义需要解决的临床问题。重要的是,还有研究提示,训练学生使用专业术语来描述患者的主诉和现病史,可能会提高他们对病例的记忆能力。医学二年级学生可以学会使用描述病例特征的医学术语。因此,学习如何像医生一样说话(使用医学专业术语)应该被视为学习和培养诊断推理能力的先决条件。

5. 对比学习 对比学习是指"促使学习者明确寻找问题之间的异同"。通过运用类比转移的概念,学习者可以使用以前用来解决类似问题的策略来解决新问题。与传统的串行学习相比,有研究表明对比学习可以提高医学生临床诊断能力。在该项研究中分别通过对比学习教学法和普通的课堂讲述进行心电图教学。将初始心电图的异常特征与正常心电图以及可能的替代诊断的典型心电图进行对比,目的是通过让学生留意心电图示例之间的相似性和差异,来帮助学生学习区分不同类别间的关键特征。与非对比学习教学方式相比,接受对比学习的学生可以更多地识别出正确的心电图诊断。

因此,在早期临床教学中,加入对比学习教学,有利于学生理解医学中一些规定、准则的意义,理解医生工作的特征。更重要的是,对比学习可以在潜移默化中培养他们通过对比掌握疾病差异和特征的思维习惯,有利于养成正确的临床推理能力,在临床工作中具备批判性思维,善于主动进行疾病的诊断和鉴别诊断。

这里只列出了适合早期临床实践教学的比较经典的教学方法,随着科技和教学理念的不断发展,医学教育改革的步伐也逐步加快。新的教学方法比如 CBL 教学法、人工智能虚拟仿真教学、线上线下混合教学等,都为多姿多彩的早临床实践课提供了无限的可能性,是医学生早期树立职业荣誉感、养成职业必备素养和品格的有力保障。

五、早期接触临床体验的评估方式

考核评价的主要目的是了解学生的学习成果,掌握教学目标的实现程度。早期接触临床教育不是以知识点本身为导向的教育,而是以素质和能力培养为目的,因此考评方式也与传统闭卷完成测试有区别。在考核学生的整体能力的同时,应重视教师在教学全过程中对学生进行的评价,从而得出学生的整体学习情况,包括出勤情况、是否积极地参与课堂教学、能否具备独立自主解决问题的能力等等。除此以外还应结合其他各种考核手段,以过程性评价为主。同时,还应兼顾对学员基础能力(沟通、团队合作等能力)和医德医风的评价。考核标准包括基础知识、综合能力、沟通交流能力等。在道德评价上,医院组成相应的评估组,对学生规章制度掌握情况和接诊患者的态度及在给定模拟场景中解决问题的能力进行整体评价。考核项目和内容尽可能与执业医师考试相联系,内容涵盖临床基本技能,增加"早临床"前期增设的教学内容考核,同时也达到反复临床、强化临床实践的效果。

(叶 琳)

第五节　临床情境教学

情境教学(situational teaching)是指教师在教学过程中创造一个生动的教学场景,展示鲜明具体的形象,场景中设定不同的角色让学生来参与,通过自身体验,学习教材中知识,使其从形象的感知过程中不断积累知识的教学方法。

情境教学模式的本质特征是激发学生的情感及学习兴趣,调动学生的思维能动性,从而帮助其更好地理解教学内容,更快地掌握科学知识及要领。情境教学法通过运用多媒体、实物演示、角色扮演、实验操作等多种手段创设课堂教学情境,将认知与情感、形象思维与抽象思维、教与学巧妙地结合起来,充分发挥学生学习积极性、主动性和创造性,改变学生单纯接受知识这一被动局面。实践证明临床情境教学方法能够提高教学效果,培养学生临床思维、临床技能、临床综合分析和判断能力、团队协作意识及领导能力。

一、临床情境教学的必要性

临床情境教学(clinical situation teaching)也称为临床模拟教学法,是一种全新的教学模式。教师根据教学内容和教学计划,为学生创设临床情境,创设接近真实的临床情境,对事件的发生及发展过程进行模拟或者虚拟再现,让学习者参与其中,身临其境;教师通过观察学生的行为,通过启发式问题引导,发现学生产生行为的原因和思考的过程,在课程中帮助学生分析并提出改进建议。通过情境教学课程可以有效增强教学的互动性、认知性,使学生有所提升和感悟,可以很好地构建理论与实践相结合的桥梁,具有传统课堂教学无法实现的实践性和优越性。

在教学中运用临床情境教学法,可增强学生学习积极性,调动学生学习主动性和创造性,使学生充分掌握知识,同时也有利于提高学生提出问题、分析问题、解决问题的能力;情境教学替代真实患者,为学生提供安全可控、高真实性、标准化、可重复及允许错误率的临床场景进行培训和教学,最终达到减少理论与实践差距,增强临床工作能力的教学目的。通过临床情境教学,很多学生对临床医学表现出浓厚兴趣,教学后学生能够主动提出问题,并且能有条理地表述所学内容。因此,将情境教学法应用到医学教学中,对提高医学生的临床诊疗能力及岗位胜任力将具有深远意义。同时,也能使临床教师能及时把握和考评教学效果,为推进素质教育起到积极作用。

二、临床情境教学的特性

(一) 促使临床教学模式的改变

临床情境教学法是从病例分析法中衍生出来的一种极具实践性和操作性的教学方法,为学生创造了近乎真实的临床情境,具有传统课堂教学无法实现的实践性和优越性。教师根据教学大纲在课前设定针对性典型情境,让学生进行课前查阅资料、课前讨论、课堂情境模拟等学习,使学生对教学过程的参与度明显提高,有效提升学生学习兴趣。

临床情境教学法改变传统以教师为主导的教学模式,由学生作为课堂主导,教师则进行知识总结和参与答疑过程,使教学过程更加丰富且更能满足学生需求。通过课堂情境模拟过程更能提升学生专注力,改善课堂氛围,拉近师生关系,在一定程度上保证学习质量。

（二）临床情境教学的真实性、反复性

临床情境教学模拟临床情节，高度还原真实临床环境，医学生犹如面对真实患者，体会临床工作诊疗环境，与模拟患者进行有效沟通，并独立思考、诊断病情和治疗模拟患者，极大地拉近了教学与实践的距离。

临床情境教学具有高度可重复性。在模拟临床情境中，让学生扮演医生或患者，还可以进行角色互换。通过重复体验上述临床情境，在反复练习中加深学生记忆，提高医学生操作熟练度，使学生牢固掌握某一疾病的诊断要领，并能够及时改正暴露出来的错误行为。通过真实、反复地与教师沟通，可以在对临床真实患者无伤害的情况下，判定医学生的诊疗方案和操作的准确性，有真实感且不受时间限制。

（三）临床教学质量评估的客观性

传统医学教育模式在教学成果评估上具有强烈的主观色彩，且有一定的客观随机性。临床情境教学法附带评估标准，以考查清单方式规定必须完成的操作流程和规范，可大大排除客观因素对医学生临床思维、操作技能评估的影响，评估方法简便、可回放、消耗成本低且时间选择灵活。

（四）临床教学方式的多样性

传统临床带教方式是带教教师在患者床旁询问病情或进行操作，医学生在床旁观摩学习，这是一种单纯的教学与被教学模式。临床情境教学则有多种教学方式，医学生可进行角色替换，扮演患者、诊疗标准化病人和模拟人等。要求医学生在有扎实理论基础和一定操作能力的情况下，学会与患者进行有效沟通，减少医患矛盾产生。

（五）提升临床教学效果

临床情境教学主要特点是以学生为主体，且具有开放性，以逼真的场景提升教学效果，改善学生自身能力，增加学生学习兴趣，提高其理论和操作考试成绩，有效调动学习积极性和主动性，同时提高学生对教学的满意度。在教学中构建适合的评价体系，以完善传统教育模式的不足，同时以评价体系督促教学过程，客观地反映其教学效果，促进教学的发展与改革。

三、临床情境教学的实施步骤

临床情境教学实施可总结为以下3个步骤：①根据教学对象及教学目标创设临床情境环境，准备临床情境模拟材料，设计情境模拟课程教案；②临床情境模拟课程运行及实践，进行知识内化；③临床情境课后指导总结及点评，延伸、巩固、提高临床知识及技能。

（一）临床情境教学课程的设计

1. 确定明确的教学内容及目标　结合教学对象的知识背景，以教学大纲和教材为基础，确定课程教学内容和教学目标。在情境模拟教案设计中必须明确哪些内容可以使用模拟教学方法，教学内容设计必须围绕教学目标。教学目标确立需要考虑是否与学生能力水平相符；教学目标必须是清晰的、可感知的或可衡量的；教学目标需要明确学生需要完成的标准，需要涵盖知识、技能和医学素养（团队合作、医患沟通等）等方面内容。例如：在设计急危重症综合急救技能培训案例情境模拟课时，教学目标需要涵盖以下4方面内容：①急危重症诊断流程；②急救技能综合运用和操作培训；③团队角色分工；④医患沟通、人文关怀的情境设计。案例编写时需要注意临床情境设计的合理性，设计清晰的案例进展流程，如关键操作执行或未执行（执行不正确）、案例出现好转或恶化的临床情况。

2. 确定临床情境模拟方法　教师选定的模拟方法要服务于教学目标,在选定模拟方法的过程中需要明确的关键问题是,哪种类型的模拟方法最适合要教授的教学内容。我们通常所选择的模拟方法包括标准化病人、实物模拟、综合演练、虚拟技术等。例如学生学习诊断学中问诊的课程:我们可以采用标准化病人的模拟方法,设计一个临床场景,教师在课前设计好情境内容,与标准化病人进行提前沟通,将情境模拟课程植入到诊断学的课程中,让学生在理论学习的基础上进行模拟训练,有利于学生对问诊的理论课程的更好理解及掌握。

3. 设计不同临床情境案例的设备清单和时间安排,模拟工具的运行流程　根据不同的模拟案例,教案需要确定场地、设备清单、时间分配及模拟工具。为了模拟逼真的临床场景,可以设计应用模拟病房、标准化病人、高端模拟人等模拟工具进行课程运行。根据教学目标和案例内容,教案需要确立标准化病人的标准化台词和高端模拟人的运行流程。

4. 设计教学评估问卷,建立教学和课程的评价体系　根据案例教学目标,教师需要识别教学评估要素,设计情境案例的核查表和等级评分表以及学生满意度调查表等,建立教学和课程的良好评分体系以及师生反馈系统。

(二) 临床情境教学课程的运行

根据教学目标及教学内容并结合学生的能力水平,设计基础全面的临床技能及临床思维能力训练的情境模拟课,以提高学生的综合临床诊疗、技术操作水平及临床思维能力。临床情境教学课程的运行是情境教学的重要环节,这一过程需要学员之间高效研讨、充分交流、默契配合。教师根据教学大纲内容要求,安排学生在临床技能中心有计划地训练,按照教案设计学生分成5~6人/组,团队情境模拟教学的教师分成不同的角色,包括教案运行的导师、标准化病人、患者家属,其中一名老师进行高端模拟人的参数设置和教学活动的总体进度把控。教案运行导师按照案例的教学活动推进,提示学生进入案例演练,对模拟过程进行及时调节控制,对出现的意外及偏差进行纠正;对学生的临床能力、操作完成情况、团队合作情况、人文关怀等方面进行记录和评价。案例完成后用5~10min对评价项目进行反馈,对学生的案例完成情况进行形成性评价。

(三) 临床情境教学课程的总结与反馈

情境模拟课程的总结及反馈是这种教学方式的核心内容。针对每一个临床情境的模拟教学课程结束之后,两位或者多位导师需要根据模拟教案或者借助视频录像,对学生在情境模拟课程中的表现进行全方位的总结及反馈。

1. 以学生为中心的总结及反馈　主要包括以下四个方面:①学生在临床情境模拟过程中对病情的评估及处置策略是否正确。②在情境模拟过程中学生应用技能操作是否正确合理。③学生与患者及家属沟通是否顺畅。④学生是否很好地进行了团队合作。以学生为中心进行总结及反馈,需要让学生对自己在情境模拟过程中的表现做出评估,找到自己的不足与优点,促进其进行反思。

2. 指导教师的指导及反馈　在总结及反馈过程中,教师首先需要肯定学生的优点,通过既定的问题启发及引导学生认识到自己在情境模拟案例运行中的不足及还未掌握的知识点,加深学生对错误的认识及理解,巩固学生的理论知识。教师须对重点和难点内容进行适当指导,发挥教师的主导作用,同时还需要帮助学生对知识点进行归纳总结,使其在课后加强学习。

3. 总结及反馈借助的工具　美国匹兹堡大学的 WISER(Winter Institute for Simulation, Education and Research)是一个大规模、多学科的模拟医学中心,中心认为反馈(debriefing)是所有医学模拟教学项目成功的关键。WISER 与美国心脏协会合作,开发了结构化和支持性反馈模型。反馈通过结构性框架 GAS 工具(表 9-1)进行具体层面的操作,GAS 是搜集(gather)、分析(analyze)和总结(summarize)的首字母缩略词。其终极目标是开发一种高度结构化的方法,可以满足各种反馈需求。这种反馈方法建立在健全的教育理论基础上,已经在国际上普遍传授,并且已经证实非常有效。

表 9-1　GAS 工具

阶段	目标	行为	问题样式	时间占比
搜集（gather）	聆听参与者以理解他们关于这个环节是怎么想的和有什么感觉	• 要求团队领导表述 • 要求团队成员提供详细阐述和支撑信息	• 你感觉怎么样？ • 你们谁能告诉我发生了什么吗？ • 你们对这个描述还有没有要补充的？	25%
分析（analyze）	促进参与者反思和分析他们的行为	• 复习记录信息 • 汇报观察结果（正确和不正确的步骤） • 询问一系列参与者如何思考的问题 • 帮助参与者反思他们的表现 • 引导或重申参与者持续关注章节目标	• 我注意到…… • 告诉我更多关于…… • 你当时有什么感觉？ • 你当时是怎么想的？ • 我理解，但还是告诉我病例中…… • 冲突解决 让我们再回到："重要的不是谁对谁错，而是对患者什么是对的"	50%
总结（summarize）	促进确认和复习课程目标	• 参与者认为团队或个人行为中需要改变的积极方面； • 表述或申明的总结	• 列出 2 个让你感觉有效或做得好的行为 • 描述 2 个你认为团队 / 个人需要努力的方面	25%

　　临床情境模拟课程教学结果的总结及反馈不仅仅以学生为中心，亦以指导教师为中心进行总结及反馈。通过情境模拟教学运行，首先检验教师的情境模拟教案设计是否合理，及时发现问题，及时改进；其次可以检验情境模拟教学过程运行是否流畅，如未能顺利进行，需要找出原因，加以解决；最后，通过情境模拟教学运行，根据学生反馈情况，可以总结教学经验，完善教学中的不足，达到更佳的教学效果。

四、临床情境教学课程的内涵建设及师资团队建设

　　情境模拟案例在不断进行集体备课、运行案例、修正案例和教学方法的系列过程中，形成了案例式模拟教学师资团队。模拟教学老师改变了传统的课堂教学方式，弱化"教"的角色，以学生为学习主体，用引导和案例反馈方法激发学生自主学习、独立思考，进行临床决策和急救操作，并自我评定、自我反省和自我提高。老师需要控制案例运行，观察每一位学生的学习目标完成率，通过课堂反馈和案例重复演练，使每一位学生逐渐达到培养目标。通过模拟教案运行，可以构建教师新型教学方法实践教学平台，不断提高师资教学水平。

五、临床情境模拟教学时应该注意的问题

（一）临床教师教学观念的转变

　　临床情境模拟课程的教师不仅要有较高的专业知识水平，较宽的知识面，还需要有较好的主持、课堂掌控及应变能力。教师作用体现在教学过程中的主导性，而不是简单的节目主持人，教师既要讲授本课的基本要点，又要组织学员现场模拟演练，最后还要进行点评。

（二）要求学生转变观念

　　情境模拟是临床情境再现，是一种新的教学方法和手段，其主要目的是帮助学生更好地掌握理论

知识及实践技能,应对临床中出现的各种问题。它不是考试也不是考核,在课堂上学生积极主动参与是教学成败的关键。因此,教师在临床情境案例选择上应有现实针对性,把握好每一个细节,让每一位学生都有收获、都有提高,教师要掌握充分广博的知识,并进行深刻思考,根据学生的知识水平有针对性地选择合适的情境案例。

(三) 教师要把握学生的心理

教师在案例运行及反馈环节要充分调动学生的兴趣和参与的积极性,形成良好的师生互动、生生互动,达到良好的教学效果。

临床情境教学在临床教学中的应用还处在摸索和改良阶段,需要广大临床教师的积极投入,广大医学生的热情参与和教学部门的大力支持,推动临床情境教学持续发展,以实现培养应用型医学人才的目标。

(朱立群)

第六节　整合教学方法

医学教育教学改革推行中,阻力多来自基层实践,教师们在具体的教学组织中可能会出现困惑。整合教学法旨在如何将知识和技能有机整合,便于学生在某个情境中自如调动这些知识和技能,好比建造一堵墙,需要砖头、水泥和抹刀等资源,而将这些资源结合在一起建造一堵墙的过程就是整合活动。

一、整合教学方法的定义

认识论认为,整合(integration)是指人在思维过程中将认识对象的各个部分、方面或要素联结起来,从而形成认识对象的有机整体的功能、结构和性质的认识活动。

整合教学法与混合教学法存在本质区别,混合教学法(blended-based learning)是将传统教学与信息技术进行深度融合,使教学过程“线上”(网络教学)与“线下”(课堂教学及讨论)有机结合,促进教学由“教师为中心”向“学生为中心”转变,各要素间既相对独立,又彼此互补。比利时罗日叶教授在《整合教学法:教学中的能力和学业获得的整合》一书中提到“整合”蕴含着三个构成要素:一是相互依存,在“整合教学方法”这一概念里,首先隐含着各种不同因素彼此相互依存的意思。我们力求将这些不同因素整合起来,弄清它们彼此之间存在的联系和共同之处,让它们重新组成一个系统。系统性的基本原则明确反映出整合的第一要素,即被整合的各个因素之间相互依存;二是相互协调,整合除了相互依存这一要素之外,还需要一种能让所有这些彼此依存的因素运动起来、协调起来的动力。换句话说,整合也就是这些因素相互协调,以达到和谐运转;三是聚焦,整合让所有因素运动起来并不是随意的,而是为了一个相当明确的目标和产生某种意义。

二、整合教学方法的理论基础

(一) 赫尔巴特的统觉理论

19 世纪初期,德国著名教育家和心理学家赫尔巴特提出了在世界范围内影响深远的统觉理论。所谓统觉,即新观念被已经存在于意识中的旧观念所同化和吸收。他认为,任何观念存在都不是孤立的,总是与其他观念相互联系,组成一个“统觉团”,要想获得新观念,只有新观念和头脑中已存在的其他理念比较后才能获得,这种通过联系旧观念而获得新观念的过程称为统觉过程。根据统觉理论,赫尔巴特学派提出了其课程理论的三个原则:历史原则、集中原则和相关原则。他讲到,若各门知识是孤立的、互不关联的,那这种知识会导致学习受阻;各种知识之间的联系有利于提高学生学习兴趣。赫尔巴特认为,学习和教学过程就是一个统觉过程,是一个统觉团的形成过程。这一过程具体包括了"明了-联想-系统-方法"四个阶段,这也是著名的"四段教学法"。统觉理论,对于整合教学具有很强的启发性和指导意义。

(二)建构主义学习理论

建构主义是学习理论中行为主义发展到认知主义以后的延伸。建构主义者认为学习是一种有意义的建构过程,人们对知识的获得与自身的认知结构息息相关;学生不再是知识的被动接受者,而成为知识的主动获取与建构者;教师以传授为主变为以指导、辅导学生学习为主,成为学生建构过程的帮助者和指导者;学习是一种协作过程,团体协作可以帮助学生全面建构知识体系;学习是一种真实情境体验,只有在真实世界情境中才能使学习变得更为有效;知识的建构过程不是孤立的,整合后的知识体系有利于学生更有效地建构信息网络并加深对知识的理解。

(三)认知负荷理论

认知心理学家约翰·斯威勒的理论将认知负荷分为内在负荷、外在负荷与关联负荷。所谓的内在负荷是指所授问题内在的难度,由问题的属性所决定,与教师的指导方法无关。例如,某个疾病的定义背诵与其临床诊断思维培养的固有难度显然是不同的,与指导方法无关,其对认知所造成的内在负荷是不同的。外在负荷是指所授问题的指导过程中所产生的难度,与信息的传授与指导方法有关。例如,一个手术过程可以通过语言描述与视频两种方法来进行传授,采用视频方法对于学习者而言理解更为容易,这就是问题的外在负荷,而外在负荷是可以通过传授方法改变的。所谓关联负荷是与认知过程、结构构建与内化相关的负荷,关联负荷的提高有助于促进认知结构的构建。整合教学就是通过减少外在负荷来增加关联负荷,让医学知识学习变得更加容易。

三、整合教学方法在医学课程改革中的应用

(一)应用背景

在以知识经济为主导的21世纪,科学技术、信息技术迅猛发展的同时,极大地推动了生命科学进步。从科技发展规律来看,人类科学技术发展是一个"综合-分化-综合"的螺旋式上升的发展过程,当今时代已进入"分化与融合并存且以融合为主"的发展状态,呈现出综合化、融合化、整合化、系统化、交叉化的重要特征。随着自然、社会环境变化和人类对生存、长寿、健康的追求,以及专业细化、专科细划和医学知识碎片化对医学发展呈双刃剑的影响,现代医学也遇到了前所未有的难题。

传统以学科为中心的医学教育模式已越来越不能适应现代医学发展的需要,也不利于医学生系统掌握医学知识和整体医学观的培养。学科因壁垒突破、边界重设而走向"融合",因知识发展、领域创新而走向"分化"。从知识交叉融合来看,现代生命科学研究已进入到分子生物学层面,拓展了分子形态学、分子生理学、分子药理学、分子遗传学、分子病理学等新领域的新知识;医学理念已上升为健康理念,推动临床医学学科内部、医学学科之间、医学与理工文法等其他学科之间的交叉融合成为必然。

(二)课程整合

课程是学校按照一定的教育目的所建构的各学科和各种教育、教学活动系统,是教育活动中的一项基本要素,是实现教学和人才培养目标的最主要手段。因此,面对传统医学教育模式的种种弊端,

实施医学教育课程改革是医学教育改革的核心。

美国著名教育学家詹姆斯·比恩认为,课程整合主要是一种课程设计整合,而经由课程设计的整合可以达成经验整合、知识整合和社会整合。广义的课程整合涵盖了经验整合、知识整合、社会整合和课程整合四个层面,狭义的课程整合被认为是一种课程设计方法。目前学界对于课程整合并没有统一概念,不同学者对课程整合的认识不同。有观点认为"课程整合是一种组织和安排课程内容的理念,对课程结构的组织安排与课程设计起着理念上的指导作用。"还有观点认为"课程整合是将两种及以上的学科知识依据其内在的联系性进行整合,从而形成一门综合性的整合课程。"

在整合这一理念引导下产生的课程称为整合课程(integrated curriculum)。整合课程是把原来具有内在联系但又自成体系的内容重新整合在一起,打破学科和传统知识框架的壁垒,将各门课程或各教学环节中有关的教学内容进行整理与合并,使相关课程能够形成内容冗余度少、结构性好、整体协调的新型课程环节,以发挥其综合优势。

(三) 课程整合策略

1. 课程整合组织框架 课程整合活动在各类教育中都有悠久历史,课程整合概念虽然广被赞扬,但对其实践也存在很多批评,这些批评通常是由于未能理解整合是课程开发的一种策略,并非其本身的目标。Goldman 和 Schroth 提出了一个课程整合的组织框架(图 9-1),旨在提供一个综合方法提高医学教育整合活动的价值与成效。

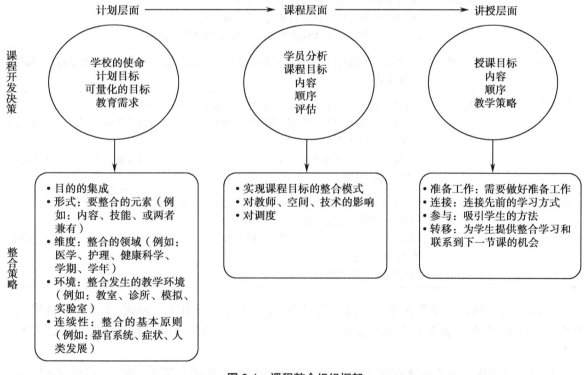

图 9-1 课程整合组织框架

2. 课程整合方法 Kulamakan 研究团队使用 Goldman 和 Schroth 提出的课程整合组织框架对大量有关基础科学与临床科学整合的文献进行了批判性叙事回顾分析。研究结果表明:①在教育计划层面有两种常见的整合方法,横向整合法和纵向整合法。横向整合是指将同一层次或者同一时间段内不同学科内容整合,多指在相互平行的学科,比如生理学与病理学或者内科学与外科学之间进行,通过打破学科界限,实现基础医学课程内部或临床医学课程内部的整合;纵向整合则为跨时间段的不同课程的整合,即将传统模式中不同教学阶段的学科结合起来,一般是基础医学学科与临床医学学科之间相互交叉与渗透。另外,还有人文科学和生物社会科学同基础科学与临床科学的纵向整合。
②在课程层面整合的两种常用方法为临床情境教学和共享教学,我们常用的案例教学法就是一种临床情境教学。所谓共享教学就是将基础科学家和临床医生组织在一起同时或连续教授一门课程,但受教师的协同效果、教学内容涵盖的深度及基础科学家与临床医生之间交流的质量等背景因素,使得共享教学效果参差不齐。③在课堂讲授层面,整合教学特别强调临床病例导向或问题导向的教学方式,有学者认为以一种因果的方式将基础医学与临床医学联系起来是实现整合的一种有效方式。

3. 课程整合设计一般步骤　一个合理科学的课程设计是课程改革成功的重要因素,课程设计在整个医学整合课程改革过程中起着相当重要的作用。关于课程设计如何进行,泰勒认为,要有效地组织课程或学习经验需符合连续性、顺序性和整合性这三项基本标准。汪青、王大朋团队曾对美国西储大学医学院、哈佛大学医学院、加州大学旧金山分校医学院、约翰·霍普金斯大学医学院和伊利诺伊大学芝加哥校区医学院五所具有代表性的医学院校的医学整合课程实施情况进行分析比较,发现这五所院校在进行课程整合设计时,都或多或少的遵循了"收集课程信息、反思与借鉴、决策、合成"四个步骤(表 9-2)。

表 9-2　课程整合设计的一般步骤

顺序	步骤	内容
第一步	收集课程信息	(1)了解国内外医学院校课程模式的现状 (2)对学校认定的课程进行领会、理解和学习 (3)运用有效手段最大化地掌握本学院可用的课程资源
第二步	反思与借鉴	收集完课程信息后,需对原有课程组织形式进行反思并借鉴其他医学院校的课程组织形式
第三步	决策	(1)课程组织形式上的决策:选择单一或混合而成的组织形式 (2)课程结构类型上的决策:选择以一种层次的课程结构要素或不同层次的课程结构要素来组织课程 (3)课程组织预期结果的决策:选择一种稳定不变的课程方案或者一种可变且动态发展的课程方案
第四步	合成	(1)对被学校认定的课程进行组合,使之转变成科学可行的人才培养方案 (2)培养方案应充分反映第三步的决策成果 (3)培养方案是按照学校课程管理的要求建立起来的,基本能够反映出学校管理者的思想和要求 (4)建立起相应的规范

4. 课程整合模式　纵观医学课程模式发展史,整合课程并没有统一模式,而是以多种形式共生并存。目前,医学教育领域主要存在以器官系统为中心、以问题为中心和整合模块等课程整合模式。

(1)以器官系统为中心的课程整合模式:1952 年美国西储大学医学院首次提出"以器官系统为中心"的课程整合模式,取得了巨大成功,它为医学教育课程改革提供了新思路。该模式按器官系统、形态与功能重新组合课程,以加强学科间的交叉融合,并将临床应用作为基础课程学习的目标,使基础与临床紧密结合。其课程结构分三个阶段,第一阶段学习正常的结构、功能和生长发育;第二阶段学习出现在疾病中的异常结构、功能和生长发育;第三阶段为临床见习。

以器官系统为中心的课程模式历经近 70 年的教学实践,大致经历了三个发展阶段,现已成为当前医学课程整合的主流模式。第一阶段,打破传统学科体系课程模式,以某一器官系统为切入点,由来自不同学科的教师教授该器官系统相关的解剖、生理、病理等学科知识,让学生了解结构与功能的关系。该阶段整合的课程以基础医学课程为主,主要是学科课程的拼接,整合较为浅显。第二阶段,按照各器官系统的正常功能与异常功能、临床症状与体征以及疾病诊断治疗的方法,以疾病为中心综合讲授相关知识。该阶段整合的课程由单纯的基础医学课程延伸至临床医学课程,整合深度有所加强。第三阶段,课程整合的思路进一步拓宽,纳入整合的课程扩展到人文科学、预防医学、循证医学等学科,课程整合的广度得到延展,同时该阶段更加强调对临床病例、新知识和新技术的应用与介绍。

在我国,重庆医科大学于2010年正式启动器官系统教学改革,建立了"从基础到临床"全线贯通的以器官系统为主线的整合课程体系,实现了基础医学课程与基础医学课程、基础医学课程与临床医学课程、临床医学课程与临床医学课程、理论课与实践课的有机整合。整合课程主要包含两个阶段,第一阶段为"人体结构与功能基础部分",主要包括三大板块:①人体形态学概论(整合了系统解剖学、局部解剖学、细胞生物学、组织胚胎学、病理学总论部分);②人体机能学概论(整合了生理学、病理生理学、药理学总论部分);③分子与细胞(整合了生物化学、分子生物学、细胞生物学、病理学分论部分)。第二阶段为"人体器官系统的结构功能与疾病部分",将原基础医学课程各论部分和临床医学课程中具有内在联系但又自成体系的教学内容重新整理与合并,纵向整合为包括运动系统、呼吸系统、循环系统、消化系统、血液免疫系统、内分泌系统、泌尿生殖系统、神经精神系统、感官系统和临床技能的"9+1"整合课程体系。同时对不适合整合的其他临床医学课程,如中医学、传染病学、精神病学、核医学等仍保持以学科为中心的课程体系。

其中,人体器官系统的结构功能与疾病部分的9大整合课程,按照以疾病为单位,以病例导入为切入点,以临床诊疗路径为导向进行课程设计。即教师在课堂教学中,先引入具体临床案例,然后按照疾病的诊疗流程,通过问诊与查体引出疾病的临床症状与体征,为进一步明确诊断引出临床辅助检查(实验室和医学影像学检查等)、临床诊断与鉴别诊断,再探究发病原因与机制,并结合病因讲解治疗与预防等相关内容。整个课程设计在早期的课堂教学中模拟一个个疾病诊疗场景,旨在让学生早临床、多临床、反复临床,从而逐步形成科学的临床诊疗思维。

(2)以问题为中心的课程模式:以问题为中心的课程模式围绕各种临床问题,例如高血压、糖尿病、甲状腺功能亢进等,将基础医学与临床医学连接整合,以临床经验为学习切入点,运用问题导向的方法,让医学生提前理解基础与临床间的联系。与传统的课堂教学相比,其教学过程突出以学生为中心,多采取小组讨论的教学方式,且善于借助案例将教学同临床实践紧密结合。

该模式最早由加拿大麦克马斯特大学医学院的神经病学教授 Howard Barrows 提出,他遵循演绎推理的基本过程制订了以问题为中心的教学流程,用"提出问题 - 建立假设 - 收集资料 - 讨论假设 - 总结"五个阶段替代"组织教学 - 复习学习 - 上新课 - 巩固新课 - 布置作业"的传统教学方式。随着该课程模式被世界各地广泛应用,也演变出了不同的形式。第一类是局部的 PBL 课程,主要结合传统的学科课程开展教学。此种类型的 PBL 能够通过案例解决学科内的问题,但未能解决学科间的相互联系问题。第二类是混合式的 PBL 课程,它是课程与案例的有机结合,主要表现在以人体系统为主干,将组织解剖学、生理学、病理学、病理生理学以及药理学等课程整合在一起,并通过案例实现不同学科的学习目标。目前国内医学院校课程改革多采用此模式,如西安交通大学打破学科界限,以人体器官系统为线索,将基础医学和临床医学课程进行整合,构建基础医学、临床医学双循环"回旋式"核心课程体系,并推行 PBL 教学。华中科技大学同济医学院制订了临床医学专业整合课程"三步走"的实施方案,即基础医学临床导向教学、基础与基础课程之间 / 临床与临床课程之间的横向整合、基础与临床课程之间的垂直整合,并将器官系统课程与 PBL 教学方法结合,创建了以器官系统 -PBL 为基础的医学整合课程教学模式。第三类是单纯的 PBL 课程,这种课程是以案例为主导,理论课程讲授安排少,对教师和学校的教学资源配备要求高。

(3)模块化整合课程模式:模块化整合课程主要通过组建模块内的课程群,促进相关课程的整合与融合,解决课程间内容重复以及前后衔接和横向联系问题。1985 年,美国哈佛大学推出"新途径"

医学课程改革项目,该项目按照模块将课程进行整合。在最初的课程计划中,将前两年的临床前期课程分为 9 个模块,其中整合模块有 8 个:人体(解剖、组织、放射线);细胞化学与生物学(生物化学、细胞生物学);综合人体生理(人体器官综合);遗传、胚胎、生殖(分子遗传学、形态发生、早起发育、生殖);免疫微生物与传染性疾病(免疫、微生物、传染病);神经科学模块(神经病理生理、神经解剖、神经、精神、精神生理);人体系统模块 Ⅰ(皮肤病学、呼吸、心血管和血液学);人体系统模块 Ⅱ(胃肠病、肌肉与骨骼、肾脏 / 内分泌与生殖)。"新途径"的课程计划提倡以问题为基础的案例教学和师生互动的小组讨论式教学,更重视医学的人文性和医患关系问题,如在不同阶段分别开设"患者与医师 Ⅰ、Ⅱ、Ⅲ"的模块课程。2003 年,约翰·霍普金斯大学医学院开始模块化整合课程改革,该院第一、二学年的整合课程包括医学科学基础(基础科学、社会科学、公共卫生、信息技能等内容);患者、医生与社会(医学史、伦理学、职业行为自我保护、医学学会等内容);临床基础(含问诊、交流技巧、体格检查等);从基因到社会 Ⅰ(人体各系统"正常"与"异常"的内容);从基因到社会 Ⅱ(心血管系统、呼吸系统、泌尿系统、肝胆系统、生殖系统、内分泌系统和运动系统等内容);病房见习培训(心电图、影像学、临床病理生理学、安全、药理学、信息系统、社区资源等内容);纵向临床见习(初级卫生保健的概况、成人和儿童的预防医学、各系统常见症状等内容)。

目前以模块化为基础进行课程整合的院校逐渐增多,尤其在英美地区。在该课程模式的应用过程中,形成了两个层面的模块化整合。第一个层面是指以某一器官系统为基础形成整合模块,如浙江大学以人体系统为基础、问题为导向构建了由 8 个模块组成的整合课程,包括医学基础模块 2 个,心血管、呼吸与肾脏医学模块 2 个,消化、内分泌与生殖医学模块 2 个及医学神经科学与行为模块 2 个。第二个层面是指课程结构的模块化,即按照不同主题将相关课程整合在同一个模块内。如汕头大学的医学整合课程由 5 部分模块课程组成:公共基础模块(物理、化学、外语等)、人文社科模块(医者之心、健康与社会、卫生法学等)、临床核心课程模块(内科、外科、妇产科等)、技能模块(临床基本技能、沟通技能、终身学习等)、系统整合模块。

课程整合作为一种教学理念和课程设计手段,它想要达到的最终目标是实现社会经验与个人能力的整合。因此在选用课程整合模式时不必拘泥于某种模式框架,而应该综合比较各种课程模式的优缺点,取各家之长补一家之短,并结合学校的具体情况,灵活选择符合当前医学教育发展趋势和学校师资现状的模式。例如,四川大学华西医学院在探索构建临床医学八年制整合课程体系的时候,以器官系统为基础构建了人体形态学模块、神经科学模块、系统整合临床课程模块;以案例为基础设置了 PBL 课程模块;以人文素养、职业素养、科学能力培养为主题,分别设置了人文素养模块、临床医学导论模块和科研能力培养模块;同时以学科课程为基础,进行其他未参与整合学科的教学。只有正确看待各种模式的局限性,不盲目跟随,并且客观分析学校的具体情况,不急于求成,这样才能选择适合自己的课程整合模式。

(吴 宁)

第七节 教 学 查 房

教学查房是重要的床旁教学活动,是培养医学生病史采集、体格检查、临床思维、医患沟通能力的重要方法,是医学生将医学知识和临床实践结合的重要手段。本文介绍了教学查房的一般原则、流程、要点,指出了教学查房活动中常见的问题。作者结合多年来教学查房的理论和实践经验,围绕"以学生为中心"的教学理念,提出了一些新的教学查房模式和教学方法,为医学院校开展教学查房提供参考和借鉴。

一、教学查房的概念

教学查房是临床带教老师主持,实习医师和其他各级医师参与,对特定病例进行,以向接受医学教育者传授知识和解决患者具体问题为目的的一项重要临床教学活动。

内科医师 Geilielmus 在 13 世纪提出了教学查房的概念,并指出教学查房中医患互动的重要性。几个世纪后,北美医学的奠基人威廉·奥斯勒肯定了教学查房的意义,并强调了教学查房中患者、教师和学生之间的互动。受到临床工作时间、医患关系等因素的影响,近 40 年教学查房质量停滞不前,甚至有下降趋势。调查研究显示,教学查房在临床教学的时间占比在 1960 年为 75%,1978 年下降至 16%。41% 的初级医师表示未经常或从未在病房接触到临床教学。46% 的临床教学活动反馈评价为"一般"或"差"。国内外教学管理机构采取了一系列方法来提高教学查房质量,包括增加教学经费,开设教学查房相关课程,加强教师培训,开发临床实践相关模拟技术等。我国的教学查房在 20 世纪 90 年代末得到重视,在 21 世纪初得到较好的政策扶持。

二、教学查房的意义

1. 对学生而言　教学查房是集临床技能和临床思维于一体的知识应用过程,在学习和巩固"三基"知识的同时,提高对疾病的认识和观察能力,强化综合分析和临床操作能力,培养临床思维能力。教学查房是医学理论与临床实践有机结合的重要途径之一,也是医学生延伸扩展理论知识,提高临床技能的有利时机。同时,通过教师的言传身教,提升医学生医患沟通的能力和技巧,强化医学人文素养及职业精神,促进医学生综合素质的提高,从而提升工作岗位胜任能力。

2. 对教师而言　教学查房是培养优秀教师的摇篮。教学查房在教学准备、教学安排、病史汇报补充、体检示范、引导分析讨论、互动效果等方面对教师提出了专业造诣和人文素质的双重要求,能够较好地锻炼教师的口头表达能力、综合分析能力和创新能力,提升其临床实践教学能力及人文教育水平,真正做到教学相长。

3. 对医院而言　教学查房是主要针对实习生的一项重要临床教学活动,是履行教学职能,锻炼和提升师资综合教学能力的关键性手段。高水平的教学和科研是促进医学院校发展的可靠保证,规范教学查房是提升医院内涵建设的重大举措。教学查房可以给各级医生提供学习交流的机会,开阔学生视野,营造积极向上的学术氛围,对教师和学生掌握学科前沿动态起着积极促进作用。

因此,重视和规范教学查房,是提升教学质量,加快人才培养的集中体现,是实现医学院校可持续发展的关键环节。

三、教学查房的实践

(一) 教学查房目的

1. 提升学生病史采集、体格检查、检查结果分析、诊疗方案制订、医患沟通等临床实践工作技能,能够遵循标准化临床规程完成患者的接诊工作。

2. 培养学生归纳分析、逻辑推理等临床思维能力。

3. 提升学生职业道德修养,加强医学人文素养。

4. 评估学生临床实践学习效果,及时调整教学方案。

5. 教师优化教学方法,提高教学能力,实现教学相长。

(二) 教学查房基本原则

1. 按纲施教,目标明确　教学查房是一种临床实践教学活动,须明确教学查房的对象、目的、形式和方法,严格执行教学查房的各个环节。结合病例特点,重点分析、学习例如诊断、鉴别诊断、治疗中的某一个或两个主要问题,勿面面俱到。

2. 立足"三基"　教学内容要以提高基础理论、基础知识和基本技能为基础,包括医疗文书书写、医疗相关规章制度、诊疗规范、疾病相关知识、辅助检查结果分析、基本技能操作等。

3. 依托临床真实病例　选择有一定典型性的病例,以常见病、多发病为主,一般不选择罕见病或诊断不明确的疑难杂症。

4. 以学生为中心　明确学生在教学查房中的任务和职责,打破传统教学教师"一言堂"的局面,启发式、讨论式教学贯穿始终,充分给予学生自主思考、积极动手、参与讨论的机会,真正落实学生在教学中的主体地位,有效提高学生的自主学习能力和临床思维能力。

5. 结合新进展　教学查房应介绍本学科和该病种的最新研究进展和最新临床资讯,鼓励科研创新,拓展学生视野,为学生提供前沿的研究思路。

6. 专业素质与人文素质教育相融合　注重"理论与实践、教学与医疗、科学与人文"三结合。教师言传身教,提高学生医患沟通技巧,培养其医德医风、伦理意识和人文关怀。

(三) 组织和管理方法

1. 制订计划　教学主管部门将教学查房列入常规实践教学计划,固定教学查房时间,严格遵照执行,不能随意更改。

2. 时间保障　查房时间与医疗工作错开,尽量减少对日常医疗工作的影响,在工作安排中保证主持教师和学生能按时实施教学查房。

3. 确定人员　提前确定主持教师和查房内容,原则上由中级及以上职称医师担任主持教师,鼓励高级职称医师特别是科室主任主持教学查房,全体实习医师、住院医师、进修医师及相关上级医师和责任护士参加。

4. 资料准备　主持教师选择典型病例,撰写查房教案,可制作多媒体课件。

5. 查房纪律　除值班医师外,实习学生必须参加,不得无故缺席或迟到早退。

6. 评估反馈　教学查房结束后,学生填写"教学查房反馈表"。主管部门对查房实施情况作常规检查和考核,进行评估指导并及时反馈,结果可作为实践教学质量检查的组成部分。

(四) 教学查房的一般流程

1. 准备工作

(1) 病例准备:根据教学大纲要求,明确教学目标,选择具有教学意义的典型临床病例,常为本专业常见病、多发病,且诊断基本明确、疗效明显的病例。

(2) 资料准备:准备病历及其他医疗文书,内容翔实,资料完整。

(3) 患者准备:患者症状和体征明显,生命体征平稳,沟通行为表现良好,且能够在教学活动过程中充分配合,能够始终摆放和保持较为舒适的身体体位。提前征得患者同意,做好沟通和解释,取得其配合与理解。

(4) 病房准备:整理物品,停止可以暂缓的护理操作,清退无关人员。查房时患者所在病房空间应尽量宽敞,病房无其他患者及陪护家属,特殊情况下,患者可安排在单独病房内便于观摩。

(5) 教室准备:准备电脑和投影仪,教具、查体工具(包括工具车、血压计、体温计、听诊器、叩诊锤、手电筒、刻度尺、压舌板、棉签等)。

(6) 人员准备:主持教师熟悉病例资料,全面复习和梳理相关临床理论知识以及最新进展,撰写

"查房教案"。至少提前一天公布教学查房信息。实习学生提前熟悉患者病情,掌握患者病情演变情况及近期存在的问题。针对查房要求,查阅、复习相关专业知识。

2. 教室动员(2~3min) 主持教师规范着装,介绍自己的姓名、职称,全面介绍教学查房实施流程、目的,学生应当履行的职责、承担的任务以及需要注意的各类事项。告知教学查房病种、床位号、患者姓名,交待教学查房重点和难点,应掌握的重要体征等。主持教师在进入病房前结合患者病情特点强调注意事项,如查体时的隐私保护;恶性肿瘤的患者避免出现"癌""转移"等用语。宣布查房开始,全员手机静音,检查学生着装。

3. 床旁查房(10~15min)

(1)清点查房用品,进入病房前手消毒,戴口罩、帽子,查房人员按顺序进入病房:主持教师→主治医生→住院医生→实习医生(带病历)→护理人员→观摩人员。

查房站位见图9-2。

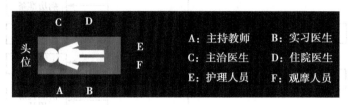

图 9-2 查房站位示意图

(2)问候患者,说明查房目的,获取其充分支持与配合,同时确保患者保持较为舒适的身体体位。

(3)汇报病史:实习医生将病历递呈给主持教师,脱稿汇报病史,提出诊疗过程的疑点和困惑,其他实习医生可以补充汇报。主治医生对实习医生遗漏的重要病史资料信息展开补充,提出需要解决的问题。主持教师补充询问、核实病史,点评实习医生汇报病史情况,评价学生的病史信息采集获取能力,引导其严谨、规范地应用术语正确汇报病史的要领,可适时传授问诊的方法和技巧。对书写病历做简要评价,纠正不规范的书写内容。病情对患者可能有不良心理影响的可在病房外汇报。病史汇报要求:口齿清楚、语言流利、表达精练、重点突出。

(4)指令一名实习医生开展重点体格检查,突出疾病特点和专科检查,其他参与学生作补充。主持教师对学生的查体予以评价,验证阳性体征,指出、纠正学生查体中的错误,对重点查体项目做示范教学。查体结束后,结合患者情况对各级医师逐级提问,例如患者的初步诊断是什么,诊断依据是什么,还需要进一步完善哪些检查来确诊等。要注意顾及患者情绪,敏感危重病情不要在病房分析。控制床边查房时间,保持病房安静,遵守秩序,避免影响其他患者。主持教师在整个过程中注意人文关怀的渗透,例如触诊中询问患者感受及教学结束后对患者的致谢等,以此培养学员的医学人文观,构建和谐医患关系。

(5)床旁查房结束,感谢患者的配合,向患者做好病情解释和安慰工作,并适当进行健康教育,按顺序退出病房。

4. 教室病例分析(20~30min) 主持教师指令一名实习医生总结归纳患者的病史,重要阳性和阴性体征、辅助检查结果、初步诊断、诊疗经过、存在问题等。根据教学查房目标,主持教师引导学生围绕病例特点、诊断与鉴别诊断、病因、致病机制、进一步明确诊断的检查方法、治疗方案、预后、相关医学伦理、心理问题、健康教育等方面展开讨论。讨论要求始终紧密围绕病例进行,注重师生互动,遵照启发式教学指导思路,保障教师主导地位和学生主体地位,尊重广大学生思维认知活动过程中的基本规律,设计一条讨论主线,逐层递进,以理解掌握相关临床基本知识、基本技能为主。借助示意图片及教学模具化解教学难点,将抽象的知识形象化,有助于学生消化教学内容。治疗部分,学生可分组讨论制订方案,充分调动学生的积极性。可以灵活运用"雨课堂"等智慧课堂教学软件,提供创新的师生互动平台,实现动态测评、全程教学数据记录、全周期教学数据分析。讨论设计要能整合学员所学知识,紧扣主题,又可适当延伸,张弛有度。病例讨论结束后,主持教师对医疗文书的书写给予点评和指导。

5. 教室小结(5~10min)　主持教师归纳学生应当掌握的知识要点,总结本次教学查房是否达到预期目标,对学生表现给予点评和指导,提出改进意见。布置作业,提供参考书、专业期刊或学习网站供学生参考。根据需要,布置下一次查房内容。宣布本次查房结束,学生填写教学反馈表,及时书写教学查房记录(图9-3)。

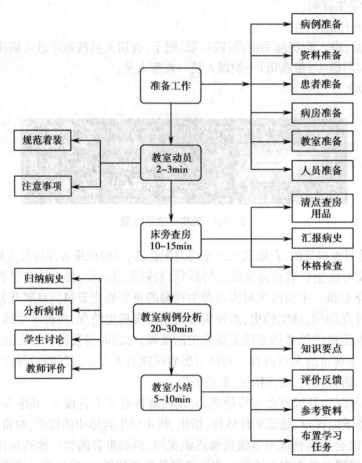

图9-3　教学查房流程图

(五) 教学查房要点

1. 教学查房活动设计　要强调"以学生为中心",充分发挥学生的主观能动性,结合多种教学方式,组织学生展开讨论,引导学生主动提出问题、积极思考、找寻正确答案。主持教师在教学查房过程中,要处于引导地位,注意倾听学生的汇报,从讨论与分析中找出学生的思维曲线,当学生的思维偏离教学目标时,要及时给予引导。

2. 注意训练和培养学生的临床思维能力　临床思维是临床医师的基本要求和基本素养,是临床实践日积月累的结果,并非一日之功。教学查房是学生临床思维建立最初阶段也是最为重要的时段。教学查房的意义不只在于学生今天看到或学习了某一个病例甚至是某一种疾病,而是带教老师以某一种疾病为中心,兼以某一症状或体征为线索展开横向与纵深讨论,训练学生的临床思维能力。带教老师应尊重学生思维认知规律,选取具备充分典型性的临床病例进行教学设计。

3. 教学查房内容需"因材施教"　主持教师应提前了解教学对象的基本情况以及其对教学查房的知识需求。教学对象基础理论知识掌握情况和实践操作能力的高低差异,使教学查房的模式和内容也应有所不同,也可采用多种教学模式相结合。针对实习生的教学查房内容,在教学大纲基础上,以基础理论、基础知识、基本操作等实用性内容为主,注重强化临床思维和增强今后临床工作能力。针对研究生和住院医师规范化培训学员的教学查房,除了"三基"理论外,还需要包括一些诊断或治疗上的新进展,传授学术性知识,强调构建全面的知识结构。针对全科住院医师规范化培训学员的教学查房,进展性内容可相应减少,适当增加一些分级转诊制度、疾病预防、慢性疾病管理等方面的知识,强调知识实用性和广度。

4. 要注重医患沟通技巧和医学人文素养的培养,树立"以患者为中心"的服务意识　在教学查房过程中,带教老师应仪表端庄、着装得体大方、态度认真、情绪饱满、语言亲切,通过教学查房向学生弘扬我国医师的崇高品质。通过教师的言传身教,潜移默化地对学生进行人道主义精神熏陶。住院医师规范化培训学员在临床工作中既是学生,又是实习生的教师,他们除了学习外,还要承担实习生的临床教学任务。故对于住院医师和专科医师规范化培训的教学查房而言,除了采用传统教学查房模式之外,可在教师指导下,让住院医师规范化培训学员承担实习生教学查房的助教,协助教学查房,进一步深化临床带教的意识。

四、当前教学查房存在的主要问题

(一) 全理论,无实践

查房者脱离患者的具体病情,高谈阔论,使查房变成理论性讲课。教学查房不是普通的课堂教学,它具有"临床特性"。课堂教学常常以某种疾病为主题,但教学查房以患者为主题。一个患者可能患有多种疾病,同一种疾病在不同患者表现不一,治疗方法也有区别。因此,教学查房是以患者为主线,对医学理论知识的一次兼具纵向和横向的综合运用与检验,是教师引导学生,从书本走向患者的真实临床实践。教学查房的标准化、规范化管理对提升临床教学质量具有重要意义。

(二) 全实践,无理论

教学查房经常和医疗查房混为一谈。医疗查房的对象是患者,查房内容主要是围绕病情展开,目的不是教学,而完全是解决患者的诊断及治疗问题,是一个点与线层次的认识。医疗查房在既定的查房计划之外,遇到患者病情出现急、重、危等情况下应随时进行,体现明显的随机性,根据病情的疑难程度,医疗查房时间可长可短。教学查房的对象是学生,患者作为"教具"为教学服务。查房教师选择典型病例、典型体征作为教学查房内容,让学生全面了解病情,采用归纳、认证、分析、总结等方式,构建临床思维。教学查房要求按查房计划进行,不能随意更改或取消,也不应随意简化或加长,应严格遵照教学时间安排。

(三) 将教学查房和医疗查房合二为一

因临床工作繁忙,将教学查房与医疗查房同时进行,既起到教学作用,又解决医疗问题,这是许多医院的现状。这样做的弊端是,教学意识被逐渐淡化,教学连贯性得不到保证,理论水平得不到提高。

(四) 准备不充分

指导教师选择的病例不够典型,选择疑难罕见病,缺乏教学意义;学生教学查房前不熟悉病史资料,在教学查房中不能主动提出和回答问题,不能积极参与病例讨论。

(五) 教学查房目的不明确,教学重点不突出

教学查房过程没有突显患者的临床特点,没有结合病例进行相关知识的深入讲解,没有对具体某

一方面临床能力进行重点培养。

(六) 教学理念落后,教学方法陈旧

传统的教学查房是以教师为主导的单项教学训练,教学设计以知识讲解为主,缺少互动式教学、启发式教学,学生往往是被动参与,积极性不高。病例讨论部分,不以学生为中心,教师一言堂,教学环境气氛严肃沉闷,不能很好地培养学生的临床思维能力。当学生参与度不高时,主持教师要善于发挥提问技巧,以问题为引导,运用适当的指向性提问、提示、探究等技巧充分诱导、调动学生的思维与兴趣。

(七) 忽视思政教育

教学查房没有重视人文关怀思想理念,未强调对生命的尊重意识、对患者的关怀精神,未开展医德医风传授以及医患沟通技巧培训。

(八) 沿袭床边讲解方式

床旁查房,边查边讲,在医患关系紧张的大背景下,在患者及其他人面前议论病情,容易侵犯患者隐私权,不利于实施医疗保护制度。因此,在床边了解病情是必要的,分析病情及制订治疗方案,应该在教室或其他环境中进行。

(九) 教学查房安排没有保障

教学查房主持者一般为正高级或副高级医师,经常由于工作冲突导致计划的教学查房取消或主持者临时更换,严重影响教学查房质量。

(十) 忽视对学生的了解,过程中缺乏鼓励

参与查房的人员有研究生、住院医师规范化培训学员、本科生等,水平参差不齐。主持教师应提前对参与教学查房人员的构成及临床水平有所了解,对不同层次学生提问要有所区别,因材施教。在教学查房过程中,主持教师对学生的表现应该多给予肯定,提升学生的自信心,激发学生学习的热情。

五、教学查房方法的进展

围绕以"学生为中心"理念开展,明确学生需求,在病例讨论环节采用多种教学模式相结合,激发学生的学习兴趣和热情,营造一个积极的学习氛围,鼓励学生去发现、去解释、去决策,从而培养学生的临床思维能力。

(一) PBL

PBL 受到世界医学教育工作者的青睐,近年来国内也开始重视 PBL 教学法。PBL 着重体现了以学生为主体,以教师引导为基础,以师生共同探索活动为主线的现代教学观,具有提高学生学习兴趣、强化学生发现问题和解决问题的能力等优点。主持教师在查房前 2~3 天,针对教学病例提出临床实践相关问题,告知学生。学生查阅相关文献提前自学。在病例讨论环节,学生以小组讨论形式进行病情分析,制订诊疗方案,总结疾病特点。学生通过预习 - 检索文献 - 讨论 - 学习的模式进行教学,不仅可以帮助学生全面认识及理解临床问题,还有助于学生深入探求及学习隐藏的临床知识,反思及整合已学的知识,并培养了学生资料检索技能、团队协作能力、交流沟通能力以及批判性思维能力等。

(二) 翻转课堂（Flipped Classroom）

传统的教学模式中，所有参与教学查房的人员只有一个进度，但因为每一个学生的起点和知识接受能力是不一样的，因此传统教学不能满足教学个性化需求。翻转课堂是一种教学方法，通过重新调整课堂内外时间，教师不再占用课堂时间来讲授基本知识，学生需要在课前自主学习，完成预习任务，在宝贵的课堂时间，学生能够更专注于对知识的讨论，对重难点的消化吸收，从而获得更深层次的理解。教学查房前，主持教师可以将相关知识点的 PPT、视频、参考文献等资料通过网络学习平台提前发送给学生，学生自行安排时间学习，查漏补缺。线下病例讨论环节，节省知识点回顾时间，把教学时间重新分配到对病例的分析、逻辑推理、举一反三、学生成果展示等教学内容。

(三) 辩论式教学查房（debating teaching round，DTR）

在教学查房过程中选择临床具有争议的关键问题，将学生分为意见不同的两组，课前提前准备相关资料，在病例讨论环节两组学生分别针对各自的观点进行辩论，主持教师做必要的引导和控制。辩论结束后，由主持教师对辩论双方进行分析点评、总结。DTR 教学法不仅有助于提高学生学习积极性和学习效率，而且有助于提高学生自学能力、分析问题能力、逻辑推理能力、沟通能力和信息检索搜集能力。

(四) TBL

20 世纪 80 年代，我国的高等院校逐渐将 TBL 学习模式作为一种新型教学模式引入课堂教学中，极大地推动了我国教育改革的进程。TBL 模式是将学生分成若干个组别，以小组为单位共同学习，并以小组合作分工的方式完成教师预留的教学任务。主要教学目标是团队协作创新、以赛促学。同组学生相互沟通、共同讨论、团队协作，共享探索成就、体验协作快乐；组与组之间相互竞争、切磋求解，以求更快更强。可通过小组竞赛、小组互测、小组交流等手段调动学生的学习积极性和集体荣誉感，互相检查学习效果。教学查房中，学生可提前分组，每组自行分工，分别完成汇报病史、体格检查、病例分析等内容，主持教师根据每组的表现评分。通过这样的方式，每位学生均可参与其中，有效地学习和进步。

（于 宏 宋函憶）

第八节 自导学习

21 世纪科学技术迅猛发展，知识信息增长速度及更新周期越来越快，这些对人们的教育和发展带来了巨大挑战。那么我们如何应对挑战满足现代化社会的需求？终身教育、终身学习已成为人们公认的事实，而自导学习（self-directed learning）是现代社会终身教育、终身学习的一种重要学习途径。

一、追溯自导学习

自导学习在我国最早可追溯到孔子时代，他们强调要不断自省，如孟子曾说"深造自得或曰自求自得"。Knowles 在 1975 年对自导学习进行如下定义：自导学习是个体主动判断学习需要，形成学习目标，识别可用的学习资源，选择合适的学习策略并评价学习结果的过程。L.M.Gugliemino 等认为："自我导向学习者是指个人能够自己引发学习，并能独立而继续的进行，他具有自我训练的能力，具有强烈的学习欲望和信心，能够应用基本的学习技巧，安排适当的学习步骤，发展完成学习计划和利用时间加以进行的人"。国内李征教授认为,自我导向学习是一种自学活动,人们为提升自身知识和技能,自觉进行学习活动,进而使自己的才能、技能得到发展;赵蒙成教授认为,自导学习是一种独特的学习方法,以自己为导向的一种学习方法。人们在进行学习的时候从自身的实际情况出发,自己确定目标、计划、内容。

综上所述,自导学习是学习者由个体独自或在别人协助下完成,可以不受时间及环境的限制、利用一切办法根据个人工作和学习的需求,明确学习目标、选择学习内容、制订学习计划、寻找学习资源、确定学习形式并运用有效学习策略使得自己本人在知识、技能、成绩或个人发展等方面达到预期结果的一种学习方式、计划和活动。

二、自导学习意义

近年来我国一直倡导素质教育,即培养学生的创新能力,并已进行了多轮教学改革,在教学观念、形式和教材方面都有较大的转变,提倡交互式教学、开展研究性学习。但是,纵观我国的教学现状,课堂教学形式还是教师主导,学生的参与往往还是被动的。而自导学习与其他学习方式的区别在于,学生自己意识到需要学习什么,而不是依靠老师告诉他们哪些知识需要学习。

自导学习过程中学习者自己规划时间,选择学习目标和所喜爱的活动,检验自己的进步,并反思失败与成功。由于可以为自己的学习做主,学习者会更受鼓舞也更兴致勃勃。曾有人认为,这种自主学习只适合特别优秀的学生,而一般的学生则需要高度结构化的教学方式。但近年来多项研究结果表明,积极的学习以及学会学习对于略显逊色的同学尤其重要。因为他们的问题就在于没能积极地进行自我学习,一旦掌握了更为有效的学习和思考策略,他们的学习会大为进步。首先,自导学习意味着学习者可以根据问题,运用资源,自己决定学习的深度和广度,这将使学习者的思维能力和学习能力都得到最大可能的锻炼;其次,自导学习本身有许多需要控制的环节或隐含前提,如自导学习需要学生做好充分准备,能够具备一定的知识参与学习活动,小组学习讨论可以激发学生思考,促进他们的学习;第三,自导学习能力是通过解决问题获得的,因此通过这一学习方式,可以使学生运用理论解决实际问题的能力得到提升。

医学是知识更新飞速发展的一门实践科学,而自导学习是医学生为满足职业需要的一种最具有发展潜力的学习方式,也是保持专业水平的一种基本学习形式。通过自导学习,医学生可以紧跟现代科技步伐,学到新理论、新技术、新方法,并为下一步的学习制订计划。自导学习的环境有利于医学生探索他们个人的学习目标、通过自导学习来促进学习技能的发展、通过自导学习过程将所学到的各种技能应用到专业实践中去,而且这种学习过程有助于学习者获得牢固知识的同时,逐步发展他们的临床推理技能和自我引导的学习能力。

三、自导学习要素

自导学习是一个多维度、多视角,内部职责和外部控制的结合体。它具备以下特征:①自主性和独立性,学习者在进行自导学习的过程中,是由自己根据工作实践和学习需求确定学习目标、制订学习计划、选择学习内容、调节学习进度以及评价学习结果。这就需要学习者充分发挥主观能动性,不断进行独立探索。②灵活性和普遍性,自导学习的灵活性和普遍性表现在学习内容可以自由选择,满足各行业人员的需要;学习形式可以多种多样,符合不同个体的性格特点;学习时间和地点可以灵活掌握,零碎的时间、不同的场所都能得到充分利用。③全民性和终身性,终身学习是21世纪的生存概念。当今社会知识信息迅猛增长,这就要求学习者具备终身学习的能力,不断发展自己,以适应社会需要。全民素质提高,学习型社会构建,又使全民学习成为必然。基于自导的学习方式对学习者没有年龄要求、没有自身条件限制,也没有学习年限规定,从而使终身学习、全民学习得以开展。

一般来说,自导学习有三种常见类型。①过程观:自导学习是学习者决定学习以达成目标、形成计划、付诸行动的过程。②能力观:自导学习是个人能够自己引发学习,并能独立而继续的进行,具有自我训练的能力,拥有强烈的学习欲望与信心,能应用基本学习技巧,安排适当的步骤,发展完成学习计划并利用时间加以进行。③特征观:当个人发现有问题待解决或要获取某些技能及讯息时,能确认学习需求,并对不同需求确定不同目的与目标和追求成功的动机。

四、自导学习方法

实际上,根据学习者自导程度,更准确地说在某一具体情况下(环境、学科领域等),我们可以把自导学习者分为四个阶段:低度自导、中度自导、接近自导和高度自导。根据学习者分别处在自导学习四个阶段的特征表现,也可以把这四类学习者描述为:依赖型、兴趣型、参与型、自导型。

(一) 低度自导学习者——依赖型

依赖型学习者习惯以清晰结构、有严格步骤的方式学习学科内容。无论哪种类型的学习者在面对新学科时都有暂时的依赖性,有些学习者永远都具有依赖性,此时需要学习者思考自己的身份,自己想要什么,需要学习什么,然后根据教学内容清楚地指导自己要做什么、如何做、何时做。最终通过低度自导学习可以系统地、全面地、规规矩矩地掌握一门已经固定的学科。

(二) 中度自导学习者——兴趣型

这一类型学习者可塑性很强,因为他们对学习是感兴趣的。当他们能看到良好的后果时才愿意接受任务。这类学习者应激发自己的学习兴趣从而以极大的热情去学习,当其理解了为什么要学习某些内容时就会深入学习,取得良好的学习效果。

(三) 接近自导学习者——参与型

参与型学习者有一定的知识和技能,他清楚并愿意成为教育的参与者。这类学习者还需要发展更深层次的自导、更强的自信心、更强的方向感和更强的与他人合作的能力。参与型学习者的最大收益就是通过学习知道如何更好地学习,如何更自觉地运用学习策略。

(四) 高度自导学习者——自导型

高度自导学习者具有很强的自导学习能力,控制着学习的全过程,能够客观地评价自己,正确分析目前的需求,对学习目标的设定有深刻的理解。因此学习动机也就自发地产生,并能保持持久。其对学习过程中遇到的困难有心理准备并积极寻求解决办法,充分利用来自各方面多渠道的学习资源,并做出筛选,及时对自己的学习作出自我评价,并调整学习过程,达到终身教育、终身学习。

针对以上类型的自导学习,我们需要如何做呢?首先,需要充分找出可能欠缺的知识,可以有针对性地问如下问题:这里正在发生的问题是什么、我是否了解全部情况、我是否考虑了全部可能性、我是否掌握了所需的全部资料、结果意味着什么、如何处理才是最佳途径、我这样看问题是否正确、是否还有其他角度?其次,需要正确对自己、他人和所要进行的任务作出评价。如果能准确评价自己能做什么、不能做什么,知道什么方面可以试一试,什么时候应该放弃,即一个人的自信水平与其知识相协调时,学习才能有的放矢。准确的自我评价会保障一个人成为安全的工作者和聪明的学习者。第三,反思发生的事和对后来的影响。没有反思,就不可能有行为的改变;而没有改变,就没有进步。

社会发展、医学进步需要医生紧跟现代医学科技发展水平。而自导学习模式正是以学习者需求为基点,能够更好地满足学习者的个性化、多样化需求,使教育课程真正体现出其自身特点,最终实现学习者的全面发展。因此,自导学习是适合医学生提高综合素质及可持续发展的最佳途径。

(鲍红光)

第九节　叙 事 医 学

随着医学模式转变,医学进入了"以患者为中心的时代",这不仅要求医生从生理、病理、诊疗选择等生物医学角度来解释病痛,并且要更加关注医学人文关怀。医学人文关怀是缓解医患关系紧张的润滑剂、医院竞争中的软实力。叙事医学(narrative medicine)将医学人文关怀具体化、可操作化和可实施化,是推动医学人文关怀与临床实践完美结合的桥梁,推动了当代医学可持续发展。

一、追溯叙事医学

叙事最早由国际医学人类学家阿瑟·克莱曼教授提出,指叙述者叙述自己故事和经历的行为,并将个人思想、情绪和情感融入其中。医生可以通过叙事了解患者的身心状态,将叙事模式与医疗活动相结合。20世纪80年代,美国哥伦比亚大学 Rita Charon 教授意识到疾病并非都是可量化的、外在化的实体,也是可叙述的、情感化的生命故事。医生可通过患者的疾苦故事深入体验和了解患者的疾病遭遇,从而放弃客观冰冷的他者立场,进而思考如何解除患者的苦痛。Rita Charon 教授于2001年提出,叙事医学是指具备叙事能力的医生通过吸收、解释、回应患者的故事和困境,进而为其提供充满共情、生机和尊重的医疗照护,标志着"叙事医学运动"的发起。我国医院及医学院校目前对于叙事医学尚且处于理念推广阶段,已有一批优秀的临床工作者,如郭莉萍、王一方等人,用他们多年的临床感悟及人文素养致力于推广人文关怀及叙事医学。

叙事医学强调以患者为中心,训练医生在倾听中见证患者的苦难,并能将疾病的全貌娓娓道来,反思对于患者的影响,克服专业主义,培养同理心,邀请患者参与到诊疗过程当中,改善医患关系,尊重患者和家属的选择,经合理有效的沟通最后做出最佳的伦理决定。叙事医学是传统的生物医学模式向生物-心理-社会医学模式的转向,是医学实践领域的重大突破。叙事医学有两个重要特点:一是主体的转变,患者参与其中,主角不再只是医生还包括患者;二是治病不仅是身体上的,还有心理上的。最终达到尊重患者、医患一体,一起面对医生与患者共同的战斗目标——疾病。

由此可见,叙事医学就是以患者为中心,采用患者叙述疾病故事的方式来了解患者生理、心理、社会等因素对于疾病的影响,是一种具有人文关怀的治疗途径。在叙事医学理论指导下,医务工作者目视与倾听患者的讲述,改变了唯技术指标评价的传统思维,从患者叙事中掌握更丰富的病史,探寻不明显的、对疾病诊断有价值的线索,为患者提供更准确的治疗,通过搭建医患沟通桥梁为医学增加温度。

二、叙事医学意义

早期的医学作为科学技术的一个学科专业,严格遵循着循证理念,却遗忘了医学的对象不是客观自然世界,而是有思想有灵魂的鲜活生命。妇产领域的大家郎景和院士曾在《一个医生的非医学词典》中写道:"月经-子宫对每月所期盼的、但又未能达成受孕而留下的眼泪;……敬畏生命,因为生命对每个人只有一次;敬畏患者,因为他们把生命交给我们,他们是我们的老师;敬畏医学,因为医学是'未知'最多的瀚海,是庄严的事业;敬畏自然,因为它不是神灵,是规律和法则。"他始终用人文关怀指导医疗实践,"患者到医院,不该躺在冰冷的流水线上接受各种各样的检查,而应该得到温暖与友善的关怀,仪器只是帮助认识疾病的手段"。

在很多人看来牙科诊室如同"五金作坊",患者进去难免战战兢兢。著名作家汪曾祺曾回忆自己晚年一次因牙痛去牙科就诊的就医经历。起先他有些紧张四下打量,突然在医生的"兵器"旁边他发现了一本折了角的《都德短篇小说选》。在他看来,懂都德的医生也会懂患者,内心里会有一份对职业的虔敬,对生命的悲悯。这一发现让他"未及交谈,心情便坦然了",心想"把我这口牙交给一位懂都德的医生去处置是放心的"。果然,他有了一次愉快的诊疗经历。

通过这两则实例,我们可以发现医学与人文,这两个看似没有关联的学科,在对"人"的价值的共同追求中找到了交汇点——叙事医学。在叙事医学背景下,医患关系不再只是利益共同体,还是情感 - 道德共同体,价值共同体。拥有叙事能力的医生,意味着能够倾听患者的叙事、想象患者的境遇、理解他们的痛苦、尊重他们的选择;在"看病难、看病贵"已成为老生常谈的论调和难以解决的社会问题时,如果患者能够遇到以解决患者的问题为己任、在压抑的环境中愿意倾听他们的痛苦、能够给予他们关爱和希望的医务工作者,患者的求医经历也就会因此得到改善。由此可见,"叙事医学"或许能在一定程度和谐医疗关系。

三、叙事医学要素

"关注""再现""归属"是叙事医学实践的三个要素。"关注"的前提是清空自己的思想,即尽量减少或排除内心的干扰,把所有的注意力放在患者身上的一种状态。患者感到自己被认真倾听,无疑会产生一种被尊重的感觉,这对提高患者的依从性有极大作用。"再现"是指用语言或文字将一种情形或事件重新展现出来的过程。对于医务工作者而言,只有通过再现这一过程,才能从多个角度审视自己的经历,并留意到经历中所忽略的细节。"归属"是叙事的结果,是与患者之间具有治疗效果的归属关系,是护士、医生、社会工作者等同事之间的归属关系。三者之间环环相扣,层层递进。

(一) 关注

"看医生""看病人"等词表明,在诊疗过程中,患者与医生必须面对面,经由医生的"目视",隐藏的疾病得以显现。而关注在"目视"的基础上更进一步,强调深入体察患者的心理状态,此过程包含了倾听患者的病史陈述。关注的重点是清空自己,接受他人——通过清空自我,接受患者的观点和立场,能够像从内心一样了解患者的需求,据此才能做出回应。因而,关注包含了"目视"和"倾听",关注通过叙事显现自身,叙事展现了关注的过程。在临床实践中,每日例行查房应是对患者的"关注",包括观察患者的病情变化、情绪变化和倾听患者的感受以及疑虑等。

(二) 再现

关注要求再现,再现之后才有感知,感知后才有理解。在临床工作中,再现被具化为病历书写,医生根据所见所闻,结合专业知识、经验形成规范化的医疗文书。Rita Charon 教授认为,医院的病历因管理和法律所限,无法使医生对患者的处境做出情感反应,因而提出"平行病历"的新型反思性书写方式。"通过书写,我投入到患者独特的情境中,更能记忆起之前患者来看病时发生的事情,更能把握行动、言语和情感的意义。"因此,对医生来说,再现的过程是深化共情的过程,它不仅是一个理解患者的过程,也是自我反思的过程、为自己的工作找到意义的过程。通过场景的再现,患者的就诊过程得以清晰呈现,经由叙事中的关注和再现,案例变得逐渐清晰与完整。回顾患者的诊治情况以及与患者的交流经过,将之以非临床病历形式进行叙述,医生得以在叙事的再现中实现对患者的再次"关注",达到对患者患病体验的更深层理解。

(三) 归属

从理论上说,叙事始于关注,经由再现而强化,归属则是叙事的结果,是与患者之间具有治疗效果的归属关系,也是与医疗同事之间的归属关系,这种关注和再现之间的螺旋关系在沟通中达到顶峰。由此带来的结果是和谐医患关系的建立以及医患互信的达成。因此,医生可以站在患者的角度思考,寻找最佳治疗方案。在相互的沟通中,医患矛盾经由双方的叙事而达到消解,医患关系从疏远、对立走向了和谐与圆融,即实现了归属。

在医患沟通中,叙事是双方的,包括了医生的叙事和患者的叙事:患者通过叙事表达社会背景和心理状况,从中可以了解患者的过去、现在及将来;医生的叙事则是此时此刻的,是纯医学的,是直白的,也是普遍性的。叙事的重点在于通过呈现一个事件的发生,凸显出事件的矛盾冲突,并进行合理分析达到理解,从而解决现实中可能存在的问题。因此,叙事可以有多种形式,而关注、再现与归属这三个要素并不与事情的发生、发展与结局相对应。

四、叙事医学方法

叙事医学是为把人文精神落实于医疗实践,遵循叙事规律践行的临床医学。可以通过哪些方法培训叙事素养呢? 叙事医学教育中主要采用的教学方法为精细阅读(close reading)和反思性写作(reflective writing)。

Rita Charon 教授将文学叙事学的方法运用于精细阅读中,总结出精细阅读的五个因素为:时间、结构、场景、形式、要求,明确精细阅读材料的选取和分类。并由此重新审视医学的四对基本关系:医生与患者、医生与同事(医生)、医生与社会、医生与本我(医生职业角色与非职业角色的自我)。目的是与患者实现共情,同时能不断反思(批判性思维)、优化医生的诊疗思维、实现职业自省(涉及伦理、目的性思考),以这种开放的、自我反省思考的姿态来建构医生的伦理与精神生活。

Rita Charon 教授要求医学生书写有关患者疾病遭遇和生活体验的反思性写作——平行病历。平行病历要求医学生推行床边叙事,为接诊患者书写一份与普通病历迥异的人文病历。通过患者个性鲜明、阅历迥异的疾苦叙事走进患者的世界,重述疾病背后的故事,穿越疾苦体验、生活境遇、心灵颠簸、社会地位抵达疾病的意义,同时反思、修补医学的价值和功能。从格式上看,它是临床工作中诊疗常规指导下的标准病历之外的关于患者生活境遇的"影子"病历,是一段临床札记、临床笔记。要求年轻医生及医学生用非教科书式的、非技术性语言来见证、书写他者疾苦和体验,再以小组讨论来交换对他者疾苦的理解和自我诊疗行为的反思。目的是训练医学生的批判性思维与反思能力,由此来强化医者仁心、治疗与照顾并重等职业精神(价值观)。

综上所述,叙事医学有助于医务工作者在医疗活动中提升对患者的共情能力和对自我医疗行为的反思能力。

(鲍红光)

第十节 巴林特小组

"巴林特小组"是一种聚焦医患关系的小组讨论式活动。国内外研究表明,该活动能有效地提升医生的共情和沟通技能,缓解工作压力和职业倦怠,已纳入德国、英国、美国、澳大利亚等国家的住院医生培训课程中。我国自 2003 年从德国引入"巴林特小组"并在全国范围内逐步推广,先后应用于在职医生、住院医生和实习生的培训课程中。本节将对其发展历史、理论基础、操作流程和实践应用进行介绍,以期能广泛地应用于医学教育领域。

一、"巴林特小组"的概述

(一) 缘起和历史

"巴林特小组"是训练医生处理医患关系的一种方法,它是由精神病学家和精神分析师 Michael Balint 和社会工作者 Enid Balint 于 20 世纪 50 年代在英国伦敦创建。Michael Balint(以下简称 "Balint")在英国伦敦的 Tavistock 诊所工作期间观察到,全科医生在门诊中与患者缺乏充分的沟通, 且普遍认为与患者交流并非其分内之事。然而,在临床工作中,对于存在不明原因疼痛的患者,良好 的医患关系有助于医生理解患者症状背后的原因,判断疾病相关的情绪因素,有助于患者的康复。 1957 年,Balint 出版了 *The Doctor,His Patient and the Illness*(《医生、患者和疾病》)一书,阐述了由 14 位全科医生和 1 名精神科医生组成的小组,应用"医生这味药"的研究和培训成果,这就是最早的 "巴林特小组"团体。Balint 提出,医生即药物的基本理论,认为在疾病治疗中医生的角色可以与药物 相媲美。该理论强调,临床诊疗过程中,患者不仅对药物做出反应,还会对医生个人做出反应。同样, 医生不仅对疾病,也会对患者做出反应。这些是造成医患沟通困难的重要原因。他认为,全科医生无 须像心理分析家那样去发掘患者内心的想法,而是要在短时间内能够更全面地理解患者,同时理解医 生自己的行为可能对患者造成的影响,以及患者的行为对医生心理的影响。通过培训,帮助全科医生 掌握这种简便、省时且符合全科医学服务特征的方法,使得全科医生对患者的倾听和关心起到类似药 物的作用。

(二) 传播和发展

随着第一个"巴林特小组"在伦敦成功创建,Balint 广泛地在欧洲各国推广和传播自己的观点。 1969 年,首个"巴林特协会"在伦敦正式成立。继英国之后,欧洲多个国家相继建立了"巴林特小组" 并成立协会。1972 年,国际巴林特联盟(International Balint Federation,IBF)成立,英国、法国、荷兰、德 国、比利时等几个国家为最初的联盟成员。截至 2021 年,已经有 27 个国家加入了该联盟。2003 年, 同济大学附属同济医院精神医学科与德国弗莱堡大学心身医学科合作,通过国家级继续教育项目的 申请,引入"巴林特小组"的培训内容。在此基础上,2005 年起,作为欧盟资助"Postgraduate Training in Psychosocial Medicine for Medical Doctors in China,Vietnam and Laos"国际心身医学合作培训项目 (简称"Asia-link"项目)的重要内容,"巴林特小组"首次正式引进中国,在同济大学附属同济医院开 始持续数年的系列培训和研讨活动。随后,相继在北京协和医院、复旦大学附属中山医院、上海市精 神卫生中心、重庆医科大学附属第一医院、浙江大学医学院附属邵逸夫医院等国内多家医院应用和推 广。2011 年,中国巴林特联盟正式成立,并于 2012 年成为国际巴林特联盟的一员。

二、"巴林特小组"的理论基础

"巴林特小组"主要运用了精神分析(精神动力学)的理论和方法,这与其创始人 Balint 的精神分 析师背景有关。精神动力学认为,存在于潜意识层面的想法或情感,常常难以用语言清楚描述,甚至 被压抑不允许自己轻易表达出来,但却会深刻地影响个体对待患病、求医以及接受医生帮助的态度和 方式。医生是患者重要的客体,医生的正面或负面的思想、情感和期待会转移到患者身上,同样患者 的情感和行为也会影响到医生。因此,在"巴林特小组"工作的过程中,一方面通过安全的小组设置, 促进组员的自由联想和自由表达,鼓励呈现自己情绪和身体上的感受、内心的冲动、丰富的想象等主 观性个人体验。同时,通过移情和反移情等基本精神分析技术,帮助医生更加敏感地觉察自身和患者的情绪和身体的反应,认识自己思维中的自动模式,理解这些模式如何影响自己的态度和行为;另一方面,通过组员的多角度换位思考,帮助医生消除自身的盲点,发现新的视角,促进医生从"生物 - 心理 - 社会"医学模式系统地理解患者和自己的行为,提升倾听和共情能力。此外,通过组员的情感支持和经验分享,可以帮助医生提升医患沟通能力,缓解因医患关系带来的压力,加深对医生职业特点、要求以及个人局限性的认识,起到自我调解以预防职业倦怠的作用。

三、"巴林特小组"的操作流程

(一) 小组的构成

"巴林特小组"一般由 8~12 名医生组成,组长由 1~2 名具有小组活动和精神动力学经验的医生担任。早期"巴林特小组"的成员主要是全科医生,目前各科的临床医生、护士、心理咨询师或治疗师、甚至医院的管理人员都可以加入。组员的专业背景异同各有好处,相同背景的人员可以更容易地理解对方,而不同背景人员的优势在于可以集思广益。比较理想的情况是,"巴林特小组"的组员固定,形成一个封闭式的环境,按每周、每月或者每季度一次的频率规律地开展工作。这样,每位组员都有机会作为案例汇报者,并可以提供正在进行中的临床案例。此外,定期会面的设置不仅可以增加成员间的信任,使得小组讨论能在更深层次展开工作,也可以有机会呈现更具有挑战性的案例,使组员可以在案例后续工作中尝试新的医患互动方式,从而让组员得以持续性的成长。然而,由于医生的工作量大且时间不确定,长程封闭式的小组在实际工作中较难实现。

(二) 组长的选拔和任务

组长的职业素养对小组氛围的营造和活动的进展具有较大的影响。在"巴林特小组"发展的最初阶段,组长往往由精神分析师担任,随后有经验的全科医生、精神科医生、心理治疗师也可以担任。组长的角色需要丰富的知识和经验,因此,必须接受系统的培训并获得相应的资质后,才可以独立带领小组活动。国际巴林特联盟对组长的基本要求可为开展"巴林特小组"活动的师资培训提供参考,具体内容如下:

1. 组长应该有适当的基础训练,如家庭医生、精神分析师、心理治疗师、心理学家的相关训练。

2. 组长应该与有资质的组长一起工作足够长的时间。

3. 组长应该对医患关系有充分的了解。

4. 组长应该接收足够的督导。

同时,组长应当能够证明具备以下能力:

1. 给小组创造安全和自由的环境。

2. 工作聚焦于医患关系而非寻求答案。

3. 创造一种学习氛围而非单纯的说教。

组长在带领活动中的任务如下:

1. 定期带领小组活动   在招募组员、安排具体的时间和地点后,准时参加并带领小组活动。

2. 营造安全和谐的小组氛围   活动开始前,确保场地安静不被打扰,组员围坐一圈,间距得当;活动开始后,强调组员必须承诺遵守保密原则;活动过程中,尊重、平等地对待每位组员,鼓励组员开放自由地发表看法;活动结束后,给予案例汇报者和组员正性反馈,并表达感谢。

3. 聚焦医患关系的议题   "巴林特小组"关注案例中的医患关系,在案例选择时需要重申这一点,案例汇报者的诉求也需要围绕该议题。当主题偏向医疗决策时,组长要适时地提醒。另外,组长作为活动的引导者,避免评判好坏对错,多鼓励组员从多角度思考问题,避免小组讨论成为以组长为中心的授课。

4. 控制小组活动的进程　确保小组的讨论环节按照流程进行而不随意拖沓。如发现某环节超时，须作出适当地干预；如无人回应，则可以通过提问引导组员对医患关系进行思考和联想；注意观察组员的现场反应和投入，鼓励沉默的组员发表自己的观点；重视还原患者的个体形象和心理活动、医患关系中的动力影响、医生可能存在的盲点等。

5. 保持敏锐的洞察力　案例汇报时，组长应注意观察汇报者的表情、语调和姿势等，必要时及时进行干预。在"巴林特小组"工作中，案例汇报者可能会有强烈的负性情绪体验，例如感到委屈、愤怒、纠结、失望、无助等，这些恰是案例中的患者或医生投射的情绪，组长可以应用这些资源，分析医患之间移情和反移情，引导小组进行讨论。

6. 保护案例汇报者　小组活动过程中要体现"以案例汇报者为中心"的理念和意识，组长须注意保护汇报者的感受，避免其受到其他组员的指责和质问，鼓励组员给予支持、共情和正性反馈。同时，提醒所有人关注当前医患关系，帮助解决汇报者的困惑，而非讨论案例汇报者自身的性格、隐私、临床处置是否得当等。

7. 引导从患者的角度思考　如果在小组活动过程中患者一直被忽略，或组员对患者同仇敌忾，组长需要保持中立，运用干预的技术引导组员展开对患者的联想和讨论，让小组中有人从患者的角度思考问题，而不是都站在医生的一方与患者对立起来。

(三) 小组活动流程

经典"巴林特小组"的活动流程如下 (表 9-3)：

首先，组长询问组员中谁愿意提供一个医患相关的案例。如有多位医生要求，选择最先举手的一位或者大家投票选择 (图 9-4)。

第二，提供案例组员 (即 "案例汇报者") 描述与该患者的见面情况、存在的问题和对活动的期待。

第三，集中提问环节。组员针对案例中的细节进行提问，询问自己关心的、能获得客观信息的事实性问题。

第四，案例汇报者暂时退出圈内，坐在圈外倾听圈内组员的讨论，组员自由地表达观点、心理和躯体感受 (图 9-5)。

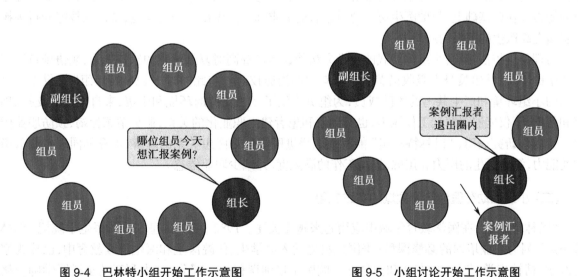

图 9-4　巴林特小组开始工作示意图　　　　图 9-5　小组讨论开始工作示意图

第五，案例汇报者重新加入圈内，分享自己的收获和新思考。

最后，组长总结发言，感谢案例汇报者和组员的参与。

除了小组讨论的形式，"巴林特小组"还可以联合应用雕塑、角色扮演和心理剧等形式，使得案例汇报者和参与人员对医患关系形成新的观点，并意识到系统和环境对关系的影响。

表 9-3　"巴林特小组"活动流程

时间	案例汇报者	全体组员	组长
5~10min	重点介绍案例中与医患关系相关的信息	倾听、感知、想法和感受,甚至不寻常的观点	监督时间和内容
5min	明确地表达自己的问题和期待	倾听	一般 2~3 个问题,肯定汇报者阐明的问题和可改变性
10min	回答其他组员的问题	询问案例中与汇报者期待相关的问题	避免解释和建议,禁止此时陈述个人内心的想法和感受
30min	静坐和倾听,不再作任何解释	自由地表达自己的情绪和躯体感受,采用"假如我是 ××"这种信息表达方式。任何想法和感受在讨论过程中都被允许,也可以改变	鼓励组员畅所欲言;引导从不同视角理解医患双方的关系、情感和行为;保护案例提供者,必要时进行干预;控制时间并聚焦讨论目标
10min	个人总结发言		询问案例汇报者和其他组员,活动中对自己重要的部分
2~3min			总结和结语,感谢案例汇报者

四、"巴林特小组"在医学教育领域的实践应用

(一)小组活动的作用和意义

"巴林特小组"对医务人员沟通能力的提升和职业生涯的发展具有重要意义。临床诊疗过程中,医生和患者间复杂的互动关系是造成双方沟通困难的原因,但是这一点往往在医患沟通能力培训中被忽略。在"巴林特小组"活动中,医生通过觉察和反思在医患沟通中双方的反应,意识到自己以前存在的某些特定的"盲点",培养从多视角思考问题的习惯,提高医生理解患者(和 / 或家属)立场和处境的能力。在此基础上,帮助医生更好地对患者的需求和行为做出恰当的反应,从而在技能和行为操作层面提高医生的医患沟通能力。

与理论讲授法相比,小组体验式的教学方法能让组员提高对复杂情感的感知能力,领悟到自己在沟通中的不足,从组员身上吸收借鉴对自己有益的沟通技巧。与此同时,"巴林特小组"提供了安全接纳的小组环境和产生共鸣的团队成员,为组员提供了互相支持的环境和土壤,来自同伴的支持、理解和帮助,不仅能够缓解其工作压力,也有助于和患者建立职业化的关系,避免情感耗竭,预防职业倦怠。国内外研究表明,"巴林特小组"能有效地增进医学生对医患关系的理解,提升其同理心和医患沟通能力,缓解医生的压力和焦虑,提高工作的满意度,并减少职业倦怠。

(二)小组活动在医学教育领域的实践应用

"巴林特小组"在医学教育领域中应用越来越受关注。1982 年,英国皇家全科医生学院把"巴林特小组"列为职业培训的必修课程;美国也将之纳入医学生、住院医生和医生继续教育中,已成为家庭医学、精神病学、儿科、妇产科和内科学住院医生培训课程的一部分;澳大利亚的全科医学师资格培训标准中,要求全科医生的师资必须参加"巴林特小组"的培训,并掌握《医生、患者和疾病》这本书。在德国,"巴林特小组"是作为心身医学培训的重要内容,被广泛地整合到不同层次的医学教育中。医学生在读期间,设有心身医学与心理治疗这门必修课,包括"巴林特小组"。在住院医生规范化培训阶段,所有临床专业的医生必须参加至少 40 小时的心身医学基础知识培训,包括 8 小时理论、

12小时医患交流、10小时"巴林特小组"及病例记录。其中,为全科医生设置的"初级心理社会保健"(psychosocial primary care,PPC)培训课程,一共80小时,而"巴林特小组"占30小时,该培训旨在提升全科医生的心身医学服务能力,通过培训者可加注"心身医学与心理治疗"专科执业执照或"医学的心理治疗师"执业执照。因此,德国医务人员在医学培训期间,均接受过不同时长的"巴林特小组"的培训。

通过"Asia-link"国际心身医学合作培训项目,德方教师培养了我国首批巴林特组长。随后,"巴林特小组"在我国综合性医院在职医生的心身医学技能培训中逐步得到推广和应用。2008年起,同济大学医学院分别在研究生精神病与精神卫生学新进展和心身医学与心理治疗课程、临床医学专业本科生的全科医学课程中增设"巴林特小组"活动的理论授课和小组体验。2015年起,随着住院医生规范化培训制度在全国范围内推行,同济大学附属同济医院探索在住院医生中开展"巴林特小组"活动,得到小组参与者的积极反馈,验证"巴林特小组"活动在缓解住院医生职业倦怠、促进心理健康、提高职业认同感和医患沟通能力等方面有效且可行。随后,该活动在实习医生中进行探索和实践。

国内研究显示,"巴林特小组"已被广泛地应用于不同类型和层次的医务人员的培训中,涵盖在职医生、住院医生和医学生,也包括护士、医疗社会工作者和医院管理人员等非医生群体。此外,也有学者将该活动形式借鉴并应用于大学生、辅导员等群体的人际沟通能力培养中。2020年,随着疫情暴发,线上形式的"巴林特小组"活动逐渐引起关注,我国专家对在线"巴林特小组"工作流程、使用网络平台进行示范和观摩学习、注意事项以及未来发展方向等达成了共识。同济大学附属同济医院较早地在大学生人际沟通能力培养中借鉴"巴林特小组"活动形式,并在医务人员中探索开展线上"巴林特小组",前期经验表明,基于"经典"小组活动理念和流程,在不同活动对象或线上探索开展"巴林特小组",可以扩宽活动应用的"时间""空间"和"群体",非常有意义。但应根据参与对象和活动目标,调整活动设置和安排,且须更加注意隐私的保护和伦理问题。

(黄　蕾　崔海松)

第十一节　学习档案袋评价

学生的成长和发展的过程就是学习的过程,学习的过程不仅在课内也在课外;不仅包括获得知识,也包含温习和实践知识的环节;不仅针对个人的学习,还包括以小组为单位的集体背景下的学习。学习过程如此丰富,学生千差万别,而传统的评价方式不能反映出这样的过程,学习档案袋评价能够帮助教师用宽广的视角看待学生学习和教师教学,使评价过程变成支持学生学会学习和教师改善教学的过程。

一、学习档案袋评价概述

(一)概念

教学评价就是在一定的课程与教学价值观的指导下,依据确定的课程与教学目标,使用一定的技术与方法,对教学活动的过程、要素、结果进行信息搜集和科学判定,促进教学质量提升的过程。简而言之,教师在教学活动中获取信息以提供决策的行为就是教学评价。教学评价中包含两种重要的活动:事实判断与价值判断。教学评价是以事实判断为基础的。事实判断是基于对教学活动的现状,学生学习过程或结果的客观描述的价值判断。同时,教学评价在本质上是一种价值判断,是根据一定的价值标准对客观事物作出判断,一定的价值标准是教学评价的依据。

教学评价是教育评价的重要内容，也是教师教学活动设计和实施的重要组成部分。如何认识教学评价，如何科学地实施教学评价，对于教师及时调控教学活动，提高教学质量，具有重要的意义。教师通常借教学评价来达到了解学生学习的有效信息、判断学生的学习效果、保障和促进提升教学质量等目的。

根据评价在教学活动中的作用，教学评价可以分为诊断性评价、形成性评价和终结性评价。比如教师在教学中的课堂提问、课堂测验、期中考试，以及课外作业等都属于形成性评价。而期末考试，升学考试等属于终结性评价。

根据评价依据的价值标准，可以将教学评价划分为相对评价、绝对评价和个体内差异评价。比如根据学生的考试分数，对学生进行排名属于相对评价。依据分数对学生成绩作出及格、不及格或优秀的判断，属于绝对评价。个体内差异评价是以学生或教师的个别差异为基础的，有效利用个体内差异评价可以增加学生和教师的自信心，适当地减轻绝对评价和相对评价带来的压力，有利于促进评价对象的发展。"学习档案袋评价"就属于个体内差异评价。

（二）起源与发展

学习档案袋评价（portfolio assessment）又称为"学习文档评价"或"学生成长记录袋评价"，是20世纪80年代西方中小学评价改革运动中形成和发展起来的一种新的质性评价方式。它是通过对档案袋的制作过程和最终结果分析而进行的学生发展状况评价。档案袋记录法最初被应用于艺术界，是画家、设计师、摄影家将自己有代表性的作品汇集起来，作为向预期的委托人展示之用。根据作品档案资料，一方面作家本人可以反思自己的艺术成长历程，另一方面人们可以据此了解艺术家的成长道路，对艺术家的艺术成就和发展做出质性分析与评价。

后来这种做法被应用到教育界，且国内外学者对学习档案袋的概念和内涵有许多不同的表述。一些学者认为"学习档案袋"是学习的记录，主要包括学生的作品以及学生对这些作品的分析，这些材料由学生与工作组一起来收集，集中反映学生向预期目标进步的过程；部分学者认为"学习档案袋"不只是装满材料的容器，它是系统地、有组织地收集相关证据，以监控学生在某一特定学科领域中知识技能与态度的发展；还有学者将学习档案袋作为评价的工具，由学生和教师有系统地收集相关材料，以检查学生的努力进步过程和成就，并对很多正式测验的结果做出相应的解释；等等。通常学习档案袋内容的选择和提交是由档案袋中作品的作者和其提交的对象，也就是由老师和学生共同决定。

（三）优势

在学校教育和学生评价改革浪潮中，采用学习档案袋评价法，不仅具有设计上的创意和方法上的创新，而且符合关注过程、强调质性评价以及教学与评价整合的改革趋势。

从理念上，学习档案袋评价代表一种教师在课堂中更多地采用以学生为中心的质性评价方法。它的优势在于在多大程度上，档案袋激发了学生学习的可能性、主动性和参与度，而不是在多大程度上代表或反映了学生已有的水平。

从功能上，学习档案袋评价以教师和学生搜集的材料作为评价的依据，能够使评价活动深深根植于具体的课堂情境和丰富的教学实践；使评价活动与教学相辅相成，增加了评价的多样性和系统性。档案袋评价给教师提供一种将课堂实践与评价融为一体的途径，帮助教师改进自己的教学，更好地理解学生的需要。

与传统评价方法相比，学习档案袋评价的优势在于，它是一种有效的形成性评价形式，有助于学生反思能力、自我评判能力、自我监控能力的发展。

1. 学习档案袋评价是描绘学习者"真实的学习过程"的评价　它是一种动态的、发展的评价，重视学生在每一个学习过程中的表现及进步情况。

2. 学习档案袋评价是具有多元主体的评价　传统的评价主体是单一的，主要是教师对学生的评价。而学习档案袋评价的主体则不仅包括教师,还包括学生自己、学生家长、学校管理者、同学,甚至社会人士。更重要的是,所有的评价主体并不是相互孤立的,而是相互作用的一个评价整体。

3. 学习档案袋评价是有助于提高学习者自我评价能力的评价　它提供给学生对自己的作品进行自我评估和反省的机会。在这个过程中,学习者可以冷静地分析自己的成长过程,理性地思考自己的失误与成功。

4. 学习档案袋评价是具有丰富评价内容的评价形式　传统的评价内容相对来说比较单一,主要是知识和技能方面的内容。而学习档案袋评价则不仅包括知识、技能方面的内容,还包括非智力方面的因素以及学生学习过程、学习方法等方面的内容。

5. 学习档案袋评价是有助于合作式信赖关系培养的评价　以学习档案为媒介,教师与学生、家长与学生、家长与教师之间可以在任何时候,就学习者目前及未来的学习展开对话与沟通。这一过程充分体现了评价的公正、公平和公开原则。

二、学习档案袋评价的分类

档案袋评价依据使用目的、提交对象,以及对学生的帮助等的不同,可以有各种不同分类,从不同的角度入手,也可以有不同的分类方法。

(一) 依据使用目的分类

学习档案袋评价作为学生学习的工具和教师设计教学的基础,其主要目的是反映学生的成长,让学生成为评价过程的主人。自从它应用于课堂评价以来,其形式发生了很多变化,应用目的也有所拓展。

比尔·约翰逊则把学习档案袋评价分为最佳成果型、精选型和过程型。以最佳成果型为例,各学科选入档案袋的内容可以包括:

1. 语言艺术系列写作类型的最佳作品　如创作的诗歌、戏剧短片故事、刊出的报告、专栏作品评论、广告副本、讽刺作品或幽默故事等等。

2. 科学研究学生做的最佳实验　成果开发的最佳原创假设;对教师提出的科学问题的最佳解决;对科学问题阐明自己主张的最佳论文;对科学杂志或期刊上的文章做的最佳评论;学生长时间实验中所做的最佳记录或日记等。

3. 社会学研究学生写的最佳历史研究论文　学生参与的一定量的最佳争议和讨论;学生提出的最佳原创历史理论;关于历史问题的最佳议论短文;关于当前事件的最佳评论;学生对所读历史传记的最佳评论。

(二) 依据使用功能分类

美国南卡罗来纳大学教育学院教育心理学教授格莱德勒,以档案袋的不同功能为标准,把档案袋评价分为:理想型、展示型、文件型、评价型以及课堂型。而国内学者结合学习档案袋评价法在中国的实践探索,一般将之分为过程型、目标型、展示型和评估型四种。

1. 目标型　目标型学习档案袋使用的目的主要是培养学生制订计划和选择目标的能力,培养学生自我监控和反思的能力。使用目标型档案袋,通常是教师按照教学计划与内容列出档案袋应该记录的主题后,对收集的内容不做具体或严格的规定,由学生自己计划和编制其中的内容。档案袋内容可以包括作品行为记录、成绩材料、独自完成学习过程的信息记录等。例如学生可以从平时考核的各科试卷或作业中,各选出最满意的一部分及期末试卷装入记录袋中。

2. 展示型　展示型学习档案袋也被称为最佳成果记录袋,通常由学生自愿选择最好的或是学生最喜欢的作品,以及他们对作品的自我反省与选择标准的说明纳入其中。向他人展示在某一段时期内,学生在某个学科领域所取得的成果。通过成果展示给每个学生提供展示自我的机会,因此有利于增强学生的自信心和学习的积极性。例如各种手工作品、学习活动的照片、日记、绘画作品等。

3. 过程型　过程型学习档案袋主张要体现学生学习过程,记录学生在学习过程中所取得的成绩、发现的问题,学生作品的产生过程,以及学生对作品的反思。所收集的学生作品不仅是结果性作品(如作文的终稿),还包括学生在完成这一作品过程中所产生的过程性作品(如提纲、草稿、编辑的修改意见和修改稿等)。收集的资料内容可以是给学生启示的,可以是失败的,只要能真实地反映学生的学习过程都可以收集,只要能对他们的成长进步产生教育意义的作品,都可以装入学习记录袋中。

4. 评估型　评估型学习档案袋主要用来收集学生在某一学科或某一领域的学习事实,以系统的评价学生的学习,并且将评价结果反馈给家长或学校管理者,评价结果也将作为学生的学业成绩。评估型档案袋与标准化考试非常相似,通常一年使用一次或在需要划分等级水平的时候使用。其内容通常是标准化的,就像其评分过程一样,这种成长记录袋可以作为学生升级留级的参考,也可用于一定时期的总结报告。评估型学习档案袋的内容通常由教师决定并收集。

(三) 根据结构类型分类

1. 结构型　是指学生在制作档案袋之前,教师就已对档案袋的生成给予结构性较强的设计。例如由教师提供档案袋主题,档案袋评价目标要点,档案袋重点项目,档案袋评价标准,各个重点项目的学习评价单,以及给学生制作档案袋的明确指导。学生将依据给定的学习评价单的内容及标准,围绕着主题进行发挥,努力进取,尽可能地展现自己的学习成果与进步历程。制作结构型档案袋,学生的创意与发挥的空间相对较小,但这种形式的档案袋容易建立。

2. 非结构型　是指教师仅告知学习档案袋的主题,不给学生确定重点的档案项目,以及不给学生提供学习评价单,是学生在制作档案袋之前未形成明显结构的档案设计。此时学生有充分发挥的自主空间,依据经验与创意,自行决定重点的档案项目,自行规划档案内容与形式,自主收集学习成果。

3. 半结构型　是介于结构型档案袋和非结构型档案袋之间的类型,教师提供学习档案袋主题及重点的档案项目,学生仍有较大的自主发挥空间,可以自行规划呈现重点档案项目的内涵与形式。学生可以发挥创意与经验,通过设计、整理、美化与反思档案袋内容结构,展示其学习的成果、进步与努力。

三、学习档案袋评价的设计与实施

20世纪90年代中期以来,作为以学习者为中心的"促进学习的评价"(assignment for learning),档案袋评价以其独有的优势,在美国、加拿大和英国、法国等欧洲中小学外语教育领域得到了广泛的应用。在一些课堂上,档案袋已经成为评价学生的唯一方式。

(一) 学习档案袋评价的设计

学习档案袋评价包含了四个要素:教学目标、评价问题、佐证材料、评价标准,这四个要素缺一不可。

教学目标起到方向性的指引作用,学习档案袋评价是为各门课程的教学目标服务的。

学习档案袋评价问题和评价标准具有其自身的特点,它与传统量化、标准化测量和评价方式不同,学习档案袋评价是一种融合了多元评价、发展性评价、质性评价、真实性评价等多种评价理念、方法于一体的综合性评价方法。

学习档案袋的佐证材料可以多样化,包含了学习过程中所搜集的方案设计、日程表、学习心得、课堂笔记、实习报告、问卷调查、工作记录、小论文、图片、表格、音视频,甚至是草稿、实物标本等,凡是能够记录并且评价成果的材料均能够作为佐证材料保存下来。它真实反映了学生的成长与进步,同时也反映学生在学习中所表现出的情感、态度、价值观的发展变化等,有利于多层次全面地评价学生的学业情况和成长历程。

评价标准可以由老师鼓励学生参与制订,让学生提出他们希望把什么作为课程目标、如何考核,以及采用什么考核标准。有了评价标准就可以让学生自己进行评阅,主要形式是先互评再自评。经验表明,发现别人的问题容易,而发现自己的问题难,学生互评可以加深学生对课程内容的理解,还可以发展他们的思辨能力。通过互评,学生可以更好地理解课程的目标和标准,从而更好地完成自己的学习和作业。

因此,教师在采用学习档案袋评价时应按照科学的步骤来设计和实施。

(二) 实施要点

教师在布置学习档案袋制作任务之初,需要给学生详细且明确的指导,以减少新任务给学生带来的焦虑感。同时,要制订出详尽的评价标准,否则评价结果便会过于主观,造成不公,适得其反。在评价过程中教师要发挥学习档案袋全方位、多角度的评价作用,鼓励学生个人、学习同伴一起参与到学习档案袋的评价过程中。

1. 确定学习档案袋的评价目的与用途　如果档案袋评价的目的在于终结性评价,那么档案袋生成结构宜采用结构型或半结构型档案袋,内容可以是成果型档案袋也可以是兼具成果和过程的综合型档案袋。

如果档案袋评价的目的旨在了解学生形成进步与改变的历程,尤其是学生的反思对改进学习所带来的影响,促进学生发展进步和自我成长的话,那么档案袋的生成建构可采用半结构型或非结构型,给学生较大自主发挥的空间。这一用途的学习档案袋,主要用于过程型档案袋,关注学生学习的有意义的细节变化,重点体现学生取得进步和形成过程,也包括学生在各个学习阶段和各个学习单元所形成的发展现状与成果。

2. 确定评价对象　档案袋评价对象的范围可以包括各年级的学生,这种评价方法适用于绝大部分学科。就具体的设计过程讲,教师可以根据自己确定的评价目的,灵活地选择具体的评价对象。如果将建立的目的确定为促进家校沟通,向家长展示孩子的成绩,那么,评价对象就应包括班上的所有学生(且必须收集学生的一系列作品);如果建立档案袋只是为了收集某一特定教学内容的反馈信息,进而作出教学诊断,那么,只要收集一部分学生的信息即可。

3. 确定档案袋的内容　档案袋中究竟应收集哪些材料呢? 这取决于我们的评价目的。如果我们的目的是"展示",那么,只要收集学生最满意的作品即可。如果我们的目的是"反映学生的进步",那么,档案袋中既收集过程性作业,也收集结果性作业;既收集学生的作品,也收集其他一切可以描述学生进步的材料(如观察记录、他人的评价、测验试卷等);同时,学生的自我反省和自我评估材料也可放入其中。但是这并不代表所有与学习有关的材料均需要收集,这就需要在教师的指导下,围绕评价问题和评价标准,有针对性地选定佐证材料,使之量化并符合评价标准的要求。

4. 制订档案袋评价标准、设计评价单　学习档案袋评价的标准是在档案袋材料开始收集之前由老师和学生共同制订的,这与传统评价有很大的不同。从实质上看,学习档案袋评价是为了更好地改善课程和教学,使之更符合学生发展的需要,从而促进学生的发展。因此凡是能表明或促进学生进步的指标,往往都可以被列为不同向度的标准。学习档案袋评价的目的不同,评价标准的制订要求也是不一样的。假如评价的目的就是为了了解学生的学习过程和进步的程度,那么评价标准就不必细化到指标,只需要对学生的行为变化做一个描述就可以了。但假如使用的是评估型的档案袋,其结果是学生的学习成绩将对学生的学习做终结性评价,就需要制定详细的评价指标和标准。围绕评价量表的构建,与学生讨论课程的教学目标、学习方式和评价标准,通过讨论把教师的目标和标准变成学生的目标和标准,这些做法可以更好地调动学生学习的主动性和积极性,这样一来评价方法就成了激励学生学习的工具。

5. 分析档案袋中的材料　在档案袋评价中收集材料是为评价服务的,分析材料是学习档案袋评价的中心工作。分析材料是根据制订好的评价标准对材料进行一一判断的过程,在分析材料过程中有两个因素会影响到分析结果的客观性和合理性,一是评价标准的具体性,评价标准越清晰越具体,判断越容易形成;二是档案袋设计合理性,材料分类清晰,分析过程就会相对容易些。

6. 反馈结果,引导学生反思　学习档案袋评价是一种关注过程的评价,因此档案袋评价不应该是一次性评价,而是持续的,多阶段的评价,对其结果的反馈也应该贯穿连续性的评价之中。通过分析档案袋中的材料,对学生的发展状况作出判断之后,要把评价结果及时反馈给学生、家长。只有让学生及时了解评价结果,他们才能知道自己的不足和存在的问题。美国评价专家雷德芬认为,评价结果的产生不能意味着评价活动的结束,最有价值和最有意义的是对评价结果的讨论与反思。因此教师必须引导学生正确认识评价结果,认真反思自己的学习历程,学习中的不足与失误,学生学会反思才能形成一定的自我评价能力,才能真正获得成长。

四、学习档案袋评价在临床医学教育中的应用

近年来,学习档案袋评价的应用扩展到高等教育领域,并且很快影响到世界各地。学习档案袋评价在大学生教育改革中的应用,能够激发学生的学习兴趣,更加积极、主动地参与到教学活动中,并且学习档案袋评价要求学生自己参与档案的采集、评价,充分发挥学生的主观能动性。随着信息技术的飞速发展,档案袋也逐渐由纸质转向电子形式,且电子档案袋可以存放大量不同类型的档案,能按时间、主题或其他分类标准进行组织排序和检索,具有可共享性和可互动性,便于教学双方的使用。利用互联网技术设计制作电子学习档案袋,可以用幻灯片、文档作为电子档案袋的载体,也可以借助及时共享的平台、小程序、网页,这样便于同伴间评价,同时教师也可以进行及时的监督。

(一) 适用对象

由于我国普通高等医学教育普遍采用大班制授课,且鲜有一门临床专业课程仅需一名临床老师即可完成授课,因此学习档案袋评价法在临床教学中更适用于毕业后教育阶段。

研究生导师是研究生培养的第一责任人,对研究生能否完成学业及顺利走上工作岗位有着重要的影响。自我国研究生教育启动补偿性增长以来,导师规模稳步上升,生师比基本稳定在较为合理的区间,平均一个导师指导约4名研究生。

研究生在学习期间有很多关于学习和研究的活动过程没有被系统地记录下来,由此导致他们在学位论文开题或者申请研究课题时,常常处于比较被动的状态,不知道自己对哪些研究方向感兴趣,或者不清楚自己所收集的材料能否成为研究选题。这些问题在不同程度上限制了研究生的深层次学习,影响着他们的研究能力乃至综合能力的发展,最终影响他们在未来职业的发展。因此研究生有必要对自身的学习与研究进行系统地规划与管理,有针对性地记录个人知识体系,构建与学术发展过程相关的档案资料。

(二) 学习档案袋评价的具体使用

学习档案袋是真正意义上的,以学习者为中心为主体的评价方式,这种评价方式对学生成长的作用是不可估量的。是一种非常有效的管理学习过程和展示学习成就的工具。研究生使用学习档案袋管理自身的学习与研究,既可以系统地记录个人发展历程,展示进步和成就,又可以为导师或他人监督和评估他们的学习研究成果,提供有效依据。

根据研究生不同的学习与研究模式,建设相应的学习档案袋,研究生能够积极主动地管理与规划自身的学习与研究过程,从而促进他们的知识建构与知识创新。

1. 研究生个人发展档案袋　研究生个人发展(电子)档案袋是一种典型的过程记录型学习档案

袋。该档案袋的内容包括研究生个人履历、兴趣爱好及专长、有关课程学习与项目研究的各种材料、在研讨会及讲座上的所见所闻、遇到的问题及解决思路、各种反思日志等。内容可以按专业课程学习、研讨会及讲座、科研项目、研究论文及出版物、专业研究领域等进行分类,同时可以按年度、学期或月份进行时间排序。由于档案袋比较全面地反映了研究生在短期或长期的学习与研究状况,因此,导师可以根据这部分内容,了解研究生在学术发展和科研能力方面的进步和不足、对学习与研究所持的态度和动机,以及对某些学术事件的看法等等。导师详细阅读学习档案袋的内容,有助于提升导师与研究生之间的面对面交互,并有利于导师制订和调整培养计划。同时,该档案袋也成为导师撰写研究生学期成绩评定的参考依据。研究生个人发展档案袋贯穿研究生整个学习与研究过程,既包括导师与研究生之间的正式教学过程,也包括研究生的非正式学习过程,还可以持续地延伸到研究生的职业生涯发展,更多体现出研究生自主性、反思式学习的特点。

2. 项目研究档案袋　项目研究(电子)档案袋也属于过程记录型,主要用在基于项目的学习与研究过程。内容包括项目申请的相关表格和材料、项目进展阶段性报告、关于项目研究的交流与反馈、关于项目研究的反思等。研究生可以用结构化的记事本方式,记住每次导师指导和与导师进行交流的详细内容,包括指导的时间、地点、持续时长、指导的主要内容,以及研究生的感悟,同时可提交导师批改的论文、指导的实验记录等多种电子材料。

经过整个培养过程,项目研究档案袋积累了导师的指导和学生的成长记录。这个(电子)档案袋既是对研究生本人基于项目的学习与研究过程的跟踪记录,也是对该项目研究档案的一种保存,不但有助于科研项目管理,还可以发展成项目知识库,为科研新手提供咨询与前期准备等服务。

3. 导师(电子)档案袋　在研究生培养期间导师和研究生之间组成了一个学习型的共同体,导师要了解研究生以便给予合适的指导与帮助。同样,研究生也需要了解导师的专业知识、研究兴趣以及对某些观点与经验的反思,以便和导师进行更加深入的交流。因此,不仅仅需要研究生创建(电子)档案袋,还需要导师创建(电子)档案袋。导师电子档案袋包括导师的个人履历、兴趣爱好与特长、研究方向、研究案例、主要研究成果、正在进行的研究项目以及个人反思日志等。该(电子)档案袋在导师与研究生之间的相互了解过程中发挥重要作用,有利于导师与研究生之间建立良好的沟通与交流关系,而这种关系的健康发展能够极大地促进研究生的学习与研究。当对导师资格进行审核评价时,专家可以通过审阅(电子)档案袋中的相关信息,对导师的指导投入及效果进行定性评价,帮助导师发现指导中的方法问题,积累指导经验,提升指导效果。

(许云帆)

第十二节　第二课堂

第二课堂是第一课堂之外的重要育人平台,也是提升学生综合素质的重要平台。2019年3月,习近平总书记在学校思想政治理论课教师座谈会上再次强调第二课堂建设的重要性,要求第一课堂应与第二课堂相结合,培养高素质综合性人才。完善高校第二课堂建设是推动高校思想政治教育改革创新、全面实施素质教育以及培养医学生岗位胜任力的必然要求。

一、第二课堂的概述

(一) 第二课堂的定义

"第二课堂"是相对于"第一课堂"而言的一个概念。"第一课堂"最早是由捷克民主教育家扬·阿姆斯·夸美纽斯提出,主要是指以"三中心"理念为基础,即受教育者在教师的统一规划和指导下,在固定的教室环境下,使用统一教材,强制性地进行知识灌输的一种教学方式。然而,"三中心"教学体制存在的教学不灵活问题,引起了各国教育学者的质疑。20世纪50年代以来,国外学者陆续提出了"公民教育""隐性教育"等教育理念,以拓展延伸教育渠道。顺应国际研究趋势,我国学者也针对该问题提出了"第二课堂"的教学方式,以补充第一课堂教育形式不灵活的缺点。1983年,我国著名教育家朱九思在其专著《高等学校管理》中率先提出"第二课堂"概念,即在教学计划之外,引导和组织学生开展各种有益的、健康的课外活动,包括政治性、学术性、知识性、健身性、娱乐性、公益性以及有耐性的活动等。如果说第一课堂是传授理论知识的常规课堂,那么第二课堂则是对学生进行实践锻炼和层次化发展的个性课堂。从广义上看,第一课堂和第二课堂是一样的,都是为了培养理论水平高、素质高、实践能力较强、能直接服务于社会的人才;从狭义上看,第一课堂和第二课堂又有所区别,第二课堂是第一课堂的补充和延伸,是学生素质教育的重要渠道,能够提升学生的学习兴趣、社交技能以及其他实践能力等。

(二) 第二课堂建设的重要性

随着我国进入社会主义建设的新时代,国家对高校思想政治工作提出了新的标准和新的要求,要求加强高校思想政治教育建设,换位思考,注重结合实践活动,融合院校特色以及多方面相统一。2017年中共中央、国务院联合印发的《关于加强和改进新形势下高校思想政治工作的意见》中提到"把握师生思想特点和发展需求,注重理论教育和实践活动相结合、普遍要求和分类指导相结合,提高工作科学化精细化水平。坚持改革创新,增强工作时代感和实效性。"将第二课堂教育作为思想政治教育的改革方向。2018年7月,共青团中央、教育部联合印发《关于在高校实施共青团"第二课堂成绩单"制度的意见》,2018年秋季学期,共青团中央在全国高校开始推广实施"第二课堂成绩单"制度,第二课堂正式成为高校教育体系中第二大育人载体。思想引领是高校一切活动的"生命线",高等医学院校长期以来着力加强思想政治教育,将第二课堂作为有效载体,围绕大学生成长发展需要,进一步改进第二课堂的政策资源、环境设置、人员配置和媒介载体等,使得第二课堂教育入耳入脑入心,充分发挥高校大学生思政教育工作的重要作用,最终实现立德树人的根本任务。

(三) 医学院校加强第二课堂建设的意义

党的十九大报告提出要"优先发展教育事业""实施健康中国战略",预计到2050年,中国将建设成为社会主义现代化强国,成为人民健康和人类发展指标的全球领先国家,实现生态健康安全型社会。未来这30年,中国将致力于为全人类创造更好的医疗模式,建立更好的医疗健康制度,作为与教育、医疗卫生服务等重要民生问题密切相关的医学院校,担负着为国家和社会培养高素质医学人才的重要使命。2016年中共中央政治局会议审议通过的《"健康中国2030"规划纲要》中提出,加强医教协同,建立完善医学人才培养供需平衡机制理念,加强医学生医德医风建设。新时代健康强国的目标无疑是对当下的医学生和从医者提出了更高的思想建设要求。当代医学生作为实现建设健康中国目标的中坚力量,未来担负着维护民众健康、救死扶伤的重要职责,不仅要掌握丰富的理论知识、熟练的临床操作技能,还需具备高尚的职业道德、强烈的社会责任和深沉的家国情怀,从而符合国内医学科技创新和国际医学技术竞争对卓越医生的要求,成为新时代健康服务体系的重要组成部分,为建设健康中国贡献力量。然而,医学生由于学制长、学业重、行业准入难以及就业压力大等特点,思想政治教育时间、空间受到限制,使思想政治教育效果也受到了一定程度影响。此外,当前我国医学院校在医学人才培养方面依然存在许多短板,例如课堂教学方法单一、教学思路创新不足和思政教育相对薄弱等,因此,在医学院校加强第二课堂建设显得尤为迫切和重要。

第二课堂是培养医学生岗位胜任力的有效途径。自1973年美国哈佛大学教授戴维·麦克利兰提出岗位胜任力概念,带来了医学教育的第三次改革,成为近年来医学领域的研究热点,医学生的培养教育逐渐向以系统及岗位胜任力为核心的模式转变。医学生今后的实践对象是"人",具有特殊性,因此除了专业知识和技能外,还要加强团队协作能力、交流沟通能力、创造力等多方面培养。第二课堂通过建立学生对外交流学习平台、创新创业、科技学习平台等方式,能够有效培养医学生人文精神、团队协作能力、创新精神与实践技能,促进医学人才培养目标的实现。

二、第二课堂的实施

(一) 主题教育

第二课堂作为"大思政"格局中的重要一环,是高校坚守为党育人、为国育才的初心使命,全面落实立德树人根本任务,着力培养社会主义事业建设者和接班人的重要载体。其中,主题教育是第二课堂中产生直接影响的重要活动内容。

1. 坚持"一个根本",强化政治引领 围绕"培养什么人、怎样培养人、为谁培养人"的根本问题,开展基层党建团建品牌及党建团建示范点创建,推进党建团建工作与思政教育协同发展,扎实开展主题党团日,组建青年讲师团等,推进习近平新时代中国特色社会主义思想进课堂、进教材、进头脑。

2. 抓好"第二课堂",推动主题教育创新 主动挖掘医学院校自身红色教育素材,积极打造各类主题教育馆、思政教育基地。推进网络"第三课堂"建设,强化"互联网 + 思政",创新网络主题教育课堂模式,打造主题教育栏目,用好疫情防控等鲜活教科书,推出网络主题教育优质课,不断提升医学院校主题教育思政课的实效性和针对性。

3. 加强仪式教育,青春告白祖国 将仪式教育作为医学院校坚持立德树人、弘扬学校精神、涵养家国情怀的重要载体和平台,充分发挥开学典礼、毕业典礼、新生第一课、白袍仪式、授帽仪式、致敬大体老师等重大仪式活动的育人功能,使典礼仪式成为培育和践行社会主义核心价值观的生动思政课,引导青年学生在典礼中强化理想信念、增强"四个自信",努力成为服务国家和民族、贡献社会和人类的栋梁之材。广泛运用融媒体平台传播重大仪式活动,扩大教育的覆盖面与影响力,使学生始终与社会各界的"爱国报国"心声同频共振。

(二) 社会实践

教育的本质是育人,教育的根本任务是立德树人。习近平总书记在全国教育大会上指出,要把立德树人融入思想道德教育、文化知识教育、社会实践教育各环节。

长期以来,医学院校教育,尤其是医学人文教育普遍存在着认知与实践脱离的倾向,在人才培养方式上,重知识传授、轻实践养成,忽视基于实际情境、运用知识解决问题的实践性学习,实践教育环节薄弱甚至缺失,已成为制约医学生综合素质提高、影响医学生全面发展的主要瓶颈。

加强实践教育是新时代全面落实党的教育方针的迫切需要,是实现立德树人根本任务的重要环节,更是贯彻新时代育人理念的必然要求。站在党和国家事业发展全局、祖国医药卫生事业发展全局的战略高度,需要从宏观上进一步加强社会实践教育的理论政策研究和制度体系建设,从微观上加快推进社会实践教育的资源整合和载体设施建设,加强实践教育的课程开发,建立实践教育的评价体系,打造实践教育的师资队伍,努力构建德智体美劳全面培养的教育体系,形成更高水平的人才培养体系。

1. 丰富社会实践路径,构建实践育人长效机制 医学生社会实践工作应围绕"知识目标、能力目标、素质目标、价值目标"四位一体目标体系,聚焦国家重大战略,加强对社会实践主题、内容的统筹设计,深入推进社会实践理论教学和实践教学,打造社会实践课程,完善实践育人顶层设计。挖掘和编制"资源图谱",围绕"健康中国""乡村振兴""往社区走"等战略,深入开展基层需求调研和对接,设计基层欢迎、社会认可的活动专门项目,引导学生了解国情社情民情。联动附属医院、政府、企事业单位,有效形成"理论教学、社会调研、成果转化相互支撑-反哺"的常态化机制,构建具有医学特色的全方位、科学化、多维度的实践育人体系,推动形成"实践育人共同体",提高医学生的岗位胜任力。

2. 建立思政课实践教学与社会实践结合机制   完善思政课实践教学与社会实践活动结合机制,明确学时学分要求。将思政元素、专业元素和服务元素融入社会实践,创新理念、创新模式,全过程、全方位、多层次覆盖,赋能实践育人工作,实现理论与实践结合、医学与社会有机结合、第一课堂与第二课堂的深度融合、课内与课外互动的贯通式、全面性教学,实现医学院与附属医院、医务青年与医学生、市内与市外相联动的实践育人格局,以第二课堂的"行"衔接第一课堂的"知",深化"一体化""大思政"理念,推动社会实践课程化和品牌化,服务健康中国战略、扎根中国大地。

3. 开设导论、方法论课程,加强理论与实践的有机结合   发挥专业教师在社会实践中的带教和指导作用,加强第一课堂与第二课堂的有效衔接。围绕"红色砥砺""志愿服务""践行杏林""健康中国"等主题,加强课题调研与考察体悟的融会贯通。引导医学青年开展广泛的社会实践活动,将广阔的社会环境作为"第二课堂",充分了解国情社情、丰富知识开阔眼界、增强研究创新能力,培养自身责任感及使命感,达到"德才统一""专博结合""知行合一"。实践组织中,引导医学青年及博士生导师参与社会实践带教,发挥导师实地教育指导和朋辈教育作用,形成"行走的课堂"特色实践课,构建与健康大调研、重点项目三位一体的实践课程体系。

4. 构建"答辩立项-组织实施-答辩结项-总结表彰-成果转化"的完整项目开展流程和体系   在社会实践活动中,通过答辩立项把握社会实践的立意与选题,对项目的开展予以前置审查和辅导,保证实践项目的科学有效;通过答辩结项对调研过程和成果予以评定,根据立项和结项成绩最终实现社会实践的学分认定;通过总结表彰深化社会实践组织开展工作的认知和理解,为来年工作的开展打下基础,对优秀项目和个人进行表彰,树立榜样和典型;推荐优秀成果参加科创等各类赛事促进更深入研究,推动重大实践课题成果向专报材料、人大建议与政协提案、人民建议、新闻素材等的转化。

(三) 志愿服务

志愿服务是指以帮助他人为动机,通过对自身时间、精力、知识、技术等的自愿无偿提供,为他人提供便利,同时,提高个人精神价值,实现社会和谐发展的行为。志愿服务一直是大学生育人体系中的重要组成部分,是高校思想政治教育实践育人的主要途径,教育和引导大学生参与开展志愿服务,是提高新时期高校思想政治教育实效性的重要渠道。通过广泛的志愿服务活动,可以达到深化和推进高等教育"实践育人"的目的。与此同时,志愿服务又是医学人文教育中的重要一环,对于广大医学生人生观、价值观与世界观的养成起着重要的作用。因此,鼓励医学生参与志愿服务,在实践中增长本领,是高校思政教育工作的重要内容和要求,也是培养医学生岗位胜任力的有效途径。

1. 营造志愿服务氛围   《高校思想政治工作质量提升工程实施纲要》中提出要构建实践育人质量提升体系,坚持理论教育与实践养成相结合,整合各类实践资源,强化项目管理,丰富实践内容,创新实践形式,拓展实践平台,完善支持机制,教育引导师生在亲身参与中增强实践能力、树立家国情怀。高校内部志愿氛围的营造可以通过三种渠道:弘扬志愿文化,志愿文化包含了向善向德的文化基因,通过对志愿文化的弘扬,能够营造出良好的志愿服务氛围,激发医学生自觉践行志愿服务精神;树立榜样示范,借助优秀榜样的带动作用,激发医学生参与志愿服务的热情和动力;营造公益环境,积极推动校园公益事业的发展,强化对校园公益活动的监督管理,在校园内营造出良好的公益氛围,从而引导医学生在参与校园公益活动的过程中,逐步提高公益意识,培养医学生的责任意识。

2. 创新志愿服务体系　新时代的变迁与发展也为人们如何创新和发展志愿服务带来了新的思考。医学院校应当根据医学生和医学专业教育教学的特点,深入探索教学改革的有效途径,将志愿服务融入课程教学体系,在教学计划中加以引导,加强志愿服务与医学人文课程的衔接,积极创新医学生的志愿服务活动设计,拓宽医学生的志愿服务路径,发挥医学生的专业后援力量,让医学生参与力所能及的志愿服务工作,扩大实践育人成果。

3. 搭建志愿服务平台　医学院校应当充分利用附属医院的丰富资源,与附属医院及其医务人员进行结队,科普医学知识,传递医者仁心。同时,与周边社区、街道强强联合,扩展志愿服务基地的建设,推动志愿服务体系的建立和完善,这也是高校志愿服务走向规范化、制度化的有力保障。只有建立相对稳定的组织、平台,志愿活动才能保持连贯、稳定,进而形成常态化效应。

(四) 社团活动

2020 年,中共教育部党组、共青团中央联合印发的《高校学生社团建设管理办法》指出,高校学生社团是高校学生根据成长成才需要,结合自身兴趣特长,在高校党委的领导和团委的指导下开展活动的群众性学生团体。其基本任务是:以习近平新时代中国特色社会主义思想为指导,团结凝聚广大青年学生,坚持思想性、知识性、艺术性、多样性相统一的原则,积极开展方向正确、健康向上、格调高雅、形式多样的社团活动,丰富课余生活,繁荣校园文化,促进青年学生德智体美劳全面发展。高校学生社团是校园文化建设的重要载体,是第二课堂育人的重要阵地,区别于综合性大学,医学院校专业性强,学生课余时间较少,因此如何在医学院校有效地利用医学生的碎片时间,加强学生社团建设具有一定的现实意义。

1. 学生社团制度建设　完备的制度规范是确保学生社团活动稳定有序开展的基石与依据,新形势下医学院校应进一步加强学生社团建设管理工作,认真开展调查研究,以规范化管理为基础,以精细化管理为抓手,以个性化管理为目标。根据《高校学生社团建设管理办法》相应地制定符合医学院校特色和实际情况的管理办法,并实时更新完善相关文件制度,规范社团活动开展流程、日常运行机制、财务报送程序等,进一步发挥多元教育渠道的作用,构建全程育人、全方位育人格局,更好地实现立德树人的根本任务。

2. 学生社团队伍建设　学生社团队伍建设包含学校、教师、学生三个层面。学校层面成立学生社团领导工作小组,社团工作领导小组实施定期、联席会议制度,强化社团工作顶层设计的指导作用,开展多种形式座谈、恳谈会,点对点、面对面地进行社团工作的调研与沟通,及时地发现问题、解决问题。教师层面要注重社团指导教师的选拔与管理,探索建立以服务和贡献为导向的激励和纪律约束制度,定期开展社团指导教师相关培训与考核。学生层面设立社团管理部,完善社团学生骨干队伍的选聘、教育、培养机制,上传下达,监督社团依规活动。切实将学生社团打造成集政治锤炼、知识实践、技能拓展、素质养成四大功能为一体的载体平台。

(五) 科技创新

国与国之间的竞争本质上是以经济和科技实力为基础的综合国力的竞争,科技创新在科技发展日新月异的今天尤为重要,甚至决定一个国家能否实现经济和社会发展转型。"科学技术就是第一生产力"。在"大众创业,万众创新"的新时代背景下,培养医学生的创新创业能力是医学院校深化教育改革的必然要求,是对医学教育本质的回应,符合有灵魂的卓越医学创新人才教育培养目标的内在要求,有利于促进医学生的创新精神、创业能力和全面发展。

创新创业教育本质上是一种新型的教育理念和教育模式,是以培养学生创新创业素质为总体目标的一种综合性、系统性的素质教育,是实践性很强的教育模式,也是医学生岗位胜任力培养的重要一环,注重学生创新精神、动手能力、综合素质等方面的培养。

1. 医学院校与附属医院协同育人模式   医学学科从来就不是孤立存在,有着异于其他学科的特性,医学院校与附属医院联动互动,坚持把创新创业教育与医学专业教育相结合、把创新创业教育的理论教学与实践操作相结合、医学院校与附属医院联动协同才能最大限度地全面培养医学生创新创业能力。医学院校的创新创业教育本质上来说是对传统的医学专业人才培养模式的改革,把培养学生的创新精神和创业意识根植于医学院校和附属医院的真实生态中,融入医学人才培养体系,贯穿医学人才培养的全过程。

2. 创新能力训练体系   医学生创新能力的培养是系统工程,整体性、系统化的培养必不可少。创新创业教育工作要遵循医学生成长成才规律和创新创业教育特殊规律,立足于医学院校办学实际情况,统筹兼顾,探索构建前期注重氛围营造与兴趣培养、中期注重能力培养与创新训练、后期注重创新实践与项目转化的多层次、全方位的"前期 - 中期 - 后期"三位一体的创新创业训练体系。以学生发展为中心,能力培养和个性化发展为导向,注重科教融合、校企融合、医工及产学研结合,高校与企业、医院和孵化器开展协同育人,打造以创新创业课程为基础、以创新创业实训平台为支撑、以创新创业项目及创新创业大赛为载体的创新创业教育体系,致力于培养具备具有创新创业能力的"新医科"人才。

3. 科创赛事和科创实体的有机结合   "挑战杯"系列竞赛被誉为中国大学生科技创新创业的"奥林匹克"盛会,是目前国内大学生最关注最热门的全国性竞赛,也是全国最具有代表性、权威性、示范性和导向性的大学生竞赛。在以"挑战杯"等科创赛事为导向培养医学生创新创业能力的同时,为专业教授及科研团队指导在校学生参与科技创新活动搭建有效平台,打造能够发挥教学、科研活动对拔尖创新人才培养的促进作用的虚拟组织或创新实体,双管齐下,形成医学生勇于创新、有条件创新的氛围,全方位营造创新环境和创新生态。

(六) 文体活动

习近平总书记指出,加强高校思想政治工作要更加注重以文化人、以文育人。这为新形势下更好秉承文化育人新理念,探索思想政治工作新举措提出更高要求。聚焦主题、创新形式、搭建平台,把厚植师生爱国情怀融入校园精神文明建设,促进中华优秀传统文化、革命文化和社会主义先进文化与校园文化深度融合,不断深化"四史"学习教育、"党史"学习教育,进一步增强师生文化自信,为落实立德树人根本任务、培养高素质人才提供文化支撑,才能真正构建培育时代新人的大格局。

1. 挖掘红色基因,厚植爱国情怀   深入挖掘学校已有红色文化资源,发挥红色文化铸魂育人的功能,深入开展"四史"学习教育。成立红色文化传播志愿服务队,将志愿服务与红色文化传播有机结合,引领青年学子传承红色基因,塑造精神品格。由师生排演校史主题沉浸式体验剧和原创校史舞台剧,再现学校发展历程中的文化底蕴和红色底色。从附属医院早期建筑入手,深入挖掘内涵,设计院内红色参观路线,积极打造"行走的思政课"。与各类红色主题教育实践基地结合,共建立德树人创新平台,弘扬英烈精神,打造红色文化传播新阵地。

2. 创新体育育人模式,完善体育育人机制   积极通过社团活动、体育竞赛等教育引导学生积极参加体育锻炼,促进体育与德育、智育、美育有机融合。不断加强学生体育社团建设,使课堂体育教学向课外体育、校友体育、社会体育服务延伸。构建学校、社团、院系三级联动的体育竞赛机制,举办各类体育赛事,调动师生参与积极性。

3. 广筑文化平台,积极营造宣传氛围   邀请名师大家开展文化大讲堂,组建传承经典、弘扬高雅的学生文化艺术团,搭建大学生艺术活动平台。积极参与大学生文化艺术节等,营造浓郁的校园文化氛围。从医学生角度出发,打造属于医学生的专属文化节日,增强医学校园文化氛围建设,丰富学生课余生活,培养学生专业认同感与职业敬畏精神,向社会大众充分展现医学生多元精神面貌。

三、第二课堂的评价

2020 年,中共中央、国务院印发的《深化新时代教育评价改革总体方案》中提到,改革学生评价,促进德智体美劳全面发展。树立科学成才观念。坚持以德为先、能力为重、全面发展,坚持面向人人、因材施教、知行合一,坚决改变用分数给学生"贴标签"的做法,创新德智体美劳过程性评价办法,完善综合素质评价体系,切实引导学生坚定理想信念、厚植爱国主义情怀、加强品德修养、增长知识见识、培养奋斗精神、增强综合素质。因此,要围绕立德树人根本任务,深入挖掘第二课堂育人价值,系统提升第二课堂育人成效。当前,医科院校"第二课堂成绩单"制度的推广实施,成为学校人才培养评估、学生综合素质评价、社会单位招录高校毕业生的重要依据,形成第一课堂和第二课堂深度融合、相辅相成的人才培养模式。

"第二课堂成绩单"制度是充分借鉴第一课堂教学育人机制和工作体系,整体设计工作内容、项目供给、评价机制和运行模式,实现思想政治引领、素质拓展提升、社会实践锻炼、志愿服务公益和自我管理服务等第二课堂活动的科学化、系统化、制度化、规范化,实现高校学生参与第二课堂可记录、可评价、可测量、可呈现的一整套工作体系和工作制度。实施"第二课堂成绩单"制度的基本原则是坚持融入人才培养大局、坚持服务学生发展需求、坚持发挥第二课堂优势、坚持突出基层主体地位。

(一)课程项目体系

紧紧围绕思想素质养成、政治觉悟提升、文体活动组织、志愿服务开展、创新创业创造、实践实习实训、技能特长培养等内容设计课程项目体系。聚焦人才培养目标,尊重学校历史传统,结合第一课堂教学安排,统筹设计第二课堂课程项目体系,实现第二课堂与第一课堂互动互融、互补互促。充分借鉴第一课堂教学模式,对能够课程化的项目活动进行课程化设计,制订教学大纲,配备师资力量,规范教学过程,完善考核方式。对不宜课程化的项目活动规范供给标准,注重质量控制。坚持开放包容、协同育人,充分吸纳团学组织、机关院系、社会机构等举办的,可以促进学生全面发展、能够科学反映学生成长状况的活动和项目。

(二)记录评价体系

记录评价体系突出客观性、写实性、价值性、简便性,以科学的评价标准为依据,针对学生参与第二课堂的表现进行科学认证,按照学期、学年等时间节点,对学生表现出的综合素质进行全面反映。根据具体情况灵活施策,可采用记录式评价,对学生参与第二课堂的过程和成果进行真实客观记录;可采用学分式评价,对课程项目设定学分或学时、积分等,对学生参与第二课堂情况实行课程化管理,以是否完成相关要求作为评价标准;可采用综合式评价;根据学生参与第二课堂活动情况,对学生综合能力进行描述性评价,形成评价报告。

(三)数据信息体系

依托数据信息体系开展课程项目的发布、管理、评估,实现学生参与课程项目的记录、评价、认证。高校可通过自主研发或使用其他由共青团组织、教育部门提供的数据管理系统建立数据信息平台。倡导鼓励"第二课堂成绩单"制度数据信息体系与学校综合信息系统统筹联通。建立自下而上、逐级审核、及时更新的信息采集、审核、发布机制,完善学生个人申报、班级团支部或院系团组织审查、课程项目主办方审核、学校团委评价认定等流程,实现逐级对数据信息的真实性、完整性、准确性把关,确保数据信息及时、准确、全面。

(四) 动态管理体系

立足立德树人,建立标准健全、多方参与、多级评价的第二课堂质量监测评估体系,制定科学合理的质量控制标准、监测指标和评价方法,健全第三方评价机制,增强评价的专业性、独立性和客观性。建立学期、学年结果反馈和运用机制,充分运用互联网、大数据等现代信息技术,对学生参与第二课堂情况进行分析评价,科学评估第二课堂育人成效,动态调整第二课堂课程项目体系,促进第二课堂活动完善与迭代,为学校了解学生成长状况、优化人才培养方案提供决策支持,为学生及时掌握第二课堂项目活动参与情况,促进健康成长提供动态指导。

(五) 价值应用体系

"第二课堂成绩单"制度具有客观跟踪记录、科学评价评估、引导学生成长、服务育人大局、强化组织建设、促进学生就业等功能。要重点突出"第二课堂成绩单"结果应用和价值发掘,将"第二课堂成绩单"作为学生在校期间综合素质测评、评奖评优、保研推优等的重要评价,积极推进将"第二课堂成绩单"纳入学生个人档案。通过"第二课堂成绩单"为社会用人单位选人、用人提供具有规范性、公信力的科学参考依据,形成学生、学校、社会的有效联接。

(张丽莉　游佳琳)

第十三节　课前十分钟"学生大家讲堂"

课前十分钟是从现代临床教学工作的实际问题出发而探索和创立的有效载体,有其特有的价值、作用和启示,为临床教学工作的开展提供实践参考和理论支持。大学教育是以素质教育为主,强调学生的自主学习,给学生以更多的自由和选择。课堂学习只是学习生活的一部分,学生要掌握更多更广、更深的知识必须课后自己去钻研和拓展。师生之间的接触一般仅限于一个学期课堂上的讲授、探讨,临床医学教育中,如何在有限的课堂教学时间内达到传授知识和能力培养的效果巧用课前十分钟是关键。

一、课前十分钟的概述

(一) 课前十分钟的概念

课前十分钟(ten minutes before class)是指每学期法定授课日当天上午和下午第一节课开始前的十分钟里,由一名学生围绕班级规划的主题向全班师生进行讲演。课前十分钟活动由任课教师(第一节课上课教师)或班级团支书主持(若为合班课,可由几个合班班级的团支书协商决定"课前十分钟"的活动主持人)。活动内容分为六大板块:团支部活动、思想教育活动、学习活动、文娱活动、科技活动和其他与学科知识相关的活动。

(二) 课前十分钟的形成

课前十分钟的形成可谓"偶然中有必然",它本因解决实际问题而产生,又因专业培养目标而生根,再因学校重视学风建设得以推广和完善。现代临床医学院校的教学工作普遍存在学时紧凑、课业繁重和上课时间较早等问题,压力无形转嫁到学生身上,导致学生上课迟到、带早餐进教室、课前思想难集中等问题。课前十分钟作为临床教学的有效途径,是班级教育和管理、学风建设的有力抓手,能够营造良好的行为环境。临床医学院校为加强启发性教育,培养学生应用型技能,与课前十分钟教学途径的目标存在着天然的契合点——提高医学生的语言表达、逻辑推理和临床诊断思维能力,对临床医学院校而言具有重要的建设和推广价值。

(三)课前十分钟的特点

1. 广泛性 课前十分钟活动取材多样,取材内容超越课本的局限,紧跟时代步伐;活动形式多样,主要以培养学生自主学习、自我展示为主,以学生喜闻乐见的形式进行思想政治教育、拓宽学术视野,学生接受度和参与度都较高;教学目标更加全面,课前十分钟活动根据学生自身特点,不拘泥于形式,充分尊重学生的主体地位,为学生提供展现自我的平台,促进学生德智体美劳全面发展。

2. 实践性 长久以来,临床医学院校的教育工作大都以传统教学为主,很难引起学生的兴趣和共鸣。课前十分钟活动为学生提供开放性的教育环境,充分尊重学生的差异性,以平等、交流的形式激发学生学习的主动性和积极性,更有利于学生将所学的医学理论知识转化为实践。

3. 集中性 课前十分钟活动既有课堂教学时间集中的优势,也有第二课堂形式灵活的特点。课前十分钟活动的时间和地点均较为集中,以班级为单位,由辅导员或学生干部领头集中开展,可以根据学校和班级的实际情况,提前定好学习主题,统一组织,极大地提升了学生的整体参与度。

(四)课前十分钟的过程模式

课前十分钟既是一个完整独立的系统,也离不开外在环境设置的干预,辅导员和班级学生作为主要实施力量,应该主动适应环境影响,影响因素包括学院建设规划、学工组织及相关任课教师等。

课前十分钟活动分五个步骤完成。第一步是规划筹备,先确立实施方案和主题大纲,要在二级学院层面上统一组织和协调,旨在加强教育性和引导意义,并保障时间和场地条件。主题一般围绕时事政策、校史校情、专业培养方向等学生各阶段成长所需内容来设定。第二步是宣传动员,要将主题和方案告知学生,重点强调活动的组织性和开展意义。第三步是班级规划,学生在熟悉主题后确立讲演顺序,同时,班级层面形成自评考核组。学生讲演顺序安排灵活,可以依据学号、主题等任何学生接受的顺序,顺序一经公布,遵照执行。第四步是具体实施,辅导员将学生选择主题、讲演顺序和考核组成员等材料留存,以备监督、考核。第五步是考核评估,重在表彰优秀和完善提高。

二、课前十分钟的实现形式

课前十分钟有很多开展方式,可以由学生们分组自由辩论,也可以采取演讲或讲故事的形式。针对临床医学课程的特点,主要采取以下方式:

(一)课前十分钟临床案例评析

临床案例评析多以学生导入和教师导入形式为主。学生导入型即学生主导发言全过程,以汇报人发言为主,班级同学参与点评,最后由指导教师进行总体评价。学生依据预先发布的临床案例主题,提前查阅相关资料进行自主学习。汇报时厘清思路、陈述病患情况、结合相关学科知识,对诊断要点和案例精髓进行归纳总结,发表自己从该案例中习得的诊疗思路和独到见解。教师导入型即教师主导发言全过程,利用课前十分钟分享多渠道习得的新医科思路和新临床案例。启迪、引导、促进学生诊疗思维与专业知识的融合和联动,倾听学生心得,并对学生发言进行总结。

(二)课前十分钟学生时事交流

学生时事交流多以借助媒介 APP 载体,建立沟通交流群的形式开展。各临床轨道教学班学委负责搜集、筛选最新时事主题并提前一周在群内发布,组内成员依据相关主题进行自主查阅和学习,凝练总结归纳时政元素,在课前十分钟分享自己的学习心得。以新闻话题讨论为主的"课前十分钟",能有效融合新理念和临床教学内容,促使学生兼修临床专业知识和时事政治内容,有利于塑造思政品德修养,提升语言表达能力。师生间共同交流探讨,拉进了相互之间的距离,更好地吸引了学生的关注,为临床教学做好了铺垫。

(三) 课前十分钟学生主题演讲

学生主题演讲多以演讲、PPT 汇报等形式开展。由教师统一发布相关主题和具体要求,学生围绕相关内容进行准备。在此过程中需要收集大量资料,要求学生自主提升语言表达能力和逻辑思维能力。临床医学生文化基础底蕴雄厚,但多数同学缺乏口语锻炼,巧用课前十分钟演讲,能有效促进学生开口说话,塑造学生的心理素质、提升学生自信心,为学生适应步入社会发展奠定了基础。

三、课前十分钟的现实意义

(一) 是课时的有利延伸

"课前十分钟"环节虽然设置在课堂内,但它的实现却需要在课前做好充分准备。我们无法改变临床医学教育课时不足的现状,但可以积极寻求课时实现的最大效率。采取一定的激励措施,将"课前十分钟"的表现纳入期末成绩总评,激发学生的参与积极性。为了充分准备发言内容,学生会主动查阅各种资料,无形促进了学生课余的自主学习。教师在课堂上能讲授的知识是有限的,但通过学生课前的积累,能获取更多有益的知识,有助于提高学生的综合素质能力。

(二) 是教材的有益补充

现有的临床医学教材参差不齐,仅凭借教材上的内容来进行医学知识教育还远远不够,而编写或是修正教材是一项不小的工程。利用"课前十分钟"环节,可以将与之相关的内容随时补充进来。学生通过主题分析病例、通过社会新闻辨是非、通过演讲明志,这些知识信息的获取都是依靠更为丰富的网络资源,有助于开拓学生的视野。

(三) 是教学的有效呈现

"课前十分钟"活动是一个以学生为主的环节,学生通过自主发言与其他同学和老师进行交流,在自我展示过程中锻炼胆量和语言表达能力。而作为引导者和倾听者的教师,也需要及时补充知识、提高自身素质,这是一个教学相长、共同进步的过程。在这个环节中,学生说自己所想说,兴趣被激发,课上注意力集中,有助于活跃课堂气氛,为后面的教学环节做好热身。

四、课前十分钟在临床教学中的作用

(一) 促进学生"教"与"学"的角色互换

在准备"课前十分钟"活动的过程中,学生需要适应角色的转变,自主学习方式由以往的倾听输入转变为讲授输出,由被动学习转变为主动讲授。在查阅文献的基础上进行结构性分析、归纳和总结,梳理并拓展所涉及的相关学科内容。将理论知识内化于心,用规范的表达进行讲授。"课前十分钟"活动有利于促进学生掌握和了解临床医学不同学科之间的相关性,在讲授的过程中学,在学的过程中讲授。

(二) 提升学生的沟通表达和团队协作能力

临床医学专业多为理科生,学生的沟通表达能力不强,甚至部分来自少数民族的学生普通话等级尚未达标,对医学专有名词的表述更为困难。"课前十分钟"讲课要求学生能灵活表述所授内容,在准备的过程中可以寻求朋辈帮助,发挥"以老带新"作用,加强朋辈之间的沟通交流,促使学生沟通表达能力的提升,激发学生学习兴趣。此外,在查阅资料的过程中可以组建团队,以小组形式开展分工协作,探寻问题,通力合作,相互促进,有助于提升学生的团队协作能力。

(三) 增强学生的文献检索和科研创新能力

临床医学教育不仅是向学生传授知识的过程,还是激发培养学生创新能力的过程。医学院校开展"课前十分钟"讲课可以拓宽学生的临床思维视野,增加知识传授的广度。讲授内容有益于学生发挥主观能动性、展现个性思维。学生在准备"课前十分钟"讲课内容的过程中需要积累大量文献,有助于提升学生查阅资料的文献检索能力,增加学生的阅读量,掌握了解医学科学前沿知识,促进学生早期接触科研,实现"早科研、多科研",激发学生的科研创新思维。

五、课前十分钟的推广路径

(一) 加大"课前十分钟"的宣传普及,拉动学生参与

"课前十分钟"活动在医学院校的运用尚处于初级阶段,多数医学院校思维禁锢,将其认定为娱乐性的课余活动,未能对其在临床医学教育工作中的促进作用有清晰的认识。鉴于此,为了拓宽临床教学的途径,保证"课前十分钟"活动的有序进行,需要提升医学生参与度,加大对其的宣传普及。与此同时医学院校的教务工作者应创新思想,转变观念,提高对"课前十分钟"活动的重视程度。在明确教育目标和教学任务的前提下,构建考核评价指标体系,制定"课前十分钟"考评标准和细则,将考评成绩纳入学生综合测评手册;构建跟踪评价反馈体系,不断调研并优化活动设计,提高学生的积极性和满意度。

(二) 培育"课前十分钟"的品牌项目,打造专业特色

从长期育人视角出发,结合临床教学课程特点,需要不断提升"课前十分钟"科技文化水平,培育"课前十分钟"品牌项目,实现第一课堂与第二课堂融合"1+1>2"的效果,打造临床医学专业特色。首先,围绕教学工作重点,设计活动主题目标。以专业为依托、因材施教,调研学生的兴趣和能力,提升学生专业素养和实践技能。其次,结合临床专业特色,开展案例分析评比活动,塑造专业特色品牌。由老师对汇报学生给予专业指导和技术支持,实现科研能力和表达能力的双向提升,全面促进学生综合素质能力的提高,增强"课前十分钟"实践育人的实效。

(三) 提升"课前十分钟"的赛事活力,丰富人文素养

道为术之本,术为道之末。人文素养是培育医学生"岗位胜任力"的根本。"课前十分钟"活动以班级为单位,以赛事为依托,通过多样的活动形式与丰富的内容,为学生提供展现自我、锻炼自我的平台。应加大对"课前十分钟"活动的支持力度,增强对学生的人文熏陶,举办开展特色赛事活动并给予经费支持,提升"课前十分钟"活力,丰富医学生的人文素养,塑造医学生的人文情怀。

现代临床教学方法作为培育医学人才的有效途径,不能只是简单地说教,而是要积极探讨教育方

法的改革,利用新的授课形式提高学习兴趣、增强科研能力、引发学术思考,对学生进行价值观、道德观的正确引导。"课前十分钟"环节用时虽短,收到的效果却是不可估量的。现代临床教学是一个积累的过程,对医学生的临床教育要积极探索教学改革,将课内课外联通起来,使课堂教学向课外延伸,以此环节为契机,积极组织和调动学生开展课外自学。

（孙佳丽）

第十章
现代临床教学的学生考核评价

临床带教属于临床教学工作当中重要的组成部分，是学校教学的延伸，其能协助医学生将理论知识和操作技巧相结合，获取必须具备的专业技能，实现知识向能力的转化。以往带教时存在带教老师通过自身单方面经验及愿望开展教学，教学目标不明确等问题，教学效果往往不佳。根据国家政策，逐渐将以问题为基础（PBL）的启发医学教学方式，以案例为基础（CBL）分析及讨论案例开展知识及技能学习的教学方式，或以一种普及到国内外医师培养及教育中的教学模式——文献沙龙，用批判的方式阅读医学文献，促使学生变被动接受为主动思考。目的是培养学生的自学、合作学习、创新思维及问题解决能力，以能提高学生推理能力和问题解决能力为目标。

第一节　医学教育全球标准中学生考核新理念

2015年，世界医学教育联合会（World Federation of Medical Education，WFME）公布了本科医学教育质量改进全球标准（简称"全球标准"）后，中华人民共和国教育部临床医学专业认证工作委员会于2016年参照该标准，结合我国的实际情况，也公布了我国的临床医学专业认证标准（2016修订版）。新的标准进一步融入世界医学教育改革的新趋势，对我国的医学教育改革发挥着引导作用。其中在第三项标准"学生考核"中提出了学生考核评价的新理念。正如《中国教育现代化2035》指出的，"积极参与全球教育治理，深度参与国际教育规则、标准、评价体系的研究制定"。结合我国医学教育的现状，积极参与全球医学教育治理，对培养优秀医学人才非常有意义。

一、学生考核

（一）考核的定义

WFME《本科医学教育质量改进全球标准》（2015）中第三条，英文版为："assessment of students"，中文翻译为"学生考核"。assessment一词多指对个人的评价，判断一种情境，也包括所有的通用分析，对学生的考核、考试、评价等。英国医学总会2009年公布《明日医生》纲领补充文档，对assessment词条专门定义为"指所有旨在判断学生是否达到课程成果的活动，无论是为了总结性目的（确定进度）还是形成性目的（给予反馈）。其中有考试含义，是一种个人评估测试"。

(二) 学生考核

"学生可以逃避糟糕的教学,但他们无法避免糟糕的考核。"考核是大学教育教学的重要环节,是教师最重要的任务之一。我国教育部 2017 年颁布的《普通高等学校学生管理规定》在第十三条中指出"学生应当参加学校教育教学计划规定的课程和各种教育教学环节的考核,考核成绩计入成绩册,考核分为考试和考查两种"。学生考核以考查、鉴定、评定等多种方式进行,既包括对学业成绩的考试、考查,也包括对学生的各方面表现的评价。

二、全球标准中的学生考核的新理念及世界名校的经验

(一) 以结果为导向的学生考核的理念

全球标准:学生考核设计要与预期的教育结果相匹配。这一标准提出学生考核使用的评价原则、方法和实践要与所采用的教学方法和预计的教育结果相匹配。欧洲医学教育协会也提出,基于能力的评估也即结果导向的教育,它的一个关键特征是,考核与指定的学习结果密切相关。考核的内容往往反映了所重视的教学内容,是课程目标的体现。

"考核决定学习者是否适合目标,学生是否已圆满完成培训课程并达到公众及专业团体所期望的标准,成为某一医学范畴的见习医生或专科医生。"传统的学生考核评估的重点往往是知识领域,对技能和态度领域考核的较少。原因有很多,例如:认为掌握知识比培养态度更重要,或者认为考核容易评估的内容,而回避评估有争议或困难的领域是一种自然的倾向。知识比其他领域更容易评估一些。笔试、问答题、多选题等知识导向的考核形式是我国医学教育常用的方法和形式。然而实践证明,知识考核优秀的学生不一定会是一名好医生。

美国哈佛医学院提出:实施持续的、动态的、关键的努力,使得学生考核在医学教育中起着至关重要的作用。其确保学生进步并最终达到哈佛医学院所要求的核心胜任力。核心胜任力包括医学知识、批判性思维和探究、患者护理、专业、人际关系和沟通技巧,以及卫生保健的组织和社会决定因素。课程考核评估策略和哈佛医学院的教育理念是一致的,即考核以学生成长/发展为导向,而不是成绩导向。

(二) 广泛多样性考核方式方法

全球标准:"根据不同的'考核效用',采用广泛多样的考核方法和方式。考核效用是评价方法和形式的有效性、可靠性、教育影响、可接受性和效率的综合。"

美国医学院校目前普遍采用的考核方法如下:

1. 临床前期考核形式　例如斯坦福医学院采用小测验(quizzes)、短文(short papers)、实验练习(laboratory exercises)、问题集(problem sets)、报告展示(presentations)、小组讨论(group discussions)等方式作为临床前期考核形式。

2. 临床期考核方式　主要有微型临床演练(Mini-CEX)、客观结构化临床考试(OSCE)、临床操作观察(DOPS)、临床虚拟模拟考核等。

例如斯坦福医学院采用的临床操作考试(the clinical performance examination, CPX)。在学生临床前期课程学习接近尾声时,需要参加一场历时五小时的小型临床操作考试(Mini-CPX)。这场考试由标准化病人考核和基于计算机的测验组成。考核的目的是评估学生采集病史和体格检查的技能、与患者互动的技能、沟通(口头陈述)能力、临床推理和整体知识。在考试中总分不及格的学生将参加补考及参加学生指导计划。成功完成 Mini-CPX 是学生得以注册临床实习的必要条件。学生进入临床实习期后将参加完整的临床操作考试,全面考核评价学生实习后的临床能力。

3. 定性考核　定性考核是目前美国医学院校中流行的一种新型考核方式,叙述考核(narrative assessment)是其中一种有代表性的方法。

耶鲁大学医学院采用临床前期评论(pre-clinical commentaries),这里的评论(commentaries)通常是一个简短的文字叙述性描述,向学生提供关于他们表现的评价反馈,这样做的目的是为支持学生学术和专业成长发展提供机会。学生的学术导师负责审查这些评论,并帮助学生改进。评论基于学生在小组教学或实验室中的参与和表现,包含临床前期基础课程和临床见习两个阶段。评论考核的领域包括 5 个方面。①协作:与同事、教师和员工一起工作的能力。②尊重:尊重不同的观点,不主导讨论,授权并鼓励他人参与讨论。③准备:能够深入地讨论和应用材料,表现出对材料来源的熟悉,甚至对阅读材料之外的证据的熟悉。利用额外的外部资源,主动补充团体的活动和讨论。④专业:表现出学习的热情,定期参加会议,并有能力接受和建设性地回应反馈。⑤沟通:口头和书面沟通技巧,展示清晰和组织能力。

哈佛大学医学院规定所有为期四周或以上,主要教学模式为临床沉浸式和床边教学的见习/临床选修课程,在见习结束时为每位学生提供书面的总结性叙述性考核(summative narrative assessment)。在大多数情况下,这种叙述性评估是一种由教员和实习医师提交的多种叙述的综合体,内容包括口语考试、临床评估练习(CEX),也包括 EPAs,叙述在可信赖性行为方面的进展。

(三) 形成性评价和终结性评价之间均衡的理念

全球标准:"选用考核方法时需考虑到形成性评价和终结性评价之间的均衡"。

1. 形成性评价　形成性考核的目的是为学生提供考核后的反馈,鼓励做得好的方面,认识还需要改进的内容,并为提高和保持课程或见习的目标提供建议。形成性评价可包括笔试测验或形成性客观结构化临床考试(OSCE),也可以通过与学生面对面的讨论或书面形式进行。这些考核通常设置在课程或见习过程之间,使学生能够有足够的时间来确定自己所存在的需要进行改进的问题,并有足够的时间更好地提高自己的能力,实现学习目标。斯坦福大学医学院临床考核政策中就规定了医学生在临床实习轮转期间需要有中期反馈(mid-rotation feedback)。

在形成性考核过程中,需要保留书面的考核文件,尽早向每个学生提供中期考核的反馈,让学生在临床实习结束前能够提高自己的能力表现。哈佛大学医学院规定所有必修课程(包括临床课程)和临床选修课在课程的中间阶段都为每个学生提供正式的评价反馈。根据课程或教师的具体情况,反馈可能采取多种形式,例如教师和学生之间的单独面谈,一起审查课程进展,并对补习、充实或修改学习策略提出必要的建议;教师以书面形式分别向每位学生提供叙述性反馈,并对补救、充实或修改学习策略提出建议;在客观衡量学生的知识掌握情况(笔试)后,向学生提供其个人的成绩和班级范围的统计数据,并针对不同表现水平的学生提出相应的建议。形成性考核的目的在于帮助学生及时改进学习效果,因此形成性评价过程中所产生的各种形式的反馈并不计入毕业时的终结性考核评价中,也不会影响毕业生的推荐信。

在耶鲁大学医学院的基础学科课程学习中,教师并不为学生评分,而是通过小组讨论和研讨会互动的方式,在发掘优秀学生的同时,也去发现有学术困难的学生,以便于给他们额外的帮助。耶鲁大学医学院也规定形成性考核不包括在最终的学生考核评价中,也不包括在推荐信中。

2. 终结性评价　终结性评价是在课程结束或实习结束时对学生整体表现的评估,除了在教室、学习工作室或实验室进行的观察考试分数记录外,还可以包括临床实习医师的观察和评论。终结性评价更为关注学生是否完成了规定的课程/临床实习学习目标,是否达到或保持核心能力。学生参与完成终结性评价后,学校将为其提供一份书面叙述评价报告,陈述学生的信息、观察结果和对学生表现的评估。美国医学院校为每位毕业生提供由教学院长负责编写的院长推荐信(The Dean's Letter),并作为医学生申请毕业后住院医师规范化培训的一份最重要材料,发送给申请的全国各个教学医院的住院医师规范化培训项目主任。这封信是对学生在医学博士阶段中学习成绩的叙述性评价,包括其在临床见习期间获得的成就以及未来成为医师的潜力,也会在信中体现在科学研究、教学和社区服务方面的表现。

(四)建立帮助学习和学业进展制度的考核理念

全球标准:"促进学生学习";"就学业进展做出决策要求制订有关学生学业进程的规则,阐明这些规则与评价过程的关系"。

耶鲁大学医学院常设机构——学业进展委员会(the Progress Committee)负责审查每个学生的学习成绩,以确定他们是否适合继续推进课程和毕业。耶鲁大学医学院规定:未能通过资格考试的学生必须在张贴考试成绩后7天内向课程主任报告,讨论补救(remediation)过程。课程主任必须在2个工作日内通知相关应对的详情。补救工作一般需要在2天内完成。学术导师将与学生讨论学习和考试中遇到的困难,以及如何帮助学生,并作出决策。如果该学生第一次不及格,将报告给学业进展委员会;如果第二次不及格,学生将收到委员会的通知信件;如果第三次不及格,委员会将酌情建议采取进一步行动,追加补习或者学业察看;如果第四次不及格,学生将留校察看。学校设置了同伴学习辅导计划,通过同伴辅导帮助学生取得成功。辅导老师找出改善学习的策略,以增加对特定学习领域的知识和信心。耶鲁大学医学院还有一个"为次优的学生行为或表现的信息流的程序",具体帮助有困难的学生进步。

斯坦福大学医学院也有一个"学业成绩,职业精神和促进委员会"[the committee on performance, professionalism and promotion(CP3)]。CP3的目的是为所有医学生提供定期和系统的复习,以了解他们完成医学博士学位的整体进展,并按需要进行复习。委员会将监督学生的发展,并提供指导、建议和适当的补救措施。

(五)申诉

全球标准指出,"建立和实施考核结果学生申诉制度"。美国医学院一般都有学生考核结果申诉制度,"学生有权对见习、选修课或实习分科的最终成绩和叙述性评价提出申诉"。体现以学生为中心考核结果申诉的理念。

三、对我国的借鉴

(一)重视知识导向考核,忽视结果导向的考核

全球标准指出,"调整考核次数和方式要避免对学习产生负面影响,这也意味着避免学生学习和记忆过量的信息"。而目前我们依然以考核学生的知识记忆为主,重视理论考试成绩。由于各种原因,往往忽视对于在技能、态度、职业素质方面的考核。这种导向必然使得学生普遍重视知识记忆,将技术和能力的学习提升摆在次要地位。

(二)重视定量方法考核,忽视定性方法考核

受教学规模、教学条件、教学理念等影响,对于学生的评价基本仅有定量评价,也即考核分数,缺乏基于学生的实验实习的表现、观察、讨论等描述性评论的评价,忽视了定性评价的反馈形式。

(三)重视终结性考核,忽视形成性考核

终结性考核是目前主要的评价方式。许多教育管理者和教师将过程性考试考核与形成性考核和评价混为一谈,将评价结果计入终结性考核之中,却忽视应当给予学生的反馈,未向落后的学生提供及时的帮助,更缺乏学业进展组织机构和具体程序的制度保证。

(田　蕾　孙宝志)

第二节 过程性评价与终结性评价

教学评价(teaching evaluation)是教学工作的重要组成部分,对教学质量的提高有极其重要的作用。根据目的不同,教学评价通常分为过程性评价(process assessment)和终结性评价(summative assessment)。我国高校课程采用学分制,学生考核方式一般仍以教师传统评价为主。过程性评价与终结性评价不同,主要通过诊断教育方案或计划、教育过程与活动中存在的问题,为正在进行的教育活动提供反馈信息,以提高正在进行的教育活动质量,其评价方式一般由教师的评价、学生之间互评及学习者自评综合而成。终结性评价以学生为评价对象,教师是实施评价者,评价方式多以量化考试为主。过程性评价作为一种教学评价方式,涉及幼儿教育到高等教育各个学段几乎所有学科。两种评价的结合将更加注重口语表达能力、解决现实科学问题的能力、创新能力、临床思维能力等,为今后的临床工作打下良好的基础。

一、过程性评价

(一) 过程性评价的概念与内涵

过程性评价(process assessment)是对学生的学习动机、过程、结果以及与学习密切相关的各方面进行的评价,具有全面性、可持续性和灵活性。

从价值取向和评价内容来看,过程性评价注重目标与过程并重,不仅关注学生的学习动机、过程和结果,而且重视对学生情感、态度等个性心理的衡量和反馈;从评价方式来看,过程性评价采用量化和质性相结合的多元评价手段,体现了评价主客体之间的交互作用;从评价功能来看,过程性评价关注诊断、激励和发展,评价的目的不在于区别和比较学生的学习表现,而是评价学生的个体差异性,对学生的不同方面进行评价,关注教学过程中学生智能发展的过程性成果,如解决现实问题的能力等,及时地对学生的学习质量水平做出判断,肯定成绩,找出问题,是一种更关注动态学习表现的发展性评价;从评价标准来看,过程性评价属于个体内差异评价,是一种把每个评价对象个体的过去与现在进行比较,或者把个体的有关侧面相互进行比较,从而得到评价结论的评价方式。

(二) 过程性评价的内容与特征

过程性评价相对于终结性评价,既注重学习的结果,也关注学习过程中所包含的各个方面,着重体现学习的质量。过程性评价是关于整个教学活动的评价,因此也有自身的特点。

1. 学习过程与学习方式 课程学习过程是指学生在课程学习中与教师、同学的相互作用中获得知识与技能的过程。学习过程受多种因素的影响,其中非智力因素对学生的学习产生着十分重要的作用。而在学习过程中学生学习方式是决定学习质量的重要一环,对学生的学习结果产生重大的影响。学习方式取决于学生的学习动机和学习策略,面对学习任务时,学生对学习任务的价值取向和兴趣,以及他们对学习本身的认识,导致其对学习效果产生特定的期望,这种期望驱使学生采用特定的策略和方法完成学习任务,从而产生与期望相匹配的结果。

过程性评价通过考察对学习任务的意向、学习的习惯以及透过学习过程反映出来的情感和态度,给学生以信息反馈,鼓励学生采用自主探究等深层次的学习方式,使学生通过自评与他评相结合的方式发现学习中存在的问题,感悟学习过程,掌握正确的学习策略和方法,提高学习的效果和质量。

2. 持续评价与及时反馈 过程性评价不同于终结性评价之处在于,过程性评价不是以一次性评价作为评判学生学习的标准,而是一个逐渐揭示学生学习和认知的过程,贯穿于课程学习前、学习中以及学习后各个阶段之中。过程性评价的持续性表现在纵向的延续性和横向的拓展性。纵向的延续性是指通过对学生的评价可以促进学生的发展,要关注学生在各个活动中所处的角色以及获得的知识。横向的拓展性是指通过不同评价主体对学生的学习作出评价,了解学生真实的表现,给予明确的指导,使其得到更进一步的发展。

过程性评价与教学是同步进行的,是共时性评价。过程性评价为学生提供学习过程及学习结果的反馈信息。学生在学习过程中是否掌握基本知识,是否锻炼能力,是否存在问题,这些不仅是教师关注的问题,也是学生关心的问题。过程性评价与教学交叉融合,教师在教学中不断收集学生学习的材料,并对学生的这些学习材料加以分析和判断,从而对学生的学习有一个比较客观的评价结果。学生通过教师给予的反馈以及在同学互评和自评中,对自己的学习情况也有一个清晰的认识,也可以通过自我评价和同学互评,了解自己在学习过程中的长处及不足。学习结果对学生有着高度的激励作用,学生可以在原来不足的基础上加以改正,进一步提升自我。同时,教师也可以及时获得学生在学习过程中的情况。例如,什么知识学生掌握了,是怎样进行加工学习的,哪些知识是学生很难理解和接受的。通过及时的反馈,使教师适时采取相应的措施调整教学策略,进一步提高教学质量。

(三) 过程性评价的标准与方式

1. 评价标准　过程性评价标准的设置要考虑到不同评价者的价值诉求,对学生的评价不仅要关注共性,也要注重学生的个性。根据学生个人的价值取向、学习兴趣及学习方法,制订不同的评价标准,可以使学生的潜能得到最大的发展。同时,大学中每个学科有自己的发展规律与要求,每个学习的阶段也都有相应的规定,因此,过程性评价标准的设定要和具体学科及学段结合起来。同时学习本身也是一个复杂的过程,因此,在制订评价标准时要具体问题具体分析,使过程性评价设置的标准多元化且具有灵活性。

2. 评价方式　过程性评价是一种多元化评价方式,这种多元化评价不仅体现在评价方法的多元化,也体现在评价主体的多元化。从评价主体来看,不仅有教师评价,还有学生自我评价、同学互相评价以及小组评价等方式,除此之外,还有专家督评、辅导员以及学生会等的评价。从评价方式来看,过程性评价是量化与质性两种评价方法相互结合,相互融通。这两种评价方式具有不同的特点,各有优劣。量化评价方法主张将复杂的教育现象和课程现象简化为数量,通过数量分析和比较,评价对象的学习成效;质性评价方法主要通过自然调查来揭示和描述评价对象的特质,以突显其意义。由于过程性评价是个性化评价而非普遍性评价,因此这决定了过程性评价很难进行客观化。过程性评价是从多个维度对学生进行评价,这些维度多数难以量化。因此在过程性评价的实施中,采用的评价方式是以质性评价方式为主,量化评价方式为辅。采用的质性评价方法多为个人作业、小组作业、课前演讲、课堂表现、课程论文、实践活动、师生交流、成长记录册等;其中也会使用量化评价方式,比如课堂测验、期中考试等。在现代的课程教学中,经过长期的研究和实践也产生了一些特殊的工具和方法,比如量规评价、学习契约评价、概念图评价、范例展示评价、评价表评价等。随着信息技术的发展和理论的进步,很多新的有助于学生学习的评价方式涌现出来,评价方式的选择也有了更大的空间。比如在学生学习过程中记录感受、疑问以及收获的学习日志法;关注学生的变化,详细记录学习细节的电子档案袋评价法;还有慕课、翻转课堂、雨课堂、云平台等新兴的评价方式。

(四) 过程性评价的流程

过程性评价需要利用评价工具,收集资料数据,对资料数据进行分析,得出结论,并对评价结论进行解释。主要包括以下环节:

1. 明确评价的内涵和标准　根据评价的使用目的及结果来看,过程性评价属于课堂学习评价。在评价过程中,教师虽然也作为评价者参与评价过程,但更多的是作为评价的监控者和组织者,所以评价的主体主要是学生,评价的责任也就相应地落到了学生身上。因此,评价工作第一步是使学生理解评价的内涵和功能,明确评价的内容和标准,正确把握和对待评价的标准。在教学过程中逐步引导学生,使学生学会评价。

2. 设计评价方案和工具 评价方案包括三个阶段。第一个阶段:自我记录、自我评价。学生给自己平时学习情况做一个记录,包括课前预习情况、上课集中精力情况、对待作业修改情况等。通过记录使学生了解自己的学习态度和学习习惯。在一个学习阶段结束后,分小组进行一次总结。每个学生对自己的学习习惯做一个自我评价,对比自己的单元测验成绩,看看这样的学习习惯和方式对课程学习有怎样的影响,然后,自己提出修正措施,同时,老师和小组其他同学也可以给予一些建议。第二个阶段:他人记录、他人评价。在这个阶段主要是由他人进行记录。记录的内容不再是学习过程中的平时表现情况,而是学生自评后的改正情况。一段时间后,再开展一次小组讨论,主要是评价学生的改进情况,根据具体情况给予相应的肯定和鼓励。第三个阶段:综合评价。模块结束后进行一次总的评价,汇总前两个阶段的自评和他评,教师也对学生的情况给予一定的评价。

3. 解释和利用反映学习质量的结果 教师和学生通过对收集资料的分析,让学生了解自己的进步和不足,在此基础上提出建议,使学生明确将来继续努力的方向。

4. 反思和改进评价方案 整个评价方案实施结束以后,还需要对评价方案进行再评价,检讨评价方案实施过程与结果,总结成功的经验和纠正评价工作的不足,判断评价的有效性、可行性和可信性。

二、终结性评价

(一) 终结性评价的概念和内涵

终结性评价是以预先设定的教学目标为基准,对评价对象达成目标的程度即教学效果作出评价。在进行终结性评价时,应确保所有评价都是公平的并基于适当的标准,同时,应该充分告知学生这些标准、所采用的评估方法以及每个部分的权重,在课程开始时就应将此类信息提供给学生。

终结性评价概括水平较高,测验内容范围较广,包括课程单元结束、课程结束进行的考试以及学业阶段性和毕业进行的考试,是检测学生课程掌握程度的重要途径,也是反映教学效果、学校办学质量的重要指标之一。

从价值取向来看,终结性评价注重课程预期目标是否达到,学生是否掌握了所学的知识,着眼于最终的结果;从评价内容来看,终结性评价关注学生对课程整体内容的掌握,课程计划是否达到预期效果;从评价方式来看,终结性评价多采用量化评价方式,通常以笔试形式完成;从评价功能来看,终结性评价的目的在于对学生进行鉴定和诊断。

(二) 笔试评价的主要类型

终结性评价通常以笔试评价(written assessment)的方式进行。笔试评价作为一种教学环节和手段,与教学材料选择、教学内容规划和教学活动开发等一样,对学生的知识增长与能力提升有重要或形成性作用,对学生的思维方式与行为习惯产生积聚式的影响。笔试的内容、方式和标准是由课程目标所决定。

笔试评价最重要的环节是考试命题,它是测量学生能力的重要标尺。不同课程以及不同目的的考试的试题类型也不尽相同。从试题答案是否唯一,可以将试题大致划分为主观性试题和客观性试题两类。

主观性试题是指正确答案可用多种方式表述,试题答案开放,学生依照题意和所学知识自主编写答案,可以充分发挥,因人而异,没有唯一答案,只有最佳答案。一般包括简答题、论述题、材料说明题、写作题、设计题、计算题等。主观性试题强调知识内化和思维能力培养,侧重于个人将知识重新组织或转换,使人能超越知识进行再组合,从而获得新的领悟,包括寻找正确结构和意义的能力;或者说是将外部的、存在于主体间的东西转变为或内化为内在的、为个人所特有的东西。有利于学生在自己认为最擅长的话题中充分展示自己的想法,梳理整个知识架构,锻炼成熟的思维方式和思维能力。同时,从学生解答的文字表述上可以考查学生的语言表达能力、语言组织能力,反映出学生对于问题解答的思维过程。

客观性试题答案唯一,评分客观。主要有选择题、填空题、改错题、是非题、配对题和连线题等。其中应用最为广泛的是选择题。

1. 简答题(short answer)　是由一个简短的题干组成,可以是一个问句,如"左心衰竭的临床表现有哪些?"也可以是一个陈述句,如"简述慢性肾衰竭的临床分期"。

简答题的题目尽可能使用短句,并避免使用双重否定。一般情况下,简答题主要适合于不宜作为多选题考核的问题。简答题的答案只需把问题的要点答出来,而不作细致的分析。由于简答题的评分可能会受到学生文字表述差异的影响,因此,命题时要确保问题的答案要点明确,要预先清楚的了解什么是正确答案,什么是错误答案,同时,阅卷时最好由同一教师阅判不同考生的同一试题,以保证试题有较高的信度。

2. 论述题(essay questions)　要求学生自己组织材料,并采用合适的方式表达陈述出来。教师在评分时,对学生的回答需要给出不同量的分值,而不仅仅是满分或零分,包括论述题、论文题、材料分析题等。论述题不仅能更好地要求学生回忆所学的内容,还要求学生组织某些材料,有时只需简短地解释回答某些问题,有时则要详尽地讨论和叙述某个问题。这类考题常被称为"发挥性题目",使考生有机会展现自己准备的程度和对某项知识理解的深度和广度,同时老师也能在评卷时做出更多独立的思考和判断,因此这类考题是没有严格规定的统一答案的。

论述题属于开放性试题,需要回答的答案较长。理想的论述题要求考生运用推理的方法,评定一个设定的情况或者把所学的概念具体应用于解决新问题。

论述题仅用于某些特殊目的,主要原因是信度较低,并需要教师主观评分。因此,最好在要求考生自主做出答案,并且回答篇幅较长时应用论述题。例如:

病例题:

患者,男,32岁。发现血压高1年,最高达到170/110mmHg,口服硝苯地平片治疗。近年来出现头晕,发作性全身乏力,手足发麻,口渴,夜尿增多。查尿糖(−),尿蛋白(±),尿比重1.101,血钾3.01mmol/L。

1. 该患者最可能的诊断是什么?

2. 需要做什么辅助检查?

3. 试述该病的发病机制和临床表现,需要与哪些疾病进行鉴别诊断,该病的治疗措施有哪些?

对论述题的评分很难不受考生写作风格的影响,但并无规则要把这一因素考虑在内。如果考试目的仅仅是衡量学生的知识掌握和理解程度,那么,写作风格不重要,但当目的是考察学生对所学知识能否解释的时候,写作风格就很重要。因此,虽然没有普遍的规则,但无论对自己还是对学生,搞清楚评价的目的很重要。

对论述题的命题建议基本上与开放式简答题相似。①试题用词必须尽可能清晰准确,考生应清楚试题所预期的答案;②必须写清楚答案要点,并事先确定,包括其他可能的正确答案和貌似合理但不正确的答案;③必须规定答案的最大长度,以确保回答简练,避免"漫无边际"的答案。

论述题的一个特殊类型是改进型论述题,它由一个病例和一系列问题组成。这些问题通常按照病例进展的时间顺序排列,这可能会导致问题的相互依赖,即如果考生答错了第一个问题,他就可能答错后续所有的问题。这是一个严重的心理测量学问题,可以通过测试管理程序来避免,这就需要在允许考生回答下一个问题之前,要求其确认或提交答案。

3. 选择题(multiple choice questions,MCQ)　是典型的与真分数理论相适应的标准化考试,命题简单、答案唯一且易于管理,回答和评分不占用太多时间,实施效率高。单位时间内,单选题能够得出可靠的考试分数,是当前医学教育中最常见的题型。

(1)选择题的优势与局限性

优势：

● 内容广泛：测试的内容广泛，可在短时间内获得有效结果。与其他形式的评估工具相比，其广度和效率更高。

● 客观性：评分是客观的，不受考生的表达能力或写作技巧影响，同时，也不受考官的偏好和认知差异影响。

● 灵活性：单选题被认为是最灵活的考试类型。应用范围广泛，可在课程之前、之中和之后。试题可在保持含义的同时，轻松更改，形成可持续使用的试题库，既可笔试，也适用于大规模的机考。

● 易于分析：结果易于标记，可使用程序进行迅速分析。

● 透明度：易于向学生提供清晰、准确的信息，例如问题形式、相对权重及评分标准等。

局限性：

● 仅评估知识：仅适用于评估学生对知识的记忆、理解，也可以在一定程度上考察学生分析问题、解决问题的能力。不适用于评估学生的态度和技能。

● 选择限制：MCQ是封闭式问题。学生被迫从预先提供给他们选择的选项中进行选择。

● 猜测：这是MCQ一个结构性问题。不排除一些学生仅从问题中得出线索，猜测正确答案。

● 对学习可能造成的负面影响：MCQ包含正确的和错误的选择。关于错误选择，学生可能会产生可持续的印象，在未来他们的想法中，可能会记住那些错误选择。

(2)选择题的结构：标准的MCQ由题干、关键词(答案)和干扰项(错误的选项)组成。题干是试题的主体，可由一段短语、问句或不完全的陈述句组成，也可由一段病例、图表、照片或其他临床资料来表示。题干的目的是对问题的陈述，应简明扼要，不应包含重复的单词和包含答案的线索。设计题干时应注意：

● 尽可能准确地提出问题。

● 确保语法和句子结构的准确性。

● 始终使用课程中熟悉的词语。

● 避免使用不常用的术语和缩写。

● 避免双重否定。

另外，在设计MCQ时还应充分考虑基础知识和临床知识的整合。所有干扰项与关键词(答案)均应统一，使用同质的选项，即相同的长度、相同的难度以及相似的语法结构。通过找出学生在学习中普遍存在的不足、推理过程中经常出现的困惑问题，设置有效的干扰项。

(3)选择题对不同认知能力的评估：在基于MCQ的考试中，最常见的是评估学生对知识的掌握和理解能力。但是良好的MCQ设计，也可以充分测试学生的高阶认知能力。

以下题例中展示了不同的试题设计，MCQ可考核学生认知领域不同层次。

案例：JK是一个极早产儿，患有支气管肺发育不良(broncho-pulmonary dysplasia，BPD)。她使用机械呼吸机并接受口服利尿剂(氯噻嗪和螺内酯)治疗以解决她的问题。您即将开始使用地塞米松治疗BPD。

问题一　认知水平：知识

问题目的：认识地塞米松在治疗早产儿中的副作用。

测试问题：以下哪项不是地塞米松治疗效果？

A. 体重减轻

B. 高血压

C. 感染

D. 低血糖

E. 佝偻病

下列哪项不是地塞米松治疗公认的不良反应?

A. 减肥

B. 高血压

C. 感染

D. 低血糖症

E. 佝偻病

(答案:D)

注意:考点仅限于对地塞米松的副作用的认识和识别,回答问题几乎不需要理解。

问题二 认知水平:理解

问题目的:解释酸碱失衡。

测试问题:JK 进行了机械通气。动脉血气分析显示以下参数:

pH:7.36

PCO_2:64mmHg

PO_2:61mmHg

HCO_3:32mmol/L

碱剩余(Base excess,BE):+11mmol/L

钠(Sodium):132mmol/L

钾(Potassium):4.6mmol/L

氯化物(Chloride):101mmol/L

以下哪项最能描述 JK 的酸碱状态?

A. 急性呼吸性碱中毒,无代偿性

B. 急性代谢性碱中毒

C. 正常酸碱状态

D. 慢性呼吸性酸中毒,代偿性

E. 慢性代谢性碱中毒

(答案:D)

注意:要求学生了解(即理解)酸碱失衡。简单的知识回忆不足以回答问题。但是这个问题并没有让学生把实验室检查结果与患者的临床症状相联系,这是一个更高层次的"分析"特征。

问题三 认知水平:分析

问题目的:分析酸碱状态与患者临床症状的相关性。

测试问题:以下哪种临床症状最能解释 JK 的酸碱状态?

A. 慢性通气不足

B. 肺炎急性发作

C. 急性支气管痉挛

D. 肾功能不全

E. 慢性过度通气

(答案:A)

注意:此问题需要结合实验室和临床症状的相关性来解释。这是从上一个问题延伸的问题。

问题四 认知水平:应用

问题目的:计算适当纠正电解质失衡。

测试问题:几天后,JK 的血清电解质显示:钠 118mmol/L,钾 5.7mmol/L,氯化物 83mmol/L。您已决定纠正钠缺乏。纠正后钠目标水平含量为 130mmol/L。JK 目前的体重是 1kg。JK 需要多少钠(以 mmol 为单位)才能将她的钠提高到所需的水平?

A. 12
B. 7.2
C. 5.9
D. 3.6
E. 以上都不是

(答案:B)

注意:这个问题需要应用一个通用公式来纠正患者钠缺乏的问题。当学生选择 E(以上都不是)作为最终选项时,说明该学生没有掌握通用公式,所以不确定正确答案。(虽然应用层面低于分析,但是这道题放在这里是为了使学生结合患者情况更好计算酸碱平衡的掌握)。

认知水平:综合水平需要提出和开发一些新事物,例如患者的管理或诊断检查计划,因此,使用开放式问题而不是限制性回答问题(例如 MCQ)可以更好地评估综合水平。

问题五 认知水平:评估

问题目的:从各种可能的替代方案中比较并选择正确的管理方法。

测试问题:根据 JK 当前的电解质失衡,你已经做了一些评估。在下列有待于治疗的结果中,哪种治疗是最佳选项?

A. 停用氯噻嗪和螺内酯,在接下来的 24 小时内进行仔细观察
B. 缓慢纠正血清钠(超过 24 小时),静脉注射呋塞米纠正钾
C. 缓慢纠正血清钠(超过 24 小时),停用氯噻嗪和螺内酯
D. 缓慢纠正血清钠(超过 24 小时),停用氯噻嗪
E. 快速纠正血清钠(超过 6 小时),停用氯噻嗪和螺内酯

(答案:C)

注意:此处提出的选择都是合理的。学生们必须判断并选择最佳方式。单纯的比较而不使用判断就不会构成评估的水平问题。

考虑以下示例:

测试问题:你决定比较吸入类固醇和全身性类固醇治疗早产儿 BPD 的效果。以下哪种类型的文章可能为你的问题提供最佳证据?

A. 已发布的指南
B. 系统综述
C. 随机对照试验
D. 病例对照研究
E. 专家小组的意见

(答案:C)

在这个例子中,虽然它需要在选择之间进行比较,但这个问题可以通过简单的记忆轻松回答。本案不涉及判断,这是伪评估级别问题的示例,不鼓励使用。

(4)选择题的类型:经常采用的选择题类型有 A 型题和 B 型题。每个选择题均由题干和 5 个备选答案组成。A 型题又称最佳选择题(one best answer),分为四类,即 A1、A2、A3、A4 型题;B 型题又称配伍题(matatching question)分为两类,即 B1、B2 型题。

A1 型题为单个的最佳选择题,五个备选答案中只有一个是最佳答案,其余均不完全正确,要求选出正确的那个答案。

例：代谢性酸中毒患者最突出的呼吸表现是

　　A. 深而快

　　B. 浅而慢

　　C. 深而慢

　　D. 浅而快

　　E. 以上都不是

（答案：A）

A2 型题为病历摘要型最佳选择题，每道试题前面有一个叙述性主体（简要病历）作为题干，后有五个备选答案，要求选出最正确的一个答案。

例：患者男，50 岁。因反复呕吐 5 天入院。血清钠 108mmol/L，脉搏 120 次 /min，血压 70/50mmHg。可诊断为：

　　A. 轻度缺钠

　　B. 中度缺钠

　　C. 重度缺钠

　　D. 中度缺水

　　E. 重度缺水

（答案：C）

A3 型题为病历组型最佳选择题，此种类型共用题干，题干为一个病情案例，然后提出 2~3 个相关的问题，每个问题都与案例有关，但测试点不同，问题之间相互独立。每个问题有五个备选答案，要求选择出最佳答案。

例：患者男，50 岁。诊断为十二指肠溃疡出血。入院时神志清，表情淡漠，口渴明显，面色苍白，四肢湿冷，脉搏 120 次 /min，心律齐，血压 85/75mmHg；血红蛋白 9g；尿少。既往有高血压，冠心病史。

（1）患者诊断首先考虑：

　　A. 心源性休克

　　B. 脑梗死

　　C. 低血容量性休克

　　D. 肾动脉硬化，肾功能不全

　　E. 以上都不是

（2）为指导治疗应检查：

　　A. 心电图

　　B. 颅脑 CT

　　C. 中心静脉压

　　D. 肾图扫描

　　E. 冠状动脉造影

（答案：1.B；2.B）

A4 型题为病历串型最佳选择题，与 A3 型相似，区别在于当病情展开时，可以增加新的信息，问题也随之变化，可以提出 4~9 个相关问题。

B1 型题为标准配伍题，开始提供五个备选答案，各题共用这五个备选答案，要求为每一道题选择一个与其关系最密切的答案。

例：

　　A. 收缩压升高为主

　　B. 舒张压升高为主

C.收缩压和舒张压升高幅度相同

D.收缩压降低,舒张压升高

E.收缩压升高,舒张压降低

(1)外周阻力和心率不变而每搏输出量增大时,动脉血压的变化是

(2)老年人大动脉硬化时,动脉血压的变化是

(答案:1.A;2.E)

B2型题为扩展配伍型最佳选择题,先提出6个以上有一定干扰的备选答案,然后提出2个以上的问题,其他要求与B1型相同。

(訾秀娟　霍正浩　石　君)

第三节　形成性评价

在医学教育改革不断深化的大背景下,教学的主要目标逐渐转变为提高医学生的职业能力、实践能力、创新能力,结合这一特点,采用多元评价主体、多种评价方式、多维度评价指标体系相结合的方法对学生学业进行评价,发挥评价的激励作用,这对提高教学效果具有十分重要的意义。形成性评价以促进学生发展为目的,在教学过程中通过采用观察、活动、测验、访谈、调查等方法对学生学习过程中所表现出来的能力进行综合评价,包括情感、态度、能力、学习策略和等方面,然后反馈给教师和学生,从而指导教学,使得教学过程更有效,能实现评价与学习过程并举,可以及时发现学生在学习过程中存在的问题,鼓励他们从错误中学习。遵循以学生为主体、评价内容多元化、公平客观、发展合作性的原则,构建形成性评价体系并将其应用于医学教学实践,以激发学生的学习兴趣、优化学习动机,促进学生坚持自主学习,加强团队协作、创新思维实践等综合能力的发展。

一、形成性评价的概念与内涵

(一)形成性评价的概念

在过去的20多年的时间里,医学教育中最明显的发展之一就是对评估的认识以及新的评估方式的使用,用以提高学生的学习水平和教育体验的整体质量,同时反映了医学教育对"评估驱动课程"的认识。1967年,Scriven在其著作《评价方法论》中第一次提出了"形成性评价"的概念。自此,随着教学评价的发展,形成性评价在课堂教学中发挥着越来越重要的作用。

形成性评价(formative assessment)一般是指在教育、教学活动计划实施的过程中,对教学计划和教学方案执行情况进行的评价。其目的是了解动态过程的效果,反馈信息并及时调节,使教学计划和方案不断完善,以便顺利达到预期目的。与过去只关注结果而忽视过程的传统评价相比,形成性评价也是一种过程的评价,它重视评价的教育性和发展性,力图通过评价,及时向教师和学生提供反馈信息,使他们能够了解教学活动中存在的缺陷与不足,从而促使教师和学生不断地改进、完善自己的教学活动和学习活动。

形成性评价是一个动态的评价过程,是对学生日常学习中的表现、取得的成绩及所反映出的情感、态度和策略等方面的发展作出的评价,目的在于通过对学生学习过程进行持续性的观察、反思,对学生的学习过程进行有效的监督,使学生能够获得成就感,并且成为评价的积极参与者。学生能通过反馈的信息,评估目前自身能力范围与最终学习目标之间的差距,从而进行针对性地学习,最终达到学习目标。

与过程性评价不同,形成性评价的目的并不是为了对学生学习结果的优良程度进行评价,也不会对学生的学习成就进行等级评估,而是对学生的学习过程进行评价。这一评价过程更注重学习者的学习过程以及学习者在学习过程中的体验。学习过程是包含多种因素的交互过程,重视学习者的学习感受,使学生成为教学活动主体的同时,拥有自我引导、自我监控的能力。

同时,形成性评价不断地向教师提供反馈信息。依靠这些反馈信息,及时了解教与学两个环节中的缺陷与不足,教师可以不断调整教学进度及教学方法,进而不断改进并完善教学计划、教学方案及学习策略,使教学活动的结果更加接近所要取得的教学目标,帮助学生高效学习。

(二) 形成性评价的功能与优势

1. 形成性评价的功能

(1)阐明和分享学习意图和成功标准。

(2)设计有效的课堂讨论和其他可以激发学生理解能力的学习任务。

(3)提供使学习者不断进步的反馈。

(4)激发学生作为彼此的教学资源。

(5)激发学生成为自己学习的所有者。

2. 形成性评价的优势

(1)形成性评价可促进许多理想的教育成果,包括学习者的自我调节和终身学习技能的发展,自我调节水平高的学生是更有效的学习者,显示出更高的机智、韧性、毅力和成功率。

(2)精心设计的形成性评价计划与整体课程目标以及各个模块的教学目标相联系,可以增强学生的学习体验。

(3)有效反馈对于形成性评价过程至关重要,建设性反馈技能的发展是学生专业发展最重要的方面。

对于学生而言,与导师进行定期、动态的互动可以帮助他们参与学习过程,起到激励作用,并鼓励深度学习和理解,帮助学生自我发展和积极进取,产生自己的内部反馈,帮助他们评估自己在实现目标方面的进展,更好地适应他们的学习过程。此外,也为学生提供在安全环境中识别学习困难并在适当时寻求补救援助的机会。对于教师而言,形成性评价鼓励发展与促进学生自主学习相关技能,更好地了解学生的需求并帮助他们在学习中变得更加自律,从而激发教师的积极性。对教学和评估计划的审查将纳入课程开发,形成课程评价的重要内容。形成性评价的实施不仅需要教师具有渊博的知识,而且需要对教学抱有积极的态度,具有关注学生成长并渴望看到他们不断进步的期望。这样的老师对拥有的技能具有自我反思性,并对自己所作判断的完整性表示关注。他们展示了使用各种方法构建评价的技巧,并且了解评价标准和课程中不同级别学生的期望标准,使教师从评估经验中学习成长,不断提高教师的专业水平。

总之,形成性评价是学习者和教师之间的双向活动过程,并将学生置于活动的中心。因此,对学生和教师而言,形成性评价是一次积极的经历,既鼓励学生积极学习,又鼓励教师发展技能。

(三) 形成性评价的有效反馈

Nicol 和 Macfarlane 回顾了有关形成性评价和自我调节学习的文献,阐述了学生在开发内部反馈机制以及对内部和外部反馈之间的关系。以学生为中心的形成性评价方法,与通过基于问题的学习以及其他形式的以问题为导向的学习和评价形式以及医学教育中广泛采用的建构主义学习方法相吻合。将社会建构主义理论转化为实践,将学生的有效利用反馈置于教育努力的中心(图 10-1)。

在形成性评价中,反馈与评价效果紧密相联,是形成性评价过程中的一个有机组成部分。形成性评价中的反馈指教学过程中的反馈,而不是教学过程后的反馈。建设性的反馈可以增强学习体验并促进学习者的自我调节;无效的反馈可能会对学习产生深远的负面影响。对于许多教师而言,建设性反馈技能的发展被视为其专业发展的最重要方面。

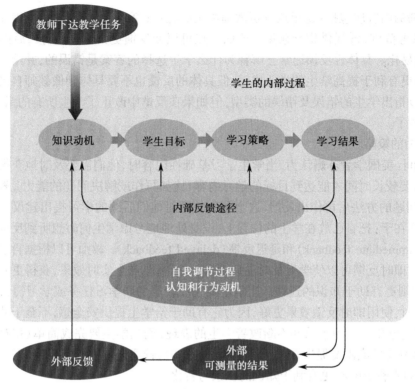

图 10-1　形成性评价的内部反馈与外部反馈示意图

1. 有效反馈的特征　反馈的主要目的是缩小学生目前学习水平与预期目标之间的差距。心理学的研究成果和教育实践经验表明,经常向教师和学生提供有关教学进程的信息,可以使教师和学生有效地利用这些信息,按照需要采取适当的修正措施,使教学成为一个"自我纠正系统"。美国著名的教育心理学家布卢姆指出"评价作为一种反馈——矫正系统,用于在教学过程中的每一步骤上判断该过程是否有效;如果无效,必须采取什么变革,以确保过程的有效性"。在开展教学评价的同时,科学地把评价信息及时、有效地反馈给评价客体,在教学评价中不仅是必要的,而且具有十分重要的意义。一般来说,有效反馈具有以下特征。

(1) 描述性:形成性评价中,反馈是根据已设定的学习目标提出描述性而不是判断性的信息。这种反馈会避免单纯只给分数,会避免学习过程已经结束的暗示。描述性反馈关注学生达到的学习目标,指出学生做得好的地方或需要改进的地方,并对学生如何达到目标提出建议。

(2) 积极性:对评价结果的处理不是不断地采取否定的方式,而是要向肯定、积极的方向引导。积极的反馈并不是说当学生的作业做得不好时还要坚持说他做得不错,而是要反映出学生做得好的地方是怎样符合目标要求的,反映出他们的学习是努力过的。积极的反馈还意味着教师应当选择恰当的话语表达对学生及其作业的尊重,不能提供使学生泄气或伤害他们自尊心的反馈信息。尤其是对那些成绩不好的学生,教师特别要注意反馈信息不能让他们觉得自己是失败者。首先,对这些学生的反馈应尽量将他们的表现与过去作比较,指出他们取得的进步,即使他们的进步还没有使他们成功地达到学习目标。其次,提出一两项对他们来说有能力完成的任务,在他们完成任务之后,对他们取得的进步给予积极的反馈。但需要注意的是,教师也不能滥用表扬性反馈,过多的表扬性反馈会使学生将注意力集中于自己已取得的成功上,进而忽视整体的学习目标及学习效果。

(3) 具体性:具体的反馈才能使学生了解下一步要做什么。因此,有效的反馈需要告诉学生如何获得更佳答案,而不仅仅是指出他的作业正确与否。如果反馈不够具体或清晰,可能会阻碍学生的学习,并使他感到困惑,学生难以确定对反馈作出怎样的反应,他们需要更多的解释才能理解教师给出的反馈信息。

具体性反馈的内容应包括:①重点分析教师给出的题目;②重点分析学生的答案;③讨论具体的错误;④提供参考范例;⑤提供指导意见。前面三点可以使反馈更具体、更直接,后面两点则使反馈更一般化、更简易化。具体性反馈通常会解释为什么学生选择的答案是错误的,并给出正确指导。详细、具体的反馈更有利于提高学生的学业成就,但具体的反馈也不要具体到像教师自己在做这项工作一样。教师可以指出学生的错误及错误的类型,但如果在反馈中改正了学生所有的错误,那么学生就会变得无事可做了。

2. 有效反馈的策略

(1)反馈时间:美国学者苏姗认为,当学生学习基础性内容时,他们需要及时地获得对或错的反馈信息;而对于需要较长时间才能达到目标的学习内容(比如写作或解决问题的能力),教师要在观察了学生处理具体问题的方法后再作出反馈,这会帮助教师对他们后续的学习提出建议。教师确定反馈时机的一般原则在于:把自己放在学生的位置上,设身处地地考虑学生何时想听到反馈。反馈时间可分为即时反馈(immediate feedback)和延迟反馈(delayed feedback)。教师可以根据自己期望的效果把握反馈的时间。即时反馈可以使学生及时注意到自己的错误,产生实时效果,获得更有效率的学习效果;而延迟反馈则更有助于知识的迁移。当学生要完成较难的新学习任务或学习需记忆的程序性知识、概念性知识时,使用即时反馈效果更好,因为它有助于给学生提供安全感,不至于使他感到受挫而泄气,有助于提高学生的学习效果并不断改善学生的表现;而当学生要完成简单(相对于学生当前的能力而言)的学习任务或需要促进知识迁移的学习任务时,较适合使用延迟反馈,因为它能避免学生产生反馈干扰或困惑的感觉,更有利于知识的积累与转化。

(2)反馈的信息量:如果教师反馈的信息太多,会掩盖重要信息,这样,不仅会弱化信息的效果,还可能会使学生负荷过重。因此,反馈的信息并不是越多越好。对于提供多少反馈信息才最合适,并没有定论。目前,教师的习惯做法是把自己看到的都反馈出来。虽然,他们的出发点是帮助学生达到所有的学习目标,但这样的反馈并不一定切合学生的实际情况。因此,教师要善于换位思考,掌握学生的实际情况,如学生已达到了哪些方面的学习目标、哪些还没有达到,同时还要考虑到学生客观的进步能力。对于需要详细反馈的信息,教师可采用部分提供的方式,只有这样,反馈的信息才不会因为过于庞杂而容易失效。并且这种渐进性的反馈还可以帮助学生控制错误的出现频率,获得足够的信息去纠正自己错误。提供多少反馈信息是一个比较复杂的问题,它需要我们根据学生的实际情况灵活运用。

(3)反馈方式:教师向学生提供反馈信息的方式是多种多样的,不同的情况需要运用不同的反馈方式。有些情况适合教师作书面反馈(written feedback)(如检查学生的书面作业);有些情况适合教师作口头反馈(oral feedback)。此外,与学生交流有助于达到最好的反馈效果。彼得(Peter Johnston)在《选择用词》一书中探讨了如何提问有助于教师有效提供反馈信息。例如,教师不要把结论直接告诉学生,而是向学生提问:“在这项学习任务里,你注意到了什么? 有没有什么内容是让你感到很好奇的?”或“为什么你会这样做呢?”。同时,教师也需要考虑是选择个别反馈(individual feedback)还是集体反馈(collective feedback)。个别反馈能使特定学生觉得教师重视他的学习;而集体反馈则能让更多学生接收到反馈信息,也就是利用一个学生的问题,达到指导全班学生的效果。这两种反馈方式并不是相互排斥的。例如,部分学生的书面作业使用空洞而含糊的词语,教师可以选择给全班学生作集体反馈,以普遍指导他们如何选用具体而生动的词语;同时,教师也可以通过诱导式的提问对学生作个人反馈。注重评价的过程性是现代课堂教学评价的一个基本特征。

随着我国新课改的深入实施,形成性评价发挥着越来越重要的作用。反馈是形成性评价的基本组成部分,也是影响形成性评价效果的关键因素。教师了解有效反馈的特征和有效传递反馈信息的策略,有助于激励学生的学习积极性,加强师生的对话与互动,促进课堂教学改革。在形成性评价中如何对学生进行有效反馈,值得我们做进一步的探讨。

3. 有效反馈的指导原则　　在教学活动中向师生提供有效评价信息的反馈就是有效反馈,它的实现要遵循三个指导方针:第一,反馈的必要性(necessity)。学生在学习过程中会犯多种错误,有些错误,教师要及时纠正,并提出改进建议。但有些错误并不需要纠正,有些只是学生展示与教师教学设计的偏差。对于并不影响学生掌握教学内容的错误,如果教师进行纠正,就会打消学生学习积极性。一个良好的学习环境应该使学生自由发挥,充分展开想象力与创造力,帮助学生树立信心,提高学习兴趣。第二,反馈的准确性(accuracy)。教师要仔细分析学生在学习活动中所犯错误的类型,在此基础上提出改进建议,不能所有错误一概而论。如在语言学习中,学生的错误在哪个方面发生,是口语、听力还是写作部分;是发音、拼写还是用语错误。对于不同方面的问题,要给出不同的建议。对学生学习情况做出准确反馈,一方面可以使教师更为准确地调整教学方案,另一方面可以让学生对自己的学习策略做出及时调整。第三,反馈的合理性(rationality)。恰当的反馈时机与反馈方式是有效反馈的必要因素。教师要对学习活动中的错误类型及错误原因做出正确判断,对不同的问题采取不同的反馈时机(即时反馈、延迟反馈)、反馈方式(口头反馈、书面反馈)。教师要通过合理的反馈,使学生了解自己学习过程中的缺陷和不足,以便进行自我纠正,最终达到学习目标。第四,反馈的积极性(positivity)。有效反馈应以积极的方式传递给学生,以便其进行自我纠正。教师要肯定学生已取得的学习成绩,并对学习过程中出现的问题提出改进建议。有效反馈要以肯定、鼓励为主,不要进行否定评价。学生的学习热情受到保护,有利于其减轻学习压力,提高自信心,更加有动力地投入到下一步学习中。

4. 有效反馈的作用　　促进学生进行学习的有效反馈具体有如下作用:第一,有效反馈能帮助学生充分理解学习目标,要把高质量的反馈传递给学生,反馈要尽量具体、清晰,使学生充分意识到目前学习水平与学习目标的差距。第二,有效反馈能够促进学生在学习过程中的自我纠正与反思,并且鼓励师生或同学之间的交流。第三,利用形成性评价的有效反馈,教师能够改进教学计划与教学方案。在形成性评价中,将评价信息及时、有效地反馈给学生,不仅是必要的,而且具有十分重要的意义。

5. 提出有效反馈的建议　　第一,在日常教学中,教师应充分了解有效反馈的作用、特征以及不同的反馈方式和时机,根据实际情况,对不同学习水平和风格的学生提供有效反馈。一方面肯定学生在之前学习过程中取得的成绩,另一方面要找出学生在此阶段学习中的不足,提出改进建议,使学生逐渐接近自己的学习目标。第二,在开展课堂教学的过程中,明确形成性评价有效反馈的标准与方式,使其更有利于课堂教学活动的开展,并完成教学目标,使学生成为形成性评价的积极参与者,在进行自我评价和自我纠正的过程中,不断提高学习的主动性和自觉性,提高学习能力。

二、学习档案与评价

1990 年,Miller 描述了评价"临床技能、胜任力和行为"所面临的挑战,认为医学教育中可以使用评价工具来评估知识和技能,但不能评估毕业生在临床实践中独立工作时的胜任力。由于学习档案(portfolio)能够弥补评估中的不足,因此,最近几十年来,学习档案在医学教育中越来越受到重视。

学习档案(learning file)的概念是从艺术和建筑学中借鉴而来。传统上在便携式情况下,学习档案保留了工作样本和质量证据。如今,在许多旨在提高能力的教育计划中都使用了学习档案,大多数都是数字化学习档案。学习档案之所以非常适合支持和评估临床工作场所的学习,是因为它能够记录有关学习行为的非标准化信息。有学者将学习档案定义为"一个由学习者自己主动收集的材料,反映和记录职业生涯的主要事件、学习经验和学习进程,并提供知识、技能、态度方面的成绩证明"。因此,学习档案与医学教育的最新发展完全吻合,并特别注重实践学习,例如基于结果导向的教育和基于胜任力的学习。有效地促进学生围绕培养目标不断地总结、反思、进步和提高。因此,学习档案不但是一种有效的评估工具,也是一种行之有效的教学手段。

(一) 学习档案的结构与内容

在医学教育中,学习档案使用的三个主要目标:监控和发展规划、评估、激发反思(图 10-2)。学习档案的哪些目标占主导地位决定了学习档案的结构和内容。用于监督和计划开发的学习档案,主要功能是成就和目标的概述;用于评估的学习档案,胜任力的证据处于中心地位;用于激发反思的学习档案,其核心包括书面评估和绩效分析,以指导绩效改进。学习组合中的评估和反思存在重叠,在实践中大多数学习档案都结合了全部或部分这些目标。

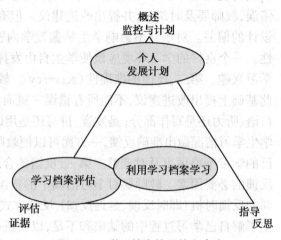

图 10-2 学习档案的目的和内容

学习档案可以包括完成的工作、收到的反馈、完成的进度、提高胜任力的计划以及对学习行为和发展的反思。其内容可以先行规定,也可以由学生决定。具有详细指南和严格规定的封闭式档案袋,使学习者在确定自己档案袋的格式和内容时相对较少地自由;封闭式档案袋的优势在于易于比较,也容易操作,但特定对象针对性较差。当方向过于宽松和笼统时,则会形成开放式档案袋,使学习者在档案袋的内容和格式方面有很大的自由度,学习者可以对他们的个人学习过程提供更丰富的描述,并注意他们工作场所的特定特征,但不易对学习者之间进行比较,因而,如何对开放式档案袋进行可靠的评估是一个挑战。

学习档案的适用范围可以有很大的不同,其范围可能从非常有限(例如,本科生的沟通技能侧重于单个技能、胜任力领域或课程组成部分)到非常广泛,涵盖了学习者在较长时间教育过程中所有技能和胜任力的发展进程。学习档案包括个人发展计划、学习档案袋和评价档案袋。从形式上来看,学习档案包含了学习过程中的各种材料,如作品(报告、论文、患者管理计划、出院小结、对某些问题的批判性评价等)、客观印象(照片、视频、观察报告等)以及评价结果(考试分数、Mini-CEX 等反馈表格、教师和同学的反馈、证书、患者的评价等)。从内容上来看,在用作促进和监测发展的学习档案中,对已掌握的知识和有待学习的知识概述非常重要,需要提供学习者要完成的概述,以记录他们做了什么?在哪里做了?从中学到了什么以及计划如何进行,这样的概述可能包含以下信息。

1. 程序或病案 哪些程序?监管水平?哪些类型的患者?学到了什么?是否对活动进行了评估和计划?

2. 先前的工作经验 在哪里?什么时候?哪些任务?长处和短处?培养了哪些能力或技能?学习者评价?

3. 先前的教育和培训 哪些课程?在哪里完成?什么时候?学到了什么?完成的结果如何?学习者评价?

4. 课程内外的经验 哪些任务?在哪里完成?什么时候?做了什么?长处和短处?培养了哪些能力或技能?学习者评价和计划?

5. 课程计划 到目前为止,已经参加了哪些课程?还有哪些要完成?什么时候?学到了什么?完成的结果如何?学习者评价和计划?

6. 能力或技能 在哪里解决?熟练程度?计划?首选项?

(二) 设定学习目标

为了保证使用学习档案的有效性,必须为不同特定时期设定明确的学习目标。目标应该是特定的、可衡量的、可实现的以及有时间限制的,只有满足这些标准,才有可能真正实现目标。学习目标通常被纳入学习者专业发展计划中,并用于指导进度评价。可以根据以下内容确定学习目标:①计划要求以及后续阶段的有效性;②学习档案分析和进度访谈;③学习者的个人学习目标,包括选修科目、特殊兴趣等。为了使学习目标有效地指导学习者的发展,学习者和老师都必须致力于实现这些目标。老师应确保目标是具体的,并为实现这些目标制订可行的计划。

(三) 电子档案袋

电子档案袋被广泛用于医学教育,在大多数情况下,使用供应商提供的平台,但也可以使用标准应用程序。电子档案袋具有三个功能:①为所有材料提供资料库(档案);②促进评估过程的行政和后勤方面(即通过多个平台直接在线加载评估和反馈表格,规定谁有权访问哪些信息以及将信息链接到总体框架);③可以快速浏览汇总信息(例如总体反馈报告或能力增长概述)。电子档案袋应该对任何有权使用它的利益相关者都易于访问,同时,应通过阻止未经授权的访问,将良好的可访问性与安全性相结合。

(四) 促进反思

学习档案的重要目的是促进反思,这也是学习档案结构的核心。反思可能与学习者希望获得的能力有关,学习者通过评估与反思,分析已经掌握的知识并确定哪些能力需要进一步发展。这些思考应该作为学习者的长期任务。学习者通过参考学习档案中的材料和概述来支持反思报告中的观点,这样做不仅有利于反思报告的形成,也能使其更具说服力,因为学习者可能会力求使反思和证据材料保持一致。反思必须有证据支持,这样有助于避免反思的不确定性。例如,对于学习者来说,简单地说自己已经学会了如何进行临床汇报是远远不够的。他们必须通过证明其理由和方式的证据材料和概述来证实。

在医学教育中,学习过程是将经验转化为知识、技能、态度和价值观的过程,是通过行动、评估、分析和改进不断循环完成的(图 10-3)。学习档案在这几个循环环节中均有一定的作用。

从行动开始,为了使学习者在提高现有能力的同时获得新能力,预先选择一个涵盖所有能力的学习档案是非常重要的。在评估阶段,由于未经指导的自我评估通常会有较大的偏差,需要寻求外部来源的信息和反馈。在此阶段,将会根据学习档案的能力目标,收集相应的证据和评估信息以及通过绩效而得出结论。分析阶段,通过证据的分析,明确存在的问题,确定因果关系,激发学习者发现和阐明自己和他人行为背后的原因。改进阶段,根据分析结果,应选择合适的行动方案。导师的职责是鼓励学习者思考采取的行动方案,决定采用哪种行动,并证明选择的正确性,以启动下一轮反思性学习。

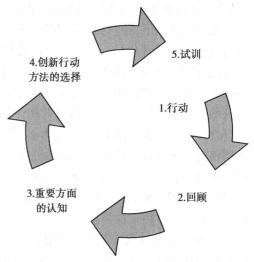

图 10-3　反馈的循环模式

(五) 学习档案评价

近年来,关于学习档案评价方式发生了显著的变化。传统的心理测量方法特点是注重基于标准化和分析评价标准的客观判断,因此,它与学习档案围绕个人学习者和特定工作场所的非标准化特征格格不入。学习档案除了数字信息(如分数)之外,还包含各种定性信息,它不仅用于评价技术能力,还特别适合评价职业素养等非技术能力,而这种非技术能力往往没有严格的评价标准和分析程序。因此,评审者利用学习档案中的信息评价非技术能力时,不可避免地要依靠个人的判断来分析这些信息。为了使评估与特征相匹配,我们提倡一种方法,该方法在很大程度上依赖于定性研究的方法。与大多数学习档案一样,定性研究要求对不同种类的定性信息进行解释,得出有关不确定问题有意义的陈述。评价学习档案时,下面策略可能会很有用。

1. 定期在学习档案中纳入反馈循环　对学习档案内容的收集进行定期的反馈循环,以确保在做出最终判断时,学习者不会难以接受。由于学习档案的内容收集通常会在很长一段时间内进行,因此,不建议等到学习档案收集结束时才对其质量做出评判。过程中的形成性评价(例如,来自导师的反馈)对于学习者适应和改进他们的学习档案很有用。因此,无论是从评价的角度,还是从学习的角度,都应该在学习档案形成的不同阶段进行定期反馈。

2. 获取多来源的反馈　参与学习档案收集过程的所有人员可以为评价做出宝贵的贡献。导师通常是第一个对学习档案质量发表评论的人。他们通常最了解学习者,能够确定材料的真实性,并且熟悉学习者工作习惯。同行是做出贡献的另一个群体。同行评价的优势在于,一方面他们可以从经验中了解学习档案的含义,另一方面,通过参与评价,他们可以熟悉学习档案的评价标准。最后,学习者还可以自我评价学习档案的质量。然而,自我评价往往会带有一定的偏见,因此,应鼓励学习者积极寻求有关自己表现的外部信息,以获得客观的自我评价。同理,导师的判断可以支持学习者对自己学习档案袋的自我评价,得出有效的自我评估。

3. 培训评价专家　在学习档案最终评价之前和学习档案收集的中间阶段组织均需组织评估专家会议,讨论评估程序及结果。由于在个性化的学习档案中有大量且种类繁多的信息需要专业的判断,而对许多信息的评估并没有统一的标准,评估专家对这类信息的判断往往依赖于个人的理念与以往的经验,难免存在个体差异。通过专家培训会,讨论学习档案评价的基本原则,建立需要共同遵循的评价程序,校正评估专家的判断,减少由于评估专家个体差异所导致的评价差异化。评估专家培训会不仅需要在评价之间召开,还需要在学习档案收集的中间阶段召开。评估专家可以将自己对学习档案的理解与同事的判断进行比较,并讨论不同的解释。在最终评价后,应将所有关于评估的信息提供给评估专家,以帮助他们提高对整个评价过程的理解。

4. 区分导师和评价者的角色　教师通常充当导师和评估专家的双重角色。然而,有人认为,将这些角色混在一起时,不利于学习者自由地与导师讨论自己学习档案的不足之处,因此,在学习档案评价时,建议导师不参与最后终结性评价。导师对学习档案评价的角色有下列几种模式:①博士生导师。在某些情况下,导师在学习档案评价过程中的角色类似于博士生导师。在许多国家,论文是由专门的委员会正式评价的。导师会邀请具有相关专业知识的同行参加评价,如果学习档案得到负面评价,将会损害他们在同行中的声誉,因此,除非他们确信论文符合标准,否则不可能邀请同行参加评审委员会。在这种模式中,导师和学习者具有共同的目标,即完成能获得正面评价的学习档案。②"驾驶教练"模式。在此模式中,指导者和评价者的角色严格分开。"驾驶教练"(即指导者)指导学员获得符合预期要求的胜任力,这些能力必须在学习档案中得以体现。当导师认为学习者足够胜任时,会邀请相关专业机构(如同车辆执照颁发机构)的评价者来评价学习者的能力。学习者也可以主动与有授权资质的机构联系。③指导者模式。在这种模式下,学习者可以主动行动。他们可能会请一位高年资同事来指导他们,直到达到要求的能力水平。这种情况适用于专业人士想要获得其他资格的时候。评价专家往往来自外部机构。

5. 建立评价流程　马斯特里赫特医学院开发出了一种提高评价效率的流程,以优化有效利用可用于评价的时间,一旦有相互矛盾的信息出现,会触发更多信息的收集。导师根据他们的指导对学生的学习档案进行评价,学习者和评价专家共同决定是否同意导师的建议。如果同意,表明评价程序已完成;如果他们不同意,则将学习档案提交给更高的评价组织,随着咨询更多的评估专家,评估的可信程度增加,以确保对有争议的学习档案进行更为严谨的评价。此外,评估专家之间的讨论,将使评价标准的应用更加清晰。

6. 使用叙事性信息　要求学习档案中必须提供定性和叙述性反馈,由于定性和叙述性反馈能够比定量反馈为学习者和评价专家提供更加丰富的信息,因此,在评价结果中应给予较大的权重。例如,在 10 分制的评分中给 7 分,对学习者的优点与不足没有指导意义,只有在定性和叙述性反馈中阐明学习者的优点与不足时,才会使评价有意义。基于工作场所评价中可能会存在打分偏高的倾向,因此,区分度通常不高,而定性和叙述性反馈通常会提供更详细的有关学习者胜任力的信息,通过在评价表中提供专用空间,鼓励评估专家提供定性和叙述性反馈。

7. 使用明确的标准或描述符　教育机构通常会投入大量精力来建立学习档案。在此过程中,一方面需要列出学习者必须完成工作的具体标准列表,另一方面,需要对标准进行陈述性的描述,这些描述可为评估专家提供总体概述,但没有实际指导意义。重要的是要在具体标准和全局描述之间找到适当的平衡。为了实现这一目标,通常需要包含对新手、合格的专业人员和专家等不同三个层次预设的胜任力进行解释,让学习者和评价专家了解每项胜任力的预期水平。

三、小型临床演练评估

Mini-CEX(mini-clinical evaluation exercise,Mini-CEX)是美国内科医学会(american board of internal medicine,ABM)发展并推荐的一种评价医师临床能力的测评工具,它可以充分检测医师临床知识的掌握,包括病史采集、体格检查、人文关怀、临床判断、操作能力、沟通能力、整体评价等方面,目前已在国内外许多医学院校广泛使用。

该方法最初被设计用于美国内科研究生培训计划。考官直接观察医生与患者在实际临床诊疗中的表现,并针对接诊过程中的表现给予反馈。一场 Mini-CEX 大约需要 15~20 分钟左右;评价结果用 9 分制,每一个项目 1~9 分,评价过程中,根据学员的表现情况给予相应的分值,所有的分值分为三个等级,1~3 分为不合格(未达到预期目标),4~6 分为合格(达到预期目标),7~9 分为优秀(超越预期目标)(表 10-1)。

Mini-CEX 的评价的基本流程:①选择教师主管的患者;②学生填写眉栏;③教师填写诊断、病情复杂程度和诊疗重点;④学生评估并做出诊断;⑤诊疗结束后教师立即根据学生的表现给予反馈。

在美国,Mini-CEX 已用于门诊、住院和急诊科教学与评估中。例如,在 Norcini 等的研究中,主诉包括腹痛、胸痛、咳嗽、头晕、发热、头痛、呼吸急促、体重增加以及关节炎、哮喘、慢性阻塞性肺疾病、充血性心力衰竭(CHF)、冠状动脉疾病、糖尿病和高血压等常见内科问题的教学与评估;Mini-CEX 还用于受训人员,以评估患有复杂性疾病的患者,例如高血压、糖尿病以及患有急性疾病的患者,例如败血症和心肌梗死。在国内,已被广泛应用于全科、儿科、口腔科、康复科、医学影像科、中医、护理等学科的教学与评估中。

Mini-CEX 是针对临床环境的课堂评估,目的是找出尚未达到预期目标的受训者,并反馈其哪些方面还存在不足,不但为学生学习改进提供依据,还为教师以后进行教育决策提供依据。更重要的是,对于绝大多数受训者而言,Mini-CEX 为进行中的形成性评价和反馈提供了信息。这种多元化的教学评估方式能够充分调动学生学习的积极性,通过教学相长促进临床教学质量的提高。

Mini-CEX 之所以被广泛应用,主要是因为具有以下优势:① Mini-CEX 评价紧扣患者管理、职业精神、医学知识、人际交往与沟通能力、基于实践的学习能力提升等临床胜任力;② Mini-CEX 的操作评估选择了临床真实环境并与临床工作同步进行,实施一次只需要花费 15 分钟左右,方便、简易,不增加额外负担;③学习者通过在临床环境中真实接触患者,评估者在旁侧观察,既保证了患者的安全,又让学习者得到了实际锻炼与提高,极大地增加了学习者的动手操作机会;④每次 Mini-CEX 评估所面对的患者和评估者都不同,这种多维度的观察和反馈有益于学习者全面展现自己的各方面能力,提升临床综合素质;⑤学习者完成操作后,指导老师当场对受训者的表现给予及时有效地反馈,让学生知道自己的优缺点及进一步改进的方向;⑥ Mini-CEX 既不用于高风险考试,也不用于对不同课程的学员进行比较或排名,充分体现了形成性评价的优点。

Mini-CEX 作为形成性评价方式,在应用中也存在一些问题:① Mini-CEX 评价标准的设定比较宽泛,教师如何选择评价等级,带有较强的主观性;②如何平衡教学与评估的功能,如何运用评估结果以及如何评价成效没有统一的标准;③ Mini-CEX 观察和评估结束后的反馈形式、内容和时长,没有统一的标准或方法,不同评估者的反馈质量水平难以保障,反馈结果难以标准化。总之,不同层次教师自身的经验和认知差异,会导致评分者间的信度不同,不仅不同等级的教师评分有差异,即使相同的教师群体中也如此。因此,对参加评估教师的培训至关重要。总之,Mini-CEX 对执考教师的业务水平和客观公正性提出了更高的要求。一个科学的 Mini-CEX 测评指标可能需要管理专家、临床专家、教育专家等多方面人员的共同参与才能完成(表 10-1)。

表 10-1　Mini-CEX 量表

评价人:　　　　　　　　　　　　　日期:

被评人:　　　　　　　○ 住院医师　　　　　○ 实习医师　　　　　○ 其他

地点:　　　○ 门诊　　　○ 急诊　　　○ 一般病房　　　　○ 监护病房

病人:　　　○ 男　　　○ 女　　　　年龄:　　　○ 新病人　　　○ 老病人

诊断:

病情复杂程度:　　　　　○ 低　　　　　　○ 中　　　　　　○ 高

诊疗重点:　　　　　○ 病情搜集　　　　　○ 诊断　　　　　○ 治疗　　　　　○ 沟通

1. 问诊技巧(○ 未观察)

2. 体格检查技巧(○ 未观察)

　　劣 ○ 1　　　○ 2　　　○ 3　│　○ 4　　　○ 5　　　○ 6　│　○ 7　　　○ 8　　　○ 9 优

3. 专业态度

　　劣 ○ 1　　　○ 2　　　○ 3　│　○ 4　　　○ 5　　　○ 6　│　○ 7　　　○ 8　　　○ 9 优

4. 临床判断(○ 未观察)

　　劣 ○ 1　　　○ 2　　　○ 3　│　○ 4　　　○ 5　　　○ 6　│　○ 7　　　○ 8　　　○ 9 优

5. 沟通技能(○ 未观察)

　　劣 ○ 1　　　○ 2　　　○ 3　│　○ 4　　　○ 5　　　○ 6　│　○ 7　　　○ 8　　　○ 9 优

6. 组织效能(○ 未观察)

　　劣 ○ 1　　　○ 2　　　○ 3　│　○ 4　　　○ 5　　　○ 6　│　○ 7　　　○ 8　　　○ 9 优

7. 整体临床胜任力(○ 未观察)

　　劣 ○ 1　　　○ 2　　　○ 3　│　○ 4　　　○ 5　　　○ 6　│　○ 7　　　○ 8　　　○ 9 优

直接观察时间:　　　　　分钟　　　　　　　回馈时间:　　　　　分钟

评价人对本次测评满意程度:

　　低 ○ 1　　　○ 2　　　○ 3　│　○ 4　　　○ 5　　　○ 6　│　○ 7　　　○ 8　　　○ 9 高

被评价人对本次测评满意程度:

　　低 ○ 1　　　○ 2　　　○ 3　│　○ 4　　　○ 5　　　○ 6　│　○ 7　　　○ 8　　　○ 9 高

评语:

评价人签字:　　　　　　　　　　　　　被评人签字:

四、操作技能直接观察法

DOPS(direct observation of procedural skill)最早为英国皇家内科医师协会设计而成,主要用于评估住院医师的临床操作技能,现已扩展至全科医学培训领域。与 Mini-CEX 一样,DOPS 属于基于工作场所评价工具的另一种形式,用于评价医师临床能力的测评。

DOPS 评价的基本框架包括 11 个方面的内容:①对该临床技能的适应证、相关解剖结构的了解及操作步骤的熟练程度;②详细告知患者并取得同意书;③执行操作前的准备工作;④适当的止痛或镇静;⑤实际操作能力;⑥无菌技术;⑦能根据需要寻求协助;⑧执行操作后的相关处置;⑨医患沟通技巧;⑩是否顾及患者感受并具有职业素养;⑪执行操作的整体表现。DOPS 评价方式有所不同,有些使用通用的评分表,如采用 4 个等级、6 分制评分:1~2 分为一级(未达到预期目标),即受试医师目前能力尚有不足,日后可能引发医疗纠纷;3 分为二级(接近预期目标),即操作过程虽有不完美之处,整体来说不影响患者的预后;4 分为三级(达到预期目标),即受试医师达到安全、独自作业的能力;5~6 分为四级(超过预期目标),即受试医师非常熟练,并能帮助指导其他人员。有些不在使用评分表,而是为受训者提供文字评估和反馈。全年将对学员进行几次评价,每次都将采用不同的程序和教师进行评估。

DOPS 可用于评价各类临床技能,从简单操作(如血压测量、静脉穿刺、皮下及皮内注射、清创与缝合术、留置导尿及鼻胃管、心电图检查、心肺复苏等)到更复杂的操作(如内镜检查等)。

执行 DOPS 需一位评估人员、一位学员或住院医师、一位患者共同完成,其中评估人员可以是主治医师、总住院或高年住院医师,也可以是其他资深人员(如护师、放射师、检验师或药师)。评估地点可在门诊、病房或临床技能训练中心,评估人员在结束时给予即时反馈。反馈是整个评价过程的重要环节,在学员或住院医师进行约 15 分钟的临床技能操作之后,给予 5~10 分钟的反馈讨论。反馈时应遵循以下基本原则:①描述性:针对学员或全科医师的具体表现,采用描述性的语言明确、具体地指出操作过程中的优缺点;②时效性:在操作之后即予反馈,并且在今后的临床工作中也能经常而适时地给予反馈;③建设性:在给予矫正性、非批判性反馈的同时,应伴随相应的建设性意见、建议、改善及追踪计划;④互动性:评估人员与被评估者之间进行交流时,应注意倾听学员的想法、注意学员是否正确理解反馈内容。

作为基于工作场所的评价工具,DOPS 与 Mini-CEX 有类似的优势与缺点。DOPS 的评价内容涵盖了医学知识、临床技能、医患沟通、职业素养等临床胜任力,选择了临床真实环境并与临床工作同步进行,增加了学习者的动手操作机会。评价方式方便、简易,便于操作;即时有效的反馈,不仅有利于学生的提高,也利于教师的专业发展,实现教学相长(表 10-2)。

表 10-2 操作技能直接观察评估(DOPS)

教师姓名:_____ 职称:_____ 科别:_____ 日期:____年 ____月 ____日

学生姓名:_____ 年度专业:_____ 学生身份:□ 见习 □ 实习

考核地点: □ 门诊 □ 急诊 □ 住院 □ 其他:_____

操作名称:_____ 此次操作的困难度: □ 低 □ 中 □ 高

评估项目	未达到预期目标	接近预期目标	达到预期目标	超过预期目标	N/A*
1. 掌握操作适应证、相关解剖关系和操作技术	□ 1 □ 2	□ 3	□ 4	□ 5 □ 6	□
2. 同病人交流并获知情同意	□ 1 □ 2	□ 3	□ 4	□ 5 □ 6	□
3. 术前准备	□ 1 □ 2	□ 3	□ 4	□ 5 □ 6	□
4. 麻醉止痛操作	□ 1 □ 2	□ 3	□ 4	□ 5 □ 6	□

续表

评估项目	未达到预期目标	接近预期目标	达到预期目标	超过预期目标	N/A*
5. 安全镇静技术	☐ 1　☐ 2	☐ 3	☐ 4	☐ 5　☐ 6	☐
6. 无菌操作	☐ 1　☐ 2	☐ 3	☐ 4	☐ 5　☐ 6	☐
7. 需要及时寻求帮助	☐ 1　☐ 2	☐ 3	☐ 4	☐ 5　☐ 6	☐
8. 术后操作	☐ 1　☐ 2	☐ 3	☐ 4	☐ 5　☐ 6	☐
9. 交流沟通技巧	☐ 1　☐ 2	☐ 3	☐ 4	☐ 5　☐ 6	☐
10. 专业素养和病人照顾	☐ 1　☐ 2	☐ 3	☐ 4	☐ 5　☐ 6	☐
11. 总体表现评价	☐ 1　☐ 2	☐ 3	☐ 4	☐ 5　☐ 6	☐

N/A* 表示未观察到此项目或无法评价。

五、随堂测试

随堂测试(in-class test)是指授课教师讲授完一定教学内容之后在课堂教学过程中完成的小型测试,主要用于测试当堂或近期学过的知识。随堂测试具有形式多样、方式灵活、操作方便、容易实施等的特点。特别是问卷星以及在线学习平台等信息技术的应用,使得随堂测试更为便捷、经济和高效。在信息化教育的背景下,不断有新的多媒体工具应用于课堂教学当中,这些信息化工具覆盖面广、运行速度快,打破传统教学的局限性,能够大大提高课堂教学效率,已被广泛应用于各类课堂教学之中。

从评价的目的来看,随堂测试既可以作为过程性评价,也可以用于形成性评价。当随堂测试以记分制呈现时,可以作为学生平时成绩的组成部分,与终结性评价相结合,用于学生课程考核是否通过的依据。当随堂测试作为评估和判断学生知识掌握程度时,不仅可以使学生了解自己在课程学习过程中存在的薄弱环节,还能使教师了解自身教学过程中存在的问题并及时调整教学内容和教学策略,这种情况下,及时反馈尤为重要。

(一)随堂测试的类型

随堂测试的题型多种多样,如选择题、是非题、配伍题及、问答题等,也可以有开放型试题、引导型试题等。一般而言,随堂测试更适用于选择题等客观性试题。在时间上,随堂测试可分为课前测试、课中测试和课后测试。随堂测试不仅仅可以作为对知识的测试,也可以成为教学中反馈必不可少的教学环节。

(二)随堂测试的评价方式

对测试进行评价时,可采用等级制(hierarchy),也可采用分数制(point system)。在具体的评估过程中,应细化评价细则,不能过分随意,尤其是开放型试题或计算题等。

1. 教师评价　分为课上评价和课后评价。对于容易掌握的知识点,可在课堂中随时检测,进行当堂指导,做出及时有效的评价;对不易掌握的知识难点和重点,可采取课后测试评价并在下节课反馈或线上反馈的方式进行指导。

2. 自我评价　对进行重复性的随堂测试练习题可让学生进行自我评价,发现自身在学习过程中存在的不足,查缺补漏。

3. 组内评价　适用于小班教学,如采用讨论式、小组合作模式,学生可以小组为单位,在组内讨论中相互学习,相互纠正错误。

(三)随堂测试的意义

1. 反馈性　教师根据随堂测试反馈出来的信息,评判教学效果,不断改进自己的教学。学生根据随堂测试既是对知识和技能的巩固过程,也是即时发现自身学习薄弱环节、调整自己学习策略的有效途径。因此,随堂测试对学生和教师都大有益处。

2. 时效性 测试是对学生知识和技能的巩固过程,有助于老师了解学生的学习情况,提高课堂教学的针对性和有效性。随堂测试的内容少、耗时短、便于快速评价,因此为及时反馈教学提供了可能。教学的艺术不仅仅是传授知识,更重要的是如何更好地传授知识,这就需要教师及时了解学生的学习情况,通过随堂测试,教师可以及时了解学生对知识的掌握情况,明确教学中的弱点和难点,并发现课堂中的问题,从而及时调整教学进度和教学方式。

(四) 随堂测试应遵循的原则

1. 可行性与及时性原则 随堂测试应该围绕课堂内容重点进行,根据课程目标的要求,结合学科特点,及时地通过测试进一步明确知识点,加深对知识点的理解和掌握,提高应用能力。进行随堂测试首先要进行分析,了解学生的基础能力、思维特点和学习态度等。以上这些内容对课堂教学的选取、计划起到了决定性的作用。

2. 适度性原则 随堂测试辅助于教学,是整个教学的一个小环节,时间不宜长,频度也需适中,防止随堂测试成了上课的主流,打乱整个教学过程,也使学生产生厌倦感。应保证适度地进行随堂测试,让随堂测试成为辅助手段,而不能成为教学目的。

3. 难易度原则 题目难度适中,不宜过难。随堂测试的目的是促进学生及时掌握知识点、反馈学习效果,提高学习兴趣和信心。如果题目难度过大,超出学生对知识的掌握能力,则会对学生学习兴趣造成打击,而不利于教学效果的提高。

(訾秀娟 霍正浩 石 君)

第四节 学生综合测评

党的十八大来,习近平总书记就高等教育改革发展做出指示,强调高等学校必须坚持以立德树人作为根本任务,把立德树人的成效作为检验学校一切工作的根本标准,努力构建德智体美劳全面培养的教育体系,形成更高水平的人才培养体系,为新时代高等教育改革发展指明了方向,提供了根本遵循。

《关于加强医教协同实施卓越医生教育培养计划 2.0 的意见》中指出,要把德育作为医学人才培养的首要内容,将思想政治教育和职业素养教育贯穿教育教学全过程,进一步加强以医学职业道德、职业态度和职业价值观为基本内容的职业素质教育,着力培养学生珍爱生命、大医精诚的救死扶伤精神,引导学生将预防疾病、解除病痛和维护群众健康权益作为从医的神圣职责。加强学生交流沟通能力的培养,提升学生团队合作能力;加强学生职业能力培养,提升学生促进健康和解决临床实际问题的能力、批判性思维能力、信息管理能力以及终身学习能力。《关于加快医学教育创新发展的指导意见》中亦指出,要以新内涵强化医学生培养。加强救死扶伤的道术、心中有爱的仁术、知识扎实的学术、本领过硬的技术、方法科学的艺术教育,培养医德高尚、医术精湛的人民健康守护者。这些都为新时代医学生综合测评提供了依据。

一、医学生综合测评概述

大学生综合素质测评(comprehensive quality assessment of college students):大学生综合素质测评是高校根据党的教育方针、政策,采用科学、合理的方法对大学生的德、智(包括能力)、体、美等方面制定一系列符合高校教育目标的量化指标与实施细则,并依据此收集、整理、处理和分析大学生在校学习、生活、实践等主要活动领域中反映出的素质的表征信息,对学生作出价值或量值的综合评定及判断过程。建立评价体制的目的是促进教育与教学改革,推进素质教育发展,提高大学生的综合素质,使高校培养的人才质量符合社会发展和时代的需要。

随着近年来国家逐步推进医疗制度改革,在该新形势下,医学教育也需不断改革,其中以医学生素质教育最为关键。素质教育(quality education)与医学教育(medical education)二者互为补充、相辅相成,医学教育的发展能促进医学生素质教育的提高,而医学的进步与医学生素质教育的提高密不可分。医学是一门综合性很强的科学,现代医学已从单一的生物医学模式转变为"生物 - 心理 - 社会"(bio-psycho-social)共同结合的复杂医学模式;尤其是在新的医疗形势下,医生在社会中扮演着更多的社会角色:医者、学者、管理者、研究者等,这就要求在医学教育中除学习医学专业知识外,医学生更需注重人文、心理、科研素质的培养和全面发展。

二、医学生综合测评的必要性

(一) 医学生综合素养的现状

当前医学生的整体综合素质存在明显不足,主要表现在以下 5 个方面。

1. 思想道德素质发展不平衡　随着社会主义市场经济的建立与发展,社会上思想道德和价值观念的多样性使医学生的思想观念和价值取向呈现出多元化倾向。应该说他们的思想主流是积极向上的,但存在着相当程度的混乱。

2. 人文科学素养比较匮乏　美国的医学生在就读医学院之前必须首先获得文理学院的学士学位,即在他们学习医学之前就已广泛研修过包括哲学、语言、文学、社会学、经济学、心理学、人类学等在内的人文社会科学。而我国的医学生在这方面的知识则比较贫乏,知识结构单一。

3. 身体素质和心理素质有所欠缺　身体素质欠缺使他们不能承受大负荷劳动强度,抵御疾病的能力下降。心理承受能力脆弱,使他们在面对挫折时应变能力减低。

4. 价值观念出现偏移　由于经济利益的驱使,当代医学生的人生观和价值取向发生了很大变化,热衷于个人价值的实现,比较缺乏社会责任感和无私奉献精神。

5. 人际交往能力相对欠缺　当代医学生多为独生子女,缺乏同情心,主动关心他人者少,可能存在不能充分理解患者痛苦的情况,因而很难与患者更好地沟通。

(二) 医学生综合素质教育的评价体系的影响

医学院中,综合素质教育可以提升医疗保健队伍的整体素质,以及医疗卫生服务的质量,所以医学院的综合素质评价体系,它不仅是教育部门对教育的管理,提升医学院教务人员教学方法,提升医学院办学水平的重要手段,也是医学院、教学工作人员自我反思改造教学方法的重要手段。这种评价体系是分解评价目标,教育者通过对医学生进行人文精神、心理健康、政治思想、德育教育等指导提升医学生的综合素质,进而为社会和国家培养出综合素质较高的医务人员。

三、医学生综合测评的意义

(一) 为科学评价学生提供依据

当代大学生综合素质测评的目的在于更加准确地了解大学生的综合素质,如何科学评价成为关键。科学评价学生就是利用现代科学指导下的评价手段,客观、准确地评价学生做出的价值。而新时期大学生综合素质测评体系的建立,就是为了更加有效地指导科学测评,使科学测评通过具有评价性、描述性的语言,实现对学生综合素质的评价,避免了千篇一律与千人一面的鉴定,表现出发展性评价的思想,利用定量与定性相结合的方式,实现对新时期大学生综合素质的评价。因此,建立综合素质测评体系,就是对传统学生评价体系的改革与突破,也给科学评价学生综合素质提供了可靠的依据。

(二) 达到激励学生自我发展的作用

要评价大学生需求满足程度,关键在于一个重要的引导机制与评价体系。这里的评价体系应该具备以下几方面作用:其一,能够帮助大学生认识自己,更加客观地评价自己。其二,能够帮助大学生明确自身职业的发展目标,使大学生能够全身心投入到实现目标的学习中。其三,有助于使大学生树立职业生涯的发展策略,通过具体的指导,使大学生更具有方向性和目标性。综合素质测评体系的建立,就是为了提供一种针对性的工具,其功能并不仅仅是为了评价大学生,更重要的是为了引导大学生、鼓励大学生,使大学生在自我发展的方向上更加明确,有利于帮助学生发现自我问题,寻求解决方法,促进学生全面发展。

(三) 增强了高校教学管理的有效性

在高校素质教育下,通过对学生素质测评,能够评价当下学校的素质教育状况,进一步掌握大学生的综合素质水平。因此,建立大学生综合素质测评体系,在某种程度上可以算作衡量学校素质教育满足社会需要的程度,通过建立大学生综合素质测评体系,可引导学校对教育目标及教育内容进行调整,从而优化并改善教育环节,增强教育管理模式,挖掘素质教育的有效性。例如,素质教育要求高校实施实践教育(practice education)与创新教育(innovation education),因此可通过不同方面加强对学生创新意识、人文精神、健全人格等方面的培养。而大学生综合素质测评体系的构建,就是在巩固与引导高校做出改进,运用现代化技术手段,优化素质测评程序,改革了传统学生评价体系,增强了高校教学管理的有效性,使大学生综合素质与高校素质教育开展都得到了极大的促进效果。

四、医学生综合测评体系的构建

(一) 构建的步骤

构建大学生综合素质测评体系,并不是一个简单的过程,从最初的指标体系草拟,到实证调查、组织论证、试用修订,经历的每个步骤都至关重要。草拟指标体系时不能闭门造车,应根据实际情况成立专门小组,通过所学知识、经验及头脑风暴,参照测评标准的结构及设计原则草拟初步的指标体系。实证调查(empirical investigation)则是针对具有代表性的群体样本进行实证调查,获取有效的数据,在数据分析的基础上对草拟指标体系进行调整。通常调查论证(survey argument)主要采取问卷调查法(questionnaire survey)、访谈法(interview method)等,搜集客观评价和主观评估,为完善大学生综合素质测评体系提供实证依据。组织论证(organization argument)则是保证测评体系建立科学合理的重要环节,在草案提出后,还需要组织相关人员以测评目的、要求及标准制定等为依据,进行有组织的逐项论证,在论证过程中,经过设计小组的自行论证、专家学者的理论论证、教育工作者的经验论证及其他人员的综合论证,才能最终完成对草案的完善。试用修订则是在上述步骤的基础上,进行试用与修订,选择具有代表性的测评对象进行试用,通过试用过程中得出的结果来验证草案的可行性和有效性,发现试用期间的不足,结合理论基础进行完善与修订,从而使大学生综合素质测评体系的构建更加完整,得出符合实际需求的测评体系(assessment system)。

(二) 体系的内容

建立测评指标体系考虑的主要内容应以医生综合素质的五个方面为依据,即思想道德素质、人文素质、专业素质、身心素质及创新素质。根据这五项指标，可向内、向外延展范围，进一步草拟下一级指标，从而形成完整的指标体系。具体如下。

1. 思想道德素质（ideological and moral quality）　思想道德素质是大学生思想政治素质、道德素质两方面的综合反映，是大学生综合素质的核心要素。主要体现为：

（1）热爱祖国、热爱人民、拥护中国共产党。

（2）具备集体观念。

（3）遵纪守法。

（4）诚实守信。

2. 人文素质（humanistic quality）　在德智体美劳全面发展的当下，医学生综合素质不再局限于专业成绩，人文素质成为考核医学生人文修养、课外活动方面的关键指标。主要体现为：

（1）讲文明、懂礼仪。

（2）和谐的人际关系。

（3）良好的医德修养。

（4）保护环境卫生。

3. 专业素质（professional quality）　专业素质主要考量的是大学生的专业水平和专业素养，专业水平以学业成绩为代表，必修课成绩、专业实践成绩、选修课成绩、资格证书获取是最直观的体现。专业素养则包括专业认知、学业态度、职业规划等。主要体现为：

（1）职业规划明确。

（2）热爱医学专业。

（3）具备科研精神。

（4）学习成绩优异。

4. 身心素质（physical and mental quality）　身心素质也是衡量医学生综合素质的核心指标，主要分为身体素质和心理素质。身体素质主要测评身体健康情况、体育竞赛参加情况、体育课成绩及身体锻炼情况。心理素质则主要测评大学生的情绪管理情况、社会适应情况与人际关系情况。主要体现为：

（1）自尊、自爱、自信。

（2）恒心、毅力、抗挫折。

（3）良好的情绪调控能力。

（4）良好的体魄。

5. 创新素质（innovation quality）　创新素质是每个大学生综合素质评价中都必不可少的一个方面，创新素质也是医学生未来职业生涯中必须具备的一项重要素质，只有具备较强的创新素质，才能在未来竞争中发挥自身优势，成为社会需要的新型医学人才。创新素质主要包括创新能力和实践能力两方面。主要体现为：

（1）掌握现代信息技术的能力。

（2）科学研究与科技竞赛的能力。

（3）发表学术论文及著作情况。

（4）参加社团活动与社会实践情况。

五、医学生综合测评的关键问题

（一）构建综合素养评价体系的内容

为了更好地考核医学生综合素养，医学院前期可先制定一套评价考核方案，采取专家咨询的手段,优选初创指标,并将最终的指标和内涵确定下来;与此同时,适当的矩阵分析法(matrix analysis),将各级指标权重确定下来。根据以上所得出的指标体系制定一套合理的调查问卷,选择医学生、医学教师、医务人员、医院患者作为调查对象,发放并回收调查问卷,回收调查问卷后整理评价体系各项指标的有效性和时效性,并按照评价的结果,修正指标系统中所存在的问题。

另外,在进行综合素养测评的时候,可成立综合素养评定小组,从身心素养、实践能力、道德品质、学习能力等方面进行考核,同考核结果中能够准确地反应出学生的技能水平和素质水平,也能在考核中有效体现出医学生的思维创造能力。

(二) 促进医学生身心健康

根据医学的专业特点,带领医学生到基层医疗机构实习利用医学生综合素质教育的评价标准体系,可通过对医生面对面地访问,了解作为一名优秀的医生应具备的素质,然后医学生通过医生的带领下进行医生实习工作,继而有效地加深医学生对医学专业知识的理解和认识。同时,高校也要大力提倡高校开展高科技、艺术文化、体育文化等活动,这对提升学生的综合素养起到了一定的推动作用,高校开展丰富的社团和党团活动,也在一定程度上体现了高校的魅力和活动,同时也是医学高校对医学生进行综合素质教育的重要载体。

(三) 完善考核评价体系

高校应该将综合素质教育考核评价体系作为教学考核的指标,并将其纳入学生学籍管理指标(student status management indicators)中,并将其作为学生毕业、学位,奖励的重要标准,考核与评价医学生综合素养时刻采用定量与定性相结合的方式,尤其是对医学生医德的考核,应对其进行严格考核,但是在考核的过程中应注意不能将医学道德考评来代替医德教育评价,教师可将医德教学(medical ethics teaching)的考评应结合学生的临床实习、医学见习中的医德行为,处理案例等活动结合在一起,通过学生的表现对医学生的综合素质进行综合性的评价。

(四) 创建医学人文教学课程体系

提升医学生的综合素养首先应培养学生的人文精神,因此教师在教学的课程体系上应该充分的体现人文精神,加强培养下提升医学生综合素质,第一,所设置的课程上要充分地将人文课程与医学教学内容紧密地联系在一起,弘扬医学道德。第二,以社会科学教育为基础,创建通用型的医学教育课程(general purpose medical education),教师在教学的课程中应将人文与科学进行有效的统一,在自然科学的教学中将人文素养挖掘出来,并在医学的人文课程教学中充分反应出科学精神,促使人文与科学能够有机地融合在一起。

六、提升医学生综合素质的主要策略

(一) 构建早期接触临床实践活动

《关于实施卓越医生教育培养计划的意见》中指出:"强化医学生医德素养和临床实践能力的培养……实现早临床、多临床、反复临床,培养医学生关爱 h 患者、尊重生命的职业操守和解决临床实际问题的能力。" 学校可以借助学校—医院—社区联盟临床教学体系,通过进社区、入学校、做家访,来开展调研(research)、医学宣讲(medical teaching)、医学体验(medical experience)、问诊(consultation)等社会实践活动。结合医学生的专业特点,组织和引导大学生,以社会调查、公益服务、早期临床专业实习、调研研究等形式参与实际生活,进行社会实践,以提高大学生思想道德素质,促使其适应社会发展需求。

(二)建立职业认知的实践教育活动

随着理论学习的深入,医学生对职业的认知日渐清晰,因此进行针对性的实践教育活动可以帮助医学生有效调整认知冲突,从而使其以积极、健康、正面的心态认知医生职业。一是引导学生初步建立起医生的职业感,组织医学生走出校园,参加社会医学文化活动,如参观遗体捐献志愿者纪念碑,了解遗体捐献者的生平事迹;进行"无语体师"的启用、祭奠和告别仪式;让学生以医学生科普队的身份进入社区、机构进行社会实践,学习简单实用的医学知识。在这些活动中不仅是个人的"输出",更加重要的是让学生感受社会对医护职业的"情感输入"。二是培育医学生扎实的临床技能。在临床机构进行见习和实习,参与技能培训,放下书本知识,观察带教人员的现实诊断。在练习和考核中完成知识到实践的完全转化。三是引导学生独立思考医患关系(the doctor-patient relationship)并激发其职业荣誉感。医患关系是医生职业永远避不开的话题,对于医患关系的理解,甚至会直接影响医生的职业生涯。首先,不刻意美化、丑化医患关系。利用学生在日常生活中知晓的案例,如优秀医生事迹、恶性伤医案件引发学生的思考。对于典型案例,可以单独列举,组织学生讨论,培养学生"叙事医学"的能力和习惯。更重要的是,在实践中观察学生,把握细节,及时反馈。好的部分不吝赞美,稍欠妥当的部分提出指正。利用前辈、同辈的力量把个体的道德体验内化为自觉追求,把外化的道德行为变为自觉的职业道德行为,用职业荣誉感激发医学生自觉追求卓越,培养其"关怀、尊重、理解、责任、博爱、奉献"的优秀品质,进而完成对医师职业的认知与实践。

(三)"互联网+"引导医学生多方面接触社会

面对医学生课业负担比较重的实际情况,围绕思政教育开展的社会实践活动,可通过互联网平台为医学生提供更多实践机会。依托学校已有的线上教学活动平台,思政教师可以引导医学生根据自己的专业、能力撰写医学科普文章,为各类社会群体提供医疗保健知识。思政课教师可帮助学生注册自媒体账号,通过撰写文章、拍摄并编辑小视频等方式,展现自己的学习、生活,融入社会生活。在专家、教师的指导下,医学生利用现有的线上医疗服务平台、社区微信公众号等,开展在线公益医疗服务活动,增强职业认同感、自豪感。2020年新冠肺炎疫情防控期间,很多医学生在线为患者答疑解惑,取得了很好的成效。这种"互联网+医疗"的医学生社会实践,将成为未来医学生有效接触社会的主要形式。随着远程医疗技术的不断发展,医学生可以通过参加直播诊疗(live on diagnosis and treatment)、互动问诊(interactive interrogation)等实践活动,为患者提供医疗服务。医学生还可以在网上开设健康栏目,为人们科普医疗保健知识。互联网为医学生参加社会实践活动提供了有效的平台,帮助他们多方面地展现自我,深化对"互联网+医疗"的理解,逐步增强职业认同感,从而提高思政教育教学效果。

(四)开展扶贫送医、医疗进村等实践活动

医学生的社会实践活动应当围绕职业观念的形成、职业精神的培养、职业技能的提高开展,引导学生正确看待自己的专业选择,培养学生的职业精神。思政课教师应有意识地带领学生到社区、乡镇、农村,开展扶贫送医、医疗进村等活动,为当地居民提供医疗保健服务,锻炼学生的专业能力,培养学生救死扶伤、奉献社会的精神,促使学生坚定职业理想信念。思政教师可带领医学生参与医疗实践项目,如临终关怀、家庭养老、社区养老、新生儿抚育活动等,开展医疗陪护、心理疏导活动,培养学生敬畏生命、乐于奉献的职业精神。

(五)参加党建、团建及学术活动

思政教师可引导学生参加医疗系统的党建、团建活动,帮助学生审视自我、端正学习态度,锚定发展目标,进一步坚定奉献祖国医疗事业的信念。思政教师还可以带领学生参加医学研究机构的学术

汇报、讲座等专业活动,与医学专家、学者进行交流,学习前辈的专业知识、奉献精神,锻炼专业能力,提升专业素养,坚定职业信念。思政课教师要精心策划,带领医学生进入报社、电视台、法院、检察院、消防队、派出所等单位,了解其他职业专业人士的工作经历与体会,增强医学生对职业道德的深刻理解,汲取正能量,培养职业责任感。通过多种多样的实践活动,医学院校的思政教育让医学生深刻体会"知行合一"理念,开阔视野、升华思想,坚定为祖国医疗事业奉献一生的信念。

(六) 在社会实践中进行思政学习

医学院校应该遵循思想政治教育活动的规律,推动医学生在临床实训环节(clinical training)、专业实习环节(professional internship)和社会实践(social practice)中进行思政学习,医学院校可以立足地方医学特色和医德文化资源优势,建立以临床教师为主导的医德培育模式,嵌入医德教育内容,开展医德专题教育和医德案例分析,在临床学习结束后进行医德考核与评价,探索具有自身特色的医教融合培养方法(integration of medical education and training methods),形成基础医学和临床医学优势互补的医德培养模式。

(七) 深入社会开展调研

学校可组织医学生深入社会开展调研,引导大学用发展的眼光正确认识社会现象,用科学的方法分析问题和解决问题。每位学生参加社会调研后,写出一份社会调研报告,并把它作为评定学生社会实践成绩的参考依据之一。学校可以组织学生参观学习,了解中国革命、建设和改革开放的历史和成就,进一步激发他们爱党、爱国、爱人民的情怀,增强他们实现中华民族伟大复兴中国梦的责任感和使命感。借助校外志愿活动,通过扶贫社会实践(social practice of poverty alleviation)、义诊志愿服务(free clinic volunteer service)等多种志愿帮扶形式,医学院校可把思政教育搬到社会实践大课堂,使学生深化为群众服务的意识,在为贫困地区群众送医送药的体验中培养良好的医德,在服务基层人民群众的过程中坚定扎根基层、献身医疗事业的信念。

(八) 建立社会实践基地

建立相对稳定的社会实践基地。医学院校可主动与城市社区、农村乡镇、企事业单位、社会服务机构合作,建立一批相对稳定、具有鲜明特色的社会实践教学基地,以便更好地开展社会实践活动,提高医学生的实践能力。学校每年开展评选表彰大学生社会实践示范基地和优秀实践教学基地的活动。学校要改革教学考核模式,改变传统的学习评价标准,坚持理论与实践并重的原则,以提高教学实效性为目的,建立多元、多层面的评价机制,将班级评价与个人评价结合起来,综合评定学生的思政课成绩。

在素质教育改革背景下,医学生综合素质测评体系的建立为评价医学生综合素质提供了指导方向,也是检验医学生质量的重点步骤,通过分析测评体系构建的可行性与必要性,正确认识测评体系构建的要求和原则,构建一个具有可发展性、有效的评价体系,对今后的素质教育改革及医学高素质人才培养具有重要的指导价值。

(刘思远)

第五节　质　性　评　价

在 20 世纪 70 年代,已经有教育工作者提出教育教学的质量是教育过程和教育结果的共同反映。让学生经历评价过程,也是促进学生发展的重要手段之一。教育评价应当以一种动态的形式,不仅关注教学结果,还应关注学生学习的动机、发展和情感态度。这种倾向于过程与发展的价值取向,是质性评价的理念的基础。

质性评价,是指"在自然情境中,借助哲学社会科学中的质的研究方法和范式,开放而灵活地通过评价者与评价对象的互动来收集相关信息(如采用参与式观察、开放式访谈、调查、查阅各种文献资料等方式),收集反映评价对象发展状况的丰富资料,对资料进行整理分析,并用描述性、情感性的语言对评价对象的能力发展的进步做出评定的过程,进行价值判断"。

运用质性评价需要富有人本主义情怀智慧的教育眼光。质性评价主张全面、真实地反映教育现象、课程现象和学生评价,认为对学生学习的评价不应仅关注学生对于知识的掌握程度,更应关注学生学习的整体情况和深层理解,以及学生在具体情境中运用知识的能力。如若仅实行量化评价,可能将复杂的教育现象简化为数字,从而对教育信息造成曲解,甚至丢失教育过程中的重要信息。

一、质性评价的基本形式

与量化评价对比,质性评价的方法通常更为动态、多元、情境化。

(一)参与性观察

观察法是有目的、有计划、有系统地获取被观察对象资料的方法。参与性观察,是指参与者得到被观察集体(个人)的认可或认同,得以深入到被观察者中,以其中一员的身份参加活动。由于评价者通过参与性观察所得到的观察资料是第一手的,最为详细和可信,因此这种方法逐步被引入教育研究和教育评价活动中,在教育教学活动质性评价中使用。在教育教学情境中实施参与性观察,应首先明确观察的目的和对象,明确观察内容、并伴随观察过程,处理、分析观察结果,在完成观察全过程后,给予观察对象建议性的评价。

参与性观察作为质性评价方法的一种常用形式,其特征表现在以下方面。

1. 在行动上简便易行　基于参与性观察的特点,观察者不需要准备特定的场地和约定特定的时间,不需要设定特别的场景,也不需要准备特别设备或机器。

2. 获得的资料可靠性较高　由于研究者深入观察者日常的学习情境中,这种方法可以较大化地避免由于学生意识到自己正在的被评价,而体现出的刻意表现、或失常的状态,可以尽可能地获得学生真实自然的情况。

参与性观察的局限之处在于,在观察场景中,评价者所观察的事项及其经过往往是出现在瞬间的或偶然发生的,很容易被忽略;在一些场合下,由于观察者的存在,可能会对学生带来或多或少的影响。

(二)深度访谈

观察常常只能看到被观察者的外部行为表现,对其思想动机、心理活动的深入则常常需要使用访谈法。访谈法是一种参与性的互动研究。通过访谈,能够深入到访谈对象的内心世界、了解他们的心理活动和思想观念、情绪反应,了解他们行为所隐含的意义。受访者可以用自己的语言和概念表达观点、关心的问题、描述自己的经历和理解,并对它们的意义做出解释。

深度访谈是质性研究中最常使用的方法之一,在质性评价中也十分常用。深度访谈主要使用的是半结构化的深度访谈(semi-structured depth interview)。访问者根据评价内容,准备访问的问题。深度访谈中的信息通常主要有两种:一种是认知性的,另一种是情绪情感性的。认知性信息主要包括事实、行为、观点、意见等。情感性信息主要包括心理感受、情绪、情感等。访谈过程中传递信息的方式一般分为言语的和非言语的。深度访谈人员在访谈过程中所做的事主要是两方面,一方面是接受、理解被评价者的认知性信息和情感性信息,另一方面是对此做出反应,即发出言语信息和非言语信息,以使访谈顺利进行并逐步深入。深度访谈最重要的特征是:首先,它的部分问题是事先准备的(半结构的),要通过访谈者根据谈话的对象或随着谈话的进展进行调整。其次深度访谈应"深入事实内部"，访谈的目的是围绕受访者，发现、获得与评价目的相关的信息并加以分析，而不是根据某一理论对某时间或现象加以归类。

访谈法的优势表现在以下几个方面。

(1)互动。访谈的形式是人与人之间的交流与对话，受访者在访谈过程中表达自己的情感和观点，与访问者之间形成互动，不仅是双方的信息交流，还是双方一种具有特殊意义的人际关系的建立和维持。

(2)灵活。访谈中可以根据互动过程中生成的新的问题或针对受访者的回答中表现出的特点和信息随时调整，提出延伸性的问题，在访谈内容上具有较强的灵活性。

(3)深入性。通过访谈这种方式，可以针对受访者的某一问题或特征完成较复杂的调查，通过对访谈的分析，能够详细呈现问题或行为表现之间的关联。

访谈法的局限性表现为完成访谈的设计、实行和分析过程，常常需要耗费相当多的时间。

(三) 成长记录

评价应当是完整教学过程的有机构成。这一评价原则是成长记录作为评价方式的理论基础。成长记录中一般包含的内容有：时间、地点、人物主体、发生的事情、行为表现、事件发生的原因、事情各方面关系等。教师可以把学生的相关行为和发展状况简单记录下来，也可以同时记录自己当时的想法和感受。在进行成长记录时，需要在观察完成之后尽快地做记录，避免遗忘重要细节；尽可能将事件的描述和对事件的解释区分开，在记录过程中始终保持客观；在充分收集学生信息的基础上再作出评价结论。

成长记录这一质性评价的基本形式，在实施档案袋评价法的过程中被广泛采用，是档案袋评价法的方法论基础。

(四) 评语

评语是一种较为容易实现的质性评价方式。它同时承载教师对学生的评价和情感表达，既有评价功能又有导向作用，历来是教育评价中的一种重要形式。学生通常非常重视来自指导教师的评语，他们可以通过评语了解教师对自己的看法和评价。恰当的评语可以有效地激发学生学习的动机，发展学生的潜能，帮助学生形成积极向上的自我概念。应当充分发挥评语的教育和评价作用。

教师在写评语的过程中应注意如下几个问题：首先，评语应当具体易读，避免笼统抽象；其次，评语中不能一概进行批评，应具有启发探讨的特点；最后，评语中应当包含一些赞赏的态度、鼓励的言语。

二、质性评价的主要特征

(一) 情境性

对学生学业的评价要在情境下进行，评价方式和评价分析结果形式多样，常常依据具体情境的不同，进行适合的设计和设定，以保障评价的有效性。

(二) 及时性

质性评价方法讲究与教学同时进行的共时性评价，评价和教学相互交叉融合，通过教师和学生的交往互动，及时反映学生学习中的情况，肯定学生的成绩和进步，引导学生自主学习的发展方向，及时发现教学中存在的问题及不足。

(三) 多维度，更深入

质性评价方法既关注教学目标又关注学习过程。质性评价方式可以实现从多个内容维度，包括情感、理解、认识、知识、技能等等方面;也可以从多个评价主体维度——从唯一的教师—学生角度,分化为各利益相关方(教师、家长、同学、学生本)共同成为评价主体的多角度评价。将专业性的他评、促进性的互评和提升性的自评结合,从而多角度、立体全面地体现评价结果。从价值取向、内容方法的角度看来,质性评价对学习质量的评价层次更高更深入、评价方法的理念更为系统,注重整体性,能更全面地发挥评价的各种功能。

(四) 灵活

首先,质性评价不预设立场。质性评价本质上是一个自下而上的归纳过程,它不强调在评价开始就对评价问题进行理论假设,假设可以在评价过程中形成,也可以随着评价的进行而改变。评价没有绝对严格的程序,前一步资料搜集的情况往往决定下一步的方向。其次,评价工具选择多样,评价工具因评价目的而异。质性评价的工具比较灵活,可以用编制好的工具去现场收集资料,也可以不带任何工具。最后,因人而异。质性评价方法并不过分追求目标的同质标准化和评价方法的规范化,不过分追求评价的客观性和精确性,也不过分追求评价环境和程序的正规和严肃。由于多在自然情境下进行,评价者可以在评价现场边了解情况,边明确问题。质性评价方法可以对个人的生活世界进行较为全面和灵活的研究,可以使个体在丰富、复杂、流动的自然情境中接受考察。

(五) 持续发展性

教育、教学是需要不断反复检查、反省、修正的持续性、动态的过程。随着学习和工作任务的推进,学生须掌握的技能和展示出的能力会出现不同的侧重点。质性评价以每个评价对象为中心,侧重在学习全过程中都不间断地观察衡量学生的学习和表现,通过在过程中的多次评价,发现学生内在情感、态度、行为认知的变化;把对学生学业过程中的现有状况及其发展变化过程联系起来,根据学生学习的主动性、学习效果和学生学习后的反馈情况、帮助对学生进行完善和调控,使评价成为分析、诊断、评价和激励的过程,引导学生逐步成为评价的主体,主动参与到评价中,使这种发展性质的评价方式,成为学生学习的另一种体现,有利于激发学生学习的动力和自信心。随着评价理念的逐步树立和对评价方法的逐步掌握,学生将评价作为学习生活的一部分,能够促进自己终身学习和终身发展。

三、合理使用质性评价

虽然质性评价简单易行,但是质性评价的科学性问题却一直受到质疑。在某种意义上,质性评价中的评价工具就是评价者自己,主张采用量化评价的学者通常认为质性评价主观性强,缺少客观的衡量标准,评价结果不具有可比性,评价效度、信度难以检验。

对学生的评价应当是一个包含学习前、学习中、学习后的全程评价。由于质性评价自身的特点,在对学习过程中的情感、态度、等非智力因素进行评价时更为具有优势。然而学习全过程的智力因素和非智力因素的评价应当是一个整体,其中必然会同时利用到量化评价和质性评价两种形式的优势,需要将这两种方式应当结合使用,而不应将两种方法进行对立或割裂使用。

(田　蕾)

第六节　大学生学生竞赛

临床医学是一门要求理论知识与临床实践充分结合的学科,学生竞赛作为一种被广泛认可的第二课堂,是掌握基础知识和运用基础知识到实际的完美结合。以赛促学、以赛促教、以赛促改,学生竞赛作为培养学生临床实践技能的重要手段,有助于医学生专业技能水平、专业实践能力与综合素质的整体提高。

一、学生竞赛的定义

学生竞赛是考察学生基本理论知识和解决实际问题能力的比赛,它是面向大学生的群众性科技活动,是激发大学生的兴趣和潜能,培养团队精神和创新精神的重要途径,是学校人才培养质量的标志之一。学生竞赛是在紧密结合课堂教学的基础上,以竞赛的方法,激发学生理论联系实际和独立工作的能力,通过实践来发现问题、解决问题,增强学生学习和工作自信心的系列化活动。学生竞赛是一种可行的教育、教学行为,有着常规教学不能及的特殊的创新教育功能,能培养学生对科学的浓厚兴趣,使其具备发展型的知识结构、开拓探究型的学习方法、追求科学发现百折不挠的心理品质。学生竞赛在促进学科建设和课程改革,引导高校在教学改革中注重培养学生的创新能力、协作精神、动手能力,在倡导素质教育中提高学生对实际问题进行设计制作的能力等诸多方面有着日趋重要的推动作用。

二、临床医学教育中学生竞赛的分类

党中央、国务院提出到 2020 年中国要进入创新型国家行列,创新作为重要发展战略,是国家可持续发展的根本保证。高校的质量建设工程为创新型国家提供人才补给,参与高水平的竞赛可以培养出富有实践能力和创造能力的各类创新型、应用型、复合型优秀人才。参与竞赛的教学模式是近年来打破传统教学的创新教学模式,是培养大学生创造精神、团队协作和实践能力的重要途径之一。学生竞赛越来越受到国家的重视,在政策上鼓励高校组织学生积极参与,参与竞赛的成果也作为展示高校教育教学水平的形式之一。为了提高高校学生的专业水平,激发学生的学习热情,劳模精神和工匠精神,培养知识型、技能型、创新型劳动者,我国举办了各个层面各式各样的专业学科竞赛,包括各种专业技能的国家级、省级、校级的竞赛,按照学生竞赛的技能需求可分为基础巩固型、创新设计型以及综合提升型等层次。

(一) 基础巩固型

基础巩固型竞赛是培养医学生综合素质最基础的竞赛单元,是关键的实践环节。基础巩固型竞赛一般由学校或学院组织开展,包括在临床课程学习阶段组织思维导图比赛,在毕业实习阶段组织病历书写比赛、临床知识竞赛,在住院医师规范化培训阶段组织急诊急救技能比赛、临床教学基本功比赛、虚拟仿真技能操作竞赛等多种形式的学生竞赛。针对某门或某类课程,可以从知识完整性、进阶性、互补性的角度组织学生竞赛。课程的教学内容构成了学科竞赛的知识体系,目标是在正常的课程教学中潜移默化地积累学科竞赛所需的知识和技能,无需课外培训,或仅需少量课时针对竞赛进行强化培训。

(二) 创新设计型

创新设计型竞赛旨在培养学生创新能力、沟通交流技能及团队协作能力等方面的综合素质,激发大学生在学术科技上有所作为。创新设计型竞赛根据组织级别可分为国家级、省级与校级竞赛,国家级创新设计型竞赛一般面向全体大学生开展,包括"挑战杯"全国大学生课外学术科技作品竞赛、"挑战杯"全国大学生创业计划竞赛、中国"互联网 +"大学生创新创业大赛及全国大学生健康科普大赛等。创新设计型竞赛主要参赛群体是大三、大四的学生,以校级大学生创新项目、教师科研课题为载体,通过创新竞赛来提升大学生自身的设计创新意识与设计动手能力,促进学生临床医学知识整合,实现学生综合素质的整体提高。

(三) 综合提升型

综合提升型竞赛是以医学生临床实践技能培养的需要为主线，以临床医生岗位胜任力为导向，以考核临床专业知识和操作技能为重点，以促进学风、提高临床实践技能、提升医学人文素养为目的而进行的竞赛。在临床医学教育中综合提升型竞赛一般指临床技能竞赛，根据组织级别可分为国家级、省级与校级竞赛，中国大学生医学技术技能大赛(原名全国高等医学院校大学生临床技能竞赛)作为教育部在全国推行的唯一的医学类竞赛项目将在下文作重点阐述。

三、中国大学生医学技术技能大赛

(一) 中国大学生医学技术技能大赛的起源发展

2010 年教育部及国家卫生和计划生育委员会为推动临床实践教学改革、全面提升医学生综合素质和人才培养质量启动了全国高等医学院校大学生临床技能竞赛，以 "尚医德、兴医术、奉医道、展风采" 为主题，旨在创新实践教学体系，加强医学生临床基础理论、基础知识、基本技能和人文关怀精神的培养，提升医学生创新能力、实践能力和团队合作意识。

全国高等医学院校大学生临床技能竞赛作为教育部在全国推行的唯一的医学类竞赛项目，代表了现今我国高等医学院校大学生竞赛的最高水平。其考察范围几乎涵盖所有临床学科及辅助学科内容。赛场上主要考察选手面对一个病例迅速作出判断并进行医患沟通、操作前患者及用物准备、技能操作、操作后注意事项的交代、用物整理等相应处理的能力，整个过程贯穿着临床思维、技能操作、团队协助及人文关怀等，达到 "稳、准、快" 的效果。回顾举办第一届比赛时全国只有 10 余所高校参与，至第九届比赛全国已有将近 120 所高校积极参与，大赛得到了越来越多的高校重视，其提供了一个全国性展示医学院校教学水平的平台，为高校间交流教学经验、评价教学成果提供了机会。临床技能竞赛展示了我国临床技能教育最先进水平，展示了我国医学生昂扬向上的风采，对高校临床技能教学起到了促进作用。

第十届临床技能竞赛更名为中国大学生医学技术技能大赛(简称 "临床技能竞赛")，从由教育部医学教育临床教学研究中心及教育部临床医学专业实践教学指导分委员会主办升级为教育部和有关部委、省市共同主办，以服务大健康大卫生，坚持医德医术并重、中医西医并举、医疗护理协同、临床公卫融通、医工文理结合，打造独具中国特色的高端医学教育赛事，建设推动中国医学实践教学改革的精品工程，选拔服务人民健康新需求的高水平医学人才，全面提升医学人才培养质量，助力健康中国建设为目标。竞赛旨在体现 "五新"：一是新高度，全面总结十年经验，展示中国医学实践教育改革成果，打造更全面、更中国、更创新、更富感召力和影响力的赛事。二是新维度，应对疫情提出的新挑战，本届大赛在原有基础上增加了中医学、预防医学和护理学专业赛道，呈现新时期医学教育中医西医并举、医疗护理协同、临床公卫融通的丰富内涵。三是新标准，围绕大健康大卫生，体现最新理念和评价体系，注重职业素养、临床思维和技术技能的全面考察，以高水准办一流大赛，形成健康中国背景下，大民生、大国计、大学科、大专业的医学技术技能大赛。四是新贡献，把大赛作为深化医学教育改革的重要抓手，引导各高校积极推进课程体系、教学方法、师资队伍和实践教学基地建设等全方位改革，全面加强医学生 "五术" 培养，加快培养医德高尚、医术精湛的卓越医学人才。五是新发展，贯彻落实医学教育改革新要求，以新医科建设为统领，以大赛为抓手，以赛促学、以赛促教、以赛促改，把大赛办成引领医学教育改革创新发展的一面旗帜。

(二) 中国大学生医学技术技能大赛的分类

中国大学生医学技术技能大赛按照组织级别一般包含全国总决赛、分区赛(预选赛)与校赛等，由主办方指定医学院校或医学院校向主办方申请承办比赛。全国总决赛与分区赛(预选赛)为中国大学生医学技术技能大赛的赛程设置,由指定医学院校配合主办方组织实施;校赛由各参赛院校自行举办。竞赛形式包含多站式与赛道式,初赛比赛方式一般为多站式,每个项目单独设置比赛时间,决赛比赛方式一般为赛道式,每个赛道包含多个赛站,以赛道为单位设置比赛时间。

(三)中国大学生医学技术技能大赛的培训

1. 临床技能教学团队组建 技能比赛的集训过程是一场教学强化的过程,要在较短时期内将数年来的教学改革实践方法凝结升华为几天的赛场发挥,更是对这场教学强化过程中教师团队的严峻考验。优秀的临床带教队伍是保证培训质量的基础,备战临床技能竞赛需要搭建一支专业的临床技能教学团队。

临床技能培训教师团队根据考点方向可以分为内科组、外科组及综合组三个教师辅导组,采取自愿报名及科室推荐原则,严格选拔、集中培训,最终确定临床技能培训教师团队人员组成。由竞赛经验丰富的教师作为组长,临床技能精湛、热爱教学、有创新意识的青年教师作为组员,进行临床技能教学教师梯队建设。组长通过对竞赛项目和操作内容的反复研究,对教学中的重点和难点问题给予及时的归纳、总结、提炼,制定由浅入深、周密合理的培训项目安排;并负责本组教师竞赛辅导经验分享、竞赛出题审核及多科综合考核的统筹等工作。组员需要通过查找往届比赛相关资料,研读竞赛规定参考书目,以规范所负责项目的操作步骤,制定相应评分细则,总结所涉及的相关理论知识、临床思维及人文关怀考点,研究设计从简单到复杂的竞赛练习与考试题目;并负责辅导学生进行技能模拟实训,阶段竞赛指导等工作。

2. 参赛学生选拔与培训 为提高学生临床技能水平,可以实行以临床技能提升为导向的实践教学改革,建立了三阶段临床技能培训体系。在第二阶段技能课程结束后,可以组织毕业(生产)实习阶段全体学生进行多站式临床技能考核,检验学生临床技能的学习效果。根据考核结果与学生自主推荐相结合的方式,选拔 10~20 位学生进入技能竞赛培训。

我院技能竞赛培训分为四个阶段:临床科室轮转、单项技能训练、情境模拟训练和综合技能训练。第一阶段为临床科室轮转,可以为培训学生单独制定临床实习轮转方案,由临床技能教学团队中的辅导教师作为带教导师,结合临床实际病例提高学生临床思维能力、分析临床问题与解决临床问题能力;第二阶段为单项技能训练,是技能基础训练,包括技能项目的操作标准、适应证、禁忌证和相关理论知识学习,观摩操作录像及指导教师实操示范,学员实操练习与分解操作训练等内容;第三阶段为情境模拟训练,指导教师结合竞赛考点编写符合临床情境的操作案例,学生根据案例进行操作训练,过程中需注重学生临床思维、人文关怀与沟通的培养;第四阶段为综合技能训练,由各技能培训教师辅导组组长组织指导教师合作编写融合多种操作的临床案例,学生根据案例情境进展实施操作,此阶段需加强学生临床思维、人文关怀与沟通的训练,并注重学生团队协作能力的培养。在技能竞赛培训中,应该坚持日考核、周考核与阶段考核相结合,在每阶段末针对学生日常表现与考核成绩进行小结,最终选拔 4 位学生组成参赛队伍参加分区赛(预选赛)与全国总决赛。

3. 完善临床技能竞赛的激励机制 决定参赛人员积极性高低的主要因素在于竞赛激励力度,可从辅导教师及参赛学生两方面提升竞赛的激励力度。辅导教师激励制度可把竞赛结果作为教学业绩,与教师提职晋升、深造学习、评优选模、绩效福利相挂钩。参赛学生激励制度可在一定范围内进行动态变化,根据学生合理的个性化需求进行调整,如长学制学生与五年制学生的激励政策不尽相同。可在竞赛选拔开展前,通过问卷调查的方式获取学生的个性化需求,再结合现有资源对各项需求进行筛选。围绕筛选后的需求,根据其实现难度、成本等因素,归纳到各个竞赛名次上。也可根据学生训练情况设立阶段性奖励,可在周考核或阶段考核后发放小奖品,提高学生训练的兴趣和主动性。

(四)中国大学生医学技术技能大赛的成果推广

由于参加临床技能竞赛的学生人数有限,在日常临床实践教学实施过程中,可以借助以下方法对临床技能竞赛的成果进行推广。

首先,借助全国性专业技能竞赛的影响力,可通过组织学生观看技能比赛直播、增加参赛学生竞赛激励力度等手段,提高学生对临床技能的重视程度,调动学生学习临床技能的主动性和积极性,提升临床实践教学效果。

其次,由于参赛学生只占到应届学生极少的比例,同时受到教学成本及投入资源等因素影响,导致为竞赛制定的大量、高强度的临床技能培训计划不能普及。在赛后组织参赛学生作为辅导教师对同届学生开展临床技能培训,不仅可以进一步培养参赛学生综合能力,培训参赛学生教学基本知识和带教意识,还可以规范毕业实习阶段学生的临床技能操作,最大范围推广技能竞赛的培训成果。

最后,临床技能竞赛目的是推动临床实践教学改革,创新实践教学体系,加强医学生临床基础理论、基本知识、基本技能的培养,提升医学生创新能力、实践能力和团队合作意识,全面提高医学生综合素质和人才培养质量。从根本上来说,比赛得奖并不是最终目的,不能舍本逐末过分看重比赛成绩。"以赛促学、以赛促教、以赛促改",要通过临床技能竞赛的赛后总结,推动临床技能培训教师梯队的形成,完善临床技能培训体系,推进医学生临床实践技能、临床思维能力与医学人文素养的培养。

四、临床医学教育中学生竞赛的意义

临床医学是一门要求理论知识与临床实践充分结合的学科,培养医学生的目的在于教会他们怎样利用课堂学到的书本知识解决实际的临床问题,其中,培养学生动手能力、操作能力,使理论与实践相结合的临床实践教学是医学教育过程中的重要环节,是基础理论与临床实践相结合的桥梁,是培养合格临床医师的重要手段和步骤,是医学生成长过程中不可或缺的一个环节。但由于法规和伦理道德的发展压缩了医学生的实践机会,传统教学模式对临床实践技能培养的不足等因素,导致医学实习生临床实践技能培养一直是医学院校教育的薄弱环节。学生竞赛是一种被广泛认可的第二课堂,是掌握基础知识和运用基础知识到实际的完美结合。通过学生竞赛,"以赛促学、以赛促教、以赛促改",将课程、技能、创新竞赛的内容与具体的课程内容、专业培养目标相结合,将竞赛与课程学习、技能训练紧密结合,将学、练、赛、教、改融为一体。

(一)"以赛促学"

"以赛促学"学生通过参加各类竞赛,激发学生的学习兴趣,促进良好学风的形成,促使学生动手操练,学会实践、创新、合作,提升医学生综合素质。

1. 提高知识理论水平 理论是决定人分析、判断事物正确与否的重要前提。当人面对未知事物时,可以借助理论的相关信息来进行判断。如果缺少相应理论知识,则无法判断或难以保障判断的准确程度。掌握充分的理论知识是医学生应当具备的基本素质。在学生竞赛中,学生首先应具有充分的理论知识,方可针对竞赛主题有的放矢。同时,学生们为了优化自身竞赛表现,会加强和拓展相关理论知识学习,整合多学科知识,从而大力提升自身知识理论水平。

2. 强化临床实践技能 临床医学是一门实践性学科,解除患者疾苦最终落脚于临床实践技能上。临床实践技能的训练要经过模仿、操作、提高精确性、多种操作的协调,直到操作的自然化这样一种循序渐进的过程。在学生竞赛中,以适应临床实践过程中对学生专业技能需要为主线,推进医学生临床实践技能、临床思维能力与医学人文素养的培养。

3. 提升学生综合素质 在学生综合能力里,很多能力指标对应综合素质,例如创新能力、思维主动性、意志力、逻辑思考能力、沟通交流技能、团队协作能力等,综合素质提升代表学生综合能力在提升。第一,学生围绕竞赛主题除了需要根据知识储备得出成果外,还需要对成果不断进行优化,这对培养创新能力起到了重要作用;第二,参赛学生需要独立发现、解决各种问题,可以培养学生的思维主动性;第三、由于学科竞赛存在一定的难度,学生在解决各类问题时必须长时间保持较高的专注度,可培养学生意志力；第四，学科竞赛主题复杂，各种信息之间存在错综复杂的逻辑关系，可提升学生的逻辑思考能力；第五，学生竞赛通常分为个人技能比拼及团队技能竞赛，鼓励学生参与团队协作形式的技能竞赛，提升学生的交际能力及与团队协作能力。

(二)"以赛促教"

"以赛促教"通过组织、指导竞赛，促进教师进行教学研究、教学改革、教学实践，提升教师的教学能力及专业素养。教师是所有教育资源中最具有创造力、能动性的资源，是决定教学水平、教学质量和教学层次的最为关键的要素，是教学之基，技能竞赛指导教师的水平决定着参赛选手的水平。指导教师通过对竞赛项目和操作内容的反复研究，对教学中的重点和难点问题给予及时的归纳、总结、提炼，通过竞赛指导、参加培训，对自己的知识结构进行了全方位的梳理，成为各学科培训其他教师及学生的骨干力量，形成了一支优秀的教师人才团队，使教师的整体素质及教学水平有了很大的提高。

(三)"以赛促改"

"以赛促改"通过组织学生参加各类竞赛、分析竞赛结果，反思教学模式，寻找教学存在的共性问题，推进相关教学研究，引导临床教学改革。深化课程体系和教学内容改革，加强教学方法和教学手段的建设是提高本科教学质量的重要内容，只有深入教学改革，更新教学方法和教学手段，才能调动学生学习的积极性，提高本科教学质量。学生竞赛是对知识深入理解、系统整理和实践运用的过程，竞赛结果集中体现了学生对知识的理解和运用能力、身体素质、心理素质和协作精神等，并反映教学计划、教学内容的合理性，通过总结交流，发现教与学中存在的问题，为教学改革提供借鉴。

"以赛促学、以赛促教、以赛促改"，希望以学生竞赛为契机，培养学生学习兴趣，丰富第二堂课，提升学生的临床实践技能与综合素质；促进教师人才梯队建设，提高临床教师团队的整体水平；完善教学环节、明确培养目标，引导临床医学课程体系和人才培养模式改革，最终实现学生专业技能水平、专业实践能力与综合素质的整体提升。

（张妍馨）

第十一章
临床教师评价

临床教师是实施临床教学各个环节的主体,临床教师教学水平的高低直接影响临床教学质量,对于医学人才培养至关重要。临床教师需要具备良好的医疗知识和技能并具备高尚的医德医风,良好的教学能力,才能培养有胜任力的合格医生。现代临床教师评价包括临床教师课堂教学质量评价、临床教师教学绩效考核评价、临床教学档案建设、临床教学质量评价等全过程、全方位立体评价,有利于引导临床教师积极开展教学工作,激发教学热情,为全面提高医学人才培养质量,推进健康中国建设、保障人民健康提供强有力的人才保障。

第一节　临床教师课堂教学质量评价

《教育部关于深化本科教育教学改革全面提高人才培养质量的意见》(教高〔2019〕6号)指出,完善高校内部教学质量评价体系,建立以本科教学质量报告、学院本科教学评价、专业评价、课程评价、教师评价、学生评价为主体的全链条多维度高校教学质量评价与保障体系。《中国本科医学教育标准——临床医学专业(2016版)》要求,医学院校必须采用多种评价方式,系统地搜集信息,分析教师和学生的反馈并做出回复;阐明教师在教学、科研和社会服务的业绩标准,定期对教师的业绩进行评价。教师课堂教学质量评价是教师评价的重要组成部分,是教学质量监控不可或缺的环节。开展教师课堂教学质量评价,合理运用相关评价结果,有助于教师改进教学,促进课程教学目标的实现。

本科教学质量管理的利益相关者涉及学校领导、各职能部门及院系管理人员、教师、学生、家长、校友、毕业生、用人单位等。基于全面质量管理理论的视角,上述所有利益相关者都是责任主体,都必须参与质量的全部产生过程,都要对本科教学质量保障负责。因此,教师课堂教学质量的评价主体一般包括学生(包含学生教学信息员)、教学督导、教师(包含同行和教师自身)、行政管理人员(包含校领导、职能部门和院系管理人员)、校外第三方(包含用人单位、学生家长)等。而教师课堂教学质量评价的方式很多,究竟哪种评价方法最合理? 哪种评价方法最可行? 这些问题学术界没有统一标准。1988年,美国学者Centra列举了15种教学评价方法,包括教研室主任评价,学生系统评价,同行根据课堂听课评价、自评或报告等等。虽然许多方法可用于教学评价,但最有效的方法是学生评价、同行评价和教师自评。我国高校开展课堂教学质量评价的研究与实践起步于20世纪80年代。目前,各高校都建立了适合本校的教师课堂教学质量评价机制,普遍的做法是学生评教、专家评教、同行评教、自我评教、管理人员评教等多种评教形式的综合运用。多维评教主体能够向教师提供教学改进建议信息,减少局限性,增强互补效果。

一、学生评教

(一) 学生评教的定义

学生评教是指学生作为教学活动主体对教师在课堂教学活动中的教学质量进行评价。学生在教育中的主体地位决定了他们评价教学的权力。学生是课堂教学活动最直接的参与者,对课堂教学反馈的信息是最全面和最充分的。学生评教也是学生参与教学质量管理,加强师生交流的重要渠道。现代意义上的学生评教学术界普遍认为是 20 世纪 20 年代中期从美国高校开始,60 至 70 年代在美国高校普遍使用,其后影响到世界其他国家。目前,学生评教已作为高校教学质量评价必不可少的环节和课堂教学质量评价中最常采用的方法,被纳入教学常规管理活动。学生评教相对比较容易实施。许多研究表明,学生评教是可靠的和有效的。

(二) 学生评教的指标体系

无论何种形式的评教都需要构建相应的指标体系予以实施。教学质量评价指标体系作为评教的测量工具,能够反映教师在教学活动中对某些能力的重视程度,对评教对象起着重要的导向作用。美国高校学生评教指标量表中设置的评教内容,除学生和选课基本信息外,通常包括以下几个部分:一是教师教学能力评价,包括教师对教学技巧的把握、能否充分利用课堂时间、呈现教学内容的熟练程度、课堂上与学生交流是否畅通、课后能否及时认真批改作业和安排答疑等;二是授课内容评价,比如授课的条理性、授课内容的难度与课业负担的大小,学生对课程学习情况的自我评价等;三是开放性问题,这类问题无固定答案,通常要求学生对所学课程或授课教师的教学自由地进行书面评论,学生也可以就自己的体会提出有关教学的补充意见和建议。其目的是让教师了解学生的学习需求,帮助教师调整教学方法,提升教学质量。也有一些评教表中还增加授课教师针对自己教学风格或课程特性而设置的问题,以帮助教师获取自己授课中的特殊问题或信息。根据文献检索及参考国内各高校现行的评价指标体系,我国高校教师教学质量评价指标体系主要包含思政育人、教学内容、教学方法、教学态度、教学效果等(如表 11-1 所示)。在具体课程运用时,可以根据学科特点细化二级指标。比如对于临床课程来说,"理论联系实际、反映本学科最新研究成果,教学内容与学生需求相适应"可以拓展为"理论联系实际、吸收学科前沿知识与疾病诊疗新技术,扩展性强"。高校学生评教指标体系中一般将每个二级指标进行等级划分,如"优秀""良好""中等""及格""不及格",每个等级对应一个分值(分数段)。不仅使用量化指标对相关指标进行打分,而且还允许学生直接用文字对教师的授课质量进行具体评价,填写相应的意见或建议等。也有一些高校使用 ABCDE 作为学生回答相应问题的选项(A 表示非常同意、B 表示同意、C 表示不同意、D 表示完全不同意、E 则表示自己无法选择,因此不予置评)。少部分高校仅设置了"是"和"否"两个选项,没有分数,只统计分析和反馈每个评价内容"是"和"否"的百分比。

表 11-1 高校教师课堂教学质量评价指标体系

一级指标	二级指标
思政育人	立德树人,在传授知识的同时,注重学生良好的思想品德、人文情怀的培养,使学生树立正确的世界观、人生观、价值观,促进学生全面发展
教学内容	教学目标明确,严格遵循教学大纲与教学计划
	基本原理、基本知识讲授清楚、准确、逻辑严谨
	理论联系实际、反映本学科最新研究成果,教学内容与学生需求相适应

续表

一级指标	二级指标
教学方法	教学思路清晰、重点难点突出,启发性强
	注重归纳总结,培养学生创造性思维
	采取有效方法培养学生分析、思考能力
	根据课程特点,有效运用多媒体教学手段
教学态度	讲课投入,有热情,精神饱满,语速适中
	遵守教学纪律,仪表仪容严整,课前准备充分、教风严谨、体现良好的师德修养
	注重归纳总结,因材施教,调动学习积极性
教学效果	课堂教学纪律好,教学程序顺畅、气氛活跃
	学生教学内容吸收充分,知识技能有一定提高
	学生分析能力提升,主动独立思考问题

建立科学合理的学生评教指标体系是开展学生评教的重要前提。而从学生的角度设置评教指标是学生评教结果客观、真实、可靠的基本前提。首先,评教指标应该由教师、学生、教学管理人员、专家等多方一起来设计。评教内容要贴近学生的学习实际和认知能力,从关注教师的教转变为学生的学,引导学生评判"我学的怎么样"。应将教学态度、教学内容、教学方法、教学效果等概念化、抽象的指标转换为通俗易懂、符合学生习惯的用语,称谓用"学生"或者"我"。其次,应根据高校自身教学的特点来确定各评教指标的权重。对于医学院校,除了注重医学生医学理论知识和专业技能培养,还要注重医学生人文素质的培养,这就需要对评教指标做出一定的调整和侧重。再次,根据课程特点有针对性地设计评教指标体系。每个学科和课程都有自己的特色,相同的指标体系并不一定适用于所有课程或教学形式。比如可以根据现有课程教学组织形式及学生参与程度,设计理论课、研讨课、实习/实验课、线上课、翻转课等不同类型的学生评教表。当然,如果课程差别不大,更建议用同种评价方式,因为在类别范围大的情况下得出的结果更精确,更有普适性。除填写评教表之外,小团体教学诊断、访谈、座谈、日常反馈等都是学生评教信息来源的有益补充。

(三) 学生评教的实施

学生评教需要采取一定的程序来保障其实施效果。提高人才培养质量和改进课程教学过程是一个持续的过程,学生评教应由一次终结性评价转向多次过程性评价。因此,正式的学生评教可以在学期结束之时实施,但学校应探索在学期各个阶段实施非正式的学生评教。在组织学生评教过程中,应采取相应的有效措施,降低评价偏差。比如,加强对学生评教的宣传和培训,使学生能够具有较高的评教知识和评教能力;制定激励措施,鼓励和吸引学生积极参与评教工作,提高学生的参评率。在评教手段方面,传统的纸质问卷形式仍然发挥着重要作用。但随着科技的进步、手机的普及,评教手段需要与时俱进。便捷迅速、操作简单的应用程序(APP)、网络在线等评教手段能让学生对课堂教学进行实时评价,增加师生互动,同时,也能够及时将评教结果反馈给教师。

二、教学督导评教

(一) 教学督导的起源与定义

教学督导制度最早起源于 17 世纪美国马萨诸塞州的教师聘任和检查制度。1991 年,《教育督导暂行规定》成为我国教育督导政策的基本政策。1995年颁布的《中华人民共和国教育法》明确规定"国家实行教育督导制度和学校及其他教育机构教育评估制度"。目前,各高校普遍建立了教学督导机构和相应的教学督导制度。教学督导是通过监督、检查、评估、反馈和指导来纠正教学过程的偏差,促进师生的发展,并为学校教学管理和专业课程建设等提供决策依据的有组织的活动。教学督导是本科教学质量保障的一个重要环节,对进一步加强教学质量检查、强化教学过程监控从而提高教学质量起着重要的作用。教学督导的核心职责是监督、检查、评估、指导,工作职责是督教、督学、督管。高校教学督导的重要活动和中心内容之一是课堂督导,通常采用教师授课,教学督导现场听课评课的方式进行。

(二) 教学督导队伍的组建

构建结构合理的教学督导队伍是保证教学督导评教顺利实施、取得实效的前提。高校教学督导队伍主要有三种类型:第一种是由校内在职的专家教授及离退休的专家教授为主,聘请校外人员为辅,共同担任教学督导任务;第二种是全部由离退休的专家教授担任;第三种是由校内在职和离退休的专家教授共同组成。高校应根据自身办学实际,按照年龄、退休或在职等情况,合理选择和调整各学科、各专业背景人员在教学督导队伍中的比例,形成老中青相结合、管理者与专家相结合、专兼职相结合的多专业人员结构,打造具备多学科背景的教学督导队伍。对医学院校及其临床医学院而言,应从基础医学、临床医学等各学科领域合理选择教学督导。同时,教学督导人员应精通医学教学的各种模式和方法,比如评价PBL课程,督导人员首先就应是优秀的PBL导师。

(三) 教学督导评教的方式

高校应根据不同学科课程的特点,完善教师课堂教学质量评价指标体系。教学督导评教指标的内涵及等级划分与学生评教指标体系类似。而教学督导评教更强调及时反馈与改进。教学督导人员应在课后就授课过程中存在的问题与授课教师进行面对面的沟通、交流和反馈,这样更有利于教师及时发现自身存在的问题,更快的对教学方式方法进行调整。教学督导评教不仅以教学督导人员的听课体验为主,也应该考虑来自学生的反馈。督导评教可以参考学生的意见和建议,结合在授课过程中学生在课堂的参与度和互动程度,对教师课堂教学的实际情况进行综合评价。

(四) 教学督导评教的内容

高校应扩展多样化的教学督导评教工作内容。一方面,开展长期跟踪督导。将对教师授课随机诊断性评教提升为发展性评教,通过相当一段时期跟踪听课,全面客观地评价教师的教学情况。根据发现的问题,专题跟踪教师备课、讲课等教学环节,及时与教师交流,给予相应的指导或建议。这种跟踪督导能让教师真正从评价中得到鼓励和帮助,进而不断促进自身的专业发展。另一方面,开展专题跟踪督导。除完成一般听课和课评外,对某些教师专门进行有目的地跟踪听课。即把评价型督导提升为研究型督导。围绕课程思政建设、教学方法改革、学习方法创新等专题有针对性地深入课堂听课,并展开调研,帮助提升教师教学能力。

三、同行评教

(一) 同行评教的定义

同行评教是在同一学系、教研室内,具有相同或相似专业背景的教师之间对授课教师的教学能力进行评定的教学评价实践活动。同行教师具有相关专业知识,因此,同行评教被认为具有普适性,不受学科等差异的影响,能对教师的教学作出更为准确的判断,能够提出更为可行的、有益的建议。

(二) 同行评教的范围

高校应准确设定同行评教的互评范围。同行教师范围设定的准确性将直接影响评教结果的客观真实性。同行评教的评价指标包括教学态度、教学内容、教学方法与手段及教学效果等。同行教师间专业领域和方向的匹配度越高,越有利于评价者发现被评者课堂教学过程中存在的问题,并能够给被评者提出更符合专业特点的评价意见,指导被评者不断改进不足,提升教学水平。

(三) 同行评教的途径

同行评教通过对被评者的观察、听课和研讨交流了解教学过程,因此,只有在同行之间相互尊重和相互交流才能使被评者更愿意接受来自同行教师的意见和建议。除开展随堂授课评教外,同行教师可对授课教师每学期进行跟踪评价,将教案、课件、作业及实验报告的批改等纳入评价范围。定期开展公开课或分组评课,由同一教研室或相近学科多名同行教师共同听课,开展小组评价,提出有针对性的改进意见等。此外,还可采取教研室内教学研讨、教学沙龙等非正式评价方式作为教师授课质量评价的补充。相对于学生评教、教学督导评教等方式而言,同行评教能让教师更好地了解自身的教学情况,增强教学共同体意识,更有利于促进教师之间的共同发展和进步。

四、自我评教

(一) 自我评教的定义

自我评教是教师对自身课堂教学授课情况进行自我剖析、自我反思、自我调整的评价方式。心理学研究表明,内部动机比外部刺激更具有持续的作用。自我评教作为一种教师自我发展的动力机制,是教师专业提高的根本动力。在教师自我评教过程中,教师既是评价主体,又是评价客体。教师通过对自我教学的有效评定,诊断自己的教育行为,发现自身在教学过程中存在的问题并加以改进。这样,教师的教学就会形成良性循环,在教学能力不断提高的过程中,激发教师对教学工作的积极性,通过自我分析和反思,促进自我专业发展。

(二) 自我评教的指标体系

自我评教应建立定性与定量评价相结合的指标体系。其中,定性的方法并不是简单地写个人教学评语,也不是每学期应付了事的个人总结,而是一种具有严密逻辑性的评价方法。它可采取多种形式,如教师自我发展档案袋评价法、教师专业日记评价法等。在教师自评中,只有定量和定性方法相结合,才能使自我评教指标体系更加人性化与个性化,更好地适应教师个人发展的需要。

(三) 自我评教与其他评教的关系

自我评教应处理好自评和他评的关系。教师在教学活动中,不可避免受到各方面的评价,教师的自我评教不能只以自己的主观感受为主,还要参考其他评价主体的评价意见。教师要学会从他人的评价中,发现自己的问题,给自己的教学能力和水平有一个准确的定位。自我评价和其他主体的评价结合在一起,才能更全面评价教师的教学能力。

五、管理人员评教

管理人员评教是指学校各类行政管理人员深入课堂,对课堂教学、教风学风、教学条件等进行了解和掌握的过程,旨在发现问题和解决问题,提高服务教学的能力和水平。管理人员评教的评价主体,一般指学校领导、教学管理部门的相关人员,以及各二级学院(部)分管教学的领导、系主任、教研室主任、专业带头人、教研科科长等相关教学管理人员。部分高校将相关职能部门领导也纳入评价主体,有利于各职能部门关心、支持教学。管理人员评教主要是从侧重加强与改进教学管理工作的角度,对教师课堂教学情况进行综合评价,从而引导教师将个人发展与学校发展相结合。管理人员评教还能够反映课堂教学的教风、学风等现状,为提升教师教学能力、优化教学环境等创造更好的条件或提供相应的制度保障,如制定修订教学奖惩制度、推广示范先进教学典型等。在管理人员评教的实施中,可以与教学督导评教共用一套评教指标,也可从教学态度、教学内容、教学效果、教学环境等方面予以总体评价。

六、五类评教结果的运用

有效的、可靠的和可行的教师课堂教学质量评价应根据每种方法的优缺点、评价目的、实际情况等方面来考虑。不论是何种目的,多种评价方法的综合应用都是非常实用的方法。学生通过评教及时反馈教学所得,对教学和管理提出有针对性的意见和建议;教师通过评教及时改进教学;而管理人员协调、优化评教过程,不断提高服务水平。评教结果的准确性受教、学、管以及评教指标、时机、流程多重因素的影响,其结果的产出具有复杂性。因此,评教结果的运用应聚焦于教学改进。建构主义指出,评价的重点应侧重于构建知识的过程,要"立足过程、促进发展"。多元智能理论认为,多元化的评价标准、评价主体、评价方法等是评价激励和促进作用发挥的基础。教育人类学则要求评价更注重人文关怀,要求评价过程与结果要有利于教师的发展与文化的传承。高校应按照"评价—反馈—改进—再评价"的运行机制,使评教过程和反馈过程形成一个循环闭合的流程,实现评教结果有监控、有反馈、有跟踪和有改进。

教师课堂授课质量评价的结果应该及时地反馈给相关利益方和各评价主体。高校要做好评教结果的数据分析工作,按照学科类别、教师职称、教龄等相关因素对评教数据进行统计分析,为教师提供多样化的反馈方式,以此了解教师的教学水平。应在一定范围内对学生、教学督导、同行、管理人员以及教师自我评教等教学质量综合评价信息进行公示,使得教师知晓自身的教学评分与院系平均是否存在差距,有利于推动教师的内在动机充分发挥作用,从而提升教学表现。

合理应用各类评教结果。从总体上看,在日常的教学过程中,学生在学识、专业等各个方面都与教师存在一定的差距,评价的结果不一定能够完全反映教师授课的实际水平。因此,对于学生评教结果的反馈不能只是提供一个分数或者等级,更可取的是提供分数或等级的分布,主要用于以教师发展为目的的反馈,指出教师课堂教学中的具体问题并提出相关建议。学生评教结果不能直接用于教师教学绩效考核或奖惩,应该对实际情况做相应的衡量,把握好一个合适的尺度。教学督导评教结果可运用于教师考核评优、教学改进等。同时亦能够对学生潜能挖掘、教学管理提高以及教学条件改进等提供参考依据。

高校应将教师授课质量评价结果的利用与教师教学能力的发展紧密相关,与教师教学能力培训联动,实现教学相长。相对丰富完整的评教数据可反映出教师发展的整体需求,教师发展中心、教师工作部、人事处等教师培训相关部门据此组织举办相应的培训、讲座或学术交流活动。对评教中发现的个别教师的特殊教学问题,教师发展中心等部门也可视情况通过微格考核、面对面考核等方式提供专门的咨询和辅导帮助,帮助教师尽快成长、提高教学水平。

(柳 亮)

第二节　临床教师教学绩效考核评价

　　临床教师的教学绩效考核评价是临床教学工作的重要内容之一，也是临床教学质量保障体系建设的关键环节。本节从考核评价的现状入手，重点阐述教学绩效考核评价指标体系的构建、实施与应用。通过多所高校附属医院实际运行的案例中提炼出相对具有代表性的评价指标，以期对各类临床医学院和培训基地临床教师教学考核评价工作提供借鉴和帮助。

一、临床教师教学绩效考核评价的现状及分析

　　教学绩效是指教师在教学工作中实现教学目标的程度及其在实现教学目标过程中有效利用教学资源的情况。临床教师教学绩效考核评价是在正确的价值观指导下，依据教师岗位胜任力标准，运用科学可行的办法，对临床教学的各个层次和环节的工作要素、教学过程、教学质量等进行价值判断的活动。临床教师的教学绩效考核评价是临床教学工作的重要内容之一，也是临床教学质量保障体系建设的关键环节。加强考核评价，充分激发临床教师的教学积极性，是提高医学人才培养质量的需要，也是深化医学教育体制改革的重中之重。

（一）临床教师教学绩效考核评价的意义

　　2016 年 8 月，教育部出台了《关于深化高校教师考核评价制度改革的指导意见》，指出"将教师考核评价作为高等教育综合改革的重要内容，教师考核评价要突出教育教学业绩，严格教育教学工作量考核，加强教学质量评价工作，健全教学激励约束机制，提高教师教学业绩在校内绩效分配、职称（职务）评聘、岗位晋级考核中的比重，充分调动教师从事教育教学工作的积极性"。随着医疗协同政策的出台，院校教育与毕业后教育、继续教育的衔接更加紧密，公立医院尤其是大学附属医院临床人才培养的任务更加艰巨。2020 年国务院办公厅出台了《关于加快医学教育创新发展的指导意见》，指出"到 2030 年，建成具有中国特色、更高水平的医学人才培养体系，医学科研创新能力显著提高，服务卫生健康事业的能力显著增强"，要把医学教育摆在关系教育和卫生健康事业优先发展的重要地位。高校附属医院等临床教学基地要将人才培养质量纳入临床教学基地绩效考核和卫生技术专业人员医疗卫生职称晋升评价的重要内容。

　　临床教师是临床教学质量的核心竞争力，临床教师教学绩效考核评价是教育管理的关键抓手，更是医学教育制度改革落地的重点难点。第一，通过教师教学绩效考核评价，可以衡量教师的综合素质与教学能力，为师资准入、聘任、退出及再认定提供可靠的依据，保证临床教师队伍的教学质量。第二，借助教学绩效考核评价，评判临床教师在教学工作中是否履行了岗位职责，完成了规定的教学工作量，客观评判其教学态度和教学质量，为教学津贴发放、激励措施的制定提供了客观依据，可以有效激发教师主动性和积极性。第三，教学考核评价旨在促进师资专业化发展，其出发点在于帮助教师快速健康成长。在达到较高标准的教学同质化的基础上，通过发现问题，改进问题，不断提高教师带教能力、改善带教态度、规范带教行为，打造一支高素质的临床教师队伍，促进师资的可持续发展。

（二）国外现状分析

　　国外学者依据教育发展的基础和理念建立了不同的评价指标体系，但如何将这些成果应用于院校教育、毕业后教育及继续教育全过程的临床师资绩效考核评价，迄今为止研究报道较少。

　　从 20 世纪 50 年代开始北美及欧洲大学的教师绩效评价受到政府的高度重视。经历了三个阶

段,即从侧重教学方法到侧重教师个人素质,再到侧重教师的一般教学行为。20世纪90年代后期,开始推崇基于师资业绩的综合评价,其评价结果作为师资聘任、奖惩、晋升及重新认定的依据。目前,国外师资评价的模式主要有奖惩性师资评价和发展性师资评价,以发展性绩效评价为主。发展性师资评价,突出师资的主体地位,高度重视师资的自我评估,为师资提供更多的发言权以及参与机会;重视评价者和被评价者之间的沟通,倡导在和谐宽松的环境下开展评价;对教学过程和教学效果的评价具有重要的借鉴意义。但对临床教师的专业态度、责任心以及对教学的投入时间具有较高要求,在实际运用中过于重视过程,标准模糊,难度较大,实效性差。

在美国住培制度实施中,ACGME作为第三方监管机构持续推行"以住院医师为中心"的理念,每年评估住院医师规范化培训(简称"住培")师资的教学水平和教学态度、服务性工作是否影响教学和训练等。在评估中非常注重听取住院医师的意见,调查全部采用匿名形式。住院医师对师资的评估,是住培师资年终总结的重要内容,并作为住培师资晋升的重要依据。美国还推行区分性师资绩效评价,将师资分为新手型师资,适应型师资、成熟型师资和问题型师资,针对不同的师资制订相应的评价指标。此外,还有增值评价方法,通过评价住院医师的培训效果,来评判师资的绩效。

(三)国内现状分析

以全球医学教育质量标准和临床医学专业本科医学教育标准为依据,我国绝大部分普通高校医学专业的教师绩效评价框架囊括了教学、科研、社会服务、师德、个人素质、个人培养等指标,但教学绩效评价指标只是其中的一部分,且所占比重较少,缺乏独立的教学绩效评价指标体系。而针对临床教师的教学绩效评价的理论和实践相对较少。尤其我国住院医师规范化培训制度2014年才开始推行,在师资队伍建设上仍处于探索完善过程中。国家高度重视住培师资队伍建设,将住培师资队伍建设与住培制度同步推行,将住培师资评价列入培训基地评估的重要指标。在基地评估标准及管理办法中明确要求:培训基地要建立住培师资评价制度并有效实施,住培师资评价结果与科室绩效和个人绩效挂钩,与职称晋升、评优评先等师资激励挂钩。根据评估检查发现,目前我国临床教师考核评价包括奖惩性评价与发展性评价两种,多以奖惩性评价为主。

随着国家医教协同、医药卫生体制改革、公立医院改革等相关政策的出台,针对医学教育三阶段,以胜任力为导向师资培训与评价体系的建设越来越受到重视。北京市、上海市、浙江省、四川省等起步较早,纷纷制定了教师绩效管理办法和教学职称晋升评价指标体系,并与职称晋升紧密挂钩,起到了一定的指导和示范作用,其他省市纷纷学习借鉴,他们的积极探索为临床教师教学绩效考核评价奠定了坚实的基础。总体上,临床教师的教学绩效评价还处于起步阶段,国家层面整体要求较为宏观,缺乏具体、量化、可操作性的评价指标,医学教育各阶段评价体系相对独立,缺少整合,各临床培训基地研究推进进度相差较大,对结果的评价与应用相对不足。

二、临床教师教学绩效评价指标体系的构建

《国家教育事业发展"十三五"规划》要求高等教育要坚持把提高教育质量作为教育改革发展的核心任务,牢固树立以提高质量为核心的教育发展观,为如期全面建成小康社会提供可靠的人力资源支持。实践证明,教学质量主要取决于教师队伍的素质和教学工作的投入。在医学院校的附属医院或教学医院,临床教师有"医师"和"教师"双重身份,同时承担医疗、教学、科研任务,与医疗、科研相比,教学很难用量化的产出指标加以评价,因为教学的最终产出是培养出合格的医生,而这需要很长时间才能判定,所以更多应以教学投入作为教学绩效指标。

(一)临床教师教学绩效考核评价体系构建原则

1. 客观性原则　是指在进行临床教师教学绩效考核评价时,从评价的标准和方式到评价者所持

有的态度,特别是评价结果的运用,都应该符合客观实际,不能主观臆断或掺杂个人情感。临床教师教学绩效考核师资评价的目的,在于为师资的教学活动提供客观的价值判断,体现教师的教学价值,如果缺乏客观性就失去了意义,导致教学决策的错误。

2. 全面性原则　是指在进行临床教师教学绩效考核评价时,要对组成教学活动的各方面做多角度、全方位的评价,而不能以点代面、一概而论。根据教学基地的不同类型、专业的不同特点、岗位职责的不同要求,建立符合教学规律,以促进教学质量和师资专业发展为导向,由职业素养、专业知识、教学能力、教学业绩等要素构成的师资评价体系。

在评价方式上要将定性与定量评价结合起来,积极探索多元、开放的评价方法。在指标体系建立中,应充分发挥专家、教学管理人员、学生(学员)3 类人员的主观能动性。增强评估结论的宏观性、权威性和科学性,尽可能客观准确地反映带教实际效果。

3. 导向性原则　指标体系的构建应以提高临床教师的带教意识、带教责任、带教水平等为宗旨,重点体现其教学价值,同时考虑工作难点。临床教师教学绩效考核评价的最终目的是指导、鼓励师资、促进教学质量的提升。要把评价和指导相结合,要对评价的结果进行认真分析,从不同角度发现问题,并通过及时、具体、启发性的信息反馈,使被评价教师明确今后的努力方向,从而促进整体师资队伍建设。

4. 实践性原则　指标体系的构建应把握适度原则,分级不宜过粗或过细,过粗虽然易操作,但难以对临床教师的教学绩效进行准确全面地评价;分级过细虽能保证全面但易导致实施难度大、效率低。因此保证指标可获得性、评价工作的可操作性是绩效评价关键。

(二) 临床教师教学绩效考核评价体系构建要素

教学绩效评价应以胜任力为导向,注重临床教师对学生知识、能力和信念的培养,对教学工作各环节起到评价作用。其要素包括:评价目标、评价方式、评价指标、评价主体、评价周期、评价结果分析与应用,要素之间相互联系、相互影响,缺一不可。

1. 评价目标　总体评价目标是促使带教师资的专业水平、教学能力、职业素养、团队沟通、终身学习等岗位胜任力不断改进、完善、提高。根据存在的实际问题,还可开展一些专项或专题评价。

2. 评价方式　针对评估目标,采用适当的方式开展评价工作。较为权威的方式是终结性评价和形成性评价(过程性评价)。终结性评价应用在一个时段或一项教学任务结束时,以客观定量的教学产出为导向,重在激励,适用于阶段认定。形成性评价更多是对教学过程中的带教胜任力进行评价,多通过主观评估,重在提高和动态评估。

3. 评价指标　根据医院所承担的教学任务来确定,侧重于教育业绩和教学能力,兼顾教学评价。采用定量与定性相结合,自评与学生评价、专家和督导评价、行政和教学管理人员评价相结合的方式进行。通过研究,评价指标的一级指标包括教学工作量、教学质量、教学能力。每个一级指标又细化出相应的二级指标和三级指标。后文在考核评价体系的应用中将详细描述。

4. 评价主体　建立在评价内容的基础上,从"教"的角度满足考核需要,从"学"的角度满足评价需要。因为临床教学涉及面较广,评价主体可以多元化。构建多元化评价主体,由教学管理人员、督导、同行、学生、住院医师、进修医师等组成,有条件还可由患者、护理人员等参与,保证评价的全面性、客观性和真实性。

5. 评价周期　开展评价的频次和时间间隔,主要根据评价目标需求、评价内容、评价方式而确定。无论是形成性评价还是终结性评价,均与教学活动的周期有关。有即时的、月度、季度、学期末、年度的,还有 3~5 年的。

6. 评价结果分析与应用　这是考核评价中最重要的环节,目前教学绩效考核评价多存在有绩无效的现象,是导致临床教学缺少生机与活力的主要原因。教学绩效考核评价要有医院"一把手"的高度重视和相关制度的支持,以及绩效考核与薪酬制度分配的不断改进。要将教学绩效考核评价与教师职称晋升、导师遴选、年终集体与个人绩效评比、教师职业发展、教学津贴发放和奖励紧密挂钩,公平公正地开展才能真正促进教学积极性的提高,促进教师教学能力的提升,培养出优秀的医学人才。

三、临床教师教学绩效评价的实施与应用

(一) 教学绩效考核评价指标内容

教育部《关于深化高校教师考核评价制度改革的指导意见》中指出:突出教育教学业绩,严格教育教学工作量考核。所有教师都必须承担教育教学工作。建立健全教学工作量评价标准,把承担本专科生课程、研究生公共基础课程的教学课时,担任班主任、辅导员、解答学生问题,指导学生就业、创新创业、社会实践、各类竞赛以及老中青教师"传帮带"等工作,均应计入教育教学工作量,并纳入年度考核内容。同时加强多维度考评教学规范、教学运行、课堂教学效果、教学改革与研究、教学获奖等教学实绩。

目前,教学绩效考核评价分为奖惩性师资评价、发展性师资评价两大类型。奖惩性评价以加强师资绩效管理为目的,根据教学工作的评价结果,对师资做出聘任、发放教学津贴与绩效、奖惩的决定。考核评价指标内容主要参照师资岗位胜任力和教学目标,立足临床带教工作,从履行岗位职责、完成教学工作量、教育教学效果等评价标准,追求客观、准确,可定量量化。发展性评价则是一种形成性评价,不仅关注态度,也关注工作表现,关注改变,推动个人与集体的共同进步。考核评价指标内容依然参照师资岗位胜任力,重点在临床师资带教能力和职业素养,对教学活动的各方面做出考核与评价,注重结果的反馈与改进。

1. 奖惩性教学绩效考核评价指标具体如下。

(1)教学工作量:理论授课、临床带教、考核与评价、交流培训、教学管理。

(2)教学质量:过程考核结果、执业医师考试通过率、结业考核通过率、毕业论文审核通过率等。

(3)教学能力:课程建设、教材建设、承担教学课题、发表教学论文、获得教学成果、教学竞赛及奖励、指导学生竞赛获奖、指导青年教师、教学差错与事故等。

根据学院教学改革重点工作还可加入其他指令性任务,例如住培基地的申报、专业评估与认证等。

2. 发展性教学绩效考核评价指标具体如下。

(1)职业素养:职业道德、敬业精神、人文素养、系统改进能力。

(2)专业知识与临床技能:专业理论知识、临床技能、临床思维。

(3)教学能力:教学意识、教学理论、教学设计能力、语言表达能力、组织管理能力、教学方法、创新能力、考核评价能力、教育科研能力等。

(4)沟通合作:医患沟通、团队合作、领导能力、管理能力。

(5)健康照护:临床决策、健康管理、健康教育。

(6)终身学习:自我学习与提高的能力、循证医学、辩证思维、学术研究。

(二) 具体实施

临床教师教学绩效考核评价贯穿在师资遴选、培训、考核、奖惩、退出、再认证全过程中,通常会根据评价目标应用不同的考核评价指标,将奖惩性指标和发展性指标综合运用,通过信息化管理系统将相关指标进行录入分析,最终划定等级,确定评价的结果。

实施步骤如下:建立考核评价领导小组和工作小组;组织专家制订考评体系;收集师资工作结果和工作表现的信息数据,为师资教学业绩考评提供客观依据,进行信息整理录入;认真分析研究评价结果,根据评价结果做出奖惩决定;及时将评价结果与奖惩决定反馈给评价对象。

按照前述考评指标制订临床教师教学业绩考核评价表（表 11-2）和临床带教师资综合评价表（又称 360 评价）（表 11-3）。

表 11-2　临床教师教学业绩考核评价表

一级指标	二级指标	三级指标	考核点
教学工作量	理论授课	常规理论大课	综合授课时长、频次、教学质量评价得分等要素，通常 40 分钟为 1 学时，以 1 学时常规理论大课为 1 标准权重
		临床小讲课	
		教学查房	
		病例讨论	
		临床技能培训	
		情境模拟课	
	临床带教	见习带教	综合带教医师人数、时长、临床带教师资综合评价
		实习带教	
		住培带教	
		进修带教	
		研究生带教	
	考核评价	日常考核	根据不同级别的考核赋予权重，综合参加的次数
		年度考核	
		结业考核	
		出题审题	
		形成性考核	
	交流培训	参加教学活动	参加的次数
		教学培训	
		国家会议发言、国家督导	
	教学管理	教学职务	如主任、教学主任、教学秘书
	其他任务	专项指令性教学任务	模拟教学或指导青年教师、督导
教学质量	临床培养质量	过程考核结果	参考所指导学生未通过考核人数扣分
		执业医师考试通过率	
		结业考核通过率	
		毕业论文审核通过率	
教学能力	教学建设	教材建设	根据相应等级、数量、权重进行核算
		课程建设	
	教学成果	教学课题	
		教学论文	
		教学成果	
	教学奖惩	教学奖励	根据相应等级、数量、权重进行核算
		指导学生竞赛获奖	
		教学事故与差错	按次扣分

表 11-3　临床带教师资综合评价表

指标内容	评价内容
职业道德	劳动纪律 爱岗敬业 关爱患者 廉洁行医 服务态度 言行仪表 伦理四大基本原则 知行公知 平等对待患者
职业技能	三基知识 医疗规程 临床诊治及专科知识 与患者及家属沟通 临床带教 英语水平 科研能力 病历质量
带教能力	对学生重视程度及带教意识 能合理安排学生轮科期间的学习内容、病种,满足培养要求 重视专业知识的传授,能结合患者进行讲授 重视技能操作带教,能进行现场示范并纠正 重视个体化教学,具有启发性,引导学生思考和总结 及时修改审核学生书写的病历 带教老师对学生的人文关怀或关心程度 重视学生的培训过程管理,例如考核、审核、记录、通知等
患者安全	患者安全十大目标 核查制度 用药安全,操作安全 院感防治,报告疫情 医疗安全
团队精神	科室内沟通与协作 科室间沟通与协作 与院外高水平团队沟通与协作 与管理部门沟通协作 与医辅部门沟通协作
学习和自我提高能力	独立思考 获取信息 临床教学活动参与度 规划和措施 学术活动和系统改进

教学业绩＝教学工作量 × 教学质量评价系数＋培养质量＋教学能力(对教学质量的评价在后面章节进行阐述)。教学质量评价根据同行、督导、学生、行政领导多元化评价确定,各评价主体分别赋予相应的权重,其中督导和学生评价效果更实用客观,应赋予较高的比重,可以设置为督导 0.3、学生 0.3、同行 0.2、行政领导 0.2。在临床带教中甚至可以加大学生的比重到 0.4~0.5。

(三) 应用探究

1. 教学管理的有力抓手　教学绩效水平与教师的教学积极性密切相关,绩效评价是绩效管理的重要环节,是促进临床教师提高教学积极性的外在动力,绩效考核结果运用是绩效评价的落脚点,有利于强化临床教师对人才培养内涵的理解,促进临床教师教学能力的提升,保障与提高临床教学质量。

2. 应把握好绩效薪酬分配的多种关系　新形势下,为顺应医学教育改革趋势,满足国家对培养高素质人才的需求,迫切需要医学教育机构从战略角度平衡好医、教、研的关系,教育的地位不能弱化,必须加强,在绩效薪酬分配时,必须明确教育的比重;其次要兼顾医学教育各阶段的教学内容,院校教育、毕业后教育、继续教育要协同发展,不能只关注传统教育模式而忽视临床带教;还要把握好个人与集体的绩效分配关系。医学教育特别是基于临床实践的临床带教,是一个团队的工作模式,应以团队为主,再由科室根据个人表现进行二次分配,个人绩效应在科室绩效中有明确体现;最后还要处理好奖励与劳务补贴的关系。医院要保证基于基本教育教学工作量的劳务补贴的基础上,通过绩效等级合理应用激励奖励,劳务补贴不纳入绩效中,确保激发教师的额外付出。

3. 注重制度建设,营造尊师重教的良好氛围　制度环境是留人、用人的基础,通过完善的绩效管理与激励制度实现科学管理,让临床教师感受到其所从事工作的重要意义,获得职业认同感和尊重是事业发展的必备条件。

4. 重视教师个人职业发展的激励,推动教学事业可持续发展　临床医生的职业发展,在不同阶段面临不同的任务和要求,在探究教学岗位胜任力的同时还应探究不同发展阶段的特殊需求和主要需求,建立与医生职业生涯发展阶段相适应的绩效考核评价制度,实行可持续可连贯的制度设计,使临床教师职业路径清晰,发展要求清晰。

完善的制度、有效的培训、客观的评价、适宜的奖惩,是促进师资队伍建设、保障培训质量的重要措施。对绩效考核评价体系的探究与应用是一项重要而长期的任务,需要不断完善,不断创新,需要各方面力量的共同参与,逐步实现临床师资队伍职业化道路,为培养优秀的临床医生奠定坚实的基础。

(韩 冰)

第三节　临床教学档案建设

档案是人类历史文化遗产、历史的见证,汇集着、记载着丰富的信息与知识。当今社会的信息化速度日趋加快,档案信息作为一种重要的信息资源也将越来越重要。而临床教学档案建设直接反映着高等医学院校的教学、学术和管理水平,也反映了该校教育教学活动的历史全貌。完整的临床教学档案不仅是高等医学院校教学管理规范化的基本要求,也是其办学水平和办学实力的原始记录和重要的佐证材料,充实和完善临床教学档案资源是学校档案工作的重心,加强临床教学档案资源建设将是高等医学院校一项长期的基础性建设。

一、临床教学档案建设的重要意义及特点

（一）临床教学档案的重要意义

1. 临床教学档案的含义　临床教学档案是高等医学院校教学管理、教学实践和教育研究活动中直接形成和积累的具有保存价值的文字、图表、声像、计算机软件等不同载体的教学文件材料，是高等医学院校办学指导思想、教育原则、培养目标、专业设置以及教学内容、方法、途径、效果的真实记录。

2. 临床教学档案的重要意义

（1）临床教学档案有助于规范教学运行与管理：临床教学档案是对教学运行、教学管理、教学改革与研究工作的客观原始记录，为教育决策和教学管理提供参考，是查证日常教学秩序和教学管理的客观凭证，也是反映教学管理水平高低，进行教学活动和教学研究的依据。通过对临床教学档案的调查汇总表的分析，可以总结出在实际教学或活动中存在的问题，各管理人员的优缺点，取人之长，避人之短，更好地发挥出教师的优势。

（2）临床教学档案有助于推动教学改革与研究：临床教学档案真实地记录了临床教学活动、教研成果和教学管理工作中的经验和教训，可以帮助管理者查找问题，找准教学研究的方向，为教学规律的研究提供参考依据，同时也为教学研究与改革提供了素材和证据。

（3）临床教学档案有助于支撑教学评估与评价：临床教学档案管理和教学评估之间相互支撑与促进，教育主管部门采取合格评估、审核评估、临床医学专业认证等形式对高校办学水平进行评估与评价，其中包括对教学档案的检查。评估专家组以临床教学档案作为基础和依据，对院系的教学管理和质量做出可靠的定性结论。

（4）临床教学档案有助于教学质量监控与督导：临床教学档案中不仅记载了带教教师的教学特点和开展课程思政等情况，也反映各临床教研室的教学管理情况，可以通过临床教学档案来对教学质量进行监控和督导。

（5）临床教学档案有助于拓展教学档案服务与利用：临床教学档案的价值在于利用，做好临床教学档案的编研工作，从纵向编研临床医学专业的发展史、课程大纲的演变等，从横向编研专业评估、教师评价等，这样能够更直接、快捷地满足不同需求，把"死档案"变成"活信息"，把"档案库"变成"思想库"。

（6）临床教学档案有助于为领导提供决策参考与依据：从教学评估、教学手段和方法到教学研究及改革等各方面的信息，可以作为提高教学质量和管理水平的科学依据和参考材料，为制订教学计划、考核教师工作成绩、改进招生计划、探索人才成长规律及培养方案提供重要依据，还可以帮助领导制订有关决策，提高决策水平。

（二）临床教学档案的特点

1. 多元性与复杂性　临床教学档案的多元性不仅体现在纸质的教学文件、教学计划与总结、教案、试卷等这些载体，还有一些可以直观形象地反映教学过程的电子载体，比如电子文档、数据、音像、幻灯片及一些教学模型等。

2. 时序性与周期性　临床教学档案是临床教学实践活动随时间变化的产物，这就决定了临床教学档案文件之间具有鲜明的时序特征和自然的时序关联。教学档案归档时，必须考虑这种时序上的关联。尤其是网络教学档案的建立，时序往往是重要的定位坐标。临床教学档案一般以学期、学制和课程体系为归档周期。

3. 专业性与行业性　临床教学档案既包含有教学大纲、教学计划、授课教案，还包括临床教学的

辅助性视频、图片、声音等文本信息,记录了临床教学、科研人员的科技思想、教研方法和教学管理经验。临床教学工作与医疗工作是附属医院一起承担的,就使得临床教学档案的内容与医疗工作相辅相成密不可分,所以一些临床教学档案还具有医疗文件的性质。因此,临床医学专业赋予了临床教学档案具有鲜明的专业和行业特色。

4. 分散性与系统性　临床教学档案信息来源于教学活动的各个环节和教学活动的全过程。信息涉及的部门广、人员多,既涉及上级有关领导部门,也涉及本单位的教务处、二级院系(部)的教学管理部门、临床教研室、技能中心以及学生管理部门,人员涉及院(系)领导干部、教师、教学管理人员和学生等参与教学活动的全体人员。临床教学档案的来源和存放比较分散,但分散的教学档案之间又是有机统一的,各环节、各临床教研室的教学档案缺一不可。

二、临床教学档案建设原则

临床教学档案是临床教学活动的产物,是科学研究的基础,临床教学档案管理应遵循以下原则。

1. 真实性原则　真实性是临床教学档案建设的首要原则。临床教学档案必须真实、客观、可信,如实全面地反映临床教学工作实践的全貌。

2. 信息化原则　临床教学档案可借助校园网等网络平台,建设网上教学档案资源数据库。信息化不仅有助于学校档案资料的管理,而且有助于建立临床教学信息收集的数据库,提高档案的利用率。

3. 实用性原则　实用性是临床教学档案的终极目标。临床教学档案是为医学教育教学、科研和管理服务,以提供详尽完备的原始材料,发挥档案的查考和凭证作用,所以在对临床教学档案进行分类时就必须考虑其实用性。

4. 系统性原则　系统性是临床教学档案建设的根本性原则。教学档案分类必须遵循一定的逻辑规则,尤其要注意分类标准的一致性和纵横关系的明确性。如我们在对教学档案进行分类时纵向可以根据学年进行分类,横向可以按照档案职能进行分类,一旦确定分类方法以后,每次分类就都遵循同一标准进行。

5. 服务性原则　建设管理的临床教学档案应为教学评价提供资料支持,并为教学决策提供依据,充分发挥临床教学档案的适用性和服务性,便于开发利用。同时,档案管理者的积极性也要全面调动,不断创新服务方式、端正服务态度。

三、临床教学档案体系

(一) 临床教学档案类别

1. 教学管理类材料　主要是综合性的文件,包括国家和上级业务主管部门有关教学的条例、法规和指导性文件。

2. 教师业务类材料　主要是教师业务档案及师资培养的情况,包括教师的基本情况、课程教学计划、教学任务安排、课程安排表、教研教改评估材料等。

3. 学生学籍类材料　包括在校学生的基本情况、学籍管理材料、学籍变更材料、考试、临床见习、毕业实习的材料及成绩等。

4. 专业与课程建设类材料　包括制定的年度工作与教学计划、教学制度、条例及教学检查的记录、分析资料、课程开设与建设、教材建设实施情况等。

5. 教学条件与利用类材料　包括临床教研室建设情况、教学投入、教学设备、教学设施、实习基地建设情况、开展学术活动情况。

6. 教学质量监控类材料　包括专家、同行、学生教学质量评估表，各级领导、专家的听课记录，各类教学资料检查通知及检查报告，教学评优记录等。

7. 学科建设和教学研究材料　包括国家和省级的重点学科、专业、课程、各类教改项目、科研课题的立项、申报、评估、成果等材料。

8. 特色类材料　主要是本专业或临床教研室的特色做法或教学亮点。

(二) 临床教学档案分层

临床教学档案的内容广、数量大、种类繁多，一般可分为 14 个项目，包含 88 类 100 项具体内涵指标 (表 11-4)。

四、临床教学档案管理

临床教学工作档案建设与管理工作是一项专业性很强的系统工程，强化建档、存档、用档的意识，使之与临床教学工作同步发展。

(一) 临床教学档案的三级管理

1. 三级管理机构的设置　在学校档案工作管理委员会的统一领导下，校档案馆为一级档案管理机构；二级教学管理部门和教学单位为二级档案管理机构；教研室、实验室、技能中心为三级档案管理机构。

2. 三级管理的范围　一级管理部门集中管理各教学管理部门和二级教学部门在工作中形成的，综合性的能反映学校教学活动重要内容的档案。二级管理部门和教学单位是临床教学档案三级管理模式的核心，收集、保管和提供利用本部门各科室形成的档案，并对所属教研室、实验室、技能中心的归档工作进行指导、监督、检查。三级管理部门教研室、实验室、技能中心负责管理教育教学应行中形成的在日常业务活动中大量形成的一般性、基础性业务活动形成的材料。

3. 临床教学档案管理体系　临床教学档案管理工作必须建立规范化、科学化的临床教学档案管理制度，认真、及时整理材料移交档案室 (图 11-1)。

(二) 临床教学档案管理的主要策略

1. 依法治档，实现临床教学档案管理科学化　临床教学档案建设标准应以党的教育方针为指导，以习近平总书记关于高等教育的重要论述为根本遵循。高等医学院校将各项检查评估、临床医学专业认证等工作与档案管理统一起来，使临床教学档案工作达到 "以评促改、以评促建、以评促管、评建结合、重在建设" 的目的，各级管理人员都要更新观念，树立良好的临床教学档案建设与管理意识，为临床教学档案工作的科学化、规范化管理提供制度上的保障。

2. 建章立制，实现临床教学档案管理规范化　各级教学管理部门应制订明确的教学档案管理制度，做到教学档案专人负责、管理。应制定完善的临床教学工作考评机制，直接与教研室、个人工作绩效挂钩，形成临床教学档案管理工作的运行机制，明确各教研室主任是该专科教学质量第一责任人，实行 "四同步" 的临床教学档案管理制度，即：布置教学任务与提出教学文件材料归档的要求同步；检查教学工作与检查教学文件材料的形成同步；评审、鉴定教学质量、教材、论文、优秀成果与审查、验收档案材料同步；总结、上报评审材料、教师考核晋级与档案部门提出的归档证明同步。

表 11-4　临床教学档案建设项目一览表

项目	序号	档案内涵	项目	序号	档案内涵	项目	序号	档案内涵	项目	序号	档案内涵
发展史	01	发展史	教学准备	23	试讲制度	教学文件		教学计划	教学条件	69	多媒体教室状况
	02	学院、教研室历届负责人		24	新教师试讲记录			教学大纲		70	实习基地建设情况
	03	教学管理人员		25	新内容试讲记录			教学任务、周历	教学用书	71	使用教材
学术梯队	04	历届学术带头人		26	集体备课制度		49	课程表		72	使用教学参考书
	05	历届学科带头人		27	集体备课记录			年度(学期)计划与总结		73	使用实验实习讲义
	06	学术骨干		28	教学法制度			人才培养方案		74	编写教材情况
研究生培养	07	硕士生导师		29	教学法活动记录		50-1	教学管理规程		75	编写教学参考书
	08	博士生导师		30	教案书写制度及教案		50-2	实验教学管理规定		76	编写实验实习讲义
	09	培养硕士研究生		31	实习教案制度与实习教案		51	上级下发文件			
	10	培养博士研究生		32	教师授课通知制度	考试管理	52	考教分离制度		77	现代教育技术开发应用情况
教师培养	11	教师情况统计		33	教师授课通知记录		53	考试记录			
	12	教师人员简况	教学质量评价	34	教师授课质量评价制度		54	考试试卷成绩分析与试卷		78	录像教材
	13	教师培养情况		35	教师授课质量调查表	学生管理	55	学生考勤记录		79	图书资料
	14-1	教师在岗培训和进修情况		36	教师授课质量评价统计分析表		56	实习大纲	教育科研	80	教学改革规划
	14-2	青年教师岗前培训一览表					57	毕业实习制度与实习情况		81	教学改革立项与成果
	14-3	青年教师岗位培训情况		37	听课制度						
	15	师德师风建设情况		38	听课登记与记录		58	学生奖励记录		82	发表教学论文、译文
课程建设	16	课程开设情况		39	教学任务书管理制度与任务书		59	学生处分记录		83	发表科技论文、译文
	17	课程建设规划及实施方案		40	同行专家评价制度		60	学籍管理制度			
	18	课程建设与评估		41	同行专家评价表		61	学籍册(成绩册)		84	出版著作、译著
	19-1	教师任课情况		42	同行专家评价统计表	教学条件	62	教学投入		85	参加学术会议
	19-2	教师双语授课情况		43	教学检查记录		63	教学设备		86	学术讲座计划(一览表)
	19-3	教师多媒体授课情况		44	教学检查总结		64	教室状况			
	20	教师授课情况		45	教学秩序检查制度		65	实验室状况	奖罚	87	教师奖惩制度
	21	实验实习课开设情况		46	教学秩序检查记录		66	示教室状况		88-1	教师奖励记录
	22-1	实验实习项目		47	毕业生评价制度		67	语音室状况		88-2	教师处分记录
	22-2	大学生创新基地科研项目一览		48	毕业生工作表现信息反馈表		68	智慧教室状况			

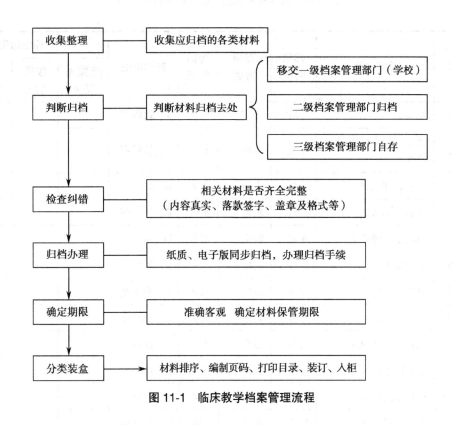

图 11-1 临床教学档案管理流程

3. 明确标准,实现临床教学档案管理信息化 推进临床教学档案信息化管理必须以建立档案管理质量标准为基础,要明确临床教学文档整理要求、立卷规则、存储形式和保存年限,着力实现纸质文档和电子文档同步存储。在信息化管理背景下,还应着力加强对临床教学状态数据档案的存储、挖掘和分析,促进临床教学管理决策的科学化。在完成临床教学档案数字化收集工作的基础上,还要优化临床教学档案信息资源的存储结构,加强和改进数字化档案资源数据库建设,使得临床教学档案资源重点突出、层次清晰,有效提高档案信息之间的关联性,提高临床教学档案管理和利用的效率和质量。

五、临床教学档案评价

科学完善的临床教学档案评价体系对于促进临床教学档案规范化、科学化、制度化管理,加强临床教学档案综合利用,充分发挥档案功能具有重要的意义。依据临床教学档案内容,制订评价标准,一般可使用完整规范、较完整、不完整及无四个等级制或计分制(见表 11-5~ 表 11-8)。

表 11-5　临床教学档案建设项目评价表（一）

单位名称：

项目	序号	档案内涵	归档时间	存档方式	存档时间	存档单位	评价结果			
							完整规范A	较完整B	不完整C	无D
发展史	01	发展史	连续	文字	永久	院、教研室				
	02	学院、教研室历届负责人	连续	表格	永久	院、教研室				
	03	教学管理人员	连续	表格	永久	院、教研室				
学术梯队	04	历届学术带头人	连续	表格	永久	院、教研室				
	05	历届学科带头人	连续	表格	永久	院、教研室				
	06	学术骨干	连续	表格	永久	院、教研室				
研究生培养	07	硕士生导师	连续	表格	永久	院、教研室				
	08	博士生导师	连续	表格	永久	院、教研室				
	09	培养硕士研究生	连续	表格	永久	院、教研室				
	10	培养博士研究生	连续	表格	永久	院、教研室				
教师培养	11	教师情况统计	1年	表格	3年	院、教研室				
	12	教师人员简况	1年	表格	3年	院、教研室				
	13	教师培养情况	1年	文字	5年	院、教研室				
	14-1	教师在岗培训和进修情况	连续	表格	5年	院、教研室				
	14-2	青年教师岗前培训一览表	连续	表格	5年	院				
	14-3	青年教师岗位培训情况	连续	表格	5年	院				
	15	师德师风建设情况	连续	表格	5年	院、教研室				
课程建设	16	课程开设情况	连续	表格	永久	院、教研室				
	17	课程建设规划	3年	文字	5年	院				
	18	课程建设与评估	1年	表格	5年	院				
	19-1	教师任课情况	半年	表格	5年	院、教研室				
	19-2	教师双语授课情况	1年	表格	5年	院、教研室				
	19-3	教师多媒体授课情况	1年	表格	5年	院、教研室				
	20	教师授课情况	半年	表格	5年	院、教研室				
	21	实验实习课开出情况	1年	表格	3年	院、教研室				
	22-1	实验实习项目	1年	表格	3年	院、教研室				

评价人：　　年　月　日

表 11-6 临床教学档案建设项目评价表（二）

单位名称：

项目	序号	档案内涵	归档时间	存档方式	存档时间	存档单位	评价结果			
							完整规范 A	较完整 B	不完整 C	无 D
教学准备	23	试讲制度	3年	文字	5年	院、教研室				
	24	新教师试讲记录	随时	表格	5年	院、教研室				
	25	新内容试讲记录	随时	表格	5年	院、教研室				
	26	集体备课制度	3年	文字	5年	院、教研室				
	27	集体备课记录	随时	表格	5年	院、教研室				
	28	教学法制度	3年	文字	5年	院、教研室				
	29	教学法活动记录	随时	表格	5年	院、教研室				
	30	教案书写制度及教案	1年	文字与原件	3年	院、教研室				
	31	实习教案制度与实习教案	3年	文字与原件	3年	院、教研室				
	32	教师授课通知制度	3年	文字	3年	院、教研室				
	33	教师授课通知记录	随时	表格	3年	院、教研室				
教学质量评价	34	教师授课质量评价制度	3年	文字	3年	院				
	35	教师授课质量调查表	随时	表格	5年	院				
	36	教师授课质量评价统计分析表	1年	表格	5年	院				
	37	听课制度	3年	文字	3年	院、教研室				
	38	听课登记与记录	随时	表格与原件	5年	院、教研室				
	39	教学任务书管理制度与任务书	1年	文字与原件	5年	院、教研室				
	40	同行专家评价制度	3年	文字	3年	院、教研室				
	41	同行专家评价表	随时	表格	5年	院、教研室				
	42	同行专家评价统计表	1年	表格	5年	院、教研室				
	43	教学检查记录	随时	文字	3年	院、教研室				
	44	教学检查总结	随时	文字	3年	院、教研室				
	45	教学秩序检查制度	3年	文字	3年	院、教研室				
	46	教学秩序检查记录	随时	文字	3年	院、教研室				
	47	毕业生评价制度	3年	文字	3年	院				
	48	毕业生工作表现信息反馈表	1年	表格	5年	院				

评价人： 年 月 日

表 11-7　临床教学档案建设项目评价表（三）

单位名称：

项目	序号	档案内涵	归档时间	存档方式	存档时间	存档单位	评价结果			
							完整规范 A	较完整 B	不完整 C	无 D
教学文件	49	教学计划	1年	原件	3年	院、教研室				
		教学大纲	1年	原件	3年	院、教研室				
		教学任务、周历	1年	原件	3年	院、教研室				
		课程表	1年	原件	3年	院、教研室				
		年度(学期)计划与总结	1年	原件	3年	院、教研室				
		人才培养方案	1年	原件	3年	院、教研室				
	50-1	教学管理规程	1年	原件	永久	院、教研室				
	50-2	实验教学管理规定	1年	原件	永久	院、教研室				
	51	上级下发文件	1年	原件	永久	院、教研室				
考试管理	52	考教分离制度	3年	文字	3年	院				
	53	考试记录	随时	表格	5年	院、教研室				
	54	考试试卷成绩分析与试卷	随时	文字与原件	5年	院、教研室				
学生管理	55	学生考勤记录	1年	文字	5年	院、教研室				
	56	实习大纲	3年	文字	5年	院、教研室				
	57	毕业实习制度与实习情况	3年	文字与原件	5年	院、教研室				
	58	学生奖励记录	1年	表格	5年	院				
	59	学生处分记录	1年	表格	5年	院				
学籍	60	学籍管理制度	3年	文字	3年	院				
	61	学籍册(成绩册)	1年	原件	永久	院				
教学条件	62	教学投入	1年	表格	3年	院、教研室				
	63	教学设备	1年	表格	3年	院、教研室				
	64	教室状况	1年	表格	3年	院				
	65	实验室状况	1年	表格	3年	院、教研室				
	66	示教室状况	1年	表格	3年	院、教研室				
	67	语音室状况	1年	表格	3年	院				
	68	智慧教室状况	1年	表格	3年	院				

评价人：　　年　月　日

表 11-8 临床教学档案建设项目评价表（四）

单位名称：

项目	序号	档案内涵	归档时间	存档方式	存档时间	存档单位	评价结果			
							完整规范 A	较完整 B	不完整 C	无 D
教学条件	69	多媒体教室状况	1年	表格	3年	院				
	70	实习基地建设情况	连续	表格	3年	院				
教学用书	71	使用教材	1年	表格与原件	5年	院、教研室				
	72	使用教学参考书	1年	表格与原件	5年	院、教研室				
	73	使用实验实习讲义	1年	表格与原件	5年	院、教研室				
	74	编写教材情况	1年	表格与原件	5年	院、教研室				
	75	编写教学参考书	1年	表格与原件	5年	院、教研室				
	76	编写实验实习讲义	1年	表格与原件	5年	院、教研室				
	77	现代教育技术开发应用情况	1年	表格与原件	5年	院、教研室				
	78	录像教材	1年	表格与原件	5年	院、教研室				
	79	图书资料	1年	表格与原件	现有	院、教研室				
教育科研	80	教学改革规划	3年	文字	5年	院、教研室				
	81	教学改革立项与成果	连续	表格与原件	5年	院、教研室				
	82	发表教学论文、译文	1年	表格与原件	5年	院、教研室				
	83	发表科技论文、译文	1年	表格与原件	5年	院、教研室				
	84	出版著作、译著	1年	表格与原件	5年	院、教研室				
	85	参加学术会议	1年	表格	5年	院、教研室				
	86	学术讲座计划（一览表）	1年	表格	5年	院、教研室				
奖罚	87	教师奖惩制度	3年	文字	3年	院、教研室				
	88-1	教师奖励记录	1年	表格	5年	院、教研室				
	88-2	教师处分记录	1年	表格	5年	院、教研室				

评价人： 年 月 日

（周 红）

第四节 临床教学质量评价

在医学教育中，临床教学是整个医学教学过程非常重要的阶段，临床教学质量对于医学人才培养至关重要。为了全面提高人才培养质量，充分发挥教学质量评价的导向功能、鉴定功能、改进功能，我国确立了自我评估、院校评估、专业认证与评估、国际评估、教学基本状态数据常态监测的"五位一体"教学评估制度,基本形成了以高校自我评估为基础,以教育行政部门监管为引导,学术组织、行业部门和社会机构积极参与及内外协同的高等教育质量监督评价体系。

一、临床教学工作自我评估

临床教学工作自我评估是高校对临床教学自我诊断和自我改进的过程,是高校根据《中国本科医学教育标准——临床医学专业(2016 版)》(简称"《标准》")的要求和自身情况确定的人才培养目标,对临床教学条件、教学过程、教学效果进行评价,以强化临床教学基地质量保障的主体意识。

(一)临床教学质量评价的含义

临床教学是医学教育重要组成部分,临床教学质量评价是以临床教学活动为对象,依据《标准》及人才培养目标,运用科学手段,通过系统的收集、分析、整理相关信息,对临床教学计划、过程和结果进行质量判断,为提高临床教学质量和决策提供依据的过程。质量评价涉及整个临床教学执行过程的始终,它能够准确评价临床教师教学效果、学生学习效果、临床教学基地办学水平,是作为考核医学生培养过程、人才培养规格与目标符合程度的重要手段。因此,建构系统、科学、行之有效的临床教学质量评价体系,对于促进临床教学质量管理,切实提高临床教学质量具有重要的意义。

(二)临床教学质量评价的意义

1. 促进临床教学管理的规范化   临床教学质量评价是医学教育评价重要组成部分,是高等医学院校评价体系的核心内容。开展临床教学质量评价,不仅能促进临床教学管理规范化,也能提高临床教学管理人员的管理水平。通过临床教学质量评价,使教学管理者对临床教学管理现状、临床师资教学水平、学生学习状况有清晰的认识,经过仔细分析找出存在问题,并及时采取切实可行的对策。

2. 促进临床教学改革   1998 年联合国教科文组织把以学生为中心的教育思想和办学理念写进了世界高等教育大会宣言,这标志着以学生为中心的人才培养理念成为世界高等教育发展的指导思想。如何把以学生为主体、教师为主导的教育思想具体地落实于临床教学过程中,必须发挥临床教学质量评价的导向功能,引导教师树立正确的教育观、人才观、质量观,促使教师转变教育思想、更新教育理念,明确教学目标,精心设计教学过程,用心实施教学活动,并通过评价反馈及时有针对性地采取各种有效措施,从而达到提高临床教学质量的目的。

3. 促进教师和学生共同发展   临床教学环节多,实践性强,在师生共同参与的教学活动中,教师的主导是学生主体作用得以有效发挥的关键。临床教学各环节质量评价不仅评价教师的教学行为,还关注学生和教师共同发展,使教师和学生了解到教与学存在的优点和不足,有利于提高教师的教学能力与学生的学习能力,从而实现教学相长。

(三)临床教学质量评价原则

1. 师生共同发展原则   人的全面发展是整个教学活动的中心任务和根本目的,《标准》中也强调了临床医学专业毕业生的全面发展,学生的全面发展客观上也要求教师的不断发展。因此,临床教学质量评价应树立以师生为本的理念,关注师生未来发展,关注师生价值取向、个性化、创造性、成就动机等需求,最大程度地激活每个师生的发展潜力,为师生创造性和个性化成长留下足够成长空间。

2. 多主体全过程全方位原则   一个良好的临床教学质量评价体系应建立在广泛的支持和参与之上,利用多元化的评价主体进行多角度的审视。教师、学生、院系(临床教学基地)领导、学校职能部门、毕业生、相关利益方等都可以作为评价主体参与临床教学质量的评价和反馈活动,以保证临床教学质量评价的客观合理性。临床教学是一个由临床理论课程、实验课、教学方法、考核方法、临床教学资源、学习环境以及文化氛围等多因素组成的一个功能系统,因此临床教学质量的评价应建立在对临床教学全过程各环节各因素的评价上,不仅要对课堂教学进行评价,还要覆盖实验课、见习课、实习等各个教学环节,不仅涉及教学的主要因素评价,还要延伸到教学的相关因素。

3. 立体贯通原则　由于临床教学质量评价涉及的因素较多、体系庞大、内容繁杂,操作起来比较复杂,必须建立一个立体贯通、行之有效的质量评价运行机制。纵向评价一般由学校、院系(临床教学基地)、教研室三级质量监控责任体系组成,突出学校宏观管理,加强学院(临床教学基地)中观管理,强调教研室微观管理,由于临床教学质量评价涵盖临床教学全过程各环节,所以还要在临床教学过程的不同阶段施以不同层面、不同性质的评价,从而构成纵向和横向立体贯通的临床教学评价运行渠道。

4. 经常性制度化原则　临床教学质量评价是贯穿临床教学过程的一种经常性的活动,因此必须建立教学质量评价制度,采取多种方式相结合,对教学过程各环节进行经常性的检查和评估,以形成经常性制度化临床教学质量评价体系。

(四) 临床教学质量评价内容

1. 临床教育计划　临床教育计划对于临床教育教学活动具有重要的导向作用,其主要涵盖临床课程设置、教学模式构建、课程计划实施、职业发展教育等。确定以学生为中心、初步临床能力、终身学习能力和良好职业素质为目标的课程体系;构建提高医学生临床医学与公共卫生兼有的知识、技能和态度的综合学力的理论与实践并重,人文与专业双重教育职能的教学模式;遵循戴明循环 PDCA 质量管理程序,由教学管理职能机构和相应的临床教研室协同制定各门课程教学实施计划,包括从理论授课到见习带教、临床见习到毕业实习,特别是临床从入科教育开始到出科考核,以及社区公共卫生实践课程的全过程教学运行。组织学生参加毕业后医学教育和继续医学教育项目学习,并建立行之有效的医学教育连续统一体系的制度性衔接。

2. 学生学力考核　主要包括学力评定体系、考核管理培训、结果分析反馈。建立学生学力测评档案,内容涵盖临床知识、技能、态度等综合素质,方法兼有形成性和终结性考评。开展学生学力考核理论专题培训,提高教师命题规范化和标准化水平;配置临床技能中心专业技术人员,制定具体的学力检测标准和操作规程;教考分离,建立客观公正的诚信评价机制。规范考核整体结果分析,包括试题信度和效度、难度和区分度以及教学大纲内容的覆盖率,并对教师、学生和管理人员及时进行考核结果的反馈转移和整改应用。

3. 学生支持服务　包括接受学生、支持服务。临床教学基地教学相关职能部门对进入临床学习的学生在支持服务上落实的制度保障;提供学生在基地期间临床学业帮助、身心健康咨询、就业指导和生活服务等。

4. 临床教师　包括师资聘任政策、教学人才培养。明确教师职责及聘任制度,进行上岗培训与资格认定,配备足够数量的专业教师,确保教授为本科生上课比例,保证合理的师资队伍结构、师生比和职称学位比。保障教师合法权益,保证医、教、研职能平衡,支持教师钻研教学业务活动并予以政策倾斜,确保在医院人才培养中的重要地位,为教师提供职业发展的机会。

5. 教育资源　包括教育经费、基础设施、教学床位、社区基地。实施教学奖励基金及临床教育发展基金等专用经费预算和使用审计;教室、示教室、演播室、临床模拟教学中心等教学用房,多媒体设备和信息技术设施,图书馆、学生公寓及文体活动场所,能满足学生使用;学生人均参与分管病床 5~8 张,并保证各实习病区有 2 张专用病床收治教学病种;与城市社区卫生服务中心、农村卫生保健院、疾病预防与控制机构建立良好稳定的业务关系,为临床医学与公共卫生实践教学提供稳定的基地。

6. 教育评价　主要包括教学质量评价体系、评价结果反馈应用。教学质量评价体系体现督导专家、教师及学生、学校领导等利益方,从不同角度制定质量评估指标,并覆盖理论授课、临床见习、临床实习整个教学过程,深入备教、执教、评教、述教具体操作环节。及时分析各教研室教学状态评价结果,分析反馈国家医师资格考试、国家医师资格考试分阶段考试、住院医师规范化培训合格考试、职业选择、就业单位及毕业表现,为教学改革提供决策依据。

7. 科学研究　包括教学科研关系、教学科研状态、学生科研指导、学生创新创业指导。提供结合学科发展的基本科学研究条件,鼓励科研成果在教案原创设计和临床操作指导等教学领域中应用;教师应具备相应学科领域的科研能力,包括教育科学研究能力;鼓励学生创新思维和实践,开设生命科学前沿发展学术讲座,组织并指导学生开展创新创业活动。

8. 管理与行政　主要包括管理体制、主管领导、教职人员、社会互动。根据临床教学规模、层次、学科等特点,设置高效的教育组织结构体系,明确教学管理系统、执行管理制度,设立学术和教学专家委员会,审议教学与科研等重要事项,协调教学、科研、医疗之间的关系。明确主管教学基地的领导在制定教育计划和配置教学资源方面的责、权、利,以及制定主管领导年度述职测评制度;教学管理职能部门的人员配置,结构层次合理、岗位职责明确、考核管理制度规范;结合志愿者服务,与社区及政府卫生与教育实践相关利益部门,形成请进来辅导和走出去服务相结合的社会实践活动建设性合作伙伴关系。

9. 改革与发展　包括教学改革、持续发展。医学教育改革适应社会不断发展变化,为医疗卫生事业培养合格人才,特别是在现行的医事法律框架下,保证医学生培养目标能在临床医疗服务的实习操作中实施;定期回顾检查中及长期发展规划进展情况,并根据预期目标进行阶段性建设成效评估。

二、临床教学质量的外部评价

教学质量外部评价是指除高校自身评价以外所进行的评价。20 世纪 80 年代中期以后,在世界范围内掀起了高等教育质量保障运动,许多国家在高等教育领域都开展了以建立高等教育质量保障体系为内容的改革,而我国也在这个时期逐步开展高等教育质量保障的各项外部教学评估研究和实践活动。

(一)院校评估

20 世纪 80 年代,我国逐步开启了高等教育质量保障的各项教学评估研究和实践活动。

1. 探索阶段的各种院校教学评估　1985 年《中共中央关于教育体制改革的决定》首次提出教育管理部门要组织教育界、知识界和用人部门定期对高等学校的办学水平进行评估;1985 年国家教委在一些省市启动了高校办学水平、专业、课程等评估试点工作;1990 年 10 月颁布了我国第一部关于高等教育评估的法规,提出开展"合格评估、办学水平评估和选优评估"三种基本形式的评估。1994—2001 年间,合格评估、优秀评估和随机性评估等形式的评估在我国相继开展。这一时期评估改善了政府对高等教育的宏观管理,促进了高校教育质量的提高。

2. 发展阶段的各种院校评估　包括水平评估、合格评估、审核评估。

(1)水平评估:2003 年教育部开始进行高校本科教学工作水平评估,加强国家对高等学校教学工作的宏观管理与指导。水平评估指标体系包括办学思想等 7 个一级指标 19 个二级指标 44 观测点,评估结论分为优秀、良好、合格、不合格四种。2008 年水平评估落下帷幕,自 2003 年开始至 2008 年结束,6 年间共评估 589 所高校。水平评估由政府组织,体现了政府对高等教育及其质量实施有效的管理和监督,促进学校自觉贯彻执行国家的教育方针。

(2)合格评估:2011 年教育部启动合格评估,评估对象是新建本科院校,评估体系包括 7 个一级指标 20 个二级指标,评估结论分为"通过""暂缓通过""不通过"。"通过"的学校 5 年后进入审核评估,"暂缓通过"的学校整改期为 2 年,"不通过"的学校整改期为 3 年。在整改期间对"暂缓通过"和"不通过"的学校,将采取限制或减少招生数量、暂停备案新设本科专业等措施,整改期满后由学校提出重新接受评估申请。重新评估获得通过的学校可进入下一轮审核评估,仍未通过的学校,依据有关法律给予相应处罚。合格评估强调办学条件达到国家"三个基本",即国家基本标准、教学管理基本规范、教学质量基本得到保证,是高校教育教学质量"兜底线、促转变、提质量"的重要保障。

(3)审核评估:为强化质量保障体系建设,不断提高人才培养质量,2013 年教育部启动普通高等学校本科教学工作审核评估,评估的对象是通过水平评估并且获得"合格"及以上结论的普通本科院校,以及参加合格评估获得"通过"5 年后的新建本科院校。审核评估范围主要包括学校的定位与目标、师资队伍、教学资源、培养过程、学生发展以及学校特色项目等。审核评估周期为 5 年,评估结论不分等级,以淡化功利性趋向。审核评估重点考察学校人才培养目标达成度、社会需求适应度、办学条件支撑度、质量监测保障度、学生和用户满意度,即"五个度",突出高校内涵建设及特色发展,强化办学合理定位和人才培养中心地位。

(二) 专业认证

专业认证是指由特定的机构采用一整套认定的标准和程序对教育机构进行审核与评估的过程。从 2000 年起我国逐渐引入医学教育标准和专业认证概念,开始了医学教育认证与质量发展的探索历程。2008 年教育部、卫生部联合颁布《本科医学教育标准——临床医学专业(试行)》,经过广泛调研、专家咨询、总结认证经验,2016 年修订完成《中国本科医学教育标准——临床医学专业(2016 版)》。2020 年教育部临床医学专业认证工作委员会正式通过世界医学教育联合会医学教育认证机构认定,意味着我国医学教育认证质量得到国际认可、实现国际实质等效。临床医学专业认证目的在于评判高校临床医学专业是否达到国家标准,重点检查高校的教育计划、师资队伍、教学资源、改革与发展等方面是否与本校的办学宗旨目标相一致,是否能支撑本校人才培养目标,客观分析和找出学校在临床医学专业教育教学过程中的强项和弱项,助力学校实现人才培养目标。

(三) 国际评估

国家鼓励有条件的高等学校聘请临床医学专业领域的国际高水平专家学者开展本校临床医学专业的国际评估,探索与国际高水平教育评估机构合作,积极进行评估工作的国际交流,提高评估工作水平,提高临床医学教育国际化水平。根据相关资料显示,目前我国高校主要是开展学科国际评估。2002 年 5 月,中国科学技术大学邀请国内外著名专家学者对物理学科开展学科国际评估,这是国内高校首次开展学科国际评估工作。截至 2017 年,有 18 所高校开展了不同规模的学科国际评估。探索国际评估对于高校树立国际意识、借鉴国际一流大学教学经验、加速高校"双一流"建设有着重要的意义。

(四) 教学基本状态数据

2004 年教育部下发要求各高校报送在校学生数、教学经费等十个方面的数据,这是高校开展教学质量常态监控的雏形。2011 年教育部在《普通高等学校本科教学评估工作的意见》中正式将报送教学基本状态数据列入评估体系,并构建了本科教学基本状态数据库。医学院校通过采集反映临床教学常态的基本数据,建立学校教学基本状态数据库,构建临床教学工作及其质量常态监控机制,并将其作为今后学校质量常态监测、院校评估、专业评估和认证及临床教学质量报告的重要依据,为高校教育教学质量的常态监测夯实基础。

(五) 其他外部评价

1. **校外竞赛**　我国正处在从传统经济向创新驱动型经济发展的变革时期,在这场深刻变革中,创新精神、创新思维和创新人才必将是我国经济和社会发展不可或缺的重要元素。

(1)学生学科竞赛:学科竞赛主要考查学生的综合应用能力,对学生洞察能力、分析能力、思辨能力等综合素质的培养具有重要的促进作用。各级各类学科竞赛是检验临床医学生综合素质的一种方式,通过比赛实现了理论与实践的相互融合。比如大学生临床技能大赛(医学技术技能大赛)、"互联网+"大学生创新创业大赛等学科赛事。

(2)教师教学能力比赛:教师教学能力竞赛旨在考验教师的综合能力,促进课堂教学质量和教师教学能力的提高,经过教师教学大赛的促进和带动,引领教师潜心教书育人,强化人才培养的核心地位。如全国医学(医药)院校青年教师教学基本功比赛、教师教学创新大赛等竞赛项目。

2. 执业医师通过率　1999 年 5 月起我国正式实施执业医师资格考试,考试分为执业医师和执业助理医师两级,成为检验高等医学院校人才培养目标和办学水平的基本标准。2015—2020 年国家医学考试中心开始探索临床执业医师资格考试分阶段改革实证研究,对深化临床医学专业教育教学改革有着重要的意义。2020 年国务院办公厅下发《关于加快医学教育创新发展的指导意见》中明确指出对资格考试通过率连续 3 年低于 50% 的高校予以减招。

3. 核心期刊论文发表　临床医学教育学术研究反映了当前高等医学教育的热点和重点前沿知识,突出当前医学教育的理论创新,代表着教师对高等医学教育的反思,是教师原始创新力的重要标志。教师在进行学术研究的同时,有利于教师把科研思维融入教学中,实现教学相长的效果。

4. 教学成果　教学成果是广大教育工作者长期教学研究和实践探索而创造出来一系列成果的总和,它不仅仅是教学理念或教学方法的提出,更是经过教育教学长期的实践检验,是对高校人才培养和教育教学改革成果的检阅和展示,对高校教育教学改革具有很强的引领和示范作用。

5. 在全国性会议上做报告　高校教师在全国性教育大会上做相关报告,一方面表明了教师在某个领域的权威性和专业性,另一方面也表明高校的某一方面取得了代表性、突破性的成绩,在全国医学教育领域起到了引领或示范带头的作用。

三、院校教育后的临床教育评价

(一)研究生学位授权点合格评估

学位授权点合格评估是我国学位授权审核制度和研究生培养管理制度的重要组成部分。学位授权点合格评估分为专项合格评估和周期性合格评估。专项合格评估对象为新增并获得学位授权满 3 年后的学位授权点,主要检查高校学位授权点研究生培养体系和内部质量保证体系的完备性,旨在淘汰不合格新增学位点,以保证学位点培养质量。周期性合格评估的评估对象为获得专业学位授权满 6 年的学位授权点和专项合格评估结果为合格的学位授权点,评估以学位授予单位自我评估为主,教育行政部门抽评为辅,评估结果为"合格""不合格"。学位授权点合格评估作为研究生招生计划安排、学位授权点增列的重要依据,是国家保证高校学位授予质量和临床医学研究生教育质量的重要抓手。

(二)住院医师规范化培训

住院医师规范化培训(简称"住培")作为医学重要组成部分,是毕业后医学教育的重点,其培训质量直接影响着最终人才输出的质量。在质量评估理论体系方面最为广泛采用的是 Donabetian 等人提出的"结构—过程—结果"的质量结构。在住培过程中,结构质量由国家或省级卫生行政主管部门对医院进行审核评估,包括硬件环境、师资队伍、学科建设等,对住培基地的资格进行认定;过程质量由省级或国家级督导人员在住培培训过程中进行过程的检查,包括国家或住培基地举行的日常考核、轮转考核、年度考核和阶段考核,以确保培训过程中各项工作的按时按质完成;培训结果质量即在学员完成住培后,通过国家举行的理论和技能结业考核。

(三)继续医学教育

继续医学教育是终身教育系统的重要组成部分,是医学院校毕业后,以学习新理论、新知识、新技术、新方法为主的一种终身教育理念。继续医学教育主要分为学历继续教育和非学历继续教育两大部分,分别是以学历为主的传统成人教育和以培训为主的非学历继续教育。国家对学历继续教育的"入口""过程""出口"有相应的质量要求,而由于高校继续教育机构具有较大的办学自主权和自我管理权,基本上实行自我管理的模式,外部质量保障尚未有效地嵌入教学过程。而同属于继续教育的非学历继续教育,相关部门的质量监控主要是通过对教学学时、教师资格、教学内容、学分证书的发放和培训后总结等环节反映。

（潘小炎）

第十二章
临床教学研究

12

　　临床教学研究是医学教育创新和改革发展的动力。我国的临床教育研究水平较发达国家有不小的差距，与我国医学学科发展和医学人才培养水平不相匹配。本章节从临床教学研究的基本方法、临床教学研究的选题、临床教学的定量和定性研究、临床教学成果表达形式、临床教学研究的常见问题与对策五部分对临床教学研究进行介绍，希望能对提升临床教学工作者的研究水平有所裨益。

第一节　临床教学研究的基本方法

　　教学研究方法是指有组织、有计划地研究教学现象和问题，发现教学规律并尝试找到解决方法所采用的程序、方式或途径，是一个综合的研究方法体系。人们通过不断地探索和尝试，慢慢吸收并总结归纳自然科学的方法，逐渐形成今天的教学研究方法体系。它既是一种思维方式，又是一种行为准则。只有遵循了研究方法的规范，才能保证研究结果的科学性和有效性。教学研究一般分为选题立项、开题论证、组织实施、总结鉴定四个基本过程。根据研究目的、分析资料方法、收集资料方法的不同，研究方法可为基础研究和应用研究，定量研究和定性研究，文献研究、调查研究和实验研究等。随着现代信息技术不断进步，大数据的应用在资料收集、资料分析和结果呈现等方面丰富了教学研究方法。

一、研究一般过程

（一）教学研究的选题立项

　　研究问题决定了研究的起点、方向、范围和内容，因此发现问题在一定程度上比解决问题更重要。发现问题需要很高的创新性，它要求突破现有的思维方式和视野的局限性去挖掘平时工作生活中有意义的研究问题。而最初的研究问题往往比较宽泛，难以驾驭，需要对其进行详细的界定，使研究问题尽可能集中，研究目的尽可能清晰。研究问题明确后，需要准确规范完成课题表述（主要包括研究对象、研究中心内容以及研究方法三部分），课题名称不宜过长，要简洁明了。

　　在确定选题后，再以研究问题为索引进行文献查阅，掌握该课题的研究现状和进展，对研究问题进行一个"概览"。随后对文献进行深入分析，剖析别人的研究结果和观点，找到目前仍有待解决的问题。在充足的文献理论依据支持基础上，填写申报书，要做到核心概念清晰、课题人员构成合理、论证充足，并选择恰当的申报层级和领域进行申报。

(二) 教学研究的开题论证

开题是相关专家对课题申报者研究方案进行审核、论证的过程。借此可以获得专家对研究课题的意见和建议，对研究方法进一步修改和完善。开题报告主要有以下内容组成：课题名称、研究背景及问题提出、研究目的和意义、研究内容、研究方法、研究步骤以及预期成果等。开题完成后，课题研究者需要根据专家意见查阅相关文献，对研究课题及方案进一步修正，保障研究顺利进行。

(三) 教学研究的组织实施

研究课题确定并开题后便是研究的组织实施了。教学研究的组织实施是依据拟订的研究计划将研究方案付诸实施的过程，主要包括选定研究对象、搜集资料、整理资料、分析资料、得出结论这几部分内容。除个案研究外的大多数课题的研究对象总体比较大，需要从研究对象总体中抽取一部分作为直接研究对象。抽样方法可分为概率抽样和非概率抽样，前者包括简单随机抽样、系统随机抽样、分层随机抽样、整群随机抽样，后者包括目的抽样、任意抽样和定额抽样。搜集的资料包括文献资料以及通过观察、调查、访问、测量实验等方法所获得的实践资料。资料收集完成后需要对资料进行筛选和甄别，去伪存真、分门别类。最后，根据研究资料类型进行分类汇编，编制成统计图表，通过统计分析得出结论。

(四) 教学研究的总结鉴定

课题研究完成后，需要及时完成课题报告，并进行成果鉴定。结题报告是对课题研究过程和成果进行客观全面的回顾和总结，引出研究的思考和观点。结题报告主要可以分为标题、前言、正文、结尾和附件五个部分。标题即课题名称。前言主要简述课题概况，包括课题来源及级别等。正文主要由三个部分组成。①课题一般情况：包括研究背景、研究思路和实施过程等内容；②课题的研究成果：简要阐明课题的基本观点，着重揭示课题的特色和创新之处；③课题的评价意见：包括自我评价和专家评价。结尾可以对课题的进一步探索进行展望，内容不固定，视情况而定。附件包括课题的成员名单、已发表论文篇目以及致谢等。完成结题报告后可以申请课题鉴定和结题，提交结题材料进行审核后存档备案。

二、研究方法分型

(一) 根据研究目的分型

1. 基础研究　基础研究以抽象、一般为特征，主要体现为"是什么"。它通过分析各种教育现象来探索教育的本质和规律并发展和完善教育理论，也称"纯研究"或"理论研究"。基础研究试图通过对教育现象的分析、概括，认识教育学科的基本事实和规律，对教育理论的个别原理、概念进行修正、补充。基础研究的成果与当下实际的应用无直接关系，其目的往往在于扩宽或加深现有的教育理论根基。总之，基础研究以认知为基本研究目的，并不要求对教育实际工作产生直接的效果，但从长远观点看，其研究结果往往能给某一学科或某种实践带来指导意义。

2. 应用研究　应用研究以具体化、实用化为特征，主要体现在"怎么做"。它运用学术研究成果来直接解决教育实际工作中的具体问题。应用研究强调研究的直接应用价值，其针对性强，往往指向某个特定的问题。应用研究以教学工作中的实际问题为课题，其研究结果直接服务于教育实践工作。如对于某医学科目的教学内容或方法的探讨、医学生的行为习惯的培养、医学生临床实践活动的开展等内容的研究。应用研究的内容比较具体，实用性强，是教学原理和教学实践中间的一座桥梁。

3. 两者的区别与联系   基础研究和应用研究的区分只是相对意义上的。这两种研究的区别并不在于它们的复杂程度或价值,而在于它们的目标或目的。基础研究旨在发展健全教学理论知识体系,但有时其研究结果也可对实际工作产生价值。应用研究旨在解决教学工作中遇到的实际问题,但有时也会对教学理论做出贡献。在教学研究的发展过程中,这两种研究方法是同等重要、不可或缺的,不应以价值判断的等级来区别它们的高低。

(二) 根据分析资料方法分型

1. 定量研究   定量研究是用数字和变量来描述现象,是一种对事物可量化部分进行测量、分析来验证关于该事物的假设的一种研究方法。定量研究对教育现象内、外部关系进行"量"的分析,通过统计学方法探究研究对象相关因素之间的关联或因果关系,从而得出结论。在定量研究时,要学会将研究对象以数据形式定量表示出来,使得到的资料是可测量、可统计的。这就强调了定量研究中的变量是可观察、可测量的,如年龄、性别、学习成绩等均为变量,且不同个体之间存在差异。定量研究者的关注点在于自变量导致因变量发生的变化,最终目的在于通过自变量对因变量进行预测。

2. 定性研究   定性研究不对研究对象进行量化。通过非量化的方式对研究对象进行质的分析和研究。定性研究是一种描述性的研究,基于不同的认识论和本体论。定性研究从最纯粹的意义上讲从属于自然主义者的范例。相比定量研究,定性研究倾向于对资料进行归纳分析,其关心的是关联模式中的相似和差异之处,而对量化关系、因果关系兴趣不大。研究者在进行研究前要考虑自己的感受和想法,摒弃针对研究问题的个人观点,尊重事实,尽可能保证研究结果的客观性。

3. 两者的区别与联系   定量研究与定性研究最主要的区别在于研究的资料分析方法和结果呈现形式的不同。定量研究强调研究对象的"数量"特征,主要通过对量化的数据资料进行统计分析来获得结果。定性研究则强调研究对象的"性质"特征,主要是通过文字、图表等叙述性形式来展现研究结果。尽管定性研究和定量研究在基础假设和方法程序上都存在差异,但这两者并不互相矛盾、也无高低之分,而是相辅相成、各有所长。在研究过程中将这两种研究方法有机结合、取长补短,对复杂的问题的分析和解决有很大的帮助。

(三) 根据收集资料方法分型

1. 文献研究   文献研究是指通过全面系统地收集、整理和分析研究课题相关的文献资料来认识研究现状的一种研究方法。在收集资料过程中我们往往容易受到空间和时间上的限制,而文献研究能突破这些限制,使研究者可以对那些难以或不能亲自接近的研究对象进行研究。比如,我们无法直接对古人的医学思想和实践进行观察,而文献的查阅却给我们提供了途径和便利。文献研究的准确性很大程度上取决于资料来源的权威性和可靠性,这就要求研究工作者具备分析、辨别和甄选文献资料的能力。文献研究的步骤如下:①确定研究问题,制订研究计划。②提炼与研究问题相关的关键词,进行文献检索。可以通过图书馆索引查阅资料,也可以通过中国知网、万方学术等数据库进行计算机检索。③对收集到的文献资料进行阅读、梳理和分析。④撰写文献综述,整理出学术报告。

2. 调查研究   调查研究是在教学理论指导下,运用问卷、访谈等方式搜集资料,认识教学现状并分析教学问题,探索教学现象之间的关系并提出具体建议的一种研究方法。教学调查研究以教学系统运动中客观存在的、动态表现出来的教学现象和问题作为研究对象,并通过观察、问卷、访谈等方式了解研究问题的事实,建立关于教学问题的认识。调查研究是一种与研究对象直接打交道的研究方法,但它并不对研究对象进行控制和干预。调查研究的步骤如下:①确定研究对象和研究目的。②选择调查方法。不同的调查课题采用不同的调查方法。最常用的调查方法有问卷调查和访谈调查。问卷调查适应面广,既适用于大样本调查也适用于小样本调查,而访谈调查只适用于小样本调查。③选定并制作调查工具。如访谈调查应提前拟好访谈提纲,问卷调查提前制作问卷表格。④拟定详细的调查计划,保证调查高效、有序地完成。⑤按计划实施调查活动,保证调查资料的真实性、客观性和有效性。⑥分析整理调查资料,撰写调查报告。

3. 实验研究　　实验研究是指针对研究假设,有目的地干预研究变量,进而揭示变量之间的因果关系的一种研究方法。实验研究以理论假设作为研究的前提条件,但这个假设的正确性需要通过实验研究来进一步验证。实验研究具有明确的归因性,通过对无关变量进行人为控制,使研究变量之间的关系显露出来,进而揭示研究变量之间的因果关系。实验研究是可以重复验证的,这是实验研究可靠性、有效性的主要评价指标,也是研究成果推广运用的必备条件。实验研究的步骤如下:①提出研究问题和实验假设。②设计实验方案。分析实验变量并划分出自变量、因变量和无关变量;选择实验对象与分组,包括实验主试(实验变量的操作者)和实验被试(一般指学生)的选择和分组;选择实验变量组合设计模式,有效控制研究的随机误差、系统误差。③实施研究。在研究实施前建立并培训研究团队,在实验资料的收集、整理和分析过程中要注重教育性和客观性。④统计结果,得出结论,撰写研究报告。

4. 行动研究　　行动研究是指教学实践工作者通过对问题情境进行干预,加深对所从事的教学实践工作的认识,并解决教学实际问题的一种研究方法。教学行动研究注重实践工作者的参与,倡导被研究者参与研究过程,成为研究的真正主体。这种把主体当成客体主动剖析的过程对人的主动性和自觉性有着很高要求,也是行动研究的价值所在。其重在解决实际问题,而不是建构教学理论。行动研究往往在教育实践者的日常工作和生活中开展,强调研究情境和研究过程的自然性,研究成果更加客观、真实、有效。行动研究的步骤如下:①发现问题。行动研究的问题多来源于教学实践。②制订研究计划。查阅相关文献并建立相关数据库,制订具体行动计划。③实施研究。行动的实施必须以计划为指导,并在行动过程随着研究情境的变化实时进行调整。④总结反思。包括对整个研究过程的整理以及对结果的评价和解释,找出需要改进或修正的地方。⑤撰写研究报告,呈现研究成果。

5. 个案研究　　个案研究是指在教育研究中对某一特定对象进行深入研究的一种方法。其研究对象可以是个体的人,如"学困生""优秀学生""杰出教师"等;可以是一个团体,如一个班级、一个组织、一个机构等;还可以是某一具体事例,如上课缺席、考试作弊等。个案研究的研究对象具有个别性和典型性,是某一整体中的个别。通过对个别的研究揭示出该现象的一般规律,在一定程度上反映了其他个体和整体的情况。由于个案研究的样本量小,研究者的时间和精力都是充足的,有利于对研究对象进行深入透彻的分析,但取样需严格谨慎,避免以偏概全。如对一名"学困生"的研究,既要分析其自身的原因,又要考虑到教师水平、班级环境以及家庭教育等各方面的影响。为了得到全面系统的研究资料,个案研究法通常需要与其他方法相结合,综合运用研究手段。个案研究的步骤如下:①确定研究问题。②确定个案。③收集、整理并分析个案资料,全面评定个案现状。④根据对个案的分析结果制订方案并实施。⑤追踪研究对象,评价方案措施的实施效果。⑥撰写研究报告。

教学研究方法的分类有很多种,这里使用三种分类标准对其进行了划分和描述。教学现象复杂多变,研究方法多种多样,无论是哪一种分类方法都无法将教学研究方法系统而全面地呈现。对于我们而言,根据研究对象和目的选择最适合的研究方法才是最重要的。

三、基于大数据的研究

近年来,大数据技术蓬勃发展,对人们的思维方式和生活方式都产生了深刻的影响。值得注意的是,大数据在临床教学研究方面也得到了很好的应用。大数据的特点主要体现在数据存储量大、数据类型多、处理速度快,但价值密度低。如何在海量的数据中提取有价值的信息,驱动教学朝着科学化、精准化、个性化的方向前进,成为了教育关注的热点问题。

(一) 完善学生模型,充实教学决策证据

传统的教学决策及测评往往依靠经验和直觉,大数据的应用突破了传统精准教学的瓶颈。在大

数据的技术支持下,通过电子签到系统、在线学习系统、日志填写系统等实时采集并追踪学生的学习行为,对学生的学习习惯、学业状况、心理状态及其他一些潜在的学生特性进行更全面、客观、深入的了解。借此通过传统研究方法无法到达的层面和角度建立更真实完整的学生模型,据此及时调整教学方案,个性化定制学习目标,为教学工作的开展提供更充分准确的证据。这种方式真正实现了"自动记录、多维观察、精准调整",使传统的经验教学模式逐渐发展成精准化的教学模式。

(二) 改进收集和分析方法,提高研究效度和信度

大数据的应用使研究数据量的限制比过去大大减小。大数据的应用使可测量数据变得更为广泛,研究结果也不再局限于文字和数字。在大数据的技术支持下,我们可以全面收集可量化的指标和可视化的数据,使特定总体的全纳性分析得以实现,而不用必须进行抽样研究。许多大数据真实记录了人们的活动行为以及事件的发生发展过程,鲜受人类记忆、偏好和情感的干扰,这在很大程度上减少了人们主观性对调查内容的误导。由此可见,利用大数据进行临床教学研究,可显著提高研究结果的效度和信度。

(三) 关注相关关系,不局限于因果关系

大数据的独特优势在于了解"是什么",而不是理解"为什么"。大数据强调的是事物的相关性,而不是因果关系。有的教学事物之间并不存在因果关系,但却可能存在相关关系。通过大数据的应用,研究者的关注点从教育现象的深层原因转移到各事物间的联系,拓宽了教学研究方法的思路和结果的呈现方式,并最终利用这种相关性来解决问题。

国际高等教育研究机构(Quacquarelli Symonds,QS)和英国刊物《泰晤士高等教育》(*Times Higher Education*,*THE*)的世界大学排名就是大数据运用在教育中的一种体现。它们通过对学术声誉、引文影响力、国际化比例等可比较指标进行综合运算,得出一个相对合理科学的排名。根据这个排名,可以清晰直观地看到各大学之间的优缺点,从而为大学教育的发展与改革提供信息和方向。

当然,在实际教学研究过程中,我们要用审慎的态度对待大数据,不能完全依赖大数据,要结合自身的经验及理性的思考。总的来说,大数据的出现并不能完全替代小数据研究,两者有效结合才是教学研究健康发展之路。

四、开展研究的意义

(一) 教学研究方法的发展推动教育理论建设

科学地运用研究方法可以保证教育研究有目的、有计划地开展,更好地发现、认识并掌握教学的规律和特点。在这个过程中,我们可以发现教学工作中的问题并进一步探究其形成的原因,发现并反思教学理论存在的不足之处。通过这种方式,教学理论得到不断的纠正、发展及完善,成为更符合当代社会教学发展要求的理论体系,使理论能够更好、更充分地指导实践。可以说,没有教学研究,就没有教学改革的理论。

(二) 教学研究方法的发展深化教学实践改革

唯有掌握了教学研究方法,才能更好地推动教学实践的改革。改革开放以来,我国的高等教育快速发展。教学内容、教学方式、教学环境以及教学要求等都发生了很大的变化,这也就要求教育实践模式(包括教学模式、师生关系、管理模式、办学模式等)要随之更新。掌握了教学研究方法,教育工作者可以通过教学研究科学分析教学实践中碰到的各种问题。通过分析教育现象和问题去探索其中的

规律并寻找解决方法,提高教学工作的质量和效率,推动教育实践不断改革。教学研究是教学变革自身的要求,是当代教育工作者的必备素质。

(三) 教学研究方法的发展提升教师的教学科研水平

教学工作者学习教学研究方法是保证教学研究的科学性和有效性的必要条件。我们正处于新医学时代,医学教育要做到与时俱进,与国际接轨。在这个时代背景下,教学工作者要时刻保持探究精神和革新意识,认真学习教学研究方法。通过教学研究在自己的教学工作中实现自己的价值,以科研指导改革,以科研促进发展。教学研究不仅可以增强教师科研意识,提高教师科研水平,还可以丰富学校科研成果,提升学校整体学术水平。

(梁　娟　冼利青)

第二节　临床教学研究的选题

一个临床教学研究课题就是经过选择来确定所要研究的未知的临床教学问题。爱因斯坦曾说过:"提出一个问题往往比解决一个问题更重要。因为解决一个问题也许是数学上或实验上的技能而已,而提出新的问题,需要创造性的想象力,而且标志着科学的真正进步。"选题是整个研究航线的启航点,研究课题一旦确定,研究起点和方向也就确定了。一个正确的研究课题意味着正确的研究方向,科学的研究方式,务实的研究目的。科学的选题才能让我们在一开始便站稳脚跟,沿着正确的方向稳步前行,最终实现研究目标。

一、选题来源

(一) 临床教学实践中面临的问题

临床教学实践中需要研究的课题可以说是时时有、处处在,关键在于有没有"发现问题的眼睛和意识"。日复一日的临床教学工作容易钝化人们对日常工作存在的问题的敏感性。在教学实践工作中,我们应该常常追问自己"工作中是否存在什么问题""这些问题值不值得我们研究""这些问题是否存在着一定的普遍性和规律""这些问题是否能通过自己的专业知识解决"。通过这样的方式,自然而然地发现平时临床教学实践中存在的困惑与矛盾,寻找其背后的原因,并尝试提出解决的方法。这样,一项临床教学研究应运而生。如"如何进行一门临床课程改革""如何提高医学生参加临床实践的积极性""如何提高临床技能实践教学的实效",等等。这一类的教学问题更适合在一线从事具体教学工作的研究者。

(二) 临床教学理论学习中受到的启发

教学理论是临床教学的基础。我们通过理论学习不断巩固已有知识、吸纳新知识、开阔视野、提升认知。同时,在理论学习中可以发现理论和实践的落差,帮助我们寻找和发现问题。俗话说,尽信书而不如无书。我们需要带着自己的思考,以一种辨证精神进行理论学习,从现有理论中发现尚未完全解决的、存在争议的问题甚至尚为空白的领域,通过进一步的分析和提炼,形成自己的研究课题。但无论理论还是实践,都不是孤立而存的,几乎所有的教学研究都是两者的结合,所以在理论学习过程中一定要结合实际情况,切忌人云亦云、生搬硬套。

(三) 有关部门提供的课题指南

国家对临床教学研究非常重视,从国家层面到地市主管部门、专业学会都有高等医学教育研究的立项,如,中国高等教育学会、中华医学会医学教育分会、地方的教育科学研究管理机构或者教育科学规划领导小组发布的教育研究选题指南。这是直接选题的一个重要来源。研究者可从中选择自己有兴趣、能胜任的课题,然后再转化为具体的研究问题。

二、选题方法

(一) 文献分析提炼法

这种方法就是通过快速、大量阅读文献来提炼问题。首先,要全面进行文献检索。然后,广泛、快速浏览文献,既要做到全面详细,又要做到有的放矢。在阅读过程中要进行摘录,并及时把阅读过程中的思考和萌生的想法记录下来,为下一步工作做好铺垫。最后,对文献进行分析、提炼。在阅读文献过程中要冷静、客观地对资料进行剖析,反复思考,经过层层分类归纳,在浩如烟海的资料中萃取精华,从中寻找问题、凝练问题。通过这种方法,自身体会不断加深,研究思路逐渐成形。

(二) 拟想验证法

这种方法是指研究者先有一个拟定的想法,然后通过阅读文献来加以验证。研究者根据自己平时临床教学工作中积累的经验提出一个初步的想法,但对于这个想法的创新性、科学性和可行性等没有太大的把握。研究者通过检索相关文献,把"拟想"与现有资料进行比对。一般有以下三种情况:第一,与现有研究完全不同。这说明了"拟想"具有创新性,但缺乏前人成果及经验。研究者可以在小范围进行一次预实验研究,为后续研究提供依据并积累经验,可节约成本并提高成功率。第二,与现有研究部分重复,但对已有成果有补充、修正作用,则应该把重复部分剔除,在非重复部分进行研究。第三,与现有研究完全重复,则应该果断舍弃,另做打算。需要注意的是,这里的"拟想"绝不是凭空臆造,而是以客观事实为依据,以客观需求为指引,并结合研究者自身实际情况得出来的想法。

(三) 创新思维法

创新思维是指通过新颖独特的方法对事物信息进行加工、重组,以及对事物进行前所未有的思考。逆向思维是创新思维的一种,指采用背逆人们习惯的路线去思考或解决常规思维难以解决的问题。比如,在临床教学工作中,教师通常思考通过何种教学方式教授知识可以提升教学质量。不妨反过来思考,临床医学生更喜欢通过何种教学方式学习知识。通过简单的思维逆转把问题的焦点从教师转移到学生,以学生的切身需求出发。这样既体现了以学生为本的精神,又使研究结果更切合医学生实际需求。作为另一种创新思维,灵感具有突发性、偶然性和非自觉性,是一种长期思考和创造活动结合的产物。灵感是一种突然发生而又可能转瞬即逝的想法,我们要及时记录下来。一个灵感或许当时并不能为我们所用,但通过长期的积累,在某一时刻它可能使一个困扰已久的问题迎刃而解。

(四) 关注热点法

热点问题是指一定时间、范围内引起公众广泛注意的问题。在临床教学中的热点问题就是在临床教学工作中普遍存在的,受到众多临床教学工作者、临床医学生密切关注的问题。来源于热点问题的研究课题具有显著的时效性,对解决当下现实问题具有重要的意义。比如,随着互联网教学的日益发展、各学科交叉融合日益密切,新型的教学方式(如线上教学、交叉学科课程等)得到了广泛的关注。

通过这种方式,研究者们希望创造出更适合当代临床医学的教学模式,培养更符合时代发展需求的医学人才。

(五) 调研选题法

调研选题法是指通过实地调研、问卷调查、访谈、会议等多种方式进行信息的收集,分析数据、剖析问题,进而发现现实工作中真实存在的问题,但不一定是社会热点问题。研究者深入到临床教学工作中进行调研可以更好地认识问题,并就现实问题提出一些有针对性的意见和建议。

三、选题原则

(一) 科学性原则

选题的科学性是指所选的研究课题符合教育理论,有充分的客观事实依据。临床教学研究选题必须遵循临床教学中各事物之间的联系及规律,充分尊重客观条件。一个高质量的选题应在遵守国家教学政策法规的基础上,以国家教育方针为方向,吸收容纳先进的教学理念及方法。通过分析临床教学的历史、现状,收集整理已有的研究成果,进行反复论证,最后提出有助于解决临床教学问题、推进临床教学改革的选题。对于一线临床教学工作者来说,可从教学实践中直接选定具有普遍性和代表性的研究课题,切忌受主观思想、个别特殊现象影响。

(二) 价值性原则

选题的价值性主要体现在理论价值和实践价值两方面。理论价值是指研究成果能为现有教育理论添砖加瓦。它通过对原有理论进行检验、修正和突破,促进教育理论的更新、发展和完善,进而构建新型的教育理论体系。实践价值又称应用价值,它是指所选择的研究课题符合社会发展,对教学实践有指导意义。这方面要求研究选题要从实际出发,选取具有现实意义的问题。教育研究选题有的强调应用价值,有的强调理论价值,有的兼而有之。理论价值和实践价值并无高低之分,研究者应根据自身实际情况进行选题,使研究价值最大化。

(三) 创新性原则

创新性是科学研究的灵魂,是指所研究的课题必须具有新意。这就要求所选择的课题是尚未提出的或者尚未完全解决的问题。研究选题切忌照猫画虎、生搬硬套,重复已有的研究,应该顺应临床教学改革和发展的趋势,把握住时代的命脉。华南师范大学葛新斌教授认为,一项研究的创新可体现在以下三个方面:一是研究资料的创新;二是研究方法的创新,三是研究结果的创新。只要满足以上任何一点,都可以称为研究的创新性。在临床教学研究过程中,我们要善于把继承和创新结合起来,在前人搭建的平台上勇攀更高峰。

(四) 可行性原则

可行性原则是指研究本身具备如期顺利完成课题的主客观条件。可行性原则主要体现在客观条件、主观条件、时机条件这三方面。一是客观条件,指具备研究所需要的经费、设备、技术、人力、政策支持,且各方面配合良好。二是主观条件,是指研究者的专业理论基础、实践经验、科研基础、时间精力以及处理问题的能力。在选题过程中要权衡利弊、扬长避短,选择与自身条件相称的课题。对于资历较浅的研究者而言,选题宜小不宜大,宜易不宜难。这样在开展研究工作时,才能做到得心应手,不至于半途而废。三是时机条件,是指选题往往具有时效性。问题的提出过早或者过晚,都不利于得到预想的研究成果。

(五) 明确性原则

选题一定要尽可能具体化,界限清楚,范围明确。选题是否明确往往影响着全局的成败。选题的明确性包括研究对象的明确,研究目的的明确,方案设计的明确。明确研究对象要求我们选题时要确定好研究范围,不宜太宽、太大、太复杂。明确研究目的要求明确研究所要解决的问题。明确研究方案要求根据主客观条件确定研究的具体步骤和流程。只有把研究各个因素和环节都确定下来才能保证研究在可控制的范围内顺利完成。

(六) 伦理性原则

研究的伦理性原则是指研究活动符合社会道德准则,尊重研究对象人格及权益,这一原则在临床实践教育研究中尤为重要。不恰当的研究方法或处理方式可能会侵犯到研究对象的合法权益,给他们带来不良影响。临床教学研究的对象往往涉及学生、教师,临床实践时甚至需要患者的参与,在临床教学情境创建中要充分保障他们的权益不受侵害。在使用一些研究手段时,要消除可能存在的隐患,避免可能产生的不良后果,绝不可将研究目的凌驾于研究对象的自身权益之上。在科学性与伦理性难以兼顾时,应首先保证伦理性。

四、选题热点

随着临床教学改革的不断推进,临床教学研究也得到了越来越多的关注。临床教学研究,不仅能对已有临床教学研究成果进行总结,又能为未来临床教学的发展提供依据和方向。近年来临床教学研究选题热点大致包括教学课程、教学模式、教育管理与标准、医学生临床能力与评价和医学生职业素养五部分。

(一) 临床教学课程

临床教学课程改革是临床教学的主要内容之一,其不仅是教师或学生的个人需求,更是整个时代发展的需求。由于临床课程的设计和内容从根本上影响着教学效果和医学人才水平,各国研究人员在这方面都给予了高度的关注。在越来越受重视的现代医学教育中,研究者们更愿意以医学生的需求与兴趣出发来进行课程改革,这使得医学课程设计更加灵活和人性化。在我国,有些医学院从临床医学专业学生中选拔同学组成实验班进行临床阶段的"以器官系统为中心"的教学改革,打破原有学科间的壁垒,整合内外科的教学内容,提高了医学生的学习效率。哈尔滨医科大学申报的"适应新形势,创建器官系统整合式临床教学模式的研究与实践"课题荣获 2018 年高等教育国家级教学成果奖二等奖。除此之外,交叉学科课程的兴起推动了临床教学改革,顺应时代和社会的发展,满足当代社会对高层次医学人才培养的需要。

(二) 临床教学模式

当前医学正处于迅猛发展中,加上新生技术的不断萌发,医学院传统的"三段式"授课模式(通识教育—基础医学—临床医学)已经难以满足现代临床医学生的培养要求。目前临床教师面临的问题就是怎样转变教学模式实现高效教学。有效的教学模式可以提高培养人才的效率和质量。以问题为基础的教学法(problem-based learning,PBL)、以团队为基础的教学法(team-based learning,TBL)、以案例为基础的教学法(case-based learning,CBL)、翻转课程(flipped classroom)等新型教学模式逐渐进入医学教育领域,与之相关的应用案例研究逐渐发展起来,成为目前临床教学研究的一大热点。中山大学申报的"以团队为基础的教学(TBL)在医学教育教学中的探索与实践"课题荣获 2018 年高等教育国家级教学成果奖二等奖。

(三) 临床教学管理与标准

为了培养优秀的临床医生,临床教学研究者一直致力于构建更合理的框架和更高效的方法来完成医学生培养目标和要求。明确教学标准并完善教学管理是提高医学人才培养质量,促进医学事业稳步发展的有力保障。规范管理研究并结合国家新医科建设需求,体现了教育先进性。只有通过教学管理研究,教学管理制度才能不断完善,教育事业才能不断发展。北京大学申报的"我国本科医学教育标准的修订及临床医学专业认证制度的实施与完善"课题荣获 2018 年高等教育国家级教学成果奖一等奖。

(四) 医学生临床能力培养与评价

临床能力包括临床思维、临床操作和临床沟通以及人文关怀等,是每一个医学生必须掌握的。医学生临床能力评价的科学性、客观性也一直是个难点,也是医学教育研究者们一直比较关注的问题。现在医学教育者越来越倾向于将临床能力考核设计成客观结构化临床考试(objective structured clinical examination, OSCE)。这种考核形式得出的评级比自我汇报更为客观公正。我国某一医学院在培训开始前对参加内科住院医师规范化培训的 53 名医学毕业生进行多站式 OSCE 考试并记录成绩,研究结果显示进入规范化培训前的 OSCE 考试成绩与住院医师年度考评成绩高度相关。除此之外,迷你临床演练评估、形成性评价等在临床能力培训考核中的效果也被广泛研究。

(五) 医学生职业素养

医者德为先,无德不成医。在成为一名合格的医生之前,医学生要经历严格的系统化职业素养培训。研究表明职业精神可以培养和学习,因此有部分研究者开始关注如何更好地把职业精神培养整合到医学课程中。北京协和医学院申报的"全方位、多途径开展职业素养教育,培养卓越医学人才"荣获 2018 年高等教育国家级教学成果奖一等奖。2020 年初我国新型冠状病毒肺炎突然暴发,各地医护人员踊跃加入抗疫前线队伍。各地方医学院校开展医务人员抗疫先进事迹学习讲座,完善并强化医学生的职业素养教育,打造临床医学生过硬的心理素质和良好的职业操守。

通过分析医学教学研究热点,可以帮助我们提出切合时代发展、符合社会需求的课题。当然,以上提到的临床教学研究五大选题热点只是众多选题中的一部分,绝不能代表选题的全部范围,这部分内容的提出是希望在研究者进行选题时能起到一定的启发作用。临床教学研究者在选题时需要结合自身实际条件及所处环境,寻找适合自己、符合社会发展需求的课题,充分利用现有的医学教育资源,培养优秀医学人才,实现医学教育目标。

(梁 娟　冼利青)

第三节　临床教学的定量和定性研究

定量研究和定性研究是临床教学研究中的两类主要研究方法。定量研究又称量化研究,是指用数学的方法对资料进行量化分析与处理,通过资料在数量上的变化和特征揭示事物的本质和规律。定性研究又称质化研究或质性研究,是以研究者本人作为研究工具,对收集的资料进行归纳分析,通过与研究对象互动对其行为和意义建构,从而获得解释性理解的一种活动。目前我国的医学教育研究较多为朴素的实践经验,研究水平有待提升,且普遍重视定量研究,而定性研究匮乏。本节将从研究范式、研究过程、研究设计、研究对象与样本选择、数据收集与分析五个方面对两类研究方法进行比较,最后提出混合式研究方法。

一、研究范式

研究范式是一种综合的信仰体系或世界观,为调查与研究现象的理解提供总体的视角或框架指导,并有助于医学教育研究者根据现象的属性或本质来选择合适的研究方法。定性研究与定量研究所持的研究范式不同。定量研究主要来自实证主义范式,认知的目标仅描述所经历的现象,因此可被观察和测量。定量研究的基本前提具有客观性,研究者和研究问题相互独立,对研究过程和结果并无影响。定性研究是由多种范式组成的集合,主要包括批判主义、建构主义范式等(本章将重点介绍建构主义范式),其关注的是社会世界如何被解释、理解、体验或制造,认为现实是通过社会建构和主观解释被感知。因此,定性研究的基本前提是主观性,研究者看问题的角度和方式、研究者和被研究者间的关系会影响到研究过程和结果。

实证主义范式最早由法国哲学家笛卡尔提出。实证主义研究者一般采用演绎式的分析方法,即首先选择一个理论,然后根据该理论做出假设并进行检验。根据实证主义的观点,假设来自某一理论,研究者在研究的过程中保持客观中立,基于统计分析的结果对假设进行经验性验证。如果研究结果不符合理论,那么理论可以被修改,并通过统计分析进行检验。实证主义研究者认为,现实的各部分不相互关联且能被分割,客观知识是被发现而非人为建构的。由于客观现象是固定单一且可测量,因此实证研究范式下的研究结果可进行一般化的推广应用。

建构主义范式主要由韦伯和康德等人提出。与实证主义者相比,建构主义研究者的方法更多为归纳式,即始于探索个体体验的具体细节,逐渐转向一般原则。根据建构主义的观点,个体并非被动地接受知识,而是通过与他人和社会世界的相互交流来积极地构建知识,并揭示和理解我们所在的社会世界,从而产生有意义的知识。建构主义认为现实并非单一的现象,而是经过研究者共同协商而构建出来的多个现象,是一个不可分割的整体。建构主义研究者常主观地收集数据,从现象的整体上进行探索,从而捕捉它的真正含义。因此,研究者本人的观点与信念对知识的解释有很大的影响。

二、研究过程

定量研究和定性研究的过程类似,主要包括以下四个步骤。

(一) 发现并提出问题

一般而言,医学教育研究者常基于问题导向,从现实工作的需求、文献研读中或相关政策要求中产生灵感,结合个人兴趣和研究资源,发现并逐步界定所需研究的教育问题(选题请见本章第二节)。研究者最初对问题的选择可能会宽泛而不聚焦,题目大而无当,很难下手和深入。因此在拟定研究问题后,须开展初步的文献检索和小组讨论,逐步明晰为什么开展研究、已有研究的发现和欠缺和本研究需解决的问题,从而进一步明确研究的教育问题。

(二) 回顾和整理文献

研读文献是研究过程中的重要环节。定量研究者往往通过系统的文献回顾,全面了解国内外关于研究问题的理论、现状和趋势、已有研究的发现和采用的研究方法、尚存在哪些不足、本研究拟选择的各变量间的相互关系等信息。然而,学者关于定性研究是否需要查阅文献的看法并不一致。有的定性研究者担心本研究会受之前研究结果的污染,因此在进行数据收集之前不应回顾文献。然而,也有定性研究者则认为,在研究开始前通过文献回顾可以了解和分析所研究现象的现状,也有助于在研究过程中理解和归纳数据。鉴于此,定性研究进行文献回顾也是必要的,但与定量研究相比,须考虑文献回顾对研究者和研究结果可能产生的影响。

(三) 建立理论框架

理论框架(或被称为概念框架)是对理论的部分简单的解释,可以帮助研究者制定研究假设,指导数据收集的过程,解释和预测所研究现象的根本原因。在定量研究中,理论框架是在数据收集前通过推导和假设制定出来的。定量研究者在介绍研究问题或假设后,需清晰说明用于解决研究问题的理论框架,但在研究过程中对该框架的解释和讨论不多。而对于定性研究,研究之初并无理论框架,理论和假设是通过数据分析逐步归纳产生的。定性研究者在研究过程中通过形成理论框架,并进行解释和说明。

(四) 提出研究假设

假设包含了研究对象、自变量、因变量和两者之间的预测关系。定量研究通常明确地提出一个或多个研究假设。须引起注意的是,定量研究结果有时候并不确定,因此可能无法证明甚至会与研究假设相悖。定性研究则一般难以在研究开始前提出研究假设,主要由于研究结果来自研究者和参与者的互动,并由研究者所共同构建,因此无法预期。此外,无论是定量研究还是定性研究,研究结果可能受抽样、测量误差等因素的影响,从而影响统计推断结果。

三、研究设计

(一) 定量研究设计类型

定量研究设计主要包括四种类型:即描述性研究、相关性研究、准实验和实验研究。描述性研究用于描述人群或现象的目前特征。例如,全国医学教育发展中心对我国医学生的培养与发展进行调查,通过问卷调研和分析,描述了医学教育投入和产出、人才培养过程等方面的现状。相关性研究用于分析数据的趋势和模式。例如,该中心基于专业招生录取数据,通过统计学模型评价高校合并对医学本科生的生源质量影响。

准实验和实验性研究属于教学干预研究,可用于探讨因果关系。"准实验"最早由英国社会学家托马斯·P·库克(Thomas P.Cook)和凯贝尔(Donald T.Campbell)提出,研究设计接近实验,但不要求对研究过程进行严格的控制,主要是未随机分配被试者。例如,探讨 PBL 教学对医学生批判性思维能力提升的效果,考虑教学干预的可行性,以某年级的两个自然班级分别作为实验组和对照组,而非来自整个年级的随机抽样形成的两组群体,就可以认为是准实验研究。实验性研究则由研究者严格进行随机抽样并控制自变量,验证自变量对因变量是否会产生影响。随机对照试验(randomized controlled trial,RCT)是最常用且大家比较熟悉的一种实验性研究方法。例如,在上述研究中,将某年级的同学作为研究对象,通过随机抽样的形式分为实验组和对照组,先对两组同学均进行批判性思维能力的测试,随后在实验组中开展 PBL 教学,在对照组采用传统理论授课的教学方法,干预结束后对两组同学再进行相同的测试。

由于受到教育伦理和实际条件的限制,医学教育的随机分配往往比较困难,因此准实验的研究方法比较常用。其优势在于,能够在接近现实的条件下,尽可能地运用实验设计的原则和要求,最大限度地控制实验因素,验证研究假设。而且,由于研究在自然环境下进行,其结果更容易与现实情况联系起来,推广价值较强。但同时由于无法有效地控制现实环境中的自变量及其他无关变量,从而导致可能无法明确真正的因果关系。因此,如果使用准实验设计,需要更加仔细地考虑研究中混杂因素,并证明这些因素可以被排除而不对研究结果产生干扰。

(二) 定性研究设计类型

定性研究的设计类型很多,学者按照"取径"(approach)将之分为现象学研究、扎根理论研究、行动研究、民族志研究、传记研究、历史研究、个案研究等类型。本章主要介绍现象学、扎根理论和行动研究三种较常用的定性研究类型。

1. 现象学(phenomenology) 既是一种哲学理论,也是一种方法。旨在从直接体验参与者的视角来描述某些经历的意义。现象学认为人类体验的意义深远,在认识社会现象时,强调开放性,对现象追根究底,在自然状态下将其放入背景中整体考察,寻找现象间的关联,探索生活经验的本质。通过分析研究现象中的内在成分和外在成分,提炼其中的重要要素,探讨各要素之间及各要素与周围情境之间的关系,从而获得对生活经历的深入认识和了解。医疗过程中存在复杂的人际互动与关系,医学生和医务人员面对健康和疾病也常会触发深刻的体验,这方面的问题尤其适合采用现象学探讨。例如,某研究关注医学生观察在医疗工作中医生如何与患者进行交流和互动? 在这个过程中引发了自己哪些情感和身体上的体验? 形成哪些想法? 进而对自己和患者的沟通行为产生哪些影响?

2. 扎根理论(grounded theory) 又称根基理论、实地理论或实据理论,是一种通过系统、同步收集和分析资料,不断比较,与资料互动,从资料中衍生出理论的方法。研究者在研究开始前,并无预先构想好的理论假设,而是直接从原始资料入手,通过归纳、分析、对各种可能的理论性解释持开放态度,之后回到资料中核实,最终对资料建立尝试性诠释,形成理论或理论性解释。因此,扎根理论是一种自下而上建构理论的方法。扎根理论采用三级编码,通过对资料逐字、逐句、逐段进行分析,用简明的术语对其进行命名,以此来发展抽象概念和范畴。在分析过程中,研究者可以在不同分析层次进行比较,比如编码和编码、范畴与编码、范畴与范畴、范畴与文献等,从而帮助研究者审视自己的基本假设、视角、偏见,使分析更快地从描述层面进入概念层面。当在比较过程中不能产生新的理论或类别时,意味着数据已经达到了饱和。与其他的研究方法不同,扎根理论的研究成果具有更大的覆盖性、可推广性、持久性和可转移性。例如,运用扎根理论,构建医学生专业选择动机的模型的研究。

3. 行动研究(action research) 是将理论研究者与实践工作者的智慧与能力有机地结合起来,从而解决某一具体问题的一种方法。有学者认为,行动研究可以采用定性研究或定量研究的设计,但目前定性研究的方法运用更广泛。教育行动研究的实质就是广大教师在实践中通过行动与研究的结合,创造性地运用教育理论研究,解决不断变化的教育实践情境中的具体问题,从而不断提高专业实践水平的一种研究类型和活动。由此可见,行动研究十分强调实践,注重行动与研究的结合。研究将解决实际问题,改善实践、生产理论为主要任务。行动研究的研究者就是行动者,实践活动的参与者,在实际工作环境中开展现场研究。这种"行动中有研究、研究中有行动"的理念深受教育实践者的欢迎。行动研究包括"计划、行动、观察和反思"四个基本环节。"反思"是行动研究的核心,可通过研究小组成员的日记、讨论小组会议等定性材料的形式出现,反思的结果将进入下一轮的"计划"环节,由此循环反复,直到解决问题。例如,为实现循理而治的教师发展治理目的、过程及结果,基于教师发展组织平台进行的一项行动研究。

四、研究对象与样本选择

(一) 研究对象的总体和样本

研究对象总体指的是研究中所确定的研究对象的全体。进行研究方案设计时,研究者需对研究对象总体进行界定,以保证研究结果具有普遍意义。总体一般可以分为有限和无限两种,若研究对象由固定数量的元素组成,则称为有限总体,若研究者理论上不能观察到所有的元素,则称为无限总体。研究样本即从研究对象总体中选出来,真正进行研究的一部分,是研究对象总体的代表。

(二) 抽样方法

抽样即将样本从研究总体中选取出来的过程。医学教育研究常用的抽样方法包括随机抽样和非随机抽样两种。随机抽样中总体中的每个元素被选做样本的概率是一样的,而非随机取样中每个元素被选中的概率是不一致的。

随机抽样主要用于定量研究中,主要包括简单随机抽样、系统抽样、分层抽样和整群抽样四种方式。简单随机抽样是一种基本且应用广泛的抽样方法,常采用抽签或随机数字表的方法,总体中的个体均具有同等而独立的被选中的机会。系统抽样又称为等距抽样,即依据相同的抽样间隔从总体中抽取一定数量的个体的抽样方式。分层抽样又称为类型抽样,即将总体按照某种特征或指标分成不同类型的子总体或层,然后分别在每一层内随机抽取若干个体组成样本,从而在不增加样本量的前提下降低抽样误差,且便于了解总体内不同层次的情况。整群抽样即把总体划分为相互独立的子群,然后按照某种随机抽样方法从总体中抽出若干子群组成群样本,再对所抽取子群的全部个体进行调查,该方法既可简化抽样过程,又可降低调查费用支出。

非随机抽样既可以用于定量研究,也可以用于定性研究中,主要包括方便性抽样、目的抽样和配额抽样三种方法。方便抽样根据研究目的和客观条件,抽取其最接近、最有可能获得的研究对象作为研究样本。目标抽样则依据研究目的来选择性地抽取样本的方法,该方法在定性研究中经常采用。配额抽样又称为定额抽样,即根据预先了解的总体特征来选择样本,使其能保证样本的特征分布和所要研究的总体一致。

此外,研究过程的抽样偏差(sampling bias)和抽样误差(sampling error)须引起定量研究者的关注。例如,大一学生的总数占全校学生的 25%,但问卷回收样本中,大一学生仅占 15%,说明抽样存在偏差。因此,研究结果须报告回收率。严格来说,回复者和未回复者的差异也需要详细说明(即非应答偏倚)。样本均值和总体均值的差异称为均值的抽样误差。相比随机抽样,非随机抽样的抽样误差较大。

(三) 样本量计算

定量和定性研究对样本量确定的方式并不一样。定量研究中样本量的确定经常考虑统计学要求和可行性。一般来说,统计学中常把 30 个以上的样本量称为大样本,认为平均数的抽样分布即接近正态分布。但须注意的是,30 个样本对于医学教育调研常常不够。例如,当研究中因性别、年级等分类进行比较时,每类的样本量均需在 30 以上,这时样本总数就需要相应地增加。有学者认为,调查的样本量至少为 100~200 名;或者每个观测变量(条目)至少需要 5~10 名被试。

定性研究的目的是对现象进行详尽的描述,由于受研究范围、研究主题的性质、数据质量、研究设计等因素的影响,定性研究中的样本量相对较小且非随机。定性研究中确定评估样本量的关键因素是数据饱和原则。如前所述,定性研究者在数据收集过程中构建理论,在构建理论的基础上,当来自新的研究对象不能再提供新信息时,就认为样本量足够,达到了数据饱和。通常来说,一项现象学的研究,样本量可能是 1~10 个,一项扎根理论研究可能需用 10~60 个研究对象。

五、数据收集与分析

(一) 数据收集

定性和定量研究中的数据收集方式也存在差异。问卷调研是医学教育研究中最常用的数据收集方式。问卷调研的媒介可以是纸质的,也可以是电子的;由调研对象直接填写问卷称为自评,观察者填写问卷则称为他评;问卷题型可包括有答案供选择的封闭式问题和无固定答案的开放式问题。研究者在开展调研前,需结合文献分析或/和访谈的结果设计问卷,问卷通常包括以下几个关键部分,即题目、封面信、指导语、问题、答案和编码等。问卷设计不宜太长,否则可能会使研究对象失去耐心,导致缺失值和低回答率,从而影响研究结果的信度。近年来,基于网络的调查因能简化传播和收集问卷的过程,减少数据录入的错误,因而广泛应用于多中心开展的医学教育调研中。不过,相比于纸质问卷调查,在线问卷的回答率可能会更低,研究者需要采取更多的激励和质量保障措施。

定性研究的数据收集方式主要是访谈和观察。其中,访谈法在医学教育研究中应用的更加普遍。根据访谈的形式可以分为面对面访谈和远程访谈(包括电话、视频等);根据访谈结构的差异,可分为按照统一问卷固定结构的封闭式访谈、具有粗线条访谈提纲的半结构化访谈、无固定访谈问题的开放式访谈;根据访谈对象的人数可分为个别访谈和小组访谈等。其中,焦点小组访谈和个人访谈是定性研究中常见的收集数据方式。焦点小组访谈通常由7~10名成员组成讨论小组,由一位小组长领导主持,聚焦于收集某特定主题的信息。通常由焦点小组产生的数据是小组成员共同构建的结果,并不代表每个研究对象的观点。个人访谈则采取一对一的形式,探索和描述受访者的经历与所研究现象的关系,即可采用半结构化访谈,也可采用非结构化的开放式访谈。

(二)数据分析

定量数据分析是呈现和解释数值型数据的过程。统计分析是定量研究所固有的方式,通常包括描述性统计和推断性统计。描述性统计主要是描述数据在某方面的特征,例如研究对象的男性和女性的数量和比例、年龄的平均值和标准差等。推断性统计是统计检验的结果,可分为估计和假设检验。估计是研究者根据样本数据来估计总体的特征,分为点估计和区间估计。而假设检验则是根据样本数据对总体的假设进行检验,经常有独立样本 t 检验、单因素方差分析、卡方检验和回归分析等。SPSS 统计软件包是在社会科学研究中经常用到的统计软件,此外 SAS、Stata、Eviews 等也得到广泛使用。

定性数据分析中,研究者对感兴趣的现象提供详细的文字描述,而不是各种变量的数值分析。定性数据的收集和分析过程是迭代的而不是线性的,良好的定性研究具有清晰的逻辑推理链和多种来源整合的证据来支持某种解释,并通过令人信服的论证和可靠的数据来排除竞争性的假设。内容分析法(content analysis approach)是常用的分析定性数据的方法。研究者通过仔细阅读文字记录来理解数据。首先将访谈记录分解成有意义的小单元,然后使用编码系统来识别有意义的单元,对每个单元所表示的内容被赋予一个标签,随后根据其共性进行类聚,将数据组标记为类别,最后类别形成相关主题。定性分析软件可以帮助管理和加快定性数据分析过程,如 ATLAS、NVivo 软件。但要注意的是,编码、归属类别或主题成长等任务仍需研究者完成,应用软件仅仅帮忙实现。

六、混合式方法研究

定量和定性两种研究方法在理论范式、研究过程、研究目的、研究者与被研究者的关系、数据收集和分析等方面存在着差异和对立,但两者并无高低之分,而是相辅相成的。在我国,理科背景的医学教育者多会想到大样本调研,或随机分组教育干预的方式收集数据,并通过统计方法获得研究结果形成结论。但当研究者对某一现象知之甚少或者某理论缺失时,采用定性研究可以深入理解该现象或提出新理论。越来越多的研究表明,对于复杂的问题,采用定性和定量相结合的混合式研究方法至关重要。定量研究者可以在问卷调研前,通过定性访谈补充和完善研究假设,使问卷设计更全面且符合实际情况。定性研究者在归纳出理论后,可通过实证研究来进一步验证。本章对医学教育研究中的两类方法进行了阐述,需要补充的是,在实际研究过程中还需要注意研究伦理,遵循尊重研究对象、有益原则、不伤害原则和公正原则等。

(黄　蕾　靳令经)

第四节　临床教学成果的表达形式

教育教学研究是高等教育内涵式可持续发展的生命源泉,而高等教育教学成果奖是高等教育教学研究层次和水平有效提升的助推器,担负着保证教学中心地位、指导高校分类发展的重要使命。国家级教学成果奖是国家在教学研究和实践领域中颁授的最高奖项,它既体现了各学科领域当下的教学水平与改革进展情况,同时也对学校的教育教学改革具有很强的引领和示范作用。本节将从教学成果的内涵、成果培育及成果奖的申报三方面探讨介绍教学成果的表达形式。

一、教学成果内涵、外延及要素

(一) 基本概念

1. 教学成果内涵　20 世纪 90 年代以前编纂的《教育大辞典》中其实并未有教学成果这一概念的内涵解释。但自 1989 年国家首次评选教学成果奖开始,教学成果也首次作为一个教育学概念进入了公众视野,对于教学成果的界定目前尚未有统一的标准。从评奖实践来看,有研究者认为教学成果是指以学科课堂教学为核心的成果,偏重于狭义的教学理解;有研究者偏重于新课改的理解,认为教学成果是指以新课改推行为核心的成果;也有研究者从科研的角度界定教学成果,认为教学成果是具有完整的研究方法过程和系统的理论阐释的体系。视角不同决定了对该概念的理解和界定不尽相同。

1994 年国务院颁布了《教学成果奖励条例》,从政策的视角对教学成果的概念给予了界定:反映教育教学规律,具有独创性、新颖性、实用性,对提高教学水平和教育质量、实现培养目标产生明显效果的教育教学方案。与研究者视角界定教学成果概念不同,这是从国家政策层面以条例形式对其概念较为权威的界定。该界定明确了教学成果的四个重要属性,即独创、新颖、实用和"方案"。而这一"方案"在实践中被认识积淀形成了这样的共识,即有目的、有计划、有组织、成系统并取得了对"提高教学水平和教育质量、实现培养目标"产生明显效果的教学活动,且教学活动是一个广泛的概念,并不限于课堂教学或新课改,明显效果要求须用持续"两年以上"实践来证明。

教学成果的主要形式包括有关教育教学研究成果的实施方案、研究报告、教材、课件(软件)、论文、著作等。教学成果的申报主体是指从事教育教学工作和教育教学研究工作的集体和个人,包括各级各类学校、学术团体和其他社会组织、教师及其他个人。

2. 国家级教学成果奖　国家级教学成果奖是国务院确定的国家级奖励,是我国教育教学的最高奖项,授予在教学工作中做出突出贡献、取得显著成果的集体和个人,与国家自然科学奖、国家技术发明奖、国家科技进步奖等具有同等地位。国家级教学成果奖是国家在教学研究和实践领域中颁授的最高奖项,它既体现了各学科领域当下的教学水平与改革进展情况,同时也对学校的教育教学改革具有很强的引领和示范作用。

国家级教学成果奖是在教育科学理论指导下,不断创新、反复研究验证,从实践中来又回到更深层次、更高水平的实践中去,循环往复、螺旋上升、积淀升华而形成的新理念、新模式、新方法、新成果。一方面,高等教育教学成果的汇集有利于上升为规律,提炼出原创性价值,促成质的飞跃;另一方面,通过成果的不断推广应用,由点到面、由一校到多校、由典型性到普遍性,辐射、借鉴、移植到生根、开花、结果,有利于在更大范围、更复杂环境得到科学实证与专业认同,进而形成示范性引领、研究性推广,对于提高高等教育人才培养质量具有重要意义。

（二）教学成果外延

对教学成果外延的把握，可以从以下三个具体方面进行。

1. 针对教育对象的特点和人才培养的要求，在转变教育思想，优化培养方案，改革课程体系，更新教学内容，改进教学方法、实验技术，全面推进素质教育，培养学生的创新精神和实践能力，促进学生知识、能力、素质综合提高，德智体全面发展，提高教学水平和教育质量等方面的成果。

2. 根据教育目的和教育教学规律，在组织教学工作，推动教学改革，加强专业（学科）、教师队伍、教材、实验实习基地、学风建设和现代教育技术应用，促进产学研相结合与各种合作办学，开展评估，建立自我约束、自我发展的机制，实现教学管理现代化等方面的成果。

3. 结合自身特点，推广、应用已有的教学成果，并在实践中进一步创新和发展，显著提高办学效益和人才培养质量等方面的成果。

然而，需要注意的是教学成果的外延与时俱进，富有显著的时代特征，需要与当前的教育教学改革工作，特别是热点、难点问题紧密相连。且根据教育对象与层次的不同，教学成果在同一内涵之下，也可以有多种外延。

（三）教学成果要素与属性

1. 教学成果要素　　从教学成果的定义可以看出，教学成果是在一定的教育理论指导下，经过长期的实践形成的反映教育教学规律，对提高教育质量、实现培养目标产生明显效果的教育教学方案。教学成果是理论、实践、效果三者的协调统一，理论是教学成果的基础，实践是教学成果的支柱，效果是教学成果核心。理论、实践、效果三者共同构成了一项教学成果的三个基本条件。

（1）理论是教学成果的基础：理论是教学成果科学总结的指导，是教学成果的基础。教学成果的科学总结应当运用正确的教育理论，通过理论与实践的结合，形成具有指导意义的带有规律性的认识，源于实践又高于实践。

（2）实践是教学成果的支柱：教学成果须有两年以上的实践检验期，这是保证获奖成果质量和水平的重要条件，体现了教学成果奖所具有的特性，即实践性特点。

（3）效果是教学成果的核心：教学成果最终落在效果检验，效果是评价教学成果水平的最重要的标准，方案再好，没有效果，也不能称其为"教学效果"，能否称其为"果"，"果"的水平高下，关键要看对提高教学水平和教育教学质量有何作用，在教学中的实际应用效果如何。

2. 教学成果属性　　从对教学成果的概念界定，我们可以看出教学成果具有科学性、创造性、新颖性、实用性和实效性的基本特性。

（1）教学成果的科学性是指反映教育教学规律，符合教育改革与发展的时代方向，成果系统、完整，研究问题真实，研究前提可靠，研究方法得当且论证充分、结论可信。

（2）教学成果的创造性是指所提出的教育教学方案在国内是第一次的见解，判断教学成果是否为创造性成果，对于评定教学成果质量的高低是十分重要的，教学成果的培育要把创造性放在首位。

（3）教学成果的新颖性是指教学成果的特色，它表现出成果的独特色彩和风格，是成果区别于其他成果最显著的特征。

（4）教学成果的实用性是指教学成果的推广价值和可操作性，它表明该教育教学方案是经过教学实践检验并产生明显的成果，且有示范作用，是同类院校可以直接应用、非同类院校可以借鉴的。

（5）教学成果的实效性是指在教学成果产出后，要有效付诸实践检验，用数据和事实说明所取得的实践应用效果，即提高教学水平和教育质量，实现培养目标。

（四）教学成果把握其他注意事项

结合教学成果的概念及教育的特点和时代要求，深入理解和把握国家级教学成果界定，应注意以下问题。

1. 教学成果的价值定位　教学成果不同于一般日常教育教学工作的总结,也不同于教育科研工作,而是教育经验和教学工作二者的有机结合,它直接指向教学实践,激励和引导广大教育工作者从事教学改革研究和创新实践,这是教学成果的价值定位。教学成果虽需要经过立项,开展系统文献研究和比较研究,制订方案,对实际做法、经验进行理论升华,理论与实践相结合等一系列的科学研究过程,但其前提是教学,是源于教学、服务教学的一种带有科研性质的教学研究与实践活动。同时,教学成果也并不是教育教学工作的总结,它需要以研究为基础,离不开科研方法和科研成果的支撑,但科研成果本身并不是教学成果,只有那些将科研论文、著作转化为教育教学实际问题的解决方案,并经过较长时间的实践检验和验证,对改进教学行为、提高教育质量产生显著成效的实践探索成果才是教学成果。

2. 教学成果的目的定位　国家级教学成果奖的设立目的之一便是通过优秀成果的评审选拔激励,鼓励教育工作者从事教育教学实践探索,不断提高教学水平和教学能力,提升整体教学质量,重"果"而不重人。教学成果奖励的对象是个人或集体,但不是先进个人或先进集体,不具有评选先进的特点。教学成果是教师和教育工作者在长期的教学实践活动中通过创造性的劳动取得的,教学成果评选的最终落脚点是成果,注重取得成果的质量和水平,必须体现正确的教育思想,符合教育发展的方向,对实现培养目标、提高教育质量产生显著效果,在一定范围内有启发、示范作用,在这一过程中,尽管人、果不分家,但更注重"果"。

3. 教学成果的内容定位　教学成果要反映教育教学改革与实践探索的重要成果,包括课程、教学、考核评价、资源建设等方面,可以是综合性的,也可以在某些方面有所侧重,但无论如何都必须是直接对教学过程本身进行的变革,接受教学实践的检验。没有理论的指导、科学的总结、理性的思考、规律性的概括,仅仅是教学工作体会、做法或经验,不能称其为教学成果;宏观教育管理、教学制度建设、师资队伍发展及经费投入机制等与教学工作虽密切相关,但只起到辅助支撑作用,并没有直接对教学过程本身进行改革与实践探索,也不能称为教学成果。

4. 教学成果的形式定位　教学成果的研究与实践需要教育理论指导,结合实践过程进行理论思考,并予以概括总结形成论文,在此基础上进一步转化为教育教学方案,转化为行动纲要、指南、标准、策略等,能够解决实际问题,经受实践考验。因此,教学成果的形式不是纯学术性的论文,而是教育教学方案主要内容及其形成与检验过程的报告,同时辅以相关支撑材料,这样的成果报告必须结合教学活动的实践,体现方向性、思想性、科学性、实用性、新颖性、独创性。

二、教学成果培育

教学成果奖的雏形往往是教学中产生的灵感,在这一阶段仅仅是简单的、新颖的构思,从构思到成为成熟的教学成果项目,需要教学成果的审视培育。教学成果培育可以包括理论性和实践性两方面。所谓理论性培育,是指任何教学成果必须遵循教育规律,必须在严格的理论指导下产生,是方案的指导思想和理论基础的培育。实践性培育的过程不仅仅是对指导思想和理论基础的检验,更重要的是教学成果只有在教学改革的实践中不断改进和完善,不断提高成果的质量和水平,并产生一定的影响,才能成为真正有应用价值的成果。

(一) 基本原则

改革开放以来,医学教育特别是高等医学教育改革和发展取得了前所未有的成就,目前已进入了内涵式发展阶段,因此,必须建立以提升质量为基本导向的新的工作机制。质量提升是一项具迫切性且具艰巨性和挑战性的工作任务,而教学成果的培育无疑是一个很好的切入点和重要抓手,其指导意义十分重大。为科学合理把握好培育过程,使教学成果培育取得良好效果,必须坚持以下基本原则。

1. 科学性原则　教学成果培育过程要求必须以科学性为指导,从专业角度进行的持续不断的、独具特色且具有显著创新的实践探索活动,必须遵循教育教学活动规律和人才成长规律,以科学把握教学内在规律为出发点,而不能把未经系统论证的、一两次特色教学活动培育为教学成果。

2. 实践导向原则　教学成果以解决教育实际问题、推进教学改革、提升教育质量为目标,其成果培育过程必须坚持实践导向原则,以教学工作促教学改革,并通过教学改革最终推动教学人才培养目标的实现,在这一循环链条中,教学成果是教学工作与教学改革的重要媒介,其存在价值在于充分发挥学科教学和跨学科教学的育人功能,而不是撰写科研成果的过程。

3. 系统性原则　教学成果培育过程是一项系统工程,需要经过科学的顶层设计、系统的组织实施、有效的实践检验以及全面的成果总结等基本过程。系统属性要求教学成果培育过程必须由多方力量共同参与,群策群力、协同创新。其中,学校和一线教师是主体性力量,而不能把它窄化为少数专家的个人行为。

(二) 基本环节

一项教学成果的培育一般长达数年甚至数十年,涉及面较广,其复杂性毋庸置疑。然而,教学成果培育有其内在的规律,有效把握其内在规律,找准路径,可以达到庖丁解牛之效。纵观一项教学成果奖的形成,往往需要经过以下几个必经阶段:灵感—构思—方案—立项—培育与检验—认可获奖—宣传与推广应用—新灵感和构思,根据教学成果表达要义及教学成果实践,可将教学成果培育归纳为以下几个关键环节。

1. 问题的精准定位　洞若观火,时代导向,教学成果的培育其首要环节在于瞄准方向,把握关键问题,精准定位,确定研究目标任务。"运筹帷幄之中,决胜于千里之外",把握方向对全局有至关重要的意义和价值。

教学成果的培育应当尽早选择符合当前高等医学教育改革发展的方向,加快研究突破高等医学教育领域的重点及难点,把握其改革的突破口,抢先占领高等医学教育发展的制高点,研究探索出具有独创性及新颖性的教学改革方案。例如,卓越计划和拔尖创新人才培养是近年来人才培养模式改革的一个重要方向,尤其是随着"六卓越一拔尖"计划 2.0 的提出以及创新创业教育改革的深化,卓越人才培养、创新人才培养已成为高等教育改革的热点问题,教育成果培育就应顺应这样的导向与需求,审时度势,结合本地区实际开展与之相适的人才培养模式;又如,以学生为中心是现代高等教育的出发点和归宿,是 21 世纪教育思想中人才观和质量观的基础,"人才中心"理念在中国高等教育改革实践中日益深入人心,突出学生中心,探索分类培养、个性化培养模式也是高等教育工作者培育教学成果的重要方向之一。

2. 厘清思路,突出创新　科学设计与实施明确了问题,如何解决? 确定了目标,如何实现? 思路是关键。思路是指实践探索的内在逻辑,也称之为技术路线,它决定了整个设计脉搏:从哪里出发? 如何前进? 采用什么方式、经过哪些关键环节最终实现既定目标,思路的终端形成了包括方法、策略、技术等在内的方案,方案是思路的外化和具体化。只有形成了正确而清晰的思路,才能形成有效的方案,实现目标任务的完成。优秀教学成果形成的关键环节之一是在对教育教学问题深刻洞察和人才成长规律及教育教学内在规律深刻把握基础上形成的一流实践探索思路。

此外,思路与创新通常是教学成果培育环节中的孪生兄弟,相伴相生,形影不离。创新是教学成果的灵魂,思路形成离不开创新,创新的思路对于优秀教学成果的形成至关重要。教学成果同其他实践探索一样,缺乏创新性就容易走老路,陷入"路径依赖"而难以自拔,教育的思考是有目的的思考,形成反思以改进后续行为的先导,也就是在创造新的教育、新的历史。教学创新可以是课程建设、教学方式、教学手段、考核评价、教学组织、教师专业发展、学校管理等多个方面和维度。

3. 有效的实践检验　千锤百炼,实践真知,在明确教学改革思路基础上形成的方案必须接受教学实践检验,这既是教学成果属性的基本要求,更是教育教学目标的根本要求。优秀的教学成果至少要经过两年的实践检验,而这样的实践检验是一个充满张力、富有意义的创新过程。教学成果非常重要的特征之一便是实践导向,成果必须经过充分的实践检验,教学成果的实效性显著。因此,在培育教学成果的过程中,必须注重不断拓展实践检验的厚度,使得教育教学改革方案在实践检验中越来越丰富、多样,越来越完善、充实,做到经受起实践检验,并在实践中不断总结经验、修正、完善理论、创新理论,切实提升成果的实效性。此外,在实践检验期,要注意对相关佐证材料的收集、整理,为成果申报做好充分准备。

4. 认真打磨,精益求精 成果总结与推广应用对教学改革创新过程和结果进行科学的总结梳理,最终形成有灵魂、生动而鲜活的成果报告,是教学成果培育的终极环节。成果报告是全面、完整、如实地把成果的内容表述出来的载体,是更好地与同行交流,发挥成果示范辐射作用的渠道,因此,在成果培育的最终环节应对成果进行系统、科学、全面、翔实的打磨、总结、提炼、梳理和反思。

三、教学成果总结、申报及评审

(一) 教学成果报告

教学成果奖申请书、教学成果报告、教学成果应用效果证明材料以及能够反映成果质量和水平的论文、奖励、报道、研究报告等支撑材料是高等教育教学成果奖申报需提供的主要材料。其中,教学成果总结报告是最为关键的内容之一,成果总结报告是反映教学成果水平及应用效果的重要材料,一般包含以下几个方面内容:①成果的基础与背景,包括问题的提出、项目的来源、成果的研究基础、实践过程等;②成果主要内容,包括成果内容概述、成果解决的主要教学问题、解决问题的方法等;③成果的创新与特色,特色是成果的生命,创新是成果的灵魂,特色与创新包括在理论创新、方式方法及手段的创新、实践应用创新以及在其他方面的创新等;④成果的应用与推广,包括应用成效、推广价值、社会评价、发展前景等;⑤成果的佐证材料,包括与成果相关的获奖、课题、论文、媒体报道、政策文件等。

成果报告是系统、全面介绍成果的报告,成果报告的具体撰写内容和形式可以有多种,如也可以从成果形成、成果内容、成果创新、成果应用、成果佐证等几个方面撰写,但万变不离其宗,都应该具体重点回答以下四项基本问题:一是为什么提出立项? 即立项的目的和意义;二是经历了怎样的实践探索? 即解决问题的过程和方法;三是形成了什么成果? 即成果的内容;四是取得了什么成效? 即成果效果和反思。

(二) 基于贡献分析法的教学成果总结

教学成果是医学教育改革创新举措的高度凝练,而作为医学教育改革这样复杂干预的评价,可借鉴采用国际上新方法——贡献分析,帮助科学、有效地总结评价医学教育改革创新发展的研究方案、实施计划和项目。贡献分析通过研究问题的组合检查干预逻辑上的多个因果联系,监测和评估系统需要建立一个令人信服的案例和证据。贡献分析创始人约翰·梅恩提出贡献分析的六个步骤,以加强贡献描述事情的证据基础,为厘清并撰写教学成果报告提供重要的方法技术支持。

第一步:列出需解决的因果问题。医学教育改革创新过程是一种复杂干预,为解决问题,实现项目目标和结果。采用一系列多方面、多层次的活动对结果产生贡献。评估的第一步是列出需解决的因果问题。教学成果所要解决的问题一定是党和国家在教育领域所关注的大问题,反映国家对医学教育改革的政策诉求,为有效解决问题,确立项目总体目标。因此,成果必须阐明针对什么问题或挑战进行了改革和研究,以及为什么进行这一实践探索。

第二步:开发假设的变革理论。医学教育改革创新项目属于复杂干预,适于采用变革理论设计项目实施方案。为了实现总目标与结果,阐明如何带来变化,明确预期的长期、中期和近期的目标与结果。先定义长期目标结果,然后倒推过程规划确认其必要配置所需要的所有构件与途径。

第三步：收集现有的证据。本步骤重点是根据逻辑和多种来源可用的证据来验证该项目的变革理论。利用利益相关方的访谈、调查问卷、查阅文件资料等途径，形成项目改革的具体举措，如研究方法、路线，研究理论与实践、考核与评价等，并通过证据收集总结凝练项目特色。

第四步：组装贡献的描述。通过步骤一到步骤三可用的证据的收集，可以组装一个该项目的贡献描述。一个可信赖的贡献描述包含以下元素：对背景进行了详尽的描述；采用的变革理论等是可信的；活动、结果输出和观察到的结果都得到了很好的描述；提出了变革理论中关键环节背后的证据，包括对优势和劣势的讨论；对分析结果进行了说明；并对其他影响因素进行了讨论。这是对成果内容的系统概括与总结，是形成成果报告的关键环节。

第五步：寻找额外的证据。为了提高对该项目的贡献描述的可信性，在汇集贡献描述时，需要更多的数据，如成果所取得的一系列效果：认证、评估、检查中所取得的成绩，论文、课题成果等，学生、教师获奖，推广应用效果等。

第六步：修改和加强贡献描述。利用新证据，可以增强对项目的贡献描述。通过前述论证，事实上证明项目预期目标要求的达成，可为下一周期的改革提供理论指导与经验。同时，项目也存在不足需要加以分析，这也是下一周期的改革范围动态调整的主要依据。因此，在成果撰写中可将项目的优点、缺点（局限性）、下一步设想等作为新证据，增强对项目的贡献描述。

（三）教学成果申请书撰写要点分析

优秀教育教学成果是科学性和艺术性的融合统一，须秉持严谨的科学态度、严肃的求实精神、严密的逻辑思维与严格的语言规范对教学成果进行总结。

1. 成果名称　成果名称是成果的高度凝练，承载着凸显教学成果核心内容的重要职责，一个好的成果名称，外显的是主题，内隐的是问题。成果名称应准确、简明地反映成果的主要内容和特征，字数不超过 35 个汉字。凝练成果名称要注意"三要三不要"原则，成果名称要起到"点睛"作用，直接反映成果与研究问题的核心、一目了然；成果名称各关键词内涵要清晰，概括成果内容、突出亮点；成果名称要具有吸引力，能够引起读者对成果报告的兴趣与注意。成果名称不要有主旨不明、导向不明的倾向，不要加一些不必要的修饰，不要有歧义和语病，关键词之间的逻辑关系要能突出成果重点。

2. 成果简介　成果简介是成果的浓缩，成果报告是成果简介的具体化。成果简介是能够充分反映教学成果在提高教育质量和教学水平中所发挥的作用，既是对标题的适当展开，又是对成果报告的重要凝练。成果简介是针对申报成果的主题和主要内容进行的概括和总结，在成果简介中要讲清成果针对的问题或成果的背景、成果的支撑项目、成果的起止时期。重点要讲清楚成果内容，成果实施效果，推广及应用情况。成果简介既要求有理论指导，又要求反映实践效果；既要简明扼要，又要突出成果主要内容和特色。一个好的成果简介是成果能否申报成功的关键要素之一，因此，在这一过程中必须注意总结再总结、提炼再提炼，浓缩再浓缩。

3. 成果解决的问题与解决问题的方法　教学研究需要坚持问题导向，通过开展问题式、探究式研究，做到发现教学问题、改进教学方法、提升教学水平的目的。因此，撰写成果解决的问题时一定要牢牢把握问题导向，直面教学问题、解决教学难点。要求概述成果主要解决的教学问题，具体指出成果解决问题所采用的方法，思路要清晰，在这里需要特别注意的是解决教学问题的方法不是项目研究的方法，而是成果解决问题和成果形成的方案和途径。撰写成果解决的问题与解决问题的方法主要有几点要求：一是要求解决的问题一定要具体，不可随意捏造杜撰；二是解决的主要问题要客观真实，实事求是，既不可以随意扩大，自吹自擂，也没必要过于谦虚或妄自菲薄；三是解决问题的方法要具体，重在方法途径上下功夫，要与问题有逻辑关系，对应关系，提出的方法一定要科学合理、切实可行、客观有效、方法得当。

4. 成果的创新点　成果创新点要符合党和国家教育教学方针，坚持立德树人，反映高等教育教学规律，突出教学改革，对提高教学水平和教学质量产生明显效果，主要包括转变教育思想观念、改革人才培养机制、创新人才培养模式、加强教学质量保障、推进教学资源共享、推动教学管理机制改革、优化学科专业结构、改进教学内容方法、优化育人环境、全面推进素质教育等方面。成果创新点必须着眼"创新"二字,一定是独创的,具有新颖性的,因此,要求成果申请人必须在认真分析成果内涵的基础上,对应评审文件或评审标准的点,凝练合理可靠科学的创新点,创新点一般以 3~4 条为宜。如创新点可以是体现在高等教育教学理论上的重要创新;可以在高等教育教学改革实践中有特别重大突破,重大示范作用;可以是对提高教学水平和教学质量,实现培养目标有突出贡献;成果水平具有一定的影响力,如在国内处于领先水平,在全国产生重大影响,产生重大成效,在全国或省内产生重大影响,取得显著成效。

5. 成果推广应用效果　　成果推广应用效果必须是该成果直接产生的效果,应与题目和内容密切相关,做到客观真实、令人信服,提供事实来强力支撑理论,用数字说话、有参考对照。在这一模块中,成果推广应用效果的重点是对"效果"的把握,尤其是人才培养效果。人才培养效果可以是多方面的,如校内的来自学生的各种优秀表现、专业建设效果、课程建设效果、招生与就业、师资队伍建设、教材建设、科研项目、技能大赛、实训基地等等;校外的可以包括产生的直接效果(标准,规范等)、国内认可(被兄弟院校直接采用)、国际认可(被国际组织认可),或论文、专著、软件、邀请交流、讲学、教材等等。

6. 其他注意事项

(1)成果总结不是教学经验总结,重点突出"成果":教学成果总结不是教学经验总结,虽然二者有共同点,但却有明显的差异,成果总结是要运用正确的教育理论,达到理论与实践的有机结合的总结,是具有指导意义的带有规律性的认识。要严格界定教学成果的范围,充分反映成果在提高教学质量和教学水平中发挥的作用,做到既有理论指导,又反映实践效果。

(2)理论成果与实践成果相统一:成果总结应当既包括理论成果,又包括实践成果,成果总结不可以只介绍实践成果,如发表论文数量、学生、教师取得的成绩等,这些固然是成果,但仅属于实践成果,这样的陈述的重要问题便是缺乏成果所需的推广应用价值。但是有人认为项目研究没有什么理论成果,其实不然,理论成果可以是通过研究得到的新观点、新认识或者新的策略、新的教学模式等等,这些凡是与研究目标与研究内容所确定的要达到的成果密切联系的新知识都可以是理论成果。

(3)成果的陈述要客观令人信服,突出"实"字:无论是理论成果还是实践成果,一定要客观、令人信服,要突出一个"实"字。理论成果要有根有据,要具有科学性,要遵循党和国家的教育政策,要符合教育教学规律、人才成长规律;实践成果要具有具体的数字支撑,要符合客观规律,要紧密贴合内容,有严格的逻辑关系,不可列举不相关的材料,不可将专业或课程等取得的所有成效都归结于该成果。

(四)教学成果评审

教学成果申报实行逐级推荐申报,成果项目的完成者或完成单位根据属地管理的原则,向其所在的省级教育行政部门提出申报,教育部不直接接受申请,通过限额指标申报,层层推选,优中选优,最终由教育部进行评审。

申报国家级教学成果奖可以由单位申报也可以由个人申报,完成单位也可以是由两个以上单位或个人共同完成的,并接受两个单位的联合申请,如教学成果由两个不同地区或者两个不同部门合作完成的,应向成果完成的主持单位或主持人所在地省级教育行政部门提出申请。申报奖项者需提交申请表、填写成果的主要内容和经实践检验的总结报告以及准备能够证明这一过程及效果的相关材料等。

尽管各省(直辖市)组织申报的具体过程各不相同,但一般而言,成果申报有以下 3 个基本环节,即学校评审推荐阶段,省级评审推荐阶段和教育部评审阶段。具体推荐申报与评审流程如图 12-1所示。

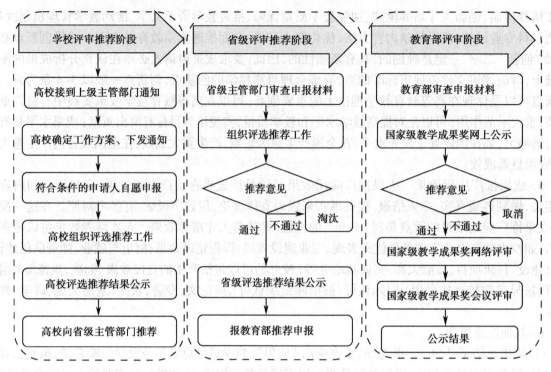

图 12-1   国家级教学成果奖推荐申报与评审流程图

教育部成立专门的评审专家委员会负责实施奖项评审工作,教育成果评审工作分为网上公示、网络评审和会议终审三部分。成果首先经网上公示,任何单位和个人可在公示期内对教学成果权属提出异议。终审结束后,终审结果及其成果内容也将公示,接受监督。之后进行网络评审,按照回避性原则由专家分组对各成果进行网评并打分,根据网评分数对成果进行排序,确定进入会议审议的成果名单。会议评审由评审专家分类别地进行审阅材料、投票表决,最终确定各级各类奖项。

(谭宏涛   胥 娇   郭劲松)

第五节   临床教学研究的常见问题与对策

临床教学研究旨在教学工作中为了增加知识的总量以及运用这些知识去创造新的应用而进行的系统的、创造性的工作,而是否具有创造性,是否具有新颖性,是否运用了科学方法,是否产生新的知识(或创造新的应用)是临床教学研究必须具备的四个基本要素。本节将从临床教学科研选题、临床教学科研设计及实施、临床教学科研相关成果撰写三方面探讨临床教学研究存在的常见问题及对策。

一、选题中的常见问题

所谓临床教学科研选题是指临床教学研究者根据自己的研究方向、兴趣、能力和特长等选择和确定具体的教学研究主题的过程。科研选题既是进行教学科学研究工作的必要前期准备,也是教学科学研究工作的重要组成部分之一,影响和制约教学科研工作全局,直接决定了整个教学科研工作的成败,是教学科学研究首要且战略性环节。"能够提出一个有价值的问题往往比解决一个问题更重要"是科研工作者在科研工作中不变的箴言,更是从一个侧面集中反映出一个好的科研选题是决定科研工作成功与否的关键所在,做好科研选题的意义与价值不言则明。然在,在实践中,很多研究者在教学科研选题方面即存在问题,导致选题失败,其常见问题主要有以下几类。

(一) 研而无需,不符合行业需要

选题的方向必须着眼于国家教育方针,紧随教学热点问题,遵循医学人才成长规律及临床教学基本规律。研究选题必须与社会发展的需要、教育教学的需要结合起来,如果研究选题不符合当前临床教育教学发展需要,即使推进选题也没有多大的现实意义。

(二) 研而不新,选题缺乏创新性

创新性是进行科研选题的关键所在,是课题研究的核心指标之一,选题成功与否很大程度上在于该选题是否能推陈出新,"炒冷饭""老生常谈"是科研选题的禁忌。然而,在临床教学研究实践中,部分研究者选题缺乏创新性,其常见表现主要有:①由于信息不畅,导致对前人已完成的研究内容了解不全面而重复选题导致缺乏研究创新;②由于研究能力问题,攻坚克难的科研精神不足,怀揣"走捷径"的心态复制他人的教学研究思路。

(三) 研而不科,选题缺乏科学性

科学性是指选题的依据与设计理论是科学的,不能与已确认的基本科学规律和理论相矛盾,同时要求进行研究所选取的方法也要具有科学性。大量文献资料收集整理和阅读掌握是科学选题的前提,在实践中研究者往往因为文献资料不全面,导致其不能全面了解其所要研究领域的历史背景、现状与趋势,难以提炼新的研究视角导致选题缺乏科学性。因此,在进行科研选题前,研究者必须掌握充足的文献资料,并对文献资料进行去粗取精、去伪存真、由此及彼、由表及里的深度加工,做到将感性认识上升理性认识层面,提高临床教学科研选题的科学性。

(四) 研而不行,选题缺乏可行性

可行性是指研究选题具备完成和实施的必要条件,主要包括一定的研究经验和能力,课题组团队知识结构合理,一定的前期成果积累和具备课题完成的客观条件等。在实际中,可行性不足的常见表现主要集中在以下两个方面:第一是申报单位不具备完成研究任务的必须条件;第二是课题组成员专业结构或科研实力不具备完成条件。因此,临床教学研究者的科研选题必须与自己的研究条件相符,切忌选题过大、过难。许多临床教学研究者在进行科研选题时,往往为追寻更高的学术价值与成绩,一味追寻难度大、价值高和范围广的研究选题,虽勇于开拓创新、敢于挑战的精神令人钦佩,但如果选题超越了自己及团队的研究能力,盲目实施将可能中途陷入窘境。

(五) 研而无用,选题效益性不足

效益性也称有用性,是指临床教学科研选题在具备学术价值和社会效益的同时,研究成果也应具有广泛的可推广性和可复制性。研究效益性不足常常表现在以下几个方面:首先,研究成果只能对特定的问题有价值,不具备广泛的推广应用价值;其次,成果内容多以经验描述式为主,缺乏推广应用价值;最后,真正原创的或实践性强的成果少,达不到解决临床教学问题、服务临床教学实践的目的。

二、设计及实施过程中的常见问题

教学科研设计及实施是临床教学研究的展开阶段,是教学研究的关键步骤,是整个教学研究中付出最长时间,投入精力最大、脑力思考最多的环节,研究最终取得什么样的成效在很大程度上取决于研究设计及实施阶段的努力与行动。因此,在这一阶段,临床教学研究者必须走出常见的理论误区,

开展正确的研究设计,使用正确的研究方法,科学获取研究数据与结果。

(一) 理论误区

临床教学研究和其他科研研究一样,需要必要的理论支撑,理论支撑也是理论依据,是指研究所需要的,指导或支持研究实施的已经成熟的理论。但过分的、不当的使用理论依据则会造成不良后果,造成对理论资源的曲解,临床教学研究的内耗乃至学术风气的歪风。在科研设计及实施过程中,寻找理论依据时常易于陷入如下理论误区:①研究必须需要理论依据;②有了理论依据研究就可靠了;③研究中理论依据越多越好;④有理论依据研究就有理论性了;⑤理论依据一定要专门写出来。

(二) 研究伦理问题

每一项教育科学研究都要涉及研究群体、相关课题研究者及其他利益相关人员,临床教学研究一定不是一个人的事情,因此,在实施过程中要特别重视人与人之间、人与成果之间的伦理问题,坚持有益、不伤害、公正等基本的伦理原则。常见的教学研究伦理问题主要有以下几点。

1. 未对调查对象的个人基本信息进行保护 在教学研究中,经常会涉及对教师、学生、家长等相关人员的问卷调查及访谈,在这些活动中要注意不能将研究对象的基本信息,如姓名、家庭地址、联系电话、电子邮箱及身份证号等信息泄露出去,这既包括在研究报告和其他相关研究成果中不能有所展示,也包括在研究期间外的日常生活中不能将以上信息有意或无意地泄露,注意保护研究对象的隐私。

2. 未尊重调查对象的知情同意权 调查对象对参与项目的目的、用途、内容与方法等具有知情权,项目研究必须在征得全部研究对象知情并允许的情况下,获取和使用的相关资料才符合研究伦理。因此,调查人员必须在调查前向研究对象说明项目研究目的、内容等基本情况,做到调查对象知情;需要录音或录像时需当事人同意,不能偷偷录音或录像;使用相关照片时,也应征得当事人同意。

3. 未注重公平原则 采用新的教学方法在课程教学中进行随机分组对照实验是目前教学方法研究设计中常用的一种策略。采用这一方法策略必须注重教学伦理问题,首先,研究目的在于改革创新,服务学生,而不能仅仅为了证实新方法是否优于传统方法;其次,教育研究必须重视教育公平性。在实践中往往由于新的教学方法,学校、教师、学生投入的时间、精力及资源较多,对实验组的学生而言,可能获益,但对对照组的学生来说,投入并未增加,甚至有可能减少,相较之下有失公平。

(三) 常见的科学性问题

1. 问卷设计问题 临床教学研究常采用调查研究方法,而问卷调查法则是调查研究最常用的研究方法。问卷设计的优劣在很大程度上决定了调查工作的质量。问卷的主要结构包括引语、问题和答案三部分,问卷设计常见问题有很多,如引语说明不当、问题有双重含义、问题含糊不清、概念抽象、问题与答案不匹配、诱导性问题、敏感性问题等等,这些问题在问卷设计中必须加以重视。例如,您觉得您的知识水平和实践经验能否适应临床带教工作?这样的双重含义问题会使回答者犹豫不决,并且会对调查的结果和调查者水平产生怀疑。又如,您认为你所在的高校近几年情况如何?这一问题就存在语义含糊的问题,并没有明确询问调查对高校哪一方面的情况,学生对所在高校情况的评价是多方面,可以是招生、就业、人才培养质量、国际交流合作等等方面,因此不可以笼统提问。

2. 研究样本量不足 研究样本量的大小影响结论的可靠性。样本量过小,抽样误差大,检验效能不足,导致结果可靠性差,且经不起验证;然而,若盲目加大样本量,不但会造成人、财、物的浪费,而且会造成非抽样误差增大。因此,研究应在保证研究结果精确可靠的前提下,确定所需的最小样本量。

3. 研究分组不均衡 目前,教学实验方法是临床教学研究中常见的研究方法,通过将研究对象进行分组,比较不同研究对象的表现,进而说明研究问题。在处理这样的分组问题时,必须注意实验组与对照组的均衡性问题,即要求对照组除了与实验组的干预因素不同外,其他条件应与实验组基本一致,从而尽量排除非处理因素对实验结果的影响。如果分组时未注意到对照组与实验组的均衡性,则两组研究对象的基本特征之间不具备可比性,此时研究结论有可能不准确,甚至出现相反的结论。例如,将接受小班授课作为实验组,传统大班授课为对照组,比较二种方式学生的学习成绩,得出结论为"小班授课的学生成绩优于传统大班授课学生成绩",但如果研究分组中不均衡,小班授课的学生资质不同,授课教师教学方法不同,就会导致缺乏可比性,因而上述结论不可信。

4. 使用不适当的控制条件　同样,在医学教育实验研究中,使用不适当的控制条件也是一类常见的错误。例如,将基于网络的学习与讲座进行比较,两者在学习速度、与同伴和教师的互动等多方面存在差异,这样的设计将无法确定这些学习模式的哪个方面会造成这种差异。因此,研究设计必须确定干预的关键因素,使实验和控制条件除了关键因素外的其他因素尽可能相似。在以上的案例中,可以改进设计为比较一次根据多媒体原理设计的讲座和一次不是根据这些原则设计的讲座,但在所有其他方面都是相似的。

5. 研究对象的可比性　随着新的教学模式和方法的不断出现,多种教学方法或模式的联合应用问题越来越多的应用到了教育教学课题研究中,如 PBL+CBL 在某项课程教学中的效果评价,循证医学联合 PBL+CBL 在某项课程教学中的应用等。以前者为例,研究假设 PBL 与 CBL 联合应用,其效果优于单一的传统课堂教学,即 A+B>C。按研究设计,虽然假设结果出现了,但并不能认定是 PBL 和 CBL 共同作用的结果。因为 PBL 教学在学生主动学习、临床思维、团队合作方面的优势已被大量研究证实,仅采用 PBL 也有可能得出这样的结果。

6. 统计学方法应用错误　统计学中每一种假设检验方法都有其特定的适用条件和适用范围,研究者必须熟练掌握每一种常见的假设检验方法的适用条件和适用范围。所研究变量的类型、设计类型、研究目的、样本量、比较组数的不同,所应使用的假设检验方法也不同。例如,t 检验要求样本服从正态分布,进行两样本均数比较时,需满足方差齐性;数值变量资料的比较常用 t 检验,分类变量资料的比较常用卡方检验,对于同一组资料,采用不同的假设检验方法可能得出截然相反的结论。而同为数值变量资料,如将配对设计的资料按成组设计资料的方法进行假设检验,不但损失样本提供的信息、降低检验效率,而且可能使原本有统计学意义的结果表现为无统计学意义。非参数检验的检验效能低于参数检验,如果应该应用参数检验的资料却应用了非参数检验,则会降低统计分析的检验效能。

三、相关成果撰写中的常见问题

临床教学研究相关成果通常主要包括学术论文、学术成果、结题申请、研究报告、调研报告等。在各类临床教学研究相关成果撰写中,其常见问题主要有以下几个方面。

(一) 文题不准确

成果标题是成果最重要的部分之一,标题是研究内容的高度概括,是研究主题的升华,是把最精华的内容告诉读者,从而使读者能够从题目中大概明了研究的主旨,明白研究所探讨的问题。成果撰写中题目最容易出现以下 3 种问题。

1. 忽视拟题,画龙未点睛　忽视拟题或者轻视拟题是研究者撰写相关教学研究成果时常见的一个问题。许多研究者花很多时间和精力,精心构思,细心打磨,完成成果报告,但却不愿在标题上花一些心思。其实,研究成果的题目类似于人的眼睛,具有传神作用,好的成果标题其效果无异于"画龙点睛",这就需要不断思考、反复提炼,因此,研究者必须高度重视标题的拟定,切忌画龙未点睛。

2. 标题过大或过小,名不副实　有些标题过大,研究内容却仅论及某领域,如《高等医学教育伦理的理论与实践》,作为研究成果,此标题则显得大而不当,足可做一部专著题目。而有些标题过小,不能涵盖其研究内容也是不当的,所以研究标题与内文必须大小合宜,才能相得益彰。

3. 标题缺乏新意,精炼不足　标题能恰如其分地反映内容、统领分标题且相呼应是拟定标题的基本要求,然而仅仅满足基本要求是不够的,成果标题必须具有新意。标题创新是内容创新的重要表现,如果内文有创新之处,标题却平庸乏味,则很容易导致研究明珠暗投。正如俗语所言,"读书先读眉,看文先看题",标题是读者的第一印象,要让成果报告具有可读性和吸引力,成果标题就不能太"通俗"、太"平铺直叙",需要认真凝练,给读者一种新意,从而激发其阅读兴趣。

(二) 写作格式不规范

研究成果形式多样,学术论文、学术成果、结题申请、研究报告、调研报告等其写作格式不尽相同,但通常都需遵循最基本的写作标准,写作中应避免出现一些不符合基本规范的显著错误。

1. 参考文献 参考文献作为成果的组成部分具有重要作用,但许多作者却对参考文献重视不足,在成果形式表达中常常出现引用内容与参考文献不符、参考文献格式不正确、引文未标注参考文献等常见问题。而其中,参考文献格式不正确是最容易出现的情况。一方面反映出作者对参考文献的不重视,另一方面也反映出未经核实而盲目引用的问题。

2. 图表 图表运用不规范也是在研究成果表达时遇到的比较普遍的问题,常见表现如图表没有标题、表格三线表使用不规范、图表设计错误或注释内容不完整、图表不是随文编排等问题。因此,作者必须按照行业标准要求规范使用图表,使其写作表达格式规范。

3. 排版格式 一般而言,无论何种成果表达形式,都会对作者行文的排版格式进行明确规定,作者仅需按照要求认真排版即可。然而,在实际撰文中,仍有作者常常因为忽略排版格式而出现或多或少的错误,如行距不统一,字体大小、格式不统一,段前缩进不规范、表格未对齐等问题,这些基本问题只要用认真的态度即可避免。

(三) 写作能力不足

1. 言之无物,积累不够 总结新经验,解决新问题,提出新观点,从而更好地指导临床教学实践工作,是撰写临床教研成果的主要目的所在。因此,在临床教研成果写作中务必走出"采得百花不酿蜜"的误区,要切实把研究过程转化为研究成果,切忌一味地堆砌材料,只"叙事"而不"研究",要注重研究资料的整理、挖掘与深加工,使其具有研究的理论高度与实践深度。有好的素材并不等于就有好的论文。要真正发挥自己所占有的材料的作用,关键在于对素材的剖析与解读,从中发现、提炼出对教育教学工作的实践或理论价值来。

2. 逻辑混乱,层次不清 不注重临床教研成果的谋篇布局,也是临床教研成果撰写中普遍存在的一个问题。文章的结构尤如人的骨架,结构合理,整篇文章才能"筋骨强健",才会更具说服力。不少临床科研成果的通病是中心论点不明确,论据和材料并不是围绕中心论点有条理、有层次地展开论述,此外,有的成果每一部分之间没有严密的逻辑关系,只是生硬地罗列拼凑在一起,犹如散沙一盘,究其原因都是未重视谋篇布局,导致逻辑混乱、层次不清。

3. 主次不分,详略不当 有些作者在临床教学成果写作中习惯用较大的篇幅叙述案例、描绘教学场景,而真正上升到理性认识的论述分析一笔带过、只言片语。这些生动鲜活的素材的确可以丰富和充实文章内容,但成果侧重的并不是教学的经验、体验和情感,更重要的是对教学问题的看法、观点以及提出解决问题的对策和思路。因此,在撰写成果中必须对成果的主次、详略、各部分之间关系做以妥善安排。

四、常见问题的应对策略

(一) 坚持选题原则,准确定位问题

在临床教学研究中并不是缺少问题,而是对无限科研契机缺少敏锐洞察性。对此,研究者必须坚

持科研选题的基本原则。一方面,坚持政策导向,从国家及本地区规划、政策导向中选题。临床教学研究者必须及时关注国家临床教学政策,教学理念,教学重点、难点及热点问题以及本地区临床教学工作实际,将此作为选题依据。在实践操作层面,研究者必须做到实时把握临床教学研究脉络,须密切关注以下几个方面信息:①在非项目申报阶段,重点通过查阅国家和地区的临床教学发展规划,了解国家和地方教学部门的主攻方向;②在项目申报阶段,重点关注项目管理单位发布的项目申报指南;③根据本单位学科、教学平台或教学团队的建设任务及本人专业特长确定教学研究领域和主攻方向。另一方面,坚持理论联系实际,从教学实践中选题。医学教育研究离不开医学教育实践,以研究为基础的实践与以实践为基础的研究密不可分。因此,研究者要重视对文献资料的积累,掌握研究领域学术前沿动态,进而发现研究不足或理论不完善之处,捕捉研究价值,形成新的研究观点和假设。临床教学研究者在实践中应该注意寻找本学科、本专业的薄弱环节和知识体系的断链节点,通过理论联系实践,掌握最新信息资料;关注目前国内外该领域的发展现状和动向、国内外该领域的研究重点、该领域问题能够解决到什么程度以及待解决问题的关键所在、存在问题中主次要问题等。

(二) 重视研究理论,走出理论误区

课题研究所需要的理论依据有两种类型,一种是参考理论依据,即借助于外在既有成型的理论,以此为理论依据来展开课题研究,另一种构建理论依据,即是根据自己课题的实际情况,构建合适的理论解释框架,进而对理论解释框架做出科学的论证,形成理论依据。为了走出理论误区,研究者应该注重研究积累厚度,拓宽研究视野,根据研究需要选择相应的理论作为依据;在研究中,必须注意真正依据理论进行研究,无论理论在研究中发挥整体支撑作用,还是局部支持作用,都是研究的理论依据,才能真正把理论落实;最后,注重对理论进行分析和论证,临床教学研究不仅运用既有理论作依据,而且它自身也可能产生理论,关注如何在研究中加强理论性比关注何如借助外在的理论更重要,进行理论分析与论证,需要特别注意理论分析框架的建立和逻辑关系的缜密,经过实践检验的理论分析框架,才可能成为研究成果之一。

(三) 重视研究伦理,加强科研诚信教育

临床教学研究必须遵循研究伦理的基本要求,不断加强科研诚信教育,这也是科研活动的内在要求,教学研究者应自觉养成遵循教育教学基本规律、崇尚科学精神、遵循科研伦理、严守学术规范的良好习惯,提升自身道德素质。一方面,要加强教研伦理的宣传和教育,将诚信教育贯穿于教研工作的全过程,通过不断创新教育载体等方式让教研者深刻领会科学研究的伦理精神,营造良好的学术自律氛围。另一方面,注意将教研伦理规范纳入考评范围,在各项教研成果考评中纳入科研伦理考评,强化教研人员的学术自律意识。

(四) 加强学习,全面提升教育科研素养

教育科研需要研究者在具备深厚的专业知识、精湛的教学艺术、广博的教育理论知识,以及较高的理论素养的基础上,还必须掌握并熟练运用科研常用的方法学知识,撰写高质量研究成果,全面提升教育科研素养。在医学教育研究领域,成果的撰写是将科学研究成果转化为生产力的重要媒介,如何准确地反映临床教学研究的成果,撰写好教学科研成果是关键。

1. 注重平时积累,厚积薄发　好的临床教学成果撰写离不开平时的积累,为此,研究者首先应做到多读。广泛阅读是增进自身积累的重要途径,除阅读临床教育教学方面的理论书籍,以提高理论修养、丰富文化底蕴、增强问题意识外,还应注重经常阅读研究领域专业期刊,了解本领域研究现状,把握教学研究动向,关注并收集临床教学研究中的新观点、新材料,博采众长,为己所用。其次,善于多思,勤于思考、善于思考是实现自我积累的重要条件。研究者应努力养成对具体的教育教学事件、问题、现象、困惑等自觉进行思考的习惯,致力于探求前因后果、总结经验教训。这不仅是促进自身学术

积累、不断提高教育教学水平的内在要求,也是增强教研意识、不断提高教研能力的必由之路。有思考才会有发现,基于自己的思考与发现而撰写的成果,才可能是内涵丰富、有生命力的教研成果。

2. 学会总结概括,梳理提炼　在总结和梳理表述临床教学研究成果时,非常重要的一环便是学会归纳概括、浓缩、提纯,提炼出本质属性,找到规律。在撰写教研成果时,研究者可以通过陈列提纲法、数字概括归纳法、分类梳理法、标题梳理表述法等的综合运用,提高教研成果总结的逻辑性、可读性和吸引力。例如,拟定提纲可以帮助研究者解决结构不清晰的问题,通过陈列提纲理清研究思路,深化、升华研究理性认识,提纲初步确立后,仍须根据研究进程的不断深入对成果整体布局进行通盘的考量。数字概括归纳法可以通过将复杂繁多又抽象的内容用数字概括归纳的方式,帮助梳理提炼,如魏书生对自己教育思想和教学经验所提炼的"一个核心""二个原则""三个统一""四个关系""五大支柱""六步教学法",言简意赅,表达精准。分类梳理法、标题梳理表述法与数字概括归纳法具有异曲同工之妙,研究者在成果撰写应注意这样技巧的学习、掌握和运用。

3. 注重团队合作,加强沟通交流　临床教学研究成果的撰写不是一蹴而就的,在这一过程中需要反复打磨、修改和完善,教研成果的撰写应该做到在写作时,要能钻进去,在修改时,要能跳出来。也因此,临床教研成果的撰写应非常注重团队合作,汲取团队力量,而在修改过程中要特别注重加强沟通交流,取他人之长。首先,要增加团队合作意识与对教研工作价值的认知,提高教研团队的凝聚力,在成果总结过程中优化团队成员分工,明确教研团队的职责。其次,要注重调动教研团队的主观能动性,组织开展丰富的教学学术活动、专题研讨及学术会议,不断增强团队成员整体的教研能力。最后,在教研成果修改打磨阶段,要善于征求他人的意见和建议,特别是学术大家、本领域的知名专家的意见和建议。

(谭宏涛　胥娇　郭劲松)

第十三章
毕业后医学教育

医学是一门特殊的科学,医生是一种特殊的职业,医学教育的管理必须严格而规范。严格来说,医学教育体系是一种终身教育体系,院校教育解决的是职业的门槛问题,而毕业后教育解决的是职业成就问题。我国现行的医学教育培养机制存在多个层次,有专科、本科、硕士、博士之分,多层次医学人才培养对于特定历史时期快速解决医疗卫生资源不足问题起到了历史性作用,但随着当今社会经济和医疗卫生事业的发展需求,医学教育正处于全球科技革命、健康中国战略、医教协同发展三大机遇交汇处,面临着前所未有的机遇与挑战。优化医学教育体系结构,健全医教协同育人机制,增强医学人才培养与社会需求之间的契合度,是当今医学教育的首要任务。

第一节　医学教育体系和毕业后医学教育

毕业后医学教育是医学教育体系的重要组成部分,是院校教育的延续,是医学人才培养、专业知识和技能培训的重要阶段。毕业后医学教育包括住院医师培训和专科医师培训,其中住院医师规范化培训在我国已经实现了从局部探索到全面实施,进入到优化完善和提升阶段。专科医师规范化培训是在住院医师规范化培训基础上,继续培养能够独立、规范地从事疾病专科诊疗工作临床医师的必经途径,在国际医学界有广泛共识和长期实践。我国部分地区和医院也进行了有益的探索。遵循医学教育规律和人才成长规律,可衡量的、基于结果推动的胜任力导向医学教育是毕业后教育的改革创新举措。

一、医学教育体系

(一) 医学教育体系内涵

医学教育是卫生事业发展的基础,教育质量直接关系到医药卫生人才的培养质量和卫生人才队伍的整体素质,关系到健康中国目标的全面实现。当代较为完整的医学教育体系包括基本教育(院校教育)、毕业后教育和继续教育三个部分。经过中华人民共和国成立后 70 年的探索,目前,我国已经基本确立并完善医学院校教育、毕业后医学教育、继续医学教育三阶段连续统一的临床医学人才培养制度。在重视院校医学教育质量的同时,健全和完善毕业后医学教育制度,强化对医学毕业生的规范化培养,并大力发展以新理论、新知识、新技术和新方法为重点的继续医学教育工作,不断完善医学终身教育体系。

（二）毕业后医学教育在医学教育体系中的重要作用

毕业后医学教育作为高等医学教育的重要组成部分,在提高临床医学人才职业素养、培养临床专业技术能力上发挥着重要作用。根据 2003 年《世界医学教育联合会本科医学教育全球标准》,毕业后医学教育是指医生在完成本科医学教育后在专家指导下进行培训,进而获得独立医疗实践能力的阶段。国内外医学教育实践充分证明:毕业后医学教育是医学毕业生成长为合格临床医师的必经之路,是培养同质化临床医师、加强医疗卫生人才队伍建设、提高医疗卫生工作质量和水平的治本之策。

党的十八大以来,我国医学教育蓬勃发展,为卫生健康事业输送了大批高素质医学人才。为进一步实施健康中国战略的新任务、满足世界医学发展的新要求,我国医学教育还存在人才培养结构亟需优化、培养质量亟待提高、医药创新能力有待提升等问题。此外,医学教育学制多样,培养质量参差不齐,医学院校办学质量、师资水平差异较大,学科结构有待调整等,都需要不断研讨与完善。

二、毕业后医学教育制度在医学教育发展中的地位

毕业后医学教育的对象是住院医师和专科医师。当今的毕业后医学教育发展趋势为以胜任力为导向的医学教育。建立统一的培训标准、培养高水平师资、建设完善的培训机构及保障体系是毕业后医学教育高质量推进的关键环节。

国家对毕业后医学教育制度建设高度重视。2009 年,《中共中央国务院关于深化医药卫生体制改革的意见》明确指出,要建立住院医师规范化培训制度。2011 年,卫生部印发《医药卫生中长期人才发展规划(2011—2020 年)》,提出要实施医师规范化培训工程。虽然面临诸多挑战与困境,基于多部门的政策推动,2013 年,国家卫生计生委等 7 部门印发《关于建立住院医师规范化培训制度的指导意见》(国卫科教发〔2013〕56 号),住院医师规范化培训制度在我国实现了从局部探索到全面实施的历史性飞跃,标志着我国探索近百年的住院医师规范化培训制度正式建立,在中国医学教育史上具有里程碑意义。2015 年,国家卫生计生委等 8 部门印发《关于开展专科医师规范化培训制度试点的指导意见》(国卫科教发〔2015〕97 号),按照"试点起步、逐步推开"的原则,逐步建立专科医师规范化培训制度,形成完整的毕业后医学教育制度。

住院医师规范化培训持续深入推进,专科医师规范化培训着手开展试点,毕业后医学教育制度建设正进入爬坡过坎的关键时期,相应的制度和措施在医学教育发展中起到了基础、保障与提升的重要作用。

（一）住院医师规范化培训制度

住院医师规范化培训是毕业后医学教育的重要组成部分,是培养合格临床医师的必由之路,被实践证明符合医学教育规律和医学成才成长规律。相对成熟的住院医师规范化培训制度对于培养合格的临床医学人才起到了重要作用,成为保障医疗服务水平和医疗安全、提升医疗服务质量的有效手段。基于我国社会经济的发展需求和提升公共卫生和基本医疗服务水平的要求,国家进一步加强住院医师规范化培训制度的建设。通过严格规范的培训,促使我国临床医师队伍整体水平的提高和同质。

世界主要国家和地区均建立了住院医师培训制度,我国也在积极了解、探索适合我国国情的住院医师培训制度建设。20 世纪 20 年代,北京协和医院自建院伊始,开始实施住院医师规范化培训,建立住院医师、总住院医师制度,包括专科轮转、24 小时值班制、三级查房和教学查房制度等。经过不断的探索和近百年实践,我国住院医师培训在体系建设、培训制度、评估方式、师资培训及课程改革等方面成效显著;在财政支撑等保障政策等方面亦有积极尝试。

2013年底,我国出台了正式开展住院医师规范化培训(简称"住培")的政策,并在其后将"医教协同"作为医学教育的核心理念,大力推进了专业学位研究生培养和住培并轨,我国的住培得以进入新的局面。2014年,为贯彻落实《关于建立住院医师规范化培训制度的指导意见》,国家卫生和计划生育委员会组织制定了《住院医师规范化培训管理办法(试行)》,以进一步规范训练实施与管理工作。迄今为止,我国的住院医师培训制度已建立并完善相应规范和标准,在一些医学院校和医疗机构取得很好成效,但仍存在地区之间发展不平衡,质量和效果参差不齐,存在质量亟待优化、配套政策待完善、缺少师资激励机制等问题。此外,我国的专业学位研究生培养和住院医师培训归属不同部门管理,二者的有机衔接、深入融合和统一管理仍需进一步探索。

(二)专科医师规范化培训制度

专科医师规范化培训是毕业后医学教育的另一重要组成部分,是在住院医师规范化培训基础上,继续培养能够独立、规范地从事疾病专科诊疗工作临床医师的必经途径,在国际医学界有广泛共识和长期实践,我国部分地区和医院也进行了有益的探索。

1993年卫生部印发了《临床住院医师规范化培训试行办法》,将住院医师培训分为各2~3年的两个阶段进行,其中第二阶段即类似于专科医师培训,部分地区和医学院校开展了相关的探索工作,对提高临床医师的技术水平和服务质量发挥了重要作用。2004年,国家卫生和计划生育委员会立项开展《建立我国专科医师培养和准入制度研究》的课题研究,制订了临床18个普通专科、内科和外科下的16个亚专科培训标准、基地认定标准等。2006年,专科医师培训试点工作开始启动,先后在19所高校、100家医院的1 112个专科基地开展了试点。

2014年6月,教育部等6部门颁发《关于医教协同深化临床医学人才培养改革的意见》,要求积极探索临床医学博士专业学位人才培养模式改革,推进临床医学博士专业学位研究生教育与专科医师规范化培训有机衔接,在具备条件的地区或高等医学院校,组织开展"5+3+X"(X为专科医师规范化培训或临床医学博士专业学位研究生教育所需年限)临床医学人才培养模式改革试点。国家卫生和计划生育委员会等8部门于2015年发布了《关于开展专科医师规范化培训制度试点的指导意见》(国卫科教发〔2015〕97号),正式确立了"5+3+X"的专科医师培养模式,明确了培训对象、培训时间等。2015年12月,国家卫生和计划生育委员会、国务院深化医药卫生体制改革领导小组办公室、国家发展和改革委员会等8部委联合印发《关于开展专科医师规范化培训制度试点的指导意见》,明确提出:2016年遴选有条件的专科启动专科医师培训试点工作,推进与医学博士专业学位研究生教育有机衔接,即推进"5+3+X"改革试点工作。

专科医师规范化培训(简称"专培")目前在我国仍属于试点探索阶段,尚缺少成熟的专科医师培训体系。由于医学教育学制的复杂性,如五年制、八年制、研究生、博士生等,不同学制与住培、专培的有机衔接和统一仍需进一步探索和实践,建立具有我国医学教育特色的专科医师规范化培训体系。

毕业后医学教育的实践还面临很多问题,在住院医师规范化培训制度在全国实施的基础上,需加快建设与之紧密衔接的专科医师规范化培训制度,对深化医药卫生体制改革,完善医教协同加强医师培养体系,乃至整体提升临床医疗水平和质量有重大意义。

三、毕业后教育在医学人才培养中的重要性

(一)毕业后教育对于人才培养的重要意义

医学人才培养,需遵循医学教育和医学人才成长规律,基于目标,优化方法,提升实践。李克强总理在2017年全国医学教育改革发展工作会议中强调:人才是卫生与健康事业的第一资源,医教协同推进医学教育改革发展,对于加强医学人才队伍建设、更好保障人民群众健康具有重要意义。作为国

家制度,住院医师规范化培训制度具有普适性、规范性等特征,是国家对临床医学人才培养提出的刚性要求。毕业后医学教育的完善与实施有助于优化毕业后教育医学人才培养结构和培养质量。

(二)毕业后教育探索与实践

1. 以胜任力为导向的医学教育 近年来,国际医学教育领域专注于毕业后医学教育的医师胜任力导向主题研究。自21世纪初期,医学教育模式经历重大革新;从基于结构和过程的医学教育(structure and process-based medical education)转化为可衡量的、基于结果推动的胜任力导向医学教育(competency-based medical education training,CBME)。胜任力导向医学教育在相关文献中的定义为:运用结构化的核心胜任力架构,以结构为导向来设计、实施与评价的医学教育方式。胜任力导向医学教育是围绕能力或预定义的能力组织的,作为课程的结果,其采用了经过重新定义的能力及其发展概念,并被认为具有改变当代医学教育的重大潜质。胜任力导向的医学教育训练已引起全球医学界的关注与投入。美国毕业后医学教育认证委员会(accreditation council for graduate medical education,ACGME)推进胜任力框架及其评估的实施,并提供两项评估工具:里程碑计划(milestone project)和置信专业活动(entrustable professional activities,EPAs)。里程碑计划为胜任力的评价提供了可操作性的框架;置信专业活动概念的引入,旨在弥合能力与临床实践之间的差距。美国毕业后医学教育体系已发展出分布在五个层次的六大核心胜任力体系,我国也在积极借鉴美国、加拿大等国家的先进经验,并探索适合我国国情和医师培养实际需求的胜任力框架及其评价体系。

2015年,北京协和医院联合国内6家顶尖教学医院共同成立了"中国住院医师培训精英教学医院联盟"(简称"精英教学医院联盟")。2016年9月和2018年6月至7月,精英教学医院联盟启动了针对内地毕业后医学教育,特别是住院医师规范化培训的自我评估工作。按照联盟的工作计划,结合国际医学教育专家的指导,开展了各医学院校毕业后医学教育的自我评估工作(self-study),即客观多维度评估、学习国际经验、寻找自身差距,旨在提出改进措施、提高住培质量,为国家相关部门政策的制定和完善提供参考。

在国家卫生健康委的支持下,基于自我评估工作,凝练专家共识,由北京协和医院牵头,精英教学医院联盟共同制定了适用于中国住院医师培训核心胜任力框架的联盟共识。根据框架共识,住院医师核心胜任能力包括六个方面,框架共识还对每项胜任力提出3~4项子要求。职业素养包含职业道德、敬业精神、人文素养和系统改进能力。知识技能包含理论知识、临床技能和临床思维。病人照护包括临床决策、病人管理和病人教育。沟通合作包含医患沟通、团队合作、领导能力和管理能力。教学能力包括临床带教、医学科普和跨专业教育。终生学习包括自我提高、循证医学、审辩式思维和学术研究。住院医师胜任力框架共识为中国要培养什么样的医学人才指明方向。医学教育质量是人才培养的重要抓手,适合全国推广。基于胜任力框架共识的胜任力评价体系及内容,以及配套的课程设置、师资培训等均为改革的重要内容。中国医师协会将基于核心胜任力框架共识推进住培基地认定标准、住培内容与标准修订,完善培训质量考评指标体系、住培基地评估指标体系等。

2. 探索毕业后医学教育与临床医学博士后制度的深度融合,创新发展,优化培养质量。

为满足国家医学教育创新的发展需要,以及人民群众对医疗服务需求的快速增长,加速培养更多基础扎实、技术精良、综合素质高的临床医生,作为国家住院医师规范化培训示范基地,北京协和医院积极探索创新临床医学人才培养模式,在住院医师规范化培训的基础上,2016年向国家人力资源和社会保障部申请并获批了"临床医学博士后培养项目",旨在培养高层次复合型医学精英人才,为国家医疗卫生人才发展提供重要的后备力量与优质的师资保障。项目要求对临床医学博士毕业生(八年制及专业或学术型临床医学博士)进行三年强化住院医师规范化培训和教学、科研培训,全面培养个人的临床、科研及教学能力。本项目要求学员在完成现有"国家住院医师规范化培训方案"和"北京市住院医师规范化培训方案"的基本要求和各项考核的基础上,紧密围绕"核心胜任力"接受相关学科专业制定的更高强度的临床培训。在强化临床知识与技能培养的基础上开展科研训练,并择优海外交流。以培养具有更高职业素养,更强临床诊疗、科研和教学、国际交流能力的医学精英人才为目标。项目注重个性化、复合型人才培养,整合优化教学资源,结合各专业科室特色,积极探索进阶式分层培养模式。逐步优化导师制与全面评估反馈,整体培训注重"形成性评价"与"终结性评价"相结合,利用多站式临床技能考核(OSCE)、Milestone 360 度评估以及个人汇报等形式对临床博士后进行全面评价。同时对学员进行一对一反馈,确保培训与指导更加及时、有效,临床、科研和教学能力训练全程有指导。

为进一步加强高层次创新型医学人才队伍建设,2020 年 3 月,全国博士后管委会就做好临床医学博士后研究人员培养工作给出如下主要指导意见:①明确培养目标。临床医学博士后研究人员的培养,以培养高水平创新型、复合型临床医学拔尖人才为目标,以高水平医院和研究型大学联合培养为主要途径,坚持医学研究与临床实践相结合,规范化培训与博士后研究相融合,一流平台、一流导师和一流博士后相结合,着力培养具备扎实基础理论,创新能力和研究能力突出,能够站在临床医学理论和实践前沿,发现和解决临床医学重大和疑难问题,取得原创性成果的一流人才。②适度扩大招收数量。允许参加住院医师规范化培训、专科医师规范化培训的在职人员从事临床医学博士后研究工作。

通过临床医学博士后项目的探索,在实践中积极推进课程改革、师资培训、考核评估等毕业后医学教育的关键环节,在如下方面还需着力探讨推进:①提高入口生源质量,在做强培训基地建设的前提下,优化培养方案和职业发展路径。②推进"8+3"一体化课程改革,优化基础与临床融通整合,优化课程体系和教学方法改革。③探索师资培训体系建设,优化带教质量。④加强与国际高水平大学、科研机构的交流合作,培养具有国际视野的高层次拔尖创新医学人才。⑤加强医学伦理、科研诚信及思政教育;强化公共卫生及急重症诊疗培训。⑥强化现代信息技术与医学教育教学的深度融合,探索智能医学教育新形态,探索融合式医学教育技术与手段。

(张奉春 李 玥)

第二节 住院医师规范化培训制度的建立历程及现状

完善的住院医师培训体系是现代医学发展的必然结果。现代住院医师规培制度起源于欧洲,在美国最先建立并成熟。1921 年,北京协和医院率先建立了国内住院医师培训制度,引领了国内临床医学的毕业后教育。1993 年卫生部发布了《临床住院医师规范化培训试行办法》,我国在住院医师规培的制度建设取得突破。2000 年卫生部和人事部联合颁布了《继续医学教育规定(试行)》,标志着我国住院医师培训体系和国际接轨。2012 年 5 月教育部、卫生部发布了《关于实施临床医学教育综合改革的若干意见》,并将"5+3"确定为我国住院医师规范化培训的主要模式。经过 100 年的探索,北京协和医院的住院医师培训形成了自身体系,展现了特色,并产生了示范和引领效应。

医生是一个需要终身接受教育的职业,其成才的道路较为漫长,可具体分为医学院教育、毕业后医学教育(graduate medical education,GME)和继续医学教育 3 个阶段。形象来说,医学院教育只能产生"半成品"医生,经过住院医师规范化培训后成为"制成品",继续医学教育则让医生"终生保质"。今天,住院医师培训质量已成为影响国家医疗质量和人民健康水平的重要因素。从历史上看,完善的住院医师规范化培训制度是现代医学发展的必然结果,最初发轫于欧洲,后传入美国。1893 年,美国约翰·霍普金斯大学引入了德国医学教育模式,在北美率先建立起住院医生培训项目,并于 20 世纪初加以改革和完善,使之成为现代医生培养体系不可或缺的一环。1921 年北京协和医学院以约翰·霍普金斯大学为模版,建立了国内住院医师培训制度。我国住院医师培训虽然起步较晚,但近年来发展迅速,逐渐向国际标准看齐。

一、住院医师规范化培训制度历史沿革与政策回顾

（一）国外住院医师规范化培训发展史

19世纪，德国柏林大学的Langenbeck教授率先提出住院医师培训，其核心思想是要求年轻医师受训期间必须24小时都住在医院里面，这也是住院医师（resident）这一名称等由来。统一的住院医师培训制度，突破了传统的师徒培训模式，强调对医学毕业生进行系统训练，极大地推动了现代医学的发展。同一时期，美国也有了住院医师培训的雏形。南北战争时期（19世纪中叶），部分美国内科医生在医学院毕业后先在各临床科室轮转1~2年，然后才开始专注于内科。Flexner于1910年发表的医学教育报告深刻改变了现代医学教育的现状。受此影响，1914年美国医学教育和医院协会（American Medical Association Council on Medical Education and Hospitals，AMA-CME）考核了各医院的教学质量，并发布了一个批准进行实习的医院名单，包含603家医院的3 095个职位。1913—1919年，AMA-CME正式发布了实习医师和住院医师培训的全美标准。1928年，AMA-CME颁布了"批准进行住院医师培训和专科培训的要素"。此后，美国医学逐步向专科化方向发展，先后建立了一系列私立专科委员会。作为第一个专科委员会，美国眼科协会（American Board of Ophthalmology）于1917年成立。1933年，美国医学专科协会（American Board of Medical Specialties）正式成立。至1936年，旗下已经成立了10家专科委员会。1940年，美国医学教育协会（Council on Medical Education）、美国内科委员会（American Board of Internal Medicine，ABIM）和美国内科医师协会（American College of Physicians，ACP）合作成立了内科毕业生培训委员会（Conference Committee on Graduate Training in Internal Medicine），这是对内科住院医师培训全国认证的早期尝试。

受第二次世界大战的影响，战后西方国家包含住院医师在内的医生数量迅速增加。以美国为例，1945年美国医生数量达50 000人，如果算上护士和部队医务兵，医护人员的总人数达到700 000人，是1939年美国军队总人数的3倍。在数量增加的同时，保证医疗质量成为重要问题，规范化住院医师变得刻不容缓。受美国医学教育体系传播和推行的影响，住院医师培训制度获得全球医学界的普遍认可。1950年代，欧洲出现了"终身教育"的思潮，受此影响毕业后医学教育应运而生。到了1970年代，主要西方国家均已基本建立起规范的毕业后医学教育制度。作为其中的代表，美国毕业后医学教育规模最大，相对比较系统和严密，成为各国学习和参考的对象。

21世纪初，世界卫生组织（WHO）、世界医学教育联合会（WFME）及国际医学教育专门委员会（IIME）等国际医学组织经过多年的交流和酝酿，积极倡导和推动毕业后医学教育发展。2003年1月，世界医学教育联合会（WFME）颁布了《毕业后医学教育国际标准》，全世界毕业后医学教育出现了国际化、标准化、系统化发展的趋势。一般将毕业后医学教育分为初级培训阶段和高级培训阶段，前者对应住院医师培训，后者则对应专科医师培训。随着毕业后医学教育的发展，医师培训的初级阶段与高级阶段之间的衔接愈来愈紧密，甚至出现了互相渗透、前后统一的趋势，二者之间的界限趋于模糊。

（二）我国住院医师规范化培训的历史和政策回顾

我国的住院医师规培历史最早可追溯至1921年，当时北京协和医学院在国内率先实行"24小时住院医师负责制"和"总住院医师负责制"。这个模式深受美国约翰·霍普金斯医学院思想和经验的影响，对我国住培体系的建立具有奠基意义。中华人民共和国成立后，我国医学教育经历了曲折而又坚韧的发展历程。1962年，卫生部要求各医学院校遴选优秀毕业生，到各附属医院接受为期2年的住院医师培训。1979年，卫生部重拟《高等医学院校附属医院住院医师培养考核试行办法》，明确规定我国高等医学院校本科毕业生进行两个阶段的培养，第一个阶段为期2年，第二个阶段则不短于3年，简称"2+3模式"。

1993 年,卫生部颁布了《临床住院医师规范化培训试行办法》,标志着我国住院医师规培领域取得突破。该办法将两个阶段的培训时间变更为第一阶段、第二阶段,两个阶段均为 2~3 年,并首次要求两个阶段应当包括二级学科轮转、专科培训、总住院医师工作,以及预防医学工作(6 个月以上)等。该办法首次规定了"科主任负责,科室其他医师集体指导"的住院医师培训模式,还明确提出在规培第二阶段可以采取专人指导的教学方式,从而成为住院医师"导师制"的雏形。1995 年,卫生部颁布了《临床住院医师规范化培训大纲总则》,其中包含《住院医师规范化培训实施细则》,进一步将培训时间明确规定为第一阶段 3 年、第二阶段 2 年的"3+2"模式,同时规定只有完成第一阶段所有项目和内容并通过考核者才可以进入第二阶段的培训。

针对各专科培训的不同要求,2000 年卫生部和人事部联合颁布了《继续医学教育规定(试行)》,将培训模式由过去的 5 年改为"3+X"模式,即先进行以医学二级学科(内科、外科、妇产科等)为基础的临床培训,为期 3 年,然后再申请各三级学科的亚专科培训,具体培训时间根据三级学科的实际情况而各有不同。这一模式既体现了住院医师培训强调基础的要求,也体现了不同学科之间的差异性,标志着我国住院医师培训体系开始和国际标准接轨。2006 年,卫生部在全国 1 100 多个基地的 34 个专科开展住院医师规培试点,取得了初步经验。但由于各地社会经济发展水平和卫生体系建设差异较大,配套政策不完善,激励机制不足,故培训效果参差不齐。

二、住院医师规范化培训现状与目标

(一) 各国住院医师规培的现状

美国住院医师培训体系中,质量监控和资质认证由两家行业组织进行,即美国毕业后医学教育认证委员会(ACGME)和美国医学专科委员会(ABMS)。ACGME 主要负责制定各专科的培训计划和目标,考核住院医师培训效果,确定各专科和亚专科的认可标准。ABMS 主要是考核和评价业已取得住院医师培训合格证书的医师,决定是否授予其专科医师资格证书。美国医学生在毕业前必须通过全美医师执照考试(USMLE)的第一阶段和第二阶段考试,之后才可申请加入住院医师培训项目。培训包括第 1 年的实习期培训(PGY-1)和若干年的专科培训。医学毕业生获得住院医师培训资格后,首先在经过认证的医院接受 PGY-1。完成后可参加 USMLE 的第三阶段考试,通过后方可取得医师执照,然后申请加入专科培训。ACGME 的各专业委员会制定全国统一的专科住院医师培训目标、内容和考核标准。各专业的培养年限依据专业的特点而不同,通常在 3~7 年之间。例如普通内科需要3 年,普通外科需要 5 年,而神经外科则需要 7 年。完成住院医师培训后,如果通过 ABMS 的考试,即可获得专科医师资格证书和"专科医师"(diplomate)称号。

英国的住院医师培训体系有别于美国,但具体管理工作也是由行业协会主导,医疗机构执行。其中,毕业后医学教育委员会(CPME)负责研究和制定专业培训计划,确定培训机构资质和职位。英国各地还设置毕业后教务长(postgraduate dean,PD),一般由大学和地方卫生局任命,其任务是负责本地区的毕业后医学教育工作。住院医师培训项目和岗位均需由各专科学会和地区 PD 批准。英国毕业后医学教育包括 3 个培训阶段,即第 1 年的注册前住院医师(PRHO),第 2~3 年的高级住院医师(SHO),第 4~6 年的注册专科医师(SPR)。英国医学总理事会(GMC)则负责所有医师认证和注册。医学生毕业后必须达到 GMC 规定的实习医师标准,才能进入第 1 年 PRHO 培训。经过 1 年实习,达到 GMC 制订的正式医师标准方可注册成为执业医师。然后再继续完成第 2~3 年以及第 4~6 年的专科医师培训,通过专科医师培训管理局(STA)考核,才能成为专科医师。

整体来看,美国住院医师培训模式是行业高度自治,培训结果追求培训质量的同质性,而英国毕业后医学教育模式是政府与行业共同参与,但各自职能的划分尚有一定的模糊和争议。亚洲地区的住院医师培训受英美两大体系的影响较大,同时也有一定的自身特色。例如东南亚、印度、中国香港主要受英国影响,而日本、韩国、新加坡、中国台湾地区则借鉴甚至移植了美国的培训模式。这些不同国家和地区的住院医师教育体系有较大差异,但也有一定的共性,包括:①要求医生具有博士学位,同时又区分专业学位和科学学位,二者有不同的培养目标和要求;②建立了全国(地区)统一、规范的培训体系和管理机制,保证了人才培养的均质性;③有制度或法规体系等支撑条件;④在与国际接轨的同时也体现了自身特色,适合本国(地区)医师培训的要求;⑤政府宏观引导,行业协会主导,医疗结构执行。社会经济水平发展程度越高,行业协会发挥的作用越明显。

(二)我国住院医师规培的现状与目标

在前期探索和实践的基础上,我国住院医师规培逐渐驶入快车道。2012 年 5 月教育部、卫生部发布了《关于实施临床医学教育综合改革的若干意见》,提出要适应医药卫生体制改革的总体要求,逐步建立 "5+3"(5 年医学院校教育 +3 年住院医师规范化培训)为主体的医学人才培养体系。紧接着在 2013 年 12 月,卫生部等部门印发《关于建立住院医师规范化培训制度的指导意见》,真正将 "5+3" 确定为我国住院医师规范化培训的主要模式。我国住院医师规培作为国家制度正式形成。在实际医学教育流程中,对完成 "5+3" 的住院医师而言,接下来他们所要面对的则是原先 "3+X" 中 "X" 所代表的专科医师规范化培训。因此,此时的医学教育模式是趋向于 "5+3+X"。

另外值得注意的是专业学位研究生培养和住院医师规培的 "并轨",这是我国当前医学教育体系的一大特色。2012 年,《关于实施临床医学教育综合改革的若干意见》正式提出建立住院医师规范化培训与临床医学硕士专业学位研究生培养有效衔接的制度,被称为 "并轨"。2013 年,《关于建立住院医师规范化培训制度的指导意见》开始探索推进并轨的具体措施,并逐步落实。2014 年国家六部门发布《关于医教协同深化临床医学人才培养改革的意见》,要求深入推进住院规培与学位教育衔接。同年,国家卫生和计划生育委员会在全国遴选了 559 家住培基地,各地认定的培训基地总数达 8 500 个。当年新招收住院医师 5.5 万人,超额完成年度招收计划。2015 年国务院学位委员会发布《关于印发临床医学、口腔医学和中医硕士专业学位研究生指导性培养方案的通知》,详细规定了两大体系并轨的方案,标志着 "并轨制" 的全面铺开。2015 年全国招收住院医师约 7 万人,较上年增加约 40%,全科等紧缺专业招生也取得突破。上海、四川、山东等先期启动住培体系建设的地区已有住院医师进入专科工作,并得到用人单位的好评。2016 年年国家三部委发布《关于加强医教协同做好临床医学硕士专业学位研究生培养与住院医师规范化培训衔接工作的通知》,进一步从组织层面上规划了教育与卫生政府部门、医学院校、住院医师培训基地等在 "并轨制" 实施过程中的主体责任,强化了住院医师规范化培训与临床医学硕士专业学位研究生教育的有机衔接。

我国人口庞大,社会经济发展不充分,医疗资源分布不均,各级医院医师数量不均,受教育水平与临床能力又参差不齐。我国的规培制度的建立及发展相对发达国家起步晚,进展慢,因此从局部试行、全面展开到最终完善还有很长的路要走。我国建立的住培制度既是为了培养专业的临床医师,也是为了平衡各地区医疗水平,符合我国医疗发展的目标。我国的住院医师规培制度既注重受培训者个人,也重视医疗环境和基本条件。对于医师个人,原国家卫计委提出的规培目标是为各级医疗机构培养和输送具有高尚的职业道德、扎实的临床专业知识、良好的人际沟通与团队合作能力、能独立承担本专业常见多发疾病诊疗工作的临床医师。其主要包括四方面的内容:政治思想、职业道德、专业能力、教学与科研。近年来,对于医生人文素养培养也日益得到重视。在重视临床培训的同时,也要充分关注医学人文教育,包括正确的职业角色定位,树立端正的医德医风和尊重患者、关怀患者的医学人文精神。住院医师是医生成长路上的起步阶段,强调人文素养显得尤为重要。

(三)北京协和医院住院医师培训的特色

1921 年北京协和医院(以下简称 "协和")以约翰·霍普金斯大学为模版,建立了住院医师培训制度。从此,住院医师培训始终是协和临床教学和人才培养的核心内容,一代医学大家如张孝骞、林巧稚、曾宪九等都受益于该体系。目前协和内科仍然继承和发扬了这一宝贵传统，尤其重视对住院医师的培养。培养基本目标是经过 5 年左右的严格训练，内科住院医师不仅要具备扎实、全面的临床基础知识，逐步掌握独立工作的临床经验，还要初步具备一定的科研和教学能力，为内科各专业输送人才。经过多年的探索，北京协和医院的住院医师培训形成了一些特点，并在全国范围内产生了一定的示范和引领效应。

第一，长时段培训。自从建院伊始，协和内科就始终坚持长时段的住院医师培训，整个培训阶段至少需要 5 年的时间。培训之所以持续这么长的时间，是医学人才成长的固有规律使然，也是多年实践证明的合理模式。在临床医学高度专科化的今天，很多医生能够成为某一领域的专家，但对其他领域往往所知甚少，考虑临床问题时多采用"聚焦式"思维，"发散式"思维少，"只见树木，不见森林"的现象比较突出。思维狭隘的医生不仅难以成为医学高端人才，也不利于保证医疗质量。协和内科以诊治疑难重症见长，这就要求医生具备全面的知识结构和扎实的临床功底，不经过长期的艰苦磨练，不可能实现这一目标。因此在担任总住院医师或进入专科训练之前，住院医师一定要夯实基本功，不仅要轮转内科各专业，还要完成急诊和重症监护治疗病房（ICU）的培训，这样才能培养全面的学科视野，适应临床工作的需要。

第二，重视培养全面能力。内科住院医师在专科主治医师和内科总住院医师指导下，完成临床工作。在临床轮转期间，着重培养的是住院医师的综合能力，包括临床思维、动手操作、人际沟通、病房教学、科研写作等。协和医院的内科每年都要对住院医师进行严格的考核，病房主治医师和总住院医师也要定期反馈对住院医师的评价，考核和评价的结果是将来遴选总住院医师的重要参考。在协和医院内普遍认为，内科住院医师不仅是受教育者，也是病房团队的重要一员。优秀的住院医师可以对实习医师施加正面的影响，在病房教学中发挥不可替代的作用。医院也鼓励并指导住院医师进行科研写作，帮助住院医师全方位的提高自己。

第三，总住院医师制度。协和医院内科的总住院医师岗位是对优秀住院医师一次全面的锻炼和提升，对于医学人才的培养有重大而深远的意义。总住院医师制与协和的历史相伴随，为协和的人才培养和学科建设做出了贡献。如果将住院医师培养比喻为"宝塔"模式，总住院医师就是这个宝塔的尖端。对于完成 5 年通科训练的优秀住院医师，经过本人申请、主治医师投票和内科主任讨论三道程序，有机会竞争成为总住院医师。总住院医师不仅是一种荣誉，更是一种考验。他们既是内科主任的助手，又是内科各类事务的总管，直接对科主任负责。总住院医师白天负责全院的内科会诊，夜间要全面掌握内科医疗工作，还要随时准备处理各种突发紧急情况，为急诊和其他科室提供援助。除此之外，总住院医师还要负责内科教学，指导住院医师成长。如此高强度训练出来的医学人才，不仅具备了全面的内科功底，还掌握了教学、管理和科研多方面的能力，为今后的成长打下了很好的基础。

第四，重视精英教育。对于表现突出的优秀住院医师，协和医院内科在年终奖励时会给予充分的肯定，在出国学习方面提供更多的机会，以培养良性竞争的氛围。当前，协和医院内科已与美国多所著名医学中心建立了长期的合作关系，医务人员交流日益频繁。一些来过协和医院的美国医学生和住院医师纷纷反映在协和轮转期间收获颇丰。而协和医院每年也会选派 4 名住院医师，前往美国加州大学旧金山医学院（UCSF）参观学习，让他们了解世界先进水平的医学教育体系。密切的交流碰撞出思想的火花，也让这些住院医师更清醒地认识到自身的不足，有利于进一步推动内科教学和科研工作，同时在住院医师群体中也能起到模范和榜样的作用。

第五，守正创新。协和内科始终关注协和传统的继承，积极鼓励住院医师发挥自身的能力，参与协和文化建设。《协和内科住院医师手册》即出自住院医师之手，目前已出第三版，累计销量 30 余万册，全国内科住院医师几乎人手一册，产生了良好的社会效益。同时，为了顺应时代的发展，与时俱进，医院也正不断努力改革旧体系中阻碍人才成长的一些不合理因素。例如过去住院医师培训只注重大内科的训练，对于专科培训强调不足。另外，由于内科竞争激烈，一些住院医师经过 5 年的培训后不一定能够留下，而缺少专科背景的住院医师，在院外很难顺利找到工作。面对这种情况，医院参考美国的专科医师培训体系,对于已完成基本内科训练的高年住院医师,若未能当选总住院医师,将在双向选择的基础上给予2年的专科培训。这样可以充实其知识结构,提高竞争力。目前这一做法已经开始实施,并受到了住院医师的欢迎。

整体而言,我国的住院医师规范化培训体系经过了100年的曲折历程,尤其近10年来得到了快速发展。住院医师刚走出校门,临床能力较弱,综合素养不高,但可塑性很强,是成才的关键阶段。住院医师规培制度的建立,为这个阶段的住院医师提供了一个系统化、规范化的临床培养平台,是他们日后成长的基础工程。该制度的成功建立和有效实施,将显著提高我国住院医师队伍的整体水平和同质性,进而才能培养出素质高、能力强的医学人才。住院医师规范化培训是一项长远、系统而又艰巨的任务,但也是提高我国整体医疗卫生服务水平的必经之路,是推进我国医疗体制改革的重要举措,在医学教育发展中具有战略地位。我国该培训体系仍处于起步阶段,许多政策和制度仍有待完善,有赖于国家及地方相关部门、行业协会、基地医院、医护人员的共同努力,在实践中不断完善与创新,逐步摸索出一套成熟的培训制度,才能促进住院医师规培工作的可持续发展,不断提高我国医师队伍的整体水平。

(张奉春 吴 东)

第三节 住院医师规范化培训管理体系

规范高效的管理与合格的基地、优秀的师资、标准的培训是保证住院医师培训质量的关键。健全的组织管理机构,完善的管理规章制度,规范的组织管理流程和严格的考核质控与反馈机制是做好住培管理工作的基石;职能部门、专业基地和轮转科室要各司其职,分层负责。

一、住院医师规范化培训的组织管理体系

住院医师规范化培训由国家卫生健康委员会统筹,各省级卫生行政部门组织并依托本省内培训基地具体落实。培训基地实行一把手负责制,采取培训基地(医院)、职能部门、科室三级管理模式。各级安排专人管理,不断加强培训制度建设,持续做好住培过程管理,确保培训质量。

(一) 培训机构

1. 医院毕业后医学教育委员会一般由培训基地(医院)院长担任主任,主管副院长担任副主任,成员包括培训主管部门负责人、相关职能部门负责人、专业基地/轮转科室负责人、培训专家及住院医师代表等。其职责包括确定医院住培工作目标和基地建设发展规划;制定住培配套政策和相关制度方案、督导和检查住培工作运行情况,保证培训质量;协调医院相关部门和科室,为住培工作提供支持和保障;定期召开培训工作会议,研究解决住培相关问题。

2. 培训管理部门

(1)主管部门一般设在教育处或科教科,亦可为专门设置的毕业后医学教育办公室。负责住院医师的日常组织与管理,完善相关培训制度,督导检查各专业基地培训开展情况和培训档案建设情况,并进行年度检查和评估。人员包括教育处处长或科教科科长以及住培管理专职人员。

(2)相关职能部门按照国家和省市卫生健康委员会相关规定,培训基地(医院)相关职能部门包括党团组织、人事部门、医政部门、财务部门、后勤部门等,应积极配合培训主管部门,共同做好培训管理工作。

3. 专业基地与轮转科室负责住培工作的具体实施 实行主任负责制,设置教学主任岗位,同时需

配备教学秘书。

(二) 培训制度

培训基地(医院)应在国家和省市住培制度框架下,结合本基地实际,制定本基地住培相关规章制度,并要与时俱进,及时进行修订和完善。

1. 培训基地(医院)管理制度内容涵盖培训基地建设、组织管理、师资队伍建设、培训过程管理、考核评价、奖惩措施、档案管理、保障措施等。

2. 专业基地/轮转科室管理制度内容涵盖专业基地住培组织管理、人员职责、培训方案、师资培训、临床带教、教学活动、考核评价、奖惩措施、档案管理等。

二、住院医师规范化培训全过程管理

(一) 招录

1. 招录计划　专业基地根据基地认定时核定的住院医师容量和在培住院医师数量,结合本专业基地培训床位数、收治病人数、门急诊量、师资带教能力和当年本科生、研究生、进修生等各层次教学任务等多方面因素提出当年招生计划,同时适当加大紧缺专业住院医师招生力度。培训基地在考虑各专业基地培训质量和多个专业基地学员交叉培训等影响因素的基础上,核定本单位各专业基地的招生计划,上报省级卫生行政部门审批。

2. 招录通知　省级卫生行政部门审批各培训基地招生计划后,在省级住培管理系统发布年度住培招录通知及招录计划;培训基地按录取批次在网站公布本基地招录考试通知或通过其他方式通知报考本基地的住院医师,内容应包括时间、地点、考核形式、需携带的相关材料等。

3. 招录考试　培训基地组织各专业基地对申请参加培训的住院医师进行招录考核,培训基地在各志愿录取时间内完成系统内录取。

(1)考试形式:笔试、面试与技能操作考核相结合,考查住院医师的综合能力。

(2)考试内容:专业知识、临床技能、综合素质等。

(3)考核小组:由专业基地选派3名及以上高级职称、有住院医师带教经验的指导医师及培训基地管理人员组成。

(4)录取原则:根据招录考核成绩及招生计划,择优录取。

4. 培训年限认定　培训年限一般为三年。对有临床实践经历的拟录取学员,按照国家和省级卫生行政部门的住培年限认定办法,根据学员提供的临床实践经历材料,结合招录考试临床综合能力测评结果,确定培训年限。培训年限经培训基地、专业基地和住院医师三方认可后确认录取,并由培训基地报省级卫生行政部门核准。

5. 学员报到　学员按规定时间到培训基地报到并办理入院手续。

(1)签署培训协议:培训基地应于规定时间内与培训学员签订培训协议,培训协议应包含培训基地与培训学员的基本信息,培养年限及双方的权利与义务;同时培训基地安排自主培训人员与劳务派遣公司(要求该劳务派遣公司已与培训基地签订劳务派遣协议)签订劳务合同,劳动合同到期后依法终止,培训对象自主择业。

(2)建档:培训基地根据系统报名和录取情况,梳理学员基本信息和相关证明材料,建立住院医师个人档案。

(3)办理相关证件和手续:培训基地协助学员办理工资卡、胸卡、饭卡、门禁卡、学分卡、图书馆借阅证,发放工作白衣,开通网络权限,安排住宿等。

(4)办理执业变更手续:已取得《医师执业证书》的住院医师,应及时办理执业地点变更。

(5)发放培训手册或系统使用方法培训：向学员发放相应专业的《登记手册》，向专业基地发放相应专业、相应数量的《考核手册》。已经开展系统填报和考核的省市需进行系统填报和考核方法的专项培训。

若已录取学员因各种原因未能按时报到，培训基地应及时向上级主管部门反馈并在系统中修改为相应状态。

(二) 岗前培训

新来院住院医师须参加岗前培训并通过考核，方可进入专业基地进行培训。岗前培训由主管部门组织，相关职能部门和临床医技科室共同配合完成。

1. 制定岗前培训计划　培训基地应在新学员报到前，由培训主管部门制定岗前培训计划；培训内容应涵盖但不限于培训基地介绍和住院医师岗位综合能力培训方面。培训时间一般1~2周，最短不少于5天。

2. 岗前培训的组织管理　一般由培训基地(医院)教育处和人事处作为主管部门负责岗前培训的组织和管理，各职能部门和临床、医技科室紧密配合。岗前培训的具体实施包括：培训准备、培训安排、课程设计、教师遴选、集体备课、培训教材、培训形式、培训场地、培训设施、培训管理、考试考核及档案管理等。

(1)充分准备：岗前培训授课教师由培训主管部门、专业基地及相关处室提前商定、遴选；根据本省市住培基地管理规范拟定培训课程，经医院毕业后教育委员会审批后向授课师资下达教学任务书并及时完成集体备课；提前准备培训所需场地、设施设备及相关教材和讲义等。

(2)通知和管理：提前通知授课教师和学员，每次课前再次确认教学环境准备，做好学员签到，考勤管理以及考核成绩登记。

(3)培训形式：培训形式多元化，包括但不限于理论授课、操作演示、模拟训练；座谈交流、团队户外拓展；互动教学、视频教学；沟通情境模拟训练、经验分享等。

(4)考试考核：岗前培训应设立考核环节，了解培训效果，考核不通过者应补考。

(5)总结反馈：对考核成绩进行整理和分析，考核结果及时向学员及专业基地反馈；通过问卷调查等方式，了解学员对岗前培训组织、内容、授课教师的满意度，以及学员的收获和意见建议。

(6)档案管理：整理收集岗前培训课件和培训资料，及时归档。

3. 岗前培训的内容　岗前培训的内容设计要符合针对性、实用性和及时性原则，包括但不限于基地介绍和住院医师岗位综合能力培训。

(1)培训基地介绍：一般由医院各职能部门分别介绍。院党办介绍医院的发展历程、服务理念、战略目标及文化等；人事处介绍工作职责、考勤要求、年度考核等；教育处介绍医院教学整体情况、住培相关政策和具体要求等；医务处介绍执业医师资格考试和注册；社工部介绍医疗风险防范；医院感染管理处介绍医院感染控制；科研处介绍科研现状、如何开展科学研究等；图书馆介绍文献检索方法、数据库、图书证办理流程等；信息处介绍 HIS 系统和病历系统使用；宣传处介绍宣传管理、宣传平台，宣传纪律等；总务处介绍火灾扑救、交通安全、安全防护等。

(2)住院医师岗位综合能力培训：美国 ACGME 及其他发达国家和我国台湾地区 20 多年来对住院医师核心能力评价已形成了一套较为完善的指标体系，对我国住院医师核心能力评价指标体系的建设具有较好的借鉴意义。2018 年国家卫生健康委员会颁布了中国住院医师培训精英教学医院联盟《住院医师核心胜任力框架共识》，包括六个方面：职业素养、知识技能、病人照护、沟通合作、教学能力、终生学习。住院医师岗位综合能力培训一般围绕此六项核心能力开展。

1)职业素养：职业道德、敬业精神、人文素养和系统改进能力。

2)知识技能：理论知识、临床技能和临床思维等。

3)病人照护：临床决策、病人管理和病人教育等。

4）沟通合作：医患沟通、团队合作、领导能力和管理能力。

5）教学能力：临床带教、医学科普和跨专业教育。

6）终生学习：自我提高、循证医学、审辩式思维和学术研究。

（三）临床轮转

住院医师完成岗前培训并通过考核后，进入专业基地进行轮转培训。

1. 制订轮转计划　轮转计划由各专业基地制定并负责落实。

（1）轮转计划应按照各专业培训标准的要求和培训人员数量，科学合理地进行编制。年限减免的住院医师，依据"填平补齐"的原则确定轮转计划。

（2）轮转计划应明确所需轮转科室、转科时间、入科及出科时间，每个科室的培训时间不得随意缩减或延长，轮转顺序的调整应服从专业基地的整体安排。

（3）轮转计划应及时向学员和相关轮转科室公布，培训基地定期督查轮转计划的落实情况。

2. 学员入科　学员按照轮转计划规定时间到相应轮转科室报到。

（1）入科登记：科室教学秘书为新入科报到的住院医师做好入科登记。未按时入科报到的学员，应在 24 小时内上报培训主管部门。

（2）入科教育：入科教育由轮转科室指定教学秘书或其他人员完成。入科教育内容包括但不限于：

1）科室情况介绍（学科特点、学术特色、科室人员、师资结构等），熟悉科室环境、科室规章制度、工作安排和工作流程、劳动纪律、值班要求等；

2）培训及考核要求、学术活动安排（教学查房、病例讨论、小讲课等）、医疗文书书写注意事项、突发应急事项的处理等。

3）具有专科特色的临床基本技能操作。

（3）安排指导医师：专业基地/轮转科室负责人根据住院医师培训要求为培训学员安排指导医师。学员入科后，应主动与指导医师交换联系方式，保持沟通。

3. 基于医疗实践的培训　住院医师以在专业基地和轮转科室的实践中学习为主。以下要求以临床科室病房日常工作为基础，医技科室可参考执行。

（1）医疗实践基本要求：培训期间，住院医师必须参加临床实践。专业基地和轮转科室按照培训标准要求安排住院医师管理床位、完成规定的病例病种和技能操作。

（2）接诊患者：接诊患者是临床实践工作的基础，是采集信息的重要手段，是医患沟通的重要环节，是培养临床思维的重要途径。住院医师接诊患者分为病房和门急诊等不同场所。指导医师对新上岗的住院医师，要按照病房和门急诊接诊患者的具体要求认真带教直至规范熟练为止。

（3）病历书写：病历集中反映了住院医师对疾病诊疗的临床思维过程，也是培训效果的直接体现。同时病历作为具有法律效力的重要医疗文件，也是提高医疗水平，保证医疗质量的重要文书。住院医师根据规范要求手写大病历，指导医师及时进行修改，医院和科室要充分重视住院医师病历书写培训与质量控制。

（4）临床实践技能培训

1）专业技能培训：专业基地和轮转科室按照培训标准要求，明确住院医师在专业范围内应掌握的临床技能操作项目，如内科的心电图、外科的手术技能等。住院医师在初次进行某项操作时，指导医师要详细讲解和示范，在指导医师督导下完成一定例数并确认合格后，方可独立操作。不能达到实践技能操作要求的住院医师，应及时对其进行针对性辅导。培训标准中要求的临床技能操作，若因病例偏少或难度较大不能满足培训，指导医师应及时向上级医师反映，寻找适宜的培训方法给予补足。

2）辅助检查培训：专业基地和轮转科室可根据临床工作需要联系相应医技科室，进行辅助检查操作方法和结果判读等培训，以提高住院医师合理有效运用辅助检查的能力。对于心电图、影像读片等大部分专业都需要掌握的辅助检查内容,也可由培训基地统一组织培训。

(5)医疗查房和临床病例讨论

1)医疗查房:包括住院医师查房、主治医师查房、主任医师查房和科室大查房,解决临床诊疗相应问题,且须按规定要求和频次执行。

2)临床病例讨论:包括疑难病例、术前病例、死亡病例以及多学科病例讨论等。临床病例讨论须明确主讲人资质;对指导医师进行病例讨论(案例教学)培训;督导检查病例讨论的准备、实施情况和教学效果;保证规定频次;有条件的基地可组织评比等。

(6)临床培训活动:是针对住院医师所开展的门急诊实践、临床教学查房、专题培训等。

1)门急诊医疗实践:各专业基地根据本专业特点和培训标准要求,安排门急诊实践。使住院医师在带教老师的指导下,掌握本专业常见多发病的诊治。提倡培训基地创造条件,开设教学门诊。

2)临床教学查房:临床教学查房是在医疗查房的基础上,按照培训要求,结合具体病例、密切联系临床实践,运用多种形式、有的放矢进行的临床教学活动,其重点在于临床知识的运用和诊疗能力的培养。专业基地和轮转科室均须建立并执行临床教学查房制度,并按规定要求和频次组织实施。

3)专题培训和学术活动:①专业讲座,由培训基地、专业基地和轮转科室根据培训标准要求,制定讲座计划,确定讲座内容,并严格落实。②小讲课,指导医师结合临床工作实际,充分利用碎片化时间进行相关知识的讲解。③学术活动,基地定期举行学术活动,要求住院医师参加。住院医师要结合学术活动主题,主动进行文献复习,提高自身科研能力。④带教能力培训,高年住院医师可结合临床工作安排,承担对见习医师、实习医师和低年住院医师的教学责任。专业基地和轮转科室要对其进行带教内容、带教方法等的培训和指导。⑤其他培训活动,如住院医师报告会、人文沟通培训、职业精神培养等。

(四)培训评价

培训评价是指对住培参与者分阶段进行评估,旨在及时发现问题,及时调整和改进,保证培训质量。按人员可分为住院医师、指导教师、管理人员等;按单位可分为培训基地、专业基地、轮转科室等。

1. 评价主体　评价主体是参与制定政策、设计培训方案和实施培训活动的单位和个人,包括各级管理人员、专业基地/轮转科室负责人、教学秘书、指导医师、住院医师、护理人员、患者和家属以及送出单位等。评价主体角色分为评价者和被评价对象,在不同的评价中角色可以互换。

2. 评价标准　国家或省市制定的培训基地或专业基地评估指标体系;针对不同评价对象和评价目标编制的评价指标。评价标准应注意科学性和可行性,定量和定性相结合,真实客观反映实际情况。

3. 评价方式　包括日常巡查、定期检查、抽查和互查;调查问卷;座谈会、随机访谈;现场考查;查阅相关资料等。

4. 评价实施　评价者根据评价标准,选择合适的评价方式对被评价者进行全面客观评价的过程。评价组织者要对评价过程进行指导和质控,及时总结分析。各种评价资料应妥善保管和归档。

5. 评价反馈　可采取口头、书面等多种形式。目的是让被评价对象知晓评价结果,特别是问题和不足,有的放矢的进行改进和提高。

(五)考试考核

考试考核是指挥棒,引导规范化培训的发展方向。2013年国家卫计委在全国层面推行实施住培制度,并于2015年提出了住培考核实施办法,对住培考试考核提出了明确的要求。文件指出住培考核包括过程考核和结业考核两部分。

1. 过程考核　是对培训对象在培训期间临床能力水平与素质的动态评价,主要包括日常考核、出科考核和年度考核。内容涉及医德医风、临床职业素养、出勤情况、临床实践能力、培训指标完成情况和参加业务学习情况等方面。由轮转科室/专业基地和培训基地负责完成。

(1)日常考核:日常考核是在医疗实践培训过程中对培训对象进行的考核,由专业基地或轮转科室根据培训标准,组织指导医师完成。

1)考核内容:包括职业素养、病人照护、临床思维、临床决策、沟通合作能力等。

2)考核形式:可采用"Mini-CEX(迷你临床演练评估)""DOPS(直接观察操作法)"等方式进行。

3)考核反馈:日常考核属于形成性评价范畴,须就考核结果和努力方向对住院医师进行反馈,并给予针对性的培训和指导。

(2)出科考核:出科考核是指在住院医师完成某一科室轮转时,在出科前由轮转科室组织考核小组对其进行的有目标、有计划、有时限、有质量的综合评价。住院医师在各科室轮转结束时,均应进行出科考核。

1)考核内容:医德医风、培训时间及培训完成情况、临床综合能力等。

2)考核形式:笔试、口试、多站考核及360度评估等。

3)考核结果:对于整个培训过程而言,出科考核属于形成性评价,考核后的总结和反馈对住院医师临床综合能力是一次重要的提升过程;对于当前轮转科室而言,出科考核又属于终结性评价,评估住院医师在本科室的培训效果,决定其是否可以出科。住院医师出科考核合格,方能进入下一个科室轮转;出科考核不合格者,择期补考,补考仍不合格者,应延长培训或重新培训。

4)考核总结和反馈:专业基地或轮转科室应对出科考核结果进行分析并对住院医师进行充分的反馈。

(3)年度考核:年度考核通常是由培训基地和专业基地共同组织实施的阶段性评价。

1)考核内容:一般包括专业基础知识和临床综合能力考核等。

2)考核方式:可根据专业特点,设计考核方法和形式,可为笔试、口试、技能操作、多站式考核等。

3)考核结果:年度考核不合格者应择期补考,补考仍不合格者应延长培训时间。

4)总结反馈:专业基地应对考核结果进行分析总结,及时向住院医师反馈。

2. 结业考核 结业考核是衡量培训整体效果的终结性综合评价,由国家卫生健康委员会和省级卫生行政部门组织实施,分为专业理论考核和临床实践能力考核两部分。各专业基地住院医师参加结业考核的通过率,作为评价专业基地培训质量的重要内容之一。

(1)结业考核报名:在结业考核报名前由培训基地和省级卫生行政部门进行资格审查,通过者方能报名参加结业笔试和结业临床实践能力考核。

(2)结业考核实施:结业笔试由国家卫生健康委员会委托中国医师协会统一组织实施;结业临床能力考核目前由各省市统筹在其认定的考核基地实施。由国家统一组织实施的结业临床能力考核正在试行和探索中。

(3)结业考核结果:通过考核者可获得由国家统一颁发的《住院医师规范化培训合格证书》,未通过考核者按要求参加下一年度结业考核。

(六) 培训保障

培训保障是指培训基地为保障住培顺利进行所必须提供的支撑条件,是住培顺利进行的基础,需要基地(医院)培训主管部门和其他相关部门通力合作。主要包括党团组织、人事管理、医政管理、财务管理、后勤管理、档案管理等。

1. 党团管理 医院应设立住院医师党团组织,负责对住院医师党员、团员的教育、管理、监督和服务,开展党团活动,做好党费、团费收缴工作等。

2. 人事管理 培训期间,住院医师的人事管理由培训基地和就业单位(单位人)或劳务派遣单位(社会人)共同负责,日常管理主要由培训基地和专业基地负责。培训期间就业单位或劳务派遣公司为其提供人事档案管理、基本工资、基本福利和国家规定的社会保障等;绩效工资遵循同工同酬原则,在严格考核下由培训基地参照所在科室同级住院医师的标准发放,并对全科、儿科等急需紧缺专业培训对象予以适当倾斜。

3. 医政管理　医政管理是指培训基地医政部门负责住院医师在培训期间的医师资格考试报名、执业注册、执业地点变更和处方权授予等医疗行为的管理。

4. 财务管理　财务管理是指培训基地财务部门根据上级政策和医院文件对住培相关的项目经费进行依法依规管理。住培项目经费实行独立核算、专款专用,任何单位和个人不得截留、挤占和挪用。各项经费使用要严格执行财务预算,按照规定的支出项目、标准、报批流程使用,保证支出凭证的真实和完整。

5. 后勤管理　医院相关职能部门支持和配合主管部门完成住院医师工资卡、胸卡、饭卡、学分卡、门禁卡、图书借阅证、工作服、网络权限、住宿等的办理。

(七) 档案管理

住培档案是在住培过程中直接形成的、各种形式的、具有保存价值的原始记录。档案的形成应尊重事实,注意日常工作积累,留下关键工作记录,体现工作质量循序渐进。科学、系统、规范的档案既是教学规律的基本要求,也是衡量教学质量和管理的重要标志。

1. 目的意义　保存培训基地和专业基地的历史记录;见证培训基地、指导医师和住院医师的成长历程;总结经验并不断完善。

2. 管理原则　统一领导,分级管理;及时归档,真实可靠;整齐规范,方便查询;适时总结,精简优化;完整安全,完善传承。

3. 管理内容　包括基地基本条件、组织机构、规章制度、管理机制、师资队伍建设、培训实施、质量监控、考试考核、教学改革研究等。

4. 管理形式　可以是纸质档案、电子档案或系统档案。

5. 注意事项　培训基地应重视住培档案管理工作;建立档案管理制度和三级管理模式;加强管理人员培训,提高档案管理质量;推进住培档案信息化建设,积极研发和建立科学统一、高效简洁、上下兼容的住培管理平台;提高档案资源的二次利用率,提高管理效率;保障人员配置,优化档案管理环境。

住培制度建设还在不断完善,管理也需要与时俱进。各培训基地在住院医师规范化培训管理实践中不断改进和提升,必将逐步走向规范化、同质化、精细化和高效化。

(陈丽芬)

第四节　住院医师规范化培训师资队伍建设

住院医师规范化培训(standardized residency training),简称"住培",是医学毕业后教育的重要组成部分,对提高我国各级医院的住院医师诊疗水平起着非常重要的作用。早在 1921 年北京协和医院建院之初,正值美国亚伯拉罕·福勒克斯纳(Abraham Flexner)调查报告推动的美国医学教育改革之后,就已经移植了严格、规范并与国际接轨的住院医师培训制度,成为当时亚太地区医学教育现代化的模板。中华人民共和国成立初期,国内也有多家医学院校遵循了当时国际上较为严格的培训标准培养住院医师,也曾有过世界知名的师资阵容。但彼时标准和规范常常局限于院校范围,在缺少顶层统筹设计和创新推动的情况下,绝大多数医学院校的培训制度已渐渐不能适应国际和国内不断发展的医学教育形势要求。2013 年 12 月底,国家卫生和计划生育委员会等七部门联合出台了《关于建立住院医师规范化培训制度的指导意见》,要求到 2020 年,各省(区、市)须基本建立住培制度,所有新进医疗岗位的本科及以上学历临床医师,全部接受住培。这一意见的出台标志着我国住培制度建设正式启动,从而结束了长期以来我国缺少统一、规范的住院医师培训制度的情况。现在随着住培基地建设的快速发展,住培工作正在全国范围迅速推广。高质量的住培师资队伍建设是保证临床住院医师培训水平,提高医疗质量与安全,以及进一步培养更高层次医生的基石所在。

一、师资遴选

住培是医学生毕业后医学教育(graduate medical education)的重要组成部分,对于提高住院医师诊疗水平和同质性极为重要。随着住培制度在国内各省市的持续推进,有效提高住培质量已经成为住培工作建设的重点。越来越多的研究证明,教师质量是影响学员培训质量的最重要因素。住培师资队伍整体水平的高低与培训质量密切相关,而严格师资遴选是保障师资和住培质量的基础。

目前国际上医学教育发达的国家,会对住培师资的能力有比较系统和完善的评价内容和遴选标准要求。美国的毕业后医学教育认证委员会(accreditation council for graduate medical education,ACGME)是一个由医师自发组织的非政府、非营利机构。其将医学教育者分为直接开展教学者和参与教学发展及监督者,根据角色不同,对能力有不同要求。同时基于住院医师的核心胜任力(core competency)要求,对住培师资也提出了六大核心胜任力和四大专业能力要求。胜任力这个概念最早由哈佛大学教授戴维·麦克利兰于1973年正式提出的,是指能将某一工作中有卓越成就者与普通者区分开来的个人的深层次特征,它可以是动机、特质、自我形象、态度或价值观、某领域知识、认知或行为技能等能显著区分优秀与一般绩效的个体特征。由于对住培医师的培养目标是培养和发展其岗位胜任力,培养其拥有必备的知识、技能和态度,帮助其提高发现问题和解决问题的能力,从而能胜任未来所从事的临床诊疗工作。因此住培师资的胜任力要求也应基于住培医师的培养目标。美国住培师资核心胜任力包括有临床带教能力、以学员为导向能力、社会交际能力、榜样和专业精神能力、个人教学实践的反思与进步能力,以及基于系统的教与学能力。四大专业能力则包括了课程设计与实施能力、评价与学术能力、领导能力和指导能力。而遴选准入制度也会紧扣核心胜任力要求,紧密结合医院院校的个体化需求,拟定明晰、公开的细则条款。聘任和再评估过程也是设置专门的委员会进行,秉承公正公开的原则。

国内医学教育的师资遴选起步标准并不低。在北京协和医学院建院之始,招募和选拔优秀教师就被列为最重要的关键点之一。并为此大大提高了薪酬标准以吸引更多国外医学专家加入当时的教学团队。"文革"复校以后,即使在教职人员相对匮乏之时,也依然对临床教师有较为严格的遴选标准,比如需要理论授课教师和带教老师均具备丰富的临床经验,其中理论授课教师年资最低为被聘任的副主任医师;临床医师开始带教工作前进行统一的教师资格培训;新理论授课教师准入评价时必须进行预讲,如预讲不能获得学系教学主任以及科室内教学核心组的一致通过则不能成为授课教师等等。既往还曾经有过因为候选人授课时口音重而未能通过准入评估的情况。也是由于始终坚持对师资的高标准和严要求,才使得协和住院医师始终保持了极高的成才率。但由于暂时缺少顶层统一规划和推动,国内大多数医学院校师资遴选和准入仍缺少统一规范的管理制度,往往各省市、各院校的准入制度都严宽不一,相差甚远。这一点很大程度与当地原有师资水平状况有关。如果准入标准和要求笼统而宽泛,缺乏细化的衡量标准,就会缺少可执行性。目前国内多数住培基地仍以学历、职称、工作年限、科研或教学文章产出等指标为可量化的准入条件。如北京、辽宁、四川等部分地区要求带教师资需具备本科及以上学历,中级及以上专业职称,以及经过岗前培训并持有合格证书才能受聘。但也有少数基地的受聘师资并未经过正规的教学方面培训,因此难以保证住培质量。

现阶段,由于国内部分住培基地的师资队伍仍处于建设初级阶段,人员严重不足,不仅缺乏遴选准入后对其教学实践能力的考察,也没有师资资格的再认定,因此并不利于师资队伍的可持续成长。多数基地目前仍只能将继续教育学分和职称晋升作为再认定的替代方法,这与国外发达国家相对成熟的再认定制度还有很大差距,因此尚需要基地管理者更进一步的发展完善。未来应探索符合国情及各地区住培基地实际情况的师资遴选、准入及再认定模式。这一点虽然在现阶段看来需要耗费较大量的人力成本,但随着住培基地师资队伍的壮大,对师资的整体要求提高,师资遴选的竞争机制的引入将会是保障师资队伍整体质量的重要基础。正如美国 ACGME 董事会前主席 Jordan Cohen 博士所述:美国经历 100 多年不断的改进才建立起现行的、但仍然远未达到完美的住培制度,中国住院医师培训体系的完善与建设也将是一个漫长征途,而在这一漫长征途中,医学教育问题的解决方案一定是建立在中国特殊国情基础之上的,但要最大程度保障为民众培养出合格的医师。

二、师资培训

随着科技与医学的发展,医学知识的更新呈指数级快速增长。教学能力与终身学习的能力已成为对医生的核心胜任力要求。医学的教学和培训已潜移默化在每一天的临床工作之中。任何一个医生,无论是否担任专职教学工作,都有必要具备自主学习的能力,以及掌握符合成人学习理论(adult learning theory)的教学方法。而如果要成为一名合格的医学教育者,则需要经过系统的师资培训。

ACGME 目前对所有医学院教职员工的共同要求原则就是参与委员会组织的教师培训计划,提高教学成效,促进学术活动。教职员工必须常规参与有组织的临床病例讨论、查房以及文献报告会。而国内,曾成功移植了约翰·霍普金斯医学培养体系的北京协和医院,甚至更加坚持了临床带教基本功培训的渗透。不仅有对青年教师培训的规定动作,也让培训体现在了所有日常临床工作当中,比如各种教学查房、专科查房、巡诊等活动。协和医院的内科大查房自建院之初开始执行,目前已坚持每周一次近百年,一直是协和医院最为活跃的学术活动之一。因此也有了"熏"出来的协和优秀住院医的说法。在国内,各家医院师资队伍的培训工作仍处在积极探索和实践中。但作为各家医院教师团队的核心教师成员,均有义务共同建立和维护一个能开展活跃研究属性的学术环境,才能持续不断提升师资队伍的水平。目前中国医师协会已成立了毕业后医学教育部,主要承担全国住培师资的培训任务。为推动师资培训工作,在对住培基地实施综合评估中,也将师资培训列入评估指标,要求各省和住培基地开展相应级别的师资培训工作,以保障师资接受培训的机会。但和医学教育发达国家相比,不可否认,目前国内师资培训仍存在很大问题。首先,以美国为例,在 ACGME 整体规划下,师资培训分为医学教育协会层面的培训、住培或专培基地层面的师资培训以及从医学生培养阶段即开始强调的临床工作中的教学能力培养。同时,如前所述,针对项目主管、导师、骨干师资等均有相应的培训规划和方案,层次清楚,针对性强。反观国内,在目前阶段,虽然全国多个协会和住培基地都先后设计和开展各种师资培训,但这些培训缺少顶层整体规划和设计,对培训目标和对象定位不清,培训内容重复性较大,常与住培师资的具体需求不完全相符。因此,未来亟待各省市有计划地逐步统一卫生行政部门、行业协会和医学院校的培训政策,完善师资培训体系的顶层设计。把师资培训与住培基地的准入、聘任、奖惩和再认定等工作有机结合。以培养师资胜任力为核心,以受训对象的管理或者教学需求为目标,有序组织有针对性、实用性的培训工作。随着师资队伍的发展,逐渐细化分层分类培训的要求,对培训对象、内容、方式和频次等作出规范化要求。提升师资整体能力。

师资培训的核心目标是提升师资岗位胜任力,因此提升教学理论、教学管理水平、教学方法以及职业素养等都是师资培训的重要内容。目前较为常见的临床教学培训方式有课堂教学、床旁教学(bedside teaching)、基于问题的学习(problem-based learning)以及模拟教学(simulation training)等。国内的师培培训起步较晚,住培基地师资多数为临床医师兼职,缺乏系统地教学方法培训,医学教育经验缺乏。自 20 世纪中期,随着成人学习理论的广泛研究以及行为心理学研究成果在教育中的应用,国外的师资培训也越来越开始注重教学理论的培训。只有真正了解行为、认知、心理学等相关规律对学习的影响,才能掌握现代医学教育方法。如何培养受训学员自主学习能力已逐渐成为教育的核心。对于住培基地管理者或者负责人,培训重点应是接受先进的教学项目管理经验和最新的医学教育理论,从而能够摆脱过去单纯以被动灌输式为主的教育模式影响,逐步推动住培基地的科学管理,以及医学教育的学术影响力。对于骨干师资而言,不应忽略非临床医学能力的培训。如何设计和评估教学项目,如何提高住院医师的职业素养,如何培养住院医师的领导力,如何提高沟通交流能力等都应包含在住培师资培训的进阶内容当中。而对于准入前或者初阶师资的培训则应侧重于临床教学技巧和教学评估方法。诸如门诊教学方法,床旁教学技巧,如何开展基于问题学习,如何进行评估和反馈,临床小讲课的授课技巧等。

北京协和医院在对住培基地的管理规定中,对师资培训有明确的规定和要求。根据级别和职责的不同,不同类别师资需要达到相应的目标和培训要求。如诊断学带教医师,需要提前脱产 1 个月,全面进行诊断学手法和知识点的梳理,培训考核合格后才能开始带教工作。刚开始承担教学工作的青年教师,则有青年教育学者项目等提升其教学理论水平和教学技巧。而对于承担一定管理工作的高年资教师,则有诸如海外教育学者计划项目,定期选派,学习先进的教学项目管理经验。应该指出的是国内曾经有过相当一段时间由于对教学的重视程度不足,导致国内对医学教育研究和创新人才的培养工作已经一定程度滞后于国际先进之列。因此自 2015 年起,由北京协和医院牵头,联合北大医院、华西医院、湘雅医院等六家国内教学医院共同成立"中国住院医师培训精英教学医院联盟",积极分享国内外优质教育教学资源,着眼与国际接轨,建设住培师资高标准、高起点的培训平台。希望率先打造精英团队,实现医学教育的质变,再自上而下推广经验,惠及国内各区域住培基地培训的发展。

师资培训评价是及时有效发现培训问题和新的培训需求,逐步推进和完善住培基地师资培训的重要手段。一般目前国际上通常采用柯氏(Kirkpatrick)四级培训评估模型来对教学项目的效果进行评价。主要是包括了对培训项目的满意度和接受度,在教学相关知识和技能等方面的收获,受训者教学行为的改变,以及最终住培基地教学整体质量和住培学员的能力提升等多个维度。对培训项目的满意度和接受度评估虽然简单易得,但受影响因素较多,评估结果的应用相对有限。师资在培训中习得的知识和技能,以及在教学行为上的改变,多数都是通过师资自我评价或者住培学员评价等方式进行。而对教师能力改变的长期评价,以及对整个住培基地教学质量或住培学员受训质量提升的评估,均需要住培基地做好设计和规划,长期科学全面做好评估工作才能完成。

三、师资评价与考核

住培师资评价与考核是依据对住培师资的要求和标准,通过运用科学可行的方法,对住培师资的工作要素、带教过程、带教效果进行价值判断的活动。师资评价与考核是住培师资体系建设的核心环节。其核心目的在于通过全面、客观的评价,为住培师资准入、聘任和奖惩制度的公平落实提供可靠的依据,激励和引导住培质量的提高,保障和促进住培师资队伍的可持续性发展。

目前医学教育发达国家,如美国的住培师资评价,主要秉承"以住培医师为中心"的理念。通过作为第三方的 ACGME 进行考评,重点在于住培医师对师资的主观评价和客观培训效果的考核。国内的住培师资制度起步相对较晚,虽然已经建立了基于授课能力,职业素养或者岗位胜任力的评价机制,并通过考评逐步落实和发挥其导向、激励、监督、反馈等功能。北京协和医院更引入了更为全面、完整的 360 度评价考评系统,无论对师资还是住院医师,都能让被评者更为准确地了解自身的优点和不足,从而督促有效的改进提升,也为进一步的奖惩机制提供了科学依据。但不得不说目前多数基地仍处于早期的摸索过程,评价和考核措施存在诸多不足。其中最重要的就是整个考评机制不健全,缺乏科学性。很多住培基地并不了解如何设置考评指标,同时由于不重视师资评价,使得考评流于形式。考评结果不仅无法成为公正、公平奖惩制度的基础,也常常因为评价目的不清晰,考评指标不完善,从而难以进行进一步的分析应用。不仅影响了住培师资的教学积极性,也制约了师资整体能力的提升发展。

住培师资评价和考核体系建立应围绕住培基地建设的主要核心思想,遵循教育教学基本规律、具备导向性、客观性、可操作性等原则。其包含的要素包括考评目标、考评方式、考评指标、考评周期、考评结果分析,等等。与教学目标一样,考评的目标是为了让住培带教师资看到自身成绩与不足,促进个人职业发展。另一方面考评结果也是住培师资准入聘用、职称晋升、薪酬分配、评优评先及奖惩落实的客观依据,从而公平公正地促进住培师资可持续性发展。考评的方式则需要针对不同专业,不同层次的住培医师需要达成的预定目标而设定。构建合理的考评指标需要与目标密切相关。一套完善的评价指标应由一系列具体的、可测量的和可操作性的指标内容构成。应是针对一系列的住培教学过程或主要内容设计,尽可能做到符合教育教学规律、师资成长规律以及住培基地的教学实际条件。考评周期与教学活动周期有关,是根据评价与考核的目标需求、内容和方式而确定的频次或时间间隔。考评结果的分析与应用是评价与考核中最重要,也是目前国内住培基地最忽略的环节。科学而全面的考评结果分析是调动住培基地师资积极性和主动性,促进住培基地教学持续改进的重要基础。

四、师资奖惩

科学的师资奖惩措施是有效激发带教师资积极性,规范和保障住培基地师资队伍建设,进而逐步促进住培质量提升的重要管理手段。也同样是目前快速发展的住培基地建设中的一个亟待加强和完善的环节。

奖惩机制的科学构建涉及了心理学及管理学理论的应用,其中比较广为人知的是美国心理学家马斯洛在1943年发表的《人类动机的理论》一书中提出的需求层次理论。该理论指出人的需求可分为五个层次,这五个层次的需求,从低到高依次是生理上的需要、安全上的需要、情感和归属的需要、尊重的需要和自我实现的需要。未满足的需求能够影响行为,成为推动继续努力的内在动力。因此在住培师资奖惩制度的设计时必须充分考虑住培师资的需求层次,通过设计具有相应匹配度的奖惩措施,来更好地激励和约束住培师资的带教行为。

国内的住培制度起步较晚,相应的奖惩机制不完善是影响师资带教积极性及规范性的重要因素之一,也是影响住培质量进一步提高的关键。目前在各个省市的住培基地的师资管理办法中,大都将考核评价结果与津贴、绩效、职称晋升、评优评先以及进修学习等相挂钩,但存在以下问题。

1. 奖惩制度不够系统和完善 很多基地的奖惩制度只有原则指导,并没有实操细节。甚至有些制度操作难度较大,缺少相关部门的联动配合下,难以落实,导致在现实工作中形同虚设。

2. 住培工作在绩效考核中的权重设定缺乏科学性 多数住培基地从管理层面尚不能细致客观量化住培工作,因此无法科学有效进行住培绩效评估。部分住培基地会将教师年资高低,职称职位甚至医德师德作为主要考核指标,从而造成竞争机制缺乏,无法有效调动住培师资的积极性。部分基地主要以带教师资的教学成果以及科研成果为量化指标,从而导致了住培基地内部差异较大,造成相当一部分住培师资对需要长期付出却缺少产出的教学工作积极性不高。也有部分基地主要由兼职临床医师组成,因此绩效与相同时间投入的其他回报存在不成正比的情况,无法体现优劳优得,多劳多得的导向作用。

3. 奖惩方式相对简单 目前很多基地的薪酬发放标准相对较低,虽然部分可能与绩效奖金或者晋升挂钩,但所占比例同样不高,往往在程度上难以实际达到正向激励或者惩罚的效果。同时,部分国内住培基地的政策稳定性和连贯性较差,对住培师资的激励制度缺乏有效的长期规划,不能有效结合个人职业发展的内在动机与追求,因此无法真正达到提升师资积极性的作用。

针对目前国内住培师资奖惩制度的现状,我们需要充分立足现有基础,从政策制度制定、物质奖惩、荣誉激励、个人能力和职业发展激励等多方面积极推进住培基地制度的完善。建议从以下几方面进行。

1. 推动多部门联动,落实基地管理制度的建设完善。联合人事、教育、财务等多个部门,明确住培工作在整体医、教、研工作中的定位,落实相关职能部门与住培工作的管理政策衔接,构建严谨有可操作性的住培奖惩制度条例。让各项制度有监督,有落实。同时加强制度宣讲,让相关管理人员和住培师资都能知晓和重视住培奖惩制度,从而让相关职能部门给予及时配合和支持,让奖惩制度推动住培基地良性竞争机制的形成,切实让住培师资产生压力和动力,发挥奖惩制度的激励和约束作用。

2. 科学设置激励与惩罚在绩效中的权重,充分反映住培基地工作重要性。教学育人工作与临床和科研工作相比,有其特殊之处。做好教学往往需要大量隐性时间投入,却往往不能有易于量化的产出指标对付出进行评估。这也是目前无法科学有效进行住培绩效评估的主要原因。目前国内多数大学附属医院的住培基地师资往往同时在临床和科研工作中有兼职情况,一旦医学教育岗的薪酬制定无法统筹兼顾医教研三者的协调关系,则很可能会弱化住培基地工作的地位,影响住培师资的整体积极性。同时住培基地也应兼顾医学院校其他医学教育岗位,以及工作团队中不同支持辅助部门的激励与奖惩制度的协调关系,不能顾此失彼。

3. 重视荣誉及个人职业发展激励,激发师资内在驱动力,维护师资队伍可持续发展。住培基地师资队伍的建设往往基于相关各医学院校的本科生教育及继续教育师资队伍的基础。为了加强师资团队对住培工作的认同与重视,提高工作积极性和责任心,除了物质经济奖励对积极性的调动外,还应加强住培基地的文化和价值观建设。建立公平合理的评优评先制度,肯定和表彰先进教师的责任感与对教学的奉献精神,使其享有职业认同感和获得感。另外,为不同阶段的住培教师设计清晰、可持续的进阶发展路径,以适应住培教师职业成长的需求。

(张奉春　焦　洋)

第五节　专科医师培训工作制度概述

专科医师规范化培训是毕业后医学教育的重要组成部分,是在住院医师规范化培训基础上,继续培养能够独立、规范地从事疾病专科诊疗工作临床医师的必经途径,在国际医学界有广泛共识和长期实践。我国部分地区和医院也进行了有益的探索。当前,住院医师规范化培训制度已在全国实施,抓紧构建与之紧密衔接的专科医师规范化培训制度,是深化医药卫生体制改革的重要举措,对于医教协同完善我国医师培养体系、整体提升临床医疗水平和质量、满足人民群众日益增长的医疗需求、打造健康中国具有重大意义。

2016年以来,国家卫生健康委员会遴选有条件的专科启动试点工作,总结经验,完善政策,在总结评估的基础上逐步推开,开展专科医师规范化培训是按照深化医药卫生体制改革的总体部署,适应临床医疗工作对专科医师队伍发展建设需求来进行的。坚持面向临床、整体设计的原则,开展制度试点;坚持政府主导、多方参与的原则,建立体制机制;坚持以点带面、逐步普及的原则,确保专科医师规范化培训制度试点工作平稳有序开展。遵循医学教育规律和人才成长规律,立足中国国情,借鉴国际先进经验,有效衔接住院医师规范化培训,统一标准、强化胜任力导向,确保培训质量。

一、专科医师规范化培训的建设历程

专科医师在临床实践中进行知识、技能训练的培训形式最早于19世纪后期起源于德国,而后美国于19世纪末引进德国的培训形式,并在此基础上逐步建立了比较规范的住院医师培训制度,专科医师培训制度也随之逐步建立并推行。我国专科医师规范化培训的历史演变。1993年卫生部印发了《临床住院医师规范化培训试行办法》,将住院医师培训分为各2~3年的两个阶段进行,其中第二阶段即类似于专科医师培训,部分地区和医学院校开展了相关的探索工作,对提高临床医师的技术水平和服务质量发挥了重要作用。2004 年,国家卫生和计划生育委员会立项开展《建立我国专科医师培养和准入制度研究》的课题研究,制订了临床 18 个普通专科、内科和外科下的 16 个亚专科培训标准、基地认定标准等。2006 年,专科医师培训试点工作开始启动,先后在 19 所高校、100 家医院的 1 112 个专科基地开展了试点。北京、广东、四川等作为试点省,浙江、江苏等地区的部分医院开展了专科医师培训试点工作。前期的探索工作不仅促进了住院医师规范化培训制度的建立,也为推出专科医师规范化培训制度试点提供了重要的实践依据。

2013 年国家卫生和计划生育委员会等 7 部门发布了《关于建立住院医师规范化培训制度的指导意见》(国卫科教发〔2013〕56 号),经过两年的实践后,国家卫生和计划生育委员会等 8 部门于 2015 年发布了《关于开展专科医师规范化培训制度试点的指导意见》(国卫科教发〔2015〕97 号),正式确立了 "5+3+X" 的专科医师培养模式,明确了培训对象、培训时间等。

2015 年底,国家卫生和计划生育委员会等 8 部委发布了《关于建立专科医师规范化培训制度试点的指导意见》,拉开了我国建立专科医师规范化培训制度的帷幕。2017 年 6 月,神经外科、呼吸与危重症医学和心血管病学 3 个专科率先启动专科医师规范化培训制度试点。中国医师协会对 3 个试点专科培训基地遴选结果进行公示,标志着专科医师规范化培训工作正式进入实质性试点阶段。

2018 年继续深入推进心血管病学、呼吸与危重症医学、神经外科等 3 个先导专科试点,进一步探索完善教育培训与配套保障措施和组织管理制度;同时,新增老年医学、重症医学、普通外科学、新生儿围产期医学、小儿麻醉学、口腔颌面外科学等 6 个专科,拓展试点工作,进一步对接住培、完善模式、提高效能、增强行业与社会认可度,力争到 2020 年在全国范围初步建立专科医师规范化培训制度,形成较为完善可行的组织管理体系、培训体系和有效的政策支撑体系,形成完整的毕业后医学教育制度,培养一批高素质的合格临床专科医师。

二、专科医师规范化培训的组织管理

开展专科医师规范化培训试点工作的医疗机构(医院)称为培训基地。承担试点专科医师规范化培训任务的科室称为专科基地。

(一) 管理架构

1. 国家组织管理层面　国家卫生健康委科教司主要负责全国专科医师规范化培训工作的政策制订、规划、指导。中国医师协会承担全国专科医师规范化培训基地评估、督导检查、平台建设、师资培训等事务性工作。

2. 省级组织管理层面　各省(市、自治区)卫生健康委科技教育处统一领导全省专科医师规范化培训工作,落实国家政策,制订本省措施。

3. 市级、县(区)组织管理层面　落实国家和省级卫生健康部门有关专科医师规范化培训的方针、政策,对其所辖区域开展专科医师规范化培训工作。

4. 培训基地组织管理层面　落实专科医师规范化培训的方针、政策,加强和规范培训基地建设,不断提升培训基地的管理能力与水平,保障专科医师规范化培训科学、有序、顺利开展。

5. 专科基地组织管理层面　专科基地负责人统筹规划专科医师规范化培训工作。成立教学小组,落实培训计划、入科教育、日常考核、出科考核、年度考核,定期检查评价专科医师师资带教工作,确保培训质量。

(二) 培训基地

1. 落实 "一把手" 负责制,建立毕业后医学教育委员会、职能管理部门、专科基地三级管理体系。专培试点工作应与住院医师规范化培训工作统筹安排,在组织管理、人员配备、培训实施、师资管理、质量评价、政策保障等方面实行住培和专培一体化管理。培训基地应接受省级卫生健康行政部门的监督管理和政策支持,以及中国医师协会的业务技术建设和日常管理工作的指导。

2. 培训基地应建立完善的培训管理制度,对重大问题进行专题研究,配齐选强管理人员,合理配置临床教学资源;加强过程质量监督,完善保障措施,健全激励机制和评价体系;加强对专培工作的人力、财力、物力投入,不断改善培训条件,确保培训对象待遇,提高指导医师的带教积极性。

3. 培训基地依据《专科医师规范化培训基地标准(2019 年版)》《专科医师规范化培训内容与标准(2019 年版)》,开展培训对象招收、入院教育、轮转培训、过程考核、结业考核及院级督导等活动。

4. 培训基地应加强师资队伍建设,强化师资培训和交流学习,不断提高师资教学意识和教学能力。建立健全指导医师遴选、培训、考核、评价与退出机制,对指导医师实行动态管理。培训基地应当将带教数量和质量作为指导医师职称晋升、岗位聘用、评优奖励以及绩效工资分配的重要依据。专科基地指导医师应先参加中国医师协会统一组织的试点专科师资培训,培训考核合格后由中国医师协会统一颁发师资培训证书,持证上岗带教。

5. 培训基地统一协调组织管理。党办、院办、医务、护理、人事、财务、后勤等部门应配合专培管理部门做好待遇、后勤、执业注册变更等各项保障工作,为培训对象创造良好的工作、学习、生活条件。建立顺畅的沟通反馈机制,及时了解培训对象的需求,帮助培训对象解决困难。

(三) 专科基地

1. 加强专科基地建设与管理,为专科医师规范化培训提供必要的保障措施和必备的培训资源。

2. 将专科医师规范化培训工作纳入毕业后医学教育一体化管理。专科基地实行科室主任负责制,在专科基地主任统筹下,应设置教学主任和教学秘书岗位,成立专培教学小组负责组织协调,全面落实完成各项培训任务。

3. 专科基地依据培训细则要求制订年度教学计划、轮转计划,督促指导(带教)医师、培训对象及相关人员落实。组织招收考核与录取工作,承担入科教育、临床培训及过程考核等。

4. 专科基地将专培任务完成情况作为科室考核的重要指标。在进行绩效工资内部分配时,将指导医师承担的专培带教任务数量与质量纳入绩效考核,持续改进和提高师资教学能力。

三、专科医师规范化培训的培训内容

(一) 培训目标

专科医师规范化培训是在住院医师规范化培训的基础上,为医疗卫生机构培养具有良好的职业道德、扎实的医学理论知识和临床技能、缜密的临床思维、能独立规范地承担本专科常见多发疾病和疑难重症诊疗工作的高素质临床专科医师。主要体现在以下四个方面。

1. 职业素养　热爱祖国,热爱医学事业,自觉遵守各项卫生法律法规和规章制度。具有良好的人文素养,弘扬敬佑生命、救死扶伤、甘于奉献、大爱无疆的职业精神,坚持以病人为中心的理念。真诚守信、廉洁公正、精进审慎,为患者提供高质量的医疗卫生服务。

2. 专科诊疗能力　熟练掌握本专科及相关专科临床医学理论知识和临床诊疗要点,具有疾病预防的观念和科学的临床思维能力,能做出合理医疗决策、规范完成本专科临床技术操作,能解决本专科常见多发疾病和疑难重症的诊疗问题。

3. 沟通合作能力　具备良好的人际沟通能力,能与患者及其家属进行有效沟通,制订适宜的诊疗方案。能与其他医务人员团结合作,协调和利用各种卫生资源,为患者提供合理的医疗保健服务。

4. 教学科研能力　追求卓越,具备自主学习和不断提升的能力,胜任指导下级医师的临床教学工作,掌握临床研究基本理论和方法,能承担临床研究。

(二) 培训内容

专科医师规范化培训以培养岗位胜任力为核心。依据本总则和相应专科培训细则实施。培训内容包括医德医风、政策法规、人际沟通交流、专业理论知识、临床实践能力等,重点提高临床规范诊疗能力,兼顾临床教学和科研能力培养。

1. 理论学习

(1)公共理论:包括医德医风、政策法规、相关人文社科知识等,重点学习相关卫生法律法规、规章制度和标准,医学伦理学、医学心理学、医患沟通,重点和区域性传染病地方病防治、突发公共卫生事件预防控制和突发事件紧急医疗救援、预防医学、循证医学,临床教学、临床科研的有关知识。

(2)专业理论:包括本专科和相关专科的临床医学理论知识,能融会贯通正确运用于临床诊疗实践。

2. 临床实践　在上级医师的指导下,在临床实践中学习本专科和相关专科常见多发疾病以及疑难重症的病因、发病机制、临床表现、诊断与鉴别诊断、处理方法和临床路径;指导下级医师制订专科诊疗方案,承担会诊与住院总医师工作,达到《专科医师规范化培训内容与标准(试行)》相应专科培训细则的要求。

(三) 培训方式

1. 培训年限　各专科根据本专科人才成长规律和培训目标设置培训年限,一般为2~4年;根据实际,有的专科培训时间可为1年。在规定时间内未按要求完成培训任务或考核不合格者,经个人申请、专科医师规范化培训基地同意(单位委派培训对象还需经委派单位同意),培训时间可适当顺延,顺延时间原则上不超过2年。顺延期间不享受财政补助,培训相关费用由个人承担。

2. 培训方法　理论学习以有计划的自学为主,集中面授、远程教学、学术讲座等方式为辅。临床实践能力培训,主要采取在本专科和相关科室临床岗位轮转的方式进行。培训对象通过参加临床诊疗实践以及基地组织的模拟培训、技能操作专项训练、教学查房等多种临床教学实践活动完成培训任务。科研能力培训主要在专科基地统筹安排下,学习有关科研理论知识和技能,参加在研课题研究,培养临床研究思维和论文撰写能力。

(四) 培训管理

为了强化过程管理,改革培训管理路径。由主管部门纵向直接管理转变为多部门、多基地纵横网状管理。由单学科管理转变为多专科基地团队协同管理。在专科医师过程管理中实行"双导师"联合带教制。

培训基地进行培训质量管理,定期组织开展教学培训质量跟踪检查,掌握培训计划执行情况,总结分析培训工作,确保培训效果。

1. 开展入院教育　入院教育由培训基地依据培训需求,针对新进入基地的培训对象统一组织实施岗前培训。入院教育由专培管理部门牵头组织,相关部门共同参与完成,包括培训基地概况、培训基地管理、人事管理、待遇保障、医德医风、医疗法规、医疗规范、医疗文书书写规范、院感防控、医学人文与沟通技巧、电子病历系统操作流程、电子轮转手册填报以及专培管理要求等内容。培训对象参加入院教育后,方可进入专科基地进行培训。

2. 开展入科教育　入科教育由专科基地主任负责,教学主任、教学秘书具体组织实施。入科教育应依据《专科医师规范化培训细则(2019年版)》的要求,对培训对象统一集中组织,所有培训对象必须参加。入科教育内容应包括专科基地及轮转科室概况、师资带教安排、培训内容、轮转及考核、专科相关技能及电子轮转手册填报流程与要求等。

3.严格科室轮转　专科基地应依据培训细则制订轮转计划,不得随意更改。确需修改轮转计划,需经专科基地负责人审批备案。科室和个人必须按照轮转计划进行培训,不得缩短培训时间,不得减少培训内容。

4.组织教学活动　专科基地开展临床教学活动,包括教学查房、小讲课、病例讨论、门诊教学、模拟教学、手术带教、学术交流等,体现分层进阶式培训。应建立教学活动评价制度,对培训内容、培训方式、教学效果、学习效果等开展评价,不断改进。

5.严格信息填报　培训对象应依据相应专科培训细则要求,及时准确的填报电子轮转手册,指导医师及时审核填报内容。专培管理部门监督电子轮转手册填报情况,电子轮转手册填报情况作为培训对象参加结业考核资格审核的重要依据。

6.评价反馈机制　专科基地应开展360度评价。建立有效的评价反馈机制,定期听取指导医师及培训对象意见,并做好评价结果的应用。加强质量控制,组织开展专培教学改革研究,探索培训方法和培训模式,持续改进教学工作。

四、专科医师规范化培训的质量管理

(一)专科医师的考试考核

专科医师规范化培训考试考核是检验学员培训质量和培训效果的有效手段。同时,考核结果也是培训基地和专科基地总结经验、发现问题、监督整改、指导培训的重要依据。

1.考核项目　专科医师规范化培训考核包括过程考核和结业考核。

过程考核是对培训对象在培训期间临床能力水平与素质的动态评价,由培训基地依照各专业规范化培训内容和标准,严格组织实施,并在培训基地、专科基地及所辖三级学科轮转科室共同配合下完成。

过程考核主要包括日常考核、出科考核、年度考核,内容涉及医德医风、临床职业素养、出勤情况、专业理论治疗、临床实践能力、培训指标完成情况和参加业务学习情况等方面,重点考核临床规范诊疗能力,适当兼顾临床教学和科研素养。

专培结业考核工作在省卫生健康委全面领导下,由省考试中心、培训基地、专科基地共同配合完成。对通过专科医师规范化培训结业考核的培训对象,颁发统一制式的"专科医师规范化培训合格证书"。

2.考核内容　严格依据国家卫生健康委发布的《专科医师规范化培训内容与标准(试行)》进行考核。鼓励培训基地在执行国家统一标准的基础上,创新性开展专培考核方法改革。

3.考核方式　建立形成性评价和终结性评价相结合的多元化考核方式。

形成性评价是对专科医师的学习过程进行的评价,对其学习过程中的表现、所取得的成绩以及所反映出的情感、态度、策略等方面的发展作出评价。其目的是激励专科医师学习,帮助其有效调控自己的学习过程。包括对《专科医师规范化培训记录手册》和《专科医师规范化培训考核手册》填写的评价,日常工作的评价,病历检查、临床操作技能评估、迷你临床演练评估量表、360度评价等。

终结性评价是指在教学活动结束后为判断其效果而进行的评价。其目的是对专科医师阶段性学习的质量做出结论性评价。包括理论考试、临床实践技能操作评分等。

4.考核结果

(1)学员过程考核合格并取得执业医师资格证方可申请参加结业考核。出科考核全部合格方可参加年度考核,年度考核合格方可参加结业考核。对日常考核、出科考核、年度考核等考核不合格者,基地有权终止、取消其培训资格,并逐级报备。

(2)考核内容严格依据原国家卫计委发布的《专科医师规范化培训内容与标准(试行)》制订。考核合格者获得全国统一制式的《专科医师规范化培训合格证书》。

(3) 对在专培考核中弄虚作假者,或累计 2 次以上无故不参加出科考核或年度考核者,或无故不参加省卫生健康委员会组织的结业考核者,给予终止培训,取消结业考核资格处理。

(二) 专科基地的质量控制

1. 加强院级评估　院级评估是由培训基地定期组织的,对所有专科基地培训工作的全面检查,由培训基地负责人负责,专培管理部门具体落实,注重住培、专培一体化督导。评估专家成员应包括培训基地管理人员(院领导)、教学管理人员和专科师资等。

2. 院级评估内容　培训基地可根据每次评估主题内容,组建若干评估小组。评估内容可通过对委派单位、面向社会招收培训对象、就业单位等开展质量跟踪调查,分析总结;评估过程通过查阅资料、教学活动检查、现场访谈等环节,全面了解专科基地培训情况,发现问题,查找原因;评估反馈应通过现场交流、书面交流等形式向被评估对象及时反馈,提出整改要求,并将整改内容作为日常督导和下次评估的重点。

3. 专科基地自评　自评是由专科基地主任负责,由教学主任和教学秘书组织开展的针对本专科基地的自我检查与评估。自评应每季度组织 1 次。自评形式可为日常巡查、定期检查、抽查与互查,组织开展调查问卷、座谈会、随机访谈、现场检查等活动。自评内容包括制度落实、日常培训、教学活动、日常管理与考核、带教情况等。

4. 检查结果应用　培训基地专培管理部门应及时收集检查结果,注重检查结果的分析、反馈以及整改措施落实。对督导小组、专科基地自评中无法解决的问题,及时提交院级毕业后医学教育委员会予以解决。检查结果应与轮转科室教学管理人员、指导医师、培训对象的绩效考核、评优评先、职称晋升、岗位聘用等挂钩。

(三) 培训基地的监测评估

为保障培训对象待遇和提高人才培养质量,中国医师协会与培训基地签订《专科医师规范化培训制度试点培训基地责任书》,明确培训基地承担专科医师培训的责任与义务。

中国医师协会建立专科医师规范化培训监测评估机制,对培训基地加强检查指导,实行动态管理,对基地和培训对象建立退出机制。

国家评估是由中国医师协会组织开展的综合评估、住培与专培一体化评估。评估结论为合格、基本合格、限期整改和取消基地资格。

接受飞行检查。由中国医师协会指派专家,对培训对象投诉情况进行现场核实。对问题严重的培训基地进行行业内或社会公开通报。

(董靖竹)

人民健康是民族昌盛和国家富强的重要标志,实施健康中国战略,为人民群众提供全方位全周期健康服务,体现了我们党对人民健康重要价值和作用的认识达到了新高度,事关人的全面发展、社会全面进步,事关"两个一百年"奋斗目标的实现,必须从国家层面统筹谋划推进。

医学教育是卫生健康事业发展的重要基石。在"健康中国"和"教育强国"两大重要战略方针的指引下,2017 年 7 月,国务院办公厅印发《关于深化医教协同进一步推进医学教育改革与发展的意见》,对我国全面推进医学教育改革与发展,加强医疗卫生人才培养作出了重要部署,以期全面提升人才培养质量。2020 年 9 月,国务院办公厅印发了《关于加快医学教育创新发展的指导意见》,该文件指出,我国在面对新冠肺炎疫情提出的新挑战、实施健康中国战略新任务、世界医学发展的新要求下,提出了医学教育创新发展思路,从医学人才培养的结构、质量、改革等方面,指明了未来我国医学教育发展的方向与路径。

第一节　临床教学研究热点

随着我国医疗体制改革的深入,及时了解临床医学教育的研究热点、研究前沿和发展趋势具有十分重要的理论和实践意义。通过明确临床医学教育的研究热点和研究前沿,对比国内外临床教育的差别,梳理临床医学教育的发展趋势,吸取经验教训,更新教育理念,可以为我国临床教学理论研究和教学实践提供相关证据支持。

一、国内外临床教学研究现状

目前我国的临床教学研究仍处于理论探索阶段,与西方发达国家的医学教学相比仍有较大提升空间。对于临床教学模式的研究是国内外学者共同关注的热点之一,但国外的临床教学研究从临床教学和基础技能培训,到医疗系统教育,再到职业规划发展和继续教育,并且随着医疗状况的变化而不断变化,课程建设也随着社会需求、治疗目标和国情国策适时调整,紧跟着最新的医疗保健趋势,始终处于临床教育发展的前沿,从而更加有效地帮助医学界人士获得广阔的视野,对提升医生的整体质量和职业素质起到了积极的推动作用。

二、临床教学研究热点的获取方法

纵观国内外近10余年的临床教学发展,可以发现国内外对于临床教学的研究热度一直居高不下。为了应对老龄化社会对医疗保障体系的需求,贯彻培养高质量医学人才的政策方针,迫切地需要掌握获取临床教学研究热点的手段,来汲取先进的教学理念作为理论支撑,开展高质量的临床教学,进而为我国社会输入具备岗位胜任力的临床医学专业人才。

(一)文献分析法

大数据时代下,数据处理和软件分析出的结果能帮助辅助决策,总结经验,或者是预测未来。使用数据软件获取及分析临床教学研究热点相关文献,是目前较为客观且常用的研究热点获取方式。

CiteSpace软件是科学计量学中进行可视化分析所普遍采用的一种新工具,它创造性地把信息可视化技术和科学计量学结合在一起。国内研究者者使用CiteSpace主要针对研究热点、研究前沿和演进路径进行探索,在研究中主要使用该软件的共被引分析、共现分析、共词分析、作者分析等功能,生成可视化的数据分析结果,来获取临床教学研究热点。此方法在使用过程中,需注意数据库的选择、数据分析架构的建立以及最终报告的解读,避免只展示无结果升华的无效分析。

(二)问卷调查法

问卷调查法是用研究热点调研中另一种非常常用的一种方法,尤其适用于行为习惯、态度和观点的分析,这种方法可在短期内收集大量回复,而且借助网络传播调研成本也比较低,所以得到广泛的使用。但问卷调查需要被试者主观回答,所以如何设计问卷,来获得真实有效的调查数据难度较大。注意问卷设计过程中要运用清晰准确的语言描述,循序渐进的提问,避免倾向性和诱导性问题设计,造成结果与真实情况的偏差,降低问卷调查的可信度。

目前,在教学研究中通过设计关于临床教学领域、前沿热点问题的调查问卷,获取临床教育教学专家反馈的教学热点信息,仍旧是迅速掌握目标群体教学研究现状,发现临床教学研究热点,进而开展具有针对性的、创新性的教学研究的有效手段。

三、国内外临床教学研究热点

(一)国内临床教学研究热点

1. 使用文献分析法获取教学研究热点　依据选取中国知网(CNKI)数据库中临床医学教育相关的文献,检索策略:主题 = "临床教学";如时间限定 = "2010年1月1日—2010年12月31日",文献类型设定为期刊,排除会议、硕博论文和国际会议。将检索结果二次处理,排除重复及不相关文献后,导入CiteSpace软件,绘出基于关键词的共现网络图谱,可以观察到出现频次较高的检索关键词包括临床教学、教学改革、临床实习等。国内临床教学的主要研究热点和方法总结如下。

(1)临床教学方法:通过可量化、可采集的指标,常使用随机对照、个案研究等,观察不同教学方法(PBL、CBL、混合式等)对提高教学质量、提升学生能力、改变学生认知方面的影响。

(2)临床教学改革:基于课程建设改革,教学方法革新,教学模式探索、教学资源及教学管理改革等方面,使用对照性研究、撰写调查报告或经验总结等方法,来观察改革创新对医学生的影响。

(3)临床实习:针对临床实习的模式、临床实习质量、学生反馈、实习效果评价等方面,开展的对照性研究、调查性报告及个案研究。

2. 使用问卷调查法获取教学研究热点　首先确定研究范围：国内临床教学研究热点，调查人群为国内临床带教教师、临床教学管理者。根据调查目的，按照由浅入深、由易而难、先事实后态度的顺序，可设置 5 个问卷问题，涵盖临床教学研究的方法、临床教学研究的方向、临床教学研究中使用的教学方法、临床专家感兴趣的研究方向等（表 14-1）。因为问卷调查面向设计的问卷比较难，开放式的问题往往影响回收质量、分析和统计等工作，因此问卷调查需要注意调查结果的质量及调查结果的差异化问题。

表 14-1　临床教学热点调查问卷

1. 您认为临床教学研究的方法有哪些（多选）

(1) 软件分析法　　　　　　　(2) 调查问卷法　　　　　　　(3) 其他：请补充

2. 您认为临床教学研究的方向有哪些（多选）

(1) 教学体系　　　　　　　　(2) 教学模式　　　　　　　　(3) 课程建设

(4) 教材建设　　　　　　　　(5) 教学方法手段　　　　　　(6) 教学质量监控

(7) 教学质量评价　　　　　　(8) 临床思维培养　　　　　　(9) 师资队伍建设

(10) 卓越医生培养　　　　　 (11) 全科医生培养　　　　　　(12) 岗位胜任力

(13) 新医科建设　　　　　　 (14) 课程思政建设　　　　　　(15) 其他：请补充

3. 您认为临床教学研究中涉及的教学方法有哪些（多选）

(1) 情境教学　　　　　　　　(2) PBL　　　　　　　　　　　(3) 小组讨论

(4) 案例讨论（CBL）　　　　 (5) 模拟教学　　　　　　　　(6) 床旁教学

(7) 线上（网络）教学　　　　 (8) 线上线下混合教学　　　　(9) 其他：请补充

4. 您认为临床教学研究的热点有哪些（多选）

(1) 临床教学改革　　　　　　(2) 临床带教教师能力研究　　(3) 带教教师效能感研究

(4) 临床教学方法　　　　　　(5) 临床实践教学研究　　　　(6) 临床教学质量控制与评价

(7) 临床教学与学生职业发展　(8) 临床教学与全民医疗保障　(9) 临床教学与课程思政

(10) 新医科建设　　　　　　 (11) 其他：请补充

5. 若您认为上述选项有不当之处，请将您的修改建议反馈如下：

(二) 国外临床教学研究热点

使用文献分析法，选取 Web of Science（WOS）数据库中近 10 年临床教学（clinical education）文献。首先，将临床教学的英文词组"clinical education"输入 PubMed 数据库的 MeSH 主题词库查找到对应的主题词。检索时间段为 2011 年 1 月—2020 年 12 月，文献类型设定为论文（Article）和（Review），得到关键词的共现网络，通过人工对相同语义关键词进行合并，可以发现最常见的词有临床教学与继续教育（education，performance），临床教学模式（competence，perception），医疗保健（healthCare，patient），职业技能（physician，clinical skill）等，提示国外临床教学对于教学模式的探索一直处于较高的热度，并且在探索新型高效的教学方式方法的同时也十分注重对医学生职业规划、职业发展以及全民医疗保健的教学研究。

对比国内外研究热点可以发现，国外的临床教学研究具有广度好、针对性强、因时制宜、因地制宜的特征，值得学习借鉴。

四、临床教学研究的新视角

与西方国家相比，目前我国的临床教学研究处于探索阶段，研究范围集中在三方面：临床教学方法、临床教学改革及临床实习。考虑到社会需求的变化、知识结构的更新以及医疗环境的改变,有必要拓展临床教学研究的方向,从问题角度出发,开展适合我国国情的临床教学研究,进而提高医学生的临床核心能力。

(一)临床教师能力研究

临床带教教师能力的提升,包括教学能力、教学技能、临床技能、科研技能、课堂教学、教学积极性等,直接关系到教学质量的提高,因此教学研究可以围绕临床带教老师教学能力培养与提升、教学能力评价与指标体系、影响与构成教学能力的因素分析、"慕课"影响下教学能力发展的新趋向和新途径等展开探究。这样的研究可以从教师层面发掘核心能力,来提高带教质量,提升学生胜任力。

(二)临床教师效能感研究

教师效能感指带教教师在教学活动中能否有效地完成教学工作、实现教学目标的一种能力的认知和信念。研究者可以围绕临床教师教学效能感的心理结构与影响因素、临床教师教学效能感的作用和影响、教师教学效能感的形式及作用模式等问题,采集和量化学生学习效果的反馈、教师的教学观念和态度,来反映学生学习的行为、特征以及教学的阶段性成果。随着强化学生为主体的教学理念,教师效能感研究出现了弱化的趋势,但这类研究仍然可以挖掘教师的内在驱动力来提升教学质量。

(三)临床教学质量控制及评价体系研究

2010年国务院审议通过《国家中长期教育改革和发展规划纲要(2010—2020年)》,指出高等教育领域的首要发展任务是"要不断深化高等教育改革,全面提高高等教育质量"。基于此,开展对于临床教学质量监控与评价指标体系的探究和重构、基于多种评价模型的临床教学质量保障体系研究,在临床教学质量管理与方法的思考上探究,既符合国家的发展需要,也可以达到优化教学质量的目的。

(四)临床教学与学生职业发展研究

2014年11月,教育部、国家卫生和计划生育委员会等6部门颁发了《关于医教协同深化临床医学人才培养改革的意见》,明确提出了着力解决基层医疗人才严重不足的瓶颈问题,因此阶段化、层次化的临床医学人才培养体系,与高质合格的医学人才输送密切相关。所以,研究者可以从医学生从业动力、学生临床核心能力、医学生职业成就等方面展开效果评价与测评维度的探索,进行教学效果影响因素、教学效果调查与分析以及教学效果反馈途径的探究。

(五)临床教学与全民医疗保健

我国社会老龄化人口增多、慢性病死亡率高,疾病总负担比例重等问题突显,迫切需要建立完备的全科医生培养体系,以保障和改善城乡居民健康。开展临床教学与全科医生的培养目标分析、全科培养效果影响因素探究以及全科医师岗位胜任力评价体系等方面的研究,将有助于医疗改革的全面推进,提供可靠的理论依据。

总之,关注我国临床教学研究热点,在汲取国外先进临床教学研究经验的基础上,探索临床教学改革的新思路,形成一套符合国情、科学合理、普遍推广的应用型临床教学研究体系,对于全面提升临床教学水平和质量,培养优秀的专业人才,推进医疗制度改革的发展是至关重要的。

(钱风华　徐春鹏)

第二节　临床教学发展与挑战

　　质量是医学教育的"生命线"。在医教协同的新时代，医学人才培养质量受到前所未有的关注，医学生发展成效成为人才培养质量的集中体现。虽然从 20 世纪 80 年代开始，医学教育就不断地进行改革，不断进步，但也存在需要改进的问题。在第 55 届中国高等教育博览会上，中国高等教育学会副会长，医学教育专业委员会名誉理事长林蕙青在致辞中指出：进入新时代，我国医学教育发展处于特殊的历史发展节点上。一方面，医学教育自身发展正处于由大到强的关键转折点；另一方面，突如其来的新冠疫情对于人类社会特别是医药卫生、医学教育产生了重大的冲击和影响。这些都迫切需要我们重新审视未来的医学教育如何更加积极应对新的挑战，明确我们应该坚守什么、改革什么、创新什么。如何积极应对挑战，落实医学教育改革的使命感、责任感，努力缓解、消除矛盾，关系到临床医学教学改革的成败。

一、新时代大思政格局下医德教育的挑战

　　"十四五"时期，我国已转入新发展阶段，以新发展理念为引领、推动高质量发展是适应我国社会主要矛盾变化和全面建设社会主义现代化国家的必然要求。医学教育要按照党的十九届五中全会作出的"建设高质量教育体系"的战略部署，全面贯彻落实党的教育方针，努力构建德智体美劳全面培养的医学教育体系，提升医学人才培养质量。首要任务就是贯彻以人民为中心的发展理念，着眼于服务健康中国战略，培养讲政治、有信仰的合格的中国特色社会主义医疗卫生人才。

　　中国特色社会主义进入了新时代，国内外形势复杂严峻，意识形态领域的斗争日趋激烈。新时代医学生的医德教育遭遇了巨大挑战，价值取向多元化的趋势影响着医学生的价值观，也直接影响医德教育效果。新时代世情、舆情的新变化，要求站在中国特色社会主义事业发展的战略高度，探索行之有效的方法，以构建新时代大思政格局下"立德树人"医德教育模式。

　　培养什么人、怎样培养人、为谁培养人是教育的根本问题，立德树人成效是检验高校一切工作的根本标准。2016 年 12 月，全国高校思想政治工作会议指出，高校思想政治工作关系高校培养什么样的人、如何培养人以及为谁培养人这个根本问题。要坚持把立德树人作为中心环节，把思想政治工作贯穿教育教学全过程，实现全程育人、全方位育人，努力开创我国高等教育事业发展新局面。2017 年 12 月颁布的《高校思想政治工作质量提升工程实施纲要》指出，着力培养德智体美全面发展的社会主义建设者和接班人，着力培养担当民族复兴大任的时代新人，不断开创新时代高校思想政治工作新局面。2018 年 9 月召开的全国教育大会指出，培养什么人，是教育的首要问题，思想政治工作是学校各项工作的生命线。

　　医学院校担负着为祖国和人民培养"卓越好医生"的历史使命。在教育教学工作中，要坚持遵循思想政治工作规律，遵循教书育人规律，遵循学生成长规律，落实立德树人根本任务，将价值塑造、知识传授和能力培养三者融为一体、不可割裂。全面推进课程思政建设，在课程教学中注重加强医德医风教育，着力培养学生"敬佑生命、救死扶伤、甘于奉献、大爱无疆"的医者精神，注重加强医者仁心教育，在培养精湛医术的同时，教育引导学生始终把人民群众生命安全和身体健康放在首位，尊重患者，善于沟通，提升综合素养和人文修养，提升依法应对重大突发公共卫生事件能力，做党和人民信赖的好医生。

　　课程思政建设是落实立德树人根本任务的关键内容。首先要从坚持和发展中国特色社会主义、建设社会主义现代化强国、实现中华民族伟大复兴的高度来对待。其次，关键在教师，要发挥教师的

积极性、主动性、创造性。再次，推动理论课程改革创新，要不断增强思政教育的理论性、亲和力、针对性。最后，加强党对理论课建设的领导。把思想政治工作贯穿医学生教育教学全过程，不断探索"思政课程与课程思政双向融合"和"思政实践与实践思政双向融合"的培养路径，把正确的价值观引导融合在知识传授和能力培养之中，帮助学生塑造正确的世界观、人生观、价值观，将显性教育和隐性教育相统一，形成协同效应，构建全员育人、全程育人、全方位育人的大格局，为国家培养担当民族复兴大任的时代新人。

在医学教育课程体系中，思政建设成效是显著的：积极进行课程改革，将人文精神与科学精神有机融合，塑造医学生医者仁心的素养和德能兼修的能力；在临床实训环节推行"实践思政"，建立以临床教师为主导的医德培育模式，探索医学专业知识融合医学医德培养模式；此外，大力拓展社会实践领域，借助校外实践活动，通过"扶贫社会实践""义诊志愿服务"等各项实践活动，使医学生在社会实践中深化医德感性认知，增强服务群众意识，树立高尚的医德情操，发挥社会育德功能。

但是，在当下的医学教育过程中，我们也要看到，仍存在一些问题亟待解决。有的医学院校对思政教育重要性认识还不够到位，课堂教学效果需要提升，教学研究力度还需要加大，教材内容还不够鲜活，针对性、可读性、实效性有待增强；教师选配和培养工作还存在短板，队伍结构还要优化，整体素质还要提升；体制机制还有待完善，评价和支持体系有待健全，基础阶段的思政课程与临床阶段的课程思政一体化建设需要深化，协同效应还有待增强，教师的教书育人意识和能力还有待提高，学校、家庭、社会协同推动思政课建设的合力没有完全形成，全党全社会关心支持思政课建设的氛围不够浓厚。

因此，未来医学教育的工作重点，仍要强化党的理论武装，把学习贯彻习近平新时代中国特色社会主义思想作为首要任务，做到学深悟透、融会贯通、真信笃行。提升思想政治工作质量，加快构建医学教育思想政治工作体系，深化"三全育人"综合改革，全面贯彻党的教育方针，为落实落细立德树人根本任务提供更加科学的导向、更为多样的资源、更加灵活的方式，促进医学生全面发展，为党育人、为国育才，全面全方位持续完善育人体系。

二、新发展理念下医学教育改革发展的挑战

中国特色社会主义进入了新时代，开启了全面建设社会主义现代化国家的新征程，随着社会、经济发展，居民疾病谱发生重大变化，人民对有质量的医学保障的向往更加迫切，因此把新发展理念贯穿医学教育改革发展全过程，建设高质量的临床医学教育体系是当前的重要任务。

1. 紧紧围绕健康中国战略实施，根据大健康理念提出新医科建设目标　医学本源已经回归到预防为主、保障健康，与健康相关的多学科、多领域、多部门之间已经出现交叉与融合。根据时代发展、社会需求与疾病谱的改变，围绕着人的衣食住行以及生老病死，提出了一种全新的理念——"大健康理念"。大健康就是紧紧围绕着人们期望的核心，倡导一种健康的生活方式，不仅是'治病'，更是'治未病'；消除亚健康、提高身体素质、减少痛苦，做好健康保障、健康管理、健康维护；帮助民众从透支健康、对抗疾病的方式转向呵护健康、预防疾病的新健康模式。

随着经济社会高质量发展需求，紧紧围绕健康中国战略实施，根据"大健康理念"，我国提出了新医科的建设目标。2020年9月国务院办公厅在《关于加快医学教育创新发展的指导意见》(国办发〔2020〕34号)中指出，在新冠肺炎疫情防控中，我国医学教育培养的医务工作者发挥了重要作用。但同时，面对疫情提出的新挑战、实施健康中国战略的新任务、世界医学发展的新要求，我国医学教育还存在人才培养结构亟需优化、培养质量亟待提高、医药创新能力有待提升等问题。为加快医学教育创新发展，提出了当下医学教育发展的四个原则：以新理念谋划医学发展。将医学发展理念从疾病诊疗提升拓展为预防、诊疗和康养，加快以疾病治疗为中心向以健康促进为中心转变，服务生命全周期、健

康全过程。以新定位推进医学教育发展。以"大国计、大民生、大学科、大专业"的新定位推进医学教育改革创新发展,服务健康中国建设和教育强国建设。以新内涵强化医学生培养。加强救死扶伤的道术、心中有爱的仁术、知识扎实的学术、本领过硬的技术、方法科学的艺术的教育,培养医德高尚、医术精湛的人民健康守护者。以新医科统领医学教育创新。优化学科专业结构,体现"大健康"理念和新科技革命内涵,对现有专业建设提出理念内容、方法技术、标准评价的新要求,建设一批新的医学相关专业,强力推进医科与多学科深度交叉融合。

　　这四个基本原则的提出,明确地将医学教育摆在关系教育和卫生健康事业优先发展的重要地位,下一步的目标是立足基本国情,以服务需求为导向,以新医科建设为抓手,着力创新体制机制,分类培养研究型、复合型和应用型人才,全面提高人才培养质量,为推进健康中国建设、保障人民健康提供强有力的人才保障。

　　2. 深化教育教学改革,推进医学高等教育提质创新发展　经过多年的努力,我国以"5+3"为主体的具有中国特色的医学人才培养体系已全面建立,医教协同育人机制更加健全,综合大学医学教育管理体制机制更加完善,建设了一批一流医学专业,医学教育质量文化建设取得显著成效,医学教育的服务力和贡献度不断增强,人才培养质量显著提升,医学教育改革在提高质量的方向上不断发展进步。但是,随着经济社会发展和人民服务需求,不断完善高等医学教育高质量发展体系,持续提高紧缺人才培养质量,深化教育教学改革的步伐永远在路上。

　　在"十四五"规划中,进一步明确了近五年医学教育改革发展方向。持续加强医学教育教学政策,有效优化高校学科专业结构,加大高等教育优质资源供给比例,深入推进"双一流"建设。同时,加快科技平台前瞻性、战略性布局,推进构建高质量高校科技创新发展体系,实现重大原创性成果和关键核心技术的突破,营造良好的创新文化。

　　全面实施"六卓越一拔尖"计划2.0,推进新医科建设。实施一流专业建设和一流课程建设"双万计划"。开展基础学科深化建设行动,深化医学和人文社科领域基础学科人才培养模式改革,探索基础学科本硕博连读培养模式。加快建立紧缺人才预警机制、专业重点建设机制。加大特定领域产学合作协同育人项目支持力度,开设精准医学、转化医学、智能医学等新专业,紧密结合以人工智能为代表的新一轮科技革命和产业革命,与"新工科"等其他体系建设交互推动,建立生物医学科学平台,打造中国特色的"新医科"教育新体系,培养能够运用交叉学科知识解决未来医学领域前沿问题的高层次医学创新人才。同时加快前沿科学中心建设,加强高校重大科技基础设施和条件保障类基地建设。推动产学研深度融合,深入推进医学科技成果转化和技术转移工作。推进高水平实质性国际科技合作,加强高校科研平台实体化建设,推动形成鼓励创新、潜心研究、水到渠成的创新文化。

　　把新发展理念贯穿医学教育改革发展全过程,积极探索符合新时代人才培养需求的医学教育体系,根据建立生命健康全周期医学的"大健康"理念,进一步深化医教协同,推进以胜任力为导向的教育教学改革,优化服务生命全周期、健康全过程的医学专业结构,促进信息技术与医学教育深度融合,实现医学从"生物医学科学为主要支撑的医学教育模式"向以"医文、医工、医理、医X交叉学科支撑的医学教育新模式"的转变,建设中国特色、世界水平的一流医学专业,培养一流医学人才,服务健康中国建设。

　　3. 扎实推进教育评价改革,完善新时代教育督导体制　教育评价事关教育发展方向,有什么样的评价指挥棒,就有什么样的办学导向。改革开放以来,特别是进入21世纪以来,我国在教育评价制度改革方面做了许多探索,取得积极进展。但在教育评价实际工作中,仍存在不少突出问题,主要是一些地方和学校片面地以考试成绩评价学生、以升学率评价学校、以发表论文数量评价老师,重结果评价轻过程评价,评价方法不够科学,对评价结果重视不够等。总的看,教育评价还没有很好地体现促进学生全面发展的导向,评价在优化教育资源配置、调动教师工作积极性、服务经济社会发展、强化教育国家使命等方面的作用还没有充分发挥。加快构建与新时代教育事业发展目标任务相适应的教育评价制度,已成为一项重要而紧迫的任务,势在必行。

2020 年 10 月中共中央、国务院印发的《深化新时代教育评价改革总体方案》中明确指出,为深入贯彻落实习近平总书记关于教育的重要论述和全国教育大会精神,完善立德树人体制机制,扭转不科学的教育评价导向,坚决克服唯分数、唯升学、唯文凭、唯论文、唯帽子的顽瘴痼疾,提高教育治理能力和水平,加快推进教育现代化、建设教育强国、办好人民满意的教育,各地区各部门结合实际认真贯彻落实此方案。本方案的主要原则是坚持立德树人,牢记为党育人、为国育才使命,充分发挥教育评价的指挥棒作用,引导确立科学的育人目标,确保教育正确发展方向。坚持问题导向,从党中央关心、群众关切、社会关注的问题入手,破立并举,推进教育评价关键领域改革取得实质性突破。坚持科学有效,改进结果评价,强化过程评价,探索增值评价,健全综合评价,充分利用信息技术,提高教育评价的科学性、专业性、客观性。坚持统筹兼顾,针对不同主体和不同学段、不同类型教育特点,分类设计、稳步推进,增强改革的系统性、整体性、协同性。坚持中国特色,扎根中国、融通中外,立足时代、面向未来,坚定不移走中国特色社会主义教育发展道路。

这是中央出台的中华人民共和国第一个关于教育评价系统性改革的纲领性文件,为解决"五唯"顽瘴痼疾开出药方,社会各界高度关注、充分肯定,为未来的医学教育教学工作指明了方向:完善党对教育工作全面领导的体制机制,加强政府履行教育职责评价;坚持把立德树人成效作为根本标准,健全各级质量保障制度;改革教师评价,坚持把师德师风作为第一标准,突出教育教学实绩;改革学生评价,树立科学成才观念,促进德智体美劳全面发展,完善综合素质评价体系;改革用人评价,共同营造教育发展良好环境。这次深化教育评价改革,突出立德树人,以问题为导向,树立科学的教育观,重视培养学生的综合素质,同时,加强教育评价研究,遵循教育规律,注重利用现代信息技术和科学的测量手段,探索科学的教育评价方法,为保障人才发展作出应有贡献。

4. 以加快教育现代化为目标,推进信息技术与医学教育深度融合发展　当前社会新一代网络信息技术不断创新突破,数字化、网络化、智能化深入发展,信息革命正从技术产业革命向经济社会变革加速演进。加快推进医学教育信息化高质量发展,积极发展"互联网 + 医学教育",坚持以新思想指导、以新理念推动、以新方式落实,紧扣 2035 教育现代化奋斗目标,推进教育新型设施建设,研究构建高质量教育支撑体系,是当下医学教育发展亟需实践的课题,具有深刻的价值及意义。

2015 年,李克强总理首次在政府工作报告中提出"互联网 +"的行动计划。计划指出:利用互联网信息技术,带动多个传统行业共同发展。2018 年 4 月,教育部启动实施《教育信息化 2.0 行动计划》,2019 年 2 月,中共中央、国务院印发《中国教育现代化 2035》,指出加快信息化时代教育变革是面向教育现代化的十大战略任务之一,明确了实现教育现代化的实施路径。

"互联网 + 医学教育"也成为医学教育信息化的发展趋势,依托信息技术营造信息化教学环境,促进教学理念、教学模式和教学内容改革,推进信息技术在日常教学中的深入、广泛应用,适应信息时代对培养高素质人才的需求,成为医学教育信息化发展的明确目标。深化信息技术与医学教育教学的融合发展,从服务教育教学拓展为服务育人全过程。如何利用新兴信息技术将传统教育教学向智能化、信息化方向发展是当前医学教育信息化迫切需要解决的问题。

当前医学教育信息化进入"推动教学方式转变、合作共建优质资源、再造教学评价与管理流程"的融合阶段。大数据、云计算、物联网、移动计算,人工智能、虚拟现实、WiFi6、5G 等新技术逐步广泛应用,经济社会各行业信息化步伐不断加快,社会整体信息化程度不断加深,信息技术对教育的革命性影响日趋明显,医学教育也将随着新一代信息技术的发展。进一步落实"数字中国"发展战略,深入实施《教育信息化 2.0 行动计划》,加快推进教育专网建设,落实高质量发展要求,以信息化培育新动能,用新动能推动新发展,以新发展创造新辉煌。

三、新形势下临床教学教师队伍建设的挑战

习近平总书记多次强调，教师是立教之本、兴教之源，建设政治素质过硬、业务能力精湛、育人水平高超的高素质教师队伍是大学建设的基础性工作，有高质量的教师队伍，才会有高质量的教育。习近平总书记寄语广大教师不忘立德树人初心，牢记为党育人、为国育才使命，积极探索新时代教育教学方法，不断提升教书育人本领。习近平总书记的重要寄语，为加强教师队伍建设指明了前进方向，提供了重要遵循。

中共中央、国务院印发的《关于全面深化新时代教师队伍建设改革的意见》提出要建设一支高素质创新型的教师队伍，着力提高教师专业能力，推进高等教育内涵式发展，继续深入落实教师教育振兴决策部署，构建高水平教师教育体系，严格落实师德师风要求，提升教师专业素质，深化教师管理综合改革，全面提升教师地位待遇。2020年10月印发的《深化新时代教育评价改革总体方案》中指出要改革教师评价，推进教师践行教书育人使命，造就党和人民满意的高素质专业化创新型教师队伍，落实立德树人根本任务。

1. 深刻认识教师队伍建设总体要求　以习近平新时代中国特色社会主义思想为指导，紧紧围绕统筹推进"五位一体"总体布局和协调推进"四个全面"战略布局，坚持和加强党的全面领导，坚持以人民为中心的发展思想，坚持全面深化改革，牢固树立新发展理念，全面贯彻党的教育方针，坚持社会主义办学方向，落实立德树人根本任务，遵循教育规律和教师成长发展规律，加强师德师风建设，培养高素质教师队伍，倡导全社会尊师重教，形成优秀人才争相从教、教师人人尽展其才、好教师不断涌现的良好局面。

2. 全面加强师德师风建设　强化立德树人根本任务。提高教师思想政治素质，把党的政治建设摆在首位，用习近平新时代中国特色社会主义思想武装头脑，引导教师树立正确的历史观、民族观、国家观、文化观，坚定中国特色社会主义道路自信、理论自信、制度自信、文化自信。引导教师准确理解和把握社会主义核心价值观的深刻内涵，增强价值判断、选择、塑造能力，带头践行社会主义核心价值观。健全师德建设长效机制，实施师德师风建设工程。推动师德建设常态化长效化，创新师德教育，完善师德规范，引导广大教师以德立身、以德立学、以德施教、以德育德，坚持教书与育人相统一、言传与身教相统一、潜心问道与关注社会相统一、学术自由与学术规范相统一，争做"四有"好教师，全心全意做学生锤炼品格、学习知识、创新思维、奉献祖国的引路人。

3. 不断提升教师专业素质能力　全面提高教师质量，建设一支高素质创新型的教师队伍。着力提高教师专业能力，推进高等教育内涵式发展。搭建教师发展平台，开展教学研究与指导，推进教学改革与创新。全面开展高等学校教师教学能力提升培训，重视专业发展。结合"一带一路"建设和人文交流机制，有序推动国内外教师双向交流。服务创新型国家和人才强国建设、世界一流大学和一流学科建设，实施好"千人计划""万人计划""长江学者奖励计划"等重大人才项目，着力打造创新团队，培养引进一批具有国际影响力的学科领军人才和青年学术英才。

4. 深化教师管理综合改革体制机制　根据《深化新时代教育评价改革总体方案》《关于深化高等学校教师职称制度改革的指导意见》等文件要求，为适应新时代教师队伍发展的需要，改革教师评价机制，推进践行教书育人使命。深入贯彻高等教育领域"放管服"改革精神，遵循高校教师职业特点和发展规律，破除束缚高校教师发展的思想观念和体制机制障碍，围绕健全制度体系、完善评价标准、创新评价机制，形成以人才培养为核心，以品德、能力和业绩为导向，评价科学、规范有序、竞争择优的高校教师职称制度。充分调动广大高校教师的积极性和创造性，激发高校教师活力、动力，建设一支高素质、专业化、创新型教师队伍，为高等教育事业发展提供制度保障和人才支持。

5. 不断提高教师地位待遇　明确教师地位，提升教师的政治地位、社会地位、职业地位，吸引和稳定优秀人才从教。建立体现以增加知识价值为导向的收入分配机制，扩大学校收入分配自主权，加大

对教学型名师的岗位激励力度。加大教师表彰力度。大力宣传教师中的"时代楷模"和"最美教师"。开展国家级教学名师、国家级教学成果奖评选表彰,重点奖励贡献突出的教学—线教师,开展尊师活动,营造尊师重教良好社会风尚。充分发挥教师在高等学校办学治校中的作用。维护教师职业尊严和合法权益,关心教师身心健康,克服职业倦怠,激发工作热情。

(张　学　董靖竹)

［1］杨柠溪 . 医学："求真"的科学还是"求善"的人学 [J]. 中国医学人文 , 2015,(5): 47-49.

［2］吴红斌 , 王维民 . 世界医学教育改革与发展回顾及我国八年制医学教育的思考 [J]. 中华医学教育杂志 , 2018, 38 (5): 641-645.

［3］黄子杰 , 李跃平 . 中国高等医学教育学制的历史演变与启示 [J]. 西北医学教育 , 2007, 15 (6): 973-975.

［4］习近平 . 在全国高校思想政治工作会议上强调 把思想政治工作贯穿教育教学全过程 开创我国高等教育事业发展新局面 [N]. 人民日报 . 2016-12-09（版次）.

［5］陈金梅 . 医学人才培养改革的理念及思路探究 [J]. 教育探索 . 2016 (4): 8-10.

［6］邢雷 . 高潜质人才的选拔与评价技术 [M]. 上海：复旦大学出版社 , 2018: 81.

［7］潘平 . 上承战略下接人才人力资源管理高端视野 [M]. 北京：清华大学出版社 , 2015.

［8］斯莱文 . 教育心理学理论与实践 [M]. 10 版 . 吕红梅 , 姚梅林 , 译 . 北京：人民邮电出版社 , 2016.

［9］陈琦 , 刘儒德 . 当代教育心理学 [M]. 3 版 . 北京：北京师范大学出版社 , 2019.

［10］孙宝志 , 王县成 . "5+3"模式培养临床医学人才胜任力阶梯标准及医学考试方法研究 [M]. 北京：人民卫生出版社 , 2018.

［11］罗瑾琰 , 吴单 , 蔡巧玲 . 医学生职业素养培养的路径探索与实践机制 [J]. 教育教学论坛 , 2020 (32): 47-48.

［12］孙宝志 , 李建国 , 王启明 . 中国临床医生岗位胜任力模型构建与应用 [M]. 北京：人民卫生出版社 , 2015.

［13］伍尔福克 . 伍尔福克教育心理学 [M]. 12 版 . 武新春 , 张军 , 季娇 , 译 . 北京：中国人民大学出版社 , 2015.

［14］王小霞 , 刘小刚 , 苗伟 , 等 . 教学医院本科教学档案分层分级管理的探索与思考 [J]. 教育教学论坛 , 2020 (3): 155-156.

［15］李依沙 . 新时期大学生综合素质测评体系探究 [J]. 质量与市场 , 2020 (16): 29-31.

［16］格里格 , 津巴多 . 心理学与生活 [M]. 16 版 王垒 , 王甦 , 译 . 北京：人民邮电出版社 , 2003: 161.

［17］范佩贞 , 徐宇依 , 李文凯 , 等 . 胜任力导向医学教育简介 [J]. 中国毕业后医学教育 , 2018, 2 (4): 264-265.

［18］杨志伟 , 周致丞 , 萧政廷 . 从 [医疗胜任能力] 到 [胜任医疗任务]：可信赖专业活动 (EPAs) 之实务应用 [J]. 台湾医学 . 2018, 22 (1): 46-54.

［19］何伟 , 卢杨 , 张敏 . 临床医学院教学档案的建设与管理探索 [J]. 中国医学伦理学 , 2011, 24 (03): 304-306.

［20］吴薇 , 翟桂英 , 王小飞 , 等 . 小组讨论结合基于案例学习的教学方法在全科医学社区临床实践教学中的应用 [J]. 中华医学教育杂志 , 2017, 37 (5): 691-695.

［21］崔莹 , 薄红 , 曹德品 , 等 , 迷你临床演练评估在以病例为基础的临床见习教学中的应用 [J]. 中华医学教育杂志 , 2021, 1 (41): 66-69.

［22］李朝辉 . 教育论 [M]. 2 版 . 北京：清华大学出版社 , 2016.

［23］苑毅 . 质性评价：另一种学生学业评价方法 [J]. 教育教学论坛 , 2020 (19): 360-361.

［24］罗湉 . 我国高校德育评价模式的质性评价之路 [J]. 科教文汇 , 2019 (23): 39-40.

［25］金锐 . 学科竞赛在大学生综合能力培养中的作用与提升策略分析 [J]. 教育教学论坛 , 2020 (13): 126-127.

［26］郭庆峰 , 郭劲松 , 薄红 , 等 . 形成性评价在本科临床医学教育中实施现状及提升策略 [J]. 卫生职业教育 . 2020, 38 (18): 47-50.

［27］刘婷婷 . 自我导向学习理论对我国成人在线学习的启示 [J]. 成人教育 , 2017, 37 (8): 15-17.

［28］王县成，潘慧．标准化病人概述 [M]．北京：人民卫生出版社，2019．

［29］魏立丰，房慧莹，梁立波，等．基于历史研究方法的住院医师规范化培训制度分析 [J]．中华医学教育杂志，2020，40 (1): 65-69．

［30］孙宝志，闻德亮．试探哈佛医学院 30 年课程整合演变的心理学理论基础与启示 [J]．中华医学教育探索杂志，2018，17 (2): 109-112．

［31］胡吉富，李利华，李绍波，等．建设以器官系统为中心的课程体系，推动临床医学本科专业人才培养模式改革 [J]．中国高等医学教育，2021 (2): 119-120．

［32］赵增辉，付睿．以器官系统为中心的整合医学教学模式在临床医学教学中的应用 [J]．医学信息，2019，32 (9): 16-17．

［33］叶澜．教育学原理 [M]．北京：人民教育出版社，2007．

［34］王道俊．教育学 [M]．7 版．北京：人民教育出版社，2016．

［35］郑竞力，罗隽宇，杨光耀，等．OSCE 评价与反馈系统的建立与应用 [J]．中国高等医学教育，2015 (9): 51-52．

［36］许艳梅，郑志红，邵珈镭，等．PDCA 循环联合项目管理法在临床技能中心专项技能培训考核管理工作中的应用 [J]．中华医学教育探索杂志，2020，19 (8): 945-948．

［37］万宽燚．培养自主学习能力，凸显学生主体地位 [J]．贵州教育，2020 (9): 36-37．

［38］郑旭东，马云飞，岳婷燕．欧盟教师数字胜任力框架：技术创新教师发展的新指南 [J]．电化教育研究，2021，42 (2): 121-128．

［39］李庆林，张进，张淑娥，等．临床教师胜任力研究现状分析 [J]．中华医学教育杂志，2021，41 (4): 314-317．

［40］王卫国，欧阳丽，董美辰，等．临床教师胜任力综合评价对教师能力的影响 [J]．中国继续医学教育，2021，13 (11): 51-55．

［41］陈丽芬，王亚军，李大蓉，等．住院医师出科考核的组织与实施及思维导图 [J]．中国毕业后医学教育，2021，5 (1): 36-39．

［42］王品，李迎霞，杨咏，等．加强非直属附属医院管理，提高临床教学质量 [J]．继续医学教育，2016，30 (12): 76-78．

［43］刘亮，冉茂成，窦忠，等．高校附属医院加强教学管理体制建设的重要性 [J]．检验医学与临床，2017，14 (Z1): 421-422．

［44］岳梅，张叶江．互联网 +PBL/CBL 教学模式在终身医学教育改革中的应用场景研究 [J]．中国中医药现代远程教育，2020，18 (22): 164-167．

［45］陈柱慧．线上线下结合教学模式在建筑给水排水工程教学中的应用 [J]．中国教育技术装备，2020 (14): 91-92．

［46］吴凡，汪玲．我国医学教育 70 年成就与新时代改革路径思考 [J]．中国卫生资源，2019，22 (4): 254-257．

［47］章翔，毛星刚，章薇．大数据时代的医学研究生教育与实践 [J]．中华神经外科疾病研究杂志，2016，15 (4): 353-355．

［48］吕秀秀，张迎峰，王华东．大数据时代高等医学教育模式的展望 [J]．基础医学教育，2017，19 (7): 561-564．

［49］李荣，陈慧，彭杰，等．住院医师规范化培训师资工作量化评估在临床医师职称晋升中的应用探析 [J]．中国毕业后医学教育，2019，3 (6): 497-501．

［50］陈秋仙．论形成性评价在中国的文化适可与挪用 [J]．山西大学学报 (哲学社会科学版)，2016，39 (3): 80-90．

［51］王玉琦．医院管理学：教学科研管理分册 [M]．2 版．北京：人民卫生出版社，2011．

［52］顾建民．高等教育学 [M]．杭州：浙江大学出版社．2008．

［53］陈戈，杨洋，彭斌，等．从国家临床医师资格分阶段考试层面谈整合医学教育改革 [J]．中华医学教育探索杂志，2020，19 (7): 766-771．

［54］王洪海，谷雪明，杨颖，等．卓越医生培养模式下临床教学基地建设的探索与实践 [J]．中国高等医学教育，2019 (8): 92-93．

［55］任洪，苏畅．地方高等医学院临床教学基地教学质量评估体系构建研究与实践 [J]．科教导刊，2020 (24): 5-6．

［56］谭飞，万宝俊，舒涛，等．医学整合课程教学模式改革现状与思考 [J]．医学与社会．2015，28 (9): 94-97．

［57］吴晓霞，徐小颖，丁海东．教育类调查问卷设计中的常见问题及策略研究 [J]．教育教学论坛，2020 (11): 83-85．

［58］闻德亮．临床医学导论 [M]．5 版．北京：高等教育出版社，2020．

［59］边林．医学伦理学 [M]．北京：人民卫生出版社，2020．

［60］李骥，尤雯，刘爽，等．基于"四主题理论"的临床实践教学伦理问题分析：以患者拒绝医学生操作为例 [J]．协和医学杂志，2021，12 (2): 282-286．

［61］蒋祎．卫生法 [M]．北京：人民卫生出版社，2020．

［62］　唐宏 . 大学生心理健康 [M]. 北京 : 人民卫生出版社 , 2020.

［63］　张勇 , 张玲 . 生命教育 : 医学院校 "课程思政" 的核心要义 [J]. 医学争鸣 , 2019, 10 (05): 22-25.

［64］　朱莹 , 江洪燕 , 陈任 , 等 . 基于学生视角的医学院校 "课程思政" 建设与创新 [J]. 医学信息 , 2020, 33 (07): 10-12.

［65］　陶然 , 曲鹏 , 郑敏 , 等 . 对医学专业课程实施课程思政的思考 [J]. 教育教学论坛 , 2020 (22): 58-59.

［66］　隋洪玉 , 李晶 . 医学教育学概论 [M]. 北京 : 知识产权出版社 , 2019: 13-17.

［67］　张锦英 , 陈权 , 杜英杰 . 医学教育改革新探索 [M]. 北京 : 中国协和医科大学出版社 , 2019: 36-41.

［68］　陈春莲 , 唐忠 . 教师教学评价体系的构建与实施 : 基于 "五维一体" 发展性评价的改革思路 [J]. 中国高校科技 , 2020 (10): 29-32.

［69］　刘婷 . 高校非学历继续教育服务粤港澳大湾区建设的思考 [J]. 继续教育研究 , 2021 (03): 17-21.

［70］　戴萌娜 , 吴忠丽 , 刘永文 , 等 . 本科医学教育标准对临床教学质量评价影响的要素分析 [J]. 卫生职业教育 , 2019, 37 (15): 47-49.

［71］　吴凡 , 汪玲 . 以新时代教材建设为载体推进医学教育创新发展 [J]. 中国卫生资源 , 2020, 23 (05): 437-440.

［72］　侯玉东 , 王海燕 , 沈建英 . 普通高校医学类课程教学大纲存在的问题及建议 [J]. 基础医学教育 , 2020, 22 (10): 722-725.

［73］　田宇 , 刘岩松 , 王娜 , 等 . "互联网 +" 背景下高校教学模式改革的研究与探索 [J]. 高等农业教育 , 2021 (02): 92-98.

［74］　丁晓慧 , 全景梁 , 解辉 , 等 . 医学基础课程整合的探索和实践 [J]. 卫生职业教育 , 2017, 35 (12): 132-133.

［75］　董静静 . 新世纪国外教师自我效能感研究回顾与展望 [J]. 当代教师教育 , 2019, 12 (03): 86-93.

［76］　李忆华 , 马洁 . 基于隐性课程落实立德树人的路径探析 [J]. 教学与管理 , 2019 (12): 85-88.

［77］　章鸣 , 汪霄楠 . 高校第二课堂思政教育开展情况调研问卷设计研究 [J]. 湖北开放职业学院学报 , 2021, 34 (03): 78-79.

［78］　刘晓伟 , 林隆 , 石茗文 , 等 . 急诊医学理论课教学教案书写体会 [J]. 中国高等医学教育 , 2018 (02): 63-64.

［79］　王贻兵 , 徐振群 , 王侠 . 翻转课堂对国内临床专业医学生教学效果影响的荟萃分析 [J]. 中国继续医学教育 , 2020, 12 (22): 22-25.

［80］　王敏 , 顾海涛 , 裴正军 , 等 . 微信小讲课在外科住院医师规范化培训中的应用 [J]. 中国继续医学教育 , 2020, 12 (17): 50-53.

［81］　施方也 , 斯友良 , 胡少捷 , 等 . 某教学医院对临床实习生小讲课意向的调查及思考 [J]. 浙江医学教育 , 2019, 18 (6): 10-12.

［82］　柳夕浪 . 教学成果这样培育 [M]. 北京 : 教育科学出版社 , 2019: 4-9.

［83］　吕晓虹 , 陈适 , 李玥 , 等 . 临床教学查房前的准备工作探讨 : 以北京协和医院为例 [J]. 高校医学教学研究 (电子版), 2021, 11 (3): 3-7.

［84］　赵艳茹 , 吴迪 , 朱化超 . 在教学查房中提高规培医师临床思维能力的研究 [J]. 临床医学研究与实践 , 2021, 6 (27): 193-195.

［85］　瓦兹拉维克 , 贝勒斯 , 杰克 . 人类沟通的语用学 [M]. 王继堃 , 周薇 , 王皓洁 , 等译 . 上海 : 华东师范大学出版社 , 2016: 18-29.

［86］　朱德全 , 李姗泽 . 教育研究方法 [M]. 重庆 : 西南师范大学出版社 , 2019: 94-95.

［87］　魏镜 , 何燕玲 , 史丽丽 , 等 . 在线巴林特小组工作与学习中国专家共识 [J]. 协和医学杂志 , 2021, 12 (1): 33-37.

［88］　吴红斌 , 王维民 . 医学教育研究中的定量和定性研究方法 [J]. 中华医学教育杂志 , 2019, 39 (2): 81-92.

［89］　DENT J A, HARDEN R M, HUNT D. 医学教师必读 : 实用教学指导 : 第 5 版 [M]. 王维民 , 译 . 北京 : 北京大学医学出版社 , 2018.

［90］　SUBRAMANIAN A, CONNOR DM, BERGER G, et al. A curriculum for diagnostic reasoning: JGIM's exercises in clinical reasoning [J]. J Gen Intern Med, 2019, 34 (3): 344-345.

［91］　BRAUER D G, FERGUSON K J. The integrated curriculum in medical education: AMEE Guide No. 96 [J]. Med Teach, 2015, 37 (4): 312-322.

［92］　Yang H L, Wang S. Summary of the research on the cultivation of college physical education teachers' teaching ability from the perspective of sports core literacy [J]. International Journal of Social Science and Education Research, 2021, 4 (3).

［93］　ZHANG S, YAN Z, WAN X, et al. Improving graduate medical education in china: leading teaching hospitals engage in self-analysis [J]. J Grad Med Educ, 2018, 10 (2): 125-129.

［94］　BRINKHAUS B, FALKENBERG T, HARAMATI A, et al. World congress integrative medicine & health 2017: part one [J]. BMC Complementary and Altern Med, 2017, 17 (1): 322.

[95]　AKRAM A, RIZWAN F, SATTAR K, et al. An approach for developing integrated undergraduate medical curriculum [J]. Pak J Med Sci, 2018, 34 (4): 804-810.

[96]　ARJA S B, VENKATA R M, VENKATA R, et al. Integrated curriculum and the change process in undergraduate medical education [J]. Med Teach, 2018, 40 (5): 437-442.

[97]　HUANG L, HARSH J, CUI H, et al. A randomized controlled trial of balint groups to prevent burnout among residents in China [J]. Front Psychiatry, 2019 (10): 957.

[98]　BANDIERA G, BOUCHER A, NEVILLE A, et al. Integration and timing of basic and clinical sciences education [J]. Med Teach, 2013, 35 (5): 381-387.

[99]　RYAN M S, LOCKEMAN K S, FELDMAN M, et al. The gap between current and ideal approaches to the core EPAs: a mixed methods study of recent medical school graduates [J]. Med Sci Educ, 2016, 26 (3): 463-473.

[100]　OBESO V, BROWN D, AIYER M, et al. For core EPAs for entering residency pilot program. toolkits for the 13 core entrustable professional activities for entering residency [R]. Washington D C: Association of American Medical Colleges, 2017.

[101]　LARRABEE J G, AGRAWAL D, TRIMM F, et al. Entrustable professional activities: correlation of entrustment assessments of pediatric residents with concurrent subcompetency milestones ratings [J]. J Grad Med Educ, 2020, 12 (1): 66-73.

[102]　TEN CATE O. Nuts and bolts of entrustable professional activities [J]. J Grad Med Educ, 2013, 5 (1): 157-158.

[103]　BAKER L, SHING L K, WRIGHT S, et al. Aligning and applying the paradigms and practices of education [J]. Acad Med. 2019, 94 (7): 1060.

[104]　Correction: Aligning and Applying the Paradigms and Practices of Education [J]. Acad Med. 2020, 95 (1): 150.

[105]　CACCIA N, NAKAJIMA A, KENT N. Competency-based medical education: the wave of the future [J]. J Obstet Gynaecol Can, 2015, 37 (4): 349-353.